Fisioterapia Dermato-Funcional

Fundamentos – Recursos – Patologias

3ª EDIÇÃO
Revisada e Ampliada

Fisioterapia Dermato-Funcional

Fundamentos – Recursos – Patologias

3ª EDIÇÃO
Revisada e Ampliada

Elaine Caldeira de Oliveira Guirro

Fisioterapeuta – UFSCar
Mestre em Bioengenharia – EESC-FMRP/USP
Doutora em Ciências Biológicas – UNESP
Professora do Curso de Graduação e Pós-Graduação em Fisioterapia – UNIMEP

Rinaldo Roberto de J. Guirro

Fisioterapeuta – UFSCar
Especialista em Traumatologia Desportiva – UNIMEP
Mestre em Bioengenharia – EESC-FMRP/USP
Doutor em Biologia e Patologia Buco-Dental – FOP/UNICAMP
Membro do Corpo Editorial da *Revista Brasileira de Fisioterapia* – UFSCar e da *Saúde em Revista* – UNIMEP
Professor do Curso de Graduação e Pós-Graduação em Fisioterapia – UNIMEP

1ª edição brasileira – 1992
2ª edição brasileira – 1996
3ª edição brasileira – 2002
1ª reimpressão da 3ª edição brasileira – 2004
2ª reimpressão da 3ª edição brasileira – 2006
3ª reimpressão da 3ª edição brasileira – 2007
4ª reimpressão da 3ª edição brasileira – 2010
5ª reimpressão da 3ª edição brasileira – 2014

Projeto Gráfico e Capa: Nelson Mielnik e Sylvia Mielnik
Editoração Eletrônica: Acqua Estúdio Gráfico
Fotos: Marcelo Yamashita
Ilustrações: Rinaldo Guirro (figuras das páginas 26, 30, 31, 53, 55, 95, 100, 112, 114, 118, 119, 120, 123, 137, 138, 141, 143, 149, 152, 154, 155, 157, 160, 161, 177, 184, 189, 193, 212, 308, 309, 329, 339, 396, 415, 416, 441, 455, 479)
Medical Art (figuras das páginas 14, 20, 24, 27, 28, 29, 35, 75, 82, 167, 168, 169, 170, 171, 172, 225, 226, 290, 291, 310, 315, 318, 484, 492, 493)
Modelo das Fotos da Capa e do Miolo: Laura Moreira Scuracchio

CIP-BRASIL. CATALOGAÇÃO-NA-FONTE
SINDICATO NACIONAL DOS EDITORES DE LIVROS, RJ.

G982F
3.ed.

Guirro, Elaine Caldeira de O.
Fisioterapia dermato-funcional : fundamentos, recursos, patologias / Elaine Caldeira de Oliveira Guirro, Rinaldo Roberto de J. Guirro. - 3.ed. rev. e ampliada. - Barueri, SP : Manole, 2004

Inclui bibliografia
ISBN 85-204-1244-0

1. Fisioterapia. 2. Massagem. 3. Pele - Doenças - Tratamento. 4. Beleza física - Tratamento. 5. Pele - Cuidado e higiene.
I. Guirro, Rinaldo Roberto de J. II. Título.

03-1719. CDD 615.82
CDU 615.8

Direitos adquiridos pela:
Editora Manole Ltda.
Avenida Ceci, 672 – Tamboré
06460-120 – Barueri – SP – Brasil
Fone: (0__11) 4196-6000 – Fax: (0__11) 4196-6021
www.manole.com.br
info@manole.com.br

Impresso no Brasil
Printed in Brazil

Sumário

PARTE II – RECURSOS

Prefácio da Primeira Edição

Esta obra, a qual tive a honra de ser convidado a prefaciar, nasceu da preocupação de profissionais altamente especializados e preocupados com os eventuais desmandos da aplicação de tecnologias fisioterápicas em correções estéticas. Essa preocupação é a grande finalidade deste livro, que procura de maneira sucinta e clara expor as vantagens e limitações das diferentes técnicas empregadas nas correções estéticas. Os autores vão além, alertando que muitas das disfunções orgânicas ou de tecidos podem eventualmente apresentar manifestações que se traduzem como desvios estéticos. São manifestações de ordem estética cujas causas primárias são ora hormonais, ora nutricionais. Por tal razão, alertam quanto a estes desvios, que são tratados sem a remoção ou a atenuação de suas causas mais íntimas, redundando muitas vezes em insucessos ou mesmo agravando os problemas estéticos. Os autores consideram ainda o tratamento estético como multidisciplinar. Dentro desta linha de preocupações procuram alertar para fatores de ordem ética (preocupação rara hoje em dia), e incluem até sinopses atualizadas sobre citologia-histologia e sistema endócrino. Procuram caracterizar certos períodos como a puberdade e a menopausa e suas eventuais implicações nas manifestações de desvios estéticos.

Discutem com propriedade os diferentes recursos fisioterápicos, suas vantagens e desvantagens. No que concerne à eletroterapia destacam a importância e as limitações deste tipo de recurso terapêutico usado amiúde em correções estéticas.

Outros temas abordados com propriedade são envelhecimento, obesidade, celulite, estrias, cicatrizes hipertróficas e eventuais condutas terapêuticas. Considero este livro de grande utilidade para quem pretende enveredar na árdua tarefa de promover correções estéticas. É uma obra de enfoque original, não existindo talvez, entre nós, nada que se assemelhe no gênero. A preocupação dos autores permite considerá-los como Estetas – pessoas que apreciam a beleza, a arte e que fazem dos sentimentos uma concepção elevada.

Prof. Dr. Affonso Luiz Ferreira
Prof. Titular de Morfologia da USP (aposentado)
Prof. Titular de Anatomia da UFSCar (aposentado)

Prefácio da Segunda Edição

Como na primeira edição, o nosso objetivo continua sendo o de integrar os conceitos básicos e a informação científica relevante, de forma a interligar a fisioterapia e a estética. Além do caráter informativo, esperamos que esta obra venha a estimular o interesse à pesquisa científica na área da estética. É com grande alegria que podemos hoje tomar contato com trabalhos sérios de pesquisa que tiveram como ponto de partida a primeira edição desta obra. Podemos citar o trabalho de Schollmeier* (1994) em que a autora relata: "A fisioterapia tem como característica um aspecto multissetorial, quanto às áreas a serem manipuladas, e pluriprocessual, quanto às técnicas de que se utiliza. É assim que se entende hoje a fisioterapia na estética; como sendo a bela combinação entre a arte e a técnica, onde são procuradas a função e a estética em benefício da saúde do paciente no seu mais amplo sentido".

Mais uma vez os assuntos são abordados com racionalidade, sustentados em explicações fisiológicas, com os reais efeitos dos procedimentos utilizados nos tratamentos das patologias estéticas. O livro aponta ainda o uso correto dos mesmos, bem como as precauções a serem tomadas.

As patologias também são abordadas de forma atualizada, bem como os novos recursos utilizados nos tratamentos.

Além da revisão dos nove capítulos existentes na primeira edição, acrescentamos o décimo, intitulado Cosmetologia. Este capítulo visa fornecer informações sucintas, porém essenciais, para que os profissionais da área possam discutir quanto à associação destes com os recursos fisioterápicos, tornando-os aptos a responder questões sobre o assunto quando questionados pelos pacientes.

---

* SCHOLLMEIER, M. "Utilização da corrente galvânica na regeneração de estrias atróficas". Trabalho de Graduação, Instituto Porto Alegre da Igreja Metodista, Porto Alegre, RS, 1994, 120 p.

A aceitação do livro *Fisioterapia em Estética* nos dá a certeza de que estamos conseguindo conscientizar os profissionais fisioterapeutas quanto à necessidade de estudos mais apurados na área da estética, o que, em contrapartida, nos obriga a manter esta obra sempre atualizada.

Elaine Guirro
Rinaldo Guirro

Prefácio da Terceira Edição

> "O primeiro passo para chegar a qualquer lugar é decidir que não vais permanecer onde estás."
>
> J. Morgan

Ontem, éramos poucos batalhadores, discriminados até pela própria classe. Hoje somos muitos, felizmente vencedores, porém unidos na luta pelo crescimento desta. Para se atingir esse propósito são necessários cientificidade e reconhecimento, e para alcançar nosso intento houve necessidade de mudanças profundas e urgentes, a começar pela denominação da área.

A nova denominação, Fisioterapia "Dermato-Funcional", veio então ampliar esta área de atuação, que antes com a denominação "Estética" apresentava uma conotação de melhorar ou restaurar a *aparência*. Com a nova denominação a área ficou mais ampla e não apenas inclui a *estética*, mas vai além, pois se ocupa em restaurar e melhorar também a função.

Temos a convicção de que, para que novas áreas de atuação sejam reconhecidas, devem passar por períodos de gestação e maturação. Acreditamos também que a nossa união permitirá desenvolver protocolos terapêuticos cada vez mais avançados.

É bom lembrar que renovar ou inovar não são produtos que podemos entender como acabados, mas sim processos, e, assim, devem ser pautados pela constância, pelo equilíbrio, pela autocrítica e pelo conhecimento. O sucesso da luta pela criação de uma área de conhecimento depende então de suas características, por exemplo, do potencial de integração e de coesão, e não da pulverização dos elementos de informação por ela gerada.

É necessária a estruturação da área para que se possa criar um núcleo de informação próprio, sedimentado e estruturado, que sirva de base para o desenvolvimento e a propagação do conhecimento novo. Este fato é muito importante, dado que a atuação na especialidade apresentava-se com uma conotação empírica ou pouco científica. Pois bem, a área Dermato-Funcional apresenta um enorme campo de pesquisa e de aprofundamento científico. À medida que encaramos a procura de hipóteses com verdade, seriedade e, principalmente, independentemente de interesses pessoais ou de grupos, mas visando a saúde da população, podemos entender, aprimorar e aplicar nossos achados.

Sabemos que mudar significa incomodar, provocar e colocar em confronto argumentos que geralmente evidenciam propostas que são às vezes muito divergentes.

Não podemos mais continuar dizendo que a Fisioterapia Dermato-Funcional não possui esta ou aquela característica pelo fato de ser uma área nova, por estar engatinhando, ou mesmo por apresentar uma produção incipiente. Ela já faz parte da realidade da nossa profissão, estando do ponto de vista social devidamente estabelecida e, conseqüentemente, tem responsabilidades importantes a cumprir no âmbito da saúde brasileira.

Em síntese, para que sejam superados os tecnicismos, os modismos ou os rituais, o que há muito tempo é nosso objetivo, é fundamental entendermos os profissionais da saúde como responsáveis por todos os níveis de atuação, quer seja no indivíduo ou em uma população. Mais do que isso, é crucial darmos subsídios para a formação dos futuros profissionais, bem como mantê-los atualizados enquanto membros de uma área da ciência.

A reestruturação da Fisioterapia Dermato-Funcional não é uma euforia transitória gerada por mudanças de ocasião, mas sim um repensar profundo dos caminhos a serem trilhados.

> "Se não der frutos, valeu a beleza das flores.
> Se não der flores, valeu a sombra das folhas.
> Se não der folhas, valeu a intenção da semente."
>
> Henfil

Elaine Guirro
Rinaldo Guirro

Agradecimentos

Ao Professor e Amigo

Dr. Affonso Luiz Ferreira

"A imortalidade de que se reveste a natureza humana faz o homem sempre presente: presente pelo conhecimento que transmitiu, pela amizade que conquistou e pelo exemplo que legou."

Dedicatórias

A Deus

> "Jamais te desesperes em meio às mais sombrias aflições de tua vida, pois das mais escuras nuvens cai uma água clara e fertilizante."
>
> Provérbio Chinês

Aos Nossos Pais

> A vocês, que abriram as portas do nosso futuro, iluminando o nosso caminho com a luz mais intensa que encontraram: o estudo.

Às Nossas Filhas

> A vocês, Amanda e Bárbara, pelo amor transmitido e pela compreensão das horas ausentes.

Introdução

"Culto é aquele que sabe onde encontrar aquilo que não sabe."

Georg Simmel
1858 – 1918

O sucesso do tratamento de qualquer patologia depende essencialmente do seu pleno conhecimento. Quando não se consegue estabelecer com clareza suas características (por ex., sua posição nosológica, sua etiopatogenia, sua fisiopatologia etc.), conceitos amplos, às vezes vagos e empíricos, sempre serão usados para defini-la, o mesmo se aplicando às bases de seu tratamento.

Este livro serve de guia de estudo para o profissional fisioterapeuta que trabalha na área de estética, ou mesmo para aqueles que pretendem atuar na referida área.

Ao observarmos os recursos utilizados na estética atual, verificamos que a fisioterapia domina tais recursos, tanto no aspecto teórico como no prático. Assim, a classe começou a interessar-se pelo assunto, surgindo então a fisioterapia aplicada à estética, que tem por objetivo tratar eficazmente os distúrbios estéticos. Esta eficácia traduz-se por conhecimento profundo dos principais recursos utilizáveis na área da estética, bem como conhecimentos relevantes de anatomia, fisiologia, patologia etc., o que leva o terapeuta a avaliar profundamente o problema, além de eleger o tratamento adequado.

Infelizmente, o que se vê na prática é que o profissional não está aplicando adequadamente seus conhecimentos, enquanto fisioterapeuta, às várias patologias de seu campo de atuação, e muito menos vislumbrando a importância dos mesmos a numerosas correções estéticas. Essa visão é de vital importância, pois, em tratamentos aleatórios efetuados por profissionais despreparados, sérios danos à saúde do paciente podem ser verificados.

Sabe-se, por exemplo, que em estética os recursos fisioterápicos são utilizados indiscriminadamente, sem que sejam observados os perigos decorrentes de sua má utilização. Assistimos com freqüência a aplicação inadequada dos recursos eletroterápicos, baseada em noções reduzidas, até errôneas, transmitidas em textos publicitários. Se de tais práticas resultasse unicamente a ineficiência do tratamento, o problema não seria tão grave, mas o risco de acidentes terapêuticos existe e é numeroso.

Para um emprego racional e eficiente dos diversos recursos utilizados em estética, o profissional que pretende trabalhar na área deve rever alguns conceitos básicos como: indicações, contra-indicações, dosagens mínimas e máximas permitidas, prováveis efeitos adversos (alergias, queimaduras) etc.

O trabalho em estética é multidisciplinar, pois, muitas vezes, o distúrbio estético está diretamente ligado a outros problemas sistêmicos como, por exemplo, distúrbios hormonais e circulatórios, que exigem interferência médica. Outros profissionais, como educadores físicos e nutricionistas também podem fazer parte da equipe que assiste o paciente. Portanto, o trabalho em equipe se faz necessário para que, juntos e integrados, possamos interferir minimizando ou curando o distúrbio do paciente, sem no entanto comprometer sua saúde.

Este livro tem por objetivo interligar a fisioterapia e a estética, fazendo uma revisão dos diferentes recursos utilizados, fundamentada em trabalhos científicos, que derrubam muitos conceitos errôneos existentes na área. Acrescenta ainda informações fundamentais para o conhecimento e caracterização das diversas patologias estéticas.

A nossa proposta é não fazer deste livro um receituário de técnicas de tratamento, mas sim proporcionar informações fundamentais, a fim de que o terapeuta eleja o tratamento mais adequado, com sabedoria. O livro está dividido em três seções principais interligadas entre si. Primeiramente promove-se uma fundamentação de citologia/histologia, do sistema endócrino e das fontes energéticas. Na segunda seção, faz-se uma revisão dos recursos utilizados pela fisioterapia, assim como da sua indicação e contra-indicação, e na terceira parte, descrevem-se os processos patológicos de maior incidência no campo da estética, juntamente com os possíveis métodos de tratamento.

Cremos sinceramente que, utilizando-se os recursos corretos, e cientes dos efeitos a conseguir, tratando o que é tratável com a maior ética e rigor científico, a fisioterapia poderá trazer grandes benefícios aos distúrbios estéticos.

Nesta obra que hoje apresentamos, haverá seguramente pontos litigiosos, sujeitos a discussões e ao diálogo. Esperamos, pois, que este livro, além de informativo, venha a estimular o interesse à pesquisa científica na área da estética.

A Ética Profissional

"O ignorante tem coragem; o sábio, medo."
Alberto Moravia
1907 – 1990

O fisioterapeuta que tem por opção o trabalho na área Dermato-Funcional não deve se afastar da sua formação básica, nem do código de ética da classe, o qual aponta os seus direitos e deveres.

Um fator preocupante é que muitos dos fisioterapeutas atuantes na área Dermato-Funcional se afastam da sua formação básica e passam a atuar como meros técnicos, a partir de cursos que visam somente a demonstração de produtos e/ou aparelhos. Na área Dermato-Funcional, a aplicação errônea dos recursos pode causar vários danos à saúde do paciente, muitos dos quais serão abordados neste livro.

Esta área nem sempre é encarada com seriedade pelos profissionais da saúde, pela deficiência de trabalhos científicos e porque a maioria dos profissionais atuantes não possui um curso superior, que é de vital importância, uma vez que o objeto de trabalho, o corpo humano, transcende o problema puramente estético.

Muitas transgressões são efetuadas por profissionais não qualificados que atuam nessa área, tais como: injetar substâncias, receitar medicamentos, impor regimes etc.

Ao fisioterapeuta cabe observar o código de ética da classe, como consta no item I do artigo 7: "É dever exercer a atividade com zelo, probidade e decoro, e obedecer aos preceitos da ética profissional, da moral, do civismo e das leis em vigor, preservando a honra, o prestígio e as tradições de sua profissão". Cabe ressaltar que, de acordo com o item IV do artigo 8: "É proibido ao fisioterapeuta, na sua área de atuação, prescrever medicamento ou praticar ato cirúrgico". E ainda de acordo com o item I do artigo 26: "É proibido ao fisioterapeuta prestar ao cliente assistência que, por sua natureza, incumbe a outro profissional".

Ao profissional que não observar o código de ética da classe, estão previstas penas de acordo com o artigo 32: "Ao infrator deste código são aplicadas as penas disciplinares previstas no artigo 17, da lei número 6.316, de 17 de dezembro de 1975, observadas as disposições do código de transgressões e penalidades aprovado pelo Conselho Federal de Fisioterapia e Terapia Ocupacional".

Parte I
Fundamentos

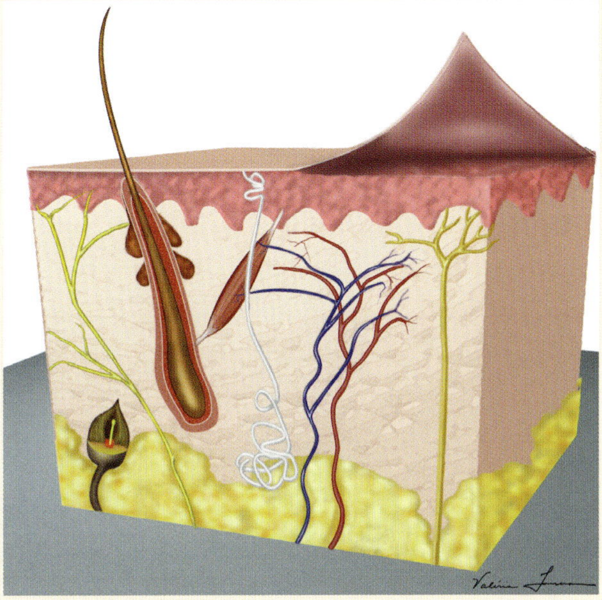

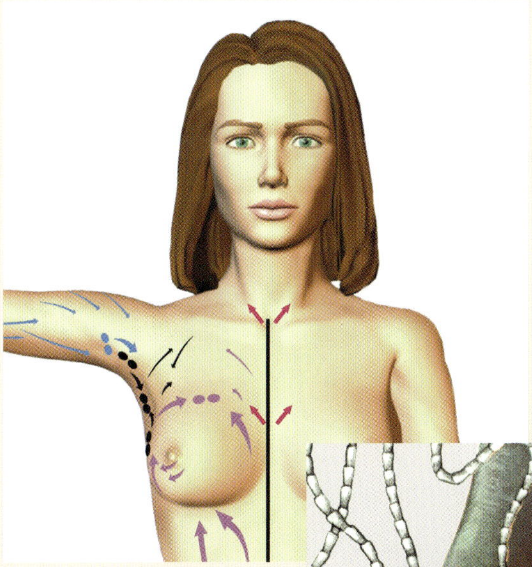

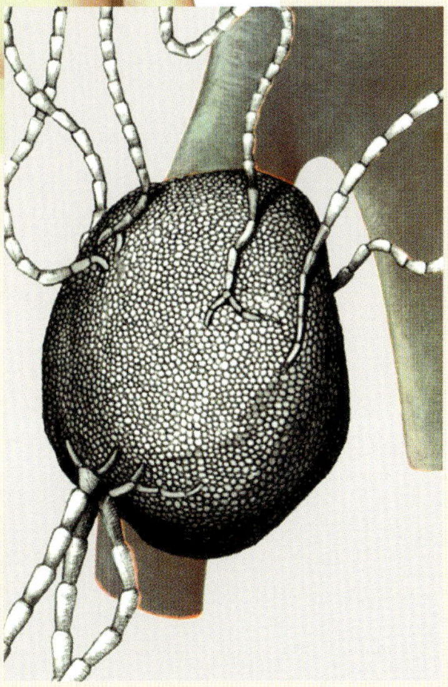

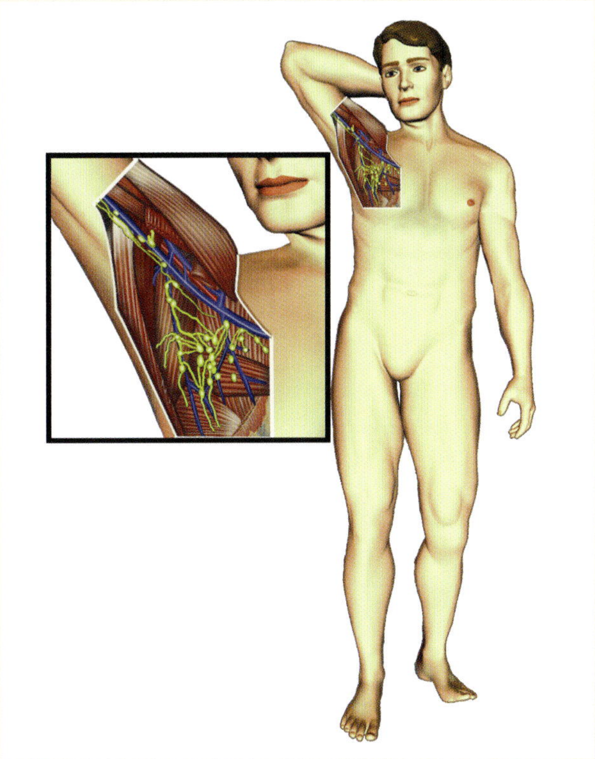

O sucesso do tratamento de qualquer patologia depende essencialmente do seu pleno conhecimento. Os distúrbios abordados pela Fisioterapia Dermato-Funcional produzem alterações fisiológicas importantes tanto no nível celular quanto no tecidual. Para a melhor compreensão dos mecanismos envolvidos na etiopatogenia e no tratamento, é necessária uma breve revisão dos conceitos de citologia-histologia, do sistema endócrino e das fontes energéticas.

Esta seção foi elaborada para promover apenas uma fundamentação básica. O seu alcance abrange os tecidos envolvidos nos distúrbios dermato-funcionais, parte do sistema endócrino e suas eventuais relações de causalidade, e as fontes primárias de energia, visando proporcionar noções de dietoterapia.

O fisioterapeuta deverá então aprimorar os seus conhecimentos básicos e progredir em sua especialização na medida em que incorporar maiores fundamentações.

Conteúdo

1

Noções de Citologia e Histologia

Palavras-Chave

Tecido Epitelial
Tecido Conjuntivo
Sistema Tegumentar
Hipoderme
Sistema Linfático

Sabe-se que células agrupadas que são similares quanto à estrutura, função e origem embrionária, e que são unidas por quantidades variadas de material intercelular, são chamadas de tecidos. Apesar da complexidade do organismo humano, há apenas quatro tipos básicos de tecidos: o epitelial, o conjuntivo, o muscular e o nervoso.

Os epitélios são, por definição, camadas de células que recobrem as superfícies e revestem as cavidades do corpo. Em geral, recobrem a maioria das superfícies livres do corpo, interna e externamente.

Os epitélios são constituídos por células geralmente poliédricas, justapostas, entre as quais encontra-se pouca substância intercelular. Uma das propriedades dos tecidos epiteliais é a capacidade de coesão entre as suas células, que formam camadas celulares contínuas.

As células epiteliais estão sempre acompanhadas de tecido conjuntivo subjacente, e ficam ligadas a ele por uma delgada camada denominada membrana basal.

Devido à especificidade dos assuntos abordados neste livro, faz-se necessário que determinados temas tenham um melhor enfoque, em detrimento de outros. Por essa razão, o tecido muscular e o tecido nervoso não serão abordados neste capítulo.

TECIDO EPITELIAL

O epitélio pode ser classificado em duas categorias: membranas de cobertura ou revestimento e glandular.

Os tecidos epiteliais são formados por células intimamente unidas, com uma quantidade mínima de material intercelular. Eles formam uma barreira que recobre as superfícies do corpo e o revestimento dos tubos e ductos que se comunicam com a superfície. Também revestem as cavidades naturais como, por exemplo, a boca, as fossas nasais e o conduto auditivo.

Composição

As membranas epiteliais são compostas unicamente por células. Para que as células epiteliais formem uma membrana contínua, suas bordas são unidas pelas junções celulares. Essas membranas possuem espessura variável, sendo que algumas têm a espessura de apenas uma célula.

Funções

Os tecidos epiteliais têm como funções principais:

- revestimento das superfícies;
- absorção;
- secreção;
- sensorial.

A larga distribuição dos epitélios no organismo, em órgãos com as mais diversas funções, explica a variada morfologia e fisiologia dos tecidos epiteliais.

Nutrição e Inervação

Com raras exceções, os vasos sangüíneos não penetram nos epitélios, de modo que não há contato direto das suas células com a parede dos vasos. A nutrição dos epitélios geralmente é feita por difusão dos nutrientes através da membrana basal, que é a conexão ao tecido conjuntivo. Portanto, para que o oxigênio e os nutrientes possam chegar às suas células, eles devem se difundir pela substância intercelular do tecido conjuntivo subjacente, a partir dos capilares deste. No caso dos epitélios pluriestratificados, os nutrientes devem passar por um número variável de camadas para atingir as células mais superficiais.

Os epitélios são inervados, recebendo terminações nervosas livres que, às vezes, formam uma rica rede intra-epitelial.

Classificação

O epitélio de revestimento é geralmente classificado de acordo com a forma das células da superfície livre do tecido, com a porção de células epiteliais que forma a superfície do corpo ou reveste as cavidades e a luz dos vários tubos, e com o número e arranjo das camadas celulares do tecido.

Geralmente a forma do núcleo acompanha a forma da célula. O eixo maior dos núcleos acompanha sempre o eixo maior das células. Como freqüentemente não se observam limites nítidos entre as células epiteliais, a forma dos seus núcleos é de grande importância, pois nos dá, indiretamente, uma idéia da forma das células, e indica se elas estão dispostas em uma ou em várias camadas.

Quanto ao Número de Camadas

Epitélio simples (escamoso): A membrana epitelial é formada por uma única camada de células. A totalidade das células está em contato com a lâmina basal.

Epitélio estratificado (pavimentoso ou cilíndrico): A espessura é dada por duas ou mais camadas de células.

Epitélio pseudo-estratificado: Algumas células da membrana basal estendem-se da parte mais inferior até a superfície, e outras não, simulando mais de uma camada, já que os cortes perpendiculares à superfície mostram núcleos em dois níveis. Todas as células tocam a lâmina basal.

Quanto à Forma das Células

Epitélio pavimentoso: Consiste de células achatadas que se assemelham aos ladrilhos de pavimentos. Pode ser simples ou estratificado.

Epitélio cúbico: Consiste de células semelhantes a cubos. Pode apresentar-se de forma simples ou estratificada.

Epitélio cilíndrico: Consiste de células que se assemelham a colunas verticais. Pode ser simples, estratificado, pseudo-estratificado ou especializado.

Renovação

Os epitélios são tecidos cujas células têm vida limitada, catalogados como tecidos lábeis, ocorrendo contínua renovação de suas células, graças a uma atividade mitótica contínua. Nos epitélios estratificados, em geral, as mitoses ocorrem nas células situadas junto à lâmina basal. As células neoformadas são empurradas em direção à superfície, onde substituem as células mais antigas, que continuamente são descamadas.

TECIDO CONJUNTIVO

Os tecidos conjuntivos caracterizam-se por apresentar tipos diversos de células, separadas por abundante material intercelular, que é sintetizado por elas e representado pelas fibras do conjuntivo e pela substância fundamental amorfa. Banhando este material e também as células há uma pequena quantidade de fluido, o líquido intersticial. A água extracelular presente no conjuntivo está na camada de solvatação dos glicosaminoglicanos.

Há uma homeostasia nos tecidos conjuntivos, isto é, a quantidade e a qualidade de colágeno nos diferentes órgãos ou tecidos são ativamente reguladas em nível local. Tal regulação é demonstrada pela manutenção de uma relação constante de parênquima e colágeno em diferentes condições fisiológicas ou patológicas, que, em certas circunstâncias, requer deposição e em outras, a reabsorção de proteína extracelular.

Embora contenha pequena quantidade de proteínas plasmáticas de baixo peso molecular, o conjuntivo, por sua extensão, armazena quantidades relativamente grandes dessas proteínas. Calcula-se que um terço das proteínas plasmáticas do organismo esteja nos espaços intercelulares do tecido conjuntivo.

Diversos hormônios influem no metabolismo do tecido conjuntivo. Como exemplo dessa influência pode-se citar o cortisol ou hidrocortisona, que inibem a síntese das fibras do conjuntivo.

O tecido conjuntivo apresenta uma grande capacidade de regeneração, e varia consideravelmente tanto na forma como na função. Alguns servem como arcabouço sobre o qual as células epiteliais se dispõem para formar órgãos; outros agrupam vários tecidos e órgãos, sustentando-os nos próprios locais; outros contêm o meio (líquido intersticial) através do qual nutrientes e resíduos transitam entre o sangue e as células do corpo; outros servem como locais de estoque para materiais alimentares em excesso, sob a forma de gordura; e ainda, outros formam o rígido arcabouço esquelético do organismo. Em resumo, os tecidos deste grupo desempenham as funções de sustentação, preenchimento, defesa, nutrição, transporte e reparação.

O material intercelular do tecido conjuntivo é formado por substância fundamental e fibras. O tecido conjuntivo apresenta fibras colágenas, elásticas e reticulares, podendo existir mais de um tipo de fibra em um mesmo tecido. As fibras predominantes de um determinado tecido são as responsáveis pelas propriedades do mesmo.

Classificação

Tecido Conjuntivo Propriamente Dito

Tecido conjuntivo frouxo: O tecido conjuntivo propriamente dito é aquele onde não há predominância acentuada de nenhum dos elementos constituintes e as suas fibras não apresentam um arranjo organizado. Devido às lacunas existentes entre os seus elementos é também denominado de tecido areolar. O tecido conjuntivo frouxo apóia e nutre as células epiteliais, sendo encontrado na pele, nas mucosas e nas glândulas. Por sua riqueza em glicosaminoglicanos armazena água e eletrólitos, entre os quais predomina o sódio. Se houver acúmulo excessivo de líquido neste tecido, a área afetada torna-se edemaciada. As células mais comuns são os fibroblastos e os macrófagos. É um tecido de consistência delicada, flexível e pouco resistente às trações. Um exemplo de tecido conjuntivo frouxo é o tecido subcutâneo.

Tecido conjuntivo denso: Há predominância acentuada de fibras colágenas, sendo que as células mais numerosas são os fibroblastos. No tecido conjuntivo denso irregular os feixes colágenos formam uma trama tridimensional, o que confere ao tecido certa resistência às trações em qualquer direção, como por exemplo na derme. Já no tecido conjuntivo denso regular, os feixes colágenos são orientados seguindo uma organização fixa, em resposta a trações exercidas num determinado sentido, como por exemplo nos tendões musculares.

Tecido conjuntivo de propriedades especiais: Neste contexto enquadram-se os tecidos: adiposo, elástico, reticular e mucoso, os quais serão abordados juntamente com os seus respectivos componentes principais.

Ainda como classificação do tecido conjuntivo temos o tecido cartilaginoso e o tecido ósseo, os quais não serão abordados neste capítulo.

Substância Fundamental Amorfa

A substância fundamental amorfa se caracteriza por preencher os espaços entre as células e as fibras do conjuntivo e, sendo viscosa, representa, até certo ponto, uma barreira à penetração de partículas estranhas no interior dos tecidos. A sua consistência varia desde um gel fluido até um gel semi-sólido. Para Ciporkin & Paschoal[28] a fase gel é rica em proteoglicanos, e adquire uma capacidade físico-química de fixar líquido para dentro de sua estrutura, efeito este chamado de “esponja”. A pressão osmótica pode ser aumentada por ação dos proteoglicanos, afetando conseqüentemente o transporte e a retenção de íons na matriz extracelular. Portanto, a difusão da matriz estaria afetada em diversas circunstâncias, sendo que mudanças no seu estado e composição química influenciariam profundamente tanto as células quanto o tecido como um todo.[8]

A importância dos glicosaminoglicanos não se restringe à sustentação e transporte molecular, eles atuam também na produção do colágeno pelos fibroblastos, bem como o seu arranjo tridimensional.[105] Além disso, os proteoglicanos são capazes de incrementar o depósito de colágeno e reconstituir a matriz extracelular.[9]

A substância fundamental amorfa constitui o elemento não fibroso da matriz, na qual as células e outros componentes estão mergulhados. É incolor, transparente e opticamente homogênea, formada principalmente por proteoglicanas, ácido hialurônico e glicoproteínas. Dentre as principais classes de macromoléculas, estão os mucopolissacarídeos, também denominados de glicosaminoglicanos, que quando ligados covalentemente às proteínas, formam complexos de alto peso molecular denominados proteoglicanos.[124]

Os glicosaminoglicanos unidos aos proteoglicanos formam um gel amorfo, hidratado, no qual as fibras colágenas e do sistema elástico ficam embebidas. Enquanto as fibras elásticas dão sustentação, ajudando a organizar a matriz, a fase aquosa do gel constituída de polissacarídeos permite a difusão dos nutrientes, metabólitos e hormônios entre o sistema circulatório e as células teciduais.[28]

Dentre os glicosaminoglicanos não sulfatados, o mais abundante no tecido conjuntivo é o ácido hialurônico, sendo que entre os sulfatados os mais abundantes são os sulfatos de condroitina.[56] Os glicosaminoglicanos são glicídios de peso molecular elevado, extremamente hidrófilos, por possuírem radicais sulfatados, de modo que cada molécula se liga a um grande número de moléculas de água. A água na substância fundamental acha-se em sua quase totalidade na camada de solvatação dos glicosaminoglicanos e serve de veículo para a passagem, por difusão, de substâncias hidrossolúveis, as quais se difundem pelo conjuntivo sem que haja movimento de líquidos. A presença de grupos carregados negativamente em muitos destes polímeros determina seu poder de fixar íons, de modo que eles podem agir como uma barreira seletiva à passagem de íons inorgânicos e moléculas carregadas. O sódio, no tecido conjuntivo, é a substância mais comumente encontrada ligada aos glicosaminoglicanos.

No conjuntivo, ao lado da substância fundamental, o líquido intersticial contém pequenas quantidades de proteínas plasmáticas de pequeno peso molecular, que atravessam a parede dos capilares devido à pressão hidrostática do sangue. A água presente na substância intercelular do conjuntivo origina-se do sangue, passando através da parede dos capilares para os espaços intercelulares do tecido. A parede dos capilares é impermeável às macromoléculas, porém deixa passar água, íons e moléculas pequenas, inclusive algumas proteínas de baixo peso molecular. Em condições normais a quantidade de líquido intersticial é insignificante.

Vários fatores podem modificar os glicosaminoglicanos e proteoglicanos na matriz: idade (diminuição na fase senil),[117] gravidez (aumento), diabetes (diminuição na concentração), hormônios (estrógeno – aumento, ACTH – diminuição, cortisol – diminuição), enzimas (a hialuronidase hidrolisa o ácido hialurônico, mas não os glicosaminoglicanos que são ácidos sulfatados),[62] radicais livres (despolimerizam o ácido hialurônico),[9] vitaminas A e C (regulam a síntese e secreção), entre outros.

Fibras Colágenas

As fibras colágenas são as mais freqüentes do tecido conjuntivo, sendo constituídas por uma escleroproteína denominada colágeno, que proporciona o arcabouço extracelular para todos os organismos pluricelulares.[6] Sem o colágeno, o homem ficaria reduzido a um amontoado de células.

O colágeno é a proteína mais abundante do corpo humano, representando 30% do total das proteínas deste. Esta proteína representa aproximadamente 70% do peso da pele seca. Foram isolados e caracterizados cinco tipos de colágeno. Os mais conhecidos são os colágenos intersticiais do tipo I, II e III. O tipo I, principal constituinte da pele, tendão, osso e paredes dos vasos, é sintetizado por fibroblastos, células do músculo liso e osteoblastos.[114] Enquanto os osteoblastos sintetizam somente o colágeno do tipo I, as células do músculo liso também produzem colágeno do tipo III. O tipo II, constituinte da cartilagem hialina, é produzido pelos condrócitos.

O colágeno tem como função fornecer resistência e integridade estrutural a diversos tecidos e órgãos, sendo que para se romper uma fibra de colágeno de 1 mm de diâmetro, exige-se uma carga de 10 a 40 kg.[32]

A unidade protéica que se polimeriza para formar as microfibrilas é o tropocolágeno, sendo que a polimerização do colágeno é particularmente dependente do equilíbrio eletrolítico da substância fundamental. Cada molécula de tropocolágeno pode ser posteriormente subdividida em três cadeias polipeptídicas arranjadas em uma tríplice hélice. Estas cadeias estão unidas por ligações covalentes em várias posições ao longo de sua extensão. É o arranjo regular de moléculas paralelas unidas transversalmente que dá ao colágeno sua grande resistência mecânica.[11]

As fibras do colágeno são muito duras no estado nativo e resistentes à digestão. Entretanto, as colagenases que estão presentes em muitos tipos celulares (fibroblastos, macrófagos, algumas células epiteliais etc.) podem cindir o colágeno em condições fisiológicas, que são então susceptíveis de digestão por outras proteases neutras existentes no espaço extracelular. As colagenases são enzimas capazes de produzir degradação do colágeno nativo em forma de fibrila, sob condições fisiológicas.

As fibras colágenas, em última análise, proporcionam a força tênsil dos ferimentos na fase de cicatrização. O seu metabolismo, nos tecidos normais, consiste num equilíbrio entre biossíntese e degradação. São reabsorvidas durante o crescimento, remodelação, involução, inflamação e reparo dos tecidos. A reabsorção é iniciada por colagenases específicas que podem digerir as moléculas de tropocolágeno da fibra. A direção de formação da fibra, por outro lado, parece dependente da tensão que age no tecido. A relação entre a tensão de um lado, o ritmo e a direção da formação da fibra de outro é incerta, mas pode envolver movimento de fibroblastos ao longo das linhas determinadas pelas correntes piezoelétricas conseqüentes à deformação de fibras colágenas pré-formadas.

As fibras colágenas são birrefringentes, pois são constituídas por moléculas alongadas e paralelas. Desse modo, quando examinadas ao microscópio de polarização, entre dois prismas de Nicol cruzados, essas fibras aparecem brilhantes, contra um fundo escuro.

Quando a fibra é aquecida até sua temperatura de encurtamento em pH ácido ou alcalino, além da retração, ela se solubiliza como gelatina, sendo que as gelatinas comerciais são preparadas com tecidos conjuntivos (osso, por exemplo) por fervura em água, sob condições acidógenas ou alcalinas.[119]

A síntese do colágeno é alterada por diversos fatores, como no caso da administração de altas doses de cortisona por longos períodos, produzindo uma diminuição no teor de colágeno nos tecidos.[36,109]

Fibras Elásticas

São delgadas, sem estriações longitudinais, ramificando-se de forma semelhante a uma rede de malhas irregular. De cor amarelada, têm como componente principal a elastina, uma escleroproteína muito mais resistente do que o colágeno, e a microfibrila elástica, formada por uma glicoproteína especializada. Estas fibras cedem facilmente a trações mínimas, porém retornam facilmente à sua forma original, tão logo cessem as forças deformantes. Suportam grandes trações.

A elastina é a proteína mais resistente do organismo, sendo encontrada em pequena quantidade na pele. É um dos componentes do tecido conjuntivo e apresenta uma forma ondulada, sendo fortemente refratária ao microscópio. É responsável pela elasticidade das fibras do tecido elástico, constituindo aproximadamente 4% do peso seco da pele e possuindo distensibilidade de 100 a 140%.[34]

Quando observadas à luz da microscopia ótica, as fibras elásticas originam-se da derme média e profunda, formando uma malha, e alcançam fibras ditas elaunínicas, que são constituídas de microfibrilas e pouco material amorfo, situadas na junção derme-epiderme. Outras fibras denominadas oxitalânicas são consideradas pré-elásticas ou imaturas, ou modificadas, por não apresentarem elastina, e estão presentes em zonas submetidas a altas tensões, tais como ligamentos e tendões.[35,82]

Os fibroblastos sintetizam glicoproteínas microfibrilares carregadas negativamente, formando as fibras oxitalânicas e a tropoelastina carregada positivamente. A tropoelastina é a precursora solúvel da elastina, e é atraída por forças eletrostáticas negativas através de microfibrilas, para formar fibras elaunínicas.[35]

A elastina no organismo adulto se apresenta em contínuo catabolismo fisiológico, que é induzido pelas elastases e acelerado pela deposição de lipídios e cálcio no tecido elástico. É sintetizada pelas células musculares lisas, células endoteliais, fibroblastos e condroblastos fibrocartilaginosos.[34]

As alterações degenerativas das fibras elásticas relacionadas ao envelhecimento se iniciam por volta dos trinta anos, ficando mais acentuadas aos setenta; há um progressivo desaparecimento das fibras elásticas da derme superficial, com conseqüente aumento dos lipídios. O seu envelhecimento é caracterizado por cistos e lacunas, que resultam na separação de uma fibra das outras. Anormalidades de fibras elásticas são também encontradas na pele de jovens diabéticos[19] ou de portadores de estrias atróficas (Figura 1-1).

A associação de uma determinada alteração morfológica a um defeito bioquímico específico é difícil, quando não há defeito molecular óbvio. Parece que a matriz do tecido conjuntivo da derme elabora uma resposta coordenada para uma alteração genética, influenciando não apenas aquela proteína, mas também a estrutura de outras, bem como as propriedades mecânicas e arquiestruturais do tecido, mantendo relação entre os achados clínicos e os defeitos bioquímicos.[58]

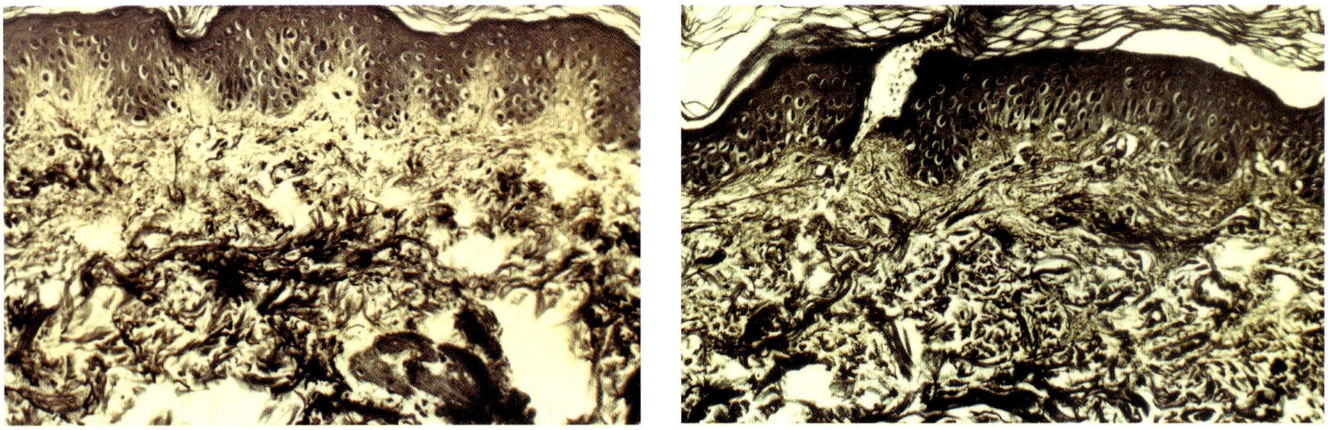

A B

FIGURA 1-1

Fotomicrografia da pele humana de indivíduo adulto jovem. Observa-se em A) a ocorrência de fibras da derme lesadas, caracterizando a estria atrófica, e em B) a regeneração do tecido após estimulação com corrente elétrica contínua.

As alterações das fibras elásticas adquiridas com o envelhecimento diferem das encontradas na principal alteração do envelhecimento da pele, a elastose actínica, que é uma perda progressiva da elasticidade da pele.[87]

Muitas patologias dermatológicas promovem alterações morfológicas do sistema elástico perfeitamente conhecidas e alterações bioquímicas não completamente elucidadas.

As fibras elásticas são os maiores elementos da derme a serem eliminados transepitelialmente em estados patológicos, numa situação caracterizada como reação de corpo estranho, envolvendo linfócitos e histiócitos.[80]

Há algumas situações adquiridas de destruição das fibras elásticas, como a atrofia macular, caracterizada histologicamente por uma deficiência adquirida do tecido conjuntivo da derme, particularmente do tecido elástico. As estrias são atrofias lineares adquiridas, em que as fibras elásticas são escassas e a pele atrófica.[40]

Fibras Reticulares

São fibras anastomosadas umas às outras, que se dispõem formando uma estrutura semelhante a uma rede. Estas fibras com freqüência formam o arcabouço interno (estroma) das glândulas, através do qual as células epiteliais que formam o corpo da glândula permanecem unidas. As fibras reticulares são curtas, finas e inelásticas, constituídas principalmente por um tipo de colágeno denominado reticulina. São particularmente abundantes. Os fibroblastos são responsáveis pela sua produção na maioria dos tecidos conjuntivos.

As células do tecido conjuntivo, com suas características e funções próprias, determinam o aparecimento de vários tipos de tecidos. São elas: fibroblastos, macrófagos, células mesenquimatosas indiferenciadas, mastócitos, plasmócitos, leucócitos e células adiposas.

Fibroblasto

É a célula mais comum do tecido, responsável pela formação das fibras e do material intercelular amorfo. Sintetiza colágeno, mucopolissacarídeo e também fibras elásticas. A forma ativa da célula é denominada de fibroblasto, possui prolongamentos citoplasmáticos irregulares, e seu núcleo apresenta forma ovóide, de cor clara, com o nucléolo evidente e cromatina fina. Já a denominação utilizada para a forma inativa da célula é fibrócito, que é menor, fusiforme e com ínfimos prolongamentos. Nesta forma, o núcleo apresenta-se menor, alongado e escuro. Mediante um estímulo adequado, como ocorre nos processos de cicatrização, o fibrócito pode voltar a sintetizar fibras, reassumindo o aspecto de fibroblasto.[64]

Os fibroblastos são particularmente ativos durante o processo de reparação. A atividade fibroblástica é influenciada por vários fatores, tais como regimes dietéticos e níveis de hormônio esteróide. Na deficiência em vitamina C existe uma dificuldade na formação de colágeno.

No tecido conjuntivo adulto, os fibroblastos não se dividem com freqüência; apenas entram em mitose quando ocorre uma solicitação, como, por exemplo, nas lesões do tecido conjuntivo.

Dentre os diferentes tipos de células diferenciadas de um dado tecido, as que melhor crescem em culturas são os fibroblastos, cuja velocidade corresponde à das células do tecido conjuntivo. Este fato é importante uma vez que é possível obter-se respostas biológicas *in vitro* utilizando-se células animais em cultura. A utilização dos fibroblastos em cultura, como sistema modelo para o desenvolvimento de estudos biológicos, é decorrente da rapidez e reprodutibilidade na obtenção de respostas biológicas e da maior praticidade de trabalho. Estes sistemas são utilizados eficientemente para estudos biológicos em nível molecular e celular, como:[57]

- alterações de macromoléculas biologicamente importantes, como as proteínas e o DNA;
- estudo dos mecanismos e alterações de processos fundamentais para a vida celular como a replicação e o reparo do DNA e a biossíntese de proteínas;
- alterações funcionais de organelas subcelulares;
- modificações funcionais das próprias células, como a mutagênese e a transformação neoplásica;
- diferenciação celular;
- letalidade celular;
- estudos de rádio e fotoproteção;
- isolamento e clonagem de genes.

Macrófagos

Distinguem-se pela grande capacidade de pinocitose e fagocitose, podendo ser fixos ou móveis. Atuam como elementos de defesa fagocitando restos de células, bactérias e partículas inertes que penetram no organismo. Todos os macrófagos são dotados de motilidade quando estimulados adequadamente. Quando agrupados em torno de um grande corpo estranho, os macrófagos podem também se fundir para formar células sinciciais gigantes.

Os macrófagos desempenham papel importante na remoção de restos de células e de elementos intercelulares que se formam nos processos involutivos fisiológicos. Por exemplo, durante a gravidez o útero aumenta de tamanho e a sua parede se torna mais espessa; imediatamente após o parto, esse órgão sofre uma involução, havendo destruição de partes dos seus tecidos, processo do qual participam os macrófagos.

Célula Mesenquimatosa Indiferenciada

Denominação das células com capacidade de originar qualquer outra célula do conjuntivo.

Mastócitos

Os mastócitos ocorrem particularmente no tecido conjuntivo frouxo. Eles estão caracteristicamente situados em torno dos vasos sangüíneos. Os mastócitos contêm três substâncias ativas em seus grânulos: a heparina, que é uma substância anticoagulante, e a histamina e a serotonina, que são substâncias com ações no processo inflamatório.

Plasmócitos

Sintetizam os anticorpos circulantes encontrados no sangue e são pouco numerosos no tecido conjuntivo normal, aparecendo em grande quantidade nas áreas onde existe inflamação crônica.

Leucócitos

São células freqüentemente encontradas no conjuntivo, vindas do sangue por migração através das paredes dos capilares e vênulas. Esta migração aumenta nos processos inflamatórios.

Célula Adiposa

As células adiposas, ou adipócitos, ocorrem isoladamente ou em grupos nas malhas de muitos tecidos conjuntivos, sendo especialmente numerosas no tecido adiposo. À medida que a gordura se acumula, as células aumentam de tamanho e se tornam globosas, a gordura aparece primeiramente como pequenas gotas que, posteriormente, juntam-se para formar uma só gota. A mobilização da gordura está sob o controle nervoso e hormonal que leva à liberação de ácidos graxos e glicerol, os quais passam para o sangue. A noradrenalina liberada nas terminações pós-ganglionares dos nervos simpáticos do tecido adiposo é particularmente importante a este respeito, quando o organismo está sujeito a atividades físicas intensas, jejum prolongado ou frio.

Acredita-se que os adipócitos evoluam do fibroblasto, tanto no desenvolvimento normal, como em várias circunstâncias patológicas, como no caso da distrofia muscular, onde ocorre a destruição de células musculares e substituição por tecido conjuntivo adiposo.[63]

São especializadas no armazenamento de gorduras neutras. Estão em contato com a porção profunda da derme, sendo que o seu conjunto constitui a hipoderme, e são encontradas sobre a rede de colágeno. Também conhecidas como adipócitos, são agrupadas em forma de "cachos de uva", os lóbulos adiposos, que são separados por paredes de conjuntivo, os septa lobulares. A troca gasosa entre as células adiposas e a corrente sangüínea é intensa, contribuindo para isso a rica vascularização do tecido conjuntivo. Pelas paredes interlobulares conjuntivas passam os vasos sangüíneos e as terminações nervosas.

SISTEMA TEGUMENTAR

O sistema tegumentar é constituído pela pele e tela subcutânea, juntamente com os anexos cutâneos (Figura 1-2).

O tegumento recobre toda a superfície do corpo e é constituído por uma porção epitelial, a epiderme, e uma porção conjuntiva, a derme. Abaixo e em continuidade com a derme está a hipoderme, tela subcutânea, que embora tenha a mesma origem e morfologia da derme não faz parte da pele, a qual é formada apenas por duas camadas.

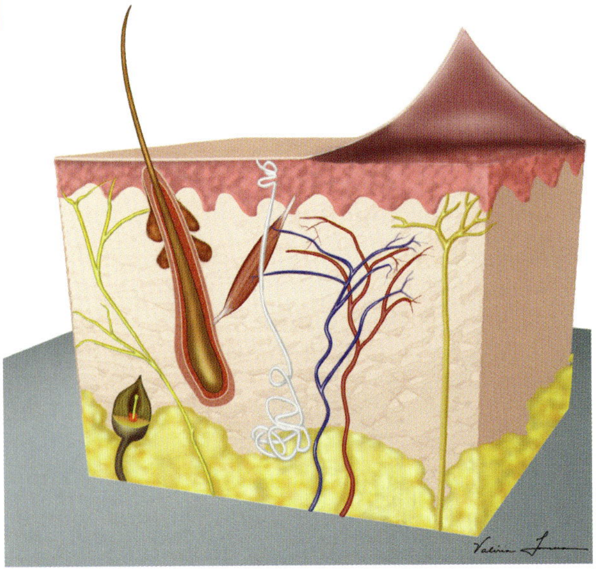

FIGURA 1-2

Arquitetura típica do tegumento. Observa-se na derme: folículo piloso; glândula sebácea; glândula sudorípara; terminações nervosas livres; corpúsculo sensitivo de Paccini; corpúsculo sensitivo de Krause e músculo eretor do pêlo.

A hipoderme serve de suporte e união da derme com os órgãos subjacentes, além de permitir à pele uma considerável amplitude de movimento.

As funções realizadas pelo sistema tegumentar são: proteção, regulação da temperatura do organismo, excreção, sensibilidade tátil e produção de vitamina D.

Pele

A pele representa 12% do peso seco total do corpo, com peso de aproximadamente 4,5 quilos, e é de longe o maior sistema de órgãos expostos ao meio ambiente. Um pedaço de pele com aproximadamente 3 cm de diâmetro contém: mais de 3 milhões de células, entre 100 e 340 glândulas sudoríparas, 50 terminações nervosas e 90 cm de vasos sangüíneos. Estima-se ainda que existam em torno de 50 receptores por 100 milímetros quadrados, num total de 640.000 receptores sensoriais. O número de fibras sensoriais oriundas da pele que entram na medula espinhal por via de raízes posteriores é superior a meio milhão. Ocorre acentuado declínio no número dessas estruturas ao longo da vida.[83]

A pele é composta de duas camadas principais: 1) a epiderme, camada superficial composta de células epiteliais intimamente unidas e 2) a derme, camada mais profunda composta de tecido conjuntivo denso irregular. Apresenta múltiplas funções, entre as quais a proteção contra agentes físicos, químicos e biológicos do ambiente, e ser relativamente impermeável, graças à camada de queratina (córnea) que recobre a epiderme. O limite entre a epiderme e a derme não é regular, mas caracteriza-se pela presença de saliências e reentrâncias das duas camadas que se embricam e se ajustam entre si, formando as papilas dérmicas.

A superfície da pele está coberta por uma delgada película líquida que tende para a acidez. Oferece uma grande superfície de dispersão calórica e de evaporação e, por isso, desempenha importante papel na termorregulação por meio de seus vasos e glândulas. O fluxo sangüíneo pode ter uma grande variação. Sob condições normais, o fluxo sangüíneo cutâneo é de aproximadamente 400 mililitros (mL) por minuto. Entretanto, em condições extremas, mais de 2500 mL de sangue podem circular pelos vasos da pele por minuto. Funciona também como um vasto emunctório e como fábrica de vitamina D e melanina, que tem função protetora contra os raios ultravioletas.

A cor da pele é determinada pela presença de alguns pigmentos, dos quais o mais importante é a melanina, pigmento escuro produzido pelos melanócitos, que migram na epiderme e transferem o pigmento às células da camada germinativa. O outro pigmento, o caroteno ou pró-vitamina A, é encontrado em grande quantidade na cenoura. Não há grande diferença no número de melanócitos encontrados na pele das várias raças humanas. As diferenças da cor da pele são devidas principalmente à quantidade de melanina produzida pelas células e sua distribuição. Os indivíduos de pele escura têm apreciável quantidade de melanina em todas as camadas da epiderme. O acúmulo de melanina escurece a pele filtrando os raios ultravioletas. O escurecimento da pele por exposição à luz solar ocorre inicialmente devido a um fenômeno biofísico que leva a um escurecimento rápido de parte da melanina preexistente; numa segunda etapa, pela aceleração dos processos de biossíntese da melanina. Hormônios do córtex adrenal agem sobre os melanócitos e certas patologias dessa glândula promovem uma mudança na cor da pele. É possível mudar artificialmente a cor da pele. Substâncias semelhantes ao mercúrio amoniacal, a hidroquinona e derivados atuam inibindo a síntese de melanina, com conseqüente despigmentação. Outras substâncias semelhantes à diidroxiacetona, quando aplicadas na pele, reagem com as proteínas da camada de queratina, tornando-a escura. Além da concentração de melanina, a coloração da pele depende também da sua espessura e do grau de irrigação sangüínea.

A aparência da pele depende de uma série de fatores: idade, sexo, clima, alimentação e estado de saúde do indivíduo. A classificação em pele seca, gordurosa, mista e outras faz-se de acordo com o tipo e a quantidade das secreções encontradas em sua superfície. Dá-se o nome de *endérmica* à pele cuja superfície se apresenta fina, lisa, flexível, lubrificada e suficientemente umedecida, devido ao equilíbrio de suas secreções. É encontrada principalmente nas crianças. Já a pele com predomínio de secreção gordurosa apresenta um aspecto de untuosidade e brilho característicos, a chamada pele gordurosa. A pele seca existe quando há acentuada insuficiência de secreção sebácea. Às vezes, a pele torna-se seca em virtude de mudanças qualitativas da secreção gordurosa, com concentração alterada de lipídios hidrófilos. Ao invés de ser lisa e lustrosa, a pele torna-se opaca, áspera e com fina descamação, comum em ruivos e indivíduos nórdicos. Pele desidratada é outro tipo de pele seca. Caso a secreção sebácea seja adequada, a secura da pele se deve a um grau de embebimento aquoso inferior ao normal. Quando há um aumento relativo do embebimento aquoso, tem-se a pele hidratada. Em situações patológicas como o hipertiroidismo, o hiperfuncionamento das supra-renais, geralmente ocorrem estados de hidratação excessiva da pele. A coexistência de seborréia na parte central do rosto (testa, nariz e queixo), e de secura nas partes laterais, dá origem à chamada pele mista.

A pele constitui o mais extenso órgão sensorial do corpo, para recepção de estímulos táteis, térmicos e dolorosos. O seu teor de água é de cerca de 70% do peso da pele livre de tecido adiposo, contendo perto de 20% do conteúdo total de água do organismo. Sua espessura situa-se entre 0,5 e 4 milímetros.

A pele, portanto, é o mais sensível de nossos órgãos, nosso primeiro meio de comunicação e nosso mais eficiente protetor, sendo aí localizada nossa primeira e última linha de defesa. Portanto, são muitas as funções da pele:[83]

- base dos receptores sensoriais, localização do sentido do tato;
- fonte organizadora e processadora de informações;
- mediadora de sensações;
- barreira entre o organismo e o meio ambiente;
- fonte imunológica de hormônios para diferenciação de células protetoras;
- proteção contra os efeitos da radiação, traumas mecânicos e elétricos;
- barreira contra materiais tóxicos e organismos estranhos;
- regulação da pressão e do fluxo sangüíneo e linfático;
- regulação da temperatura;

- metabolismo e armazenamento de gordura;
- reservatório de alimento e água;
- importante na respiração;
- sintetiza compostos importantes como a vitamina D;
- barreira contra microrganismos.

O músculo liso ou involuntário da pele ocorre sob a forma dos eretores dos pêlos, da túnica de dartos da genitália externa, e na aréola dos mamilos. As fibras musculares dos eretores dos pêlos originam-se no tecido conjuntivo da derme superior e estão inseridas no folículo piloso abaixo das glândulas sebáceas. Quando as fibras musculares se contraem, elas tracionam o folículo piloso para uma posição vertical. Já o músculo estriado ou voluntário é encontrado na pele do pescoço (platisma) e na pele da face (músculos da expressão). Os feixes de músculo estriado originam-se de um periósteo ou de uma fáscia, ou formam um anel fechado, como no orbicular dos lábios.[72]

Epiderme

É constituída essencialmente por um epitélio estratificado pavimentoso queratinizado. A porção mais profunda da epiderme é constituída de células epiteliais que se proliferam continuamente para que seja mantido o seu número. Tipicamente em todos os epitélios, não há vasos sangüíneos na epiderme, embora a derme subjacente seja bem vascularizada. Como resultado, o único meio pelo qual as células da epiderme podem obter alimento é através da difusão dos leitos capilares da derme. Esse método é suficiente para as células mais próximas da derme, mas à medida que as células se dividem e são empurradas para a superfície, ficando assim longe da fonte de alimento (derme), morrem. Seu citoplasma é gradualmente substituído por queratina, formando assim a estrutura típica das camadas mais externas da epiderme.[64] A espessura da epiderme geralmente é muito delgada, menos de 0,12 milímetros, na maior parte do corpo, mas particularmente espessa e altamente diferenciada na palma das mãos e planta dos pés, áreas sujeitas a constante pressão e fricção. A pressão contínua num dado local causa o espessamento da epiderme, com a formação das chamadas calosidades.

A epiderme é em geral descrita como constituída de quatro ou cinco camadas ou estratos, devido ao fato da camada lúcida estar ou não incluída, só sendo observada em determinadas amostras de pele espessa. Pode-se observar da derme para a superfície as seguintes camadas celulares:

Camada Germinativa (Basal)

É a camada mais profunda e assim denominada porque gera novas células e apresenta intensa atividade mitótica. É responsável pela constante renovação da epiderme, fornecendo células para substituir aquelas que são perdidas na camada córnea. Nesse processo as células partem da camada germinativa e vão sendo deslocadas para a periferia até a camada córnea, num período de 21 a 28 dias. A superfície das células desse estrato que se apóiam na membrana basal é irregular.

Camada Espinhosa

As células dessa camada possuem um aspecto espinhoso, responsável pela denominação dessa camada. Suas células têm importante função na manutenção da coesão das células da epiderme e, conseqüentemente, na resistência ao atrito.

Camada Granulosa

O citoplasma das células desta camada caracteriza-se por conter grânulos de querato-hialina que parecem estar associados com o fenômeno de queratinização dos epitélios. À medida que os grânulos aumentam de tamanho, o núcleo se desintegra, daí resultando a morte das células mais externas da camada granulosa. Assim, a camada granulosa é formada por células que já estão em franca degeneração, cujos sinais são os grânulos de queratina ou de melanina que estão no seu citoplasma. O núcleo das células já apresenta sinais de atrofia e os filamentos que as uniam à camada espinhosa quase desaparecem.

Camada Lúcida

É constituída por várias camadas de células, achatadas e intimamente ligadas, das quais a maioria apresenta limites indistintos e perde todas as suas inclusões citoplasmáticas, exceto as fibrilas de queratina e algumas gotículas de eleidina. Esta é transformada em queratina assim que as células desta camada tornam-se parte da camada córnea. A camada lúcida é mais proeminente em áreas de pele espessa e pode estar ausente em outros locais. Não é observada com facilidade. Quando visível, tem o aspecto de uma linha clara, brilhante e homogênea; daí sua denominação.

Camada Córnea

É a camada mais superficial da epiderme. Consiste de vários planos de células mortas e intimamente ligadas. A partir do momento em que seu citoplasma for substituído por uma proteína fibrosa denominada queratina, estas células mortas são referidas como corneificadas. As células corneificadas formam uma cobertura ao redor de toda a superfície do corpo e não só protegem o organismo contra a invasão de vários tipos do meio externo, como também ajudam a restringir a perda de água do organismo. Embora a camada córnea seja de pequena espessura (cerca de 20 micrômetros), sua capacidade de retenção hídrica conserva a superfície da pele macia.

As ceramidas, principais componentes lipídicos intercelulares do estrato córneo, são fatores importantes em sua função de barreira e desempenham um papel fundamental na capacidade retentora da água deste, impedindo que a água passe facilmente através dele.[61] Pequenos metabólitos hidrossolúveis e componentes estruturais protéicos constituem os principais responsáveis pela retenção de água no estrato córneo.[79]

As células mais superficiais são continuamente eliminadas como resultado da abrasão, como, por exemplo, pelo atrito com a roupa (Figura 1-3). As pequenas escamas que se soltam, no entanto, não dão uma aparência descamativa ou áspera à pele, pois

1

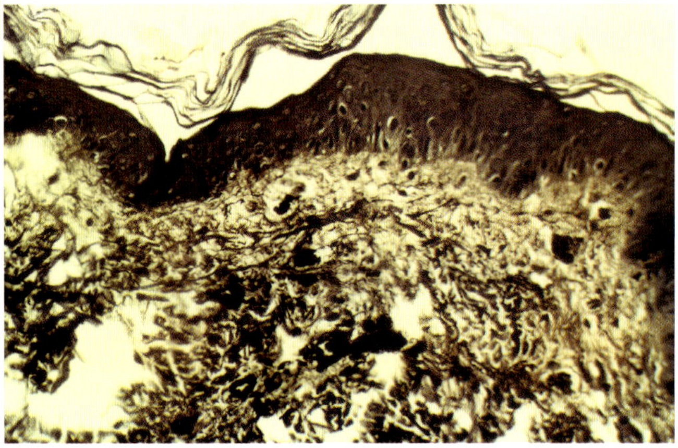

FIGURA 1-3

Fotomicrografia de pele humana de indivíduo adulto jovem. Observar a constante descamação da camada córnea.

elas se misturam à secreção das glândulas sudoríparas e sebáceas. Por outro lado, as células perdidas são constantemente substituídas por células provenientes das camadas mais profundas da epiderme. A renovação do estrato córneo ocorre em aproximadamente 14 dias.

Potts[92] realizou um estudo utilizando análise de ondas vibratórias, e sugeriu que o estrato córneo dos idosos, comparado ao de outros grupos etários, é mais seco. A velocidade de atenuação e propagação das vibrações é altamente dependente do conteúdo de água no estrato córneo.

Afirma-se que a pele de indivíduos idosos seja seca, aspecto particularmente evidente após os 60 anos, devido ao fato de que seu estrato córneo, sendo funcionalmente deficiente, não pode reter água com eficiência.[75,116]

A redução do conteúdo de umidade é mais evidente nas áreas expostas, onde a agressão actínica é o fator predominante de acentuação do envelhecimento.[18]

Derme

É uma espessa camada de tecido conjuntivo sobre a qual se apóia a epiderme, comunicando esta com a hipoderme. A derme está conectada com a fáscia dos músculos subjacentes por uma camada de tecido conjuntivo frouxo, a hipoderme. Na derme situam-se algumas fibras elásticas e reticulares, bem como muitas fibras colágenas, e ela é suprida por vasos sangüíneos, vasos linfáticos e nervos. Também contém glândulas especializadas e órgãos do sentido. A derme apresenta uma variação considerável de espessura nas diferentes partes do corpo, sendo que a sua espessura média é de aproximadamente 2 milímetros. Sua superfície externa é extremamente irregular, observando-se as papilas dérmicas.

A arquitetura dérmica varia na pele normal de região para região, não existindo uma média de variação entre indivíduos da mesma idade ou diferentes faixas etárias.[58]

Observa-se na derme a camada papilar, a mais superficial, e a camada reticular, a mais profunda.

Camada Papilar

É delgada, constituída por tecido conjuntivo frouxo, e assim denominada porque as papilas dérmicas constituem sua parte mais importante (saliências que acompanham as reentrâncias correspondentes da epiderme). Admitem alguns que a função das papilas é aumentar a zona de contato derme-epiderme, trazendo maior resistência à pele. Esta camada estende-se pouco abaixo das bases da papila, onde se une à camada reticular. Muitas papilas contêm alas capilares; outras contêm receptores sensoriais especializados que reagem a estímulos externos, como mudanças de temperatura e pressão.

Camada Reticular

É a mais espessa, constituída por tecido conjuntivo denso, e é assim denominada devido ao fato de que os feixes de fibras colágenas que a compõem entrelaçam-se em um arranjo semelhante a uma rede.

Ambas as camadas contêm muitas fibras elásticas, responsáveis, em parte, pelas características de elasticidade da pele. Uma grande diferença entre as duas camadas diz respeito ao seu conteúdo de capilares.

A camada papilar apresenta um suprimento sangüíneo bastante rico, onde um grupo de capilares se estende em alças para dentro do tecido conjuntivo (cristas), que se projeta para dentro da epiderme, fornecendo a sua nutrição e atuando na regulação térmica. Um outro grupo, que mais se assemelha a vênulas, forma uma camada plana sob as bases da papila.

Na camada reticular os capilares são raros, sendo numerosos apenas em relação aos anexos da epiderme que se projetam em direção à camada reticular.

Existem três tipos de lesões dérmicas importantes que apresentam diferentes alterações nas fibras elásticas e colágenas, na substância fundamental amorfa e nos fibroblastos. Lesões, estria atrófica, senilidade e cicatriz estão resumidas no Quadro 1, analisadas ao microscópio eletrônico.

QUADRO 1-1

SUMÁRIO DE TRÊS DIFERENTES LESÕES DÉRMICAS: ESTRIA ATRÓFICA, LESÃO SENIL E CICATRIZ.

	F. Colágena	F. Elástica	S. F. A.	Fibroblasto
Estria Atrófica	fina diâmetro < volume <	esparsa	abundante	globular secreção 0 quiescente
Lesão Senil Papilar	deslocada	esparsa	abundante	estrelado secreção + quiescente
Lesão Senil Reticular	normal	esparsa	abundante	estrelado secreção + quiescente
Cicatriz	grossa larga compacta	esparsa	pouca	estrelado secreção ++ ativo

S. F. A. - Substância Fundamental Amorfa

(Dados modificados de PIERAGGI, M. Th. et al. Striae: Morphological Aspects of Connective Tissue. Pathol. Anat., 396:279-289, 1982.)

Elasticidade da Pele

Através de sua elasticidade a pele permite os movimentos do corpo; ela está distendida além do seu ponto de equilíbrio elástico, tanto que se retrai quando há solução de continuidade.

A tensão da elasticidade varia de direção conforme a região do corpo e isto se deve à variação da direção geral das fibras colágenas e elásticas da derme.

A elasticidade da pele pode ser determinada pela orientação das linhas de fenda, ou linhas de Langer (Figura 1-4). Langer demonstrou que até no cadáver a pele é sujeita a tensões direcionadas de acordo com as linhas. A perfuração da pele provoca a formação não de um orifício circular, mas de uma fenda, cuja direção corresponde à orientação dos feixes conjuntivos elásticos, que indicam, portanto, a direção de menor distensibilidade, ou seja, de resistência da pele à tração.

A junção das inúmeras fendas forma as linhas, por isso chamadas linhas de fenda ou clivagem, com as quais é possível esquematizar verdadeiros mapas. Na direção perpendicular à orientação das linhas de fenda a pele apresenta máxima distensibilidade. Em geral, no indivíduo adulto, as linhas de fenda são transversais no tronco e longitudinais nos membros, com modificações nas regiões articulares.

Observa-se que lesões paralelas a estas linhas reparam-se com cicatrizes mínimas; entretanto, o contrário se sucede caso a lesão seja transversal a elas. A direção das linhas de Langer no indivíduo vivo coincide com as solicitações da pele no repouso. Este fato pode ser observado no caso da face flexora do cotovelo, que no repouso é transversal, porém, na hiperextensão da articulação, torna-se longitudinal. Portanto, devido a este fato torna-se importante o repouso na reparação de lesões, evitando-se assim uma cicatrização inadequada.[5]

O conhecimento da direção das linhas de fenda, de maneira geral, é de grande interesse cirúrgico, pois auxilia o cirurgião a realizar incisões esteticamente aceitas.

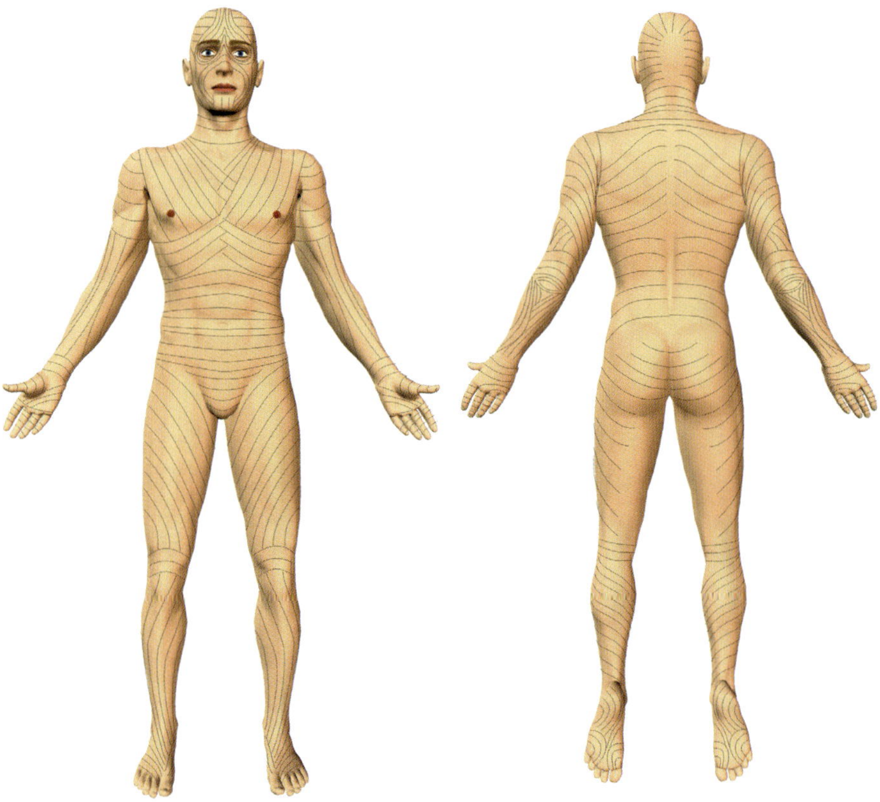

A B

FIGURA 1-4

Representação das linhas de fenda da pele. A) Face anterior e B) face posterior.

A incisão cirúrgica na pele feita ao longo ou entre as linhas de fenda provoca mínima dilaceração do colágeno da derme, sem retração, e a reparação é feita com pequena quantidade de tecido cicatricial. No entanto, uma incisão realizada perpendicularmente às linhas de fenda provoca retração, dilaceração e desarranjo das fileiras de colágeno. Disso resulta uma cicatriz extensa e feia devido à produção exagerada de colágeno.

Anexos da Pele

Na pele são observadas várias estruturas anexas: os pêlos, as unhas e as glândulas.

Os pêlos se originam de uma invaginação da epiderme, o folículo piloso. Visíveis externamente apenas pela sua haste, estão distribuídos por quase todo o corpo. Em certas regiões os pêlos apresentam desenvolvimento diferente e desempenham um importante papel de proteção, especialmente quando anexados às aberturas naturais do corpo. Quando secos, dificultam a dispersão de calor por imobilizarem a camada de ar em contato com a pele, fato este de pequena importância no homem, no qual os pêlos do corpo estão dispostos geralmente de maneira esparsa. Embora haja consideráveis variações na cor dos pêlos, somente três pigmentos estão presentes: a melanina (preto), o castanho e o amarelo. Combinações variadas desses três pigmentos produzem diferentes cores de pêlo. À medida que as pessoas envelhecem, seus pêlos tendem gradualmente a ficar cinzentos. Este processo deve-se ao decréscimo na quantidade de pigmento presente, possivelmente como resultado de uma queda no nível da enzima específica que é necessária para a produção de melanina. Na falta completa dos pigmentos, os pêlos tornam-se brancos. Os folículos pilosos exibem atividade cíclica, apresentando períodos de atividade alternados com períodos de inatividade. Os folículos pilosos de diferentes partes do corpo seguem padrões diversos de atividade cíclica. Por exemplo, no couro cabeludo os folículos podem permanecer ativos e causar o alongamento contínuo dos pêlos por muitos anos antes de se tornarem inativos por um período de meses. O corte dos pêlos ou o barbear não afeta a atividade cíclica dos folículos, e por isso não tem efeito no crescimento do pêlo. O que deve ser destacado é que os folículos pilosos estão geralmente dispostos em ângulo oblíquo em relação à superfície da pele, bem como aos próprios pêlos.

As glândulas sebáceas são, com raras exceções, encontradas em todas as regiões do corpo. Em geral estão anexas aos pêlos, mantendo com estes um desenvolvimento inversamente proporcional, sendo mais numerosas, mas de menor volume, nas regiões onde os pêlos são abundantes. Situam-se na derme e sua secreção é uma mistura complexa de lipídios, cuja função é a lubrificação da pele, além da ligeira ação bactericida.

As glândulas sudoríparas encontram-se em quase todo o corpo. O seu número varia em cada região e diminui com o avanço da idade. São mais numerosas nos indivíduos de raça negra. A estimulação dos nervos simpáticos que se dirigem a essas glândulas forçam-nas a secretar um fluido de cloreto de sódio, com traços de uréia, sulfatos e fosfatos. A quantidade de suor secretado depende de fatores como a temperatura e a umidade do meio, da quantidade de atividade muscular, além de várias condições que causam fadiga.

Dois folhetos epidérmicos mais externos, a camada córnea e a camada lúcida, são intensamente corneificados, formando as unhas. As unhas são lâminas córneas ligeiramente convexas no sentido longitudinal e fortemente no sentido transversal. Na sua extremidade proximal uma estreita prega da epiderme se estende sobre a superfície livre, formando o eponíquio (cutícula). As unhas geralmente apresentam uma coloração rosada devido à rede capilar que existe abaixo dela e que se torna visível através das células corneificadas. A unha cresce a partir de uma matriz de células situada junto à sua raiz, na proporção de um milímetro por semana.

Vasos e Nervos

Há dois plexos arteriais que suprem a pele: um que se situa no limite entre a derme e a hipoderme e outro entre as camadas papilar e reticular. Deste último plexo partem finos ramos para as papilas dérmicas.

Distinguem-se três plexos venosos na pele, dois na posição descrita para as artérias e um na região da derme. O sistema de vasos linfáticos inicia-se nas papilas dérmicas e converge para um plexo entre as camadas papilar e reticular; daí partem ramos para um outro plexo localizado no limite da derme com a hipoderme.

As sensações cutâneas como tato, dor, calor e frio são captadas por vários receptores especializados. Os receptores para a dor são as terminações nervosas livres que se distribuem por baixo das células da camada profunda da epiderme. As sensações táteis estão a cargo dos corpúsculos de Paccini, de Meissner e da rede de fibras nervosas que circundam os folículos pilosos; na sensação de frio intervêm os corpúsculos de Krause e, na de calor, os de Ruffini.[52]

HIPODERME (TELA SUBCUTÂNEA)

Tecido sobre o qual a pele repousa, formado por tecido conjuntivo que varia do tipo frouxo ou adiposo ao denso nas várias localizações e nos diferentes indivíduos. A hipoderme conecta frouxamente a pele e a fáscia dos músculos subjacentes, o que permite aos músculos contrairem-se sem repuxar a pele. A hipoderme (hipo = abaixo de) não faz parte da pele, mas é importante porque fixa a pele às estruturas subjacentes, sendo também conhecida como tela subcutânea, tecido subcutâneo ou fáscia superficial. Dependendo da região em estudo e do grau de nutrição do organismo, a hipoderme pode ter uma camada variável de tecido adiposo, sendo que nele se deposita a maior parte dos lipídios nas pessoas obesas. Como os mamíferos consomem energia de modo contínuo, mas se alimentam com intermitência, entende-se a importância de um reservatório de energia, representado pelo tecido adiposo. A distribuição da gordura não é uniforme em todas as regiões do corpo. Nos indivíduos normais, algumas regiões nunca acumulam gordura, como a pálpebra, a cicatriz umbilical, a região esternal, o pênis e as dobras articulares. Em outras regiões pelo contrário, há maior acúmulo de tecido adiposo: a porção proximal dos membros, a parede abdominal, especialmente as porções laterais.

Além da função de reservatório energético, o tecido adiposo apresenta outras funções, tais como: 1) isolamento térmico do organismo, por ser um mau condutor de calor;

2) modela a superfície corporal, e dependendo do sexo localiza-se em diferentes regiões; 3) os coxins adiposos servem para a absorção de choques; 4) tecido de preenchimento e auxiliar na fixação dos órgãos; os rins podem sofrer ptoses nos indivíduos magros ou naqueles que diminuem de peso muito rapidamente, pela falta de gordura perirrenal.

O metabolismo do tecido adiposo é complexo, nele intervindo também o hormônio de crescimento, os glicocorticóides, a insulina e o hormônio tiroidiano.

A tela subcutânea compõe-se em geral de duas camadas, das quais a mais superficial é chamada de areolar, que é composta por adipócitos globulares e volumosos, em disposição vertical, onde os vasos sangüíneos são numerosos e delicados.[4]

Abaixo da camada areolar existe uma lâmina fibrosa, de desenvolvimento variável conforme a região, que é a *fáscia superficialis* ou subcutânea. Esta fáscia separa a camada areolar da camada mais profunda, a camada lamelar, sendo que nesta ocorre aumento de espessura no ganho de peso, com aumento de volume dos adipócitos, que chegam a invadir a *fáscia superficialis*.[14] Na camada lamelar ocorre a maior mobilização de gorduras quando o indivíduo obeso inicia um programa de redução ponderal.

A proporção dessas camadas varia de acordo com diversos fatores: espessura da pele (na pele espessa a camada areolar é preponderante sobre a lamelar, na pele fina ocorre o inverso), região e segmento corporal, sexo (a mulher tem a camada areolar mais espessa), idade (a camada areolar é mais espessa no adulto).

As mulheres em qualquer faixa etária possuem em média maior quantidade de gordura corporal total que os homens. Como a gordura flutua, a mulher ganha, portanto, uma maior elevação hidrodinâmica, fazendo com que estas possam nadar por uma determinada distância com o custo energético 30% mais baixo que o dos homens. Esses benefícios são particularmente notados quando se percorre através da natação distâncias mais longas.[70]

A mobilização dos lipídios acontece com velocidades diferentes nas regiões femoral e abdominal. Estes são mobilizados mais lentamente na região femoral, pois os adipócitos desta região são maiores e sofrem a influência dos hormônios sexuais femininos. Estes se caracterizam por serem metabolicamente mais estáveis e resistentes à lipólise. A concentração de tecido adiposo nas regiões gluteofemorais caracteriza a obesidade ginóide, ou do tipo feminino.[12]

Diversos fatores influenciam a lipólise ou lipogênese, como a insulina que estimula a lipogênese. Sua afinidade é aumentada pelo estrógeno e prolactina, sendo diminuída pela progesterona, testosterona, hormônio luteotrófico e glicocorticóides. Uma dieta rica em carboidratos e hipercalórica estimula a lipogênese por aumentar a ação da enzima lipoproteína-lipase (LPL), assim como a progesterona. O exercício físico diminui a concentração plasmática de insulina.

SISTEMA LINFÁTICO

Morfologia

O sistema linfático assemelha-se ao sistema sangüíneo, que está intimamente relacionado anatômica e funcionalmente ao sistema linfático. Porém, existem diferenças entre os dois sistemas, como a ausência de um órgão central bombeador no sistema linfático, além deste ser histoângico, isto é, microvasculotissular.[78] Esse importante sistema possui várias funções importantes: retorno do líquido intersticial para a corrente sangüínea, destruição de microrganismos e partículas estranhas da linfa, e respostas imunes específicas, como a produção de anticorpos.

O sistema linfático consiste de: 1) um sistema vascular, constituído por um conjunto particular de capilares linfáticos, vasos coletores e troncos linfáticos; 2) linfonodos, que servem como filtros do líquido coletado pelos vasos; e 3) órgãos linfóides, que incluem tonsilas, baço e o timo, encarregados de recolher, na intimidade dos tecidos, o líquido intersticial e reconduzi-lo ao sistema vascular sangüíneo (Figura 1-5).

Quando o líquido intersticial passa para dentro dos capilares linfáticos recebe a denominação de linfa. A linfa apresenta uma composição semelhante à do plasma sangüíneo; ela consiste principalmente de água, eletrólitos e de quantidades variáveis de proteínas plasmáticas que escaparam do sangue através dos capilares sangüíneos. A linfa difere do sangue principalmente pela ausência de células sangüíneas.

O sistema vascular linfático possui vasos superficiais e profundos. Segundo Machado[73], os vasos coletores linfáticos subfasciais são menos numerosos do que os superficiais e mais numerosos, porém, do que os vasos sangüíneos que eles geralmente acompanham. Os vasos profundos geralmente seguem as veias profundas, que via de regra caminham com as artérias. Os vasos superficiais passam através da fáscia superficial e os linfonodos relacionados são usualmente encontrados onde as grandes veias superficiais se anastomosam com as profundas. Os vasos linfáticos possuem uma grande capacidade de reparação e de formação de novos vasos após danos. Os novos vasos são formados inicialmente como sólidos brotos celulares produzidos por divisão mitóti-

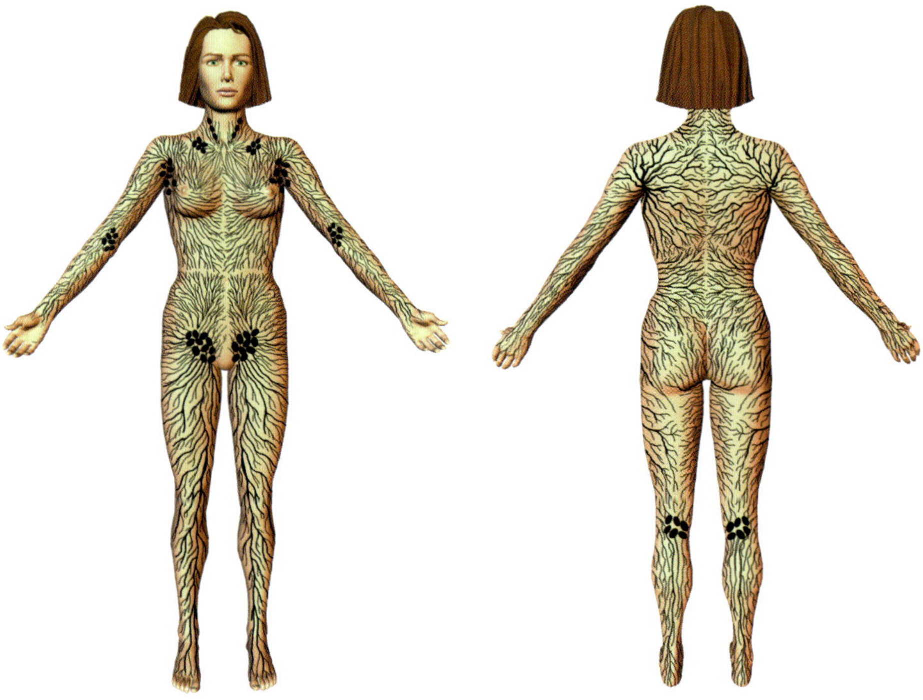

FIGURA 1-5

O sistema vascular linfático superficial. A) Face anterior e B) face posterior.

A B

ca das células endoteliais dos vasos que permanecem, tornando-se os brotos posteriormente canalizados.

Capilares Linfáticos

Otaviani[88] e Kasseroller[65] questionam o termo "capilar linfático", sugerindo que este deveria ser exclusivo do sistema vascular sangüíneo. Os autores preconizam a nômina de "linfáticos iniciais" como sendo o mais adequado. A controvérsia em torno da denominação correta fica esclarecida quando se observa a Terminologia Anatômica[113] que apresenta o termo capilar linfático como correto.

Estes pequenos vasos são compostos de um cilindro de células endoteliais que se unem ao tecido conjuntivo intercelular através dos filamentos de proteção, também denominados de filamentos de Casley-Smith,[24,25] compostos de ácido hialurônico. Entretanto, não existem conexões entre as células endoteliais que formam a parede do capilar e se sobrepõem em escamas. Este arranjo forma uma válvula funcional de sentido único. A pressão do líquido intersticial fora dos capilares linfáticos empurra as margens das células endoteliais para dentro, permitindo ao líquido penetrar nos capilares. Uma vez no interior dos capilares esse líquido não pode voltar aos espaços intercelulares por causa da pressão no interior dos capilares, que força as bordas das células endoteliais a se juntarem, fechando a válvula. Por causa desse arranjo estrutural, os capilares linfáticos são mais permeáveis que a maioria dos capilares sangüíneos que não conseguem absorver moléculas de grande tamanho como proteínas e microrganismos.

Os capilares se apresentam com fundo cego, isto é, são fechados, com suas extremidades ligeiramente dilatadas sob a forma de pequenos bulbos, sendo geralmente encontrados na maioria das áreas onde estão situados os capilares sangüíneos. Portanto, o sistema linfático é um sistema de mão única, isto é, ele somente retorna o líquido intersticial para a corrente circulatória e dessa forma previne a formação de edema.

Existem alguns capilares linfáticos especiais denominados vasos "lácteos", localizados nas vilosidades intestinais, que auxiliam a absorção de gordura no trato digestivo. Uma refeição rica em gorduras tem como efeito a produção de uma suspensão gordurosa, o *quilo*, que é transportado para a corrente circulatória.

Os capilares linfáticos não são reconhecíveis em cortes histológicos da pele, e nem mesmo por meio de linfangiografia; entretanto, em áreas de estase linfática, pode-se identificá-los sob a forma de luzes vasculares revestidas de poucas células endoteliais, na derme subpapilar.

Os vasos pós-capilares apresentam válvulas em seu lúmen, ao contrário dos capilares. As válvulas, presentes nos pré-coletores e coletores, geralmente apresentam duas cúspides que servem para auxiliar o fluxo da linfa em direção ao coração. Como o calibre do vaso é menor próximo às válvulas, ele apresenta-se irregular e lembra as contas de um rosário.

Os vasos pré-coletores, além de apresentarem a estrutura dos capilares, são envolvidos internamente por tecido conjuntivo, elementos elásticos e musculares. Estes segmentos valvulados possibilitam a contratilidade e a distensão destes vasos. Já os coletores linfáticos apresentam uma estrutura semelhante às veias de grande calibre, sendo o seu revestimento composto de três camadas:

1

Túnica íntima: É a camada mais interna, onde há fibras elásticas dispostas longitudinalmente.

Túnica média: Compõe a maior parte da parede do coletor, formada por musculatura lisa arranjada em forma de espiral, seguindo a contratilidade do vaso.

Túnica adventícia: É a mais externa e espessa de todas, formada por fibras colágenas dispostas longitudinalmente, entre as quais existem fibras elásticas e feixes de musculatura longitudinal.

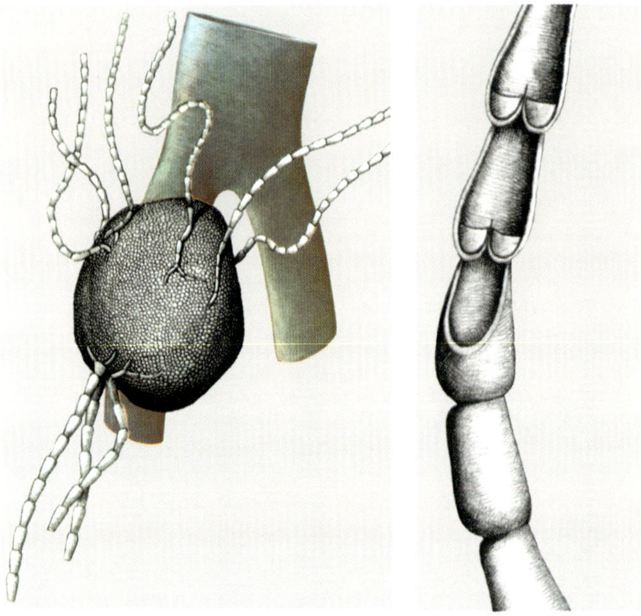

A B

FIGURA 1-6

Esquema estrutural do linfonodo linfático e do vaso coletor. A) Linfonodo linfático situado junto a uma bifurcação venosa, com os vasos linfáticos aferentes e eferentes, e B) vaso linfático com delimitação dos linfangions e detalhe interno das válvulas.

Ao segmento do coletor linfático delimitado por uma válvula proximal e distal dá-se o nome de linfangion, que, possuindo contratilidade própria, configura a unidade motriz do sistema linfático (Figura 1-6B). Segundo Merlen[78], essa denominação foi dada por Mislin em 1961 para salientar sua função contrátil autônoma e rítmica. Segundo Kurz[70], esse verdadeiro "coração" do sistema linfático impulsiona a linfa por:

- contração da musculatura lisa da parede dos vasos: essas contrações impulsionam o fluido através dos vasos 6 a 7 vezes por minuto. As válvulas localizadas dentro dos coletores permitem que a linfa caminhe em uma única direção;
- estiramento reflexo dos vasos. Quando há enchimento de um vaso, ele causa uma distensão que impulsiona a linfa através da válvula para o próximo segmento.

Ao lado do sistema linfático, outras ações podem interferir na motilidade dos linfangions:

- o bombeamento do sistema arterial;
- o bombeamento dos músculos (Figura 1-7A);
- os movimentos respiratórios que, através da inspiração e expiração diafragmática, causam mudanças na pressão da cavidade torácica, estimulando o ducto torácico;
- o peristaltismo intestinal;
- a massagem de drenagem linfática;
- a pressão externa promovida por enfaixamentos e contensão elástica (Figura 1-7B).

Em virtude de todas essas ações supracitadas afetarem o fluxo dos vasos linfáticos, algumas intervenções fisioterapêuticas podem atuar de modo eficiente no tratamento do linfedema, as quais serão discutidas de forma mais detalhada no Capítulo **4** (Massagem de Drenagem Linfática) e no Capítulo **18** (Mastectomia).

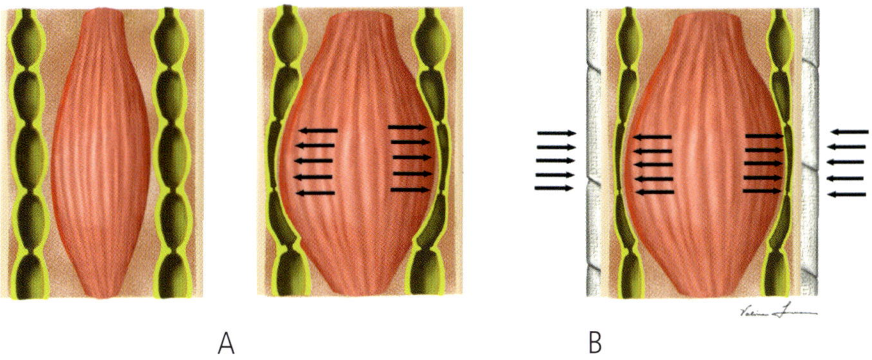

FIGURA 1-7

Esquema representativo da compressão dos vasos linfáticos com o auxílio: A) da contração dos músculos esqueléticos e B) da contração dos músculos esqueléticos associada à bandagem compressiva.

Linfonodos

Os linfonodos são também conhecidos como *gânglios* ou *nodos linfáticos*, sendo que segundo a Terminologia Anatômica[113] o termo gânglio é restrito ao sistema nervoso. Portanto, é incorreta a utilização do referido termo para caracterizar a estrutura do sistema linfático.

Os linfonodos são formações que se dispõem ao longo dos vasos do sistema linfático e são em número de 600 a 700 ao todo. Eles apresentam variações na forma (esféricos ou elipsóides, na forma de um feijão), tamanho e coloração, ocorrendo geralmente em grupos, embora possam apresentar-se isolados. Estão geralmente situados na face anterior das articulações (Figura 1-8). Desempenham em geral o papel de reguladores da corrente linfática, cuja função é filtrar impurezas da linfa e produzir linfócitos, células de defesa especializadas.

Esses importantes órgãos filtradores estão envoltos por uma cápsula fibrosa e apresentam em seu interior septos conjuntivos que os dividem em lobos. A parte interna do linfonodo, o parênquima, é formada por dois tipos de estruturas: a cortical que se localiza perifericamente e, mais internamente, localiza-se a medula. No interior do córtex ficam os centros germinativos, que são as fontes de linfócitos. O tecido linfóide é um tipo de tecido conjuntivo frouxo modificado, e apresenta uma rede de fibras reticulares, entre as quais situam-se muitos linfócitos e macrófagos. O chamados cordões medulares são assim denominados porque as células medulares estão dispostas dessa forma, em cordões.

Os vasos que chegam ao linfonodo (linfáticos aferentes) são mais numerosos e mais finos do que os que saem (linfáticos eferentes), e é por esse motivo que o fluxo nessa região é lento. A linfa que chega ao órgão percorre numerosas cavidades, os seios linfáticos, onde as impurezas são retidas e passam para a linfa os linfócitos recém-produzidos.

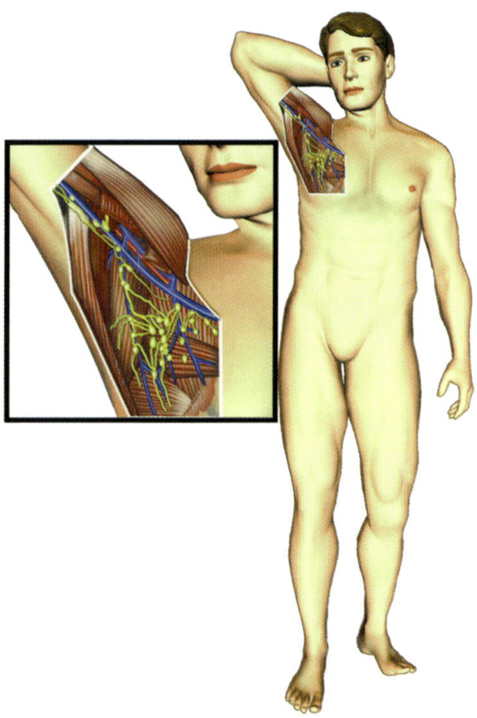

FIGURA 1-8

Linfonodos axilares, destacando a sua localização na região ântero-lateral, bem como a relação com o sistema vascular sangüíneo.

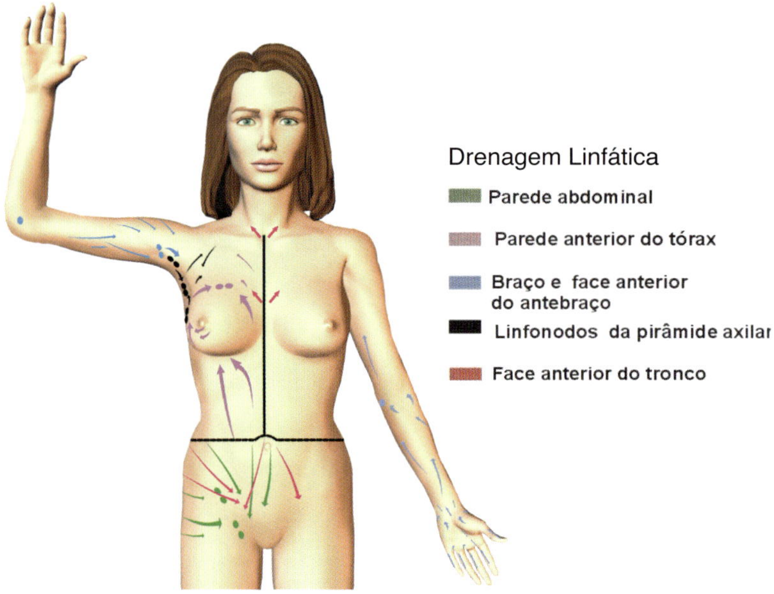

FIGURA 1-9

Sentido do fluxo linfático, considerando os diferentes segmentos.

Em condições patológicas os linfonodos podem constituir um obstáculo à corrente linfática, provocando uma circulação colateral ou mesmo retrógrada. São formados por uma cápsula de tecido fibroso, seios linfáticos, tecido linfóide e vasos sangüíneos. As células que compõem o linfonodo são dos tipos linfóides e reticulares.

Há grupos de linfonodos na axila, virilha, pescoço, perna, bem como em várias regiões profundas do corpo. Técnicas que visam incrementar o fluxo da linfa devem considerar o sentido natural da drenagem nos diferentes segmentos (Figura 1-9).

Quando ocorre uma infecção na pele de um membro, por exemplo, os nodos linfáticos dão importante contribuição para impedir que o processo infeccioso se dissemine ou provoque perturbações em outros pontos do organismo. Microrganismos e detritos de células mortas, provenientes da área em que ocorre a infecção, são retidos nos nodos e destruídos por células especializadas em fagocitose.

Em tal processo, a intensidade da infecção poderá determinar uma proliferação mais acentuada das células dos nodos, pois a sobrecarga de trabalho exigirá um número maior de células de defesa. Paralelamente, a filtragem da linfa se torna mais restrita, com determinado represamento do fluxo, que é retardado.

O aumento do volume e da sensibilidade dos nodos linfáticos localizados próximos à área comprometida, é conhecido popularmente como *íngua*.

Outra importante função de defesa do linfonodo é a detecção de células tumorais, e a tentativa de frear o processo de metástase (disseminação de células cancerosas). As células cancerosas caracterizam-se por alta capacidade de reprodução, portanto, caso tivessem trânsito livre pelo organismo, a disseminação da doença seria muito mais rápida. São os linfonodos que interferem de forma a retardar o processo de disseminação.

É por esse motivo que se atribui grande importância ao estudo do sistema linfático durante o tratamento cirúrgico e radioterápico do câncer.[45]

Circulação Linfática

Os capilares linfáticos são dotados de alta permeabilidade, permitindo a passagem de proteínas, cristalóides e água.

O fluxo da linfa é relativamente lento; aproximadamente três litros de linfa penetram no sistema cardiovascular em 24 horas. Esse fluxo é lento porque, ao contrário do sistema cardiovascular, o sistema linfático para fluir depende de forças externas e internas ao organismo, tais como: a gravidade, os movimentos passivos, a massagem ou a contração muscular, a pulsação das artérias próximas aos vasos, o peristaltismo visceral e os movimentos respiratórios.

A linfa absorvida nos capilares linfáticos é transportada para os vasos pré-coletores e coletores, passando através de vários linfonodos, sendo aí filtrada e recolocada na circulação até atingir os vasos sangüíneos. No membro superior, tanto os vasos linfáticos superficiais como os profundos atingem os linfonodos axilares. No membro inferior os vasos superficiais e profundos fluem para os linfonodos inguinais superficiais. Toda a linfa do organismo acaba retornando ao sistema vascular sangüíneo através de dois grandes troncos: o ducto torácico e o ducto linfático direito (Figura 1-10). O ducto torácico recebe a linfa proveniente dos membros inferiores, do hemitronco esquerdo, do pescoço e da cabeça, além do membro superior esquerdo. Ele se origina na cisterna do quilo, uma dilatação situada anteriormente à segunda vértebra lombar, onde desembocam os vasos que recolhem o quilo intestinal. Já o ducto linfático direito recolhe a linfa proveniente do membro superior direito, do hemotórax direito, do pescoço e da cabeça. Este ducto é formado pela união dos troncos subclávio, jugular e broncomediastinal direito. Resumindo, os dois ductos recolhem a linfa coletada e filtrada pelo sistema linfático lançando-a na corrente sangüínea, onde ela recomeçará o seu circuito como plasma sangüíneo.

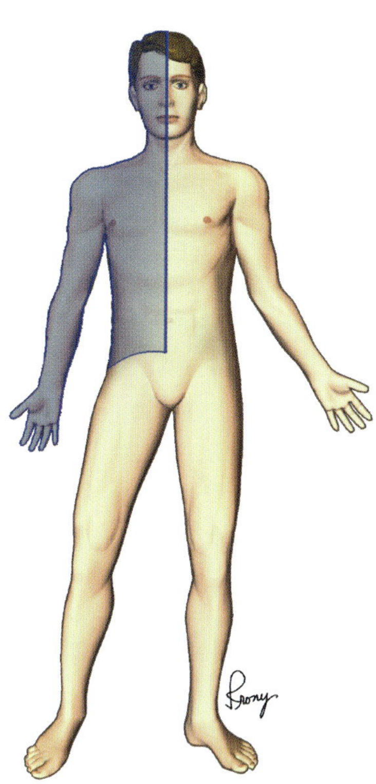

FIGURA 1-10

Ductos principais de drenagem linfática. A área hachurada é drenada pelo ducto linfático direito e a restante pelo ducto torácico.

Os Diferentes Gradientes de Pressão dos Capilares Sangüíneos

A pressão capilar é variável e depende de vários fatores, sendo o principal o estado contrátil do vaso pré-capilar (arteríola), o qual é responsável pela regulação do fluxo, principalmente por contração e relaxamento das suas paredes, caracterizando-se em vasos de resistência. A modificação da resistência pré-capilar é o fator determinante que influencia o movimento dos líquidos através da parede do capilar. No estado normal, a pressão arterial, a pressão venosa, a resistência pós-capilar, as pressões hidrostática e oncótica do líquido intersticial e a pressão oncótica do plasma são relativamente constantes.[13]

O fluxo linfático pode apresentar valores próximos de zero a partir do repouso dos músculos esqueléticos, aumentando durante o exercício proporcionalmente ao grau de atividade muscular, em até 30 vezes.[52] É aumentado por qualquer mecanismo que intensifique o ritmo de filtração através dos capilares: pressão ou permeabilidade capilar aumentada, ou pressão oncótica do plasma reduzida. Quando o volume de líquido intersticial excede a capacidade de drenagem dos linfáticos, ou se esses vasos forem bloqueados como pode ocorrer em certas condições patológicas, o líquido intersticial se acumula principalmente nos tecidos mais complacentes, como por exemplo o tecido subcutâneo, dando origem ao edema.

A pressão hidrostática capilar na pele humana, no nível do coração, é de aproximadamente 32 mmHg na extremidade arterial e de 15 mmHg na extremidade venosa. Quando um indivíduo fica em pé, a pressão hidrostática aumenta nos membros inferiores e diminui na cabeça.

A pressão do líquido intersticial, também denominada de pressão tecidual, é próxima de zero em condições normais. A pressão de filtração é calculada pela diferença

1

entre a pressão hidrostática capilar e a pressão do líquido intersticial. A pressão do líquido intersticial livre no tecido subcutâneo frouxo normal atinge a média de -3 a -6 mmHg.[52]

Com o objetivo de oposição à pressão de filtração, a pressão coloidosmótica ou pressão oncótica é gerada pela presença das proteínas plasmáticas, principalmente da albumina. A razão para esse comportamento da albumina é sua carga negativa quando o pH do sangue é normal. A albumina fixa pequeno número de íons cloreto, o que eleva sua carga negativa e, conseqüentemente, sua capacidade de reter mais íons sódio dentro dos capilares. A pressão oncótica do plasma é de aproximadamente 25 mmHg.[13]

A quantidade de líquidos, íons e moléculas pequenas que passam pelas paredes dos capilares é enorme. Afirma-se que, a cada minuto, a quantidade igual ao volume plasmático total passa dos capilares aos tecidos, e a mesma quantidade penetra nos capilares e vasos linfáticos.

As substâncias passam através das junções entre as células endoteliais, e algumas podem também atravessar as células por transporte vesicular ou, no caso de substâncias lipossolúveis, por difusão. A velocidade de filtração em qualquer ponto de um capilar depende do equilíbrio de forças por vezes denominadas forças de Starling. Uma dessas forças é a pressão de filtração (pressão hidrostática nos capilares menos a pressão hidrostática do líquido intersticial) no ponto em questão. A outra força é o gradiente de pressão osmótica através da parede capilar (pressão coloidosmótica do plasma menos a pressão coloidosmótica do líquido intersticial). Esta é uma força de entrada, e como a pressão coloidosmótica do líquido intersticial é geralmente desprezível, o gradiente equivale à pressão oncótica (Figura 1-11).

A maior parte do líquido dos tecidos na extremidade arterial do leito capilar retorna à circulação sangüínea através das extremidades venosas dos capilares e das vênulas pós-capilares. Aproximadamente dez a vinte por cento, entretanto, são conduzidos por um sistema de finos capilares linfáticos, atravessando um ou mais grupos de linfonodos e finalmente vasos linfáticos maiores antes de retornarem ao sistema venoso.

O líquido passa para o espaço intersticial na extremidade arteriolar do capilar, onde a pressão de filtração através de suas paredes ultrapassa a pressão oncótica e passa para

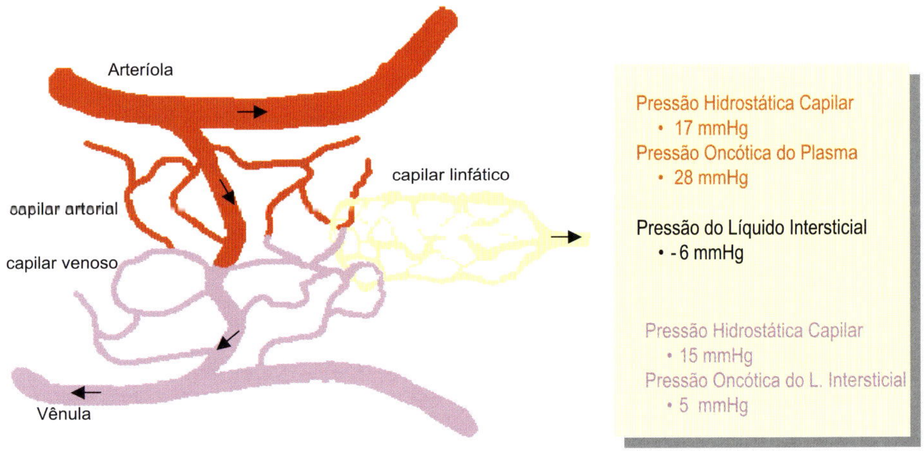

FIGURA 1-11

Representação esquemática dos diferentes gradientes de pressão dos capilares sangüíneos.

o interior dos capilares na extremidade venular, onde a pressão oncótica é maior que a pressão de filtração.

Em resumo, na metade arterial dos capilares o líquido flui em direção ao interstício e, na metade venosa, o líquido flui do interstício para os capilares. No entanto, há provas de que é menor a quantidade de líquido que volta aos capilares sangüíneos do que a que saiu deles. O líquido que resta no interstício retorna ao sangue por intermédio do sistema linfático.

A quantidade de líquido nos espaços intersticiais depende da pressão capilar, da pressão do líquido intersticial, da pressão oncótica, da permeabilidade dos capilares, do número de capilares ativos, do fluxo linfático e do volume total de líquido extracelular. A relação entre as resistências pré-capilar e pós-capilar venular também é importante. Alterações em algum destes parâmetros leva a variações no volume do líquido intersticial. O excesso de líquido no interstício é fator determinante do que classificamos como edema.

O termo edema refere-se ao acúmulo de quantidades anormais de líquido nos espaços intercelulares ou nas cavidades do organismo.[102] Segundo o mesmo autor, o edema é a conseqüência de um aumento nas forças que tendem a mover os fluidos do compartimento intravascular ao intersticial. Algumas causas básicas de formação de edema são: aumento da pressão hidrostática, diminuição da pressão osmótica, obstrução da drenagem linfática e aumento da permeabilidade vascular (Figura 1-12). Microscopicamente o edema se caracteriza por uma maior separação entre os elementos figurados do conjuntivo e, macroscopicamente, apresenta-se como um aumento de volume do segmento em questão.

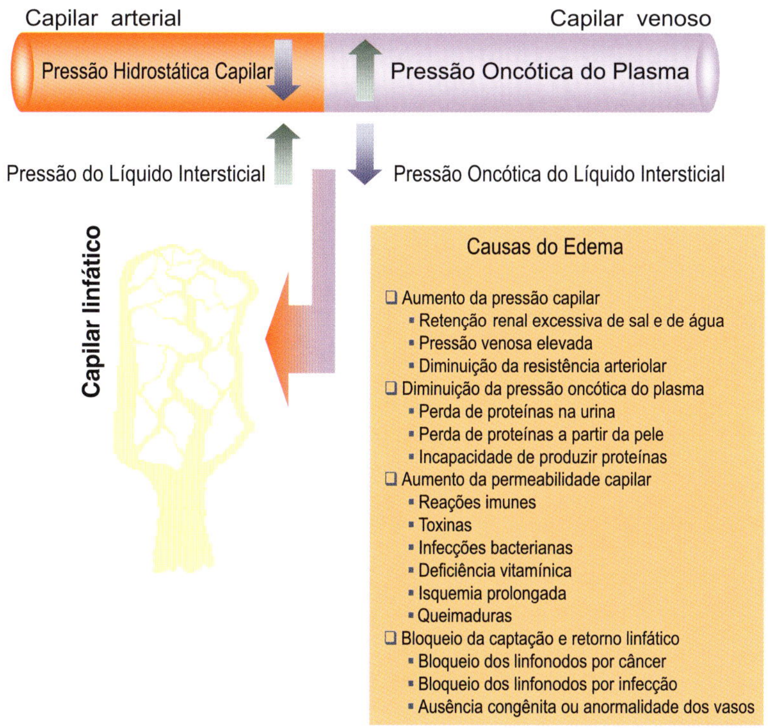

FIGURA 1-12

Sentido das diferentes pressões no sistema vascular, bem como as possíveis causas do edema linfático.

RESUMO

A nutrição dos epitélios geralmente é feita por difusão dos nutrientes através da membrana basal, que é a conexão ao tecido conjuntivo. A água extracelular presente no conjuntivo está na camada de solvatação dos glicosaminoglicanos. Calcula-se que um terço das proteínas plasmáticas do organismo esteja nos espaços intercelulares do tecido conjuntivo.

O colágeno é a proteína mais abundante do corpo humano, representando 30% do total das proteínas deste. Essa proteína representa aproximadamente 70% do peso da pele seca. O fibroblasto é a célula mais comum do tecido, responsável pela formação das fibras e do material intercelular amorfo. Além da concentração de melanina, a coloração da pele depende também da sua espessura e do grau de irrigação sangüínea.

A tensão da elasticidade varia de direção conforme a região do corpo e isto se deve à variação da direção geral das fibras colágenas e elásticas da derme.

A linfa difere do sangue principalmente pela ausência de células sangüíneas. A pressão do líquido intersticial fora dos capilares linfáticos empurra as margens das células endoteliais para dentro, permitindo ao líquido penetrar nos capilares. A contração da musculatura lisa da parede dos vasos impulsiona a linfa a uma freqüência de 6 a 7 vezes por minuto. A modificação da resistência pré-capilar é o fator determinante que influencia o movimento dos líquidos através da parede do capilar.

A quantidade de líquido nos espaços intersticiais depende da pressão capilar, da pressão do líquido intersticial, da pressão oncótica, da permeabilidade dos capilares, do número de capilares ativos, do fluxo linfático e do volume total de líquido extracelular.

2

Revisão Parcial do Sistema Endócrino

Palavras-Chave

Hormônios Adrenocorticais
Hormônios Tireoidianos
Hormônios Gonadotrópicos
Hormônios Ovarianos
Puberdade
Menopausa
Inflamação e Reparo

HORMÔNIOS ADRENOCORTICAIS

Na adrenal existem dois órgãos endócrinos dispostos de tal maneira que um envolve o outro. A porção medular, interna, secreta as catecolaminas, adrenalina e noradrenalina; e a porção cortical, externa, secreta os hormônios esteróides.

O córtex da glândula adrenal secreta os seguintes hormônios: os glicocorticóides (cortisol e corticosterona), que são esteróides de amplas ações sobre o metabolismo dos carboidratos e das proteínas; os mineralocorticóides (aldosterona), que são essenciais para a manutenção do balanço de sódio e potássio; e os hormônios sexuais (dehidroepiandrosterona). Este último é também denominado 17-cetosteróide, que é o principal andrógeno adrenal, derivado do cortisol e da cortisona no fígado. Os esteróides adrenocorticais podem apresentar dois tipos de estrutura: num desses tipos existe uma cadeia lateral com dois átomos de carbono ligados à posição 17 do anel, e tais compostos contêm 21 átomos de carbono, sendo denominados "esteróides 21"; o outro tipo apresenta radical ceto ou hidroxila na posição 17, contém 19 átomos de carbono e são denominados

"C_{19} esteróides". A maior parte dos esteróides C_{19} tem um radical ceto na posição 17, e por isso são denominados 17-cetosteróides.[42]

A regulação principal da secreção adrenocortical é exercida pela hipófise anterior por intermédio do hormônio adrenocorticotrópico (ACTH). O ACTH age via adenilato-ciclase e proteína-cinase, aumentando a quantidade de colesterol livre que entra nas mitocôndrias e é convertido em pregnenolona, principal precursor da corticosterona e da aldosterona.

Na circulação, o cortisol está ligado à globulina, chamada globulina ligante de corticosteróide (GLC). Existe também pequena ligação com a albumina. A corticosterona é ligada de maneira semelhante, porém em menor grau. Observa-se que os esteróides ligados são fisiologicamente inativos.

A globulina ligante de corticosteróide é sintetizada no fígado e os estrógenos aumentam sua produção; os níveis de globulina ligante de corticosteróides elevam-se durante a gravidez e caem na cirrose, nefrose e mieloma múltiplo.

Quando se elevam os níveis de globulina ligante de corticosteróides, mais cortisol é ligado com inicial queda do cortisol livre. Isso estimula a secreção de ACTH estabelecendo-se novo equilíbrio no qual o nível de cortisol livre retorna ao normal. O nível de cortisol ligado permanece elevado, mas a secreção de ACTH volta ao normal. Quando cai o nível da globulina ligante de corticosteróide, ocorre alteração em sentido oposto. Isso explica porque as mulheres grávidas têm elevação dos níveis de 17-hidroxicorticóides totais no plasma, sem sintomas de excesso de glicocorticóides. Durante a gravidez ou durante tratamento com estrogênios em ambos os sexos, a GLC, o cortisol plasmático total e o cortisol livre ficam elevados várias vezes. O significado fisiológico desses fatos ainda não foi explorado, mas a concentração plasmática elevada de cortisol livre pode, ao menos, contribuir para a concentração plasmática elevada de aminoácidos e para a tendência à redução da tolerância à glicose, características da gestação e dos pacientes em tratamento com estrogênios.

O cortisol é metabolizado no fígado, local de principal catabolismo dos glicocorticóides. Os múltiplos efeitos dos glicocorticóides são devidos à ação sobre o mecanismo genético que regula a síntese protéica. Os hormônios agem estimulando a síntese de um tipo de ácido ribonucléico-mensageiro (RNAm), dependente do ácido desoxirribonucléico (DNA), nos núcleos das células-alvo.

Pequenas quantidades de glicocorticóides são necessárias para a ocorrência de certo número de reações metabólicas, embora eles em si não produzam as reações. Esta ação é denominada ação permissiva dos glicocorticóides. Assim, por exemplo, os glicocorticóides devem estar presentes para que o glicogênio e as catecolaminas exerçam seus efeitos calorigênicos. Os glicocorticóides suplementam e conservam a energia derivada da glicose circulante. Em resposta aos glicocorticóides, a utilização da glicose nos tecidos periféricos é inibida, são mobilizados os ácidos graxos do tecido adiposo, e a fonte de energia metabólica para o tecido muscular muda de glicose para ácidos graxos.

Os glicocorticóides, em grandes doses, inibem a resposta inflamatória dos tecidos lesados e, também, suprimem as manifestações das moléstias alérgicas conseqüentes à liberação de histamina. Os corticóides aumentam a secreção de suco gástrico. Esse fenômeno é em parte explicado pela inibição das prostaglandinas, as quais por sua vez são inibidoras da secreção gástrica. Inibindo-as, os esteróides liberam a secreção gástrica, podendo ocorrer gastrite aguda. Os corticóides possuem um efeito ulcerogênico. Nenhum desses efeitos é produzido em doses fisiológicas, e esses efeitos não podem ser produzidos sem provocar outras manifestações. Grandes doses de glicocorticóide exógeno inibem a secreção de ACTH a ponto de instalar a insuficiência adrenal grave, além de inibir o crescimento e diminuir a secreção dos hormônios de crescimento e do estimulante da tireóide.

O quadro clínico produzido pelo excesso de glicocorticóide é denominado síndrome de Cushing (Figura 2-1). A síndrome pode ser causada não só pela administração de grandes quantidades de hormônios exógenos, como também por glicocorticóides produzidos por tumores adrenocorticais e também por hipersecreção de ACTH. É mais freqüente em mulheres, sobretudo entre a terceira e quarta décadas, geralmente após uma gravidez.

Com freqüência, os efeitos dos glicocorticóides sobre o catabolismo protéico são profundos na síndrome de Cushing, causando uma redução acentuada das proteínas teciduais em quase todas as partes do organismo, com exceção das proteínas hepáticas e plasmáticas.[52]

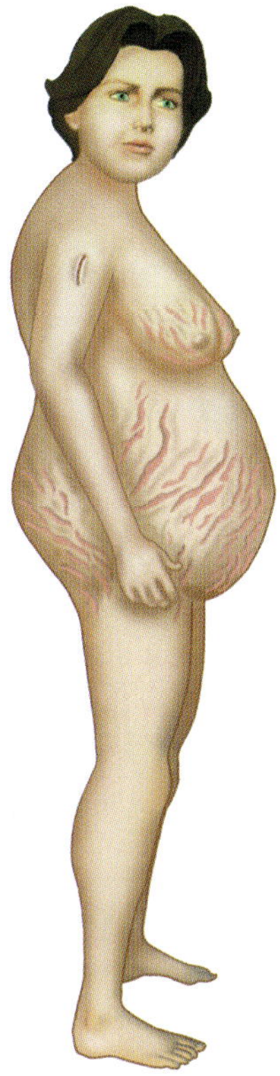

FIGURA 2-1

Representação do quadro clínico e dos sinais da síndrome de Cushing.

Em conseqüência do excesso do catabolismo protéico, os pacientes com a síndrome de Cushing têm depleção protéica e, por isso, a pele e o tecido subcutâneo são delgados e os músculos estão mal desenvolvidos. Altas concentrações de glicocorticóides, como as que ocorrem na síndrome de Cushing, resultam em redução da espessura da pele. A aplicação de glicocorticóides *in vivo*, na epiderme de camundongo, diminui as mitoses, um efeito que presumivelmente contribui para o adelgaçamento da pele. Quando os glicocorticóides atingem altos níveis nos seres vivos, causam miopatias, caracterizadas por fraqueza e perda da massa muscular. Isso é acompanhado por mudanças no conteúdo de água, eletrólitos, glicogênio e conteúdo lipídico; por surpreendentes alterações nas mitocôndrias, inclusive com perda da função mitocondrial; por mudanças nas estruturas das miofibrilas do tipo II; e pela diminuição da habilidade de incorporar aminoácidos, glicose e outros precursores pela proteína. Muitos pacientes com a doença apresentam certo aumento de pêlos faciais e acne, mas isso é causado pela secreção aumentada de andrógenos adrenais que, comumente, acompanham o aumento de secreção de glicocorticóides.

Cerca de 80% dos pacientes apresentam hipertensão, presumivelmente devido aos ligeiros efeitos mineralocorticóides do cortisol.

A gordura corpórea redistribui-se de maneira característica; as extremidades são finas, porém as gorduras se acumulam na parede abdominal, na face e na região torácica superior.

O excesso de glicocorticóides produz dissolução óssea por três razões: o excesso do catabolismo protéico inibe a nova formação óssea e destrói a matriz óssea existente; os glicocorticóides exercem ação antivitamínica D e também elevam a taxa de filtração glomerular, aumentando a excreção de cálcio. Dessas ações resulta a osteoporose.

Os pacientes também apresentam estrias púrpuras no abdome, nas mamas e braços, linfocitopenia e diminuição da massa do tecido linfóide, ficando o organismo exposto a eventuais infecções.

HORMÔNIOS TIREOIDIANOS

Na tireóide humana normal, a distribuição média de compostos iodados é de 23% de monoiodotirosina, 33% de diiodotirosina, 35% de tetraiodotrionina (T4) e 7% de triiodotrionina (T3).

No homem, são secretados pelas células tireoidianas cerca de 80 microgramas de T4 e cerca de 40 microgramas de T3 por dia.

Os hormônios tireoidianos penetram nas células e ligam-se aos receptores nos núcleos. Possivelmente estes hormônios exercem todos os seus efeitos, ou a maioria deles, por ação sobre o ácido desoxirribonucléico (DNA) que aumenta a síntese do ácido ribonucléico-mensageiro (RNAm) e do ácido ribonucléico-ribossômico (RNAr).

Normalmente, 99,98% do T4 plasmático encontra-se unido às proteínas. A sua meia-vida biológica é longa, cerca de 6 a 7 dias, e o seu volume de distribuição é menor que o volume do líquido extracelular. Essas propriedades são características de substâncias unidas fortemente às proteínas.

Já o T3 não é extensamente ligado às proteínas. A menor ligação do T3 às proteínas, quando comparado com o T4, relaciona-se ao fato que o T3 tem meia-vida muito mais curta e suas ações nos tecidos são muito mais rápidas.

Como o T3 age mais rapidamente e é mais potente do que o T4, foi sugerido que o T4 está metabolicamente inativo até que seja desiodado a T3. No entanto, a ação mais rápida do T3 poderia depender do fato de que ele está menos avidamente ligado às proteínas na circulação e, conseqüentemente, mais disponível.

A maior parte das ações amplas dos hormônios tireoidianos no organismo é secundária à ação estimulante que esses hormônios exercem sobre o consumo de oxigênio, ação calorigênica. Contudo, também interferem no crescimento, acelerando-o; contribuem para o aumento do metabolismo dos lipídios através da maior mobilização do tecido adiposo, causando assim um aumento na concentração de ácidos graxos livres no plasma, com conseqüente aumento na sua oxidação pelas células; aumentam a absorção intestinal de carboidratos e aumentam tanto as taxas de anabolismo quanto de catabolismo, por aumentarem as atividades enzimáticas das células.[13, 52]

Os hormônios tireoidianos elevam o consumo de oxigênio de quase todos os tecidos metabolicamente ativos. Trabalhos mostram que uma única dose de T3 aumenta a taxa metabólica após um período de latência de seis a doze horas, com a atividade celular máxima ocorrendo dentro de dois a três dias, e perdurando por seis dias ou mais.

A magnitude da ação calorigênica depende do nível de secreção de catecolaminas e, também, da taxa metabólica antes da dose exógena. Assim, se a taxa inicial é baixa, o aumento é grande; porém, se ela é alta, o aumento será baixo. Não se sabe porque o efeito é menor quando as taxas metabólicas são elevadas.

Quando a taxa metabólica é aumentada nos adultos pela ação do T3 ou T4, as reservas endógenas de carboidratos e de gorduras são catabolizadas com conseqüente perda de peso, e quando estes "economizadores de proteínas" são depletados, as proteínas devem ser utilizadas como fonte de energia, seguindo-se então um balanço de nitrogênio negativo. Em crianças, grandes doses também estimulam o catabolismo protéico e causam o fechamento prematuro das epífises ósseas. Estes hormônios também possuem um efeito específico sobre os tecidos, mobilizando as proteínas e assim liberando aminoácidos para os líquidos extracelulares. Além de tornar estes aminoácidos disponíveis para o propósito de produção de energia, este efeito também aumenta a taxa de gliconeogênese. Nos músculos esqueléticos a ação catabólica é, algumas vezes, tão acentuada que a miastenia (fraqueza muscular) torna-se um sintoma importante. A mobilização da proteína óssea produz hipercalcemia e hipercalciúria, com certo grau de osteoporose.[13]

Grandes doses de hormônios tireoidianos produzem suficiente calor extra para causar discreta elevação da temperatura corporal, que por sua vez ativa os mecanismos dissipadores de calor. A resistência periférica diminui em virtude da vasodilatação cutânea, sudorese intensa, porém o débito cardíaco aumenta pela ação combinada dos hormônios tireoidianos e das catecolaminas sobre o coração. Desse modo, elevam-se a pressão arterial e a freqüência cardíaca, e o tempo de circulação diminui.

Quando aumenta a taxa metabólica, há maior necessidade de todas as vitaminas, podendo até mesmo surgir síndromes de deficiências vitamínicas.

Os hormônios tireoidianos, em grandes doses, elevam a atividade mental, produzem irritabilidade e inquietação, reduzem os reflexos miotáticos e causam insônia.

Embora numerosos hormônios de atividade sobre os vasos, tais como a vasopressina e a adrenalina, possam afetar a secreção tireoidiana por ação direta sobre a glândula, a regulação primária da secreção tireoidiana é feita por oscilações do nível circulante do hormônio estimulante da tireóide (TSH) da hipófise. A secreção de TSH é inibida pela elevação dos hormônios tireoidianos livres e estimulada pela queda dos mesmos.

HORMÔNIOS GONADOTRÓPICOS

A adenohipófise secreta dois hormônios que são reconhecidamente essenciais ao funcionamento adequado dos ovários: o hormônio folículo-estimulante (FSH) e o hormônio luteinizante (LH). Estes hormônios atuam sobre o ovário estimulando-o a produzir estrógeno, para o desenvolvimento do folículo, e progesterona, para a manutenção do corpo lúteo.

O FSH e o LH exercem um *feedback* negativo sobre o hipotálamo, inibindo a secreção do fator liberador de FSH (FSH-RH) e do fator liberador de LH (LH-RH).

Ciclo Ovariano

Exemplificando os fenômenos supra-citados, aproximadamente a cada 28 dias, os hormônios gonadotrópicos desencadeiam o inicio do crescimento de novos folículos nos ovários, um dos quais, finalmente, ovula no décimo quarto dia do ciclo. Durante o crescimento dos folículos é secretado estrógeno.

Os folículos ovarianos são fonte tanto de gametas como dos hormônios ovarianos, constituindo a unidade funcional do ovário. No período reprodutivo da mulher normal, apenas cerca de 400 folículos ovulam, enquanto os remanescentes degeneram.

Após a ovulação, as células secretoras do folículo desenvolvem-se em um corpo lúteo, que passa a secretar grandes quantidades de estrógeno e progesterona. Após duas semanas o corpo lúteo degenera, período em que a concentração plasmática dos hormônios ovarianos está baixa, e com isso inicia-se a menstruação.

HORMÔNIOS OVARIANOS

O Estrógeno

Os estrógenos promovem, principalmente, a proliferação e o crescimento de células específicas do organismo e são responsáveis pelo desenvolvimento da maioria das características sexuais secundárias femininas.

A administração diária por via oral ou a implantação subcutânea de cristais de estilbestrol, ou outros estrógenos de absorção lenta, é indevidamente usada para provocar aumento progressivo de peso em novilhas, ovelhas e ovinos. Em doses elevadas, os estrógenos possuem comprovada ação cancerígena, pois a administração prolongada e contínua de doses elevadas em camundongos, ratas e cobaias determina o aparecimento de tumores de mama, útero, testículos e do tecido linfóide. Na mulher observa-se tumores de mama, trompas, útero e vagina, os quais são estrógeno-dependentes.

Ação Fisiológica

Os principais efeitos dos estrógenos são exercidos sobre os órgãos do aparelho reprodutor, e ocorrem caracteristicamente na transição da imaturidade para a maturidade sexual, caracterizando a puberdade.

Entre outros, o estrógeno exerce efeito sobre o metabolismo, a deposição de gorduras e ainda sobre o equilíbrio eletrolítico.

A sua ação faz aumentar levemente a taxa metabólica, quando comparada com a testosterona. Entretanto, é responsável pela deposição de grandes quantidades de gordura no tecido subcutâneo, a gordura sexo-específica, o que faz a mulher ter uma densidade corpórea menor que a do homem.

A maciez da pele e as curvaturas características do corpo feminino resultam de um efeito estrogênico sobre os depósitos de gordura. Em altas doses ocorre retenção de sódio e água, possivelmente por ação direta nos túbulos renais, sendo o estrogênio o responsável pela retenção hídrica pré-menstrual. Segundo Ganong[42], o aumento da secreção de vasopressina contribui também para este fato.

A Progesterona

A progesterona é o "hormônio da gravidez", sendo que a sua função mais importante é promover alterações secretoras no endométrio, assim preparando o útero para a implantação do ovo.

Embora os efeitos da progesterona possam somente ser iniciados em um útero previamente influenciado pelo estrógeno, quantidades excessivas de estrógeno podem antagonizar os efeitos da progesterona sobre o endométrio e bloquear as mudanças secretoras.

A progesterona diminui a freqüência e a amplitude das contrações espontâneas do miométrio, previamente estimulado pelo estrógeno, ajudando desse modo a impedir a expulsão do ovo implantado. Exerce também um leve efeito catabólico sobre as proteínas, semelhante ao dos glicocorticóides. Embora no ciclo sexual normal este efeito provavelmente não seja significativo, passa a ser durante a gestação, quando as proteínas precisam ser mobilizadas para o desenvolvimento do concepto.

PUBERDADE

A puberdade é o período que usualmente ocorre entre as idades de dez a quatorze anos, durante o qual os órgãos reprodutores amadurecem e a reprodução se torna possível. É o ponto máximo do longo processo de desenvolvimento do sistema endócrino que se iniciou cerca de cinco anos antes dele manifestar-se. Análises laboratoriais de urina revelam a existência de pequenas proporções de andrógenos em quantidades iguais em amostras recolhidas de crianças entre nove e dez anos de idade, de ambos os sexos. A diferenciação e o desequilíbrio nas proporções desses hormônios, que acabarão por caracterizar e diferenciar morfologicamente os sexos, completam-se na puberdade. Nas meninas, ainda cerca de dezoito meses antes do aparecimento da menarca, começa a ocorrer uma produção hormonal periódica, obedecendo a ciclos.

Até a puberdade os ovários produzem quantidade insignificante de estrógeno. Com o aumento do estrógeno e também de outros hormônios, como os andrógenos produzidos pelas supra-renais, começam a aparecer as primeiras modificações: desenvolvimento dos pêlos pubianos e axilares, crescimento dos ossos longos e distribuição da gordura sexo-específica. Concomitantemente inicia-se o desenvolvimento das mamas, onde participam o estrógeno, hormônio tireoidiano, hormônios corticóides e mais tardiamente a progesterona.

É preciso reconhecer que os eventos de amadurecimento da puberdade usualmente ocorrem numa seqüência ordenada, mas as idades em que ocorrem podem variar segundo os indivíduos.

A puberdade se deve à modificação primária do hipotálamo e da hipófise anterior, que aumentam a descarga de somatotropina, corticotropina e especialmente de gonadotropinas. Estas últimas, por sua vez, determinam o aumento da secreção de estrógenos.

A aceleração do ritmo de crescimento, na época da puberdade, é devido em grande parte à ação anabólica protéica dos andrógenos. Embora os ovários secretem pequenas quantidades de andrógenos, o crescimento feminino na adolescência deve ser ocasionado primordialmente pelos andrógenos secretados pelo córtex adrenal. Na época da puberdade, a excreção dos 17-cetosteróides aumenta, tanto no sexo feminino como no masculino, embora neste último o aumento seja maior porque se inicia a secreção de testosterona no testículo.

MENOPAUSA

Também chamada de climatério, ocorre entre os 45 e 50 anos e marca o fim da vida sexual fértil da mulher. Os ciclos sexuais tornam-se irregulares e há falhas na ovulação durante muitos desses ciclos. Após poucos meses ou anos, os ciclos cessam inteiramente, sendo que este fato é denominado de menopausa.

O aparelho genital e as mamas sofrem uma involução lenta. Estes sintomas podem ser acompanhados de distúrbios neurovegetativos, tais como nervosismo, aumento de peso, ondas de calor, hipertricose e queda do metabolismo basal.

A menopausa é causada pela inativação e atrofia dos ovários. Durante toda a vida sexual da mulher, os folículos primordiais amadurecem, formando os folículos vesiculares em cada ciclo menstrual, ou degeneram-se. Portanto, por volta dos 45 anos de idade são poucos os folículos primordiais restantes, que podem ser estimulados pelo FSH e pelo LH; com isso a produção de estrógeno diminui à medida que os folículos primordiais chegam a zero. Quando a produção de estrógeno cai abaixo de seu valor crítico, a produção de FSH e de LH não pode ser mais inibida, ocorrendo assim ciclos oscilatórios. Conseqüentemente, o FSH e o LH são produzidos em grandes e contínuas quantidades. Algum tempo após a menopausa, a taxa de estrógeno cai quase a zero.

Essa hipofunção ovariana, com conseqüente queda na taxa de estrógeno, origina os distúrbios neurovegetativos supra-citados.

Os sintomas descritos são tratados com a administração de estrógeno, em doses que não estimulem o endométrio ou causem sangramento menopáusico.

INFLAMAÇÃO E REPARO

A inflamação é um processo biológico dinâmico e complexo, conhecido desde os primórdios e citado tanto nos papiros egípcios como nos antigos textos da medicina hipocrática. Em uma referência histórica breve, destacamos algumas passagens históricas que se encontram na revisão de Majno.[76] Thomson descreve em 1813 a sua experiência sobre a capacidade de indução inflamatória por diversos estímulos (ácidos, álcalis, soluções salinas saturadas etc.); experiências que o levaram à dupla conclusão de que, frente a qualquer fator irritante, o fenômeno desencadeado é o mesmo e que, uma vez instaurado o processo inflamatório, no foco afetado é produzido um aumento da circulação capilar, com o correspondente aumento do fluxo no mesmo nível. Julius Cohnhein deu uma das principais descrições microscópicas do processo inflamatório, defendendo que as alterações no foco inflamatório ocorrem nos vasos e especificando que as alterações moleculares das paredes destes somam-se a uma falta de tônus na parede vascular, sendo o aumento da aderência e fricção entre o sangue e os vasos que traria, como conseqüência, um aumento da permeabilidade vascular. Notando a vasodilatação inicial e as alterações no fluxo sangüíneo, o edema subseqüente ao aumento da permeabilidade vascular e a característica emigração leucocitária, ele os descreveu em um detalhado protocolo que dificilmente poderia ser sobrepujado. Finalmente, Thomas Lewis em 1927 estabeleceu o conceito de que substâncias químicas, induzidas localmente pela lesão, intercedem nas alterações vasculares da inflamação. Esse conceito serviu de base para importantes descobertas dos mediadores químicos da inflamação. Lewis descreveu portanto a clássica "resposta tríplice", com base em experiências simples como a que demonstrou que em um indivíduo normal, quando se pressiona firmemente a pele do antebraço com um instrumento pontiagudo, como a ponta de um lápis ou a borda de uma régua, três alterações nítidas podem ser observadas. Primeiro, uma linha vermelha escura aparece dentro de segundos ao longo da área riscada. Segundo, um halo vermelho brilhante aparece em torno da linha. Logo após aparece o terceiro aspecto, uma tumefação acompanhada pelo seu embranquecimento. Lewis observou ainda que o halo vermelho podia ser abolido pela secção de nervos sensitivos locais da pele, mas que nem a marca vermelha inicial, nem a tumefação subseqüente podiam ser abolidas. Lewis verificou que a causa da linha vermelha escura, que ele relacionou com a vasodilatação, poderia estar relacionada com a liberação de uma substância humoral semelhante à histamina (substância H) dos tecidos lesados, assim como a tumefação, que ele pensava ser devida a um aumento da permeabilidade vascular. Atualmente, admite-se que substâncias químicas mais poderosas que a histamina, como as prostaglandinas, constituem os mediadores da vasodilatação; porém, as experiências de Lewis foram as primeiras a sugerir a ação dos mediadores químicos na inflamação.

A inflamação é uma reação defensiva local, em geral restrita à área sujeita à agressão de agentes lesivos. Qualquer que seja a natureza do agente agressor, física, química ou biológica, desperta uma resposta uniforme, quase estereotipada, já que é presidida pela liberação dos mesmos mediadores químicos. Embora o padrão da resposta inflamatória seja uniforme, a intensidade e a duração da reação é determinada tanto pela gravidade do agente lesivo como pela capacidade reacional do organismo lesado.

Há uma seqüência ordenada de eventos que ocorrem na microcirculação, centro anatômico da reação inflamatória, participando dela os elementos figurados do sangue e o tecido conjuntivo. Esta reação que o organismo vivo oferece a qualquer agente nocivo, protegendo ou minimizando os ataques, visa desde a identificação do agressor, sua neutralização e/ou eliminação, até a restauração do tecido lesado.

A agressão rompe a homeostasia mantida entre o líquido extracelular e a microcirculação. A reação imediata é a vasodilatação que aumenta a permeabilidade vascular.

A fase da vasodilatação é duradoura e propicia um aumento inicial do fluxo sangüíneo, responsável pela hiperemia da área inflamada. Ao mesmo tempo, aumenta a permeabilidade vascular com saída de líquido para o compartimento extracelular (transudato) que posteriormente se enriquece com a saída de macromoléculas, constituindo um exsudato rico em proteínas.

A reação inflamatória depois de iniciada sofre a ação de fatores gerais e locais, que lhe modificam a evolução, qualitativa ou quantitativamente.

Segundo Bogliolo[17] a inflamação ou flogose diferencia-se dos demais processos de defesa pelas seguintes características principais:

- É uma reação local, embora possa ser acompanhada de fenômenos gerais como febre, leucocitose etc.
- É uma reação complexa, porquanto consiste em seqüência concatenada de eventos ou fenômenos que dependem em grande parte, cronologicamente, um do outro.

- É uma reação inespecífica e qualitativamente a mesma, pelo menos no início, qualquer que seja a causa que a provoque; somente quando já desenvolvida, em alguns casos pela atuação de outros fatores, pode modificar seu curso e/ou adquirir aspecto especial.
- É uma reação mesenquimal, ou seja, exclusivamente de alguns tecidos que derivam do mesênquima (vasos sangüíneos, fibroblastos, leucócitos). Os epitélios não inflamam, mas apenas os estromas; no entanto, a inflamação destes pode provocar lesão de tecidos avasculares, ou a eles propagar-se.
- O resultado da reação inflamatória é benéfico para o organismo, quando consiste em neutralização, destruição, confinamento, enclausuramento, afastamento ou eliminação do agente inflamatório; é maléfico quando provoca destruição ou lesões incapacitantes, ou mesmo letais.

Inflamação Aguda

Trata-se de um episódio de duração relativamente curta, podendo ser de poucos minutos, diversas horas e até alguns dias. Embora o padrão da inflamação aguda seja único, a intensidade e duração da reação é determinada tanto pela gravidade do agente lesivo como pela capacidade reacional do hospedeiro.

Suas características principais são a exsudação de líquido e proteínas do plasma (edema) e a emigração de leucócitos, predominantemente neutrófilos. É mais ou menos estereotipada, seja qual for a natureza do agente lesivo.

Inflamação Crônica

Segundo Robbins[102], a persistência do estímulo inflamatório provoca a inflamação crônica. Embora a transição de aguda para a crônica seja às vezes difícil de ser reconhecida, a resposta inflamatória crônica tem aspectos característicos para permitir a descrição separadamente:

- pode acompanhar uma inflamação aguda, quer em virtude da persistência do estímulo incitante, quer por causa de alguma interferência no processo normal de cicatrização;
- pode ser devida simplesmente a ataques repetidos de inflamação;
- pode começar insidiosamente como uma resposta de baixo grau, lenta, que nunca adquire aspectos clássicos da inflamação aguda.

Alterações do Fluxo e Calibre Vascular

As reações locais dependem de alterações da microcirculação. Ocorre a vasodilatação, um momento fundamental da inflamação, onde ocorre a dilatação das arteríolas pré-capilares, a abertura dos esfincteres capilares e a dilatação das vênulas, que ocorrem nessa seqüência e são responsáveis por hiperemia e calor. Assim, acontece um aumento do fluxo sangüíneo, marca fundamental das alterações hemodinâmicas precoces na inflamação aguda.

Ao mesmo tempo, aumenta a permeabilidade vascular com saída de líquido para o compartimento extracelular (transudato), que posteriormente se enriquece com a saída também de macromoléculas, constituindo-se um exsudato rico em proteínas. A saída de líquido determina localmente uma hemoconcentração, com empilhamento das hemácias na corrente axial e redução do fluxo até mesmo à estagnação (estase). Os leucócitos se orientam na periferia da corrente, junto à parede vascular (marginação).

A resposta à agressão pode finalizar com a eliminação do agente agressor e a recuperação das lesões, restituindo-se a arquitetura original ao órgão ou tecido.

Alteração na Permeabilidade Vascular

A permeabilidade vascular aumentada e a exsudação das proteínas plasmáticas estão entre as principais características do processo inflamatório agudo. Esse aumento da permeabilidade ocorre na microcirculação, que inclui as pequena arteríolas, os capilares e vênulas.

Para Hurley[60], pode-se demonstrar na pele de animais expostos a graus variados de lesão que há em geral três tipos de respostas quanto ao extravasamento vascular:

- Resposta transitória imediata: começa imediatamente após a lesão, atingindo um grau máximo de cinco a dez minutos e desaparecendo dentro de quinze a trinta minutos.
- Resposta imediata e mantida: a saída do líquido começa imediatamente após a lesão, é mantida em altos níveis por diversas horas, e pode continuar por diversos dias até que os vasos lesados apareçam trombosados ou sejam reparados.
- Resposta retardada prolongada: é um tipo curioso de resposta que se inicia com uma pausa, e dura diversas horas, ou mesmo dias.

Embora seja possível separar os três padrões no modelo experimental na maioria das reações inflamatórias do homem, os padrões se sobrepõem, pois existe uma intensidade progressiva de lesão do centro para a periferia das áreas lesadas. Além disso, diferentes mediadores químicos podem ser ativados em fases subseqüentes à resposta inflamatória, e são responsáveis pelas respostas sustentadas e prolongadas.

As tentativas do organismo para reparar as lesões induzidas por agressões locais começam muito precocemente no processo inflamatório e, ao fim, resultam no reparo e substituição de células mortas ou lesadas por células sadias.

A reparação inicia-se com a proliferação de fibroblastos e a multiplicação de pequenos vasos sangüíneos através da formação de brotos de células endoteliais (neoformação vascular).

As células do organismo podem ser divididas em três grupos com base na capacidade regenerativa:[64]

- **Células lábeis:** Em condições fisiológicas normais, estas células continuam a se proliferar por toda a vida. As células lábeis constituem os epitélios de superfície e as células sangüíneas.
- **Células estáveis:** Este grupo normalmente apresenta um nível baixo de replicação. Entretanto, estas células podem sofrer uma divisão rápida em resposta a uma variedade de estímulos e são capazes de reconstituir o tecido de origem. Nesta categoria estão as células parenquimais, virtualmente todos os órgãos glandulares; os derivados mesenquimais, tais como os fibroblastos e os osteoblastos; e as células do endotélio vascular.
- **Células permanentes:** A este grupo pertencem as células nervosas e musculares.

Ainda segundo Junqueira & Carneiro,[64] a reparação geralmente envolve dois processos distintos:

- **Regeneração:** É a substituição do tecido lesado por células parenquimais do mesmo tipo. É a forma mais favorável de reparação, e realiza-se quando for discreta a lesão. Assim como o tecido epitelial, o tecido conjuntivo também é capaz de se regenerar.
- **Substituição por tecido conjuntivo:** No seu estado permanente constitui uma cicatriz.

Zimmermann[125] divide a reparação em três fases características: fase exsudativa (ou destrutiva), fase proliferativa ou reparatória e fase de maturação ou formação de cicatriz.

A fase exsudativa inicia-se por volta de cinco minutos após o início das mudanças degenerativas induzidas pela lesão, e é caracterizada por uma típica reação inflamatória acompanhada por fibrinogênese. Aproximadamente vinte e quatro horas após o início da fase proliferativa, o processo é conduzido à eliminação final da lesão primariamente através da imigração de fibroblastos. As primeiras fibras colágenas formadas pelos fibroblastos podem ser detectadas por volta do quarto dia. Este acontecimento introduz a última fase do processo de reparo da lesão, a fase reparatória, que culminará no desenvolvimento da cicatriz final.

Fatores Gerais que Exercem Influência Sobre a Reparação

No embrião, as células de todos os tecidos são capazes de se dividir por mitose, habilitando o tecido a crescer e a reparar a lesão. À medida que o corpo continua a se desenvolver após o nascimento, entretanto, a capacidade das células de certos tecidos de se dividir fica grandemente diminuída ou se perde completamente. Assim, a capacidade dos tecidos pós-embrionários de crescer e se reparar depende do tecido envolvido. As células dos tecidos nervoso e muscular geralmente tornam-se mitoticamente inativas quando esses tecidos completam seu desenvolvimento. Ao contrário, as células dos tecidos epiteliais, incluindo as da pele, permanecem mitoticamente ativas e são assim capazes de promover reparos nos tecidos. Os fibroblastos também retêm a capacidade de se dividir; assim como o tecido epitelial, o tecido conjuntivo também é capaz de se regenerar.

Idade: A idade avançada parece ser um fator de atraso à fibroplasia e à colagenização.

Nutrição: A desnutrição protéica apresenta um efeito deletério sobre a reparação, uma vez que a própria síntese de colágeno se inibe. A administração de uma dieta rica em proteína acelera o ritmo do ganho da força tênsil. A deficiência de vitamina C desorganiza a ultra-estrutura do fibroblasto e a síntese do colágeno. A reparação é retardada nos organismos com falta de zinco, sendo restabelecida pela administração deste metal. Entretanto, a terapêutica com zinco não tem efeito sobre a reparação nos organismos com níveis normais.

Corticosteróides: Inibem o processo reparador ao suprimirem o processo inflamatório, ou através da estabilização das membranas lisossomais, bloqueando a liberação de enzimas proteolíticas, ou através de fatores de permeabilidade necessários para a resposta inflamatória.

Diabéticos: A insulina parece interferir no desenvolvimento da resposta inflamatória pela sua capacidade de diminuir a imunidade celular. Estes indivíduos são mais vulneráveis à invasão bacteriana e a retardos da cicatrização.

Hormônio de crescimento: Favorece a resposta inflamatória, sobretudo sobre a atividade fibroblástica e a formação e deposição de colágeno.

RESUMO

O cortisol é metabolizado no fígado, local de principal catabolismo dos glicocorticóides. Esta ação é denominada ação permissiva dos glicocorticóides. Cerca de 80% dos pacientes com síndrome de Cushing apresentam hipertensão, presumivelmente devido aos ligeiros efeitos mineralocorticóides do cortisol. Os pacientes também apresentam estrias abdominais, púrpuras, linfocitopenia e diminuição da massa do tecido linfóide, além do organismo ficar exposto a eventuais infecções.

Normalmente, 99,98% do T4 plasmático encontra-se unido às proteínas. A magnitude da ação calorigênica depende do nível de secreção de catecolaminas e, também, da taxa metabólica antes da dose exógena. A secreção de TSH é inibida pela elevação dos hormônios tireoidianos livres e estimulada pela queda dos mesmos.

Os folículos ovarianos são fonte tanto de gametas como dos hormônios ovarianos, constituindo a unidade funcional do ovário. A aceleração do ritmo de crescimento, na época da puberdade, deve-se em grande parte à ação anabólica protéica dos andrógenos.

A fase de vasodilatação do processo inflamatório é duradoura, propiciando um aumento inicial do fluxo sangüíneo, responsável pela hiperemia da área inflamada. As reações locais dependem de alterações da microcirculação.

Aproximadamente vinte e quatro horas após do início da fase proliferativa, o processo é conduzido à eliminação final da lesão primariamente através da imigração de fibroblastos. Este acontecimento introduz a última fase do processo de reparo da lesão, a fase reparatória, que culminará no desenvolvimento da cicatriz final. A deficiência de vitamina C desorganiza a ultra-estrutura do fibroblasto e a síntese do colágeno.

3

Fontes de Energia

Palavras-Chave

Carboidratos
Gorduras
Proteínas
Transferência de Energia

Os carboidratos, as gorduras e as proteínas fornecem a energia necessária para a manutenção das funções orgânicas tanto em repouso quanto durante a atividade física. Outra função, não menos importante, é a manutenção da integridade estrutural do organismo.

CARBOIDRATOS

A Natureza dos Carboidratos

A estrutura química básica de uma molécula de açúcar simples, o monossacarídeo, consiste em uma cadeia com três a sete átomos de carbono e com os átomos de hidrogênio e oxigênio ligados por uma única valência. Os oligossacarídeos são formados por duas moléculas de monossacarídeos e os polissacarídeos por três ou mais moléculas.

Os polissacarídeos podem ser divididos em vegetais (amido e celulose) e animal (glicogênio).

3

O Papel dos Carboidratos

A principal função consiste em atuar como combustível energético para o organismo. Os carboidratos terão que ser desdobrados durante a digestão em um açúcar simples com seis carbonos, antes de serem absorvidos pelo sangue e utilizados pelo organismo. É importante ingerir rotineiramente quantidades suficientes de carboidratos para poder manter os depósitos corporais de glicogênio, que são relativamente limitados.

Se for ingerida uma quantidade excessivamente pequena de carboidratos, a glicose será obtida a partir do desdobramento do glicogênio, esvaziando-se assim as reservas. Por outro lado, após uma refeição pode haver um excesso de carboidratos que se transformam prontamente em glicogênio muscular e hepático. Uma vez alcançada a capacidade da célula em armazenar glicogênio, os açúcares em excesso são transformados e armazenados na forma de gordura. Esse processo ocorre até mesmo quando a dieta é pobre em gordura.

O carboidrato é a principal fonte energética do músculo. A atividade muscular intensa e prolongada torna-se mais eficiente quando há ingestão prévia de elevadas quantidades deste nutriente. Quando o trabalho é muito prolongado, esgota-se a reserva orgânica de carboidratos e o organismo lança mão das gorduras para que a atividade não se interrompa. Assim, os ácidos graxos também são utilizados no trabalho muscular após o esgotamento das reservas de carboidratos, ou no trabalho moderado em condições aeróbicas.[21]

Um fator importante na regulação do metabolismo dos carboidratos durante o exercício é a adrenalina. À medida que o tempo da atividade aumenta, ocorre uma elevação linear no nível sangüíneo de adrenalina. Essas alterações estão relacionadas com os ajustes cardiovasculares ao exercício, bem como com a mobilização do substrato.[96] Níveis elevados de adrenalina aumentam a degradação do glicogênio muscular, o metabolismo dos carboidratos e a produção de lactato.[21]

Os carboidratos também produzem um efeito de preservação das proteínas. Em condições normais, a proteína desempenha um papel vital na manutenção, no reparo e no crescimento dos tecidos corporais e, apenas em um grau consideravelmente menor, como fonte energética alimentar. Entretanto, quando as reservas de carboidratos estão reduzidas, existem vias metabólicas para a síntese de glicose a partir da proteína, a gliconeogênese.

Outra função dos carboidratos consiste em funcionar como um ativador do metabolismo das gorduras. Se existe um metabolismo insuficiente dos carboidratos, quer por limitação no transporte de glicose para dentro da célula, como ocorre no diabetes, quer por depleção do glicogênio em virtude de uma dieta inadequada ou de exercícios prolongados, o organismo começa a mobilizar muito mais gordura do que consegue utilizar. O resultado é um metabolismo incompleto das gorduras e o acúmulo de co-produtos ácidos denominados corpos cetônicos.

Cabe destacar que o sistema nervoso central utiliza a glicose sangüínea quase que exclusivamente como combustível e, essencialmente, não possui nenhum suprimento armazenado desse nutriente.

GORDURAS

A Natureza das Gorduras

Uma molécula de gordura possui os mesmos elementos estruturais da molécula de carboidrato, exceto que a ligação dos átomos específicos é profundamente diferente. Especificamente a relação do hidrogênio para o oxigênio é consideravelmente maior no composto lipídico.

Os triglicerídeos constituem as gorduras mais abundantes encontradas no corpo humano, sendo a principal forma de armazenamento com mais de 99% da gordura corporal armazenada dessa forma. Eles são classificados como gorduras simples que usualmente são denominadas neutras.

Há também as gorduras compostas, que são formadas por uma gordura neutra em combinação com outras substâncias químicas.

Finalmente, há as gorduras derivadas, as quais incluem substâncias das gorduras simples e compostas. Das gorduras derivadas, o colesterol é o mais amplamente conhecido.

O Papel das Gorduras

As funções mais notáveis da gordura corporal incluem: proporcionar a maior reserva corporal de energia potencial, funcionar como acolchoamento para a proteção dos órgãos vitais, criar isolamento em relação ao estresse térmico dos ambientes, ser um veículo de transporte para as vitaminas lipossolúveis e funcionar como reservatório de água, uma vez que a gordura ao ser metabolizada produz água.

A reserva de gordura do organismo constitui cerca de 15% do peso corporal nos homens e 25% nas mulheres. A maior parte dessa gordura é disponível para a produção energética, especialmente durante um exercício moderado e prolongado. A gordura essencial, necessária para as funções vitais do organismo, corresponde a 12% na mulher e apenas 3% no homem.

Quando um indivíduo consome mais energia do que gasta, a energia adicional é reservada na forma de gordura. Um ganho de 3.500 kcal de energia promove um armazenamento de 454 gramas de gordura.[99]

A gordura dietética funciona como carreador e meio de transporte para quatro vitaminas lipossolúveis: vitaminas A, D, E e K. Assim sendo, a eliminação ou a redução significativa da gordura da dieta pode resultar num menor nível dessas vitaminas, o que finalmente pode acarretar uma hipovitaminose.

A saída da gordura do estômago só se processa cerca de três horas após a ingestão, razão pela qual alguma gordura na dieta ajuda a retardar o início das "dores da fome" e contribui para a sensação de saciedade após uma refeição. A absorção das gorduras se faz mais intensamente nas porções superiores do intestino delgado, embora quantidades apreciáveis sejam também absorvidas no íleo. Na ingestão de quantidades moderadas de gordura, cerca de 95% são absorvidas. Há evidências de que os hormônios adrenocorticais afetam a absorção das gorduras que aparecem na linfa, mas não a absorção das que aparecem na circulação porta. A absorção está diminuída em animais adrenalectomizados e aumenta com a administração de hormônios glicocorticóides.

A inclusão de uma pequena quantidade de gordura aumenta o valor da saciedade das dietas pobres em calorias, o que as torna aceitáveis mais facilmente. Essa é uma das razões pelas quais as dietas redutoras que contêm quantidades moderadas de gordura são consideradas mais efetivas do que as dietas pobres em gorduras.

Os ácidos graxos liberados pelos triglicerídeos nos locais de armazenamento das gorduras e fornecidos ao tecido muscular através da circulação contribuem consideravelmente para suprir as necessidades energéticas do exercício. A gordura é o substrato preferencial para o músculo estriado esquelético durante o exercício de baixa intensidade (< 30% do VO_2 máx.), enquanto o carboidrato é o substrato dominante no exercício de alta intensidade (> 70% do VO_2 máx.).[21] Segundo os autores, à medida que a intensidade do exercício aumenta, ocorre um aumento progressivo do metabolismo dos carboidratos e uma diminuição do metabolismo das gorduras, justificado pelo maior recrutamento das fibras musculares de contração rápida. Gollnick[47] salienta que as fibras rápidas possuem uma grande quantidade de enzimas glicolíticas quando comparadas às mitocondriais e lipolíticas. Isso significa que as fibras de contração rápida estão melhor equipadas para metabolizar carboidratos do que gorduras.

Durante curtos períodos de exercício moderado, a energia deriva de quantidades aproximadamente iguais dos carboidratos e das gorduras. À medida que o exercício se prolonga por mais de trinta minutos, observa-se um aumento gradual na quantidade de gordura utilizada para energia e, no exercício prolongado, a gordura pode fornecer quase 80% da energia total exigida. Essas alterações são decorrentes da elevação plasmática dos hormônios glucagon, de crescimento, cortisol, adrenalina e noradrenalina e conseqüente diminuição da insulina.[99]

PROTEÍNAS

A Natureza das Proteínas

Assim como os carboidratos e as gorduras, as proteínas apresentam na sua constituição átomos de carbono, de hidrogênio e de oxigênio. Além disso, as proteínas contêm nitrogênio, que perfaz cerca de 16% da molécula, juntamente com enxofre, fósforo e ferro.

A unidade estrutural das proteínas é o aminoácido, que existe em número de vinte. Nove aminoácidos não podem ser sintetizados pelo organismo e, portanto, terão que ser fornecidos pré-formados nos alimentos. Esses são denominados aminoácidos essenciais.

Todos os aminoácidos essenciais devem ser disponíveis ao mesmo tempo para síntese de uma proteína. Os aminoácidos não-essenciais devem ser fornecidos ou deve haver precursores adequados, incluindo grupos amina de outros aminoácidos, de modo que eles possam ser sintetizados.

O Papel das Proteínas

A absorção das proteínas se faz em condições normais no intestino delgado sob a forma de aminoácidos e pequenos fragmentos de peptídeos. A absorção se processa por via sangüínea. Os aminoácidos deixam a mucosa intestinal através da circulação porta. Os aminoácidos absorvidos formam um *pool* comum com os derivados da degradação das proteínas teciduais, sendo utilizados indistintamente. Esta mistura, aliás, já se inicia na luz intestinal.

A contribuição das proteínas como substrato energético é muito pequena, aproximadamente 2% do total necessário para os exercícios com menos de uma hora de duração. Entretanto, a sua participação pode aumentar discretamente no exercício prolongado – de 3 a 5 horas de duração – podendo atingir de 5 a 15% do total necessário nos últimos minutos da atividade.[59]

Os aminoácidos fornecem a principal substância para síntese dos componentes celulares e de tecido novo. Se a dieta é inadequada para satisfazer as necessidades calóricas e nutricionais da gestante, as proteínas são catabolizadas. Uma vez que a gravidez é, em essência, um estado anabólico com balanço de nitrogênio positivo, o aumento de quebra de proteínas para combater o inadequado fornecimento de energia reduzirá a disponibilidade de aminoácidos para o desenvolvimento do feto, com resultados adversos. Efeitos adversos similares sobre o feto muito provavelmente ocorrerão com uma dieta restrita em proteínas, apesar de um consumo calórico adequado. Esta questão está correlacionada por causa da inter-relação das fontes de energia.[91]

As proteínas desempenham também um papel importante na regulação ácido-base da gordura corporal. Essa função de tamponamento é importante durante o exercício vigoroso, quando são formadas grandes quantidades de metabólicos ácidos.

As proteínas são essenciais para a contração muscular. As existentes no tecido nervoso e conjuntivo são essencialmente fixas, enquanto que a muscular e a hepática podem ser alteradas e utilizadas para produção de energia. Esse fato ajuda a explicar a rápida involução muscular durante os períodos de inatividade e a perda de tecido magro por pessoas submetidas a dietas de emagrecimento, especialmente se a dieta é extremamente pobre em carboidratos ou proteína.

A nova revisão do Food and Nutrition Board, em 1973, fixou em 56 g/dia a quantidade de proteína para um indivíduo com 70 kg de peso, ou seja, 0,8 gramas por quilo de peso corporal.

Diversas experiências revelam as conseqüências do consumo de uma dieta pobre em proteínas sobre a puberdade e a reprodução em ratos.

Slonaker & Card[111] verificaram que ratos novos, recebendo uma dieta relativamente pobre em proteína de origem vegetal, tinham atraso na puberdade. Este atraso era mais acentuado nos machos do que nas fêmeas. Em um segundo experimento,[110] os autores observaram que o acréscimo de proteína animal à dieta diminuía a esterilidade e havia tendência à normalização da puberdade, da menopausa e do período de atividade reprodutiva.

Vários autores observaram a redução acentuada da fertilidade em ratos com deficiência protéica e de cálcio, e também atraso na puberdade, resultante de restrição alimentar.[74,101]

Não se obtém nenhum benefício ao ingerir quantidades excessivas de proteínas. Calorias adicionais na forma de proteína são transformadas em gorduras, que são armazenadas no tecido subcutâneo.[77] De fato, a proteína excessiva pode ser prejudicial, pois o metabolismo das grandes quantidades deste nutriente pode representar um esforço exagerado para as funções hepática e renal.[2]

Segundo Coutinho[31], se um indivíduo que recebe uma dieta mista suficiente para atender as suas necessidades dobrar a quota de nitrogênio, sem alterar as outras substâncias da dieta, também duplicará a excreção nitrogenada. O excesso será metabolizado, aumentando assim a eliminação urinária dos derivados protéicos.

Recentemente, comprimidos e proteínas industrializadas passaram a figurar de maneira proeminente nas discussões dietéticas. Visto que o músculo é formado principalmente por proteínas (actina, miosina, tropomiosina e troponina), acreditava-se que a ingestão em excesso de proteína poderia acelerar o crescimento e o fortalecimento muscular.[50]

Segundo Krause[67], as necessidades reais de proteínas de um atleta são similares às de um não-atleta, desde que as necessidades calóricas sejam satisfeitas.

A prática de alguns atletas de potência de consumir preparados de aminoácidos simples constitui um desperdício de dinheiro, pois acreditava-se que a molécula de aminoácido fosse absorvida com maior facilidade e rapidez, tornando-se disponível rapidamente a fim de facilitar o crescimento muscular. Entretanto isso não ocorre, pois as proteínas dietéticas são absorvidas rapidamente no intestino pelo organismo sadio quando fazem parte das moléculas mais complexas de dipeptídios e tripeptídios, em comparação com uma molécula de aminoácido simples. Uma solução concentrada de aminoácidos atrai água para dentro do intestino, podendo causar irritação, cólicas e diarréias, não tendo portanto fundamentação científica para o seu uso.[77]

De acordo com os dados supracitados, um indivíduo que faz musculação pode colocar a saúde em risco ao ingerir quantidades adicionais de proteínas ou aminoácidos, sendo importante ressaltar mais uma vez que a massa muscular não aumenta simplesmente pela ingestão de alimentos ricos em proteínas.

TRANSFERÊNCIA DE ENERGIA

A gordura armazenada representa a maior fonte corporal de energia potencial. As reservas reais de combustível da gordura acumulada representam cerca de 90.000 a 110.000 quilocalorias (kcal) de energia. Em contraste, a reserva de energia na forma de carboidratos é inferior a 2.000 kcal, sendo que, se o reservatório energético existisse na forma de carboidratos, o organismo teria o dobro do seu peso corporal, uma vez que os carboidratos são hidrófilos por possuírem uma grande cadeia carbonada polar, e as gorduras são hidrófobas, por serem apolares.

Existe alguma gordura armazenada em todas as células; porém, o fornecedor mais ativo de moléculas de ácidos graxos é o tecido adiposo. A mobilização de ácidos graxos livres a partir do tecido adiposo (lipólise) é aumentada pelos hormônios adrenalina, noradrenalina, glucagon e hormônio de crescimento. A injeção intravenosa de adrenalina, por exemplo, resulta em rápido aumento dos ácidos graxos livres plasmáticos, já que as concentrações plasmáticas desses hormônios aumentam durante o exercício.

A mobilização dos ácidos graxos livres no sangue é inibida pela insulina e pelo nível elevado de ácido láctico. A insulina inibe a lipólise por meio da inibição direta da atividade da lipase. Normalmente, o nível sangüíneo de insulina cai durante o exercício prolongado. No entanto, se houver o consumo de uma refeição ou bebida ricas em carboidratos de trinta a sessenta minutos antes do exercício, a glicemia aumenta e mais insulina é liberada pelo pâncreas. Esta elevação da insulina sangüínea acarreta diminuição da lipólise e redução do metabolismo das gorduras.[99]

Há evidências de que o ácido láctico produzido durante o exercício seja oxidado após o seu término.[22] Ou seja, ele é convertido em ácido pirúvico e utilizado como substrato energético pelo coração e pelo músculo esquelético.

A taxa de oxidação do ácido láctico pode variar após o término do exercício. Como demonstrado na Figura 3-1, a remoção do ácido láctico é mais rápida quando é realizada após o exercício intenso, uma atividade leve e contínua. A justificativa para tais respostas reside no fato de que o exercício leve aumenta a oxidação do ácido láctico pelo músculo que está em atividade.[46] Estima-se que a intensidade ideal do exercício para promover a remoção do ácido láctico é cerca de 30 – 40% do VO_2 máx.[35] Exercícios com intensidade mais elevada podem acarretar aumento da produção de ácido láctico e, conseqüentemente, impedir a sua remoção.

O METABOLISMO ENERGÉTICO

A Energia Celular

A energia necessária para que a célula realize trabalho é proveniente do composto químico denominado adenosina trifosfato (ATP), sendo que a fonte energética para a sua formação provém da desintegração dos alimentos ingeridos durante a dieta.

A estrutura química do ATP é formada por uma base nitrogenada (adenina), uma pentose (ribose) e três radicais fosfato, formando um nucleotídeo. O ATP é uma molé-

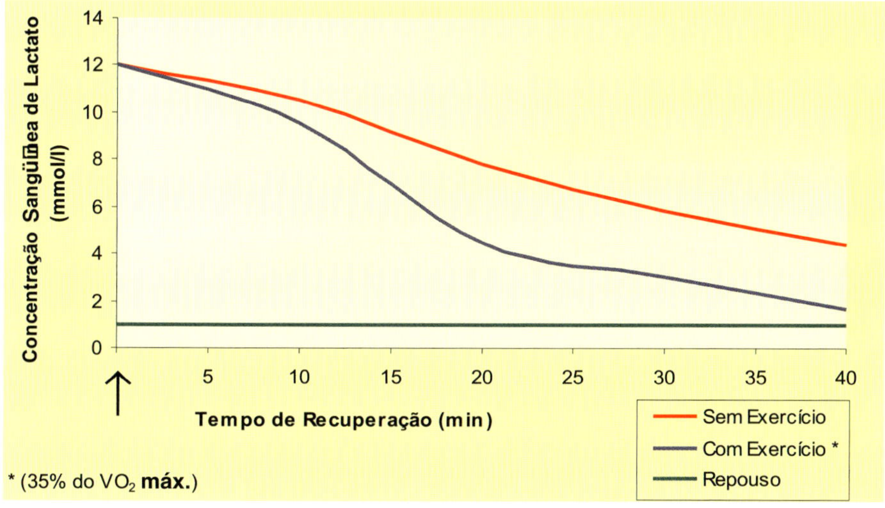

FIGURA 3-1

Remoção do lactato sangüíneo (mmol/l) após o término de exercício vigoroso (seta), com ou sem a execução de exercício leve contínuo. (Dados de GLADDEN, L.B. Net lactate uptake during progressive steady-level contractions in canine muscle. J. Appl. Physiol., 71:514-20, 1991.)

cula extremamente lábil, que se decompõe rapidamente nas reações celulares. As ligações entre os dois grupos fosfato terminais representam as denominadas ligações de alta energia. A energia liberada, decorrente da quebra das ligações fosfáticas, representa a fonte energética imediata que pode ser utilizada pela célula para realizar trabalho.

O organismo pode gerar ATP pela via aeróbia (em presença de oxigênio) ou anaeróbia (sem a presença de oxigênio), podendo ser esta lática ou alática. Dentre os dois processos, o metabolismo aeróbio é a forma mais eficiente de gerar energia devido à sua grande capacidade de formar ATP sem produzir produtos tóxicos como o ácido lático, corpos cetônicos e sem produzir grandes modificações no meio interno.

O processo pelo qual o organismo vai produzir o ATP está intimamente ligado à intensidade e duração da atividade física executada. Se o esforço físico é de curta duração e grande intensidade, a via de produção do ATP é anaeróbica, mas se o esforço físico for de longa duração, em baixa ou média intensidade, a via será aeróbica.

O Sistema Imediato de Energia

A fonte de ATP mais rapidamente disponível para ser usada pelo músculo provém do sistema fosfagênico por não depender de muitas reações químicas, do transporte do oxigênio que respiramos, estando o ATP e o fosfato de creatina (PC) armazenados diretamente dentro dos mecanismos contráteis dos músculos.[52]

Exercícios de grande intensidade e curta duração requerem um fornecimento rápido e imediato de energia. Essa energia é fornecida quase que exclusivamente pelos compostos de fosfatos ricos em energia (ATP e PC), armazenados nos músculos especificamente ativados durante o exercício. São armazenados em cada quilograma de tecido muscular cerca de 15 milimoles de PC. Portanto, os fosfatos são completamente degradados no exercício intenso, até o primeiro minuto.[13]

A Transferência de Energia

A liberação de energia contida nas moléculas dos nutrientes faz-se de forma lenta, em quantidades pequenas, de acordo com as necessidades das células. A energia contida nos alimentos não é transferida diretamente à célula, sendo concentrada através de compostos ricos em energia, a adenosina-trifosfato (ATP). A energia incorporada ao ATP é utilizada em todos os processos celulares que requerem energia. A hidrólise do ATP constitui um processo no qual são liberados 7,3 kcal de energia livre. O ATP é armazenado na célula somente em pequena quantidade, suficiente para o organismo realizar exercícios de grande intensidade somente durante alguns segundos.

As Inter-Relações do Metabolismo

A proteína tem uma pequena participação como substrato energético para a execução de exercícios físicos, contrariamente aos carboidratos e gorduras que são as principais fontes de energia de um indivíduo saudável que consome uma dieta balanceada. As inter-relações do metabolismo podem ser observadas na Figura 3-2.

3

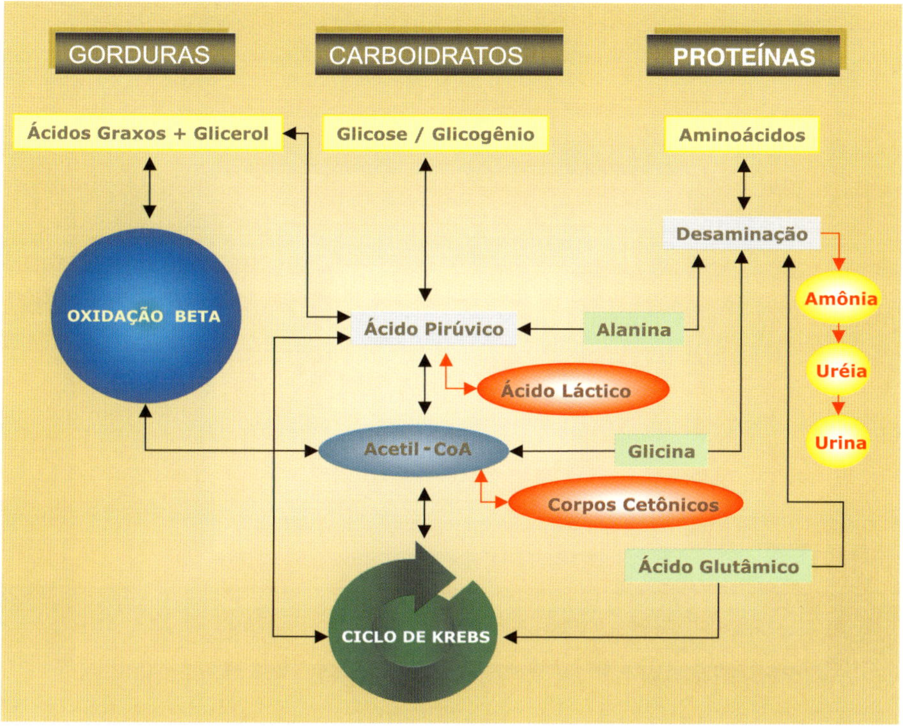

FIGURA 3-2

Inter-relações do metabolismo de gordura, carboidrato e proteína. (Modificado de McARDLE, W., et al. Fisiologia do Exercício, Ed. Guanabara Koogan, 3ª ed., 1992)

Vários fatores determinam a preferência pelo substrato, dentre eles a dieta, a intensidade e a duração do exercício. Dietas ricas em gorduras e pobres em carboidratos promovem uma maior taxa do metabolismo das gorduras. No que concerne à intensidade do exercício, o de baixa intensidade depende sobretudo das gorduras. No caso dos exercícios de longa duração e de baixa intensidade, existe um aumento progressivo da quantidade de gordura oxidada pelos músculos em atividade.[99]

A molécula de ácido graxo é transformada em acetil-CoA na mitocôndria, num processo denominado oxidação beta. É importante salientar que a desintegração dos ácidos graxos está associada diretamente com a captação de oxigênio. É necessário dispor de oxigênio a fim de aceitar o hidrogênio para o prosseguimento da oxidação beta. Em condições anaeróbicas, o hidrogênio continua com a nicotinamida-adenina-dinucleotídeo (NAD) e com a flavina-adenina-dinucleotídeo (FAD), e o catabolismo das gorduras é bloqueado.

Um aspecto interessante da usina metabólica é que a desintegração dos ácidos graxos parece depender em parte de um certo nível prévio e contínuo do catabolismo da glicose.

Convém frisar que o acetil-CoA entra no ciclo de Krebs combinando-se com o acido oxalacético, gerado principalmente pelo catabolismo dos carboidratos para formar o ácido cítrico. A degradação dos ácidos graxos através do ciclo de Krebs continua somente se existir ácido oxalacético suficiente para se combinar com acetil-CoA formado durante a oxidação beta. O ácido pirúvico formado durante o metabolismo da glicose pode desempenhar um papel importante no fornecimento desse intermediário oxalacético. Nesse sentido, "as gorduras queimam na chama dos carboidratos".[115] Portanto, os estoques de carboidratos são depletados do organismo e a taxa com a qual a gordura é metabolizada também é reduzida.[13]

Fontes Anaeróbias

É o sistema responsável por exercícios intensos e de maior duração. Nesse caso, a energia é gerada principalmente pela glicólise, resultando na formação de ácido lático. São utilizados como substrato a glicose e o glicogênio. Dentro deste contexto enquadra-se também o sistema fosfagênico.[99] O sistema fosfagênico é composto pelo ATP e o fosfato de creatina (PC), que estão armazenados nas células musculares. O PC possui, à semelhança do ATP, um radical fosfato que ao ser cindido libera grande quantidade de energia, a qual está bioquimicamente acoplada à ressíntese de ATP, a partir de ADP+Pi. O PC é ressintetizado a partir de Pi+C durante a recuperação pós-exercício, na qual a energia é proveniente da desintegração do ATP.

A fonte de ATP mais rapidamente disponível para ser usada pelo músculo provém do sistema fosfagênico, por não depender de muitas reações químicas, do transporte do oxigênio que respiramos, e porque nem o ATP nem o PC estão armazenados diretamente dentro dos mecanismos contráteis dos músculos.

A glicólise anaeróbia se refere à desintegração da glicose na ausência de oxigênio. O combustível utilizado pela glicólise anaeróbia é apenas o carboidrato.

Um mecanismo fundamental do processo anaeróbio passa pela produção de lactato a partir de piruvato. O lactato, em contraste com o piruvato, difunde-se livremente do citoplasma para o líquido extracelular de todo o organismo. A quantidade de ácido lático que se pode produzir é limitada, e quando se acumula em altos níveis nos músculos e no sangue, produz a fadiga muscular. Exercícios leves e moderados não acarretam acúmulo de ácido lático, que é rapidamente oxidado. O exercício de alta intensidade e curta duração ou o exercício submáximo prolongado podem acarretar o declínio da força muscular. Essa diminuição da força é conhecida como fadiga.[99]

A importância da glicólise durante o exercício se faz pelo fornecimento relativamente rápido de ATP, sendo que o seu valor energético é baixo quando comparado com a via aeróbia.

Fontes Aeróbias

Para um exercício de grau leve a moderado, essas fontes fornecem ao músculo em atividade a energia necessária para a ressíntese contínua das ligações fosfato de alta energia do ATP. Nos primeiros minutos de exercício, o consumo de oxigênio aumenta rapidamente. Após o segundo minuto, o consumo permanece relativamente estável, alcançando um platô que permanecerá constante para aquele nível de esforço. A estabilização da curva do consumo de oxigênio é denominada estado de equilíbrio e reflete o equilíbrio entre a energia requerida pelos músculos em atividade e a taxa de produção de ATP, via aeróbia.

O sistema aeróbio libera energia para a produção de ATP graças à desintegração principalmente de carboidratos, de gorduras e às vezes de proteínas em dióxido de carbono e água. As reações do sistema aeróbio podem ser agrupadas em: glicólise aeróbia, ciclo de Krebs e sistema de transporte de elétrons.

O sistema aeróbio atinge a sua contribuição máxima na ressíntese de ATP por volta do terceiro minuto após o início do exercício, e nesse ponto o consumo de oxigênio se mantém relativamente estável - *steady states*. Nessas condições, o acúmulo de ácido lático é mínimo e o exercício pode ser executado durante considerável período de tempo sem que surja uma carência de oxigênio.

O consumo de oxigênio permanece elevado após o término da atividade física para restabelecer as reservas energéticas de fosfato de creatina muscular e de oxigênio no sangue e nos tecidos.[41] A temperatura corporal elevada também é responsável pelo aumento do consumo de oxigênio pós-exercício.[53]

RESUMO

Uma das funções dos carboidratos consiste em funcionar como um ativador do metabolismo das gorduras. Se existe um metabolismo insuficiente dos carboidratos, o organismo começa a mobilizar muito mais gordura do que consegue utilizar. O resultado é um metabolismo incompleto das gorduras e o acúmulo de co-produtos ácidos denominados corpos cetônicos.

A reserva de gordura do organismo constitui cerca de 15% do peso corporal nos homens e 25% nas mulheres. Quando um indivíduo consome mais energia do que gasta, a energia adicional é reservada na forma de gordura. A gordura é o substrato preferencial para o músculo estriado esquelético durante o exercício de baixa intensidade, enquanto o carboidrato é o substrato dominante no exercício de alta intensidade. À medida que a intensidade do exercício aumenta, ocorre um aumento progressivo do metabolismo dos carboidratos e uma diminuição do metabolismo das gorduras. Durante curtos períodos de exercício moderado, a energia deriva de quantidades aproximadamente iguais dos carboidratos e das gorduras.

Os aminoácidos fornecem a principal substância para a síntese dos componentes celulares e de tecido novo. Se a dieta é inadequada para satisfazer as necessidades calóricas e nutricionais da gestante, as proteínas são catabolizadas.

A taxa de oxidação do ácido láctico pode variar após o término do exercício. Dietas ricas em gorduras e pobres em carboidratos promovem uma maior taxa do metabolismo das gorduras. No que concerne à intensidade do exercício, o de baixa intensidade depende sobretudo das gorduras. A fonte de ATP mais rapidamente disponível para ser usada pelo músculo provém do sistema fosfagênico, por não depender de muitas reações químicas, do transporte do oxigênio que respiramos, e porque nem o ATP nem o PC estão armazenados diretamente dentro dos mecanismos contráteis dos músculos.

Referências Bibliográficas - Parte I

1. AHIBORG, G. *et al.* Substrate turnover during prolonged exercise in man. *J. Clin. Invest.*, 53:1080, 1974.
2. ANDERSON, C.F. *et al.* Nutricional therapy for adults with renal disease. J.A.M.A, 223:68, 1973.
3. ASTRAND, P.O. *Tratado de fisiologia do exercício.* Ed. Interamericana, Rio de Janeiro, 2ª ed., 1980.
4. AVELAR, M.; ILLOUZ, Y. *Lipoaspiração.* Ed. Hipócrates, São Paulo, 1986.
5. BACKHOUSE, K.M.; HUTCHINGS, R.T. *Atlas colorido de anatomia de superfície clínica e aplicada.* Ed. Manole, São Paulo, 1989.
6. BAILEY, A.J.; PEACH, C.M.; FOWLER, L.J. Chemistry of the collagen cross-links, isolation and characterization of two intermediate intermolecular cross-links in collagen. *Biochem. J.*, 117:819, 1970.
7. BAILEY, F.R.; COPENHAVER, W.M.; BUNGE, R.P.; BUNGE, M.B. *Histologia.* Ed. Edgad Blucher, São Paulo, 3ª ed., pp.70-105, 1973.
8. BARTOLD, P.M. *et al.* Glycosaminoglycans of human gingival epithelium and connective tissue. *Connect. Tiss. Res.*, 9(2):99-106, 1981.
9. BARTOLD, P.M.; PAGE, R. Isolation and characterization of proteoglicans synthetized by adult human gingival fibroblasts in vitro. *Arch. Biochem. Biophys.*,253:399-412, 1987.
10. BECHELLI, L.M.; CURBAN, G.V. *Compêndio de Dermatologia.* Ed. Atheneu, São Paulo, 5ª ed., pp.1-21, 1978.
11. BELLAMY, G.; BORNTEIN, P. Evidence for procollagen, a biosynthesis precursor of collagen. *Proc. Nat. Acad. Sci. USA*, 68:1138, 1971.
12. BERLAN, M.; GALITZKY, J.; LAFONTAN, M. Hétérogéneité fonctionnelle du tissi adipeux: récepteurs adrénergiques et lipomobilisation. *J. Méd. Esth. et Chir. Derm.*, 19, 73:7-15, 1992.
13. BERNE, R.M.; LEVY, M.N.; KOEPPEN, B.M.; STANTON, B.A. *Fisiologia.* Guanabara Koogan, Rio de Janeiro, 4ª ed., 1034p., 2000.
14. BJÖRNTÖRP, P.; SJÖSTRÖM, L. Number and size of adipose tissue fat cells in relation to metabolism in human obesity. *Metabolism*, 20:703-13, 1971.
15. BJÖRNTÖRP, P. Endocrine abnormalities of obesity. *Metabolism*, 44, 9, supl.3:21-23, 1985.
16. BJÖRNTÖRP, P. Morphological classifications of obesity what they tell us, what they don't. *Int. J. Obesity*, 8:525-34, 1984.
17. BOGLIOLO, L. *Patologia.* Guanabara Koogan, Rio de Janeiro, 3ª ed., pp.1-59, 1981.
18. BORRONI, G.G. *et al.* *Gen Rev Derm*, 19:91-96, 1982.
19. BRAVERMAN, I.M.; FONFERKO, E. Studies in cutaneous aging I. The elastic fiber network. *J. Invest. Dermatol.*, 78:434-43, 1982.

20. BROBECK, J.R.; BEST & TAYLORS. *As bases fisiológicas da prática médica.* Guanabara Koogan, Rio de Janeiro, 1976.
21. BROOKS, G.; MERCIER, J. Balance of carbohydrate and lipid utilization during exercise: the "crossover" concept. *Journal of Applied Physiology*, 76:2253-61, 1994.
22. BROOKS, G. The lactate shuttle during exercise and recovery. *Medicine and Science in Sports and Exercises*, 18:360-8, 1986.
23. CARVALHO, D.C.V. *et al.* Síndrome de Cushing por corticóide tópico. *An. Bras. Dermatol.*, 67:293-4, 1992.
24. CASLEY-SMITH, J.R.; CASLEY-SMITH, J. Treatment of limphedema by complex physical therapy, with and without oral and topical benzopyrones: what should therapists and patients expect. *Lymphology*, 29:76-82, 1996.
25. CASLEY-SMITH, J.R.; CASLEY-SMITH, M.D. Modern treatment of lymphoedema I. Complex physiotherapy: the first 200 australian limbs. Australian *J. Dermatol.*, 33:61-8, 1992.
26. CHAVES, N. *Nutrição básica e aplicada.* Guanabara Koogan, Rio de Janeiro, pp.23-83, 1978.
27. CHVAPIL, M. *Physiology of connective tissue.* Butterworth, 1967.
28. CIPORKIN, H.; PASCHOAL, L.H. *Atualização terapêutica e fisiopatogênica da lipodistrofia ginóide (LDG) "celulite".* Livraria Editora Santos, São Paulo, 218p., 1992.
29. COSTILL, D. L. *et al.* Glucose ingestion at rest and during exercise. *J. Appl. Physiol.*, 34:764, 1973.
30. COTTA PEREIRA, G.; GUERRA RODRIGO, F. Elastic system fibers and basement lamina. In: *Biology and chemistry of basement membranes.* Kefalides N. Academic Press, 1978.
31. COUTINHO, R. *Noções de fisiologia da nutrição.* Ed. Cultura Médica, Rio de Janeiro, 1981.
32. CRAVER, J.M.; MADDEN, J.W.; PEACOCK, E.E.Jr. Biologic control of physical proprieties of tendon adhesions: effect of beta-aminopropionitrile in chickens. *Ann. Surg.*, 167:697, 1968.
33. DANGELO, J. G.; FATTINI, C. A. Anatomia humana sistêmica e segmentar. Ed. Atheneu, São Paulo, 2ª ed., 1987.
34. DAWSON, J.F. *et al.* Elastic fibers: histological, correlation with orcein and a new monoclonal antibody, HB8. *Br. J Dermatol.*, 110:539-46, 1980.
35. DOOD, S. *et al.* Blood lactate disapperance at various intensities of recovery exercise. *Journal of Applied Physiology*, 41: 1462-5, 1984.
36. EASTELL, R.; REID, D.M.; COMPSTON, J. A UK consensus group on management of glucocorticid-induced osteoporosis: an update. *J. Int. Med.*, 244:271-92, 1998.
37. EYRE, D.R. Collagen: molecular diversity in the bodys protein scaffold. *Science*, 207:1315, 1980.
38. FAWCETT, D. *The cell.* Saunders, 2ª ed., 1981.
39. FOMON, S.J. *Infant nutrition.* Ed. Médica Panamericana, Buenos Aires, 2ª ed., 1974.
40. FRANCES, C.; ROBERT, L. Elastin and elastic fibers in normal and pathologic skin. *Intern. J. Dermatol.*, 23:166-79, 1984.
41. GAESSER, G.; BROOKS, G. Metabolic bases of excess post exercise oxygen consumption: a review. *Medicine and Science in Sports and Exercise*, 16:29-43, 1984.
42. GANONG, W.F. *Fisiologia médica.* Ed. Atheneu, São Paulo, 4ª ed., 222-387, 1983.
43. GAY, S.; MILLER, E.J. *Collagen in the physiology and pathology of connective tissue.* Gustav Fischer, 1978.
44. GEMMILL, C.L. The fuel for muscular exercise. *Physiol. Rev.*, 1942.
45. GIULIANO, A. Sentinel lymph node biopsy for breast cancer: not yet standard of care. *New England J. Med.*, 339:990-5, 1998.
46. GLADDEN, L.B. Net lactate uptake during progressive steady-level contractions in canine muscle. *Journal of Applied Physiology*, 71:514-20, 1991.
47. GOLLNICK, P. Metabolism of substrates. Energy substrate metabolism during exercises and as modified by training. *Federation Proceedings*, 44: 353-56, 1985.
48. GOODHART, R. S.; SHILS, M. E. Modern nutrition in health and disease. Lea & Febiger, Filadélfia, 1978.
49. GUIRRO, E.C.O.; FERREIRA, A.L.; GUIRRO, R. Efeitos da estimulação ultra-sônica pulsada de baixa intensidade no processo cicatricial. Estudo experimental em ratos. *Revista Ciência e Tecnologia*, 8(4/2):37-47, 1995.
50. GUIRRO, R.; GUIRRO, E.C.; NATUCI, C. *Avaliação da ingestão excessiva de proteínas na ativida-*

de física: uma revisão. Trabalho apresentado no II Congresso de Iniciação Científica da Universidade Metodista de Piracicaba, 03 e 04 de novembro de 1994.

51. GUYTON, A.C. Fisiologia y fisiopatologia básicas. Ed. Interamericana, México, 1ª ed., pp.505-19, 1971.
52. GUYTON, A.C. Tratado de fisiologia médica. Guanabara Koogan, Rio de Janeiro, 9ª ed., 1997.
53. HAGBERG, J.; MULLIN, J.; NAGLE, F. Oxygen consuption during constant load exercise. *Journal of Applied Physiology*, 45:381-4, 1978.
54. HAM, A.W.; CORMACK, D.H. *Histologia.* Guanabara Koogan, Rio de Janeiro, 3ª ed., pp.153-236, 1967.
55. HAM, A. W; CORMACK, D. H. *Histologia.* Guanabara Koogan, Rio de Janeiro, 8ª ed., 1983.
56. HARDINGHAM, T.E.; MUIR, H. Binding of hialuronic acid to proteoglycans. *Biochem. J.*, 139-565, 1974.
57. HOFFMANN, M.E. Fibroblastos em cultura como modelo de estudo dos efeitos biológicos de agentes físicos e químicos. *Aer. & Cosm.*, 43:4-8, 1986.
58. HOLBROOK, K.; BYERES, P. Structural abnormalities in the dermal collagen and elastic matrix from the skin of patients with inherited connective tissue disorders. *J. Invest. Dermatol.*, 79:7-16, 1982.
59. HOOD. D.; TERJUNG, R. Amino acid metabolism during exercise and following endurance training. *Sports Medicine*, 9:23-35, 1990.
60. HURLEY, J.V. *Acute inflammation.* Williams & Wilkins Co., Baltimore, 2ªed., 1983.
61. IMOKAWA, G.; HATTORI. A possible function of structural lipids in water-holding proprieties of the stratum corneum. *J. Invest. Dermatol.*, 84:282-4, 1985.
62. JOHNSON, W.C.; HELWIG, E.B. Histochemistry of the acid mucopolissaccharides of the skin in normal and in certain pathologic conditions. *Am. J. Clin. Pathol.*, 40:123-31, 1963.
63. JOHONSON, P.R.; GREENWOOD, M.R.C. *The adipose tissue. A textbook of histology.* L Weiss, Baltimore, 6ª ed., 1988.
64. JUNQUEIRA, L.C.; CARNEIRO, J. *Histologia básica.* Guanabara Koogan, Rio de Janeiro, 8ª ed., 1995.
65. KASSEROLLER, R. *Compendium of Dr. Vodder´s. Manual lymph drainage.* Haug, Canadá, 1998.
66. KNITTLE, J.L.; TIMMERS, K.; GINSBERG-FELNER, F. The growth of adipose tissue in children and adolescents: cross sectional and longitudinal studies of adipose cell number and size. *J. Clin. Invest.*, 63:239-46, 1979.
67. KRAUSE, M.V.; MAHAN, R. *Alimentos, nutrição e dietoterapia.* Ed. Roca, 7ª ed., 1991.
68. KROTKIEWSKI, M.; BJÖRNTÖRP, P; SJÖSTRÖM, L. Impact of obesity on metabolism in men and women: importance of regional tissue distribution. *J. Clin. Invest.*, 72:1150-62, 1983.
69. KUHN, K.; GLANVILLE, R.N. Molecular structure and higher organization of different collagen types. In: VIIDIK, A; VUUST, J. *Biology of collagen.* Acad. Press, London, pp.15-38, 1980.
70. KURZ, I. *Textbook of Dr. Vodder´s manual lymph drainage.* HAUG Huthig, vol.2, 3ª ed., 100p., 1997.
71. LEESON, T.S.; LEESON, C.R. *Histologia.* Ed. Atheneu, São Paulo, 2ª ed., 1970.
72. LEVER, W.F.; LEVER, G.S. *Histopatologia da pele.* Ed. Manole, São Paulo, vol.1, 1991.
73. MACHADO de SOUZA, O. *Anatomia topográfica.* Ed. Rossolilo, 3ª ed., pp.101-19, 1970.
74. MACOMBER, D. Defective diet as a cause the sterility. Final report of fertility studies in albino rats. *J. Am. Med. Assoc.*, 1923.
75. MAIBACH, H. I. Pele seca e envelhecimento. O que é verdade e o que não é. *Cosmetics & Troilets*, 315-16, 1991.
76. MAJNO, G. Inflammation and infection. Historical higlights. In: MAJNO, G.; COTRAN, R.S. (eds.), *Current topics in inflammation and infection.* Williams & Wilkins Co., Baltimore, 1982.
77. McARDLE, W. *et al. Fisiologia do exercício.* Guanabara Koogan, Rio de Janeiro, 3ª ed., 1992.
78. MERLEN, J.F. Microcirculação e linfáticos. *Rev. Bras. Cardiovasc.*, 15:37-42, 1985.
79. MIDDLETON, J. The mechanism of water binding in stratum corneum. *Br. J. Dermatol.*, 80:437-50, 1989.
80. MIHARA, M. Transepithelial elimination of elastic fibers in the regenerate human epidermis. *Br. J. Dermatol.*, 110:547-54, 1984.
81. MINOR, R.R. Collagen metabolism. *Am. J. Pathol.*, 98:225, 1980.
82. MONTAGNA, W., CARLISLE, K. Structural changes aging human skin. *J. Invest. Dermatol.*, 73:47-53, 1979.
83. MONTAGU, A. *Tocar: o significado humano da pele.* Sumus editorial, São Paulo, 1988.

84. NEWCOMER, A.D. Digestion and absorption of protein. *Clinic Proc.*, 48:624, 1973.
85. *NOMINA ANATOMICA* – Medsi, Rio de Janeiro, 5ª ed., 1984.
86. *NÔMINA ANATÔMICA* – Ed. Manole, São Paulo, 2001.
87. O'BRIEN, J.D. Actinic granuloma. *Arch. Dermatol.*, 111:460-6, 1975.
88. OTTAVIANI, G. Lê système lymphatique en biologie et en clinique. *Forum Medici*, 12:5-8, 1970.
89. PEASE, D.; BOUTEILLE, M. The tridimensional ultrastructure of matura collagenous fibrils: cytochemical evidence for a carbohydrate matrix. *J. Ultrastruct. Res.*, 35:339, 1971.
90. PIERAGGI, M.; JULIAN, M.; DELMAS, M.; BOUISSOU, H. Striae: morphological aspects of conective tissue. *Virchows Arch (Pathol. Anat.)*, 396:279-89, 1982.
91. PITKIN, R.M. Nutritional support in obstetrics and gynecology. *Clin. Obstet. Gynecol.*, 19:489, 1976.
92. POTTS, R.O. *et al. J. Invest. Dermatol.*, 82:97-100, 1984.
93. POWERS, S. *et al.* Oxygen deficit-debt relationships in ponies during submaximal treadmill exercise. *Respiratory Physiology*, 70:251-63, 1987.
94. POWERS, S.; DOOD, S.; BEADLE, R. Oxygen uptake kinetics in trained athletes differing in O_2max. *European Journal of Applied Physiology*, 39:407-15, 1985.
95. POWERS, S.; DOOD, S.; GARNER, R. Precision of ventilatory and gas exchange alterations as a predictor of the anaerobic thershold. *European Journal of Applied Physiology*, 52:173-7, 1984.
96. POWERS, S., *et al.* Effects of caffeine ingestion on metabolism and performance during graded exercise. *European Journal of Applied Physiology*, 560:301-7, 1983.
97. POWERS, S.; HOWLEY, E.; COX, R. Ventilatory and metabolic reactions to heat stress during prolonged exercise. *Journal of Sports Medicine and Physical Fitness*, 22:32-6, 1982.
98. POWERS, S.; RILEY, W.; HOWLEY, E.. A comparison of fat metabolism in trained men and women during prolonged aerobic work. *Research Quartely for Exercise and Sport*, 52:427-31, 1980.
99. POWERS, S.K.; HOWLEY, E.T. *Fisiologia do exercício – Teoria e aplicação ao condicionamento e desempenho.* Ed. Manole, São Paulo, 2000.
100. POWERS, S.K.; HOWLEY, E.T.; COX, R.H. A differential catecholamine response durisng prolonged exercise and passive heating. *Medicine and Science in Sports and Exercises*, 14:435-9, 1982.
101. REYNOLDS, E.; MACOMBER, D. Defective diet as cause of sterility. A study based on feeding experiments with rats. *J. Am. Med. Assoc.*, 1921.
102. ROBBINS, S.L.; ANGELI, M.; KUMAR, V. *Patologia básica*. Ed. Atheneu, São Paulo, EDUSP, 1986.
103. RONCARI, D.; VAN, R. Promotion of human adipocyte precursor replication by 17-beta-estradiol in culture. *J. Clin. Invest.*, 62: 503-8, 1978.
104. ROSS, R. The elastic fiber: a review. *J. Histochem. Cytochem.*, 21:199, 1973.
105. RUGGIERI, A.; BENAZZO, F. *Collagen – proteoglycan interaction: ultrastructure of the connective tissue matrix.* Martins Nijaolf, Boston, 1984.
106. SANDBERG, L.B. *et al.* Elastin structure biosynthesis, and relation do disease state. N. *Engl. J. Med.*, 304:556, 1981.
107. SCRIMSHAW, N.S.; YOUNG, V.R. The requirements of human nutrition. *Scl. Am.*, 235:250, 1976.
108. SIMIONESCU, N. *et al.* Structural basis of permeability in sequential segments of the microvasculature of the diaphragm II. Patways followed by microperoxidase across the endotelium.
109. SIUKO, H.; SAVELA, J.; KULONEN, E. Effect of hydrocortisone on the formation of collagen in guinea pig skin. *Acta. Endocrinol.*, 31:113, 1959.
110. SLONAKER, J.R.; CARD, T.A. Effect of a restrition diet. On pubescence and the menopause, *Am. J. Physiol.*, 1923.
111. SLONAKER, J.R.; CARD, T.A. Effect of omnivorous and vegetarian diets in reprodution in the albino rat. *Science*, 1916.
112. SNELL, R. S. *Anatomia.* Medsi, 2ª ed., 1984.
113. Sociedade Brasileira de Anatomia. *Terminologia Anatômica.* Ed. Manole, São Paulo, 248p., 2001.
114. STEVENS, A.; LOWE, J. *Histologia Humana.* Ed. Manole, São Paulo, 408p., 2001.
115. STRYER, J. *Biochemistry.* W.H. Freeman, San Francisco, 1988.
116. TAGAMI, H. te al. *J. Invest. Dermatol.*, 75:500-7, 1980.
117. TOMANCZYK, W.; PANKIEWICZ, Z. The effect of cartain factors on the changes of glucosaminoglucuronoglycans in the organism with reference to the hard tissues of the teeth. *Czaz. Somat.*, 25:121-6, 1972.

118. TSUJI, T. Scanning electron microscopy of dermal elastic fibres in transverse section. *Br. J. Dermatol.*, 106:545, 1982.
119. TUREK, S.L. Ortopedia - princípios e sua aplicação. Ed. Manole, São Paulo, 4ª ed., 1991.
120. VANDER, A.J.; SHERMAN, J.H.; LUCIANO, D.S. *Fisiologia humana.* Ed. MacGraw-Hill do Brasil, 1981.
121. WEISS, L. *Histology: cell and tissue biology.* Elsevier, 5ª ed., 1983.
122. WILLIAMS, S.R. *Nutrition and diet therapy.* The C.V. Mosby Company, Saint Lovis, 3ª ed., 1977
123. WILLIANS, R.S. *Textbook of endocrinology.* W.B. Saunders Company 5ª ed., 1974.
124. WINAND, R. Biosyntesis, organization and degradation of mucopolysaccharides. *Arch Belg. Derm. Syph.*, 28:35-40, 1972.
125. ZIMMERMANN, A.; TRUSS, F. The effect of antibiotic drugs on wounds healing. *Urological Research*, 2:73-7, 1974.

Parte II
Recursos

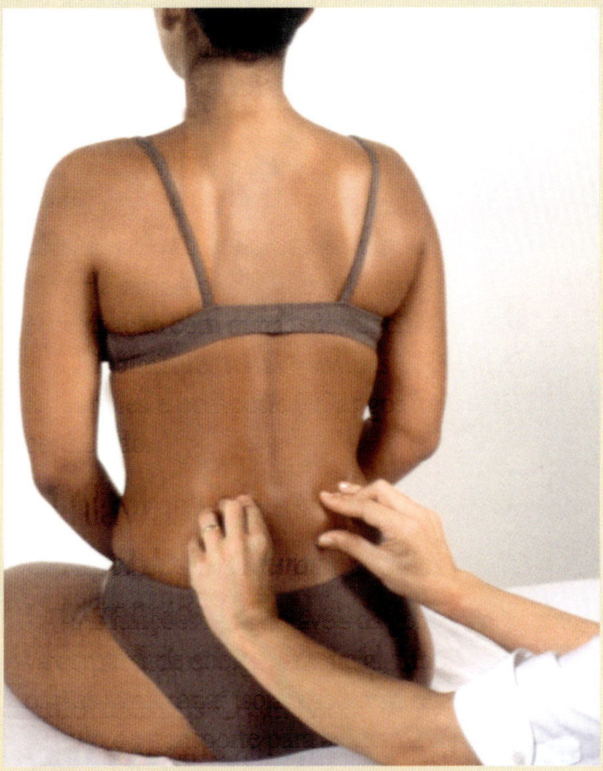

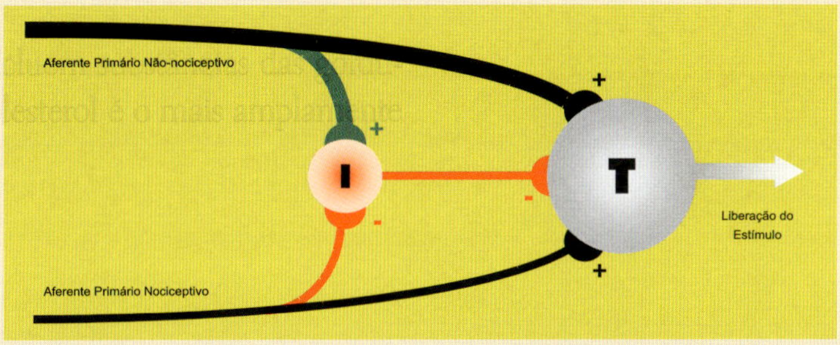

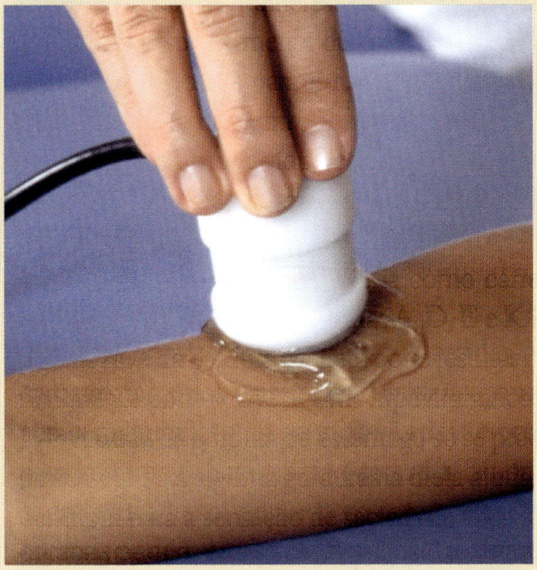

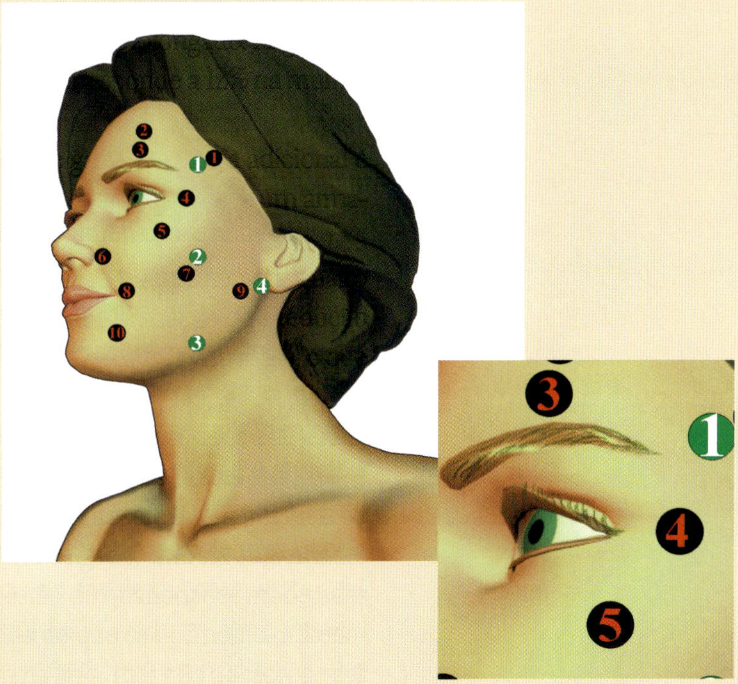

Os distúrbios dermato-funcionais promovem numerosas e sedutoras receitas para a sua correção. Entre os tratamentos aleatórios que são propostos, alguns apresentam bons resultados e outros nem tanto. A falta de cientificidade nas técnicas de tratamento e a falsa atribuição das propriedades dadas aos recursos terapêuticos, como por exemplo a propriedade "emagrecedora" atribuída ao forno de Bier e à massagem, são conceitos errôneos, hoje bem documentados.

Esta seção visa esclarecer os verdadeiros efeitos proporcionados pelos recursos fisioterapêuticos aplicados à área dermato-funcional, fundamentados em trabalhos científicos, assim como as suas indicações e contra-indicações. Esta revisão tem como objetivo auxiliar o profissional na seleção dos recursos mais indicados para as intervenções nas diferentes manifestações.

Estes recursos devem ser manuseados com sabedoria para que se possam obter resultados satisfatórios no tratamento dos mais diversos distúrbios dermato-funcionais, assim como para não provocar danos à saúde do paciente.

Conteúdo

4

Massagem

Palavras-Chave

Massagem Clássica
Massagem de Drenagem Linfática
  Técnica de Leduc
  Técnica de Vodder
Massagem Reflexa
Massagem do Tecido Conjuntivo

Dentre os recursos terapêuticos utilizados na área dermato-funcional, a massagem se destaca pela grande variedade de técnicas, além de sua ampla aplicabilidade. Nesse sentido, o conteúdo deste tópico não pretende esgotar o assunto, e sim apresentar as técnicas mais utilizadas na área, bem como ser uma fonte para consultas.

A palavra *masage* data da antiguidade e pode ser derivada de diversas raízes de diferentes línguas, como o termo grego *massein*, que se traduz como amassar, o termo hebraico *massech* ou o termo árabe *mass*, com o significado de palpar. O termo francês *masseur* foi utilizado na língua inglesa com o significado atribuído aos praticantes de diferentes técnicas.[624]

A massagem pode ser definida como uma compressão metódica e rítmica do corpo, ou parte dele, para que se obtenha efeitos terapêuticos.

O homem utiliza a massagem como recurso terapêutico desde os tempos pré-históricos. A utilização da massagem na prática médica foi descrita por Homero em 1200 a.C. e por Hipócrates em 460 a.C.[52,439] Era usada nos banhos pelos gregos e romanos para assegurar saúde e beleza.

4

Em tempos mais recentes foi desenvolvida e elaborada em alto grau por Ling da Suécia[407] e Mezger da Holanda.[439] Posteriormente, seus defensores foram Weir Mitchell e Kellogg nos Estados Unidos, e Cyriax e Mennel na Inglaterra.[439]

A massagem terapêutica pode ser definida como o uso de diversas técnicas manuais que objetivam promover o alívio do estresse ocasionando relaxamento, mobilizar estruturas variadas, aliviar a dor e diminuir o edema, prevenir deformidades e promover a independência funcional em um indivíduo que tenha um problema de saúde específico.[177]

A massagem na atualidade não é mais considerada como empírica e sim como ciência, uma vez que muitos efeitos relacionados a este recurso foram estudados.

Existem diversos tipos de massagem derivadas de diversas técnicas e propostas por diversos autores,[147,166,168,449,455,468] porém todas são derivadas de movimentos primários que fazem parte da técnica denominada de massagem clássica.

Os movimentos básicos da massagem clássica são derivados principalmente de termos franceses: deslizamento ou alisamento, superficial ou profundo (*effleurage*), amassamento (*petrissage*), percussão (*tapotment*). Existem ainda outros movimentos conhecidos como a fricção e a vibração, ou ainda movimentos associados como por exemplo o rolamento, que associa o deslizamento e o amassamento.

Condições para a Realização de uma Terapia Eficiente

A realização de uma terapia por massagem eficiente envolve diversas condições básicas como:

- conhecimento de anatomia, histologia e fisiologia da pele;
- conhecimento profundo das manobras a serem executadas, suas indicações e contra-indicações, direção, pressão, velocidade, ritmo, freqüência e duração das sessões;
- conhecimento da patologia a ser tratada, possibilidade de utilização de lubrificantes;
- posicionamento adequado do paciente e do terapeuta;
- a duração do tratamento deverá ser estipulada levando-se em conta a patologia envolvida, a técnica a ser utilizada, o tamanho da área e a tolerância do indivíduo a ser manipulado;
- a freqüência do tratamento variará de acordo com a técnica; entretanto, a redução desta deve ser considerada de acordo com a melhora do quadro;
- avaliação dos sinais e sintomas pós-tratamento.

Os Efeitos Fisiológicos da Massagem

A massagem exerce efeito mecânico local decorrente da ação direta da pressão exercida no segmento massageado, e também uma ação reflexa, indireta, por liberação local de substâncias vasoativas.

Resumidamente as diversas técnicas de massagem podem promover:

- relaxamento muscular local e geral;
- alívio da dor;
- aumento da circulação sangüínea e linfática;
- aumento da perspiração;
- aumento da nutrição tecidual;
- aumento da secreção sebácea;
- remoção de produtos catabólicos;
- aumento da maleabilidade e extensibilidade tecidual;
- aumento da mobilidade articular;
- descolamento, direcionamento e remoção de secreções pulmonares;
- estímulo de funções viscerais;
- estímulo de funções autonômicas;
- auxílio na penetração de fármacos.

MASSAGEM CLÁSSICA

Os efeitos fisiológicos da massagem clássica podem ser divididos em: circulatórios, neuromusculares, metabólicos e reflexos.

Os Efeitos Circulatórios

Ao apresentarmos os efeitos circulatórios da massagem, consideraremos aqui apenas o fluxo sangüíneo, pois os efeitos sobre a circulação linfática serão abordados dentro do tópico de massagem de drenagem linfática.

O aumento do fluxo sangüíneo promovido pela massagem foi observado no século XIX por Brunton & Tunicliffe.[101]

Na circulação sangüínea localizada há o deslocamento intermitente do líquido nos vasos, aumento da velocidade do fluxo e da troca de substâncias com as células tissulares. Como efeito secundário, há aumento da irrigação sangüínea periférica, da concentração de eritrócitos e da excreção renal da água.

Pemberton e Scull[520] relatam que a massagem causa definido aumento na velocidade da circulação sangüínea. Como evidência, mencionam a hiperemia cutânea, a elevação da temperatura da pele, e, microscopicamente, um enchimento de maior número de capilares da pele em atividade. Estes efeitos, segundo os autores, são parcialmente reflexos e devidos à liberação de histamina e acetilcolina nos tecidos. Clark, citado por Pemberton e Scull,[520] observou aumento na circulação sangüínea, bem como na aderência e migração de leucócitos através das paredes dos vasos da orelha de coelho, após a massagem.

A massagem profunda produz aumento da circulação sangüínea no membro contralateral não tratado.[55,576]

Wakin *et al.*[648], num estudo sobre os efeitos da massagem em seres humanos usando o pletismógrafo de oclusão venosa, constataram que pacientes com artrite reumatóide e paralisia espástica não manifestaram aumento na circulação sangüínea após deslizamento profundo e amassamento. Já os pacientes com paralisia flácida demonstraram moderado mas consistente aumento na velocidade do fluxo.

Na circulação sangüínea ocorre também o chamado efeito reflexo, verificado principalmente no deslizamento, proporcionando uma vasodilatação capilar por desencadeamento dos mecanismos vasorreflexos que intensificam a circulação, melhorando as condições de trocas iônicas nos tecidos e por ação nervosa, produzindo sedação. Esses efeitos estão relacionados à estimulação de terminações sensoriais, que promovem uma resposta reflexa mediada pela medula espinhal.[32]

Resumindo os efeitos da massagem sobre a circulação sangüínea, podemos concluir que a massagem aumenta transitoriamente o fluxo superficial de sangue.

Os Efeitos Neuromusculares

As manobras da massagem clássica apresentam efeitos benéficos pós-exercícios por aumentar a circulação com eliminação mais rápida de substâncias residuais, melhoram a nutrição das miofibrilas e eliminam o líquido extravascular, possibilitando um aumento na excitabilidade e contratilidade. Smith *et al.*[589] observaram os efeitos benéficos da massagem na redução dos efeitos negativos provocados pelos subprodutos do exercício.

Bell[55] defende o repouso intercalado com a massagem, ao invés do repouso isolado para o alívio da fadiga muscular.

Segundo os pesquisadores Kellog[343] e Despard[164], a massagem produz um aumento do músculo, tornando-o mais firme e elástico. Entretanto Mennel[455] não concorda que a massagem aumente a força muscular e salienta que a massagem não é substituta do exercício. A massagem não aumenta a força e nem o tônus muscular.[177] A força se desenvolve nos músculos que estão se contraindo ativamente, preferivelmente contra resistência.

Outro efeito da massagem que gera controvérsia é a ação que este recurso promove na recuperação da musculatura após atividade física. Muitos autores acreditam na efetividade dessa modalidade terapêutica após uma atividade física intensa, promovendo uma recuperação muscular mais rápida, além da diminuição da dor.[110,112,242,393,589] Entretanto, vários trabalhos atualmente contestam esses efeitos, questionando a validade das metodologias empregadas.[38,279,581,628] Esses estudiosos acreditam que existam poucas evidências que sustentem essa tese.

Nas últimas décadas surgiram novas hipóteses e pesquisas sobre a dor e seus mecanismos de geração, transmissão e tratamento, as quais deram novos impulsos ao conhecimento do efeito sedativo da massagem.

Sabe-se que a fricção instintiva da pele traumatizada produz um alívio na dor, que pode ser explicado pela estimulação de mecanorreceptores cutâneos, sendo esses sinais aferentes capazes de bloquear a transmissão e, possivelmente, a percepção dos sinais nociceptivos ou dolorosos. Contudo, além da explicação fisiológica do alívio da dor via massagem, o efeito psicológico desencadeado pelo toque, além do efeito relaxante associado, também tem grande influência nesse processo.[450]

Os Efeitos Metabólicos

Ao contrário do exercício, a massagem não aumenta o consumo de oxigênio e nem causa produção de ácido láctico.

Cajori *et al.*[111] relatam que a massagem abdominal causa diurese. Esta diurese é acompanhada por elevada excreção de nitrogênio, fósforo inorgânico e cloreto de sódio.

Já era conhecido, desde a década de 1940, que a massagem isoladamente não promovia a redução ponderal. Estudos clínicos realizados por Kalb[335] e Wright[677] em pacientes obesos revelaram que a massagem não tem efeito sobre a obesidade generalizada ou sobre depósitos especializados de gordura, sendo ineficaz para a redução de peso.

A massagem vigorosa aplicada na parede abdominal de animais revelou que não há mudanças no tecido adiposo, mesmo sendo freqüente a ocorrência de pequenas hemorragias, devido à grande intensidade da massagem.

Também não se encontra fundamentação científica para as chamadas "massagens modeladoras", às quais se atribui um deslocamento de tecido gorduroso para determinadas regiões.

Efeitos Reflexos

Os efeitos reflexos podem ser explicados pelas ações da massagem nos sistemas nervosos central, autonômico e periférico. Esses efeitos foram estudados por Baar & Taslet,[32] que analisaram as repostas autonômicas às massagens efetuadas na coluna de pessoas normais. As respostas encontradas foram aumento na atividade simpática, aumento da pressão sangüínea sistólica, da freqüência cardíaca, da atividade de glândulas sudoríparas, da temperatura periférica da pele, da temperatura corporal e diminuição da freqüência respiratória.

Os efeitos reflexos da massagem foram descritos por Dicke *et al.*[168] dentre outros autores, cujo método se baseia na premissa da existência de zonas reflexas na pele, que quando comprometidas refletem alterações decorrentes de vários órgãos viscerais, e a manipulação adequada pode interferir nesse processo.

Enfim, os efeitos reflexos podem ser entendidos como alterações do limiar elétrico associadas ao sistema neurológico, obtendo-se diversos efeitos fisiológicos.

As Manobras Básicas da Massagem Clássica

Deslizamento Superficial

Consiste em movimentos deslizantes em grandes superfícies, leves, suaves e rítmicos. A pressão deve ser quase imperceptível e uniforme. A direção das manobras é indiferente, uma vez que a pressão exercida é insuficiente para afetar a circulação. Mantendo-se um ritmo uniforme, assegura-se um bom relaxamento. O seu principal efeito se faz via reflexa, produzindo uma sedação neuromuscular. Na circulação periférica há uma vasodilatação capilar por liberação de substâncias vasoativas. Provoca também uma diminuição na excitabilidade das terminações nervosas livres e auxilia na regeneração da pele.

Deve-se iniciar e finalizar a massoterapia pelo deslizamento superficial, que tem a função de aumentar o limiar de sensibilidade, tornando mais agradáveis as manobras subseqüentes. Este fato pode ser observado se realizarmos o seguinte teste: colocar um indivíduo em decúbito ventral, realizar manobras de deslizamento superficial de um lado do dorso por alguns minutos e, em seguida, executar manobras de amassamento. No lado contralateral, executar manobras de amassamento de mesmo padrão e intensidade, sem o deslizamento prévio. As manobras de amassamento sem o deslizamento prévio produzem sensações mais marcantes do que quando estão associadas às manobras de deslizamento superficial.

Deslizamento Profundo

É o movimento exercido com pressão suficiente para causar efeitos mecânicos e reflexos. A pressão não deve ser excessiva para não criar um mecanismo reflexo de defesa. É indispensável que o grupo muscular a ser submetido ao deslizamento profundo esteja relaxado e que seja observado o sentido da drenagem venosa e linfática. Os seus efeitos devem-se mais à ação mecânica, favorecendo o esvaziamento venoso e linfático; atua fundamentalmente sobre a pele e o tecido celular subcutâneo, melhorando as condições de circulação, nutrição e drenagem dos líquidos tissulares.

Amassamento

É a mobilização do tecido muscular. O músculo sofre compressões alternadas no sentido da disposição de suas fibras. A pressão exercida é intermitente, deve-se evitar o pinçamento da pele e dos tecidos superficiais. O seu principal efeito é mecânico, melhorando as condições circulatórias da musculatura, liberando as aderências, eliminando os resíduos metabólicos e aumentando a sua nutrição.

Fricção

São movimentos circulares ou transversais, com ritmo e velocidade uniformes e pressão suficiente para mobilizar o tecido superficial em relação ao profundo. O seu principal objetivo é a liberação de aderências por ação mecânica nas traves fibróticas, além da sua prevenção após traumatismos.

Vibração

É o impulso vibratório transmitido à área a ser tratada. Técnica de difícil execução devido à dificuldade em se manter os tecidos a uma freqüência constante de vibração. Dentre os seus efeitos está a diminuição da hiperexcitação dos nervos.

Percussão

Técnica de massagem na qual os tecidos são submetidos a golpes manuais com certa freqüência, utilizando-se a borda ulnar, a mão espalmada ou fechada. Auxilia na drenagem postural por liberação das secreções (tapotagem) e, em menor grau, aumenta a circulação capilar superficial.

Indicações da Massagem Clássica

A prescrição da massagem deve basear-se em seus efeitos e na disfunção apresentada pelo paciente, ou seja, na presença de:

- edema e hematoma;
- cicatrizes aderentes;
- tensão muscular;
- dor;
- diminuição da amplitude de movimento.

Na indicação deve constar o tipo de manobra, o tempo de duração, a intensidade das manobras e a freqüência do tratamento.

Contra-Indicações da Massagem Clássica

Existem patologias em que a massagem é contra-indicada devido ao perigo de acentuá-las ou mesmo propagá-las a outros tecidos. Segue a lista de contra-indicações comuns:

- tumores benignos ou malignos;
- distúrbios circulatórios (flebite, tromboflebite etc.);
- doenças da pele (eczema, acne, furúnculos etc.);
- hiperestesia da pele;
- gravidez – para massagens abdominais mais profundas;
- processos infecciosos;
- fragilidade capilar.

MASSAGEM DE DRENAGEM LINFÁTICA

No que se refere a linfa, há total concordância entre os trabalhos consultados de que a massagem aumenta o seu fluxo. Para que isso ocorra, é de vital importância que o terapeuta tenha conhecimento da disposição do sistema linfático no corpo humano, ou seja, dos seus vasos principais, dos linfonodos e dos troncos de drenagem (ver Capítulo 1 – Sistema Linfático). Como descrito anteriormente, sabe-se que as vias linfáticas não possuem um órgão central bombeador e que o movimento da linfa depende da capilaridade e de forças externas ao sistema.

Dentro do contexto de edema linfático, a massagem é um dos recursos de grande auxílio ao terapeuta. O objetivo básico da massagem no edema linfático é drenar o excesso de fluido acumulado nos espaços intersticiais, de forma a manter o equilíbrio das pressões tissulares e hidrostáticas.

A pressão externa a ser exercida pela massagem manual deve superar a pressão interna fisiológica, a qual pode chegar a 25 – 40 mmHg nos grandes vasos linfáticos.[281]

4

Já para Vogelfang[646], a pressão no linfangion (ver Capítulo 1 – Sistema Linfático) pode ser de poucos milímetros, podendo chegar a 100 mmHg nos membros inferiores.

A pressão mecânica da massagem elimina o excesso de líquido e diminui a probabilidade de fibrose, expulsando o líquido do meio tissular para os vasos venosos e linfáticos. Drinker & Yoffey,[183] mediante estudo, observaram a influência da massagem no fluxo da linfa, pois, canulando os troncos linfáticos cervicais de um cão anestesiado, os autores conseguiram sustentar o fluxo linfático durante um dia inteiro, mediante massagem da cabeça e pescoço acima das cânulas. Quando a massagem foi interrompida, o fluxo tornou-se desprezível e cessou. A importância desse fato apontada pelos autores reside em distúrbios que desencadeiam processos de fibrose por estagnação linfática.

Bauer *et al.*[50] relatam que a massagem acelera a remoção da albumina de ovo nas articulações de cães, ao ser medida na drenagem linfática. MacMaster[427] demonstrou acentuada circulação linfática após a massagem, por meio de um corante injetado intradermicamente. Kellgren & Colombo citados por Domenico & Wood[177] verificaram a influência da massagem na absorção rápida de substâncias injetadas em animais, e que o trajeto durante a absorção era sempre o dos linfáticos mais próximos e, conseqüentemente, também eram afetados os nodos para os quais os vasos confluíam.

Ladd *et al.*[375] compararam a influência da massagem, do exercício passivo e da estimulação elétrica dos músculos sobre o fluxo linfático. Todos eles causavam aumento do fluxo, mas a massagem era decididamente a mais eficaz.

Os melhores resultados são obtidos através da associação da massagem com a elevação e o enfaixamento do segmento corpóreo em questão, visto que seu curso também é determinado por fatores como gravidade e pressão.

Vários estudos mostraram a influência da postura no fluxo linfático, ficando evidente a necessidade de elevação do membro envolvido durante a aplicação das manobras.[183] A realização de manobras sem o posicionamento adequado do membro, ou ainda com a flexão desse (por exemplo, executar manobras de drenagem em membros inferiores com o joelho fletido), parece-nos um grande equívoco, havendo a necessidade de se rever conceitos importantes de física, anatomia e fisiologia.

O sentido da drenagem na face deve ser obedecido (Figura 4-1), sendo que a cabeça também deve ser posicionada adequadamente (elevar de 15 a 20°) antes da drenagem. A exemplo da face, a direção e o sentido da pressão deve acompanhar o fluxo da circulação linfática e venosa tanto no tronco quanto nos membros (Figura 4-2 e 4-3).

Não se deve esquecer que o sistema linfático é um sistema de "mão única", ou seja, não se deve executar manobras no sentido inverso da drenagem, pois obviamente não terá validade. Exemplificando esse equívoco podemos citar a execução de manobras da cadeia linfática axilar, direcionando a linfa para a cadeia inguinal, contrariando o sentido normal do fluxo uma vez que o sistema é valvulado.

Atualmente, a drenagem linfática manual está representada principalmente por duas técnicas: a de Leduc[386] e a de Vodder.[340,644] Ambas são baseadas nos trajetos dos coletores linfáticos e linfonodos, associando basicamente três categorias de manobras: 1) manobras de captação, 2) manobras de reabsorção e 3) manobras de evacuação. A diferença entre elas reside somente no local de aplicação. Alguns autores

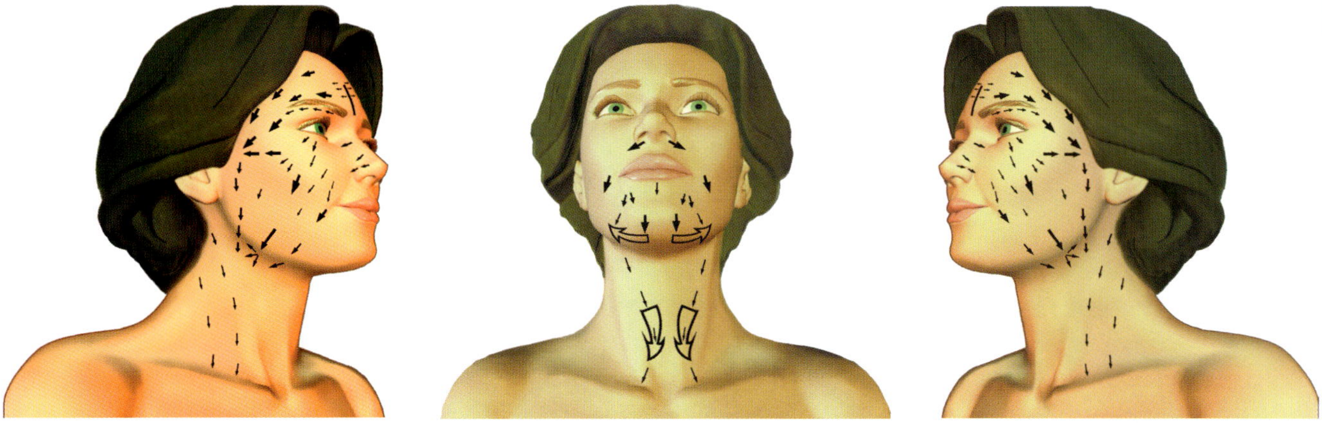

FIGURA 4-1

Sentido das principais vias linfáticas da cabeça e do pescoço.

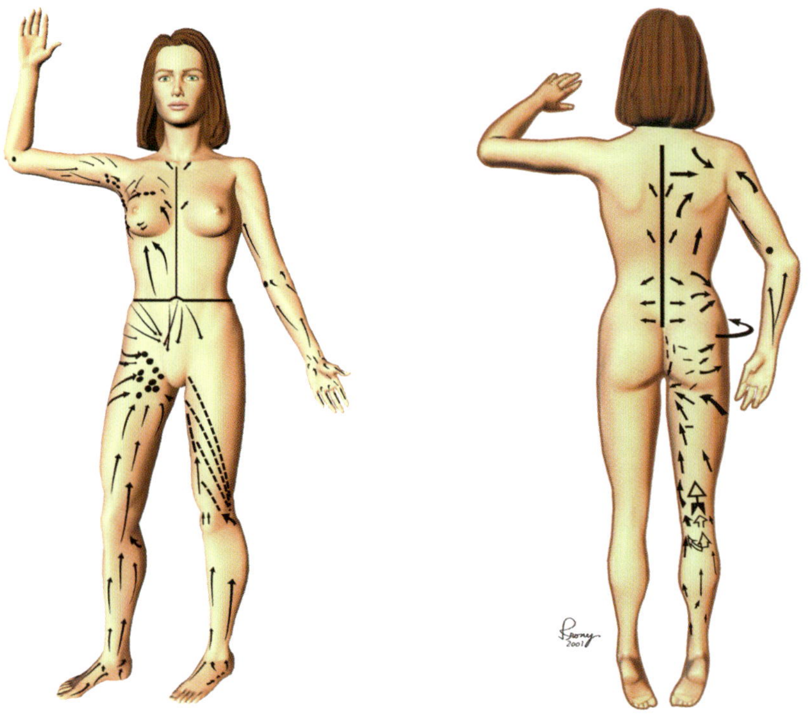

A B

FIGURA 4-2

Sentido das principais vias linfáticas do tronco e dos membros. A) Vista anterior e B) vista posterior.

preconizam iniciar a massagem de drenagem linfática pelo segmento proximal, processo de evacuação, obtendo assim um esvaziamento prévio das vias pelas quais a linfa terá que fluir.

Captação

É realizada diretamente sobre o segmento edemaciado, visando aumentar a captação da linfa pelos linfocapilares.

Reabsorção

As manobras se dão nos pré-coletores e coletores linfáticos, os quais transportarão a linfa captada pelos linfocapilares.

Evacuação

O processo de evacuação ocorre nos linfonodos que recebem a confluência dos coletores linfáticos.

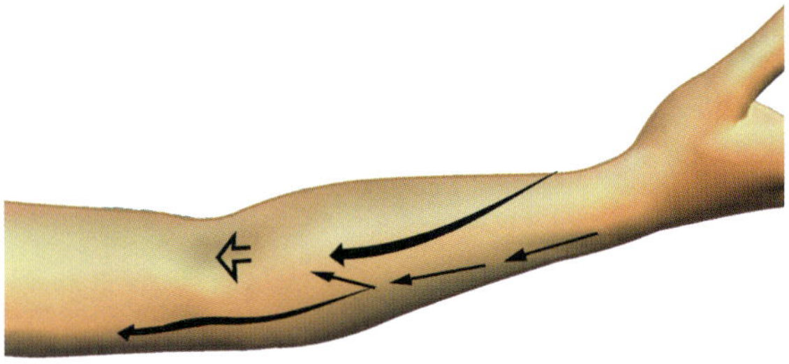

FIGURA 4-3

Sentido das principais vias linfáticas do antebraço.

Manobras Básicas da Massagem de Drenagem Linfática – Leduc

Leduc[385] preconiza a utilização de cinco movimentos que, combinados entre si, formam seu sistema de massagem: drenagem dos linfonodos, círculo com os dedos, círculo com o polegar, movimentos combinados (polegar e dedos), pressão em bracelete.

Drenagem dos Linfonodos

Para este tipo de massagem é necessário o conhecimento da localização dos linfonodos acessíveis à massagem. Inicia-se a drenagem dos linfonodos pelo contato direto dos dedos indicador e médio do terapeuta com a pele do paciente, ou com as mãos sobrepostas. Os dedos devem estar posicionados sobre os linfonodos e vasos linfáticos de forma perpendicular. A manobra é realizada com uma pressão moderada e rítmica, estando baseada no processo de evacuação.

Movimentos Circulares com os Dedos

Os movimentos são realizados de forma circular e concêntrica, utilizando-se desde o dedo indicador até o mínimo. Os movimentos são leves, rítmicos e obedecem a uma pressão intermitente na área edemaciada, seguindo o sentido da drenagem fisiológica. Deve-se executar de 5 a 7 movimentos no mesmo local.

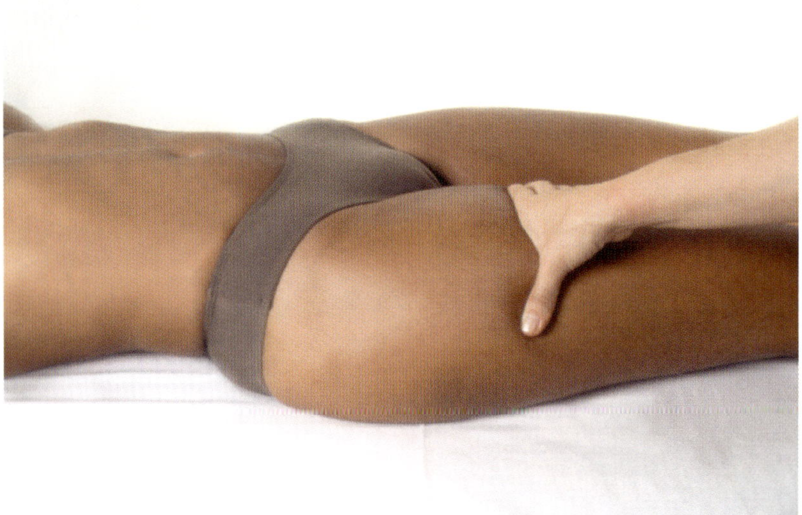

FIGURA 4-4

Manobra para drenagem linfática – movimentos combinados.

Movimentos Circulares com o Polegar

A única diferença desta manobra com a descrita anteriormente é o fato desta ser realizada somente com o polegar.

Movimentos Combinados

É a combinação entre os dois movimentos anteriormente descritos, no sentido da drenagem fisiológica, tomando-se o cuidado para não pinçar o tecido entre os dedos, Figura 4-4.

Bracelete

Esta manobra é exigida quando o edema atinge grandes áreas. O procedimento pode ser uni ou bimanual, envolvendo o segmento a ser tratado (Figura 4-5), e o sentido deve ser de distal para proximal ou vice-versa, sendo que a pressão deve ser intermitente e obedecer o sentido da drenagem fisiológica.

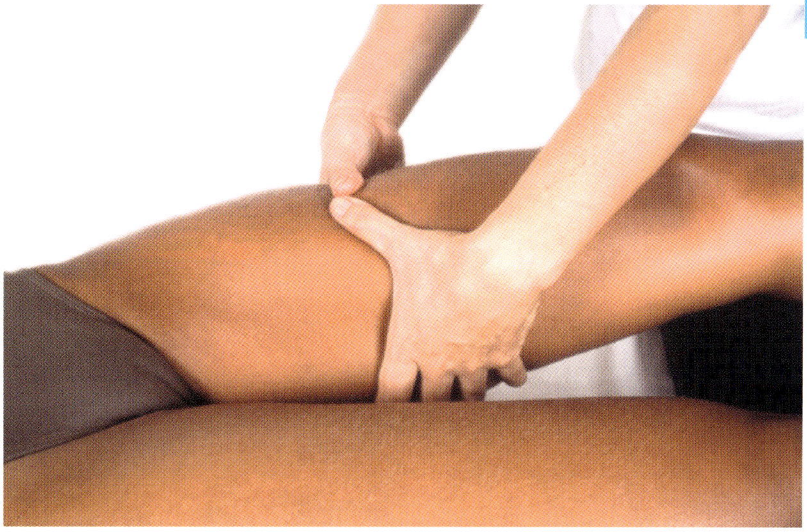

FIGURA 4-5

Manobra para drenagem linfática – bracelete.

Manobras Básicas de Drenagem Linfática – Vodder

Dentre as manobras de drenagem propostas por Vodder[644], distiguem-se quatro tipos de movimentos: círculos fixos, movimentos de bombeamento, movimento do "doador", movimento giratório ou de rotação.

Círculos Fixos

Coloca-se a mão espalmada sobre a pele e com os dedos realizam-se movimentos circulares, que promovem um estiramento do tecido, efetuando uma pressão/descompressão. Os movimentos são realizados de 5 a 7 vezes no mesmo lugar (fixos).

Movimentos de Bombeamento

As mãos são acopladas no tecido a ser drenado, iniciando-se movimentos ondulatórios, com pressões decrescentes da palma para os dedos, de forma intermitente (compressão/descompressão) num total de 5 a 7 movimentos. A direção e o sentido da pressão da drenagem é determinada pela localização das vias (Figura 4-6).

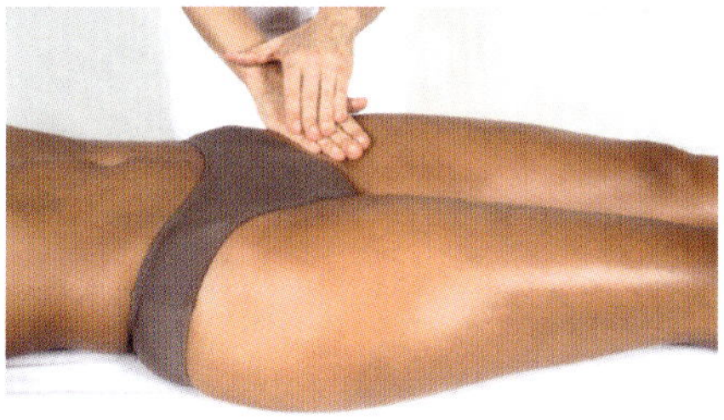

A

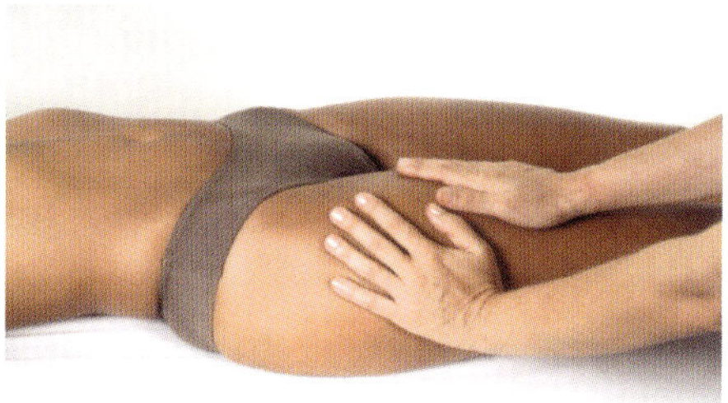

B

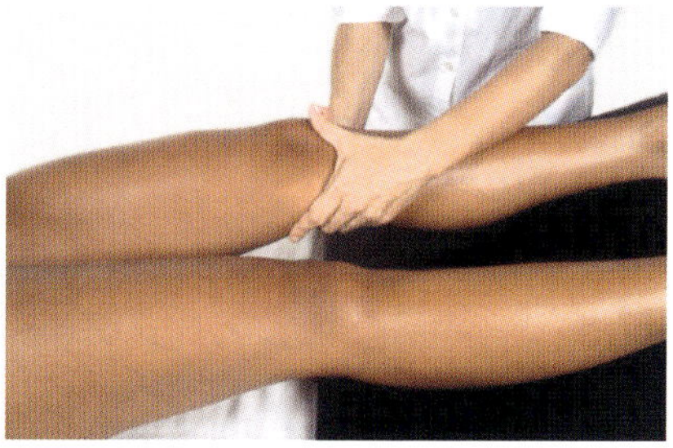

C

FIGURA 4-6

Manobras para drenagem linfática – movimentos de bombeamento. A) Bombeamento dos linfonodos inguinais, B) bombeamento da porção ântero-lateral da coxa e C) bombeamento dos linfonodos poplíteos.

Movimento do "Doador"

O movimento é iniciado com as palmas das mãos posicionadas perpendicularmente às vias de drenagem, sendo a técnica baseada em manobras de arraste envolvendo uma combinação de movimentos. Primeiro toca-se com a borda medial da mão a área a ser drenada, seguido dos movimentos de pronação do antebraço e abdução do braço. Na seqüência, a outra mão com o polegar em extensão realiza um movimento de arraste com a borda lateral associando movimentos de supinação do antebraço com adução do braço. O movimento é repetido novamente na região imediatamente adjacente à região manipulada (Figura 4-7).

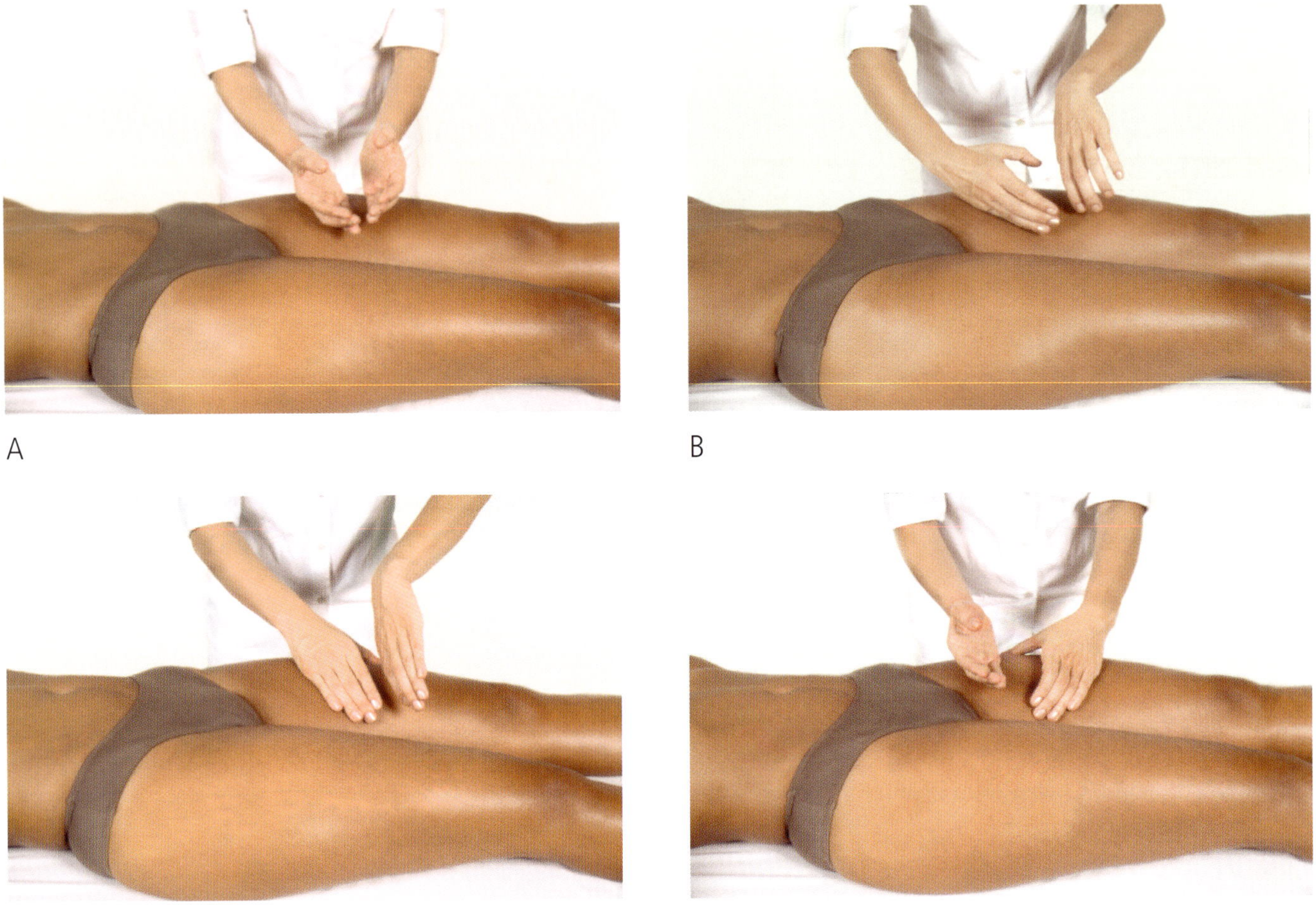

A B C D

FIGURA 4-7

Manobras para drenagem linfática – manobra do "doador". A) Início do movimento, B) movimento de arraste executado pela mão que primeiro toca a pele, C) movimento de arraste com a segunda mão, envolvendo a região imediatamente adjacente e D) finalização/reinício das manobras.

Movimento Giratório ou de Rotação

Este movimento é empregado em superfícies planas. O braço é posicionado em leve abdução no plano da escápula, com o antebraço em máxima pronação. A mão que inicia o movimento toca a superfície do segmento com a face palmar e realiza um movimento de desvio ulnar na direção e sentido da drenagem proposta, simultaneamente aos movimentos de supinação e adução. A outra mão terá o mesmo posicionamento e realizará os mesmos movimentos descritos anteriormente, tendo-se o cuidado para que os movimentos sejam seqüenciais e rítmicos, alternando-se as mãos para a região imediatamente adjacente. O posicionamento das mãos depende da seqüência realizada, e podem ser posicionadas proximal ou distalmente, seguindo sempre o fluxo da linfa (Figura 4-8).

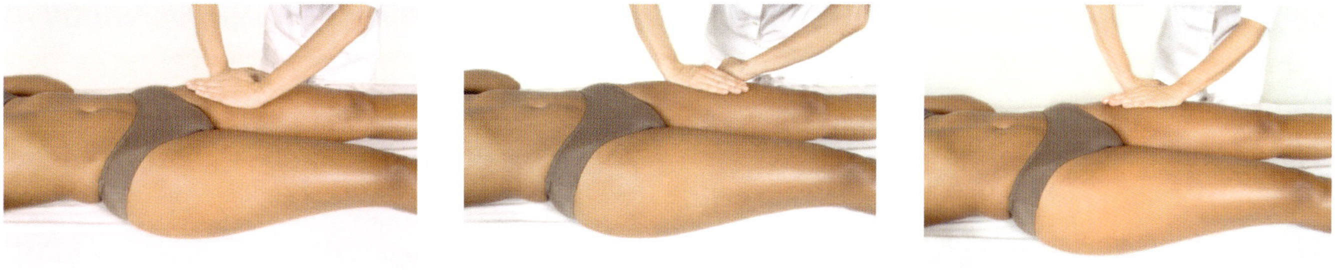

A B C

FIGURA 4-8

Manobras para drenagem linfática – movimento giratório ou de rotação no sentido proximal-distal. A) Início da ma-nobra na região proximal, com deslizamento da mão esquerda, B) alternância das mãos seguindo o trajeto das vias e C) reinício da manobra em posição mais distal.

Indicações e Contra-Indicações da Massagem de Drenagem Linfática

As manobras são indicadas na prevenção e/ou tratamento de:

- edemas;
- linfedemas;
- fibro edema gelóide;
- queimaduras;
- enxertos;
- acne;
- entre outras.

São contra-indicadas na presença de:

- processos infecciosos;
- neoplasias;
- trombose venosa profunda;
- erisipela;
- entre outras.

Orientações Gerais para a Terapia de Drenagem Linfática

Para a execução correta da massagem de drenagem linfática manual deve-se atentar para as seguintes questões:

- O segmento corpóreo em questão deve estar em posição de drenagem.
- A pressão exercida deve seguir sempre o sentido fisiológico da drenagem.

- A massagem deve iniciar-se pelas manobras que facilitem a evacuação, objetivando descongestionar as vias linfáticas.
- O conhecimento das vias de drenagem (ver Capítulo 1 – Sistema Linfático) é de vital importância para o sucesso da terapia.
- As manobras devem ser realizadas de forma rítmica e intermitente com uma pressão de 45 mmHg na presença de linfedema.
- Em lesões recentes, as manobras de arraste devem ser dispensadas pelo risco de promover cicatrização inadequada. Para maiores detalhes, consultar os Capítulos 15 e 17.

MASSAGEM REFLEXA

Basicamente, não existe massagem que não produza um efeito reflexo. Entretanto, são designadas como "reflexas" as técnicas que deixam de lado os efeitos mecânicos para centrar-se numa resposta involuntária de uma estimulação cutânea.[231]

As massagens reflexas datam do início do século XX, sendo que existem diferentes escolas, controversas ou não.[168,242,261,168,300] Entretanto, todas se baseiam em uma mesma concepção: o tecido conjuntivo é o ponto de partida das reações metaméricas, que são solicitadas mediante um estiramento unidigital que se realiza em zonas específicas.

Este método de massagem demonstrou ter grande influência sobre a função vegetativa (sistemas simpático e parassimpático). Quando habilmente aplicado, pode ser direcionado às condições patológicas específicas, com excelentes resultados.[318,675]

Uma terapia que se qualifique como reflexa deve obedecer às leis que regem a excitação nervosa e a transmissão sináptica.[231]

O que é surpreendente na teoria das relações segmentares é o fato de se encontrar relações reflexas não somente no sentido víscera-pele, mas também no sentido inverso. A relação reflexa víscera-pele nos mostra que a condição em que se encontra a víscera é um mecanismo de proteção. Já a relação pele-víscera é a via de ação terapêutica, dando o acesso necessário para se atingir a mesma.

As terapias reflexas podem ser classificadas segundo Courroy[140] em:

- **Massagem superficial** – técnicas de Dicke e de Teirich-Leub;
- **Massagem mista das zonas reflexas** – técnicas de Kohlraush, Glaeser & Dalicho, Vogler e Wetterwald;
- **Massagem chinesa e similares** – técnicas de Shiatsu e dos Chacras;
- **Massagem plantar** – técnicas de Fieltzgerald e de Inghan;
- **Auriculoterapia** – técnica de Nogier;
- **Massagem transversa profunda** – técnica de Cyriax;
- **Massagem abdominal reflexa** – técnica de Grossi.

Conceitos Básicos

Sabe-se que alterações patológicas das vísceras podem causar alterações na pele em áreas bem definidas. Este fato se deve à mesma origem embrionária e campos segmentares governados pelo mesmo nervo espinhal. Estas áreas são denominadas "zonas de Head", pelo fato desse autor ser o primeiro a descrevê-las. As alterações podem ser identificadas por inspeção palpatória, e seus conceitos básicos de identificação da zona afetada foram descritos por Holey & Watson.[311]

Em geral, os impulsos que nascem das vísceras não chegam a ser conscientes. A dor visceral em alguns casos é sentida no órgão onde se origina, mas em outros é referida a uma área distante e geralmente superficial em relação à víscera. A dor referida é difusa, não se localiza bem e refere-se a diversos pontos localizados no dermátomo inervado pelo mesmo segmento espinhal que supre a víscera. Raras vezes, esta dor ocupa a totalidade ou mesmo a maior parte do dermátomo correspondente. Na zona referida, podem surgir mudanças na qualidade da sensibilidade em resposta a um estímulo e alterações de limiar. Essa projeção da dor a um local distante da sua origem poderia ser explicada pela excitação de um grupo comum de neurônios do sistema nervoso central para onde se convergem fibras de diferentes fontes (fibras viscerais e fibras cutâneas da sensibilidade dolorosa). Os impulsos que partem dos neurônios viscerais e chegam ao cérebro são interpretados como provenientes da pele, interpretação que depende da experiência prévia, uma vez que as dores de origem visceral não são conscientes em condições normais, enquanto que as de origem cutânea alcançam o nível consciente.

As Relações Nervosas Reflexas

Estas relações são evidenciadas quando se realiza a massagem nas zonas inferiores do tronco com reação simultânea das zonas conjuntivas superiores, sem que seus órgãos correspondentes tenham realizado alguma ação. Esta reação simultânea nas zonas conjuntivas não trabalhadas se apresenta por irritação do dermátomo e também por perturbações do órgão correspondente.

Geralmente não se observa reações das zonas do tecido conjuntivo em sentido inverso, isto é, não foram observadas reações das zonas reflexas inferiores quando eram trabalhadas as zonas superiores. Desse modo, deduz-se a regra fundamental da massagem do tecido conjuntivo: deve-se iniciar a massagem nas zonas mais inferiores, mesmo nos casos em que momentaneamente as alterações mais intensas sejam das zonas superiores.

Exploração das Zonas Conjuntivas

As alterações dos tecidos conjuntivos nas áreas da superfície corporal correspondem às patologias de órgãos internos. Estas alterações são freqüentemente vistas como áreas achatadas ou deprimidas que podem estar circunscritas por áreas elevadas, edemaciadas.

As manobras diagnósticas são acompanhadas pela avaliação da resistência por parte dos tecidos, o que corresponde geralmente a uma sensação dolorosa. O terapeuta pode sentir crepitações quando o movimento é realizado com muita pressão.

Para melhor compreensão das zonas do tecido conjuntivo (Figura 4-9), de sua exploração e tratamento, é preciso conhecer as particularidades do tecido subcutâneo (ver Capítulo 1 – Noções de Citologia e Histologia). O tecido subcutâneo possui um pequeno grau de deslizamento com a derme e um maior grau com as fáscias. A conexão entre a epiderme e a derme é maior nas linhas de fenda.

As zonas de tecido conjuntivo da camada de deslizamento profundo, onde se realiza principalmente a massagem conjuntiva, apresentam alterações que levam à modificação da superfície cutânea. O tecido da zona conjuntiva apresenta depressões. O aumento na tensão da derme acompanha, ao que se observa, uma diminuição do líquido tissular no sentido de uma desidratação. Nos limites das depressões, os tecidos estão edemaciados; aparentemente, a mesma via nervosa reflexa que leva a um aumento da tensão e desidratação das zonas conjuntivas, provoca um aumento do líquido tissular e uma diminuição da tensão nas zonas limítrofes.

Inspeção

Realiza-se de forma sistemática, comparando as zonas conjuntivas simétricas que se manifestam por alterações do relevo da superfície cutânea. O terapeuta deverá observar de vários ângulos e, quando possível, incidir a luz em vários sentidos para a inspeção.

Palpação

É realizada pelo deslizamento da camada profunda, da derme contra a fáscia, em diferentes segmentos.

Recomenda-se que a palpação seja realizada com o indivíduo na posição sentada, sobre uma superfície dura, de preferência com o tronco ereto. Os membros inferiores devem estar flexionados a noventa graus com os pés apoiados no chão. Já a terapia pode ser realizada com o indivíduo em decúbito lateral.

A base da massagem do tecido conjuntivo é o resultado da palpação de todas as zonas do tecido conjuntivo. Isto porque as zonas desse tecido não estão somente em

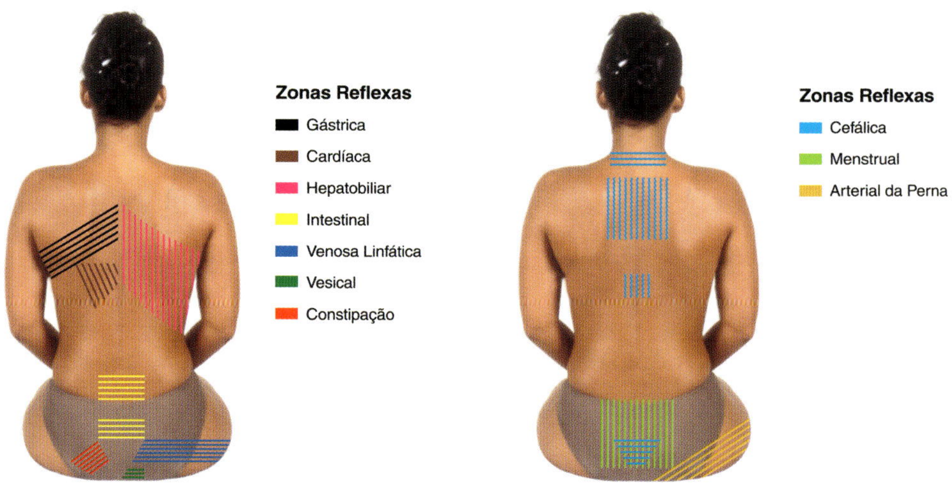

FIGURA 4-9

Representação das zonas reflexas conjuntivas.

relação com os órgãos, vasos e nervos correspondentes, mas também apresentam relações nervosas entre si.

MASSAGEM DO TECIDO CONJUNTIVO – MTC

A técnica da massagem conjuntiva (*bindegewebsmassage*, em alemão) só é eficaz segundo sua forma de ação se o terapeuta tiver conhecimento e habilidade. Seus defensores afirmam que o sistema autônomo é afetado por essa massagem, que por sua vez corrige os desequilíbrios nas funções vegetativas do corpo.

Um conceito fundamental da massagem do tecido conjuntivo (MTC) é que uma doença visceral pode causar alterações na pele, em zonas bem definidas do corpo (Zonas de Head), sendo que a manipulação dos tecidos conjuntivos da pele em uma zona bem definida pode gerar efeitos em outras estruturas que são derivadas do mesmo segmento mesodérmico.

Elizabete Dicke, fisioterapeuta alemã, foi quem idealizou a técnica durante uma grave afecção vascular em sua própria perna. A técnica foi descrita no livro *Mon massage du tissu conjonctif*,[167] da seguinte forma: "A técnica diagnóstica e terapêutica da massagem conjuntiva se caracteriza por um deslizamento da pele sobre os planos profundos. Se faz assim uma tração irritante sobre o tecido subcutâneo e intersticial. A técnica da massagem conjuntiva se realiza primordialmente com o dedo médio e o apoio conseqüente do indicador ou anular, movimento denominado de *traço estirado*. Para realizar a tração irritativa necessária sobre o tecido, há de se efetuar uma determinada pressão com os dedos sobre a pele. Porém uma tração excessivamente intensa não tem sentido, posto que diminui a tração exercida sobre o tecido conjuntivo. De acordo com o posicionamento dos dedos, de forma mais plana ou mais inclinada, sobre a superfície corporal, obtém-se uma ação mais superficial ou mais profunda do tecido tratado".

Conforme o intuito, a manobra do "traço" pode ser longa ou curta, formando-se uma onda conjuntiva regular e indolor, observando-se resistências sugestivas de perturbações profundas do dermátomo correspondente. Nesse caso, o indivíduo tratado sente uma dor "cortante" característica.

As manobras são iniciadas nas regiões lombar e pélvica, fato este denominado de "construção de base". A palpação diagnóstica pode evidenciar áreas bem delimitadas, geralmente unilaterais, deprimidas ou edemaciadas, com uma certa rigidez ou tensão, que deve ser relacionada a outros sintomas clínicos do paciente.[206]

As técnicas diagnósticas e de tratamento em que se utilizam basicamente as mesmas manobras desencadeiam, além das ações a distância, ações locais como calor e dermografismo elevado, certamente de origem histamínica.[349]

Outras manobras podem ser utilizadas com a mesma finalidade, de preferência bilateralmente, com finalidade comparativa: rolamento de uma prega cutânea e mobilização com a ponta dos dedos (Figura 4-10A e 4-10B).

A freqüência do tratamento pode ser diária, de acordo com a disponibilidade do cliente, por aproximadamente 10 a 12 sessões. A autora desaconselha ultrapassar 20 sessões consecutivas e recomenda a interrupção do tratamento caso não haja nenhum sinal de melhora após a quinta sessão.

Manobras Básicas da Massagem do Tecido Conjuntivo

Rolinho

Consiste na elevação do tecido subcutâneo, com o polegar e o dedo médio, movendo todo o tecido contra a fáscia (Figura 4-10A).

Traço

Com a polpa dos dedos, move-se a pele sobre as estruturas subjacentes, criando uma tração com manobras curtas e firmes no tecido conjuntivo e nas inserções musculares (Figura 4-10B).

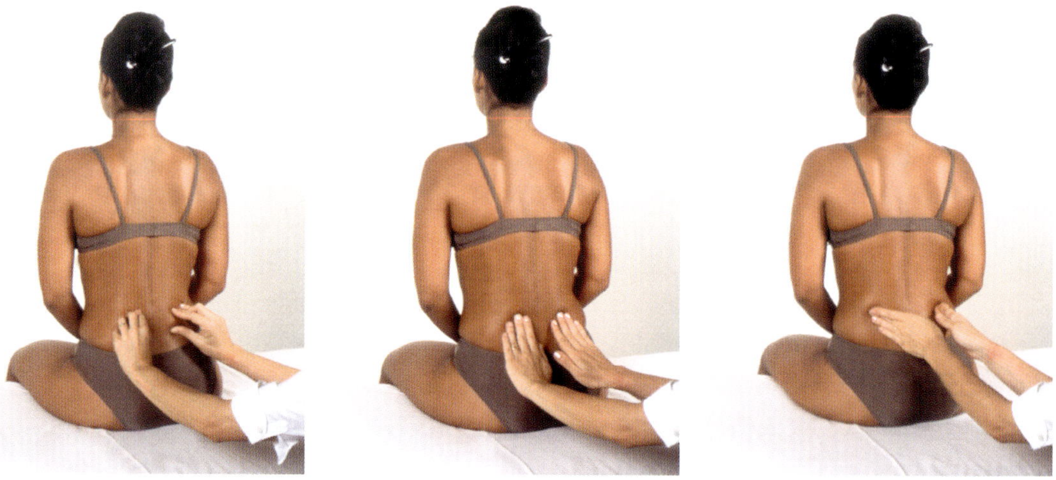

A B C

FIGURA 4-10

Manobras básicas da massagem do te-cido conjuntivo. A) Avaliação bilateral da elasticidade da pele por rolamento, B) avaliação da mobilidade tecidual por meio do traço e C) técnica de tratamento com movimentos diagonais na direção das áreas afetadas.

Técnica de Teirich-Leube

A técnica de Teirich-Leube é também denominada massagem do tecido organizado (fáscias e aponeuroses). O tratamento não segue um esquema fixo, mas é realizado em função dos resultados do exame, os quais são relacionados aos sintomas do paciente.[623]

As manobras são de rolamento, onde se trabalham os chamados "pontos de reação", em que o paciente informa constantemente a sua sensibilidade às manobras. Os efeitos benéficos das manobras estão relacionados à melhor circulação muscular e à regulação das tensões aponeuróticas.

Técnica de Kolrausch

É também denominada massagem do tecido conjuntivo e da musculatura, desenvolvida por Kolrausch em 1937, que em virtude de suas investigações acerca dos reflexos víscero-musculares, pensou na possibilidade de um reflexo terapêutico musculovisceral.[231,365,366] Para ele existe uma possibilidade de se atingir um órgão a partir de reações do miótomo correspondente. Essas alterações se manifestam como regiões hipertônicas e hiperálgicas, e que hoje são conhecidas como "pontos-gatilho", onde se encontram as chamadas "miogeloses" ou espasmos nodulares. As tensões musculares são observadas em faixas de alguns centímetros de espessura, que apresentam regiões muito dolorosas à pressão.

As manobras envolvem movimentos de fricção leve e rítmica nos pontos que apresentam miogeloses, visando reabsorvê-las. O método utiliza também os traços estirados, porém tangenciais à área tratada, uma vez que para o autor os movimentos transversais aumentam a tensão local.

O tratamento diagnóstico é efetuado com a ponta dos dedos, e as manobras são moderadas e mais superficiais quanto maior a tensão.

Técnica de Glaeser e Dalicho

A técnica foi desenvolvida em 1962 e está baseada no tratamento global de um segmento, envolvendo todos os tecidos que desencadeiem respostas reflexas, como a pele, tecido subcutâneo, fáscias, aponeuroses, musculatura e periósteo.[148] Os tecidos envolvidos são tratados com técnicas diferenciadas, em sessões de 20 minutos, duas ou três vezes por semana, até o desaparecimento completo das alterações segmentárias.

Os defensores da técnica também iniciam o tratamento pelas regiões lombar e sacral, além da coluna vertebral, seguindo para o segmento alterado.

Técnica de Vogler

Também chamada de massagem do periósteo, apresenta efeitos antiálgicos e tróficos no tratamento de alterações ósseas, articulares e viscerais.

O tratamento estimula a sensibilidade neurovegetativa do metâmero, influenciando a víscera correspondente, sendo seu efeito principalmente antiespasmódico e circulatório.

A técnica de Vogler consiste em massagear as superfícies ósseas durante 2 a 5 minutos com a ponta do dedo médio ou polegar, ou ainda com toda a segunda falange dos dedos indicador e médio. A pressão inicialmente é suave, aumentando progressivamente à medida que se nota resistência localizada. As manobras são realizadas em áreas de pequena massa muscular, que possibilitem o acesso ao periósteo, como por exemplo as costelas, apófises transversas e cristas ilíacas. Deve-se evitar locais onde os nervos periféricos são mais superficiais e emergências nervosas.

Após as primeiras aplicações a dor pode ser intensificada, porém, com o passar das sessões, os pontos vão se tornando cada vez menos sensíveis.

Em casos de tendinites o tratamento permite a atenuação da dor, mas para resultados mais expressivos, deve-se suprimir os fatores causais do problema.

Técnica de Wetterwald

Em 1910 Félix Wetterwald descreveu uma manobra que envolve um pinçamento tecidual, onde se executam manobras de deslizamento e amassamento em rotação (palpar-rodar), utilizando-se principalmente os polegares e indicadores (Figura 4-11).

O tratamento destina-se essencialmente ao planos cutâneos e subcutâneos, com efeitos reflexos e mecânicos nos infiltrados e aderências.[191]

O tratamento pode provocar dor e deve ser utilizado com cautela em regiões que apresentam fragilidade capilar ou hipersensibilidade.

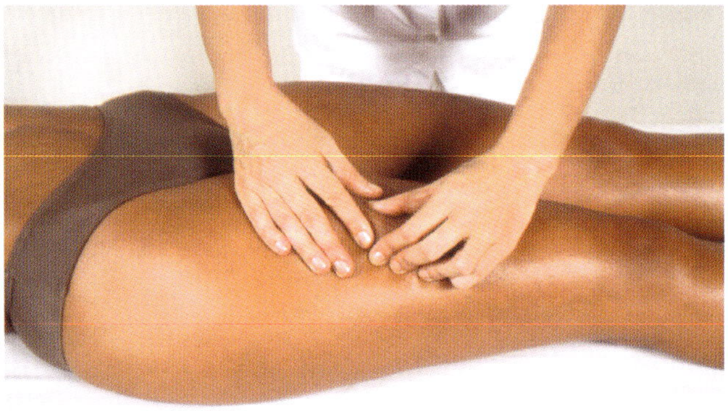

A

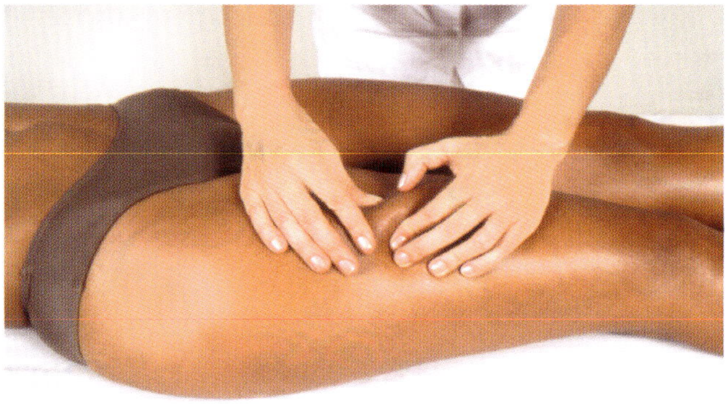

B

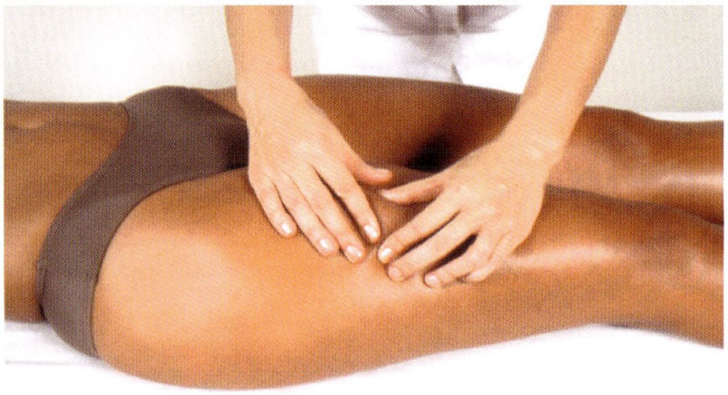

C

FIGURA 4-11

Manobra de Wetterwald. A) Pinçamento do tecido com o indicador direito e o polegar esquerdo associado à rotação, B) inversão do pinçamento com alternância entre o polegar e o indicador e C) reinício do movimento de deslizar-rolar.

Massagem Chinesa e Similares

Dentre os vários sistemas de massagem oriental, muitos derivam da cultura chinesa e se relacionam aos pontos de acupuntura situados ao longo dos meridianos.

A acupressura consiste na aplicação profunda com os dedos sobre os pontos de acupuntura, que correspondem às disfunções orgânicas, sendo que a equivalência japonesa desse tratamento é denominada *shiatsu*. Os pontos a serem manipulados são nomeados segundo seu meridianos, que por sua vez estão ligados à sua origem nos órgãos internos e, por esse motivo, as massagens orientais são consideradas reflexas. Existem basicamente três técnicas de massagem chinesa:

- manobras clássicas – parecidas com as técnicas ocidentais;
- massagens puntiformes;
- massagens lineares.

Estudos de eletrofisiologia evidenciaram algumas áreas da pele com um aumento de condutibilidade e diminuição da resistência elétrica, características coincidentes com a descrição dos pontos de acupuntura. Através de fibras somáticas aferentes, os estímulos nociceptivos dos pontos de acupuntura chegam ao corno posterior da medula, estabelecendo sinapses com neurônios motores homolaterais e/ou contralaterais, para formar um arco reflexo somato-somático, e com neurônios pré-ganglionares simpáticos para formar o arco reflexo somato-visceral. Este último é uma das vias pelas quais os pontos de acupuntura atuam sobre órgãos internos.[679,680]

A pressão nos pontos de acupuntura ou acupressão assegura que o fluxo energético se mantenha em equilíbrio (*yin* e *yang* – respectivamente energia negativa e positiva, opostas e complementares).[51,508] O efeito analgésico pode ser conseguido por hiperestimulação desses pontos de acupuntura, pelo fato de que estes estão associados a nervos, receptores de pressão e estiramento.[633,659] Uma constatação importante e cientificamente comprovada é que 50% dos pontos de acupuntura encontram-se sobre troncos nervosos, e 71% coincidem com os chamados "pontos-gatilho", ou ainda pontos motores.[121,429] Esses pontos apresentam uma resistência elétrica menor, que pode ser mensurada.[193]

A acupressão é aplicada nos pontos de acupuntura com os polegares ou dedo médio, onde realizam-se fricções circulares durante 1 a 5 minutos.

Shiatsu

O shiatsu, como a maioria dos sistema orientais, aborda a saúde de forma holística. Trata-se de uma técnica japonesa que significa "pressão com o dedo", e consiste em imprimir uma pressão em pontos determinados e promover a rotação e o alongamento de articulações.[83,496]

Reflexologia Plantar e Auricular

A reflexologia plantar é uma técnica terapêutica ancestral executada em vários países como China, Índia, Tibete e Egito. A técnica foi reabilitada no século XX com estudos de dois norte-americanos, o médico otorrinolaringologista Dr. William Fitzgerald e a fisioterapeuta Dra. Eunice Ingham, que realizaram estudos sobre a correlação entre o alívio da dor em determinada parte do corpo e a aplicação de pressão em pontos correspondentes nos pés.[6,319] Fitzgerald baseia sua teoria em conceitos comuns à massagem tailandesa, que é a divisão do corpo em dez zonas de energia. Essas são longitudinais, simétricas e se estendem desde a parte superior da cabeça, passando pelos dedos das mãos, seguindo até os pés. Juntando-se os pés, obtém-se um contorno completo do corpo humano, no qual o hálux representa a cabeça, as laterais dos pés correspondem às partes externas do corpo (ombros, joelhos e quadril), e as faces mediais, a coluna. O pé direito regula o lado direito do corpo, e o pé esquerdo, o lado esquerdo. Qualquer deficiência do fluxo de energia desta fonte pode afetar os órgãos ou sistemas a ela correspondentes.

As manobras são executadas com o polegar ou indicador em movimentos de deslizamento ou fricção circular. Para correta e segura aplicação da técnica, sugerimos consultar literatura específica e detalhada.[206,311]

No caso da auriculoterapia ou massagem reflexa na orelha, o princípio é basicamente o mesmo da reflexoterapia plantar e palmar, ou seja, pontos específicos do pavilhão auricular correspondem a diferentes órgãos. Nessa técnica é preciso saber que o pavilhão auricular representa um indivíduo em posição fetal.

Segundo Lu & Needhan[418] há relatos de que um curandeiro rural francês em 1950 tratou com sucesso uma ciatalgia cauterizando as aurículas. Também na década de 1950, o francês Nogier[495] descreveu técnicas de acupuntura auricular, aperfeiçoando-as na década de 1970.

Como os pontos a serem estimulados nesse caso são pequenos, pode-se estimulá-los com a ajuda de um instrumento apropriado.

Massagem Abdominal Reflexa – Técnica de Grossi

A técnica de massagem reflexa desenvolvida por Grossi em 1952 consiste de uma reeducação da secreção e motricidade do sistema digestivo, com indicações muito específicas como aerofagias, constipação e hérnia de hiato.[261]

Pode-se executar pressões em pontos sensíveis duas ou três vezes com o dedo médio, anular ou com os dois, com a finalidade de ampliar sua zona de ação. Outra forma de estímulo proposta pelo autor é se executar traços, circunscrevendo a região envolvida.

Massagem Transversa Profunda – Técnica de Cyriax

A técnica desenvolvida por Cyriax consiste de movimentos de fricção transversais às fibras do tecido envolvido com objetivo de mobilizá-los, liberando aderências e diminuindo a dor.[147]

O tratamento, quando adequadamente administrado, possui duplo efeito: uma hiperemia traumática e o movimento dos planos. A hiperemia traumática promove um grande afluxo de sangue na área massageada, acelerando a eliminação de substâncias algogênicas e produzindo uma analgesia temporária.

Através do movimento de vai-e-vem, a massagem libera as estruturas doloridas das aderências existentes e previne a formação de outras.

As manobras podem ser executadas pelo dedo indicador apoiado pelo dedo médio, ou ao contrário, o dedo médio apoiado pelo indicador e estabilizado pelos outros dedos, ou ainda o polegar com os demais dedos em contraposição.

As manobras devem ser localizadas, podendo durar de 3 a 5 minutos para lesões recentes, podendo se prolongar por 15 a 20 minutos no caso de lesões crônicas.

As regiões tratadas ficam sensíveis e, apesar deste fato, o autor não recomenda diminuir a pressão da manobras, e sim aumentar o intervalo entre as sessões, que varia entre dois e sete dias.

Para correta aplicação da técnica, deve-se utilizar os seguintes critérios:

- Identificar corretamente o ponto a ser tratado, sabendo-se quais as implicações reflexas deste.
- Não utilizar lubrificantes, pois estes impediriam a correta mobilização tecidual.
- Os dedos do fisioterapeuta e a pele do paciente deverão mover-se como uma unidade, e a manobra deverá ser aplicada transversalmente às estruturas. Para tanto, são necessários conhecimentos anatômicos destas.
- O posicionamento correto das mãos do terapeuta poderá auxiliar na prevenção de lesões articulares.

A utilização terapêutica das fricções profundas apresenta efeitos benéficos em cicatrizes antigas e sem mobilidade (ou apenas para preveni-las), lesões musculares, tendinosas e ligamentares.

As fricções profundas são contra-indicadas na presença de processos infecciosos, patologias da pele, neoplasias ou tuberculose, lesões vasculares como tromboflebite e trombose venosa profunda, entre outras.

Condições Gerais para as Terapias Reflexas

- Não se deve utilizar lubrificantes, nem se executar as manobras em regiões com excesso de pêlos.
- O posicionamento do indivíduo a ser tratado dependerá da técnica a ser executada, sendo utilizada comumente em terapias reflexas a posição sentada com os pés apoiados, os decúbitos dorsal, ventral e lateral.
- A massagem deve ser realizada em uma sala de temperatura agradável, bem ventilada e com iluminação adequada.
- O paciente deve estar o mais confortável possível, evitando posições forçadas.
- O local a ser massageado deve estar desprovido de vestes e convém que o terapeuta não use anéis ou pulseiras.
- As macas utilizadas para as terapias manuais devem ser de altura regulável para que se adaptem adequadamente ao terapeuta, caso contrário demandará um grande desgaste por parte do mesmo.

Massagem com Equipamentos

Existem no mercado diversos tipos de equipamentos para auxílio da massagem, como os vibradores de compressão pneumática ou a vácuo. Eles podem produzir efeitos terapêuticos similares aos da massagem manual, além de evitar as sobrecargas articulares que ocorrem nos terapeutas que atendem um número grande de clientes.

Obviamente, os efeitos psicológicos ocasionados pelo ato físico de tocar o indivíduo deixam de acontecer. Portanto, o terapeuta deve ter sensibilidade e conhecimento para optar por tais recursos.

RESUMO

Dentre os recursos terapêuticos utilizados na área dermato-funcional, a massagem se destaca pela grande variedade de técnicas, além de sua ampla aplicabilidade.

A massagem exerce efeito mecânico local, decorrente da ação direta da pressão exercida no segmento massageado, e também uma ação reflexa, indireta, por liberação local de substâncias vasoativas.

Os efeitos fisiológicos da massagem clássica podem ser divididos em: circulatórios, neuromusculares, metabólicos e reflexos.

Dentro do contexto de edema linfático, a massagem é um dos recursos de grande auxílio ao terapeuta. Para esse tipo de massagem é necessário o conhecimento da localização dos linfonodos acessíveis à massagem. A direção e o sentido da pressão da drenagem são determinados pela localização dos vasos linfáticos.

Leduc preconiza a utilização de cinco movimentos: drenagem dos linfonodos, círculo com os dedos, círculo com o polegar, movimentos combinados (polegar e dedos) e pressão em bracelete. As manobras de drenagem propostas por Vodder são: círculos fixos, movimentos de bombeamento, movimento do "doador" e movimento giratório ou de rotação.

O conceito fundamental da massagem do tecido conjuntivo é que uma doença visceral pode causar alterações na pele, em zonas bem definidas do corpo, sendo que a manipulação dos tecidos conjuntivos da pele em uma zona bem definida pode gerar efeitos em outras estruturas que são derivadas do mesmo segmento mesodérmico. O tecido da zona conjuntiva apresenta depressões.

No caso da auriculoterapia, ou massagem reflexa na orelha, o princípio é basicamente o mesmo da reflexoterapia plantar e palmar, ou seja, pontos específicos do pavilhão auricular correspondem a diferentes órgãos.

A técnica desenvolvida por Cyriax consiste de movimentos de fricção transversal às fibras do tecido envolvido, com o objetivo de mobilizá-los, liberando aderências e diminuindo a dor.

5

Termoterapia

Palavras-Chave

Crioterapia
Bandagem Fria
Forno de Bier
Radiação Infravermelho

CRIOTERAPIA

O centro responsável pelo controle da temperatura corpórea se localiza na região pré-óptica do hipotálamo anterior.[281] A diminuição da temperatura é a primeira resposta fisiológica do organismo ao resfriamento, ocorrendo de forma localizada e imediatamente após a aplicação do gelo.

Os receptores de temperatura transmitem impulso tanto para temperaturas ambientais como para mudanças bruscas de temperatura, sendo que os localizados nos nervos profundos são menos vulneráveis à ação do gelo ou da temperatura elevada. A ordem das sensações, quando aplica-se gelo é: formigamento, cócegas, frio, dor e perda da sensação tátil. A sensação de dor observada nos primeiros minutos após a aplicação da crioterapia é atribuída principalmente à vasoconstrição.[356]

De acordo com Knight[356] há controvérsias em relação à utilização terapêutica da crioterapia, uma vez que existem numerosas opiniões sobre suas bases teóricas, técnicas apropriadas de aplicação e as respostas fisiológicas do organismo. Segundo o autor, os resultados clínicos têm mostrado que a aplicação da técnica pode proporcionar diminuição de dor, espasmo muscular, hipóxia secundária, espasticidade e edema.

Efeitos Fisiológicos do Frio

No Local da Aplicação

Trabalhos antigos já demonstravam que a resposta circulatória inicial à aplicação terapêutica do frio é a vasoconstrição.

Uma das principais funções do gelo no sistema circulatório é a diminuição do fluxo sangüíneo devido à vasoconstrição.[359,389] Esse efeito acarreta um controle da hemorragia inicial intra-tecidual e limita a extensão da lesão.

A vasoconstrição que ocorre por um estímulo das fibras simpáticas[389] e a diminuição da pressão oncótica juntamente com a diminuição da permeabilidade da membrana levam a uma redução do edema.[357] Também se sabe que a vasoconstrição ocorre devido a uma diminuição do fluxo sangüíneo nos vasos lesados,[382] sendo que o efeito da histamina na membrana vascular também é diminuída com a ação do gelo.[91]

Em traumas mecânicos, o gelo é utilizado imediatamente após a lesão com o intuito de diminuir o extravasamento celular por meio da vasoconstrição e de promover diminuição do edema devido a um decréscimo do metabolismo e da permeabilidade,[389] reduzindo assim a morbidade da lesão.[145]

Segundo Knight,[356] após um trauma ocorre hemorragia decorrente da lesão vascular com conseqüente extravasamento sangüíneo. A crioterapia é de suma importância pois restringe o extravasamento sangüíneo, diminuindo a intensidade da hemorragia e conseqüentemente os seus efeitos secundários, como a lesão por hipóxia secundária. O controle do hematoma é de extrema importância na fase inicial da lesão, uma vez que a formação do hematoma pode gerar uma resposta inflamatória e edema. Nos casos onde ocorre a formação do edema, este pode comprimir terminações nervosas e induzir o ciclo dor-espasmo-dor, que reduz a força muscular e a amplitude de movimento.

Após um trauma, inflamação ou degeneração de partes moles, as células mesenquimatosas indiferenciadas tendem a migrar para o local do trauma e se diferenciam de forma gradual em fibroblastos. Estes deslocam-se ao longo das camadas de fibrina, multiplicam-se e desenvolvem organelas que produzem colágeno.[85] Essas fibras de colágeno recém-formadas vão se distribuir de forma aleatória no tecido conjuntivo frouxo. Caso este colágeno tenha maior síntese do que degradação, resultará em fibrose, já que seu metabolismo consiste em degradações e sínteses contínuas.[288] No trauma e na inflamação, a terapia com gelo atua prevenindo o extravasamento sangüíneo, levando a uma menor quantidade de fibrinas e a uma menor síntese de colágeno, minimizando assim a aderência. Já que a imobilização pós-trauma também contribui para o aumento da síntese de colágeno, o gelo pode atuar diminuindo o tempo de imobilização.

O fluxo sangüíneo permanece diminuído por aproximadamente 20 minutos após a aplicação do gelo.[358,360] De acordo com Knight,[356] não é certo alguns terapeutas usufruírem do gelo, da compressão e da elevação somente por 20 minutos em casos de lesões agudas, pois esse tempo não é suficiente para que ocorra a diminuição do fluxo sangüíneo, da hemorragia e da hipóxia secundária. A aplicação deve ser, segundo o autor, intermitente por 30 minutos em qualquer segmento corpóreo e 45 minutos na musculatura de grande secção transversal, num intervalo de uma a duas horas, sobre a pele nas primeiras 12-24 horas após a lesão. No entanto, segundo Fu *et al.*,[228] a crioterapia exerce seus efeitos benéficos quando aplicada em até 48 horas após a lesão, prevenindo a formação do hematoma.

O uso alternado entre o gelo e a água acima dos 35°C, ou seja, o banho de contraste, está relacionado com as mudanças na circulação devido ao mecanismo de bombeamento. A alternância entre a vasodilatação e a vasoconstrição levam a um aumento do bombeamento sangüíneo, por isso o contraste aumenta o fluxo, aumentando a quantidade de nutrientes para reparar o tecido, diminuindo assim o edema. Por outro lado, para a diminuição do edema é necessária a retirada de proteínas livres de pequena densidade molecular do local lesado, que ocorre via sistema linfático. Nesse caso, não há alteração com a aplicação do banho de contraste. A alternância entre exercícios físicos e o gelo é mais indicado por ter uma interferência significativa no sistema linfático, favorecendo um maior bombeamento por minuto, via contração muscular.[356]

A temperatura da pele sofre decréscimo logo após o contato com o gelo, porém mesmo após sua retirada, esta resposta ainda permanece por aproximadamente 1 hora.[41] Segundo Knight *et al.*,[359] a aplicação do gelo por 30 minutos, utilizando diferentes métodos, faz com que a temperatura permaneça menor que a inicial mesmo após 60 minutos de sua retirada.

De acordo com Knight,[356] a vasoconstrição permanece por um período relativamente longo após a retirada do estímulo hipotérmico, resposta esta que não confirma a crença de alguns fisioterapeutas que acreditam na ocorrência de uma vasodilatação induzida pela crioterapia. Não pode-se dizer que há uma vasodilatação induzida e sim uma redução parcial da vasoconstrição, uma vez que o diâmetro do vaso após a terapia não ultrapassa seu diâmetro inicial. O próprio autor mostra que um vaso de aproximadamente 5 de diâmetro (unidade arbitrária) tem durante a aplicação do gelo seu diâmetro reduzido para 1 e, após o término da terapia, o diâmetro torna-se 3; concluí-se que não ocorre uma vasodilatação propriamente dita.

Um detalhe que chama a atenção de muitos profissionais é o aspecto de eritema cutâneo formado após a aplicação do gelo. Para Collins[133] a cor vermelha brilhante é decorrente da presença de oxiemoglobina e da hemoglobina reduzida no sangue. Segundo o autor, a razão para esta ocorrência é que, em baixas temperaturas, ocorre um desvio na curva de dissociação do oxigênio, porque a dissociação da oxiemoglobina é mais lenta.

O gelo associado à compressão faz com que se tenha uma maior diminuição da temperatura na pele e uma maior manutenção desta após a retirada do mesmo.[458]

Segundo estudos realizados por McMaster *et al.*[447] na articulação do joelho de 42 indivíduos, a temperatura intra-articular foi diminuída de 9,4 ± 0,7 °C em 30 minutos de aplicação, apresentando um decréscimo de 4,4 °C mesmo após 150 minutos da sua retirada.

Não restam dúvidas de que a resposta fisiológica inicial ao frio, na circulação, é a vasoconstrição, mas há controvérsias em relação à vasodilatação induzida pelo frio.[357] Alguns autores acreditam que o frio provoca vasodilatação. Na década de 1930, Lewis[399] observou que imediatamente após a imersão dos dedos em água gelada existia uma nítida diminuição da temperatura; no entanto, entre o oitavo e o décimo minutos após a imersão, a temperatura começava a aumentar e seguiam-se períodos de diminuição e de elevação da mesma. O autor atribuiu essa oscilação de temperatura à vasodilatação induzida pelo frio e foi denominada reação de "Hunting".

Clarke *et al.*[130] verificaram uma diminuição do fluxo sangüíneo quando a temperatura diminuía para 18 °C e um marcante aumento deste com a temperatura a 2 °C. Este último aumento é compatível com a reação de "Hunting", descrita por Lewis[399] em 1930; posteriormente, Nelms & Sope[492] em 1962 explicam o aumento do fluxo sangüíneo como um esforço do organismo para manter a temperatura adequadamente estável, com o objetivo de prevenir possíveis lesões teciduais. Segundo os autores, esta dilatação dos vasos sangüíneos apesar do frio ocorre intermitentemente na medida do necessário para manter um nível mínimo de temperatura segura. Os autores concluíram que a dilatação dos vasos é mediada pelos nervos somáticos e possivelmente através de um reflexo axonal. Fibras adrenérgicas com receptores beta e fibras colinérgicas também estão disponíveis para produzir tal vasodilatação.

Olson & Stravino[505] revelam que o resfriamento causa vasoconstrição, diminui o metabolismo tecidual e bloqueia a liberação da histamina, responsável pela vasodilatação.

Após aplicação de gelo na articulação do tornozelo, durante 25 minutos, foi verificada uma diminuição do fluxo sangüíneo, sem que ocorresse vasodilatação induzida pelo frio e nem vasodilatação reflexa seguida da aplicação do frio.[354]

Segundo Johannsen & Langberg,[328] o tratamento de traumas agudos deve associar o repouso, a elevação, a compressão e a crioterapia para ser mais eficiente. A elevação do membro lesado vai facilitar a drenagem venosa devido a uma diminuição da pressão hidrostática no capilar,[356,34] tendo como objetivo a diminuição do edema nos cuidados imediatos das lesões agudas.[356] Caso não seja feita a elevação, poderá ocorrer um aumento da pressão de retorno, aumentando assim a pressão de filtração; isso acarretará um aumento da estase venosa e linfática, diminuindo assim a drenagem.

Monteiro-Pedro[473] demonstrou em um estudo experimental que a aplicação do gelo associada à elevação do segmento possibilita a redução significativa do edema. Os dados encontrados pela autora mostram que a pata posterior do rato após administração de dextrano apresentava um aumento de 110% em relação ao volume inicial. Os animais foram tratados com elevação da pata e aplicação de gelo por períodos de 30 ou 60 minutos observando-se um aumento de 26,35% e 19,11% em relação ao volume inicial, respectivamente.

De acordo com Collins[133] os processos químicos e biológicos sofrem uma lentificação com a queda da temperatura, visto que todos os sistemas enzimáticos operam numa temperatura denominada ótima. Ainda segundo o autor, a viabilidade celular é criticamente dependente dos sistemas de transporte de membrana que envolvem bombas bioquímicas ativas e vazamentos passivos nas membranas, o que mantém a composição iônica intracelular.

O frio diminui a severidade das queimaduras bem como o tempo de cura. As queimaduras mais superficiais respondem melhor à aplicação do gelo, diminuindo a dor e a extensão da hiperemia e das bolhas. Deve ser aplicado o mais rápido possível, pois o atraso na aplicação do gelo em dois dias é o suficiente para aumentar a severidade e o tempo da cura da lesão.[288]

Poucas horas após a queimadura ocorre uma vasodilatação e conseqüente aumento da permeabilidade capilar, permitindo uma maior liberação de plasma para o local da lesão. Devido a este escape, plaquetas e leucócitos aderem às paredes vasculares, causando trombose e isquemia[358]. Conclui-se então que o resfriamento local é benéfico, visto que a crioterapia induz uma vasoconstrição, limitando o escape de plasma, e a prevenção da hipóxia secundária é possível devido à diminuição do metabolismo celular.

Vários são os trabalhos que relacionam a atividade neuromuscular ao resfriamento. Halar *et al.*[289] observaram que a velocidade de condução nervosa motora periférica diminui à medida que a temperatura do tecido cai. Além disso, Lehmann & Delauter[390] relataram que o resfriamento pode afetar a condução nervosa através do nervo periférico, tanto sensitivo como motor, bem como a transmissão dos impulsos nervosos através da junção mioneural. Nesse sentido, Guirro *et al.*[272,273] analisaram a atividade elétrica e a força desenvolvida pelo músculo bíceps braquial após 40 minutos de aplicação de um pacote de gelo picado diretamente sobre a pele. Os autores relatam que a atividade elétrica (freqüência mediana, amplitude do sinal, densidade espectral de potência) e a força foram significativamente reduzidas imediatamente após o resfriamento local, retornando a níveis próximos da normalidade após 40 minutos da retirada do estímulo (Figura 5-1).

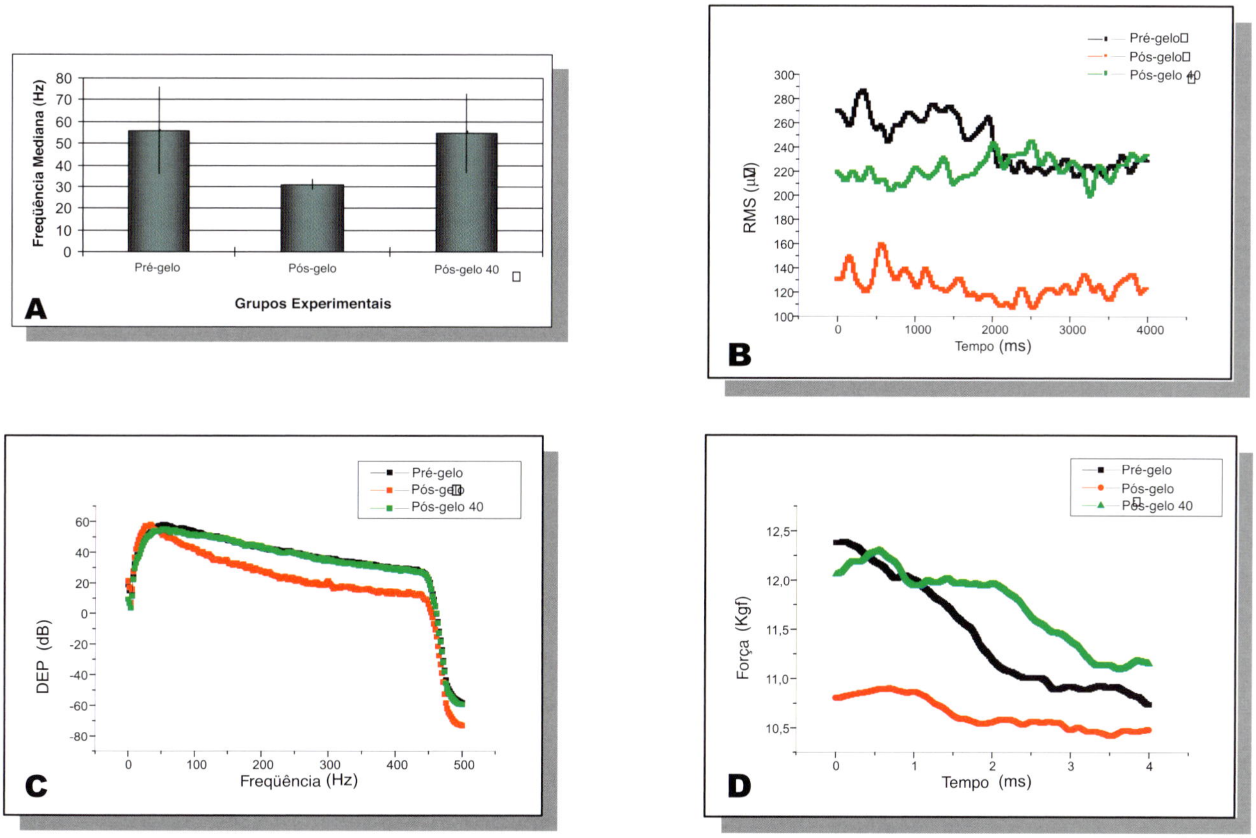

FIGURA 5-1

Valores médios dos vários parâmetros analisados a partir do espectro do sinal eletromiográfico. A) Freqüência mediana (Hz), B) amplitude - RMS (mV), C) densidade espectral de potência (dB) e D) força (Kgf) dos músculos flexores do antebraço, nos diferentes grupos experimentais, n=8. (Dados de GUIRRO, R.; DAVINI, R.; NUNES, C.V. As respostas musculares induzidas após o resfriamento local. Anais do IX Congresso Brasileiro de Biomecânica, Gramado, pp. 305-10, 2001.)

Em geral, o resfriamento diminui a capacidade de trabalho muscular.[65,150] A justificativa para a diminuição da força pode ser em função da diminuição da atividade mioelétrica, uma vez que Stokes & Young[605] consideram que o nível de ativação muscular é o resultado do número de unidades motoras recrutadas e de sua taxa de disparo. Esta posição é ratificada por Gertz *et al.*,[240] os quais ressaltam que a força desenvolvida por um músculo em contração depende da excitação neural que lhe é aplicada. Para Rantanen[538], a exposição freqüente ao frio pode ser um fator de risco para distúrbios musculoesqueléticos, aumentando o estresse físico de trabalho, bem como alteração no rendimento muscular.

Petrofisk & Lind[524] encontraram uma relação direta da freqüência mediana com a diminuição da temperatura intramuscular, isto é, quanto menor for a temperatura a que o músculo é exposto menor será a freqüência mediana apresentada por este músculo. De acordo com Merletti *et al.*,[457] o resfriamento do músculo primeiro interósseo dorsal causou uma imediata e substancial redução da freqüência mediana. O autor justifica os seus resultados pela redução da temperatura intramuscular gerando com isso uma diminuição do fluxo sangüíneo local.

Para Oksa *et al.*,[501] as alterações da freqüência mediana e da amplitude da atividade mioelétrica refletem mudanças no recrutamento e disparo de unidades motoras. A redução dos valores médios do RMS imediatamente após a aplicação do estímulo térmico podem ser decorrentes de alguns fatores; segundo Stevens & Godt,[600] a alteração de temperatura muscular *in vivo* pode promover mudanças concomitantes do pH. E ainda de acordo com Stulen & DeLuca,[607] a diminuição da temperatura muscular ou mesmo a isquemia muscular podem levar a um acúmulo intenso de metabólitos ocasionando uma diminuição da performance muscular bem como alteração nos processos neuromusculares.

Outro ponto a ser considerado é o tipo de fibra muscular em que é aplicado o resfriamento. Para Sargeant[566] e Faulkner *et al.*[218] a diminuição da performance muscular e da atividade mioelétrica aparentam ser dependentes da velocidade, pois exercícios rápidos são mais afetados pelo resfriamento do que os mais lentos, sugerindo assim que as fibras musculares de contração rápida são mais susceptíveis ao resfriamento.

A utilização da crioterapia para o aumento da amplitude de movimento muscular ainda é incerta. O aumento do limiar da dor e a diminuição da velocidade de condução nervosa beneficiam o alongamento muscular; em contrapartida, a diminuição da extensibilidade do tecido conjuntivo atua reduzindo a flexibilidade muscular.[221]

Para que seja atingido o resfriamento muscular em indivíduos magros, são necessários no mínimo 10 minutos, sendo que em indivíduos obesos este tempo sobe para 30 minutos, pois somente com esse tempo o resfriamento consegue ultrapassar a camada de gordura.[389] Lentell *et al.*[397] recomendam que após a realização do alongamento muscular deve-se resfriar os tecidos moles com a aplicação do gelo para minimizar a dor muscular pós-alongamento e manter uma maior amplitude de movimento.

Para concluir, segundo Bigland-Ritchie *et al.*,[71] o resfriamento muscular pode alterar a atividade elétrica do músculo, alterando assim o controle motor e com isso comprometendo a performance muscular, o que é ratificado por Oksa *et al.*,[501] os quais utilizam o resfriamento sistêmico, a uma temperatura de 20 °C, e observam uma diminuição da performance muscular e distúrbios músculo-esqueléticos, ocorrendo o mesmo fato na atividade mioelétrica.

Reação Consensual

Monteiro-Pedro,[473] em um estudo experimental em ratos sobre a ação do gelo e da elevação da pata sobre o edema provocado por dextrano na pata do animal, observou que há redução do edema quando a pata contralateral é resfriada e elevada. A autora relata que uma possível explicação para estes resultados estaria associada à diminuição da pressão hidrostática capilar e à vasoconstrição reflexa generalizada ou reação consensual, assim como às alterações metabólicas de ordem sistêmica provocadas pelo frio. Essas alterações incluem a diminuição da temperatura e do fluxo sangüíneo que poderiam interferir na ação da histamina sob as células endoteliais e, conseqüentemente, na pressão coloido-osmótica. Downey[180] revela que a vasoconstrição resultante da aplicação do frio em uma articulação também ocorre na articulação do membro contralateral, sendo este efeito o chamado efeito reflexo ou consensual.

Tolozan & Brown-Sechuard[632] observaram a ocorrência do resfriamento de uma das mãos quando a outra estava imersa em água gelada e atribuíram o fenômeno ao reflexo vascular provocado pelo frio na pele. A vasoconstrição observada em outras áreas quando o frio é aplicado em um segmento corpóreo, segundo Downey,[180] deve-se ao reflexo nervoso mediado pelos receptores de temperatura da pele e depende da integridade do sistema nervoso central. Foi demonstrado que a resposta vasoconstritora dos dedos ao resfriamento das pernas foi mediada pelos nervos simpáticos.

No Metabolismo

Alguns autores têm mostrado que o frio não produz apenas alterações vasculares, mas também metabólicas. Schaubel[571] relatou que a redução da temperatura local diminui o metabolismo que, por sua vez, diminui a demanda de oxigênio e a nutrição[3]. O menor consumo de oxigênio possibilita uma sobrevida por um maior período de isquemia ou de diminuição parcial da circulação, evitando assim a hipóxia secundária e conseqüentemente a morte celular.[357] Isso leva a uma menor extensão do tecido lesado, o que diminui as proteínas livres e a pressão oncótica do tecido, reduzindo assim o edema. Segundo experimento descrito por Blair[79] em cachorros, o consumo de oxigênio varia de acordo com a diminuição da temperatura. A 37 °C uma célula apresenta um consumo máximo de oxigênio (100%), sendo que a 15 °C a sua necessidade reduz à 10%. O CO_2, um dos mais importantes metabólitos do organismo, sofrerá alterações que acarretarão na diminuição da sua concentração, levando a um aumento do tônus vascular e conseqüentemente a uma diminuição do seu diâmetro, ou seja, uma vasoconstrição.

De acordo com Folkon *et al.*[225] o tônus vascular, na maioria das regiões, é sensivelmente ajustado para receber as necessidades do metabolismo tecidual. Com o resfriamento, o metabolismo tecidual diminui e menos metabólitos são produzidos, os quais tendem a aumentar o tônus vascular. Knight[357] relatou que a hipotermia reduz o metabolismo e o consumo de oxigênio nos tecidos, permitindo ao tecido sobreviver por longos períodos de isquemia durante a circulação diminuída ou interrompida.

5

Downey[180] enfatiza que as respostas ao resfriamento são locais, isto é, o metabolismo da área à qual foi aplicado gelo diminui, resultando em uma menor demanda de oxigênio e nutrientes para a área tratada.

Os tecidos dos organismos homeotermos suportam bem, durante certo tempo, temperaturas muito baixas, mesmo as próximas de zero grau Celsius (0 °C), sem outra modificação além do retardamento do seu metabolismo. Por outro lado, lesões graves podem ocorrer com temperaturas acima de 0 °C em ambiente úmido, ou quando o segmento corpóreo exposto a baixa temperatura é enfaixado de tal modo que venha a obstruir em parte a circulação de retorno.

São vários os fatores que contribuem para a gênese da hipotermia local: a vasoconstrição, o aumento do tônus das vênulas, a diminuição da permeabilidade capilar e a diminuição das atividades metabólicas.

A permeabilidade vascular para as macromoléculas foi grandemente reduzida com a aplicação do frio,[550] agindo como um antagonista da histamina, o que poderia explicar os efeitos benéficos do gelo no tratamento de processos inflamatórios. Estes autores defendem que a aplicação do gelo sobre o edema diminui o fluxo sangüíneo local; no entanto, salientam que um efeito importante do resfriamento é a redução da ação da histamina e outros mediadores químicos da inflamação nas fendas venulares, fato que reduzirá a perda de fluidos e proteínas. Hocutt[91] também defende que a histamina é liberada em menor quantidade com a aplicação do frio.

Está bem estabelecido que nos processos artríticos, como na artrite reumatóide, a enzima colagenase é liberada por leucócitos polimorfonucleares, levando a uma destruição do colágeno na cartilagem articular, aumentando assim a sua degeneração.[288] Já se demonstrou que a articulação inflamada apresenta uma temperatura entre 34 e 37 °C, diferente da temperatura articular normal, que oscila entre 30,5 e 33 °C.[313] As colagenases articulares tornam-se, em média, quatro vezes mais ativas quando a temperatura sobe para 36 °C em relação a 33 °C e 2,9 vezes mais ativas em 39 °C em relação a 37 °C.[401] A aplicação de compressas frias por mais de 10 minutos pode reduzir a temperatura articular em 2 ou 3 °C.[312]

Harris & McCroskery[293] aplicaram colagenase sinovial em articulações de cachorros em diferentes temperaturas e observaram que nas temperaturas baixas a degradação do colágeno foi consideravelmente menor. Os autores observaram que a 36 ºC a degradação do colágeno foi de aproximadamente 40%; a 33 ºC foi de 10% e a 30 ºC foi menor que 5%, quando a quantidade de colagenase sinovial foi máxima. O frio afeta negativamente outra enzima de degradação similar à colagenase, a lisossoma, que também está envolvida no processo inflamatório.[10]

Segundo Monteiro-Pedro *et al.*[474] a aplicação de gelo associada à elevação da pata do rato por uma hora reduziu o edema induzido pelo dextrano na pata posterior. Concluíram que a elevação provavelmente diminuiu a pressão hidrostática capilar e aumentou a drenagem linfática, ao passo que a crioterapia produziu vasoconstrição e reduziu o metabolismo, bem como a liberação e a ação da histamina nas junções endoteliais.

Vários autores estudaram os efeitos das compressas frias aplicadas sobre o abdome e verificaram um aumento do peristaltismo do estômago, intestino delgado e cólon.[73,223] Um efeito oposto foi verificado por eles quando o calor foi aplicado na forma de compressas quentes sobre a parede abdominal, ocorrendo um declínio acentuado ou um desaparecimento das ondas peristálticas. Observou-se também que a aplicação do frio aumenta o fluxo sangüíneo através da membrana mucosa do canal alimentar e a secreção ácida no estômago. Estas descobertas justificam a piora das cólicas estomacais e desarranjos intestinais com a aplicação do frio, e a diminuição das cólicas com a aplicação de calor sobre o abdome. O aumento da acidez gástrica é indesejável na presença de transtornos gástricos ou intestinais, particularmente as úlceras pépticas.

A resposta dos diferentes tecidos ao frio – seja ele aplicado na forma de imersão em mistura de água e gelo, por compressas contendo gelo derretido ou mesmo com a criomassagem – é uma quase instantânea queda da temperatura da pele, com uma queda quase tão rápida na temperatura subcutânea superficial, porém com uma redução muito lenta da temperatura do músculo. A lentidão da queda da temperatura muscular depende em grande parte da espessura da camada subcutânea de gordura.

Está bem documentado o fato de que a aplicação do frio produz um reflexo vasoconstritor via fibras simpáticas. Além disso, foi demonstrado que a vasoconstrição pode ser produzida por um efeito de resfriamento direto sobre os vasos sangüíneos.[522]

Decorre um longo período para reaquecer o músculo após a aplicação do frio.[294] Quando o gelo é aplicado sobre a pele ocorre vasoconstrição, seguida de um resfriamento através da camada subcutânea de gordura, que é um excelente isolante térmico. Portanto, com uma camada espessa de gordura, gasta-se mais tempo para resfriar o músculo. Uma vez que o músculo é resfriado, o fluxo sangüíneo é reduzido e, portanto, o aquecimento por aumento do fluxo sangüíneo não ocorre rapidamente. Ao mesmo tempo, o músculo é protegido contra o aquecimento pela temperatura ambiente elevada por meio do isolamento da gordura subcutânea.

Lehmann *et al.*[391] demonstraram que em pacientes com menos de um centímetro de gordura subcutânea há uma redução significativa da temperatura subcutânea e muscular após dez minutos de aplicação do frio. Se o paciente apresenta mais de dois centímetros de gordura subcutânea, a temperatura muscular dificilmente cai após os dez minutos de aplicação do frio (Figura 5-2).

As respostas iniciadas no sistema nervoso periférico são decorrentes do seu resfriamento, o qual estimula os receptores térmicos, que utilizam a via espinotalâmica lateral, uma das quais transmite os estímulos dolorosos. Segundo Knight,[356] o resfriamento faz com que ocorra um aumento na duração do potencial de ação dos nervos sensoriais, e conseqüentemente um aumento do período refratário, acarretando uma diminuição na quantidade de fibras que irão despolarizar no mesmo período de tempo. Conclui-se então que ocorre uma diminuição na freqüência de transmissão do impulso e uma diminuição da sensibilidade dolorosa. A aplicação do gelo faz com que aumente o limiar de excitação das células nervosas em função do tempo de aplicação, ou seja, quanto maior o tempo, menor a transmissão dos impulsos relacionados à temperatura, o que pode gerar analgesia ou diminuição da dor.

A sensibilidade das fibras nervosas ao frio depende da mielinização e do diâmetro da fibra.[356] Um dos efeitos da crioterapia sobre as fibras nervosas amielínicas é o aumento do limiar da sensibilidade dolorosa; no entanto, para que isso ocorra são atingidas antes as fibras mielínicas responsáveis pela contração muscular e propriocepção. Portanto, quando um indivíduo já apresenta diminuição da sensibilidade dolorosa, é sinal de que a contração voluntária está comprometida devido ao aumento do limiar motor,

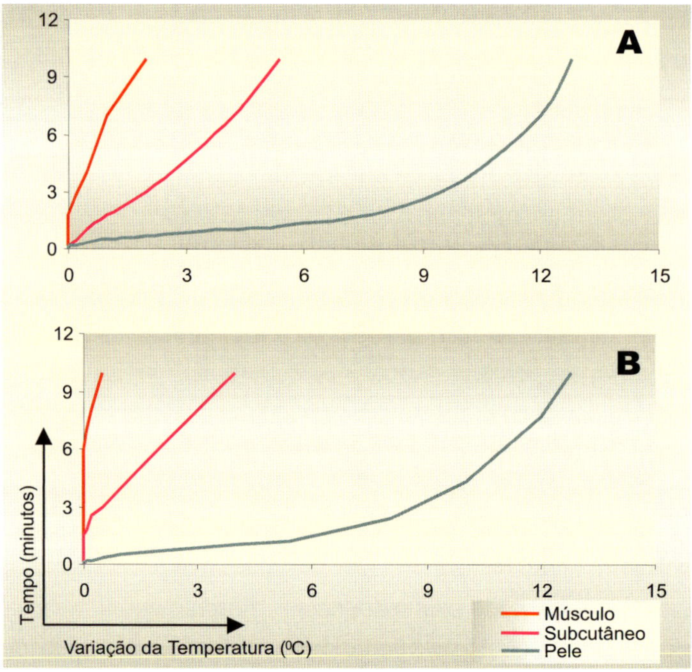

FIGURA 5-2

Alterações da temperatura durante a aplicação local de gelo (coxa). A) Em indivíduo com menos de 1 cm de gordura subcutânea e B) em indivíduo com mais de 2 cm de gordura subcutânea. (Dados de LEHMANN, J. F. et al. Therapeutic Heat. In LEHMANN, J. F. (ed), Therapeutic Heat and Cold, Williams and Wilkins, Baltimore, 3ª ed., 1982.)

do aumento da latência e da duração do potencial de ação.[158] Segundo Mense[456], o gelo age diretamente no fuso muscular e no órgão tendinoso de Golgi. Este ponto merece destaque, já que uma sobrecarga na execução de exercícios após resfriamento do músculo pode levar a uma nova lesão muscular, uma vez que o controle motor está com o seu limiar alterado.

Para Lippoid *et al.*[408] o gelo elimina a dor ao aumentar o seu limiar, sendo que, com temperaturas baixas, o estiramento necessário para produzir uma resposta é aumentado. A dor também pode ser diminuída diretamente pelo efeito nas terminações sensoriais e nas fibras periféricas de dor ou indiretamente através da redução do edema ou dos espasmos musculares.[364] Segundo pesquisa realizada por Lowitzsch *et al.*[416] o período refratário absoluto é de 0,54 milissegundos a 35 °C, aumentando para 3,07 milissegundos quando a temperatura diminui para 20 °C; já o período refratário relativo sofre um aumento de 3,19 para 20,9 milissegundos nas mesmas variações de temperatura. Conclui-se então que com o uso do gelo o período refratário aumenta, diminuindo assim a velocidade do impulso nervoso e proporcionando ao paciente um alívio da dor. O resfriamento afeta as fibras gamas, a condução nervosa através dos nervos periféricos e os impulsos nervosos através da junção mioneural.[389]

Shelbourne *et al.*[580] relataram que quando o gelo é associado à compressão ocorre, além da diminuição do uso de analgésicos, uma diminuição do tempo de permanência hospitalar. A compressão pode ser feita por um elástico que fixa o pacote de gelo diretamente sobre a pele e, juntamente com a elevação, deve ser mantida continuamente por todo o período.[356] Os resultados de Konrath *et al.*[367] revelaram que os pacientes pós-cirurgia ortopédica que foram tratados com terapia de gelo intensiva tiveram menos dor e um menor tempo de permanência hospitalar em relação ao grupo controle. Segundo Basur *et al.*[49] a recuperação ocorre mais cedo em pacientes tratados com enfaixamento compressivo associado a crioterapia do que apenas com enfaixamento. Segundo Metzman *et al.*,[461] os benefícios da crioterapia podem ser observados não somente em cirurgias traumáticas, mas em qualquer pós-operatório.

Experimentos de mapeamento mostram que há áreas cutâneas distintas sensíveis ao frio e ao calor. Há de quatro a dez vezes mais pontos sensíveis ao frio do que ao calor. Como os órgãos sensitivos ao frio estão localizados subepitelialmente, é a temperatura dos tecidos subcutâneos quem determina as respostas.

As técnicas de resfriamento com tempos de aplicação igual ou inferior a 10 minutos mostraram-se ineficientes na resolução de transtornos musculoesqueléticos na fase aguda[376]. Os autores relatam que aplicações maiores com aproximadamente 20 minutos de duração são mais eficazes. Outro autor[447] também defende que a aplicação do frio deve-se efetuar por no mínimo 20 minutos, preferencialmente 30 minutos, salientando que aplicações menores não poderiam ser efetivas para atingir tecidos profundos. Guirro *et al.*[272,273] demonstraram que o uso do gelo por 40 minutos ininterruptos, diretamente sobre a pele, é suficiente para diminuir as propriedades elétricas do músculo bíceps braquial, bem como a força dos músculos flexores do antebraço. Ainda neste contexto, Monteiro-Pedro[473] encontrou maior redução do edema quando o gelo foi aplicado por 1 hora em vez de 30 minutos em animais de experimentação.

Processos de Produção de Calor

O frio produz uma tendência ao movimento. Porém, um mecanismo fundamental para a produção de calor é o calafrio com tremores, pois sua ação é sentida pela elevação do consumo de oxigênio.

A tensão muscular se eleva sob a ação do frio. Antes mesmo da elevação perceptível do tônus muscular, já existem fenômenos elétricos no músculo que revelam a aparição de contrações assincrônicas das fibras musculares de diferentes unidades motoras. O tônus muscular representa um mecanismo importante de produção de calor, em condições normais, por meio da atividade muscular inconsciente.

O metabolismo é o menor possível quando o indivíduo está num ambiente com neutralidade térmica. Isso significa dizer que o organismo não tem necessidade de ativar mecanismos de termorregulação. Segundo Wislow & Herrington,[672] a faixa de neutralidade térmica está entre 25,5 °C e 29,0 °C, onde há uma pequena variação do metabolismo.

A quantidade de calor produzida depende da intensidade ou velocidade do metabolismo. Os mecanismos que modificam a produção de calor são, em ordem decrescente de importância quanto à eficácia:

- atividade muscular;
- tônus muscular;
- ação dinâmica específica dos alimentos;
- variações do metabolismo básico.

Efeitos Reflexos do Frio Prolongado

Desde o final da década de 1950 várias respostas reflexas já haviam sido relatadas por Fischer & Solomon,[223] as quais podemos citar:

- O frio prolongado sobre o abdome aumenta a circulação e amplia a motilidade intestinal, além de aumentar a secreção ácida do estômago.
- Aplicado sobre o tronco de uma artéria, o frio produz a constrição da mesma, assim como de suas ramificações.
- O frio sobre a região pélvica estimula os músculos dos órgãos pélvicos, e isso é muito útil na subinvolução do útero.

Efeitos Adversos

Felizmente, os efeitos adversos graves da aplicação do frio são raros. A maior parte deve-se à hipersensibilidade ao frio ou a produtos químicos constituintes dos líquidos ou géis crioterápicos.

Juhlin & Shelley[332] dividiram as síndromes de hipersensibilidade ao frio em três categorias. O primeiro grupo resulta da liberação de histamina ou substâncias similares. Ela apresenta-se freqüentemente como uma urticária clássica ao frio. As manifestações de pele, em adição à urticária, incluem eritema, coceira e transpiração. Um rubor facial também pode ser observado. Sintomas gastrintestinais estão associados à hiperacidez gástrica e incluem disfagia, dor abdominal, diarréia e vômito. O segundo grupo de síndromes descrito é resultante da presença de hemolisinas e aglutininas. Elas primeiramente produzem sintomas gerais tais como indisposição, calafrios, febre e anemia significativa. A presença de crio-hemolisinas e aglutininas pode ser demonstrada no sangue. As manifestações na pele são urticárias, úlceras, fenômeno de Raynaud e acrocianose. Já o terceiro grupo de síndromes resulta da presença de crioglobulinas, as quais produzem calafrios, febre e afetam seriamente tanto a visão quanto a audição. Hemorragias conjuntivas e epistaxes podem também estar presentes. As manifestações da pele podem chegar a ulcerações e necroses. Também podem causar dispnéia e os sintomas gastrintestinais podem incluir estomatites e melena. Não há reversão passiva, exceto com crioproteínas.

Bandagem Fria

A forma de utilização da crioterapia para as patologias estéticas é a bandagem fria, que tem como princípio básico reduzir a temperatura normal dos tecidos subcutâneos. A aplicação da bandagem fria segue os mesmos efeitos fisiológicos da aplicação local de gelo ou compressas frias.

Técnica de Aplicação

A bandagem fria consiste na aplicação de um gel, cuja base são substâncias que promovem o resfriamento dos tecidos superficiais, seguidos ou não da colocação de faixas de algodão ou crepe, embebidas em solução canforada e mentolada, que auxilia na queda da temperatura local por evaporação. O enfaixamento, além de proporcionar uma melhora qualitativa no resfriamento, mantém a área resfriada por um período de tempo maior.

O tempo de aplicação varia de acordo com a espessura da tela subcutânea, podendo oscilar entre trinta e sessenta minutos.

Cuidados Especiais

- Não se deve tomar banho até três horas após a aplicação da bandagem. Isso devido à sensação desagradável do choque térmico.
- Não tomar sol após a aplicação, pois alguns produtos envolvidos são fotossensibilizantes.
- Não cobrir a região tratada, pois este procedimento dificultará a evaporação com perda na qualidade do resfriamento.
- Não realizar conjuntamente a bandagem fria e a estimulação elétrica no mesmo segmento corpóreo, pois um recurso interfere na qualidade de resposta do outro. A estimulação elétrica necessita do aumento do aporte sangüíneo enquanto a bandagem fria produz efeito inverso.
- A atividade física, com intuito de fortalecimento, não deve ser prescrita concomitante ou imediatamente após o resfriamento muscular, uma vez que o controle motor e a força muscular estão alterados.
- Deve-se ter o cuidado de realizar a cirtometria sempre no mesmo local.
- Não enfaixar a área a ser tratada com grande pressão a fim de se evitar lesões decorrentes da diminuição da circulação de retorno.

Contra-Indicações Gerais ao Uso da Crioterapia

- Aplicação abdominal em indivíduos portadores de transtornos gástricos ou intestinais, principalmente na presença de úlcera péptica.
- Na presença de afecções cutâneas na área a ser tratada.
- Após refeições, principalmente no caso de bandagens abdominais.
- Sobre área cardíaca.
- Na presença de tumores ou transtornos circulatórios sob a área a ser tratada.
- Na intolerância ao frio ou alergia aos produtos utilizados.

FORNO DE BIER

É um agente de aquecimento superficial primitivo, sendo que a aplicação de calor como recurso terapêutico é seguramente a forma mais remota de tratamento. Consta de um sistema de lâmpadas e/ou resistências protegidas por uma cúpula semicircular. As extremidades do forno são fechadas parcialmente por cobertores ou feltros, a fim de manter a temperatura interna elevada. O segmento corpóreo a ser tratado é colocado sob o forno, obtendo-se assim um aquecimento superficial.

Efeitos Fisiológicos do Forno de Bier

- Relaxamento muscular e de outras estruturas superficiais.
- Vasodilatação cutânea.
- Aumento do fluxo sangüíneo superficial.
- Aumento da permeabilidade capilar superficial.
- Aumento da sudorese.

Há um acréscimo na migração de leucócitos através da parede dos vasos, na área aquecida. Os músculos da região sob a influência do calor relaxam, como foi demonstrado por Benson[62]. A transpiração e a analgesia local também são evidenciadas.

Abranson *et al.*[4] constataram que a aplicação de calor úmido no antebraço por um período de vinte a trinta minutos, a uma temperatura de 45°C, aumentava em duas vezes o coeficiente da circulação sangüínea, e esse efeito persistiu por aproximadamente uma hora após a retirada do estímulo. Também demonstrou-se um pronunciado aumento no conteúdo de oxigênio do sangue venoso.

Efeitos Reflexos do Calor Prolongado

- Calor prolongado sobre uma extremidade causa vasodilatação na extremidade contralateral.[96]
- Aplicado sobre a parede abdominal diminui a circulação do sangue intestinal e a motilidade intestinal, bem como a secreção ácida do estômago.[223]
- Aplicado sobre a pelve relaxa a musculatura dos órgãos pélvicos, dilata os vasos sangüíneos e aumenta o fluxo menstrual.
- A aplicação de calor por um período prolongado sobre o precórdio aumenta o ritmo cardíaco, diminui sua força e abaixa a pressão arterial.

Precauções e Orientações

- **Sensibilidade:** A terapia por calor, mesmo superficial, não deve ser aplicada em pacientes com sensibilidade reduzida ou em pele extremamente fina.
- **Lesões teciduais:** Evitar a aplicação em processos infecciosos, na presença de inflamação aguda ou na suspeita de melanomas, pois o calor pode aumentar a probabilidade de metástases.
- **Técnica de aplicação:** Não se deve fazer a exposição com a pele recoberta por plásticos e/ou cremes parafinados que impeçam a transpiração. Isso poderá fazer com que o acúmulo de líquidos durante a sudorese, e não a evaporação, provoque aquecimento exagerado do suor, com conseqüente queimadura da pele.
- **Duração e intensidade:** A intensidade e o tempo de aplicação, assim como a reação individual de cada paciente, obrigam o terapeuta a quantificar de forma muito particular e controlar constantemente as reações obtidas.
- **Cuidados:** Evitar que a pele do paciente entre em contato com a resistência ou a lâmpada, na dependência do tipo de forno, para evitar possíveis queimaduras.

Considerações Finais

O forno de Bier é um recurso terapêutico antigo e primitivo, que usualmente é manuseado por indivíduos não especializados. Desse modo, este recurso fica à margem de toda a evolução científica, sujeito a aplicações errôneas, além dos seus efeitos reais.

O efeito clássico atribuído ao forno de Bier é o de emagrecimento, que não é comprovado por trabalhos científicos, e que não tem fundamentação fisiológica, uma vez que o calor superficial mobiliza apenas água por meio da transpiração.

Esse recurso, como qualquer outro, deve ser utilizado de forma sábia, fundamentando-se em seus reais efeitos fisiológicos.

RADIAÇÃO INFRAVERMELHO

Herschell, colocando o bulbo de um termômetro além da faixa de radiação visível do espectro vermelho, notou que este acusava aumento de temperatura. Surgiu então o termo infravermelho, que foi dado à radiação calórica cuja faixa se estende desde o espectro visível até a faixa das radiocomunicações.

A radiação infravermelho (RIV) é compreendida no espectro eletromagnético de 7.000 Å a 150.000 Å, podendo ser dividida em RIV curta, ou próxima, de 7.000 Å a 15.000 Å, e RIV longa, ou distante, de 15.000 Å a 150.000 Å.

Qualquer corpo aquecido emite radiações infravermelho, sendo que quantitativamente a maior fonte é o Sol.

Terapeuticamente, a RIV é uma forma de calor superficial por conversão, na qual a radiação eletromagnética incidente na pele provoca um forte impacto com as moléculas, as quais se chocam determinando um aumento de movimento e, portanto, de energia cinética. A conseqüência disso é o aquecimento do meio absorvente logo nos primeiros milímetros (mm) dos tecidos ou, no máximo, no primeiro centímetro (cm). Ao contrário da radiação ultravioleta que produz efeito predominantemente químico, actínico, as RIV produzem efeito puramente térmico.

A RIV curta é a que apresenta o maior poder de penetração na pele, com um máximo no comprimento de onda de 12.000 Å, aproximadamente 3 mm. O aquecimento além dos 3 mm, até um máximo de 1 cm, se faz por condução. A RIV longa penetra ainda menos na pele, aproximadamente 2 mm.

As fontes de RIV podem ser divididas em luminosas e não-luminosas. As fontes luminosas são todos os corpos incandescentes, como as lâmpadas de filamento de tungstênio ou carvão. As não-luminosas consistem de resistências elétricas enroladas em um indutor próprio e recobertas por cobre ou carborundum.

A ampla utilização terapêutica da RIV, por meio de fontes luminosas, está embasada no fato de que estas produzem RIV curta, por isto visíveis e com maior poder de penetração, enquanto que as fontes não-luminosas produzem apenas RIV longa.

Efeitos Fisiológicos

Os efeitos fisiológicos, bem como as orientações e precauções, seguem os do forno de Bier citados anteriormente, pois ambos os recursos tratam de calor superficial.

RESUMO

A diminuição da temperatura é a primeira resposta fisiológica do organismo ao resfriamento, ocorrendo de forma localizada e imediatamente após a aplicação do gelo. A ordem das sensações na aplicação do gelo é: formigamento, cócegas, frio, dor e perda do tato.

Uma das principais funções do gelo no sistema circulatório é a diminuição do fluxo sangüíneo devido à vasoconstrição. Esse efeito acarreta um controle da hemorragia inicial intratecidual e limita a extensão da lesão. O fluxo sangüíneo permanece diminuído por aproximadamente 20 minutos após a aplicação do gelo. A aplicação do gelo associada à elevação do segmento possibilita a redução significativa do edema.

Nos casos de lesões agudas, o uso do gelo associado à compressão e à elevação deve ser superior a 20 minutos, pois esse tempo não é suficiente para que ocorra a diminuição do fluxo sangüíneo, da hemorragia e da hipóxia secundária.

A lentidão da queda da temperatura muscular depende em grande parte da espessura da camada subcutânea de gordura. Ao mesmo tempo, o músculo é protegido contra o aquecimento pela temperatura ambiente elevada, por meio do isolamento da gordura subcutânea.

O resfriamento do tecido muscular pode ser um fator de risco para distúrbios musculoesqueléticos, pois diminui o seu rendimento. Após o resfriamento os músculos não devem ser solicitados com atividade de sobrecarga, como por exemplo, exercícios com resistência.

A sensibilidade das fibras nervosas ao frio depende da mielinização e do diâmetro da fibra. Um dos efeitos da crioterapia sobre as fibras nervosas amielínicas é o aumento do limiar da sensibilidade dolorosa; no entanto, para que isso ocorra, são atingidas antes as fibras mielínicas responsáveis pela contração muscular e propriocepção.

6

Eletroterapia

Palavras-Chave

Variáveis Físicas
Eletrodos
Corrente Galvânica
Microcorrente
Corrente Farádica
Estimulação Elétrica Neuromuscular
Estimulação Elétrica Nervosa Transcutânea
Correntes Diadinâmicas
Corrente Russa
Corrente Interferencial
Pontos Motores

Os fenômenos físicos envolvendo eletricidade vêm sendo observados desde os tempos antigos. Entretanto, somente nos últimos séculos é que os pesquisadores passaram a entendê-los.

A eletricidade, como muitos dos elementos físicos, tem uma longa história na aplicação médica. Plínio, Aristóteles e Platão já sabiam que enguias elétricas, raios e o peixe elétrico podiam produzir choque.[336] Foi somente no século XVIII, com o Iluminismo, que ocorreu uma acelerada busca pelas explicações dos fenômenos elétricos observados nos animais. O desenvolvimento de geradores eletrostáticos, dos vasos de Leyden e da bateria foram de vital importância nesta época. Dentre os muitos pesquisadores desta época, podemos citar John Wesley, fundador da Igreja Metodista que em 1760 publicou em Londres o livro *Desideratum: Or, Electricity Made Plain and Useful*, no qual apresenta tratamentos para a dor de cabeça, gota, ciática e histeria.[602]

A partir dos estudos sobre os efeitos da eletricidade em rãs, os cientistas de Bolonha deduziram a hipótese de que os tecidos animais são dotados de uma eletricidade intrínseca, e que estão envolvidos em processos fisiológicos fundamentais como a condução nervosa e a contração muscular.[528] Luigi Galvani apresentou o primeiro relato sobre as propriedades elétricas dos músculos e nervos no final do século XVIII, desencadeando uma série de pesquisas numa variedade de experiências ligadas aos efeitos elétricos internos e externos do corpo, sendo possível somente no início do século XX o registro de tais atividades.

Um dos grandes estudiosos da estimulação elétrica foi Guillaume Benjamin Amand Duchenne, o qual em 1835 interessou-se pela aplicação da corrente farádica no tratamento de várias patologias utilizando-se de eletrodos implantados nos tecidos, os quais promoviam processos de necrose. Neste período ele observou que a colocação de eletrodos na pele era suficiente para a estimulação dos músculos, possibilitando assim a utilização da estimulação elétrica como método de diagnóstico e tratamento.[188]

A eletricidade gerada dentro do corpo serve para controlar e operar nervos, músculos e órgãos. Essencialmente, todas as funções e atividades do corpo envolvem de alguma forma a eletricidade. Segundo Okuno,[502] o conhecimento dos fenômenos elétricos é importante para uma melhor compreensão dos complexos processos físicos e químicos que caracterizam a vida. Um dos mais impressionantes entre eles é o relacionado ao excesso de íons nos lados externo e interno da superfície celular.

A eletricidade produz seus efeitos fisiológicos segundo dois mecanismos básicos: os fenômenos de campo e o movimento de cargas. Nasceu com Faraday uma concepção que, lentamente elaborada, tornou-se uma das idéias centrais da física de nossos dias: a noção de campo.

Do ponto de vista da eletroterapia, "o organismo humano pode ser entendido como formado por numerosos sistemas eletrolíticos, separados por membranas semipermeáveis; cada célula forma um condutor eletrolítico".[404] Se a estas células e tecidos do organismo aplicamos um potencial elétrico, provocamos uma dissociação iônica, isto é, "um fenômeno mediante o qual as moléculas se dividem em seus diferentes componentes químicos, pelo fato de que cada um deles tem uma carga elétrica distinta".[280]

As alterações de polaridade da membrana são decorrentes da abertura ou fechamento dos canais de sódio e potássio voltagem-dependentes, os quais são imprescindíveis para a promoção da despolarização e da repolarização da membrana, respectivamente. Estes canais funcionam conjuntamente com a bomba de sódio e potássio, além dos canais de vazamento de sódio e potássio. Quando o potencial de membrana fica menos negativo em relação ao período de repouso, passando de -90 mV para zero, ele passa por uma voltagem em geral de -70 a -50 mV, que promove a alteração conformacional da comporta de ativação do canal de sódio, fazendo com que ele se abra.[281]

A Responsabilidade do Profissional

Antes de discutirmos os diferentes recursos, sua indicações, bem como seus efeitos terapêuticos, devemos refletir sobre os equipamentos que estão sendo comercializados atualmente no mercado nacional, os disponíveis no nosso local de trabalho, além da responsabilidade dos profissionais que os utilizam.

A experiência nos mostra que o fisioterapeuta brasileiro não dá a atenção necessária aos equipamentos por ele utilizados, não questionando o representante da indústria fabricante quando da sua aquisição ou mesmo não mantendo uma rotina de manutenção dos equipamentos já em uso.

O não questionamento por parte de muitos profissionais sobre os reais efeitos dos equipamentos lançados anualmente no mercado, ou mesmo daqueles de uso rotineiro, talvez esteja relacionado à falta de conhecimento adquirido tanto na sua formação quanto na sua experiência profissional. É raro um profissional clínico questionar, quando adquire um *laser*, a potência média ou de pico, qual a vida útil da ampola, se há correção da potência emitida no caso de equipamentos com fibra óptica etc. Indo mais além, poucos responderiam quais são as diferenças entre as variáveis físicas da TENS e da FES.

O principal problema encontrado está em não se adotar uma cultura metrológica para uma devida aferição dos equipamentos. Isso ocorre em função de cinco fatores: 1) o usuário não tem um conhecimento técnico sobre os equipamentos que manipula, 2) não existe uma cultura metrológica entre os usuários, 3) o número restrito de equipamentos de medição disponíveis, 4) a publicação de portarias pelo Ministério da Saúde que regulamentam as normatizações é recente e 5) a demora na implantação das normatizações em nível nacional. Neste contexto Zeqiri[687] destaca que um dos fatores é a falta de consciência e treinamento do fisioterapeuta. O autor coloca também que geralmente os fisioterapeutas têm um papel chave para desempenhar, assegurando que o equipamento comprado de fabricantes é calibrado dentro dos padrões específicos internacionais para esse propósito.

Considerando os vários equipamentos comercializados exclusivamente para a área da estética, não há como garantir a sua eficiência. Primeiramente porque alguns fabricantes atribuem aos seus equipamentos ações mirabolantes, dignas de milagres, e em segundo lugar, alguns destes fabricantes não os projetam dentro de normas técnicas atualmente aceitas.

Várias normas internacionais de segurança estabelecem um limite para a energia emitida pelos equipamentos de ondas curtas, microondas e ultra-som, visando proteger o paciente de efeitos biológicos desfavoráveis. Por exemplo, o World Health Organization limita a intensidade do ultra-som para um máximo de 3,0 Wcm^{-2}, para ambos os tipos de onda. No entanto, um aspecto de segurança que não é considerado nesses limites é a ocorrência de altas intensidades espaciais instantâneas dentro do feixe, que podem levar a danos nos tecidos e portanto devem ser evitadas. Nesse sentido são poucas as indústrias nacionais que realizam medição do campo acústico dos seus equipamentos de ultra-som. O International Electrotechnical Comission Document[321,322] apresenta normas sobre os diversos equipamentos utilizados pela fisioterapia, bem como o American Standard.[21]

Muitos pesquisadores têm analisado a intensidade acústica emitida nos transdutores de ultra-som terapêuticos e constatado a necessidade de um controle mais rígido no processo de produção, bem como de aferição periódica.[229,278,411,536,545,601] Todos estes levantamentos publicados em relação ao desempenho dos equipamentos de ultra-som terapêuticos apresentaram resultados bastante similares, onde poucos dos equipamentos analisados possuem marcadores de intensidade com erros abaixo de 20 a 30%. Os autores endossam esta idéia, e recomendam que usuários de ultra-som terapêutico devem receber informações a respeito da calibração e da sua importância, e ainda que deveriam analisar a possibilidade de se adotar um padrão de calibração para seus equipamentos. Essas medidas aumentariam grandemente a possibilidade de garantir que a terapia ultra-sônica esteja sendo realizada de forma segura e efetiva.

A implementação das normas para o processo de produção e posterior controle dos equipamentos terapêuticos está ocorrendo de forma lenta no mercado brasileiro. Desde a sua primeira publicação, a Secretaria de Vigilância Sanitária faz uma colocação geral quanto às definições dos termos e prazos para implementação de algumas etapas.[165] Observa-se que transcorridos mais de 5 anos não se tem ainda a normatização totalmente implantada, no que diz respeito aos processos de fabricação e certificação dos equipamentos. O governo brasileiro está seguindo as normas técnicas propostas pela International Electrotechnical Comission.[321,322]

Segundo Parizotto,[514] a portaria do Ministério da Saúde nº 2.043 de 12 de dezembro de 1994 atualizada pela portaria nº 155 de 27 de fevereiro de 1997 reza que haverá exigência de que as indústrias fabricantes de equipamentos eletromédicos tenham certificação por laboratórios credenciados. As empresas passam a ter responsabilidades sobre a qualidade dos produtos colocados no mercado conforme dispõem os artigos 4 a 25 do Código de Defesa do Consumidor (Lei nº 8.078 de 11 de setembro de 1990). O autor conclui que os profissionais devem trabalhar somente com equipamentos confiáveis e seguros, avaliar periodicamente as condições de trabalho destes aparelhos e submetê-los a manutenção, além de adquirir apenas equipamentos com a certificação adequada.

Neste contexto, sugere-se que algumas indústrias nacionais deveriam implantar um controle de qualidade mais rígido, como também atualizar o próprio equipamento. Pode-se observar, por exemplo, que os equipamentos de ultra-som analógicos apresentaram uma variação na intensidade superior aos microprocessados, confirmando assim a necessidade de atualização do projeto.

Deve ser destacado que não é somente a intensidade dos equipamentos que deve ser avaliada periodicamente; outras variáveis como a freqüência, forma do feixe, campo eletromagnético, forma de onda e temporizadores também devem ser checados. Fica claro que o programa de revisão dos equipamentos deve ser realizado exclusivamente pelas indústrias fabricantes ou por empresas credenciadas para tal. A especificidade dos equipamentos necessários para a realização de todo o processo de calibração, bem como o seu alto custo, impossibilita que qualquer técnico em eletrônica possa prestar um bom serviço de assistência técnica e conseqüentemente manter os equipamentos utilizados pelo fisioterapeuta em boas condições de uso.

Um ponto a favor do bom funcionamento dos equipamentos terapêuticos utilizados nas clínicas de fisioterapia é que os pacientes serão assistidos por equipamentos que apresentam fidedignidade das suas variáveis físicas. Além disso, toda pesquisa científica que visa o uso de qualquer recurso eletrofototérmico somente torna-se confiável quando realizada a aferição e, se necessária, a calibração prévia aos ensaios experimentais. A não observação desse fato pode ser a responsável pela não reprodutibilidade de resultados da prática clínica ou de pesquisas experimentais. Pye[536] sugere um certificado específico de calibração para os equipamentos de ultra-som. Segundo o autor, a não precisão dos equipamentos de ultra-som faz com que informações da literatura tornem-se irrelevantes, não sendo possível garantir que a resposta ao tratamento seja do ultra-som, da evolução natural da lesão ou mesmo placebo.

Outro ponto relevante é o fato do profissional receber pela prestação do serviço, no caso a aplicação de um recurso eletrofototérmico, e não estar realmente executando o serviço em função da descalibração do equipamento. Neste ponto, Parizzoto[514] faz uma reflexão onde questiona se o paciente atendido foi esclarecido suficientemente para optar em realizar ou não determinado exame ou tratamento; se eles soubessem a que tipo de situação estariam submetidos, haveria consentimento para a realização dos mesmos?

VARIÁVEIS FÍSICAS

A estimulação elétrica neuromuscular por meio de eletrodos de superfície é um procedimento terapêutico não invasivo e de grande utilidade clínica, que tem sido usado freqüentemente na reabilitação de diversas patologias, visando a estimulação de nervos sensitivos e motores de diferentes partes do corpo.

Os estudos experimentais com animais[330] ou através de modelos matemáticos[544] sugerem que a despolarização e o padrão de propagação do potencial de ação são independentes da forma de onda; contudo, as características do estímulo são percebidas pelos indivíduos que são estimulados com eletrodos percutâneos dentro dos seus limiares.[337]

Vários pesquisadores já relataram que os parâmetros da estimulação elétrica podem influenciar os limiares sensitivo e motor dos pacientes, podendo afetar diretamente o efeito terapêutico.[89]

As pesquisas devem existir para dar suporte à prática clínica, criando estratégias científicas racionais de manipulação de parâmetros envolvidos em otimizar a estimulação elétrica. Sugestões de pesquisa incluem comparar as modificações resultantes de protocolos de resistência e de potência e conseqüentemente os diferentes parâmetros (número de repetições e de sessões, tempo de contração e intervalo, variáveis físicas), diferentes equipamentos, além das características de conforto do estímulo e do torque produzido. Neste contexto é importante o domínio total das variáveis físicas que envolvem a eletroterapia, destacando-se:

- amplitude do pulso;
- largura do pulso;
- formas de pulso;
- corrente elétrica;
- campo elétrico;
- diferença de potencial;
- resistência elétrica;
- freqüência da corrente;
- modulações.

A Amplitude do Pulso

A velocidade de fornecimento dos elétrons, denominada fluxo de corrente, é dada pela amplitude do pulso, que nos traduz a intensidade de corrente aplicada. A intensida-

6

de é medida em ampères (A), sendo no caso específico da eletroterapia graduada em miliampères (mA); 1 mA corresponde ao fluxo de 6,25 x 10^{15} elétrons por segundo.

A Largura do Pulso

A estimulação percutânea ativa os receptores sensitivos na pele. O desconforto e a dor resultantes podem freqüentemente restringir a eficácia da estimulação aplicada. Outros parâmetros, além da intensidade, desempenham um importante papel para o conforto do estímulo. Os níveis de dor e as sensações desagradáveis são minimizados pelo uso de pulsos estreitos com freqüências elevadas. Neste contexto, Snyder-Mackler *et al.*[590] relatam que pulsos inferiores a 50 microsegundos (μs) são ineficazes para a ativação do nervo. Por outro lado, pulsos de duração superior a 500 μs são menos confortáveis para o paciente.[215]

A largura da fase do pulso é graduada em microssegundos (μs) ou milissegundos (ms), e nos indica o tempo de duração da fase.

O produto da amplitude pela largura da fase do pulso nos dá a quantidade de energia transportada. A relação destas duas grandezas, no que tange aos limiares nervosos, pode ser expressada na Figura 6-1. Esta figura mostra que as diferentes fibras nervosas respondem seletivamente aos estímulos das correntes elétricas, uma vez que as fibras de grande diâmetro, responsáveis pela inervação de certas estruturas sensoriais aferentes e fibras musculares, despolarizam-se com intensidades de corrente inferiores às fibras de pequeno diâmetro, tais como fibras aferentes para a dor e nervos autônomos.

A amplitude dos pulsos necessária para iniciar um potencial de ação é maior quando os pulsos são de pequena duração. O uso de um pulso de longa duração pode minimizar a amplitude necessária e a transferência total de cargas, o que diminui o risco de lesão tecidual.[68]

Milner *et al.*[465] demostraram que a largura do pulso de aproximadamente 200 microsegundos (μs) com 50 hertz (Hz) não promoveu efeito na estimulação motora. Para Gracanin & Trnkcozy,[258] uma largura de pulso de 300 μs é mais confortável que uma de 1.000 μs devido à menor carga elétrica.

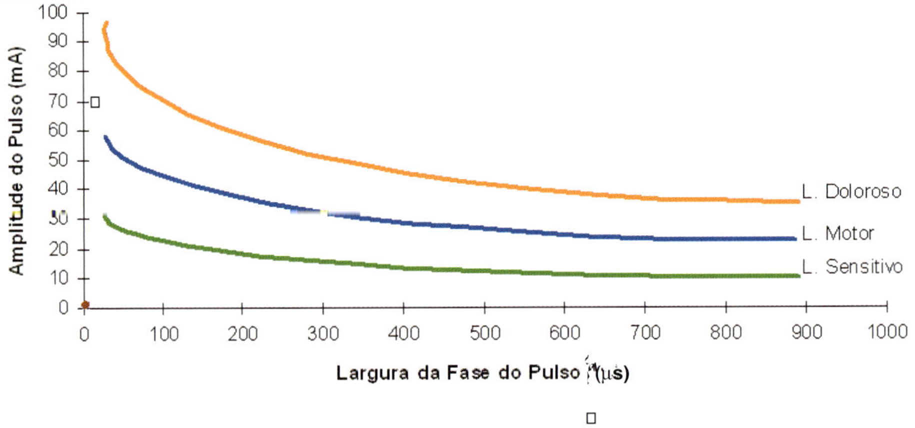

FIGURA 6-1

Relação entre os limiares nervosos, re-lacionando a largura da fase do pulso (μs) com a sua amplitude (mA).

Estudo realizado por Bowman & Baker[89] mostrou que a largura do pulso de 300 µs foi a mais aceita pelos indivíduos avaliados, independente da forma de pulso utilizada, quando comparada com 50 µs, para geração do mesmo torque. A análise dos parâmetros é de difícil interpretação devido à natureza subjetiva das respostas sensitivas dos indivíduos.

Os nervos sensitivos e motores respondem da mesma forma frente à estimulação elétrica, e suas respostas não são influenciadas pelas diferentes formas de onda.[337] A excitação sensitiva sempre precede a motora independente da forma de onda utilizada e do local em que se executa a estimulação elétrica. Neste contexto, Reilly *et al.*[544] concluem que os nervos motores necessitam de uma maior intensidade de estimulação para que ocorra a sua despolarização, quando comparados aos sensitivos.

Gorman & Mortimer[256] concluíram em seu estudo que a onda bifásica é menos eficiente na excitação nervosa que a monofásica. Em discordância, Kantor & Alon[337] não encontraram nenhuma diferença entre a monofásica e a bifásica. No entanto, a sugestão pelo pulso bifásico é em função da menor irritação da pele decorrente dos efeitos iônicos[14,15] e do desconforto da eletroestimulação.[89,593]

As fibras de maior diâmetro apresentam uma menor amplitude necessária para iniciar o potencial axônico em comparação com as de pequeno diâmetro.[68]

Estudos têm demonstrado que os parâmetros da estimulação elétrica podem influenciar nos limiares sensitivo e motor. Visando confirmar essa hipótese, Guirro *et al.*[263] propuseram-se a levantar os limiares sensitivo e motor da região anterior do antebraço de indivíduos sadios, tendo como variáveis a amplitude e a largura da fase do pulso. Participaram deste estudo 13 voluntárias do sexo feminino com idade média de 20 anos. O equipamento utilizado foi um gerador de pulso, tendo como parâmetros fixos o pulso quadrático bifásico simétrico e a freqüência de 50 Hz. As larguras da fase do pulso variaram em 20, 100, 300, 500, 1000, 2000 e 3000 µs, em decorrência das possibilidades oferecidas pelo aparelho. Os eletrodos foram dispostos sobre os ventres dos músculos flexores do punho e dedos. As voluntárias foram orientadas a relatar o momento em que ocorreu a primeira sensação da corrente, a qual ficou definida como limiar sensitivo, sendo o limiar motor demarcado no momento em que ocorreu uma contração mediana dos músculos, ambos por meio do valor da amplitude de pulso. Quanto aos resultados, o fator de determinação nos indica que os procedimentos utilizados para o levantamento dos limiares é um bom modelo. No que se refere à largura do pulso, observou-se que esta é inversamente proporcional à amplitude dos limiares sensitivo e motor (Figura 6-2).

A resposta das fibras A são divididas em quatro componentes, sendo a alfa responsável pela contração dos músculos estriados e pela propriocepção, a beta e a gama pelo tato e pela posição corporal e a delta pela dor e temperatura.[400]

As Formas de Pulso

As correntes utilizadas na prática clínica podem apresentar várias formas de pulso, dos quais são decorrentes as suas denominações. As formas de pulso mais comuns são: triangular (farádica), quadrática (ultra-excitante, SMS, NMES, TENS), senoidal (diadinâmicas, interferêncial) e contínua (galvânica).

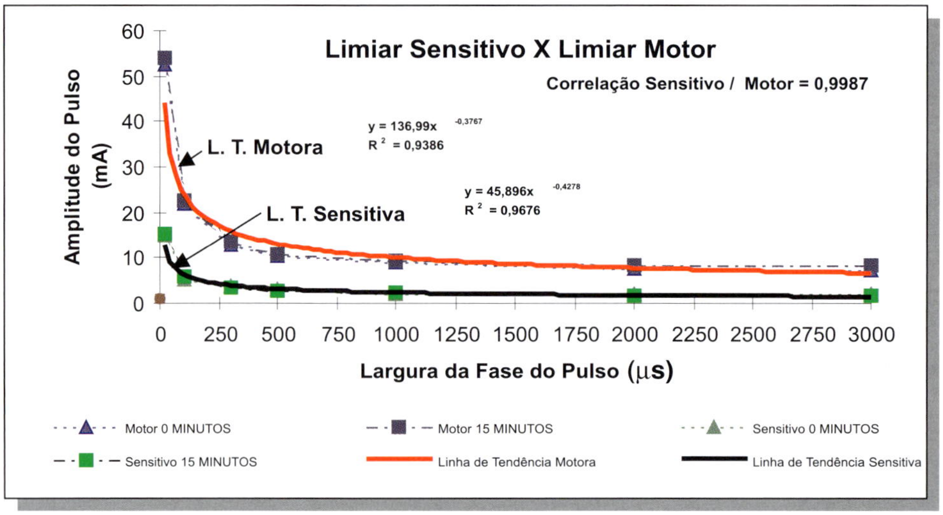

FIGURA 6-2

Relação entre os valores da largura da fase do pulso (μs) e a sua amplitude (mA) para os músculos flexores do punho e dedos de indivíduos sadios, n=13. (Dados de MÁXIMO, C.; ABIB, C. H.; GUIRRO, R. Determinação dos limiares sensitivo e motor frente à eletroestimulação transcutânea. IV Simpósio Internacional de Fisioterapia, São Paulo, p. 63, 1999.)

A Corrente Elétrica

Carga elétrica é uma propriedade atribuída aos objetos para explicar certas atrações ou repulsões observadas e que não podem ser explicadas em termos de atração gravitacional entre as suas massas. Ela pode ser de dois tipos: positiva ou negativa. O conjunto de cargas em movimento denomina-se corrente elétrica.

A energia elétrica pode ser conduzida através da matéria pela passagem da carga elétrica de um ponto a outro sob a forma de corrente elétrica. Para que a corrente elétrica flua, devem existir transportadores de carga na matéria e uma força que faça os mesmos se moverem. Os transportadores de carga podem ser elétrons, como nos metais, ou podem ser íons positivos e negativos como nas soluções eletrolíticas; no primeiro caso, a condução é dita metálica e, no segundo, eletrolítica.

A unidade de corrente é o ampère, que corresponde ao fluxo de um coulomb de carga que passa por um ponto durante um segundo. Como a corrente especifica a velocidade com que a carga é transferida, o produto da corrente pelo tempo dá a quantidade total de cargas transferidas.

Existem dois tipos básicos de corrente: contínua e alternada. A corrente contínua (polarizada) significa que a carga está movendo-se sempre na mesma direção. Corrente alternada pode se apresentar na forma polar ou apolar. A forma apolar (despolarizada) se caracteriza por inverter a sua direção em intervalos regulares de tempo.

O Campo Elétrico

Qualquer região do espaço que esteja sob a ação de uma força elétrica é denominada campo elétrico. Através do conceito de linhas de força podemos visualizar a direção, o sentido e comparar intensidades do vetor campo elétrico. Quando passamos a estudar campos elétricos de distribuição de cargas em condutores, e não mais de cargas puntiformes, consideramos os condutores em equilíbrio eletrostático: suas partículas portadoras de carga permanecem em repouso em relação a eles.

Quando, por um processo qualquer, eletriza-se um condutor, as cargas se distribuem pelo mesmo e, após um curto intervalo de tempo, permanecem em repouso relativamente ao condutor. Não importa se o condutor é maciço ou oco; as cargas se distribuem na superfície externa.

O campo elétrico em pontos externos dependerá de fatores como a carga elétrica, posição, meio, além da forma geométrica do condutor. Verifica-se que nas partes pontiagudas dos condutores existe uma maior concentração de cargas, o que acarreta um campo elétrico mais intenso nas suas proximidades, podendo provocar o escoamento de cargas elétricas através deles, fenômeno conhecido por "poder das pontas". Alguns eletrodos utilizados na estética são do tipo agulha (pontiagudos), onde deve-se ter o cuidado para não provocar lesões pela propriedade de concentração de cargas.

A Diferença de Potencial

A voltagem ou diferença de potencial não é característica restrita dos condensadores, mas existe entre dois pontos quaisquer sempre que é necessário realizar trabalho para transferir carga elétrica de um ponto a outro.

A Resistência Elétrica

A oposição ao movimento de elétrons através de um condutor é denominada resistência do condutor (R) e é medida em Ohm.

O primeiro ponto de resistência para as terapias com corrente elétrica é o eletrodo ou a interface eletrodo-pele. Os eletrodos metálicos, de chumbo ou alumínio, não apresentam resistência em função do material e sim na interface eletrodo-pele, a qual deve conter uma esponja umedecida com água. A pouca quantidade de água pode limitar a passagem da corrente elétrica por não conter uma quantidade suficiente de íons (transmissão iônica).

No caso dos eletrodos de silicone-carbono, a resistência pode ocorrer pela má qualidade ou pelo uso. O seu uso constante, mesmo que por correntes despolarizadas, pode causar alterações nos íons carbono, as quais comprometerão a eficiência do mesmo. Nesse sentido há necessidade de substituição periódica dos eletrodos de silicone-carbono pelo menos uma vez ao ano. Além da resistência do próprio eletrodo, a quantidade de gel entre o eletrodo e a pele também pode ser um elemento de restrição à passagem da corrente elétrica.

Os eletrodos auto-adesivos podem apresentar um alto grau de resistência à passagem da corrente elétrica mesmo sem terem sido usados. Neste caso a qualidade dos eletrodos é fator essencial para obter bons resultados terapêuticos, inclusive observando prazos de validade, uma vez que o gel auto-adesivo perde a sua condutividade com o tempo. A desvantagem desses eletrodos é o seu alto custo e a restrição no seu número de aplicações, aumentando assim o custo da terapia.

Cabe ressaltar que a resistência nos tecidos biológicos não é uma simples resistência ôhmica uniforme, mas a soma de diversas resistências formadas por células e interstício de composições diferentes, pelas contracorrentes produzidas pela polarização dielétrica, pela polarização eletrolítica que se verifica nos tecidos e, de modo especial, nas membranas celulares. A maior resistência à passagem da corrente elétrica, no organismo animal, é imposta pelo revestimento cutâneo, que por isso influi fortemente sobre a resistência total do corpo. A porção mais resistente é a camada córnea. A resistência depende também da duração do contato, da extensão da superfície de contato, da pilosidade, da vascularização, da quantidade de glândulas sudoríparas e da umidade da superfície cutânea.

Pelo fato da resistência cutânea não ser constante, deve-se dar preferência para equipamentos que apresentem um dosímetro para cada par de eletrodos. As saídas em série ou em paralelo dos cabos dos eletrodos, visando aumentar o seu número, não são recomendadas uma vez que não se tem a garantia de que a mesma intensidade de corrente esteja passando em todos os eletrodos.

Na análise da umidade do estrato córneo por técnica de impedância elétrica, observou-se que a impedância elétrica da pele varia intensamente em relação à idade nas diversas áreas analisadas. Os níveis nas pessoas idosas foram mais altos do que os dos jovens utilizados como controle, tanto em áreas expostas como não expostas ao sol, exceto nas regiões palmares.

A resistência apresentada pelos tecidos posicionados entre os eletrodos pode interferir nos resultados da estimulação elétrica, dependendo do tipo de aparelho utilizado. Existem dois tipos de aparelhos, os de corrente constante e os de voltagem constante. Os de corrente constante fornecem uma corrente que flui a uma amplitude constante dentro de uma faixa especificada de resistência. Pela lei de Ohm, a voltagem de saída varia para manter a corrente em um nível constante, uma vez que a resistência dos tecidos varia. Já os aparelhos de voltagem constante fornecem uma amplitude de voltagem constante dentro de uma faixa específica de resistência. O fluxo da corrente varia inversamente com a resistência para manter a voltagem de saída. Nesse contexto, é importante salientar que é o nível da corrente o responsável pelos efeitos fisiológicos causados pela estimulação elétrica.

Para a maioria das aplicações terapêuticas é preferível um aparelho de corrente constante a um de voltagem constante. A resistência dos eletrodos, o material biológico ou a interface eletrodo-pele podem mudar durante a estimulação; entretanto, com o uso da corrente constante essas mudanças potenciais na resistência não vão alterar a corrente que flui pelos tecidos biológicos.

A Freqüência da Corrente

A freqüência é definida como o número de ciclos emitidos por segundo. A sua unidade é o Hertz (Hz). Os equipamentos mais modernos possibilitam ao usuário variações da freqüência, do número de *burst* por segundo ou até mesmo da corrente portadora (nos casos de se utilizar as correntes de média freqüência ou a modulação em *burst*). Deve-se ter a atenção redobrada quando o controlador da freqüência é indicado pela letra "**R**" de repouso – que controla o intervalo entre as fases do pulso, proporcionando a máxima freqüência quando o controlador estiver no nível mínimo da escala e vice-versa.

A estimulação elétrica de baixa freqüência utilizada em estudos no ser humano não é superior à 1000 Hz, situando-se abaixo da faixa de 100 Hz.[572] Savage[569] apresenta em seu livro as faixas de freqüência utilizadas na eletroterapia, com as respectivas ações (Tabela 6-1).

TABELA 6-1

FREQÜÊNCIAS (Hz) DAS CORRENTES ELÉTRICAS COM AS SUAS RESPECTIVAS AÇÕES.

Estrutura Estimulada	Freqüência (Hz)
Nervos simpáticos	0 – 5
Músculo não-estriado	0 – 10
Nervos parassimpáticos	10 – 150
Nervos motores	10 – 50
Nervos sensoriais	90 – 110

(Dados de SAVAGE, B. Interferencial Therapy. Faber and Faberlimited, London, 117p., 1984.)

Os termos alta freqüência e média freqüência são definidos e utilizados similarmente na literatura quando aplicados às correntes elétricas.[573] As correntes alternadas de média freqüência, as quais variam de 1.000 a 4.000 Hz, podem promover a contração muscular quando moduladas em baixa freqüência. A freqüência máxima de despolarização depende do período refratário absoluto, sendo que a sua duração depende da velocidade de condução da fibra nervosa.

Parece haver uma relação linear entre a velocidade de condução e o período refratário absoluto. Esse período, para as grandes fibras mielínicas, é da ordem de 1/2.500 de segundo, portanto pode ser facilmente calculado que essa fibra poderá transmitir no máximo 2.500 impulsos por segundo.[281] A freqüência de 2.500 Hz, além de contemplar a velocidade de condução nervosa, visa minimizar a irritação cutânea, tornando o estímulo mais agradável. Esta indicação é subsidiada pelo trabalho de Moreno-Aranda & Seireg,[477] os quais postulam que a estimulação de alta freqüência (até 10.000 Hz) minimiza a irritação da pele e a dor.

A freqüência também interfere no limiar sensitivo, sendo que freqüências maiores desencadeiam percepções menores, uma vez que altas freqüências apresentam resistências menores à passagem da corrente elétrica. A resistência elétrica dos tecidos pode ser medida levando-se em conta a sua capacidade de polarização e a freqüência da corrente aplicada. Comparando correntes de diferentes freqüências, 50 e 4.000 Hz, constata-se que a corrente de 4.000 Hz apresenta uma resistência cerca de 80 vezes menor que a de 50 Hz.

Nas estimulações musculares a freqüência da corrente utilizada é de vital importância, uma vez que freqüências acima de 15 Hz promovem contrações tetanizantes. Como o mecanismo contrátil não apresenta período refratário, consegue-se com o aumento da freqüência atingir um instante em que cada nova contração ocorre antes do término da precedente. Isso decorre do fato de existirem íons cálcio em quantidades suficientes no sarcoplasma, até mesmo no intervalo entre os potenciais de ação para manter o estado de tetania, sem permitir o relaxamento entre os potenciais de ação. Como resultado, a segunda contração é parcialmente somada à anterior, de forma que a força total da contração aumenta progressivamente com o aumento da freqüência de estimulação até atingir um limite máximo próximo à freqüência de 50 Hz. Mesmo utilizando-se freqüências superiores a 50 Hz o aumento adicional de força da contração não é proporcional ao aumento da freqüência.

A tensão desenvolvida no músculo durante a contração tetânica é cerca de quatro vezes aquela desenvolvida pelos abalos musculares únicos.[281]

As Modulações

Modulação é qualquer alteração que se faça na corrente original. Pode ocorrer devido às variações de largura, amplitude e freqüência do pulso, bem como trens de pulso ou *burst*.

As alterações nas características das correntes podem ser de natureza seqüencial, intermitente ou variável. As variações na amplitude de pico de uma série de pulsos é denominada modulação em amplitude (Figura 6-3). A modulação em freqüência consiste nas variações cíclicas no número de pulsos aplicados por unidade de tempo (Figura 6-4).

Nas estimulações excitomotoras, a modulação em amplitude é comumente associada com a modulação em trens de pulso, caracterizada pela repetição seqüenciada de uma série de pulsos (Figura 6-5). A variação na amplitude do pulso possibilita uma con-

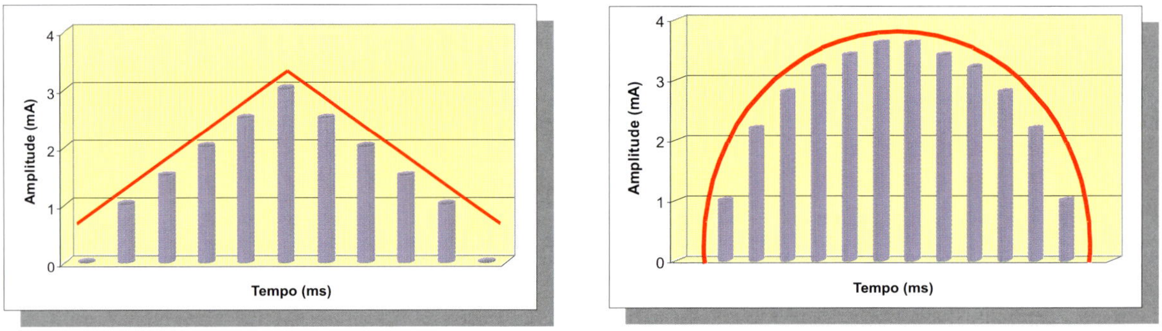

FIGURA 6-3

Esquema representativo da modulação em amplitude, considerando um pulso quadrático monopolar. A linha vermelha representa a envoltória.

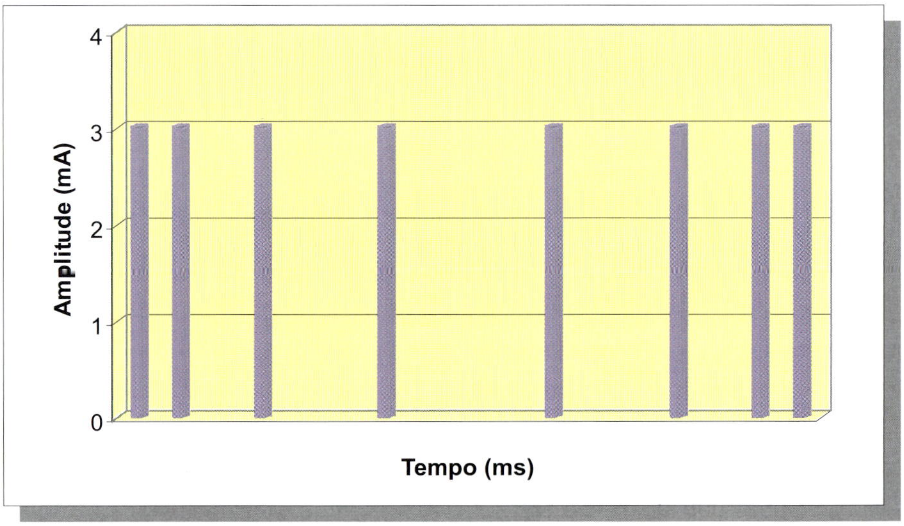

FIGURA 6-4

Esquema representativo da modulação em freqüência, considerando um pulso quadrático monopolar.

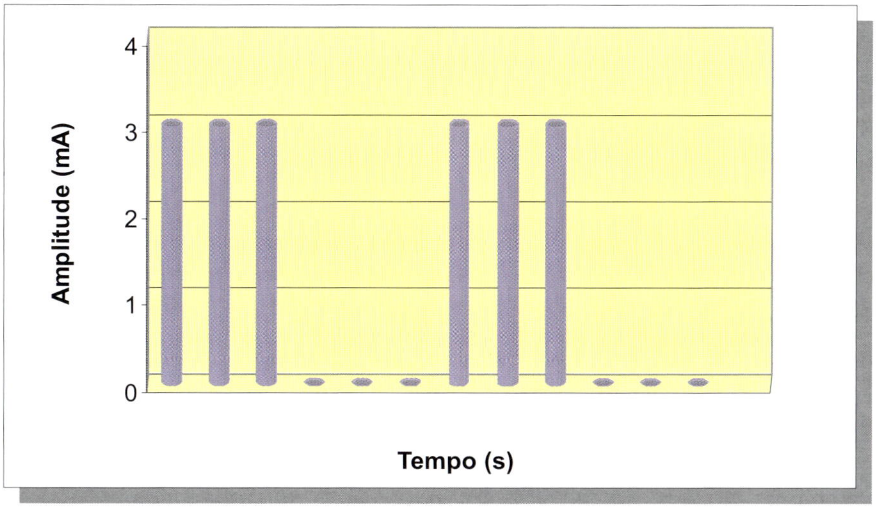

FIGURA 6-5

Esquema representativo da modulação em trens de pulso ($T_{ON} - T_{OFF}$), considerando um pulso quadrático monopolar.

tração muscular mais "fisiológica", uma vez que o número de unidades motoras recrutadas é proporcional ao incremento da amplitude da corrente. O seu uso se dá geralmente nos pulsos quadráticos, os de maior risco para a lesão muscular, onde todas as unidades motoras recrutadas se contraem instantaneamente até o limite máximo imposto pela amplitude. Já os trens de pulso, além de promover ciclos de contração-relaxamento, que minimizam o aparecimento da fadiga muscular, possibilitam uma contração mais agradável quando associados à modulação em amplitude (Figura 6-6).

A estimulação intermitente é necessária nos casos de estimulação neuromuscular em que há necessidade de ajustes entre o período de contração e de repouso. Esses períodos são comumente denominados de ciclos de repetição ou $T_{ON} - T_{OFF}$, os quais dizem respeito ao tempo de liberação ou não do trem de pulso, respectivamente.

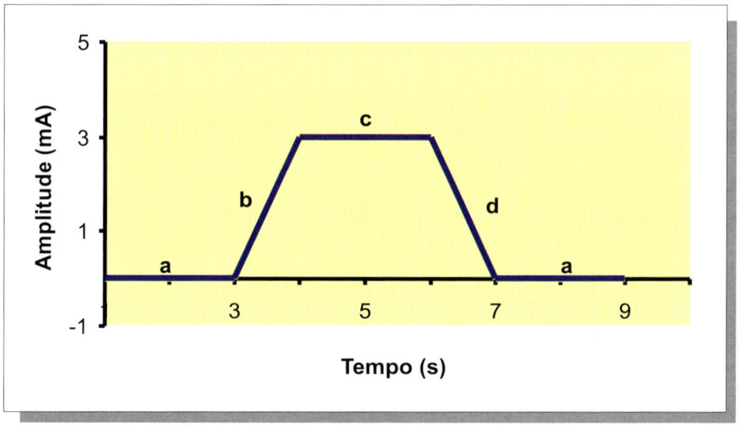

FIGURA 6-6

Esquema representativo das modulações em amplitude e trens de pulso, considerando uma corrente monopolar. Pode-se destacar: a) T_{OFF} – repouso, b) subida, c) T_{ON} – sustentação, d) descida.

As outras formas de modulações são utilizadas nas correntes que são empregadas em longos períodos de estimulação, por exemplo, a estimulação elétrica nervosa transcutânea (TENS), com as quais consegue-se retardar a acomodação. Nesse caso pode-se utilizar a modulação em freqüência ou em amplitude (intensidade) ou ambas concomitantemente, o que é conhecido como VIF – variação da intensidade e freqüência (Figura 6-7).

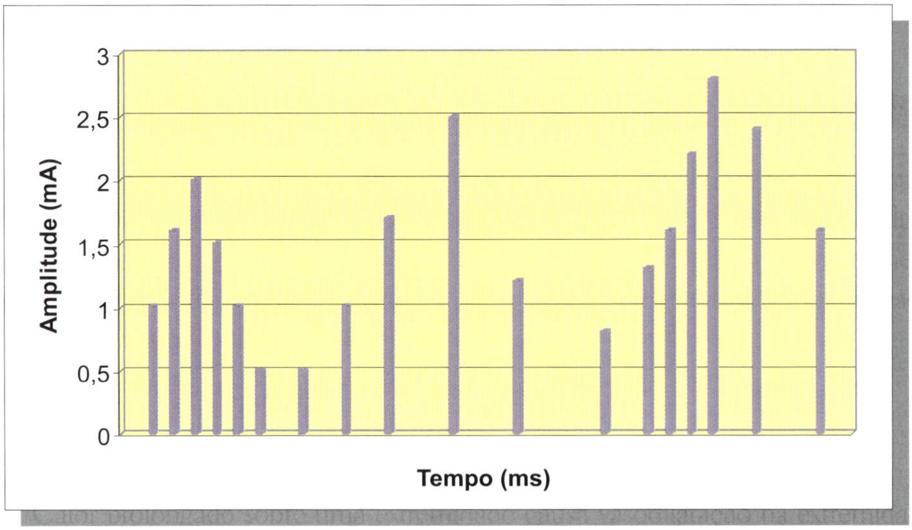

FIGURA 6-7

Esquema representativo da modulação em intensidade e freqüência (VIF), considerando um pulso quadrático monopolar.

ELETRODOS

A estimulação elétrica por meio de eletrodos cutâneos é um procedimento terapêutico não invasivo e de grande aplicação clínica, e tem sido utilizada freqüentemente na reabilitação de diversas patologias. A técnica visa a estimulação tanto dos nervos sensitivos quanto dos nervos motores de diferentes partes do corpo.

Os eletrodos de superfície são os mais utilizados em clínicas especializadas em aplicação terapêutica devido ao fácil manuseio e ao baixo índice de complicações. Devem ser colocados ao redor da área a ser tratada, visando a estimulação dos músculos e dos nervos periféricos motores e sensitivos. Apresentam como vantagens uma baixa impedância, maior flexibilidade, fácil aplicação e remoção, sem causar irritação da pele. O aparecimento de complicações é raro e estas incluem irritação da pele, eritema e dor.[68]

Os eletrodos têm como função básica transmitir a corrente, que está sendo gerada no equipamento, ao paciente. Variando-se o tamanho dos eletrodos (Figura 6-8) há a possibilidade de aplicação de altas intensidades de corrente ao paciente, fato que deve ser cuidadosamente controlado para que não ocorra desconforto ou queimaduras cutâneas. Existe uma relação inversa não linear entre o tamanho do eletrodo e a resistência da pele, a qual indica que eletrodos menores apresentam resistências maiores e vice-versa.

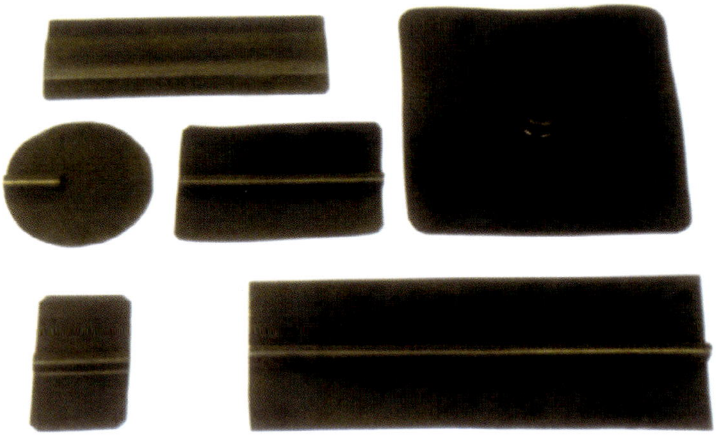

FIGURA 6-8

Eletrodos de silicone-carbono de diferentes formas e tamanhos.

O profissional deve selecionar o tamanho do eletrodo em função da área e da profundidade a ser estimulada. Eletrodos pequenos, menores que a área a ser estimulada, geram resistências altas desnecessárias, as quais podem interferir nos resultados da terapia. A utilização de eletrodos pequenos para a estimulação neuromuscular pode apresentar resultados abaixo do esperado, uma vez que a resistência alta pode limitar o aumento da intensidade. Os eletrodos grandes promovem uma maior resposta motora com menor estímulo doloroso, ao passo que os eletrodos pequenos promovem a contração muscular seguida muito de perto pelo estímulo doloroso.

Para Bowman & Baker,[89] pacientes com excesso de tecido adiposo que fazem uso de eletrodos percutâneos podem apresentar uma contração muscular abaixo do esperado, limitando assim os efeitos benéficos da estimulação elétrica.

Baseando-se no conceito de densidade de corrente, sugere-se que a intensidade da corrente galvânica seja restrita no máximo a 0,1 mA/cm^2 no eletrodo ativo. Variando-se os tamanhos dos eletrodos consegue-se uma maior densidade de corrente no eletrodo de menor tamanho (ativo), tendo, portanto, uma maior efetividade da corrente na área comprometida.

Os eletrodos podem ser confeccionados em diversos materiais, os quais indicarão a corrente que poderá ser utilizada. Os metálicos eram encontrados quase que exclusivamente confeccionados em lâmina de chumbo. Recentemente encontram-se no mercado eletrodos confeccionados em lâmina de alumínio, os quais superam os de chumbo no que concerne à corrosão promovida pelas correntes polarizadas, especialmente a galvânica. Não podemos descartar a hipótese de que os íons decorrentes da corrosão do chumbo poderão sofrer iontoforese (Figura 6-9). Kahn[334] cita uma notificação da *Harvard Medical School Newsletter* que relata que o alumínio é uma substância que apresenta extrema dificuldade para ser introduzida na pele humana, refutando claramente a possibilidade de toxicidade por parte do alumínio metálico dos eletrodos.

Outra variável que deve ser controlada para a padronização dos procedimentos que envolvem a estimulação elétrica é o eletrodo percutâneo. Os vários materiais que o compõem podem interferir na quantidade de corrente elétrica aplicada, em função da sua resistência. Lieber & Kelly[402] testaram três diferentes eletrodos mantendo a duração, a freqüência e a amplitude do pulso constantes. Os eletrodos avaliados foram os metálicos, os auto-adesivos e os de silicone-carbono, sendo que os últimos produziram maior torque muscular. Nolan[497] analisou 25 marcas de diferentes eletrodos divididos em dois grupos, os auto-adesivos e os de silicone-carbono, nos quais encontrou impedâncias que variavam de 1000 a 7800 ohms, sendo que os de menor resistência eram os de silicone-carbono.

Os eletrodos flexíveis confeccionados em silicone apresentam condutibilidade elétrica devido à sua impregnação por partículas de carbono. Com o uso, mesmo com correntes despolarizadas não simétricas, estes eletrodos podem perder parte da sua condutibilidade, tornando-se parcialmente isolantes e não permitindo, portanto, a passagem total da corrente. Uma vez que a sua condutibilidade elétrica é decorrente dos íons carbono impregnados ao silicone, estes eletrodos não podem ser utilizados com correntes polarizadas, uma vez que poderá ocorrer a migração destes íons, tornando os eletrodos totalmente isolantes.

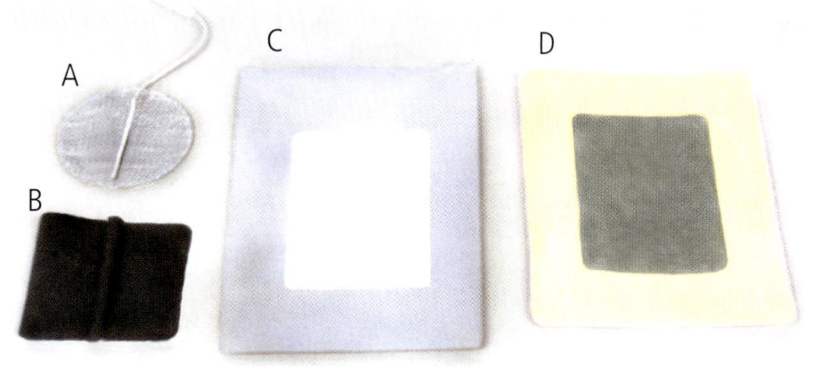

FIGURA 6-9

Eletrodos confeccionados com diferentes materiais. A) Auto-adesivo, B) silicone-carbono, C) alumínio e D) chumbo.

O posicionamento dos eletrodos pode variar segundo a patologia tratada ou os resultados desejados. Em uma primeira classificação podemos posicioná-los de modo longitudinal ou transversal. Dentro do modo longitudinal podemos subdividi-lo segundo a estrutura a ser estimulada: mioenergética (ventre muscular), tronco nervoso (emergência da raiz nervosa), paravertebral (coluna espinhal), vasotrópica (trajeto vascular), gangliotrópica (gânglio do sistema nervoso autônomo) ou ponto motor (ponto motor do músculo).

É de conhecimento geral que os eletrodos não podem ser acoplados diretamente sobre a superfície cutânea onde nas correntes polarizadas há o risco de queimaduras. Os meios de acoplamento podem ser a esponja vegetal embebida em água, quando da utilização de eletrodos metálicos, e o gel para eletrodos flexíveis. O uso de soluções contendo cloreto de sódio é difundido como forma de aumentar a transmissão da corrente na esponja, tendo-se o inconveniente de que o sal sofrerá iontoforese podendo irritar os folículos pilosos. Na prática observa-se que não há necessidade de tal procedimento uma vez que os íons contidos na água são suficientes para a transmissão da corrente e o fator determinante, no caso, é a quantidade de água contida na esponja.

CORRENTE GALVÂNICA

A corrente galvânica se define como aquela em que o movimento das cargas de mesmo sinal se deslocam no mesmo sentido, com uma intensidade fixa, representada na Figura 6-10 pela área roxa do gráfico. O termo *contínua* indica que a intensidade da corrente é constante em valor e em sentido, podendo ser utilizado também o termo *corrente direta*.

A aplicação da corrente galvânica divide-se em:

- galvanização;
- iontoforese (ionização).

Os efeitos terapêuticos de ambas as aplicações são devidos em grande parte aos efeitos polares da corrente galvânica sobre as células do organismo.

Galvanização

A galvanoterapia ou galvanização é o uso terapêutico da corrente galvânica, utilizando-se exclusivamente os efeitos polares por ela promovidos.

Os tecidos biológicos apresentam uma grande quantidade de íons positivos e negativos dissolvidos nos líquidos corporais, os quais podem ser colocados em movimento ordenado por um campo elétrico polarizado aplicado na superfície da pele. Este movimento dos íons dentro dos tecidos tem importantes conseqüências, primeiramente físicas e conseqüentemente químicas.

Os efeitos decorrentes da aplicação da corrente galvânica são justificados pelo grande efeito polar que esta corrente impõe aos tecidos. Estes efeitos podem ser agrupados em quatro diferentes categorias:

- efeitos eletroquímicos;
- efeitos osmóticos;
- modificações vasomotoras;
- alterações na excitabilidade.

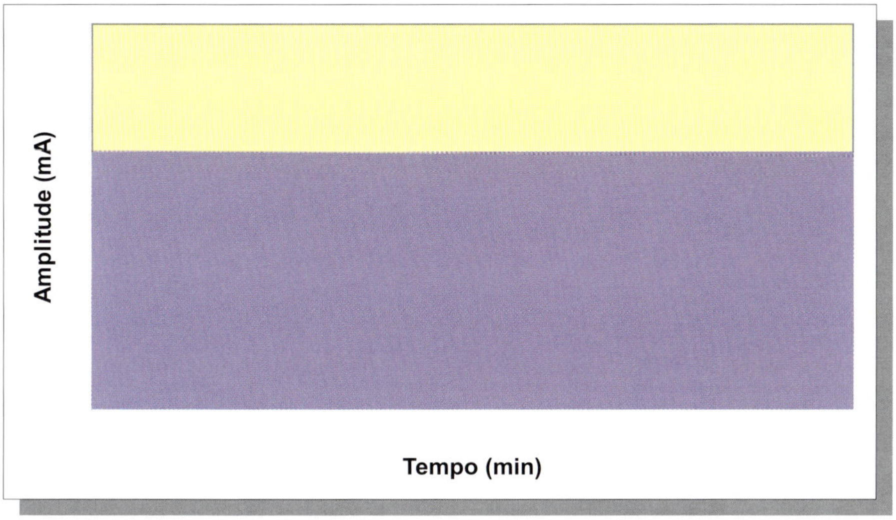

FIGURA 6-10

Representação esquemática da corrente galvânica. A área roxa representa a energia da corrente.

Efeitos Polares

Efeitos Eletroquímicos

Os fluidos do corpo humano são extremamente corrosivos por se tratarem de soluções salinas oxigenadas semelhantes, em natureza e concentração, à água do mar.[26,27]

Um fluxo de corrente contínua atravessando uma solução de água e sal provoca uma migração de íons presentes para uma direção definida. Este processo é conhecido pelo nome de transferência de íons. Após a dissociação eletrolítica, esses íons sofrem, ainda sob influência da passagem da corrente galvânica, reações químicas secundárias sob os eletrodos.

Já é de conhecimento geral que o sentido de deslocamento dos elétrons é do pólo positivo para o pólo negativo. Este sentido é definido pela corrente gerada no equipamento. Para que a corrente elétrica gerada no equipamento possa promover o fluxo iônico na solução eletrolítica, devem ocorrer transformações químicas. No eletrodo negativo deve ocorrer um processo de redução no qual algum íon ou molécula aceita elétrons, sendo portanto reduzido. Já no eletrodo positivo os elétrons devem ser liberados para o eletrodo, ocorrendo assim um processo de oxidação. O eletrodo no qual ocorre a redução é chamado de cátodo, e o eletrodo no qual ocorre a oxidação é chamado de ânodo. Para que o processo de redução possa continuar no cátodo, os íons devem se manter em movimento na direção dele. Esses íons são positivos e denominados cátions. Simultaneamente os íons negativos se deslocam para o ânodo e são chamados de ânions.

No cátodo (pólo negativo) vai ocorrer uma reação básica, com liberação de hidrogênio e necrose de liquefação. No ânodo (pólo positivo) vai ocorrer uma reação ácida,

6

com liberação de oxigênio e necrose de coagulação. A concentração dessas substâncias, ácido ou base, podem alcançar níveis lesivos para os tecidos na área sob os eletrodos.

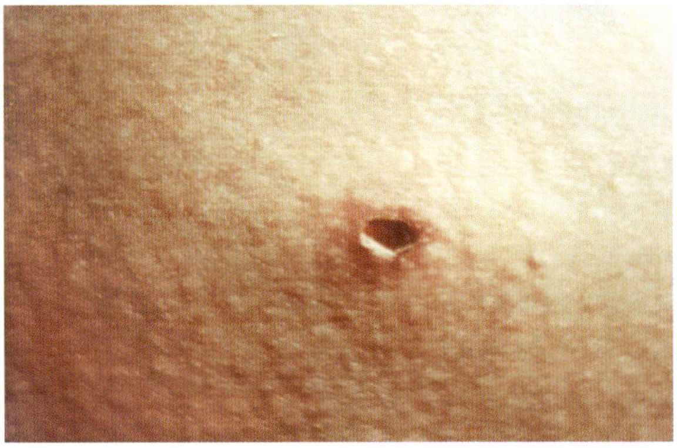

FIGURA 6-11
Lesão da derme promovida pelo pólo negativo da corrente contínua.

A queimadura química resulta da formação excessiva de hidróxido de sódio sob o pólo negativo. Conhecido pela sua ação cáustica, promove esclerólise do tecido, o qual desenvolve um processo de cicatrização bastante lento. Outra causa das queimaduras pode ser a grande resistência à passagem da corrente pelas sardas ou outras zonas escleróticas da pele (Figura 6-11), bem como pela falta de solução condutora na esponja ou mesmo mau contato eletrodo-pele, podendo gerar calor excessivo.

Nos compostos iônicos os íons já existem na rede cristalina, mantendo-se unidos por forças de atração eletrostáticas. Os íons, porém, só se encontram livres quando em solução, porque solventes como a água, de elevada constante dielétrica, ao diminuir a atração entre os íons promovem a separação. O cloreto de sódio presente no organismo irá se dissociar e seus íons poderão se ligar aos íons hidrogênio e hidroxila formados através da eletrólise da água (hidrólise). O rearranjo desses íons será responsável pela formação de um ácido fraco – ácido clorídrico no ânodo, e de uma base forte – hidróxido de sódio no cátodo. Estes elementos serão responsáveis pela mudança de pH sob os eletrodos, uma vez que a região pericatódica tenderá à basicidade e a região perianódica tenderá à acidez.

Modificações Osmóticas

Sob as influências da carga elétrica adquirida pelas estruturas membranosas, é produzida uma modificação da água contida nos tecidos.[192] A lei de Cohen afirma que quando a água está contida em uma rede de cavidades muito delgada, aparecem cargas elétricas no sistema, sendo positiva a carga da substância de maior constância dielétrica, que no caso é a água. Portanto, as partículas de água não dissociadas adquirem, por este mecanismo, uma carga elétrica, tornando-as virtualmente positivas. Assim, o movimento tem o sentido do pólo positivo para o negativo.

Outro fator que deve ser mencionado é que os ânions têm maior massa que os cátions e conseqüentemente apresentam uma menor velocidade de deslocamento. Por outro lado os cátions, por apresentarem uma menor massa, são atraídos para o cátodo com uma maior velocidade. Esses dois mecanismos criam uma diferença de concentração iônica nas diferentes áreas de aplicação da corrente, com um aumento na região catódica e uma diminuição na região anódica. Essas diferenças de concentração iônica são capazes de promover a mobilização da água no sentido do cátodo, uma vez que há diferença de pressão osmótica.

A molécula de água não é linear. Em cada molécula de água existem dois pares de elétrons comuns, cada par repartido pelo átomo de oxigênio, e um átomo de hidrogênio ficando mais próximo do átomo de oxigênio. A formação de pares de elétrons não provoca a formação de íons, mas resulta, em muitos casos, na formação de moléculas polares. Esta polaridade tem um papel importante na capacidade da água de provocar a ionização. As moléculas polares são dipolos elétricos.

No experimento realizado por Kim *et al.*[347] visando verificar o fluxo da água tritiada (3 H_2O) e do manitol através da pele de ratos durante a iontoforese, observaram que o manitol apresenta maior fluxo no ânodo em comparação ao cátodo. O fluxo do manitol presente no cátodo foi retardado, no transporte passivo, pelo volume de água livre seguindo em direção oposta (do ânodo para o cátodo). O transporte desta molécula aumentou significativamente após o término da passagem de corrente. Isso mostra que o fluxo de substâncias apolares através da derme é atribuído em grande parte ao deslocamento da água durante a passagem da corrente contínua.

Modificações Vasomotoras

Em todas as aplicações de correntes polarizadas produz-se uma vasodilatação (Figura 6-12) sob os eletrodos, a qual é acompanhada pelo aumento da temperatura. Todas as reações químicas, em um complexo jogo de armar e desarmar ligações em presença da corrente contínua, liberam energia e aumentam a temperatura local. O aumento da temperatura na galvanização é determinado pela ionização produzida por ela.

Na vizinhança de ambos os eletrodos se produz uma vasodilatação ativa, sendo mais pronunciada no pólo negativo. Esta hiperemia galvânica é um efeito vasomotor que não se restringe somente à pele, mas penetra também nos estratos abaixo dela (subcutâneo, fáscias e músculos superficiais). Melhorando a irrigação sangüínea, observa-se elevação local de temperatura de 2 a 3 °C.[139]

Alterações na Excitabilidade

Referem-se às modificações elétricas locais produzidas pela corrente elétrica no potencial de repouso das membranas celulares. A membrana em repouso apresenta uma eletronegatividade interna em relação ao meio externo. A corrente catódica excita a fibra, enquanto que uma corrente anódica faz com que a fibra fique mais resistente à excitação do que o normal. Tudo indica que esses fenômenos devem-se à maior ou menor permeabilidade da membrana ao sódio. No cátodo, a tensão aplicada é oposta ao potencial de repouso da membrana, e isso reduz o potencial. O resultado é que a

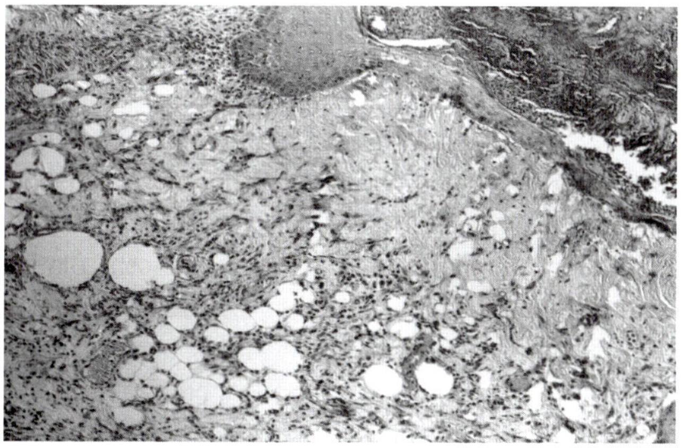

A

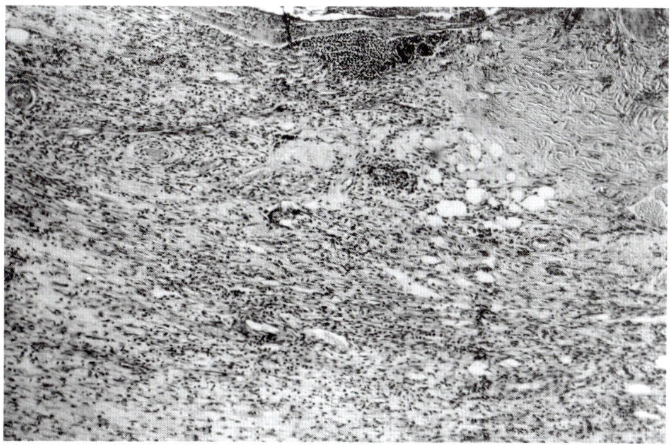

B

FIGURA 6-12

Fotomicrografia destacando a vascularização da derme. A) Amostra de animal controle e B) amostra de animal estimulado com corrente galvânica.

membrana se torna mais permeável ao sódio do que o normal. No ânodo, o potencial aplicado aumenta o potencial da membrana, e isso faz com que a membrana se torne menos permeável ao sódio, e daí resulte uma resistência aumentada à estimulação por outros meios.

A abertura dos canais de sódio voltagem-dependentes promove a despolarização da membrana e somente ocorre pela diminuição da voltagem da membrana. O pólo negativo promove uma maior excitabilidade da membrana uma vez que reduz a voltagem fora da mesma, reduzindo-a até próximo da voltagem negativa no interior da célula. Isso reduz a voltagem através da membrana, permitindo a ativação dos canais de sódio, disso resultando a despolarização. Inversamente, o pólo positivo aumenta a diferença de voltagem através da membrana, promovendo portanto a sua hiperpolarização com conseqüente diminuição da excitabilidade.[281]

Sob os eletrodos estimuladores são criados pólos virtuais de sinais contrários nos tecidos subjacentes.

Cotta[139] chega a considerar que após a galvanização os vasos e nervos permanecem ainda hipersensíveis por vários dias.

Galvanismo Intra-Oral

Tem-se provado que correntes galvânicas pequenas associadas com o eletrogalvanismo estão presentes continuamente na cavidade bucal.[316] As correntes galvânicas podem ter conseqüências desfavoráveis não só sobre as restaurações metálicas, mas igualmente sobre os dentes e tecidos moles.

Quando dois materiais metálicos com diferentes potenciais estão em contato em presença de um eletrólito, ocorre uma diferença de potencial, isto é, uma transferência de elétrons. Tem-se então o tipo de corrosão chamada de corrosão galvânica, que resulta do acoplamento de materiais metálicos dissimilares imersos em um eletrólito, causando uma transferência de carga elétrica de um para o outro por terem potenciais elétricos diferentes. Ela se caracteriza por apresentar corrosão localizada, próxima à região do acoplamento, ocasionando profundas perfurações do material metálico que funciona como ânodo.

Infelizmente, o meio bucal é muito condutivo. A boca é úmida e sofre, continuamente, variações de temperatura. Os alimentos e líquidos ingeridos têm intervalos amplos de pH, e ácidos são liberados durante a degradação das substâncias alimentares. Os detritos alimentares freqüentemente se aderem, de forma tenaz, à restauração metálica, proporcionando assim uma condição localizada que é extremamente favorável a uma reação acelerada entre os produtos de corrosão e o metal. Todos esses fatores ambientais contribuem para o processo de degradação, conhecido como corrosão.

Dois metais ou ligas diferentes, colocados na cavidade bucal sob a forma de restaurações ou aparelho ortodôntico, banhados constantemente pela saliva, constituem pares galvânicos de concentração, possibilitando a formação de correntes elétricas.

A corrosão, num sentido específico, não é meramente um depósito superficial; é uma deterioração real de um metal, por reação com seu ambiente. Em alguns casos graves, porém freqüentes, especialmente com superfícies submetidas a tensões, a velocidade de ataque da corrosão pode realmente aumentar com o tempo.

Um fator importante na corrosão galvânica é a relação entre a área anódica e a catódica. Se a relação entre a área anódica/área catódica for muito maior que um, isto é, se a área catódica for pequena em relação à área anódica, a corrosão não será tão prejudicial; caso contrário, a corrosão será tanto mais intensa quanto maior for a área catódica e menor a anódica, pois tem-se uma alta densidade de corrente na parte do metal, ânodo, que está sendo corroída.

Vários íons desempenham um papel importante na corrosão de ligas diversas. O oxigênio e o cloro, por exemplo, estão implicados na corrosão do amálgama, na interface com o dente e no interior do corpo da liga.[437] O perigo da corrosão do amálgama está relacionado com a sua composição, mercúrio e ferro, os quais uma vez absorvidos pelo organismo apresentam caráter acumulativo.

Enquanto os materiais restauradores metálicos forem empregados, parece haver pouca possibilidade de que possam ser eliminadas essas correntes galvânicas. A própria base de cimento, embora seja um bom isolante térmico, tem pouco efeito na diminuição da corrente transmitida através do dente ou da polpa. Quando se utiliza correntes polarizadas (farádica, galvânica) para a estimulação dos pontos motores da face, estas podem potencializar a corrente galvânica já existente na cavidade bucal, ocasionando além do desconforto (dor aguda e "gosto metálico") a liberação de produtos tóxicos para a circulação (mercúrio).

Corrosão Eletrolítica

Desde que esteja presente um eletrólito, serão possíveis vários tipos de corrosão eletrolítica, e todos podem ocorrer em certa extensão na cavidade bucal, pois a saliva, com os sais que contém, é um eletrólito fraco. As propriedades eletroquímicas da saliva dependem de sua composição, concentração dos seus componentes, pH, tensão superficial e capacidade de tamponamento. Todos esses fatores podem influir na resistência de qualquer eletrólito e, assim, na magnitude da corrosão resultante.

Os tipos de corrosão eletrolítica baseiam-se nos mecanismos que produzem áreas heterogêneas e, dessa forma, na ação do par elétrico.

Metais Dessemelhantes

Quando ligas de metais básicos e dessemelhantes em contato estão presentes na cavidade bucal, tem sido relatado exemplo de corrosão e destruição de tecido mole e duro.[92] Aqui a referência odontológica é a de duas restaurações separadas, nas quais as superfícies metálicas são quimicamente dessemelhantes. As combinações metálicas que podem produzir a corrente galvânica podem ou não estar em contato intermitente.

Aceita-se, por exemplo, que uma restauração, a amálgama, seja colocada na superfície oclusal de um dente inferior, diretamente oposta a uma incrustação a ouro em um dente superior. Como ambas as restaurações estão umedecidas pela saliva, existe um par elétrico com uma diferença de potencial entre as restaurações dessemelhantes. Quando as duas restaurações entram em contato, o potencial sofre um curto-circuito brusco, através das duas ligas. O resultado é uma dor aguda. Efeito semelhante pode ser observado tocando-se a ponta de um garfo de prata em uma incrustação de ouro, ou uma aurificação, e ao mesmo tempo permitindo que uma outra porção do garfo entre em contato com a língua.

Quando os dentes não estão em contato, ainda existe a diferença de potencial elétrico entre as duas restaurações. A saliva constitui o eletrólito e os tecidos, o circuito externo. A resistência do circuito externo é considerável em comparação com o que existe quando as duas restaurações estão em contato. As correntes elétricas medidas nessas condições, entre uma restauração de ouro e a amálgama na cavidade bucal, parecem ser de aproximadamente 0,5 a 1,0 microampère.[541] Essas correntes são um tanto maiores quando há a presença de metais semelhantes, que nunca são exatamente compatíveis em composição ou na estrutura superficial.

Embora a magnitude dessas correntes diminua comumente um pouco à medida que a restauração envelhece, ocorrendo a degradação do material menos nobre para abaixar a energia livre, as correntes permanecem indefinidamente.

Composição Heterogênea da Superfície Metálica

Os metais puros corroem-se em velocidade muito mais lenta que as ligas. Impurezas em qualquer liga aumentam a corrosão.

Uniões soldadas podem também corroer-se devido à combinação não-homogênea da composição liga-solda.

Superfície Não-Homogênea

Uma situação comum para este tipo de corrosão seria uma restauração a amálgama com áreas polidas e não polidas.

Eletrólise Depilatória

É fundamentada nos efeitos polares da corrente contínua, a reação alcalina presente no pólo negativo.

Por meio do contato direto do cátodo com o folículo piloso, com a conseqüente formação de produtos cáusticos devido à decomposição do cloreto de sódio no meio interno, pode-se realizar a depilação definitiva.

A eletrólise depilatória apresenta as vantagens de poder ser realizada sob controle, ser localizada e propiciar bons resultados estéticos.

Para a realização desta terapia, há a necessidade de um eletrodo ativo especial, o qual consiste de uma fina agulha de platina sustentada por um eletrodo tipo caneta. O eletrodo passivo é do tipo placa.

O procedimento técnico consiste do acoplamento do eletrodo passivo, previamente umedecido, à paciente. O eletrodo ativo, a agulha, deve ser esterilizado a cada início de terapia. A agulha é introduzida no folículo piloso, com o auxílio de uma pinça para sustentar o pêlo, cerca de 2 milímetros, para atingir o bulbo. A intensidade da corrente deve ser, no máximo, de 2 miliampères (mA), e deve fluir por 15 segundos ou então até notar-se ligeira efervescência no folículo, devido à liberação de hidrogênio, indicativo de que a ação eletrolítica já ocorreu. A intensidade é, então, zerada e o pêlo deve ser retirado com o auxílio da pinça. Se este não sair com facilidade, deve-se reintroduzir a agulha e refazer toda a operação.

Quando a depilação for realizada em grandes áreas, a eletrólise não deve ultrapassar vinte folículos por sessão e nem ser feita de forma seqüencial, isto é, em pêlos muito próximos uns dos outros. Isso evita o aparecimento de cicatrizes pós-eletrolíticas.

Cabe destacar que mesmo sendo realizada por profissionais experientes, a recidiva pode ocorrer em vinte por cento dos casos.

Face à disseminação da AIDS é importante lembrar que em todos os procedimentos invasivos (uso de agulhas) a esterilização do material deve ser lembrada como fator de alta relevância.

Iontoforese

A iontoforese é utilizada há mais de meio século, tendo sido mencionada na literatura desde o século XVIII.[334] A iontoforese aumenta a penetração de substâncias polares através da pele sob um gradiente potencial constante.

O procedimento não invasivo da iontoforese é um grande atrativo para os profissionais clínicos por requerer uma concentração iônica baixa para a administração efetiva (Tabela 6-2). O velho provérbio "quanto mais melhor" não deve ser aplicado neste procedimento. A concentração deve ser baixa, geralmente de 1 a 3%, para se obter um coeficiente de ionização elevado. Com relação à intensidade segura, esta também limita-se a 0,1 $mAcm^{-2}$ da superfície do eletrodo ativo. Outra variável importante refere-se ao tempo de aplicação, sobre o qual foi demonstrado por Low & Reed[414] que a penetração é maior durante os seis primeiros minutos. Segundo os autores, a duplicação do tempo de tratamento (12 minutos) aumenta o índice de penetração em aproximadamente 25%. Os autores relatam ainda que após esse período a quantidade de solução restante é bastante reduzida e que pouco adianta aumentar o tempo da aplicação.

Dando subsídios aos procedimentos técnicos, Jacobson *et al.*[325] relatam que as baixas intensidades são mais efetivas como força direcional. Altas intensidades aparentemente afetam de forma adversa o fenômeno interiônico e dificultam a penetração.

Quando dois eletrodos metálicos conectados a uma fonte de corrente contínua são interpostos a um segmento corpóreo, em contato com uma solução eletrolítica, há a possibilidade de se promover a transferência de íons para os tecidos. É uma técnica de tratamento que permite a introdução, a partir da pele e das mucosas, de íons medicamentosos para o interior dos tecidos, utilizando-se, para tanto, as propriedades polares da corrente galvânica.

A passagem da corrente galvânica através de uma solução eletrolítica produz íons, partículas eletricamente carregadas dissolvidas ou suspensas na solução, migrando de acordo com a carga elétrica. Íons positivos são repelidos pelo pólo positivo e atraídos pelo pólo negativo, ocorrendo situação inversa com os íons negativos.

A corrente galvânica é quem melhor possibilita a migração iônica do medicamento, pela sua emissão constante e unidirecional do fluxo elétrico.

A possibilidade de se realizar iontoforese foi demonstrada ainda no começo do século XX, quando Le Duc efetuou um experimento que se tornou célebre por evidenciar a penetração de íons através da pele. Seu experimento fundamental consistiu na tentativa de aplicação iontoforética de estricnina, um poderoso estimulante do sistema nervoso central, em dois coelhos. Em um dos coelhos a droga foi contida no eletrodo negativo e no outro, no eletrodo positivo de um sistema elétrico gerador de corrente contínua. Após certo tempo de aplicação, o coelho cuja solução de estricnina estava contida no eletrodo positivo sofreu espasmos convulsionantes que o levaram à morte, enquanto que o outro coelho nada sofreu. As alterações ocorridas em apenas um dos coelhos demonstraram que a droga é transportada para o interior dos tecidos de acordo com suas caraterísticas polares, responsáveis pela determinação do sentido do fluxo iônico ativado pela corrente contínua. Assim sendo, os íons positivos são introduzidos no organismo a partir do ânodo e os íons negativos a partir do cátodo.

A penetração dos íons para os tecidos pela ação repulsora da diferença de potencial depende de vários fatores:

- A quantidade de íons que penetram nos tecidos se relaciona primeiramente com a massa e a valência da substância. Quanto maior a valência, menor é o número de íons que participam da condução. Da mesma forma, quanto maior a massa, maior é a dificuldade de deslocamento, e conseqüentemente menor é a penetração.
- A intensidade da corrente e o seu tempo de aplicação constituem fatores óbvios e que impõem um limite nas possibilidades da terapia, pois, excedidos estes parâmetros, pode haver o risco de lesões.
- Os fenômenos eletrosmóticos auxiliam na penetração dos cátions pelo arraste passivo e dificultam na dos ânions, que devem exercer deslocamento contrário às moléculas de água.

Segundo Kahn,[334] é possível calcular a quantidade de substância introduzida pela técnica de iontoforese conhecendo-se o tempo de aplicação – T – (em horas), a intensidade – I – (em ampères) e o equivalente eletroquímico – EEQ – da substância (valor padrão para a transferência iônica com correntes conhecidas e fatores temporais), utilizando-se a fórmula $T \times I \times EEQ$. O autor cita como exemplo o magnésio, encontrado na solução de sulfato de magnésio, que, aplicado por 30 minutos, na intensidade de 5 mA e com EEQ de 0,0115, possibilita a penetração de 0,2875 mg.

Raviere,[539] em seu experimento sobre ionização de mucopolissacarídeos nas mais diversas patologias, concluiu que a disposição dos eletrodos é fator primordial para a obtenção de bons resultados. O autor utilizou duas técnicas de colocação de eletrodos, a transversal e a longitudinal, constatando a relação entre os resultados pequenos e nulos com a técnica longitudinal e os resultados bons e médios com a técnica transversal (Figura 6-13).

Os produtos passíveis de serem utilizados na iontoforese se apresentam na forma sólida. Apesar de não ser levado em conta, o solvente tem um papel importante no processo de ionização. Um dos efeitos importantes do solvente é o de enfraquecer as forças eletrostáticas entre os íons e reduzir o efeito da atração interiônica. Sem este efeito, seria de se esperar que os íons de cargas opostas atrair-se-iam uns aos outros, o suficiente para formar moléculas não dissociadas. O solvente apresenta um importante papel na diminuição da intensidade da atração e o faz de vários modos. A água, sendo um solvente polar, é atraída pelos íons formando uma atmosfera de moléculas orientadas em torno

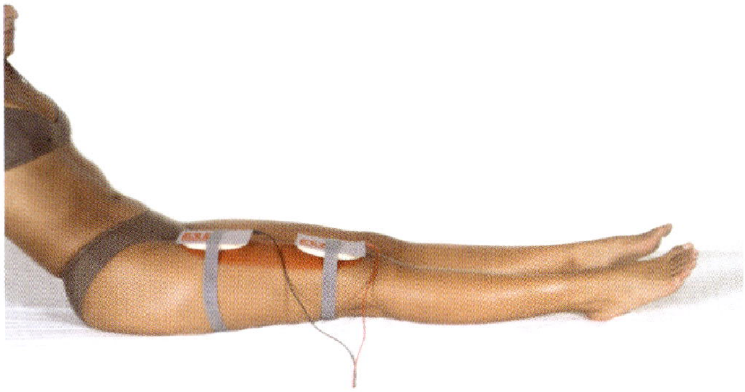

A

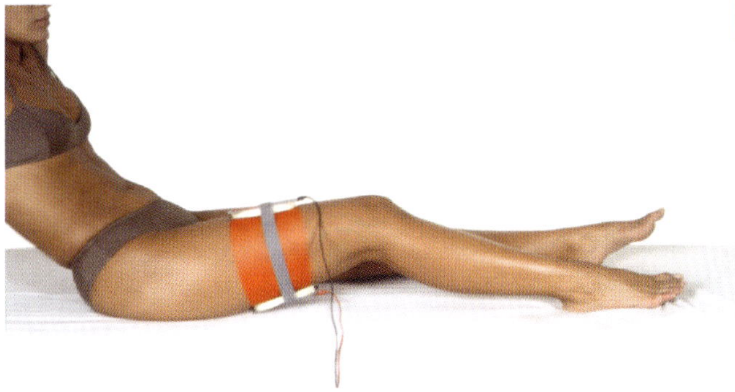

B

FIGURA 6-13

Esquema representativo das técnicas de colocação dos eletrodos com os respectivos campos elétricos: A) longitudinal e B) transversal.

dos íons. Isso tende a manter os íons afastados e ajuda a impedir que as forças atrativas interiônicas atuem. Além disso, a natureza polar da água diminui o efeito de atração.

TABELA 6-2

OS DIFERENTES PRODUTOS UTILIZADOS NA IONTOFORESE COM AS RESPECTIVAS CARGAS ELÉTRICAS, CONCENTRAÇÕES E PRINCIPAIS AÇÕES.

Produto	Polaridade	Solução	Ação
Salicilato	–	2%	analgésico, descongestionante
Cloreto de Cálcio	+	2%	antiespasmódico
Iodo	–	4%	esclerolítico, bactericida
Cloreto de Sódio	–	2%	esclerolítico
Citrato de Potássio	–	2%	antiinflamatório
Hialuronidase	+		antiedematosa
Thiomucase	–		despolimerizante
Sulfato de Cobre	+	2%	fungicida, adstringente
Sulfato de Magnésio	+	2%	antiespasmódico, vasodilatador
Cloreto de Magnésio	+	2%	esclerolítico
Cloreto de Lítio	+	2%	tratamento da gota
Óxido de Zinco	+	2%	cicatrizante

Na questão específica da iontoforese, a diluição do produto deverá ser realizada com água deionizada que não apresenta íons que possam competir com o produto a ser administrado.

A iontoforese é um procedimento de efeitos locais indiscutíveis, mesmo que superficiais. Os benefícios terapêuticos da introdução de medicamentos por esta via são os seguintes:

- Ausência de efeitos colaterais sistêmicos aos quais o paciente apresenta intolerância.
- Ação localizada do medicamento, podendo este estar em maior concentração na área lesada.
- Ação mais efetiva e prolongada do fármaco no sítio de lesão.

A resistência ao fluxo da corrente e à transferência iônica é inicialmente uma função da pele. Entretanto, certas estruturas dérmicas (folículo piloso e glândulas sudoríparas) representam áreas de baixa resistência e fornecem as vias por onde a corrente elétrica e os íons são conduzidos.[329]

A maior concentração do fármaco associado com sua ação mais prolongada no local da lesão pode estar relacionada ao fato de que a membrana celular é totalmente impermeável a compostos polares. A razão para essa impenetrabilidade de compostos polares é decorrente de dois processos distintos, sendo que a carga elétrica dos íons faz com que várias moléculas de água se prendam a eles formando íons hidratados. Esse fato aumenta as dimensões dos íons, o que, por si só, impede a penetração. O outro mecanismo diz respeito à interação da carga elétrica do íon com as cargas da bicamada lipídica, resultando na repulsão do íon quando este se aproxima da membrana.

A absorção mais profunda é decorrente da circulação capilar e do transporte através da membrana. A maior parte dos íons depositados encontra-se diretamente sob o eletrodo ativo, onde são armazenados tanto como um componente solúvel quanto insolúvel, para então serem levados pela corrente sangüínea ou utilizados localmente como fonte concentrada para recombinações posteriores.[334]

Uma vez na região subcutânea, os íons já existentes e os radicais imersos na corrente sangüínea formam os novos compostos necessários para as interações terapêuticas.

Não podemos deixar de mencionar que os efeitos polares desencadeados pela corrente galvânica também são responsáveis em parte pelos efeitos terapêuticos resultantes da iontoforese. Cabe então supor que algumas das ações decorrentes da iontoforese são em parte devidas aos efeitos polares da própria corrente.

O emprego da iontoforese na clínica apresenta-se bastante limitado nos dias de hoje. Esse não-desenvolvimento talvez tenha se devido à escassez de experimentos que fundamentam cientificamente as dosagens ótimas de drogas específicas, relacionando-as ao tempo de aplicação e à intensidade da corrente.

Singh[586] relata que o mecanismo e a instrumentação para realização da iontoforese aumentou exponencialmente na última década. Segundo o autor, os equipamentos evoluíram de simples baterias e reostatos para modernos circuitos eletrônicos, sendo necessários os aprofundamentos do conhecimento real, toxicológico, farmacológico e dos mecanismos envolvidos no intuito de melhorar as técnicas para controlar a administração transdérmica de fármacos.

Orientações para Terapias com Corrente Galvânica

- Até que a situação se torne mais esclarecida sobre o galvanismo intra-oral, parece que o procedimento conservador seria evitar situações que pudessem produzir logicamente uma condição exagerada, como por exemplo a aplicação de correntes polarizadas na face. Sendo este procedimento prejudicial ou não, um gosto metálico sempre estará presente posteriormente à terapia mioelétrica da face, por corrente galvânica ou farádica, devido à corrosão do amálgama.
- A intensidade de corrente não deve ultrapassar 0,1 mA/cm^2 de área do eletrodo ativo.

- A estimulação pode ser seletivamente dirigida sob um dos eletrodos, uma vez que a densidade de fluxo de corrente altera-se proporcionalmente ao tamanho de eletrodos.
- Nenhuma das bordas dos eletrodos deve tocar a pele do paciente, pois mesmo um contato mínimo pode levar a uma queimadura química de difícil cicatrização.
- Não há nenhuma vantagem em usar uma solução com concentração superior à indicada pelo fabricante dos produtos.
- Soluções de continuidade (lesões cutâneas) podem concentrar o fluxo iônico e causar queimadura, exceção feita ao tratamento de úlceras.
- Após as aplicações, as esponjas devem ser completamente limpas e lavadas a fim de remover produtos químicos secundários próximo do eletrodo.
- É necessário um bom acoplamento entre os eletrodos e a pele, e uma boa umidificação das esponjas para que se diminua a resistência e se evitem queimaduras.
- Os eletrodos devem ser dispostos transversalmente à área a ser tratada.
- Não é recomendado o uso de dois íons sob o mesmo eletrodo, mesmo que eles tenham mesma polaridade. A repulsão mútua pode diminuir a penetração desejada.
- Do mesmo modo, não devem ser utilizados íons de polaridades opostas durante a mesma sessão de tratamento. O segundo íon tende a reverter o depósito do primeiro, podendo levar à síntese de subprodutos indesejáveis. Na real necessidade de utilização de ambos, orienta-se para o uso individual em dias alternados.

MICROCORRENTE

A polaridade dos tecidos não-excitáveis tem sido documentada nas últimas décadas. Todas as funções e atividades do corpo envolvem de alguma forma a eletricidade. Segundo Okuno[502], o conhecimento dos fenômenos elétricos é importante para uma melhor compreensão dos complexos processos físicos e químicos que caracterizam a vida.

O conhecimento da bioeletricidade celular é fundamental na compreensão de diversos fenômenos que envolvem a eletroterapia. Sabe-se que existe um sistema de comunicação celular denominado "sinalização". Um sinal é uma informação codificada, que não pode ser liberada do sinal se não existir um meio de reconhecer o formato e a leitura do código. Segundo Charman[122] a hipótese relativa aos vários aspectos da bioeletricidade é que as células podem receber, decodificar e agir sobre sinais elétricos, magnéticos e acústicos. Esta bioeletricidade é a base em que se apóiam as várias teorias do sinal elétrico e/ou magnético interagindo entre as células.

Quando a atividade elétrica endógena dos organismos é considerada, é pertinente a hipótese de que as estimulações elétricas ou eletromagnéticas, quando aplicadas externamente ao corpo, possam desencadear alterações em nível celular que intensificam o processo de cicatrização.

As chamadas *MENS* (*Microcurrent Electrical Neuromuscular Stimulators*) são a classe mais recente a se tornar comercialmente disponível, e tal classe produz correntes contínuas ou pulsadas com amplitudes máximas de 1.000 mA. Os resultados desse tipo de estimulação são animadores no controle da dor, na cicatrização de feridas e no controle de edemas.[530]

A utilização da estimulação elétrica com o objetivo de promover a cicatrização de feridas não é algo revolucionário ou novo; há registros de mais de 300 anos da utilização de lâminas de ouro no tratamento de lesões cutâneas provocadas pela varíola.[552]

A cicatrização de uma ferida é mediada em parte por sinais elétricos, sendo que os tecidos vivos possuem potenciais elétricos que regulam o processo de reparo.[662] Vários autores descreveram as chamadas correntes de lesão, como a verificação da carga positiva de um dedo sangrando, quando comparado ao dedo sem lesão,[84] ou a mudança de potencial na cicatriz observada em animais de laboratório;[105] e ainda esta mesma mudança foi observada em seres humanos, sendo positiva em lesões recentes, tornando-se negativa por volta do quarto dia até a cicatrização completa.[662] Baseando-se nesses fatos, muitos estudos foram efetuados com o propósito de observar se a exposição artificial de feridas à corrente elétrica altera o processo de cicatrização.[245,327,348,485,662] Estes comprovaram os efeitos benéficos do tratamento de lesões com as microcorrentes – MET (*Microcurrent Electrical Therapy*).

Embora em experimentos com animais a intervenção da cicatrização por meio de correntes elétricas tenham resultado em aceleração do reparo de lesões em geral,[28,114] os melhores resultados são encontrados no tratamento dos mais diversos tipos de úlceras. Esse fato pode ser ratificado no estudo de Gault & Gatesn,[237] os quais acompanharam 106 pacientes com úlceras isquêmicas, conseguindo resultados satisfatórios. Outros estudos documentaram significativa aceleração do reparo de diversos tipos de úlceras indolentes mediante estimulação elétrica,[43,115,333] inclusive em úlceras contaminadas por bactérias, ocasionando a esterilização destas mediante a utilização da microcorrente por vários dias.[555] Pode-se concluir então que além dos efeitos encorajadores sobre a cicatrização das úlceras, houve uma ação bactericida associada à aplicação inicial de corrente negativa à ferida.

De acordo com Dayton[151] outros fatores além da estimulação elétrica podem concorrer para o reparo adequado de feridas crônicas, como a prevenção e eliminação de infecções, a oxigenação adequada dos tecidos, o debridamento e, por fim, o bem-estar sistêmico.

Os efeitos da corrente em tecidos infectados são atribuídos ao retardo do crescimento das bactérias, que juntamente com os mecanismos de defesa naturais, incrementam o poder de destruição de bactérias, além da abertura de leitos capilares que permitem que as defesas do organismo entrem em ação.[555]

Foi observado um aumento dos níveis de Ca^{2+} após estimulação elétrica em fibroblastos de humanos.[88] Sugere-se que os íons cálcio possam atuar como um segundo mensageiro. É possível que o aumento na absorção do Ca^{2+} celular resulte num aumento da motilidade celular (via actina e miosina no citoesqueleto) e também esteja ligado à produção da energia celular (ATP), via mecanismos mitocondriais. Sabe-se ainda que a aplicação de um campo eletromagnético pulsado a 16 Hz promove um efluxo de íons cálcio das células nervosas *in vitro*.[7]

Os estudos sobre a terapia por microcorrentes sugerem que a utilização do pólo positivo ou negativo deve ser baseado em diversos critérios:[348,645]

- pólo negativo para inibição do crescimento bacteriano;
- pólo positivo para cicatrização.

Observações recentes, baseadas em experimentos científicos com animais, sugerem que as correntes bipolares são mais eficientes no processo de cicatrização.[348,606]

A utilização de microcorrentes é segura e efetiva em ulcerações da pele, porém pouco efetivas em lesões induzidas cirurgicamente.[108,151,387]

Quanto à sua ação no edema, Lundberg *et al.*[419] observaram importantes alterações nos mecanismos de enchimento capilar no tecido acometido por estase venosa, com uma resultante redução do mesmo.

Os reais mecanismos de ação de diversos tratamentos com microcorrentes ainda não estão completamente estabelecidos, havendo a necessidade de se efetuar experimentos sérios e controlados, pois sem estes será difícil quantificar a importância dos efeitos atribuídos a este recurso.[151]

Pode-se afirmar que ainda hoje existe um ceticismo em relação aos verdadeiros efeitos da microcorrente, visto que muitos dos efeitos aventados pelo tratamento estão embasados em experimentos falhos, inclusive com ausência de grupos controle e inadequado número de indivíduos estudados.

CORRENTES DIADINÂMICAS

As correntes diadinâmicas foram desenvolvidas na França no início da década de 1950 por P. Bernard. São correntes alternadas senoidais de baixa freqüência (50 a 100 Hz) com retificação monofásica ou bifásica. Elas são interrompidas com alternância rítmica, e podem trocar continuamente de freqüência, ou ainda combinar-se em defasagem de uma corrente senoidal monofásica.

Outra característica importante das correntes diadinâmicas é que, quase sempre, elas se associam a uma corrente contínua de base, que aumenta o nível de saída das semi-ondas mono ou bifásicas.

Por se tratarem de correntes alternadas, possuem a capacidade de alternar a polarização e a despolarização dos tecidos, notadamente nas membranas celulares. Como os máximos das correntes de polarização correspondem aos mínimos da corrente alternada que entra, e vice-versa, ocorre, no corpo animal, somas e subtrações contínuas dessas duas correntes. Os efeitos são eletroquímicos, térmicos e de estimulação, conseqüência dos fenômenos de polarização.

As correntes diadinâmicas duplicam o índice de reabsorção tecidual devido à sua intensa capacidade de hiperemia. O incremento da irrigação sangüínea provocado pela ação do tratamento é uma das causas dos efeitos anti-exsudativos e antiflogísticos proporcionados por essas formas de corrente. Pabst,[511] estudando a ação das correntes alternadas com o método de dispersão de isótopos mediante um experimento intensivo com 30 pacientes, pôde constatar os seguintes resultados: 1) produziu-se um aumento de 40% da circulação da musculatura do antebraço, estimulando o gânglio estrelado; 2) a utilização de eletrodos na posição paravertebral, unilateral na região lombar, produziu um aumento de 37% na irrigação da musculatura da panturrilha, quando o eletrodo positivo ocupava a posição caudal, e de 80% quando esta posição era ocupada pelo eletrodo negativo; 3) a colocação paravertebral dos eletrodos, um à direita e outro à esquerda na região lombar, em igual altura, produziu um aumento de 32% na circulação da panturrilha do lado em que se encontrava o eletrodo negativo, sendo o resultado quase nulo do lado positivo; 4) resultados semelhantes à técnica paravertebral bilateral foram encontrados quando cada eletrodo era fixado na planta dos pés. O componente analgésico dessas correntes baseia-se numa excitação infralimiar permanente das fibras nervosas sensitivas, induzindo um bloqueio dos impulsos dolorosos provenientes dos receptores de dor, obtendo-se assim uma diminuição do espasmo muscular e analgesia persistente, através de uma elevação do limiar de dor.

Outro ponto a ser destacado são os eletrodos, os quais devem ser metálicos, preferencialmente de alumínio, e de tamanhos adequados. Na prática da eletroterapia com correntes diadinâmicas, pode-se utilizar tanto a técnica bipolar como a monopolar. A técnica bipolar consiste na utilização de dois eletrodos de tamanhos iguais com o objetivo de distribuir uniformemente a corrente pela superfície do segmento a ser tratado. Já na monopolar, os eletrodos de tamanhos diferentes proporcionam uma concentração maior da corrente no eletrodo de menor tamanho, enfatizando assim o local a ser tratado.

A seleção da corrente a ser utilizada nas diferentes afecções depende do objetivo proposto para a terapia. Dentre as correntes diadinâmicas pode-se diferenciar as ações primárias sobre o sistema sensorial e motor, bem como as influências favoráveis sobre os sistemas vegetativo e trófico. Atualmente, o seu uso é sustentado pelos bons resultados obtidos na prática clínica, além do fácil manuseio.

As correntes diadinâmicas são em número de cinco: difásica, monofásica, curtos períodos, longos períodos e ritmo sincopado.

Corrente Monofásica (MF)

A corrente monofásica também apresenta pulso alternado, diferenciando-se da DF apenas por apresentar retificação em semi-onda com freqüência de 50 Hz (Figura 6-14A). Cada pulso da corrente tem duração de 10 ms com intervalos de igual duração. É percebida como uma forte vibração, promovendo contrações musculares a uma intensidade menor que a corrente difásica. Possui uma predileção sobre o sistema nervoso vegetativo, no sentido de atenuar a tonicidade simpática. É também indicada para estimulação inespecífica do tecido conjuntivo, pois acelera o seu metabolismo.

Corrente Difásica (DF)

A corrente difásica é caracterizada por apresentar o pulso alternado e freqüência de 100 hertz (Hz) com retificação em onda completa (Figura 6-14B). Cada pulso da corrente tem duração de 10 milissegundos (ms), não havendo intervalo entre eles. É indicada para tratamento, precedendo a aplicação de outras modalidades de corrente para induzir a elevação do limiar de excitação das fibras nervosas sensitivas e, dessa forma, proporcionar analgesia temporária. O efeito analgésico se deve aos conceitos conhecidos por mascaramento e bloqueio fundamentados pela teoria das comportas, e tem por conseqüência uma variação da excitabilidade das fibras nervosas, causada por uma determinada freqüência de estimulação. A corrente difásica também é indicada para o tratamento de transtornos circulatórios, graças à influência que exerce sobre o

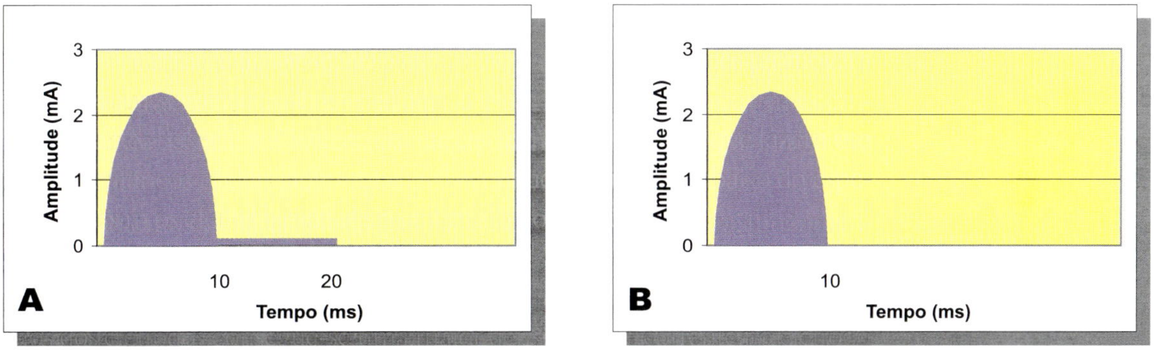

FIGURA 6-14

Representação esquemática das correntes diadinâmicas. A) Monofásica e B) difásica.

sistema vasomotor. É indicada para a aplicação direta sobre os gânglios vegetativos, com preferência para os simpáticos (gânglio cervical superior, gânglio estrelado etc.). A corrente difásica produz contrações musculares somente se a intensidade for relativamente elevada.

Corrente de Curtos Períodos (CP)

A corrente de curtos períodos é formada pela composição das correntes difásica e monofásica, alternadas a cada 1 segundo (s) (Figura 6-15A). Percebem-se claramente os diferentes períodos difásico e monofásico, sendo que no segundo podem ocorrer contrações musculares rítmicas quando o limiar de excitação motor é ultrapassado. É especialmente indicada para o tratamento de dores de diferentes origens e alterações tróficas.

Corrente de Longos Períodos (LP)

É formada pela composição da corrente monofásica com duração de 10 s e pela corrente difásica de amplitude variável entre zero e o seu valor máximo, com uma duração de 5 s (Figura 6-15B). As correntes não são percebidas de forma abrupta. O longo período da monofásica (10 s) a torna mais desagradável. Caracteriza-se por um efeito analgésico particularmente favorável e persistente. É utilizada no tratamento de diferentes formas de mialgias e neuralgias.

Corrente de Ritmo Sincopado (RS)

Esta corrente nada mais é do que a própria corrente monofásica com trens de pulso de 1 segundo, intercalado com período de repouso com mesma duração (Figura 6-15C). É indicada para exercícios musculares locais, pois proporciona contrações rítmicas.

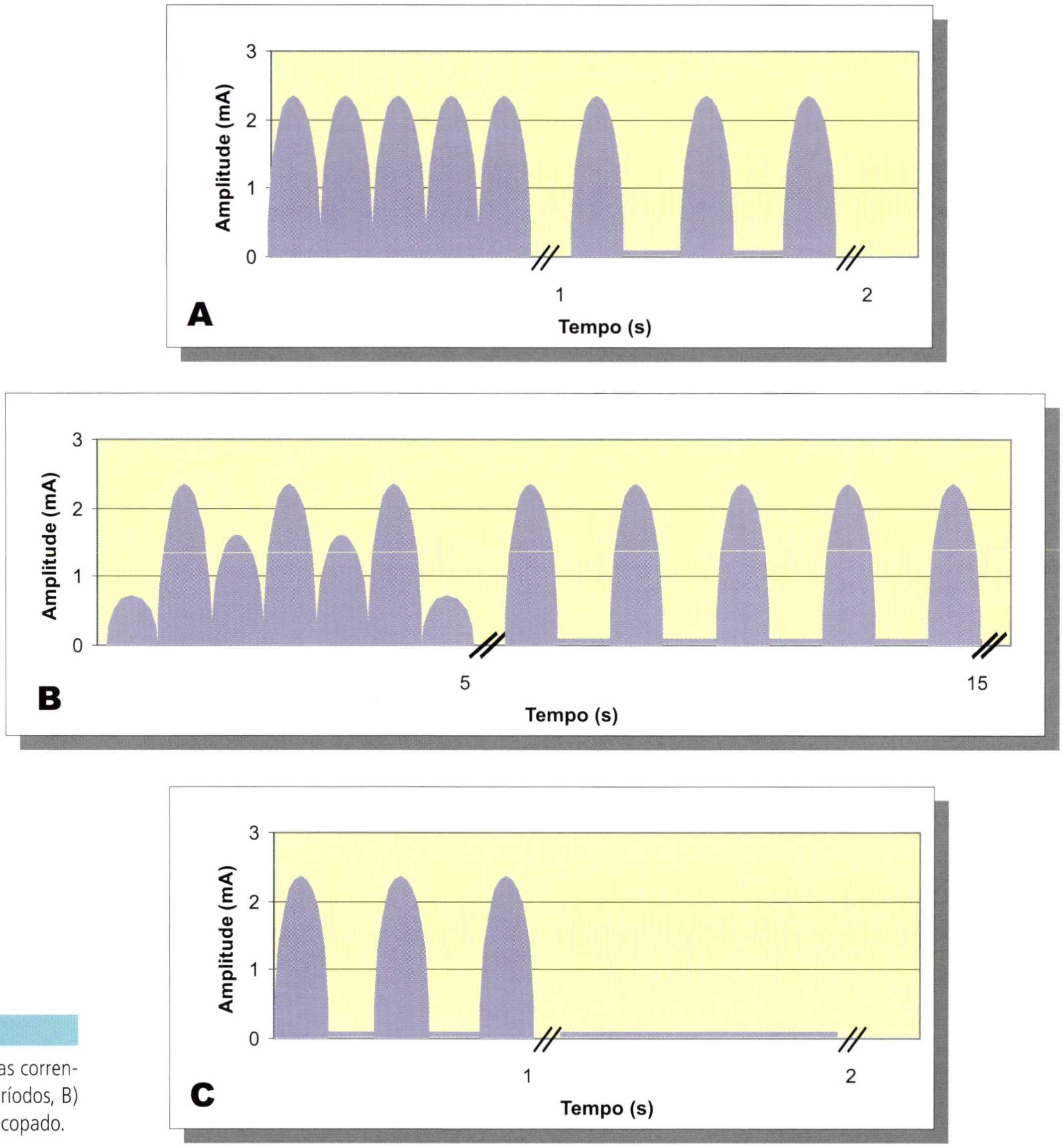

FIGURA 6-15

Representação esquemática das correntes diadinâmicas: A) curtos períodos, B) longos períodos e C) ritmo sincopado.

Orientações e Cuidados Gerais

- O efeito sobrevém quando se ultrapassa um determinado nível de intensidade, que não depende somente da qualidade da corrente e sim de todo o limiar de excitação motor e vegetativo alterado pelo processo patológico. A intensidade desejada para determinado efeito terapêutico depende do tamanho dos eletrodos, ou seja, da área que a corrente atravessa. Portanto, não é conveniente utilizar intensidades predefinidas, pois na terapia por correntes diadinâmicas se exige, mais do que tudo, um bom controle da intensidade individual.
- O tempo de aplicação das correntes diadinâmicas deve se limitar a uns poucos minutos, dado que com uma aplicação prolongada a corrente apresenta a particularidade de reduzir o efeito terapêutico, decorrente da acomodação. A polaridade também é um fator limitante do tempo de aplicação.

- A corrente excitante de baixa freqüência pode originar perturbações nos marca-passos. O tratamento de pacientes com esses aparelhos não implica em perigo, se houver um constante controle do pulso e eletrocardiograma.
- Observaram-se também em experimentos animais, alterações eletrolíticas nas endopróteses e na área adjacente às mesmas. Parte dessas alterações pode ser decorrente das contrações musculares.
- Os implantes metálicos não apresentam alterações de temperatura com a aplicação das correntes diadinâmicas. Com o uso de intensidades terapêuticas o componente galvânico é tão reduzido que não promove danos químicos.

CORRENTES EXCITOMOTORAS

O primeiro obstáculo a ser vencido pelos cientistas do final do século XVIII era a confecção de fontes estáveis e confiáveis de corrente elétrica, de modo a estimular os nervos e músculos de suas preparações. Quando Luigi Galvani iniciou seus experimentos, existia apenas um pequeno número de técnicas à sua disposição. Entre as mais conhecidas estão:

- jarro de Leyden – funcionava como um condensador elétrico;
- geradores eletrostáticos;
- eletricidade natural – raios.

A invenção definitiva se originou diretamente da disputa científica de Galvani com seu colega Alessandro Volta. Volta montou então um dispositivo, ao qual chamou de "pilha", constituído de uma série de discos de prata e de zinco alternadamente, separados entre si por discos de papelão embebidos em água com sal. Uma corrente elétrica se produzia quando o disco de prata no topo da pilha era conectado por um fio ao último disco de zinco na parte de baixo. A bateria de células voltaicas deu início a uma revolução abrangente nos anos que se sucederam, não apenas na física, mas também na fisiologia. Controlando cuidadosamente a área e o material de suas partes constituintes, a concentração das substâncias químicas e o número de discos na pilha, voltagens conhecidas e precisas podiam ser ministradas aos tecidos que se queria estimular.

Com o advento da eletrônica, aliado ao crescente conhecimento da eletrofisiologia, a estimulação elétrica dos tecidos excitáveis tornou-se mais acessível e segura. À medida que a tecnologia digital passou a ser aplicada nessa área e com os avanços na tecnologia de circuitos integrados, produziu-se pulsos elétricos extremamente precisos.

Os sistemas de estimulação elétrica incorporam o conhecimento de muitas áreas, incluindo fisiologia, fisioterapia, engenharia, ciência da computação, ortótica e cinesiologia. As técnicas de controle e estimulação estão progredindo rapidamente, refletindo as contribuições de numerosos pesquisadores neste campo.

A estimulação elétrica neuromuscular é a aplicação da corrente elétrica que visa promover uma contração muscular. A estimulação elétrica tem sido, ao lado da cinesioterapia, um dos recursos amplamente utilizados na clínica para se produzir fortalecimento e hipertrofia muscular, especialmente a partir da metade da década de 1970.[498]

A estimulação elétrica neuromuscular é um importante complemento para muitos programas de tratamento utilizados pela fisioterapia. Este potente instrumento pode ser utilizado para acelerar processos de recuperação em várias áreas como o fortalecimento muscular, a facilitação ou o controle da espasticidade, não devendo, entretanto, ser considerado um substituto para os tratamentos tradicionais.

Hoje, a estimulação elétrica para fortalecimento muscular é utilizada clinicamente em casos de imobilização ou de contra-indicação de exercícios dinâmicos quando existe uma inabilidade do paciente em exercer sua força muscular (especialmente no estágio de reabilitação precoce por causa da diminuição do controle muscular voluntário após lesão ou cirurgia) ou como coadjuvante ao exercício voluntário tradicional.

Tanto na literatura especializada quanto na prática clínica, existem variações nos procedimentos experimentais, especialmente nas características dos estímulos elétricos e nos protocolos de treinamento e de teste. Por exemplo, há grandes diferenças entre os parâmetros físicos da corrente, número e duração das contrações, tempo de repouso, número de sessões, ângulo das articulações envolvidas e a velocidade da contração, bem como outras variáveis. Entretanto, nos últimos anos têm ocorrido um maior controle das variáveis e uma maior uniformidade dos métodos de pesquisa.

Genericamente pode-se dividir em dois grandes grupos os protocolos utilizados para a estimulação muscular:

1. os parâmetros para a resistência muscular incluem intervalos relativamente pequenos entre as contrações, com a duração da contração aproximadamente igual ao repouso, num período relativamente longo de estimulação em cada sessão, utilizando-se das correntes de baixa freqüência, e;
2. para o desenvolvimento da potência têm-se intervalos mais longos de repouso, quando comparado ao da contração, com menor tempo durante as sessões de estimulação e com freqüências maiores.

CORRENTES DE BAIXA FREQÜÊNCIA

A baixa freqüência para a estimulação elétrica é definida entre 10 e 1.000 Hz. Na prática clínica as freqüências para a estimulação elétrica neuromuscular são mais restritas, permanecendo na faixa de 10 a 100 Hz. Atualmente, vários protocolos têm evidenciado resultados positivos quanto à recuperação da força pelo tratamento com estimulação elétrica. Exemplos clínicos são válidos para demonstrar o resultado dessa técnica nos casos de instabilidade articular acompanhados de desequilíbrio de força muscular e que necessitam de diferentes graus de fortalecimento.

Corrente Farádica

A corrente farádica é a precursora das correntes excitomotoras, tendo sido utilizada desde os meados do século XIX. Segundo Cambridge[113], foi o físico-químico inglês Michael Faraday quem desenvolveu em 1831 o primeiro transformador utilizado por profissionais médicos com um tipo de eletricidade denominada *faradismo*.

Trata-se de uma corrente polarizada, triangular, com 1,0 milissegundo de fase e freqüência de 50 Hertz (Hz) (Figura 6-16).

Em se tratando de uma corrente secular, a sua utilização está bastante reduzida nos dias atuais por ter-se tornado obsoleta frente aos modernos estimuladores atuais. As restrições são decorrentes da forma de pulso (triangular) e da largura da fase (1,0 ms), as quais proporcionam um grande estímulo sensorial com conseqüente restrição da contração muscular, além de apresentar polaridade definida. Atualmente as correntes excitomotoras de baixa freqüência apresentam fases próximas de 300 microssegundos (μs) com pulsos quadráticos bifásicos, suficientes para promover uma contração muscular vigorosa.

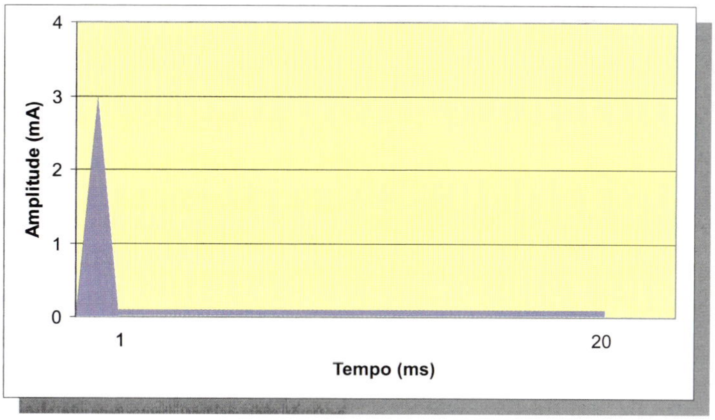

FIGURA 6-16
Esquema representativo da corrente farádica.

O principal efeito fisiológico da corrente farádica é a estimulação dos nervos motores, com a conseqüente produção de contrações musculares. A freqüência de 50 Hz da corrente farádica promove uma contração muscular regular, tetânica, porque os estímulos alcançam o músculo sempre durante a fase decrescente da contração. A estimulação deve ser realizada de forma modulada, alternando-se tempos de passagem do trem de pulso com períodos de repouso, isto para que o aparecimento da fadiga muscular seja retardada. Recomenda-se que o período de repouso seja igual ou superior ao da contração.

Pelo fato da corrente farádica ser polarizada, o seu uso na estimulação de pontos motores da face pode potencializar o par galvânico intra-oral, funcionando como um indutor para aumentar a intensidade da corrente já existente [Ver Galvanismo Intra-Oral]. O gosto metálico, oriundo da faradização dos pontos motores da face, deve-se ao processo de corrosão que ocorre na restauração metálica ou no aparelho ortodôntico após a passagem de grande intensidade de corrente. Quanto maior for a eletronegatividade do metal, maior será a corrosão.

Serão apresentadas nos próximos itens as justificativas, embasadas nos resultados da literatura, para o uso da estimulação elétrica neuromuscular. De modo geral, pode-se dizer que as mudanças produzidas no músculo pela estimulação farádica são semelhantes àquelas produzidas pelas contrações voluntárias: há um aumento do metabolismo muscular, uma maior oxigenação, liberação de metabólicos, dilatação de arteríolas e um conseqüente aumento da irrigação sangüínea no músculo.

A contração muscular eletricamente provocada é metabolicamente mais desgastante e fatigante do que a contração muscular gerada pela atividade fisiológica voluntária. A estimulação elétrica provoca uma contração sincrônica de algumas poucas unidades motoras,[301,635] que são ativadas pela amplitude do pulso em questão, enquanto que a contração voluntária mobiliza uma população maior de unidades motoras ativas, em baixa freqüência e de forma assincrônica, isto é, em desacordo de fases, umas em relação às outras. Esta descarga assincrônica faz com que as respostas das fibras musculares individuais se unam em contração uniforme de todo o músculo.

Uma vez que o músculo pode ser dividido em unidades motoras, isto é, o conjunto de fibras musculares inervadas por uma única fibra nervosa, o disparo de uma única célula nervosa determina uma contração cuja força é proporcional ao número de fibras musculares inervadas pela unidade motora. Desse modo, o número de unidades motoras acionadas e o tamanho de cada unidade motora controlam a intensidade da contração do músculo. Em termos da eletroterapia, quanto maior a intensidade da corrente, maior o número de unidades motoras em atividade. Para aumentar a força de contração de um músculo estriado esquelético há necessidade do aumento tanto da freqüência quanto da amplitude do pulso.

Hipertrofiar um músculo significa aumentar o seu poder motor (aumento do número de sarcômeros em paralelo, diâmetro das fibras musculares individuais e número total de miofibrilas que entram no jogo da contração) e aumentar os mecanismos nutridores para sua manutenção (ATP – adenosina trifosfato, PC – fosfato de creatina, glicogênio etc). A hipertrofia resulta de uma atividade muscular vigorosa, contra-resistida. Assim, não há efeito trófico sobre o músculo se ele não realizar trabalho e a estimulação elétrica deve trabalhar contra a resistência de uma carga e com intensidade suficiente para provocar contrações musculares vigorosas.

A aplicação da corrente farádica promove a contração muscular, sendo mais evidente quando aplicada sobre o nervo ou ponto motor do músculo. Ainda hoje pode ser observada em alguns centros de tratamento da área dermato-funcional a utilização da faradização, técnica já ultrapassada por tratar-se da aplicação de corrente polarizada, com largura de fase maior que a necessária e de forma triangular. Os resultados esperados com a técnica são os mesmos de qualquer estimulação elétrica neuromuscular, desde que obedecidos os critérios de aplicação e seleção da corrente.

Corrente Despolarizada

A corrente bifásica (despolarizada) apresenta um amplo espectro de aplicação. Seu uso vai desde o controle da espasticidade até os programas de fortalecimento muscular. Especificamente para a estimulação mioelétrica esta forma de pulso é muito superior à corrente farádica, usualmente utilizada na área de estética para programas de fortalecimento muscular. A superioridade da corrente bifásica simétrica ou assimétrica (Figura 6-17) refere-se ao fato do componente contínuo ser zero, com isso minimizando a ionização da pele sob os eletrodos, e no caso da estimulação elétrica neuromuscular da face não potencializar o par galvânico intra-oral [ver – Galvanismo Intra-Oral] além do estímulo sensório-motor ser mais agradável em função da largura do pulso. Os estimuladores atuais geram pulsos da ordem de 100 a 300 microssegundos, de três a dez vezes menores que a corrente farádica.

Graças ao nível de desenvolvimento tecnológico atual, quase toda forma de onda pode estar disponível num gerador eletrostático. Os três tipos de correntes mais comuns são as formas senoidal, triangular e a quadrática.

A forma de onda senoidal não é muito utilizada para ativar fibras motoras por apresentar um crescimento lento, promovendo assim um certo grau de acomodação ao estímulo. A forma triangular necessita de uma alta corrente de saída para promover a contração muscular, fato limitante para o seu bom desempenho. Ambas apresentam freqüência na faixa dos 50 a 100 hertz (Hz).

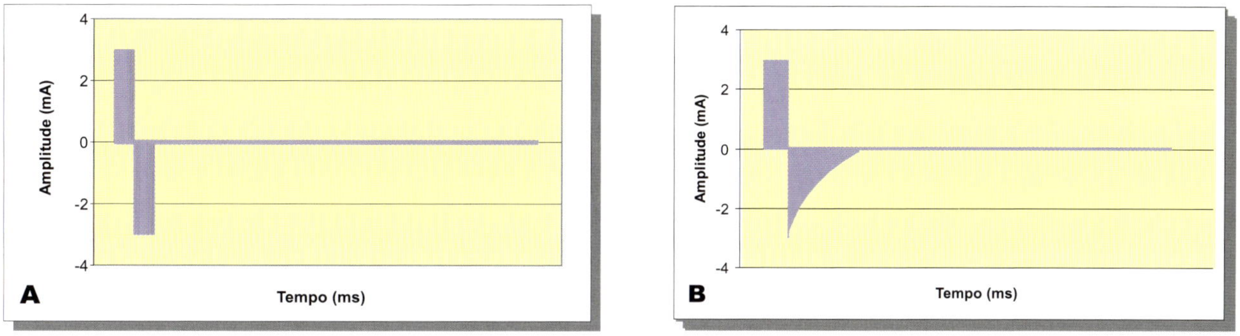

FIGURA 6-17

Esquemas representativos da corrente despolarizada. A) Simétrica e B) assimétrica.

A forma quadrática, por outro lado, pode resultar em contração muscular com apenas uma liberação moderada de tensão. Esta forma permite um certo número de configurações, tanto monofásicas como bifásicas. Uma onda quadrática monofásica tem a desvantagem de causar polarização sob os eletrodos, devido ao seu fluxo iônico irregular. A modificação da onda unidirecional monofásica dá origem à onda bifásica simétrica. Esta onda pode ter um grande número de formas, mas sempre possibilita um fluxo igual de corrente em ambas as direções, minimizando a ionização da pele, mas produzindo um efeito de estimulação monofásico.

Estudos mostraram a maior aceitação, por parte dos indivíduos estimulados, do estímulo bifásico por ser este o mais confortável. O pulso quadrático bifásico é indicado para a estimulação muscular por apresentar um incremento rápido da sua amplitude, além de não promover os efeitos deletérios causados pela concentração iônica.

O estudo de Kantor *et al.*[337] analisou cinco formas diferentes de pulso e concluiu que o limiar de resposta motora foi melhor desenvolvido quando o pulso bifásico simétrico foi aplicado. Baker *et al.*[35] sugeriram a forma de onda quadrática bifásica balanceada como sendo a mais confortável dentre seis formas diferentes, quando utilizadas para a contração dos músculos flexores e extensores da mão.

O sucesso dos programas de estimulação elétrica depende amplamente dos parâmetros da corrente. Para utilizá-la de forma mais efetiva, o terapeuta precisa dominar todos os parâmetros e saber quando e como regulá-los para torná-los mais convenientes a um programa de tratamento particular de um determinado paciente.

A ativação da contração muscular por estimulação elétrica, que é correntemente utilizada na fisioterapia, tem se mostrado eficiente para a reabilitação muscular e para a prevenção de atrofia durante imobilização. O uso desta técnica para fortalecimento de músculo esquelético sadio e a possibilidade de melhora de desempenho com o treinamento por estimulação elétrica tem sido sugerido em alguns estudos. Além disso, tem sido mostrado em animais que as propriedades contráteis do músculo podem ser modificadas pela freqüência que é utilizada para estimulá-lo.

Tem-se observado que larguras de fase maiores que 500 microssegundos (µs), em estudos clínicos, são significativamente menos confortáveis que pulsos de menor duração. Por outro lado, fases extremamente curtas, 50 µs ou menos, são também julgados como desconfortáveis, além de ineficazes para ativação do nervo motor. A estimulação com fases de 200 a 500 µs tem-se mostrado mais efetiva na ativação do nervo motor, necessitando de uma energia de ativação moderada. Bowman & Baker[89] consideram que a estimulação elétrica com eletrodos de superfície tem se tornado um método popular na clínica fisioterápica no tratamento de deficiências motoras por causa de sua natureza não invasiva. O eletrodo percutâneo propicia o seu uso clínico rotineiro com um risco mínimo para o paciente, mas o desconforto sentido por este tem limitado o seu uso. Neste contexto, desenvolveram um estudo no qual investigaram como as formas de onda, a freqüência da corrente e o comprimento do pulso influenciam o conforto da corrente e, portanto, a eficácia do tratamento. Concluíram que é preferível uma corrente bifásica, com duração de 300 microssegundos (μs), desencorajando o uso dos pulsos com 50 μs de duração.

A outra característica do pulso de estimulação é o seu tempo de subida, ou seja, o tempo que a corrente leva para atingir sua amplitude máxima. A subida lenta permite que a amplitude de estímulo seja aumentada gradualmente. A vantagem é que o paciente toma contato com a corrente de forma suave e, além disso, o músculo é gradualmente estimulado a produzir uma contração mais natural, com as fibras sendo recrutadas proporcionalmente.

Nas primeiras sessões de um programa de estimulação elétrica neuromuscular, um período relativamente longo de repouso (relação de T_{ON}:T_{OFF} de 1:5 até 1:3) entre as estimulações deve ser usado para assegurar a capacidade do músculo de continuar a responder, evitando assim a fadiga precoce. Com o passar das sessões, o tempo de repouso deve ser reduzido progressivamente (relação 1:2 até 1:1), e o tempo de estimulação deve ser aumentado, relativamente ao ciclo de estimulação.

Outro fator que deve se alterado com o decorrer do programa é a intensidade da corrente, a qual deve ser constantemente elevada tanto intra quanto inter-sessões. Esta necessidade é justificada pela acomodação ao estímulo elétrico, bem como pelas alterações desencadeadas no decorrer das sessões.

De acordo com Pichon *et al.*,[529] a estimulação elétrica é uma técnica de fortalecimento muscular baseada na estimulação elétrica dos ramos intramusculares dos motoneurônios. A indução da contração muscular é utilizada na reabilitação para o tratamento da hipotrofia, espasticidade, contraturas, bem como para o fortalecimento muscular. Segundo os autores programas de treinamento de atletas podem gerar um ganho de torque isométrico de até 44%.

Diferentes protocolos de estimulação elétrica também podem interferir nos resultados obtidos. Neste contexto, Guirro et al.[276] analisaram o efeito de dois protocolos de estimulação elétrica na força do músculo quadríceps da coxa do membro não dominante de 18 voluntários do sexo feminino (idade 19,5 ± 1,7). O protocolo da estimulação elétrica constou de duas correntes com pulso quadrático bifásico simétrico, com T_{ON}-T_{OFF} de 5 segundos, sendo uma de média freqüência (2.500 Hz modulada em 50 Hz) e a outra de baixa freqüência (50 Hz). A estimulação foi de 30 minutos diários, perfazendo um total de 15 sessões. As voluntárias permaneceram sentadas com flexão de 90° da coxa e da perna, tanto para a aplicação da estimulação elétrica quanto para a mensuração da força, a qual foi coletada através de uma célula de carga. O sinal foi obtido durante uma contração isométrica voluntária máxima de 4 segundos, sendo amplificado e calibrado para ser expresso em kilogramas-força (kgf). Os resultados demonstram que houve um aumento significativo da força ($p<0,05$) nos grupos eletroestimulados tanto em baixa (40,5%) quanto em média freqüência (44,6%). Com base nos resultados, os autores concluíram que, independentemente dos parâmetros da corrente, a estimulação elétrica promoveu aumento da força do músculo quadríceps da coxa, sendo maior para a corrente de média freqüência. O grande aumento da força (em média 42,5%) pode estar relacionado com o número de contrações isométricas realizadas (180) na intensidade máxima suportada pelo paciente, sempre na mesma posição, diariamente por três semanas. O protocolo buscou aplicar a sobrecarga máxima durante o período de três semanas, o qual difere de alguns estudos que utilizaram de 10 a 30 contrações diárias.[25,215,475,668] No presente estudo a intensidade foi elevada em 1,0 miliampère (mA) a cada período de 5 minutos, respeitando-se a sensação do paciente. Este procedimento permitiu que a contração muscular fosse mantida dentro de um padrão de uniformidade, sempre no seu nível máximo. Este modelo experimental contempla uma das teorias de Delitto & Snyder-Mackler[161] que sustenta e explica o aumento da força muscular pela estimulação elétrica. Os autores discutem que esse aumento da força envolve o mesmo mecanismo do exercício voluntário, ou seja, depende do aumento da carga funcional. Já para Selkowitz[573] e Snyder-Mackler et al.,[592] o aumento na força isométrica para um grupo muscular treinado somente com estimulação elétrica apresenta correlação positiva com a intensidade da contração treino.

Segundo Snyder-Mackler *et al.*,[592] deve ser utilizada na estimulação elétrica a maior intensidade tolerada porque existe uma correlação positiva entre a intensidade da corrente durante o tratamento e o torque posteriormente desenvolvido pelo músculo.

O ganho de força após um programa de estimulação elétrica parece depender do sexo. Araújo[25] utilizou um protocolo de estimulação elétrica de 10 minutos, em dias alternados, para um total de seis sessões. O autor observou que o grupo de mulheres, quando comparado ao dos homens, apresentou um maior ganho de força dos músculos *interosseus dorsalis, biceps braquialis e quadriceps femoris* após treinamento com estimulação elétrica.

Vários estudos demonstraram ganho de força após diferentes programas de treinamento com estimulação elétrica. Mas o mecanismo fisiológico deste aumento, após programas utilizando correntes de média freqüência, não é bem claro, podendo ser explicado, apenas em parte, pelo princípio da sobrecarga.[515] O efeito do fortalecimento muscular foi atribuído por Munsat *et al.*[488] a um aumento médio de 37% no diâmetro das fibras musculares durante o programa de estimulação elétrica.

Realizando uma revisão, que ressalta alguns pontos da estimulação elétrica, Delitto & Robinson[160] concluíram que:

1. Normalmente existe um aumento de força no grupo da estimulação elétrica comparado ao grupo controle.
2. Não existe diferença entre o grupo da estimulação elétrica e o de exercícios voluntários em regime similar.
3. Não há benefício adicional da estimulação elétrica e do exercício voluntário simultâneo, sobre ambos isolados.
4. Existe evidência de que certos regimes de estimulação elétrica promovem maior ganho de força do que o exercício voluntário, quando os músculos estiverem hipotrofiados.
5. Pode existir uma correlação positiva entre a intensidade de contração da estimulação e o ganho de força.

6. Parece existir uma correlação positiva entre as fases de carga elétrica e a capacidade de gerar torque.

De acordo com pesquisa desenvolvida por Binder-Macleod & McDermond,[72] são fatores determinantes da força produzida por estimulação elétrica a intensidade e a freqüência da corrente utilizada, favorecendo a força máxima e conseqüentemente a fadiga do músculo (ou grupo muscular) estimulado, já que quanto maior a freqüência, maior a somatória de contrações, maior a força desenvolvida, mas também maior a fadiga. Relatam ainda uma enorme atenuação da força desenvolvida quando o músculo é estimulado com correntes de freqüências subtetânicas.

Os experimentos que relacionam a estimulação elétrica com o torque isométrico voluntário máximo demonstram que a estimulação elétrica sozinha não consegue exceder o mesmo. Os valores apresentados variam entre 53% e 93% segundo Kramer *et al.*[369] e 46% e 87% segundo Wasmsley & Vossys,[653] quando da utilização de diferentes parâmetros de estimulação elétrica ou de diferentes estimuladores, respectivamente. Milner *et al.*[465] demonstraram que a largura do pulso de aproximadamente 200 microssegundos (μs) com 50 hertz (Hz) de freqüência não promoveu efeito na estimulação motora.

Vários são os autores que analisaram os parâmetros físicos das correntes excitomotoras sob o aspecto da sensibilidade. Para Gracanin & Trnkcozy,[258] uma largura de pulso de 300 μs é mais confortável que uma de 1000 μs, devido à menor carga elétrica. Estudo realizado por Bowman & Baker[89] mostrou que a largura do pulso de 300 μs foi a mais aceita pelos indivíduos avaliados, independentemente da forma de pulso utilizada, quando comparada com 50 μs, para geração do mesmo torque. A análise dos parâmetros é de difícil interpretação devido à natureza subjetiva das respostas sensitivas dos indivíduos.

A relação entre a intensidade da corrente e a deflagração do potencial de ação também foi pesquisada. Bhadra & Peckham[68] relatam que a amplitude dos pulsos necessária para iniciar um potencial de ação é maior quando os pulsos são de pequena duração. O uso de um pulso de longa duração pode minimizar a amplitude e a transferência total de cargas, o que diminui o risco de lesão tecidual.

Durante o exercício voluntário, a força de uma contração é aumentada de duas maneiras: aumentando-se o número de unidades motoras ativadas (recrutamento) e aumentando-se a freqüência de disparo das unidades motoras ativas (somação temporal). Os programas de estimulação elétrica empregam a mesma abordagem geral, embora não tenham a habilidade de ajustar a ordem de recrutamento entre os tipos de unidades.[660]

Segundo Duchateau & Hainaut[187] as propriedades contráteis do músculo podem ser modificadas pela freqüência utilizada pela estimulação elétrica e, quando comparada com o treinamento voluntário, desenvolvido com cargas submáximas, sugere-se que a estimulação elétrica é menos eficiente, mas complementar ao treinamento voluntário, porque o número e o tipo de unidades motoras treinadas são diferentes nestes dois procedimentos.

O aumento da força depende, tanto no treinamento com estimulação elétrica como com exercício voluntário, do aumento da carga funcional. Mas existem diferenças neurofisiológicas entre os tipos de contração desenvolvida e o nível de recrutamento de fibras (tipo I e II), na forma de despolarização (sincrônica e assincrônica) e na freqüência de disparo.[161] Porém, não existe diferença significativa no ganho de força quando se comparam treinamentos por estimulação elétrica ou por contração voluntária.[182] Discordando desta afirmação Laughman *et al.*[383] demonstraram que a estimulação elétrica isolada é mais efetiva no fortalecimento muscular que o exercício isométrico voluntário.

Noronha *et al.*[498] discutem que, na hipótese da literatura demonstrar que a estimulação elétrica aumenta a força muscular em indivíduos que contraem concomitante e voluntariamente a musculatura, auxiliando a facilitação da estimulação elétrica, seus resultados sugeririam que o estado consciente e/ou atividade voluntária do indivíduo, na realização do movimento, são essenciais para a efetividade da estimulação elétrica, particularmente em relação à hipertrofia muscular. Mas, se a literatura mostrar que a estimulação elétrica aumenta a força muscular mesmo quando o indivíduo não realiza voluntariamente o movimento, então seus resultados indicariam que o estado de alerta (consciência) é importante para a obtenção da hipertrofia. Outra possibilidade seria de que o aumento de força, produzido pela estimulação elétrica, não seja conseqüente à hipertrofia das fibras musculares, mas sim a uma maior facilitação, ou a um maior recrutamento do número de unidades motoras durante a contração muscular.

Villar *et al.*[642] citam na introdução de seu trabalho que a estimulação elétrica muscular é utilizada para reeducação muscular, retardamento de atrofia, inibição temporária de espasticidade, redução de contraturas e edemas, sendo útil, também, para aumentar a força muscular, na qual unidades motoras maiores são recrutadas preferencialmente. Segundo os autores, os três parâmetros básicos manipulados para a obtenção de maior geração de força são: a intensidade da estimulação, a freqüência e a duração individual dos pulsos, além da posição dos eletrodos. Estes autores fazem referências a estudos onde a estimulação elétrica isoladamente gerou forças musculares maiores do que a contração isométrica voluntária máxima, ou quando a estimulação elétrica associada à contração voluntária máxima do mesmo músculo corrige o déficit de força devido à subativação de unidades motoras facilitando o seu recrutamento máximo e, conseqüentemente, produzindo um torque maior do que o voluntário isolado.

São vários os trabalhos que indicam o uso da estimulação elétrica para pacientes que apresentam lesões do sistema nervoso central. Baker & Parker[36] utilizaram a estimulação elétrica funcional (FES) para a estabilização do ombro de pacientes neurológicos que apresentavam subluxação crônica. As autoras concluíram que a estimulação elétrica é um efetivo método para a mobilização do ombro, especialmente para os pacientes que apresentam dor. A primeira vantagem está no seu uso profilático, inicialmente no estiramento da cápsula e na manutenção da integridade articular no período flácido.

A extensão do punho de pacientes hemiplégicos pode ser promovida pela FES, a qual visa um aumento do grau de movimento e melhora da força.[33] Em outro estudo, a estimulação elétrica promoveu uma recuperação funcional, aumentou o grau de movimento, preveniu a formação de contraturas por tecidos moles, reduziu a espasticidade e o edema do punho de pacientes com hemiplegia.[512]

Já Carmick[116] descreve um estudo de caso onde fez uso da FES associada ao *splint* de punho em um paciente com paralisia cerebral e hemiparesia direita. A autora conclui que a estimulação elétrica proporcionou melhora da função da mão, possibilitando uma melhor estabilização do punho.

Outro grupo de pacientes que pode ser beneficiado com a estimulação elétrica são os portadores de dor crônica pós-radiculopatia associada à fraqueza muscular.[1] Os resultados destes autores indicaram um aumento de força muscular medida pela contração isométrica voluntária máxima.

Nos estudos de Guirro *et al.*[264] e Silva *et al.*,[583] é destacada a importância do controle glicêmico para os músculos esqueléticos. Os autores observaram que a estimulação elétrica em diferentes protocolos foi capaz de aumentar as reservas de glicogênio do músculo sóleo normal ou desnervado de ratos, restabelecendo parcialmente a homeostasia energética dos músculos desnervados. Na mesma linha de pesquisa, Filiputti *et al.*[222] avaliaram a eletroestimulação sobre a capacidade de sintetizar glicogênio dos músculos sóleo e gastrocnêmio de ratos, quando submetidos ao tratamento com dexametasona. Os parâmetros utilizados para a estimulação constaram de pulso quadrático bifásico, 50 Hz, largura de 0,3 μs, T_{ON}:T_{OFF} (5 s) sendo aplicada por eletrodos percutâneos, por 20 min/dia, durante 15 dias. A concentração da dexametasona foi de 0,1mg/kg/dia. O resultados mostram que a estimulação elétrica promoveu uma expressiva melhora nas condições energéticas das fibras musculares minimizando o comprometimento metabólico ocasionado pelo tratamento com a dexametasona.

Estimulação Elétrica Nervosa Transcutânea (TENS)

Frente aos vários recursos disponíveis atualmente para o tratamento e controle da dor, o objetivo deste tópico é propiciar uma base mais compreensível a respeito de seus mecanismos de ação, função e precauções necessárias à prática clínica.

Os métodos de estimulação elétrica remontam aos tempos antigos. O início da estimulação elétrica para a dor é coincidente com o início da própria eletroterapia.[602] A despeito do seu tão longo uso, porém, somente em 1965, com a publicação da Teoria da Comporta por Melzack e Wall, a neuroestimulação passou a ser aplicada com rigor científico.

Segundo teoria proposta por Melzack & Wall,[452] tanto as fibras de grande quanto as de pequeno diâmetro projetam-se para a substância gelatinosa e para as primeiras células de transmissão central. O efeito inibitório exercido pela substância gelatinosa sobre os terminais das fibras aferentes é exacerbado pela atividade nas fibras de grande diâmetro e deprimido pela atividade das fibras de pequeno diâmetro. O desencadeamento do controle central projeta-se para o sistema de controle do portão. As células T projetam-se para as células de entrada do sistema de ação (Figura 6-18).

Em 1978, Wall reexaminou a teoria do controle do portão à luz de treze anos de pesquisa neurofisiológica adicional. Ele confirmou que a substância gelatinosa geralmente desempenha um papel importante na organização do impulso nociceptivo. Entretanto, notou que todos os neurônios nociceptivos do corno dorsal recebiam impulsos inibitórios de regiões do encéfalo. Ele concluiu que a teoria em seus detalhes originais não poderia mais ser sustentada, mas que os conceitos subjacentes ainda eram válidos quando restabelecidos numa forma mais básica.[652]

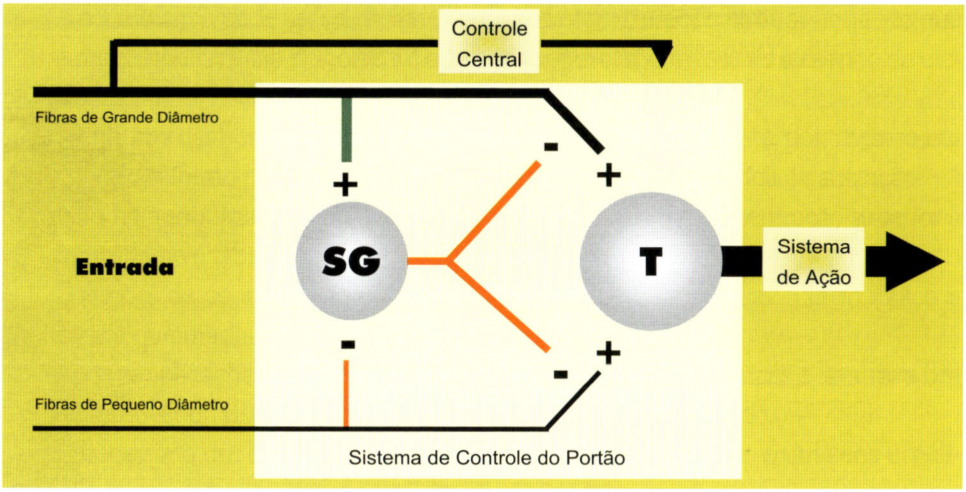

FIGURA 6-18

Diagrama esquemático da teoria do controle do portão dos mecanismos da dor. (SG) Substância gelatinosa, (T) célula de transmissão, (+) excitação e (–) inibição. (Reproduzido de MELZACK, R.; WALL, P. Pain mechanisms: A new theory. Science, 150: 971-9, 1965.)

Ainda com relação à modulação da dor, Fields apresentou em 1987 uma versão revisada da hipótese da teoria das comportas.[220] Esta hipótese focaliza as interações no corno dorsal da medula espinhal. Na Figura 6-19 o autor apresenta os quatro elementos neurais importantes para o controle da dor. A modificação apresentada, em relação à proposta por Melzack & Wall,[452] é a existência de um interneurônio inibitório que é ativado pelas fibras de grande diâmetro, cuja atividade inibe diretamente a célula de transmissão, reduzindo assim a intensidade da dor percebida. Um outro ponto fundamental é que o estímulo originário do nociceptor inibe o interneurônio inibitório secundariamente, excitando a célula transmissora. O diagrama demonstra que a dor percebida é o resultado do equilíbrio dos impulsos provenientes de aferentes primários mielinizados e amielínicos.

A estimulação elétrica nervosa transcutânea (TENS) com finalidade de alívio da dor é uma das modalidades mais simples da eletroterapia, com grande espectro de aplicações. É um valioso recurso físico para o alívio sintomático da dor, seja ela proveniente de lesões agudas ou mesmo decorrente de processos crônicos.[271] A sua utilização está bastante difundida, sendo uma das técnicas mais utilizadas no campo de eletroterapia.

A TENS consiste da aplicação de eletrodos percutâneos com o objetivo de excitar as fibras nervosas. É uma corrente elétrica com forma de onda tipicamente bifásica, simétrica ou assimétrica, que pode ser transmitida através da pele sem solução de continuidade. Sendo a TENS uma corrente elétrica bifásica, ela pode ser aplicada por

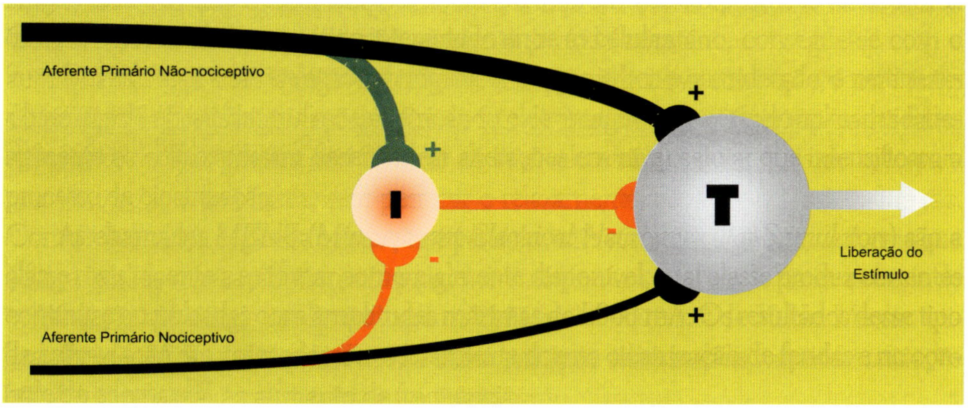

FIGURA 6-19

Diagrama esquemático da hipótese de controle das comportas. (I) Interneurônio inibitório, (T) célula de transmissão, (+) excitação e (–) inibição. (Reproduzido de FIELDS, H.L. Pain. McGraw-Hill, New York, pp. 28-40, 1987.)

6

longos períodos, uma vez que esta forma de onda diminui a possibilidade de ocorrerem alterações químicas no sítio de colocação dos eletrodos.[489] Ela emprega pulsos com ampla faixa de freqüência que podem variar de 1 a mais de 100 Hz (hertz) e larguras de fase também variáveis, que podem ser breves ou não, dependendo do protocolo de estimulação que se queira usar.[380,489]

Estão bem documentados na literatura atual os diferentes protocolos da TENS. A estimulação em freqüências de 1 a 250 hertz (Hz) são utilizadas para a diminuição da dor. As freqüências entre 50 e 100 Hz têm-se mostrado mais efetivas para a maioria dos indivíduos que recebe TENS de alta freqüência e as freqüências entre 2 e 3 Hz para os indivíduos que recebem TENS de baixa freqüência.[429] Na medida em que a freqüência é diminuída, um período mais longo de tempo é necessário antes do início do alívio, mas os efeitos são mais duradouros.[547]

Outro parâmetro a ser considerado é a largura da fase, a qual deve ser apropriada para estimular os nervos-alvo. Fibras de baixo limiar são melhor estimuladas com larguras entre 50 e 100 microssegundos (µs) e fibras de alto limiar entre 150 e 300 µs.[429]

Em associação à freqüência e à largura da fase, a amplitude também deve ser controlada. Embora a amplitude do estímulo seja ajustada de acordo com a tolerância do indivíduo, ela deve ser suficiente para promover parestesia através da área dolorosa sem estimular a contração muscular na TENS de alta freqüência, e para exibir contrações musculares rítmicas na baixa freqüência.

Com o atual nível de desenvolvimento tecnológico, há a possibilidade dos equipamentos geradores da TENS serem microprocessados, possibilitando assim a geração de pulsos dentro dos padrões exigidos. Outro fator importante são as modulações, ou seja, alterações no padrão de geração dos pulsos que podem ocorrer na amplitude, na freqüência ou em ambas.

Os protocolos da TENS são descritos em função da largura e da freqüência do pulso. Os mais utilizados na prática clínica incluem a TENS de baixa e alta freqüência, a breve-intensa e a modulada em *burts*.

Quando os pulsos são gerados em uma freqüência alta (75 – 200 Hz) e largura relativamente estreita (< 100 µs), a estimulação é chamada de TENS de alta freqüência ou TENS convencional. É utilizada comumente para síndromes de dor aguda, incluindo o controle da dor na incisão pós-cirúrgica. O seu principal inconveniente é a acomodação neural, uma diminuição na percepção do estímulo que ocorre na medida em que o nervo se torna menos excitável com a estimulação repetida. Essa acomodação pode ser controlada ajustando-se freqüentemente a amplitude, ou ser minimizada modulando-se o pulso elétrico.

A geração de pulsos em baixa freqüência (< 25 Hz) e largura de fase relativamente ampla (150 – 200 µs) é denominada de TENS de baixa freqüência ou TENS acupuntura. A sua principal indicação é o controle de dores crônicas. Por promover contrações musculares fortes e rítmicas pode desencadear algum desconforto na área de estimulação que já se apresenta com dor. A sua vantagem está no grande efeito residual, que pode durar horas.

A estimulação conhecida como TENS breve-intensa utiliza pulsos de alta freqüência e largos, sendo aplicada para o debridamento de feridas, remoção de suturas, mobilização articular ou em outros procedimentos dolorosos.

A formação de pacotes de pulsos de baixa freqüência a partir da TENS convencional é denominada de TENS *burts*. A vantagem é que as contrações musculares ocorrem em uma amplitude mais baixa e mais confortável, além de não levar à acomodação ao estímulo. Essa modalidade é indicada quando a TENS acupuntura não é tolerada ou a TENS convencional não tem efeito por causa da acomodação neural rápida.

As modulações são utilizadas para evitar os aspectos negativos da acomodação nas diferentes formas de estimulação. Elas podem ser chamadas de TENS modulada em amplitude, quando a amplitude sofre variações no decorrer no tempo de estimulação; de TENS modulada em freqüência, no caso da freqüência apresentar variações e, por fim, de TENS modulada em amplitude e freqüência simultaneamente. Os efeitos das modulações podem ser melhor percebidos na TENS convencional, uma vez que essa modalidade apresenta um alto índice de acomodação.

Com relação ao processo de acomodação, pode-se dizer que, em resposta a quase todos os tipos de estímulos, as células podem detectar o percentual de mudança de um sinal em variadas intensidades de estímulo. Em nível celular, isso requer que as células-alvo sofram um processo de acomodação ou dessensibilização, de forma que quando são expostas a um estímulo de longa duração, sua resposta a esse estímulo diminua. Desse modo, a célula ajusta reversivelmente sua sensibilidade ao estímulo.

Segundo Alberts *et al.*[9] o processo de acomodação em geral é modulado por dois canais iônicos do cone axonal – canais de Ca^{2+} controlados por voltagem e canais de K^+ ativados por Ca^{2+}. Eles agem em conjunto para diminuir a resposta da célula à estimulação prolongada e invariável. Os canais de Ca^{2+} se abrem quando um potencial de ação é disparado, permitindo transitoriamente a entrada de Ca^{2+} no cone axonal. O canal de K^+ ativado por Ca^{2+} se abre em resposta a um aumento da concentração de Ca^{2+} na face citoplasmática da membrana da célula nervosa. O mecanismo da acomodação ocorre quando um estímulo forte é aplicado por longo tempo, gerando uma série prolongada de potenciais de ação. Cada potencial de ação permite um breve influxo de Ca^{2+} através dos canais de Ca^{2+} controlados por voltagem, de modo que a concentração intracelular de Ca^{2+} gradualmente aumenta até um nível alto o suficiente para abrir os canais de K^+ ativados por Ca^{2+}. O aumento resultante na permeabilidade da membrana ao K^+ torna mais difícil despolarizar a membrana; ele aumenta o retardo entre um potencial de ação e o seguinte.

A ação desta corrente nos tecidos biológicos humanos está fundamentada na teoria das comportas, na qual Melzack & Wall[452] descrevem que a excitação de fibras mielínicas, de grosso diâmetro (tipo A-beta aferentes), bloqueiam ou inibem a transmissão de impulsos dolorosos conduzidos por fibras de pequeno diâmetro (fibras A-delta e C aferentes) na substância cinzenta do corno posterior da medula espinhal.

Durante os últimos 25 anos, a estimulação elétrica (EE) no tratamento da dor foi bem estabelecida. Baseados na teoria das comportas e especialmente após a publicação do primeiro artigo sobre a aplicação da estimulação elétrica por Wall & Sweet,[650] muitos artigos relacionados à pesquisa da dor experimental e clínica foram publicados. Embora o modelo da teoria do controle da comporta não pareça convincente em todos os aspectos,[491] a idéia fundamental sobre a modulação das fibras C (aferentes nociceptivas não mielinizadas) pela atividade das fibras A (aferentes não nociceptivas mielinizadas) permanece reconhecida.

Goldstein[249] relata a existência de um mecanismo intrínseco no qual é levada em conta a liberação de opióides endógenos (encefalina e endorfina), encontrados nos neurônios segmentares da medula espinhal e nas vias descendentes liberadoras de serotonina e noradrenalina. O autor relata que os impulsos aferentes ativadores da medula espinhal podem gerar atividade nesse sistema intrínseco, que irá liberar encefalina e endorfina, inibindo assim a função evocada pelas fibras A-delta e C, controlando seletivamente a dor. A representação esquemática dessas vias pode ser observada na Figura 6-20, onde o estímulo nociceptivo é controlado por uma sinapse inibitória do neurônio descendente. Para Thompson,[626] há evidências de que a encefalina pode bloquear a transmissão nociceptiva por meio de um mecanismo pós-sináptico que envolve a hiperpolarização da membrana pós-sináptica.

A utilização da TENS é um recurso extremamente útil no tratamento da dor, sendo seu uso viável em todas as situações dolorosas e indicada tanto para os casos agudos quanto crônicos. É uma modalidade de tratamento não invasiva cuja função principal é proporcionar analgesia, embora benefícios secundários como sedação e aumento de temperatura tissular local possam ser observados.[341,526]

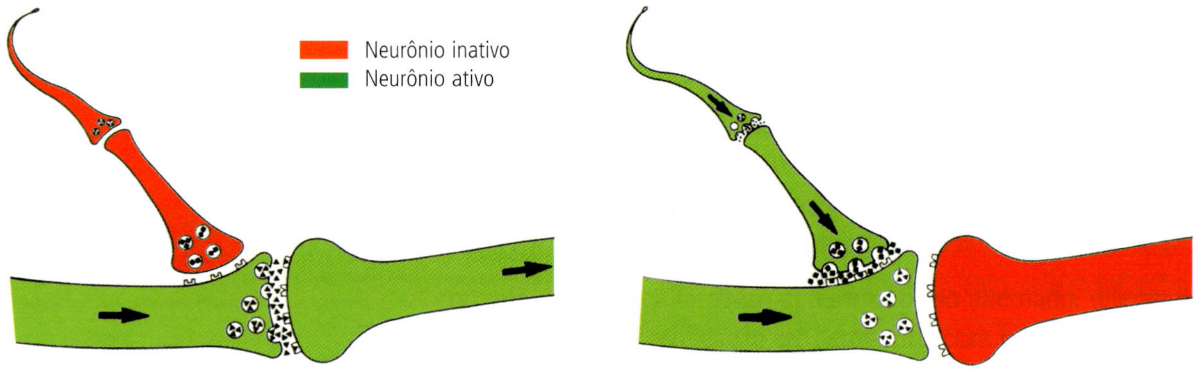

FIGURA 6-20

Representação esquemática do mecanismo de controle da transmissão nociceptiva por meio de uma sinapse inibitória do neurônio descendente. A) Propagação do estímulo nociceptivo para o neurônio aferente secundário após liberação da substância P na fenda sináptica e B) interneurônio encefalinérgico ativo, bloqueando o estímulo nociceptivo. (Reproduzido com modificações de THOMPSON, J. W. Pain: mechanisms and principles of management. Em: GRIMLEY EVANS, J., CAIRD, F.I. Advanced Geriatric Medicine 4. Churchill Livingstone, London, pp. 3-16, 1984.)

Em um estudo conduzido por Wessberg *et al.*,[664] pode-se observar a eficácia da terapia com TENS pelos resultados obtidos no tratamento das disfunções dolorosas miofasciais. Nele, os pesquisadores obtiveram um índice de 95% de alívio imediato da dor após o tratamento e 86% de alívio um ano depois do final das terapias.

Geissler & McPhee,[238] utilizando um microestimulador com freqüência de pulso e intensidade variáveis, aplicaram TENS nos músculos masseter, digástrico, temporal e esternocleidomastóideo de 337 pacientes com dor crônica decorrente de espasmo muscular. A freqüência de pulso utilizada foi de 20 Hz e a voltagem foi regulada gradualmente no microestimulador para evitar acomodação da corrente. A seqüência de estimulação foi uma série de até 4 sessões para cada paciente, com intervalos semanais. Os resultados se mostraram animadores, uma vez que 215 pacientes (63,3%) ficaram completamente livres da dor.

Como a utilização da TENS está restrita à estimulação não invasiva, a escolha do local de estimulação efetiva para a colocação dos eletrodos fica reduzida, uma vez que o posicionamento dos eletrodos pode influenciar o percentual de sucesso na terapia com TENS. Assim, alguns cuidados precisam ser tomados ao se realizar esse tipo de terapia. Um ponto a ser destacado é a região onde são colocados os eletrodos, a qual deve ser condutiva, eliminando-se a maioria das proeminências ósseas e áreas cobertas por pêlos. Outro ponto é que a área eleita deve estar relacionada anatômica e fisiologicamente com a dor.[380] É preciso determinar se a dor se origina de estruturas superficiais ou profundas e se ela é local, referida ou irradiada. A dor superficial é geralmente bem localizada e não irradia, ocorrendo quase imediatamente após o incidente precipitador. A dor profunda é geralmente difusa, difícil de localizar e percebida em áreas diferentes de seu ponto de origem.[429]

A seleção do posicionamento dos eletrodos depende da origem da dor e do protocolo de estimulação. Ao utilizar a TENS convencional, os melhores resultados são observados quando a área de parestesia engloba a dor. Os eletrodos da TENS acupuntura devem priorizar os miótomos segmentarmente relacionados, devendo ser posicionados sobre os pontos motores da musculatura relacionada ou sobre o ponto mais superficial dos nervos mistos ou motores que servem o músculo. A colocação dos eletrodos na TENS *burst* depende do componente de estimulação que está sendo enfatizado. Caso se deseje parestesia, os eletrodos podem ser colocados como na TENS convencional ou, se a meta é contração muscular, podem ser empregados como na TENS acupuntura.

Outras áreas de estimulação incluem diretamente os nervos sensitivos, pontos de acupuntura, dermátomos relacionados, plexos nervosos, pontos-gatilho, entre outros. Todas estas áreas apresentam uma baixa resistência à passagem da corrente elétrica.

Todos os equipamentos de TENS permitem o ajuste da intensidade (amplitude do pulso) de estimulação. Alguns apresentam freqüências fixas, o que restringe o espectro de ação da TENS, não permitindo assim a possibilidade de aplicação de diferentes protocolos.

Na prática clínica pode-se observar alguns erros na utilização da TENS que podem tornar a terapia ineficaz. São erros pequenos que podem e devem ser evitados: primeiramente a fixação dos eletrodos, pois a utilização de fitas adesivas que não garantem uma fixação efetiva dos mesmos à pele pode dificultar a transmissão do estímulo elétrico no local da dor, por deficiência no contato eletrodo-pele. Outro fator a se considerar é a colocação de pouco ou muito gel nos eletrodos, uma vez que pouco gel propicia uma má condução do estímulo elétrico e muito gel pode dificultar a fixação dos eletrodos à pele.[238]

Outro aspecto importante diz respeito ao recurso eleito para a terapia quando existe um processo inflamatório causando a dor. Neste caso a conduta mais correta é a utilização de recursos físicos anti ou pró-inflamatórios em um primeiro momento da terapia, devendo a TENS ser utilizada nos casos em que o espasmo muscular está presente, uma vez que a diminuição da dor pode romper o ciclo de dor-espasmo-dor, podendo assim agir na causa do sintoma doloroso.

CORRENTES DE MÉDIA FREQÜÊNCIA

Corrente Interferencial

Na década de 1950, em Viena, Hans Nemec idealizou a corrente interferencial sob a justificativa de reduzir as respostas sensoriais promovidas pelas correntes de baixa freqüência.

As correntes interferenciais podem ser divididas em heteródina, vetorial e estereodinâmica. As diferenças ocorrem desde a eletrônica necessária para a sua geração até algumas indicações clínicas.

A corrente heteródina, também denominada pré-modulada, é gerada a partir de uma corrente bifásica simétrica de média freqüência modulada em amplitude, formando assim uma envoltória de baixa freqüência. A envoltória possibilita que a corrente desenvolva as mesmas respostas eletrofisiológicas nas células e tecidos como as correntes de baixa freqüência. A indicação principal da corrente pré-modulada é a excitação neuromuscular, na freqüência de 50 Hz, para promover a contração muscular. Também pode ser utilizada nas demais freqüências com o objetivo de analgesia.

A corrente interferencial vetorial é gerada a partir da interferência de duas correntes senoidais alternadas de média freqüência. As diferenças de fase, em função da diferença de freqüência entre as duas correntes possibilitam a sua redução para baixa freqüência, dentro da faixa de aplicação terapêutica. As suas principais indicações envolvem o alívio da dor e a aceleração de processos de cicatrização e reparo.[414,569]

A utilização de correntes de média freqüência é o que justifica a sua menor sensibilidade. Considerando que a freqüência de uma corrente é inversamente proporcional ao seu período e, do mesmo modo, a freqüência é inversamente proporcional à resistência da pele, pode-se constatar que:

- a corrente bifásica com 4.000 Hz possui pulsos com fases de 125 μs, muito próximos aos utilizados na TENS;
- a média freqüência possibilita uma baixa resistência à passagem de corrente pela pele, sendo possível o aumento da sua amplitude dentro de níveis mais confortáveis.

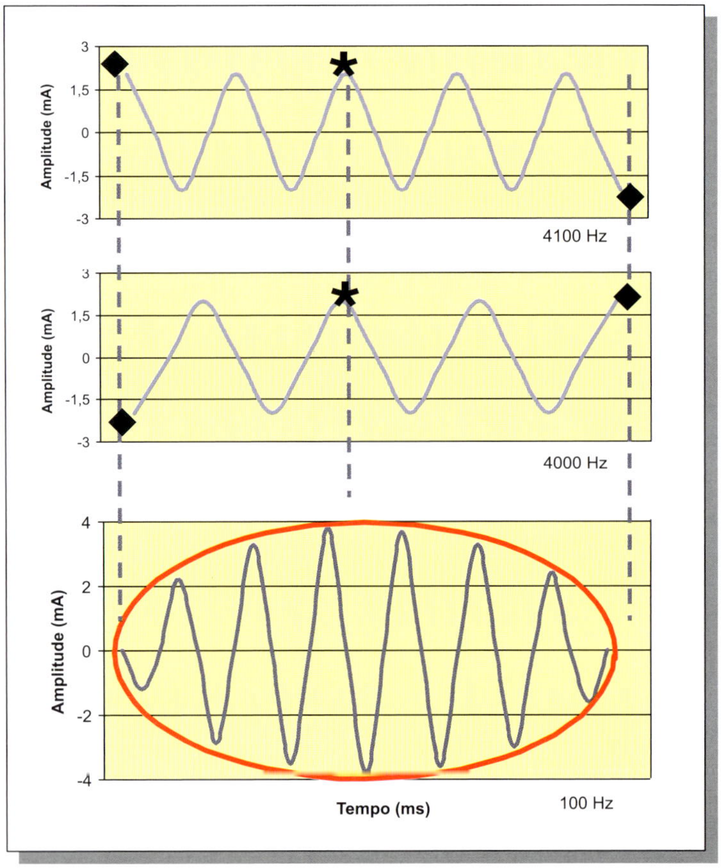

FIGURA 6-21

Esquema representativo da geração da corrente interferencial vetorial.

A sobreposição das duas correntes de média freqüência possibilita a soma algébrica das suas amplitudes após a sua passagem pela pele. Os princípios físicos envolvidos são as interferências construtiva e destrutiva, as quais duplicam ou anulam a sua amplitude (Figura 6-21). A possibilidade de valores intermediários ao máximo e mínimo é possível graças à diferença de freqüência entre ambas, cuja subtração determinará a freqüência da corrente interferencial, além de possibilitar a sua modulação em amplitude, conhecida como envelope ou batimento.

Todos os equipamentos disponíveis hoje no mercado possibilitam a utilização de modulações em freqüência e amplitude, além daquela formada em decorrência da interferência das correntes de média freqüência. As variações da freqüência possibilitam uma menor acomodação por parte dos nervos sensitivos, aumentando assim a eficácia da estimulação. A faixa de variação da freqüência pode variar de 5 a 150 Hz, dependendo do modelo do equipamento. Em alguns, a faixa é livre, isto é, o terapeuta pode selecionar quaisquer valores para a varredura da freqüência, ao passo que em outros a faixa é predeterminada em função da aplicação terapêutica, por exemplo de 5 a 25 Hz para dores crônicas e de 100 a 150 Hz para agudas.

A modulação em amplitude, também conhecida como vetor automático, possibilita a alteração da amplitude de um dos canais, proporcionalmente à intensidade máxima aplicada. Desse modo, o padrão de interferência não será estático e sim variável no tempo, o que permitirá uma maior área de abrangência do campo elétrico (Figura 6-22).

A aplicação da corrente interferencial pressupõe a utilização de quatro eletrodos,

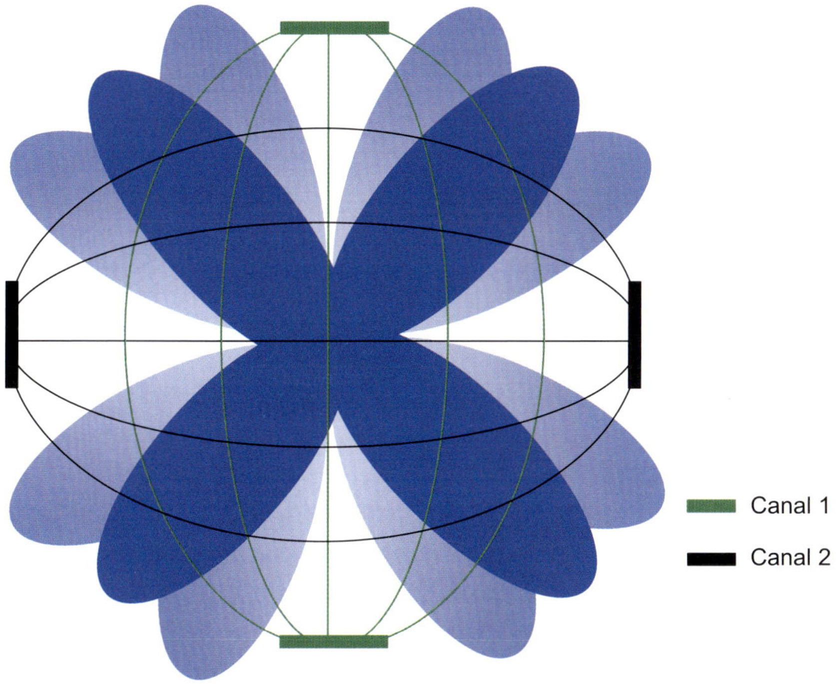

FIGURA 6-22
Área de abrangência do campo elétrico da corrente interferencial vetorial com modulação em amplitude (vetor automático), considerando uma resistência uniforme para toda a área de estimulação.

preferencialmente de silicone-carbono, acoplados à pele com gel hidrossolúvel. A condição básica para a ocorrência da interferência é a disposição perpendicular dos eletrodos, os quais possibilitarão a sobreposição das duas correntes de média freqüência.

Para a disposição coplanar e simétrica dos eletrodos, teoricamente, a máxima interferência, para um campo homogêneo, é a área compreendida na diagonal e eqüidistante entre dois eletrodos, formando uma figura geométrica semelhante a uma pétala de flor.[156] Na prática, os tecidos biológicos apresentam diferentes resistências sob os eletrodos, variando assim o campo da interferência. Para Treffene,[634] a abrangência do campo elétrico da corrente interferencial é mais ampla, compreendendo, além da região entre os eletrodos, a área sob os mesmos.

Nos casos onde não há especificidade da área a ser estimulada, deve-se posicionar os quatro eletrodos de forma a abranger todo o segmento, garantindo assim a sobreposição do campo elétrico da corrente. Nesse caso recomenda-se a utilização do vetor automático. Nas situações onde a área a ser estimulada é circunscrita, o posicionamento dos eletrodos deve ser dirigido pelo vetor resultante, isto é, a interferência deve ocorrer sobre a área pré-definida, utilizando-se o vetor manual.

Corrente Russa e Interferencial Heteródina

A faixa de freqüência compreendida entre 1.000 e 10.000 Hz é denominada média ou alta freqüência. Esses termos são utilizados e definidos similarmente na literatura, e têm sido considerados apropriados para descrever a estimulação elétrica que é usada para o treinamento de força. Cabe ressaltar que os bons resultados de fortalecimento têm ocorrido tanto para a baixa quanto para a média freqüência.

A ampla revisão realizada por Selkowitz[573] apresenta e discute as maiores descobertas e observações acerca dos efeitos da estimulação elétrica de média freqüência no fortalecimento do músculo quadríceps femoral em indivíduos sadios, além de organizar os vários resultados em 10 conclusões: 1) o treinamento isométrico com estimulação elétrica aumenta significativamente a força isométrica do músculo quadríceps em determinadas posições; 2) o treinamento isométrico com estimulação elétrica aumenta significativamente a força isocinética em determinadas velocidades; 3) não está claro se existem diferenças significativas nas alterações de força isométrica ou isocinética entre indivíduos dos sexos masculino e feminino após treinamento com estimulação elétrica; 4) não há diferença significativa no aumento de força isométrica entre os grupos de treinamento usando estimulação elétrica sozinha, contração voluntária sozinha, ou estimulação elétrica e contração voluntária simultaneamente; 5) o aumento na força isométrica de um grupo treinado somente com estimulação elétrica é significativa e positivamente correlacionada com a intensidade da contração-treino (torque representado como uma porcentagem da CIVM); 6) o aumento na força isométrica para um grupo usando somente estimulação elétrica pode depender do tempo de duração da contração-treino; 7) podem existir limites máximos para a intensidade e para o tempo de duração das contrações-treino com a estimulação elétrica, podendo ser afetados por fatores neuromusculares e de fadiga das fibras musculares; 8) nenhuma associação entre o aumento de força e as mudanças fisiológicas musculares devido ao treino com estimulação elétrica foi demonstrada na literatura até hoje; 9) o aprendizado motor também pode influenciar no aumento de força devido à estimulação elétrica; 10) não há relação consistente entre amplitude de corrente tolerada e o torque produzido durante a contração.

Os dados encontrados na literatura podem apresentar certa divergência entre os vários autores em função dos protocolos utilizados nos programas de estimulação elétrica neuromuscular. Como já foi abordado anteriormente, freqüência, intensidade, relação entre o tempo de contração e repouso, período de análise, ângulo do segmento, entre outros, podem influenciar nos resultados. Essas variáveis devem ser cuidadosamente destacadas quando da análise dos resultados de um experimento ou no confronto de vários. Neste aspecto, pode ser observado na Figura 6-23 que apesar das correntes heteródina e russa serem de média freqüência, as mesmas apresentam envoltórias diferentes. A envoltória da heteródina é senoidal sem intervalo entre elas e a da russa é quadrática com intervalo de 10 μs.

Segundo Cabric *et al.*,[109] alguns autores relatam ter encontrado modificações morfofuncionais (aumento na porção nuclear) em músculos treinados com estimulação

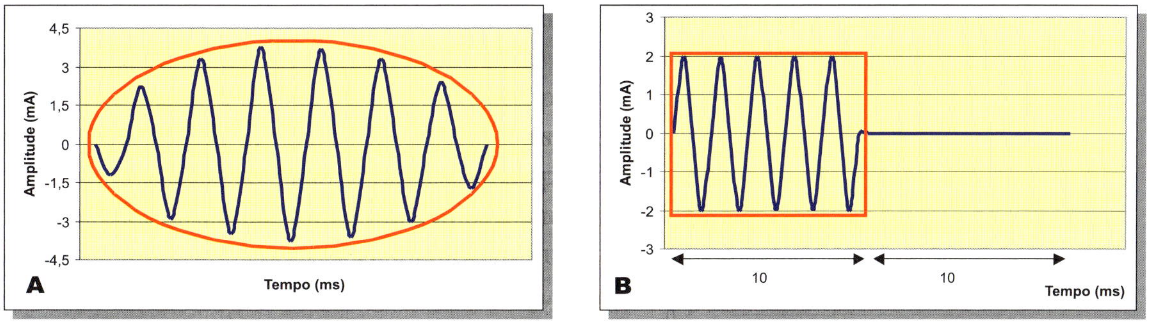

FIGURA 6-23

Esquema representativo das correntes de média freqüência. A) Interferencial heteródina e B) corrente russa.

elétrica. Tem sido reportado que, após estimulação de baixa freqüência por longos períodos, ocorre uma diminuição no tamanho da fibra, com declínio do peso do músculo; assim, pesquisaram estimulação com corrente de média freqüência (2.500 Hz) e alta intensidade por 19 dias, esperando mudanças morfológicas no tecido muscular. Os autores concluíram que: 1) a estimulação elétrica leva à hipertrofia das fibras musculares (tipo II – 50% e tipo I – 20%); 2) o volume nuclear interno teve um aumento tecidual de 25%; 3) o tamanho e o volume das fibras musculares estão completamente relacionados com o volume dos mionúcleos; 4) o aumento da atividade das células leva à hipertrofia celular, paralelamente ao aumento da atividade nuclear; 5) fibras maiores significam menos fibras por unidade de volume e de área; então o número de núcleos por fibra deve estar aumentado e o aumento do volume nuclear indica o aumento do número de núcleos, individualmente, durante a estimulação; 6) o tipo e a freqüência da estimulação são essenciais para os efeitos nos mionúcleos; 7) o aumento na porção mitocondrial foi muito maior nas fibras tipo II que nas de tipo I; isso pode demonstrar que o regime de estimulação com média freqüência e alta amplitude de corrente estaria mais orientado para a potência que para a resistência e 8) em geral as correntes de média freqüência e alta intensidade têm maior efeito sobre as fibras do tipo II.

McMiken *et al.*,[448] comparando dois programas de tratamento, sendo um a contração isométrica voluntária máxima e outro a estimulação elétrica, por um período de 10 dias, observaram um aumento de 25% no grupo de contração isométrica e de 22% para estimulação elétrica, ressaltando que não houve diferença entre os mesmos. Contrariamente a estes resultados, Delitto *et al.* (1988) observaram um ganho de força muito maior no grupo de estimulação elétrica (2.500 Hz, modulado a 50 Hz, com intensidade máxima tolerada) do que no grupo treinado com contração voluntária.

Em estudo recente, Guirro[267] analisou o efeito de dois protocolos de estimulação elétrica neuromuscular (NMES) na atividade elétrica dos músculos flexores da mão, bem como da força de 24 voluntárias divididas igualmente em 4 grupos (NMES de baixa freqüência em 45° de flexão ou extensão da mão e NMES de média freqüência em 45° de flexão ou extensão). Ambos protocolos utilizaram o pulso quadrático bifásico simétrico, com T_{ON}-T_{OFF} de 5 segundos, sendo a média freqüência a 2.500 Hz e duração de 100 µs (modulada em 50 Hz) e a baixa freqüência a 50 Hz com pulso de 300 µs. A estimulação foi de 30 minutos diários, perfazendo um total de 15 sessões. Os sinais foram analisados durante uma contração isométrica voluntária máxima de quatro segundos. A estimulação foi realizada nas posições de 45° de flexão ou extensão da mão, sendo que em cada grupo os sinais foram coletados tanto na flexão quanto na extensão de 45°. Os resultados demonstraram que a NMES proporcionou aumento da força para todos os grupos analisados ($p<0,05$). A freqüência do espectro foi analisada pela freqüência mediana e pela densidade espectral de potência, as quais indicaram um aumento da freqüência mediana para o grupo estimulado a 50 Hz, na posição de flexão, sendo o sinal coletado tanto em flexão quanto em extensão. Houve diminuição para os mesmos grupos a 2500 Hz. Pode-se concluir que a NMES promoveu aumento da força muscular em todos os protocolos analisados e diferentes protocolos da NMES alteram diferentemente a freqüência mediana e a densidade espectral de potência do espectro de freqüência do sinal eletromiográfico. As alterações ocorridas no RMS no domínio da freqüência podem ser justificadas primeiramente pelas diferentes freqüências aplicadas, baixa ou média, as quais apresentam ciclos de trabalho diferentes. O ciclo de trabalho da corrente de média freqüência pode ser calculado pela expressão I e o de baixa freqüência pela expressão II, apresentadas no Quadro 6-1.

QUADRO 6-1

EXPRESSÃO PARA O CÁLCULO DO CICLO DE TRABALHO DA CORRENTE DE MÉDIA FREQÜÊNCIA.

Ciclo de Trabalho das Correntes Excitomotoras	
Expressão I	Onde:
$C.T. = \dfrac{ip \times 0,7}{2} \times K$	ip – intensidade de pico 0,7 – valor eficaz da envoltória senoidal K – constante de tempo 2 – relação efetiva do ciclo (50%)
Expressão II	Onde:
$C.T. = \dfrac{ip \times 0,6}{20} \times K$	ip – intensidade de pico 0,6 – fase do pulso K – constante de tempo 20 – repouso do pulso

(Dados de GUIRRO, R. Análise da atividade elétrica e da força dos músculos flexores da mão após estimulação elétrica neuromuscular. Tese de doutorado apresentada ao Programa de Pós-Graduação em Biologia e Patologia Buco-Dental da Faculdade de Odontologia de Piracicaba, UNICAMP, 197 p., 2000.)

Considerando a mesma intensidade de pico e o mesmo tempo de aplicação, os valores dos ciclos de trabalho apresentados pela corrente de baixa freqüência representam 8,5% do ciclo da corrente de média freqüência, repercutindo assim nas diferentes respostas geradas por estes estímulos. O pequeno ciclo de trabalho da corrente de baixa freqüência pode ser o responsável pela não alteração do RMS. Além disso, a baixa freqüência recruta predominantemente as fibras do tipo I, as quais se localizam nas porções mais profundas, em relação às do tipo II.

São vários os benefícios dos programas de fortalecimento muscular utilizados pela fisioterapia. Esses programas surgem da necessidade de se estabelecer as funções de um músculo quando este apresenta sua força diminuída, ou então para se ter um melhor rendimento em um determinado esporte.[498]

Em um esforço por melhorar o torque muscular, alguns pesquisadores têm escolhido intensidades de estimulação elétrica pela sensação individual experimentada pelo voluntário. Outros têm pré-selecionado as intensidades de estimulação que produzem níveis específicos de torque numa proporção entre 60% e 87% da contração isométrica voluntária máxima (CIVM). Em outros estudos, a freqüência dos pulsos tem variado de 50 a 2.000 Hz. Estas freqüências produzem contrações musculares tetanizantes e, quando relacionadas com intensidades suficientes de estimulação elétrica (produzindo contrações equivalentes a 33% ou mais da CIVM), aumentam o torque produzido no músculo sadio.

O conforto durante a estimulação elétrica é fator fundamental para o seu sucesso, podendo até limitar a sua aplicação.[35,162] Soo *et al.*[596] relataram que alguns indivíduos relataram dores nas coxas logo após o treinamento com estimulação elétrica. Essas dores ocorreram após a primeira ou segunda sessão, mas se mantiveram por dois ou três dias. Dores musculares também têm sido relatadas por outros pesquisadores que utilizaram a estimulação elétrica. A dor muscular resultante do exercício induzido eletricamente pode ser similar àquela experimentada inicialmente por indivíduos ao participarem de novo exercício ativo resistido. A ocorrência de tal fato pode dever-se à magnitude da contração muscular. Nesse contexto, as respostas de torque obtidas após a aplicação de protocolos de estimulação elétrica, nos quais Stefanovska & Vodovnik[599] analisaram diferentes padrões de estímulo, concluíram que diferentes fibras musculares, com diferentes níveis de fadiga, foram recrutadas em cada tipo de estimulação, sendo a fadiga muscular induzida principalmente pela duração da atividade muscular.

Geralmente, parece ser necessário aumentar a amplitude da corrente para aumentar o torque da contração muscular. De Domenico & Strauss[152] testaram esta hipótese e relataram ser verdadeira. Provavelmente haverá momentos específicos, no entanto, em que esta relação não se manterá, isto é, quando a amplitude é aumentada e tem-se diminuído o rendimento do torque gerado, talvez por causa da co-contração resultante do abrupto aumento da amplitude da corrente, ou em decorrência do desenvolvimento da fadiga. Um grande aumento na amplitude da corrente de uma estimulação para outra não necessariamente produz um aumento no torque. Indivíduos relataram resistir a uma contração por estimulação elétrica percebidamente muito forte (normalmente uma sensação de desconforto da contração). Esta resistência, segundo os autores, possivelmente manifesta a co-contração.

Há evidências da necessidade de uma maior intensidade de corrente com o treinamento progressivo, apesar de poucos estudos documentarem a variação da intensidade da corrente elétrica aplicada. Foi observado que a resistência do tecido diminuiu após a estimulação dos músculos abdominais de indivíduos sadios, possivelmente por um aumento na condutividade[14].

Nos experimentos de Guirro[266] e Guirro *et al.*[276] foram observadas alterações sempre crescentes da intensidade intra ou interestimulações. O protocolo utilizado pelos autores consistia no aumento da intensidade em 1,0 miliampère (mA) a cada período de 5 minutos (intra-estimulação), além de sempre iniciarem a sessão seguinte numa intensidade igual ou superior à anterior (interestimulação), respeitando-se a sensação da voluntária. Este procedimento permitiu que a contração muscular fosse mantida dentro de um padrão de uniformidade durante todo o período de estimulação, sempre no seu nível máximo (Figura 6-24). Esse modelo experimental contempla uma das teorias de Delitto & Snyder-Mackler[161] que sustenta e explica o aumento da força muscular através da estimulação elétrica. Os autores discutem que o aumento da força muscular pela estimulação elétrica envolve o mesmo mecanismo do exercício voluntário, ou seja, o aumento da força depende do aumento da carga funcional. Já para Selkowitz[573] o aumento na força isométrica para um grupo muscular treinado somente com estimulação elétrica apresenta correlação positiva com a intensidade da contração-treino.

Variações da intensidade podem ser observadas no decorrer de um programa de estimulação elétrica. No caso apresentado na Figura 6-22 houve uma diminuição importante na intensidade da corrente elétrica, no grupo estimulado com baixa freqüência, no décimo primeiro dia. Isto ocorreu, segundo o autor, provavelmente pelo estresse, uma vez que todas as voluntárias eram universitárias e iriam realizar uma prova de conhecimentos no dia seguinte.

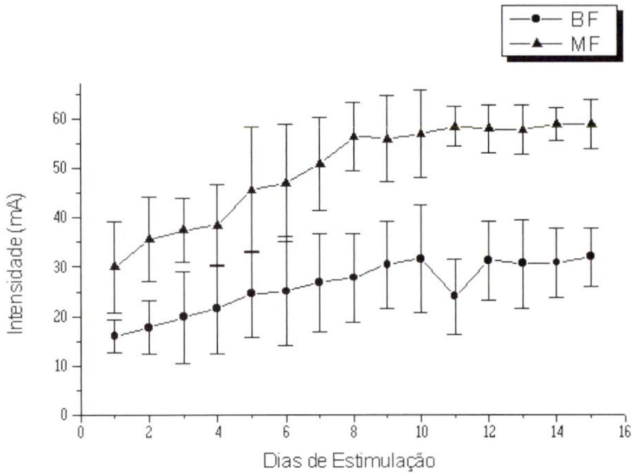

FIGURA 6-24

Valores médios (±dp) da intensidade (mA) das correntes aplicadas durante o programa de estimulação elétrica, nos diferentes protocolos, n=12. BF – baixa freqüência e MF – média freqüência. (Dados de GUIRRO, R. Análise da atividade elétrica e da força dos músculos flexores da mão após estimulação elétrica neuromuscular. Tese de doutorado apresentada ao Programa de Pós-Graduação em Biologia e Patologia Buco-Dental da Faculdade de Odontologia de Piracicaba, UNICAMP, 197 p., 2000.)

Currier & Mann[146] analisaram os efeitos da estimulação elétrica em quatro diferentes grupos experimentais: estimulação elétrica, estimulação elétrica associada ao exercício voluntário, exercício isométrico voluntário e grupo controle. O protocolo de treinamento consistiu em 10 contrações tetânicas intermitentes do músculo quadríceps da coxa por 16 segundos, seguidos de 50 segundos de repouso. O treinamento foi de três dias por semana durante cinco semanas. Todos os três grupos apresentaram aumento significativo de força, quando comparado ao controle, apesar de que nenhuma diferença significativa foi encontrada entre os grupos treinados.

Com vistas ao fortalecimento muscular, a corrente de média freqüência foi introduzida na década de 1940 pelo russo Yakov Kots, o qual observou melhora de 30 a 40% da força. Laughman *et al.*[383] têm indicado aumentos na força entre 13 e 22%, utilizando-se de vários protocolos de estimulação elétrica. A Figura 6-25 apresenta os resultados de dois protocolos de estimulação elétrica (baixa e média freqüência) aplicados por Guirro.[267] Os dados obtidos tanto com a corrente de baixa quanto de média freqüência, independentemente do posicionamento da mão para a estimulação (45° de flexão ou 45° de extensão) ou coleta dos sinais (45° de flexão ou 45° de extensão), demonstram ganhos significativos de força nas quatro posições de análise. O ganho de força, independentemente do posicionamento, pode dever-se ao fato da estimulação elétrica promover uma despolarização sincrônica,[301,635] a qual leva a um recrutamento máximo e simultâneo das unidades motoras. Ao contrário do que ocorre com o exercício voluntário, o qual promove um recrutamento assincrônico[161] e que, quando feito isometricamente, promove um ganho de força somente na posição treinada,[29,235,286,405,486] relatam que o aumento do recrutamento de fibras do tipo II tem sido detectado após aumento da força em indivíduos normais durante contração isométrica voluntária.

Selkowitz[574] conclui que a estimulação elétrica isolada, em posição isométrica, promove aumento de força isométrica, determinando também uma maior capacidade do indivíduo em tolerar contrações mais fortes e longas. Observou que não existe correlação significativa entre a intensidade da corrente tolerada durante a estimulação elétrica e o torque produzido pela contração, em que esta variabilidade é devida à inter-

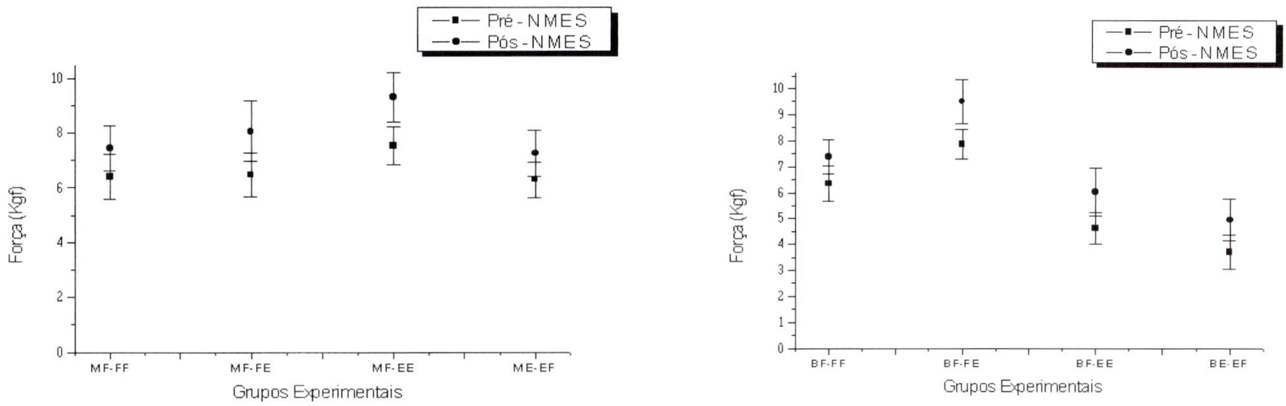

FIGURA 6-25

Valores médios da força muscular (± dp) dos grupos eletroestimulados em baixa freqüência (BF) ou em média frequência (MF), na posição de flexão (F) ou extensão (E), sendo o sinal coletado na posição de flexão (F) ou extensão (E) da mão, n=6. *p<0,05. (Dados de GUIRRO, R. Análise da atividade elétrica e da força dos músculos flexores da mão após estimulação elétrica neuromuscular. Tese de doutorado apresentada ao Programa de Pós-Graduação em Biologia e Patologia Buco-Dental da Faculdade de Odontologia de Piracicaba, UNICAMP, 197 p., 2000.)

ferência do sistema nervoso central (sensibilidade e percepção emocional, desconforto e ansiedade), à fadiga e à impedância elétrica de cada indivíduo.

Várias citações relatam a ocorrência da hipertrofia muscular com o treinamento de força através da contração voluntária, alterando assim a área de secção transversal do músculo e a sua força,[99,424,563,627] além de outras alterações morfofuncionais, as quais, geradas pela estimulação elétrica, representariam o seu principal fator de ganho de força,[109,488] ou que isto ocorreria após um programa de estimulação elétrica máxima, baseada sempre na sensação de máxima tolerância do voluntário.[592] Por outro lado, vários autores observaram que o aumento de força após treinamento com estimulação elétrica não apresenta uma hipertrofia proporcionalmente correlata, sugerindo que parte deste aumento é devida ao aprendizado motor, i.e., à facilitação neural que levaria a um padrão mais eficiente de recrutamento das unidades motoras, tendo um maior número de impulsos disparando a uma maior freqüência.[287,446,558,573] Independentemente da hipertrofia, inúmeros estudos observaram aumento da força desenvolvida por músculos esqueléticos quando estimulados eletricamente por meio de eletrodos percutâneos.[25,592,267,276] Povilonis & Mizuno[532] relatam ainda que mudanças metabólicas, como aumento do fosfato de creatina, diminuição do consumo da adenosina trifosfato intramuscular e alterações no pH intracelular ocorrem com a estimulação elétrica e que o aumento da força muscular se dá em virtude dessas adaptações orgânicas.

A freqüência mediana do espectro de potência do sinal mioelétrico pode ser um indicativo da fadiga muscular.[97,406,625] Sobre este aspecto Orchardson[506] demonstrou que a excitabilidade da membrana diminui quando o pH intracelular diminui. A diminuição do pH intracelular pode ser decorrente da estimulação elétrica, uma vez que foi observada uma diminuição significativa da adenosina trifosfato e do fosfato de creatina, além de um aumento do lactato, após estimulação por 6 minutos, com 15 segundos de contração seguida de um mesmo período de intervalo.[215]

Recentemente foi ratificado que a freqüência mediana diminui quando há resíduos de lactato no fluido extracelular, podendo acarretar maior número de fibras musculares contraídas, oclusão da corrente sangüínea, e a existência proporcionalmente maior de fibras de contração rápida.[607] Está bem estabelecido que a capacidade de transporte máximo da glicose do músculo esquelético está fortemente correlacionada com a composição e tipo de fibra.[451] Assim, os efeitos estimulantes de ambos, insulina e exercício, sobre o transporte de glicose, são mais evidentes em fibras oxidativas do tipo

I e IIa (tais como o sóleo e a porção vermelha do gastrocnêmio) que em fibras do tipo IIb glicolíticas (porção branca do gastrocnêmio).[433,649] Entretanto, uma grande diferença no quadro surge quando a relação entre o transporte de glicose e a composição da fibra muscular é examinada na contração muscular eletricamente induzida.

De fato, a taxa de transporte da glicose tem sido reportada como sendo similar ou maior nas fibras do tipo IIb quando comparada com as IIa durante estimulação elétrica.[100,264] Esse paradoxo pode ser explicado por um recrutamento diferenciado de fibras musculares entre exercícios e estimulação elétrica. Assim, fibras do tipo I são mais ativas que as do tipo IIb durante contração voluntária de intensidade moderada. Tem sido demonstrado que tipos de fibras inervados por motoneurônios têm distintas despolarizações de freqüência *in vivo*.[302] Entretanto, fibras do tipo I são ativadas por fase larga e freqüência baixa, que ocupa de 25 a 30% do total do tempo de estimulação, enquanto que fibras do tipo II são recrutadas por fase curta e alta freqüência, ocorrendo em cerca de 5% do tempo. Em contraste, a estimulação elétrica supramáxima recruta todos os tipos de fibras para o mesmo nível para um determinado músculo.[556]

Com relação às alterações do metabolismo muscular decorrentes da estimulação elétrica, vários pesquisadores já analisaram diferentes níveis de respostas. Etgen *et al.*[216] têm observado que concomitante ao aumento na atividade contrátil muscular induzida pela estimulação elétrica da inervação motora periférica, ocorre elevação na população do transportador de insulina tipo 4 (GLUT 4) na membrana das fibras, elevando a captação de glicose que pode ser oxidada e liberada na forma de lactato, alanina ou piruvato, ou direcionada para formação de glicogênio.[303] Experimentos que utilizaram estimulação elétrica crônica em baixa freqüência em músculos de contração rápida constataram alterações no padrão das contrações e no metabolismo da fibra.[525] Dentre as alterações observadas, a principal é o expressivo aumento das enzimas responsáveis pela fosforilação e oxidação da glicose.[654]

Durante a atividade muscular, as necessidades energéticas são expressivamente superiores às observadas no repouso, se fazendo necessário ajustar o suprimento de substratos metabólicos à demanda. Sendo assim, as reservas começam a ser mobilizadas concomitantes à elevação na atividade neuroendócrina.[681] Em se tratando das reservas de glicogênio, diversos estudos têm sido realizados na última década. Acredita-se que o inusitol trifosfato (IP3), liberando cálcio do retículo sarcoplasmático por meio da estimulação muscular, aumenta a atividade da fosforilase *b*, resultando na ativação da fosforilase (de *b* para *a*), com conseqüente depleção do glicogênio muscular. No repouso a fosforilase quinase está inativa (forma *b*) devido às baixas concentrações citosólicas de cálcio.[207] Conlee *et al.*,[137] estimulando eletricamente músculos isolados de ratos, observaram que após contrações contínuas capazes de provocar pequena ou nenhuma fadiga, porém suficientes para manter a liberação do cálcio do retículo sarcoplasmático, a fosforilase quinase tornou-se inativa, com conseqüente inibição da glicogenólise. Para o pesquisador, a redução na atividade da fosforilase ***a*** pode ser atribuída ao aumento na concentração de metabólitos no tecido muscular submetido à contração. Outra hipótese, segundo o autor, se fundamenta na regulação alostérica da fosforilase ***b*** que poderia desempenhar papel fisiológico na glicogenólise, associada à presença do AMPc, amplamente distribuído no citoplasma. Esta hipótese ainda associa o fato de que, no repouso, a fosforilase ***b*** está inativa pela presença tanto do ATP como da glicose-6-fosfato em elevadas concentrações. Durante o aumento das contrações musculares ocorre a redução destes metabólitos, assim como elevação do AMPc, que ativa a fosforilase ***b***. Em condições fisiológicas essa enzima é estimulada pelo AMPc por meio da ativação da proteína quinase ***a***.[490] Todas estas adaptações do tecido muscular frente à estimulação elétrica restabelecem parcialmente a homeostasia energética dos músculos eletroestimulados, favorecendo assim um melhor condicionamento.

O aumento na força de contração produzido por aumentos na freqüência de disparo é independente daquele produzido pelo aumento da amplitude; assim, os sistemas de estimulação elétrica neuromuscular podem empregar uma combinação desses dois fatores para regular a força de contração muscular. De um ponto de vista prático, a fadiga das fibras musculares é resultado direto da freqüência de disparo, de modo que uma alta freqüência de estimulação irá eventualmente resultar em perda da força de contração.

Parker *et al.*[515] concluíram que a corrente alternada de média freqüência promoveu uma diminuição do pico do torque absoluto, os que sugere uma fadiga seletiva nas fibras musculares de contração rápida. Já Adeyanju & Akanle[8] analisaram o efeito da fadiga dos músculos flexores da mão de atletas com diferentes níveis de resistência ou potência. As contrações isométricas voluntárias máximas (CIVM) foram medidas, seguidas de uma estimativa de força de 25%, 50% e 75% da CIVM. A fadiga dos músculos flexores da mão foi induzida por exercício que correspondia a 20% da CIVM por um período de 40 segundos. Os resultados mostraram que as estimativas de força dos atletas de potência foram significativamente maiores que dos de resistência para os três níveis, destacando que os atletas de resistência eram coerentes ao menor nível e os atletas de potência ao maior.

O efeito do treinamento submáximo com estimulação elétrica ou contração voluntária no músculo adutor do polegar foi analisado após um programa de treinamento diário que consistiu em 10 séries de 20 contrações isotônicas a 60–65% da CIVM por seis semanas.[186] O aumento de força encontrado durante a estimulação elétrica não foi associado às mudanças nos índices de tetania no desenvolvimento da tensão e nem na tensão de relaxamento. Este estudo indica que a estimulação elétrica aumenta a força da contração muscular através da mudança de processos periféricos associados a eventos intracelulares, sem modificar o comando nervoso da contração. Como uma hipótese, os autores dizem que, durante treinamento com contrações voluntárias submáximas, um aumento no número de unidades motoras recrutadas e/ou sua freqüência de disparo aumentou de forma a manter o nível de tensão desenvolvida pelas sessões de treinamento diário. No treinamento por estimulação elétrica submáxima não há evidência experimental de alguma adaptação funcional das unidades motoras recrutadas durante estas contrações. Além disso, a estimulação elétrica não aumentou a resistência do músculo em relação à fadiga, a qual ocorreu no treinamento por contrações voluntárias.

Pelas respostas de torque obtidas após a aplicação de dois protocolos de estimulação elétrica, nos quais Stefanovska & Vodovnik[599] analisaram diferentes padrões de estímulo (forma de pulso e freqüência), concluiu-se que diferentes fibras musculares, com diferentes níveis de fadiga, foram recrutadas em diferentes modalidades de estimulação. Ainda, segundo os autores, a fadiga muscular é principalmente induzida pela duração da atividade muscular e é aumentada pela freqüência da estimulação. Sob baixa freqüência, pulsos quadráticos produziram contração de fibras musculares de contração lenta e de baixa fadigabilidade. Estímulos senoidais de alta freqüência causaram fadiga rapidamente no músculo estimulado. Isso indica que motoneurônios que inervam fibras oxidativas despolarizam nas altas freqüências.

Os resultados de Guirro[267] confirmam a relação entre a forma de pulso e o tipo de unidade motora recrutada, o que pode ser observado nos grupos que apresentaram alterações da freqüência mediana. Sendo a modulação em amplitude da corrente de média freqüência uma senóide e tendo-se uma diminuição da freqüência mediana pode-se supor que houve um recrutamento seletivo das fibras musculares mais susceptíveis à fadiga (fibras do tipo II), ao passo que para a corrente de baixa freqüência com pulso quadrático, a freqüência mediana aumentou, caracterizando assim uma menor fadiga muscular, talvez pelo recrutamento mais efetivo das fibras musculares oxidativas (fibras do tipo I). Assim, o número de unidades motoras estimuladas é diferente nos dois procedimentos de estimulação elétrica. A proposição de que as pequenas unidades motoras não são estimuladas pela média freqüência é sustentada pelo resultado de que a estimulação elétrica de média freqüência não aumentou a resistência muscular à fadiga, que é uma contribuição específica das pequenas unidades motoras, estimuladas preferencialmente com as baixas freqüências. Assim, a diferença nas respostas é uma conseqüência direta das diferentes freqüências de estímulo, causando diferentes graus de fadiga muscular, como pode ser confirmado por esses resultados. A corrente de média freqüência promoveu uma diminuição na freqüência mediana, indicando fadiga muscular, ao passo que na baixa freqüência ocorreu aumento da freqüência com conseqüente diminuição da fadiga.

Nessa discussão, há de se ressaltar que a distribuição das diferentes fibras musculares não é uniforme. As unidades motoras compostas de fibras do tipo I são as mais numerosas e requerem um maior suporte metabólico, sendo portanto localizadas mais profundamente nos músculos. As unidades de fibras tipo II que utilizam a glicólise são sempre mais próximas da superfície, onde a vascularização é menor. Nesse sentido, a estimulação elétrica neuromuscular, quando aplicada com eletrodos transcutâneos, tem a possibilidade de recrutar preferencialmente as fibras musculares do tipo II por serem mais superficiais.[241]

Outro ponto de discussão[267] é o condicionamento muscular proporcionado pela estimulação elétrica. Para Benton *et al.*,[63] o aumento da amplitude de movimento da mão de pacientes hemiplégicos eletroestimulados pode ser um reflexo do aumento da força ou uma melhora nas características da fadiga dos músculos extensores dada pelo condicionamento.

Os espectros eletromiográficos analisados por Gerdle *et al.*[239] e Haag[283] após estimulação elétrica demonstraram aumentos na sexta sessão, no mesmo período em que houve um aumento da força. A hipótese plausível pode ser que a aquisição da força é significativa somente após a fase de fadiga ter sido concluída, o que pode ser chamado de fase de recuperação da fadiga. Para os autores, esta recuperação do espectro eletromiográfico após a fase de fadiga pode ser atribuída à habilidade do sangue venoso em remover metabólitos acumulados como um resultado da isquemia e do metabolismo anaeróbio durante as primeiras cinco sessões. Esta mudança de tendência central do espectro para as altas freqüências pode ser interpretada como um recrutamento progressivo de unidades motoras com fibras de grande diâmetro, recrutamento seletivo de fibras do tipo II, unidades motoras novas e aumento de velocidade de condução intramuscular.

ESTIMULAÇÃO ELÉTRICA DE MÚSCULOS DESNERVADOS

O contexto da estimulação elétrica muscular neste livro objetiva a sua utilização nos músculos que apresentam a inervação periférica íntegra. A sua aplicação em músculos desnervados é um capítulo à parte, onde seria necessário apresentar e discutir os vários resultados disponíveis na literatura, os quais muitas vezes não apresentam similaridade em função dos diferentes protocolos de estimulação ou de análise utilizados.

Os resultados apresentados pela literatura no que se refere à estimulação elétrica *in vivo* são bastante contraditórios. Diferentes técnicas (embora todas recebam a mesma denominação) podem produzir resultados completamente diferentes. Por essa razão Nelson & Currier[493] sugerem uma maior atenção quando se discute essas técnicas terapêuticas, considerando os seguintes parâmetros:

- forma do pulso utilizado;
- duração do pulso;
- tipo de contração utilizada para estimular o músculo;
- força de contração induzida;
- número de contrações produzidas por período de tratamento;
- duração de cada contração;
- tempo de repouso entre as contrações;
- número de sessões por dia;
- número de sessões de tratamento por semana;
- período de tempo entre a desnervação e o início do tratamento;
- período de tempo pós-desnervação considerado pelo estudo.

Não podemos deixar de considerar ainda a espécie utilizada, bem como a tipagem muscular.

Nos casos onde há suspeita de lesão nervosa periférica deve-se obrigatoriamente realizar o exame de eletrodiagnóstico de estímulo, que fornecerá parâmetros para os procedimentos terapêuticos, tais como largura da fase (cronaxia), amplitudes mínimas (reobase e acomodação) e diagnóstico (índice de acomodação).

Nos casos onde não há lesão do tecido nervoso (neurapraxia) e sim somente uma interrupção funcional do estímulo, os parâmetros não variam em relação aos do músculo inervado, podendo utilizar-se das correntes excitomotoras já existentes ou dos aparelhos de FES (estimulação elétrica funcional). Já nos casos onde há lesão nervosa (axonotmese e neurotmese) as fibras musculares desnervadas não responderão às correntes do tipo FES com pequenas larguras da fase (geralmente 300 μs), uma vez que tanto a reobase quanto a cronaxia tenderão a aumentar. Nesses casos, além das alterações nos parâmetros físicos da corrente, a forma do pulso deve ser a triangular ou exponencial. A maior largura da fase proporciona nos pulsos triangulares uma subida lenta, permitindo assim uma acomodação das fibras musculares que mantém a inervação íntegra.

Orientações e Precauções Gerais para a Estimulação Elétrica Neuromuscular

- Nas primeiras sessões de um programa de estimulação elétrica, a intensidade da corrente deve ser elevada aos poucos, uma vez que a estimulação elétrica é uma experiência sensorial nova para a maioria dos pacientes.
- O eletrodo ativo deve ser posicionado sobre os pontos motores ou sobre o ventre do músculo a ser estimulado.
- Na obesidade, uma grande camada de gordura pode efetivamente isolar o nervo a ser atingido pelo eletrodo de superfície. O resultado será um limiar extremamente alto à estimulação, requerendo uma alta intensidade para se conseguir o efeito desejado.
- No caso de diabéticos ou de outros pacientes que apresentem neuropatias periféricas, a estimulação elétrica pode não ser capaz de provocar a resposta muscular desejada.
- O uso de correntes despolarizadas para a estimulação mioelétrica da face parece ser o caminho mais indicado para que não ocorra comprometimento tanto da restauração quanto do dente pelo componente galvânico, quando da aplicação de correntes polarizadas [ver – Galvanismo Intra-Oral].
- A hipertrofia e o aumento da potência muscular, se aplicados com intensidade adequada, contribuem no processo de hipertrofia e ganho de potência de um músculo debilitado.
- A vasodilatação muscular e os reflexos de estimulação sensorial propiciam uma melhora na irrigação sangüínea local.
- Aumento do retorno venoso e linfático, ao provocar sucessivas contrações e relaxamentos musculares e agir sobre os movimentos articulares, favorece o retorno venoso e linfático. Esta ação é mais efetiva se o membro a ser tratado estiver em posição de drenagem e a estimulação elétrica for realizada sob pressão compressiva.
- A estimulação elétrica neuromuscular deve ser realizada de forma modulada, alternando-se tempos de passagem dos trens de pulso com períodos de repouso, para retardar a fadiga muscular.
- Quando a eletroestimulação for realizada imediatamente após a galvanização ou a iontoforese, deve-se ter cuidado para não posicionar os eletrodos muito próximos da área estimulada com a corrente galvânica, principalmente próximo ao ânodo, devido a hiper-polarização da área.
- Na confirmação de uma lesão nervosa periférica, a estimulação elétrica só deve ser indicada e realizada após análise do exame de eletrodiagnóstico.

PONTOS MOTORES

Os pontos motores são as áreas ótimas para a estimulação dos músculos esqueléticos. Eles estão normalmente localizados na área onde o nervo penetra no epimísio. O estímulo limiar para o músculo será menor nestes pontos. Em decorrência da menor

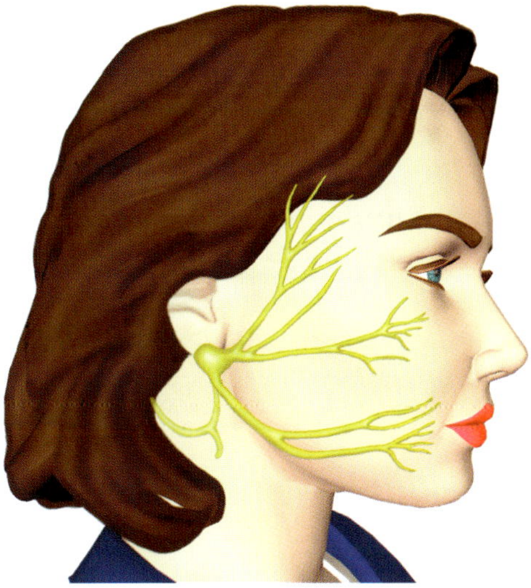

FIGURA 6-26

Distribuição do nervo facial. Troncos temporofacial e cervicofacial, evidenciando os ramos temporal, zigomático, mandibular e cervical.

resistência à passagem da corrente, o ponto motor se torna um local preferencial para a estimulação elétrica em função de dois importantes parâmetros: o limiar motor apresenta-se diminuído e, como conseqüência, a intensidade de corrente necessária para a contração muscular vai ser menor, ao passo que o limiar sensitivo encontra-se elevado, fazendo o paciente ter uma percepção diminuída ao estímulo.

A contração normal das fibras musculares esqueléticas é comandada pelos nervos motores (Figura 6-26). Estes nervos ramificam-se dentro do tecido conjuntivo do epimísio, onde cada nervo origina numerosas ramificações, e uma fibra nervosa pode inervar uma única fibra muscular ou então se ramificar e inervar até centenas de fibras musculares. No local de inervação, o nervo perde sua bainha de mielina e forma uma dilatação que se coloca dentro de uma depressão da superfície da fibra muscular. Essa estrutura é denominada ponto motor ou junção mioneural. Para Machado,[425] o ponto motor do músculo corresponde ao ponto, na superfície da pele, onde o ramo motor do nervo penetra no músculo. Este ponto é o de menor resistência à passagem da corrente elétrica, permitindo assim a maior excitabilidade do músculo.[141]

Os mapas de pontos motores (Figuras 6-27 a 6-33) mostram suas localizações aproximadas, porém certa exploração local deve ser efetuada para o conhecimento de sua posição individual.

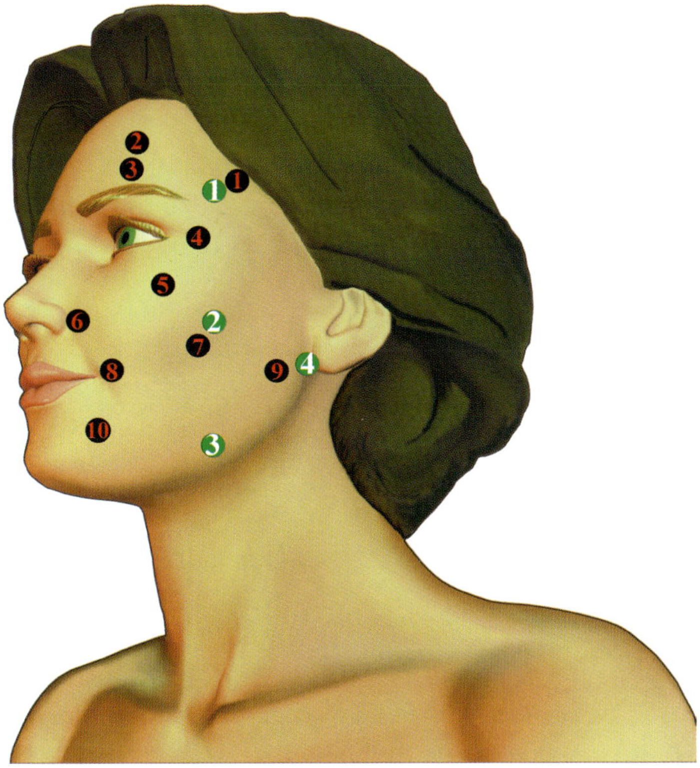

FIGURA 6-27

Pontos motores da face, destacando a distribuição do nervo facial.

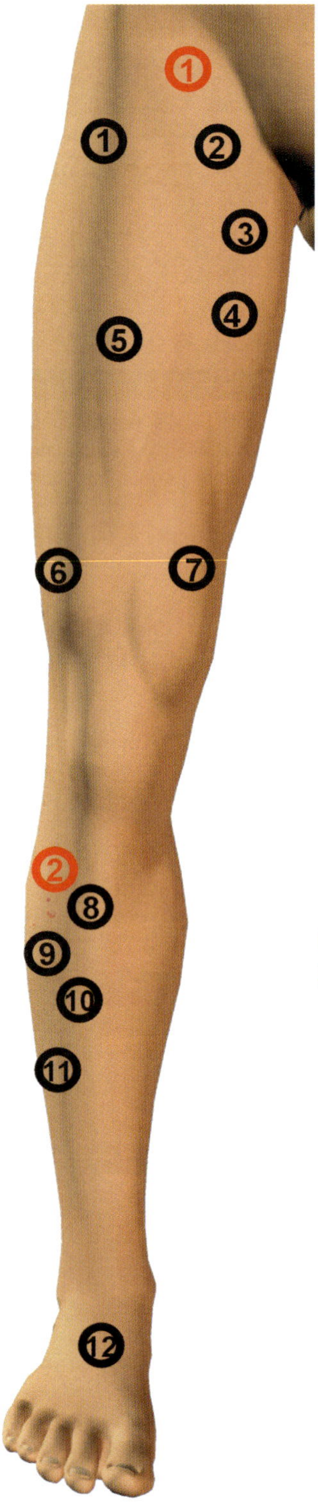

Músculos

1. sartório
2. pectíneo
3. adutor longo
4. grácil
5. reto femoral
6. vasto lateral
7. vasto medial
8. tibial anterior
9. fibular longo
10. extensor longo dos dedos
11. fibular curto
12. extensor curto dos dedos

Nervos

1. femoral
2. fibular comum

FIGURA 6-28

Pontos motores do membro inferior, face anterior.

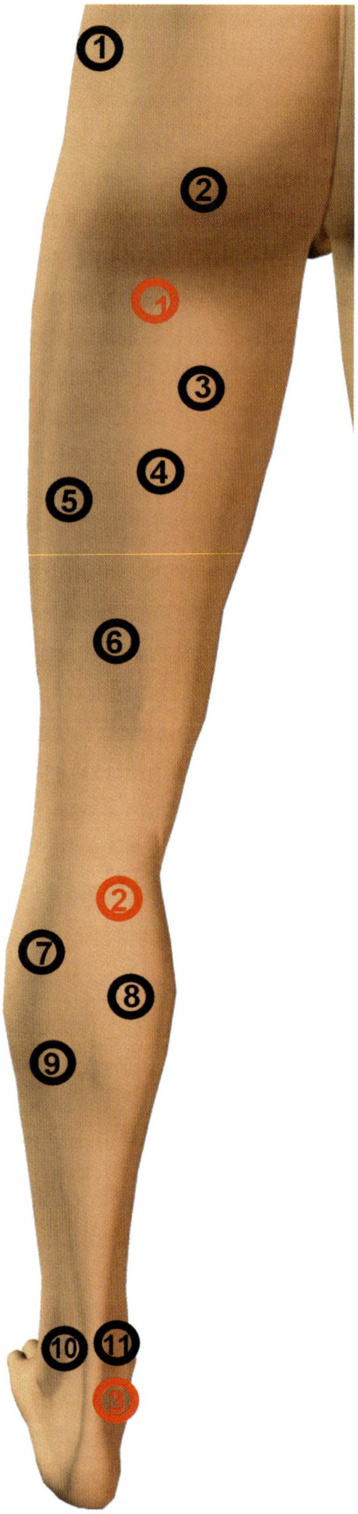

Músculos

1. glúteo médio
2. glúteo máximo
3. semitendíneo
4. semimembranáceo
5. bíceps femoral
6. bíceps femoral
7. gastrocnêmio
8. gastrocnêmio
9. sóleo
10. flexor longo do hálux
11. flexor longo dos dedos

Nervos

1. ciático
2. tibial
3. tibial

FIGURA 6-29

Pontos motores do membro inferior, face posterior.

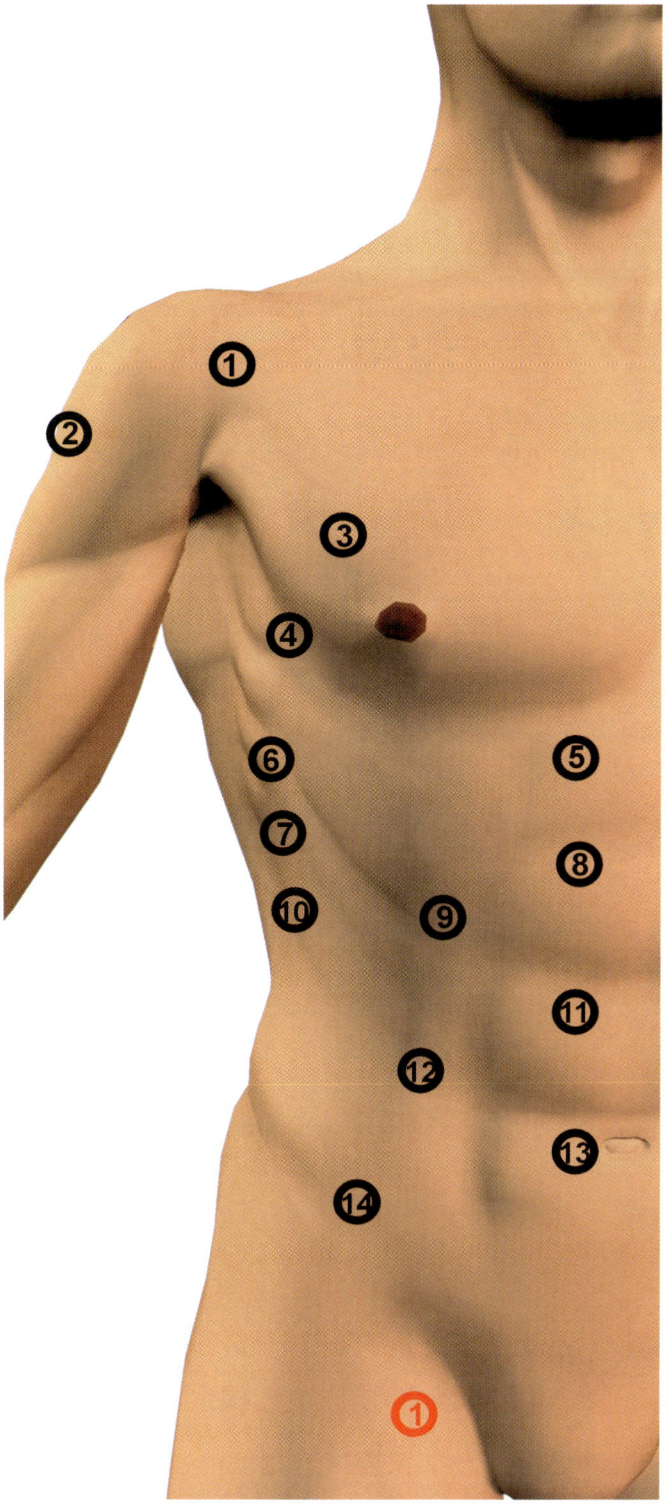

Músculos

1. deltóide anterior
2. deltóide médio
3. peitoral maior
4. serrátil anterior
5. intercostal
6. serrátil anterior
7. serrátil anterior
8. reto do abdome
9. oblíquo externo
10. serrátil anterior
11. reto do abdome
12. oblíquo externo
13. reto do abdome
14. oblíquo externo

Nervo

1. femoral

FIGURA 6-30

Pontos motores do tronco, face anterior.

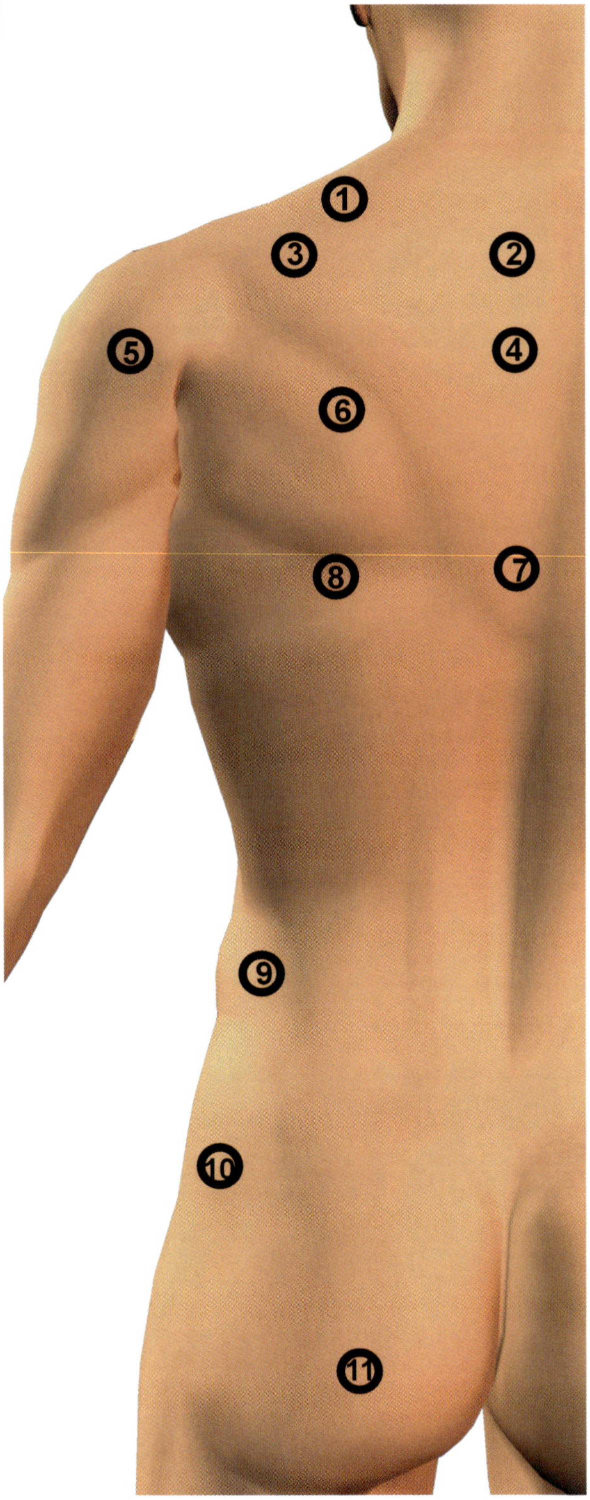

Músculos

1. trapézio superior
2. rombóide
3. supra-espinhoso
4. trapézio médio
5. deltóide posterior
6. infra-espinhoso
7. trapézio inferior
8. grande dorsal
9. oblíquo externo
10. glúteo médio
11. glúteo máximo

FIGURA 6-31

Pontos motores do tronco, face posterior.

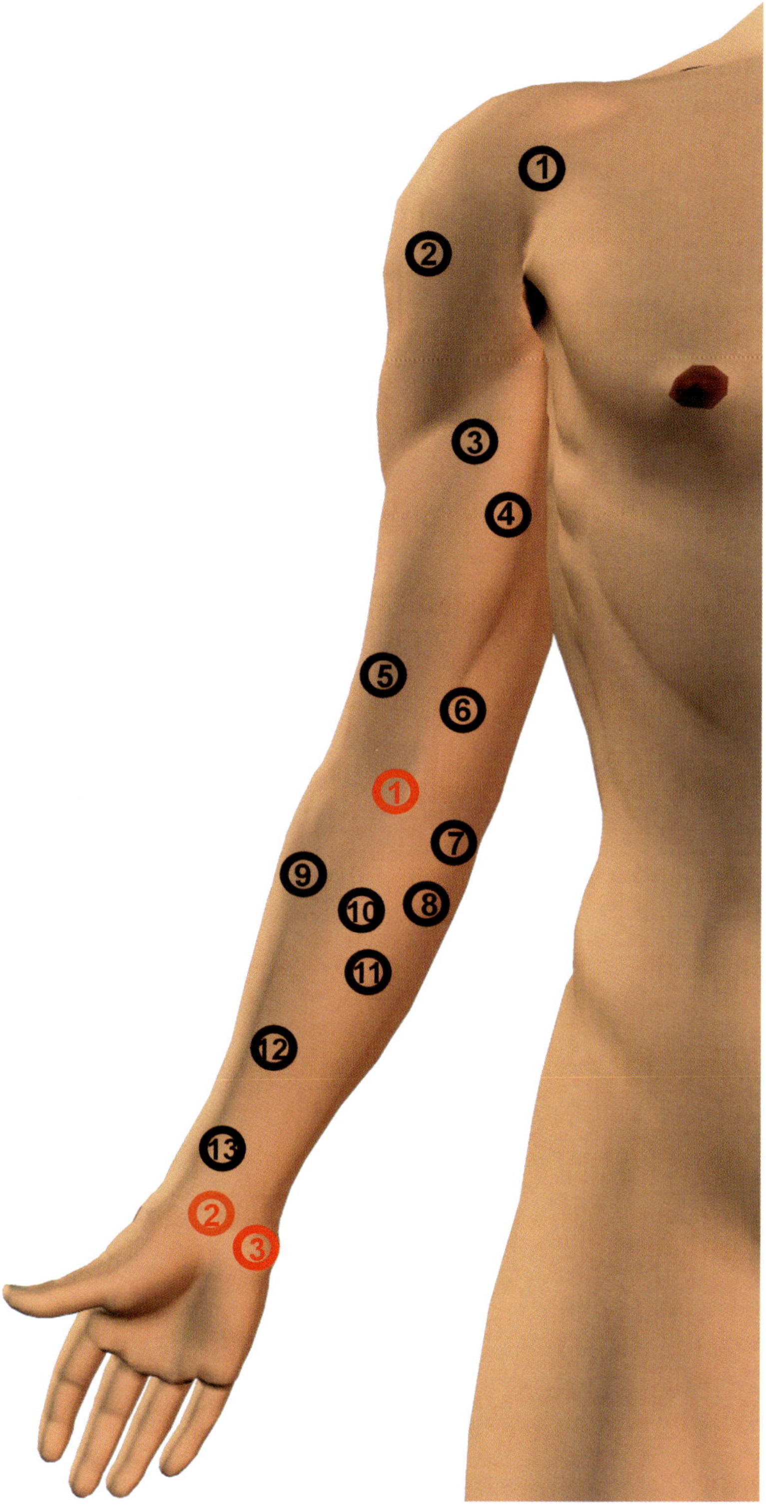

Músculos

1. deltóide anterior
2. deltóide médio
3. bíceps braquial (porção longa)
4. bíceps braquial (porção curta)
5. braquial
6. braquial
7. pronador redondo
8. flexor ulnar do carpo
9. braquiorradial
10. flexor radial do carpo
11. flexor superficial dos dedos
12. flexor profundo dos dedos
13. flexor longo do polegar

Nervos

1. mediano
2. mediano
3. ulnar

FIGURA 6-32

Pontos motores do membro superior, fa-ce anterior.

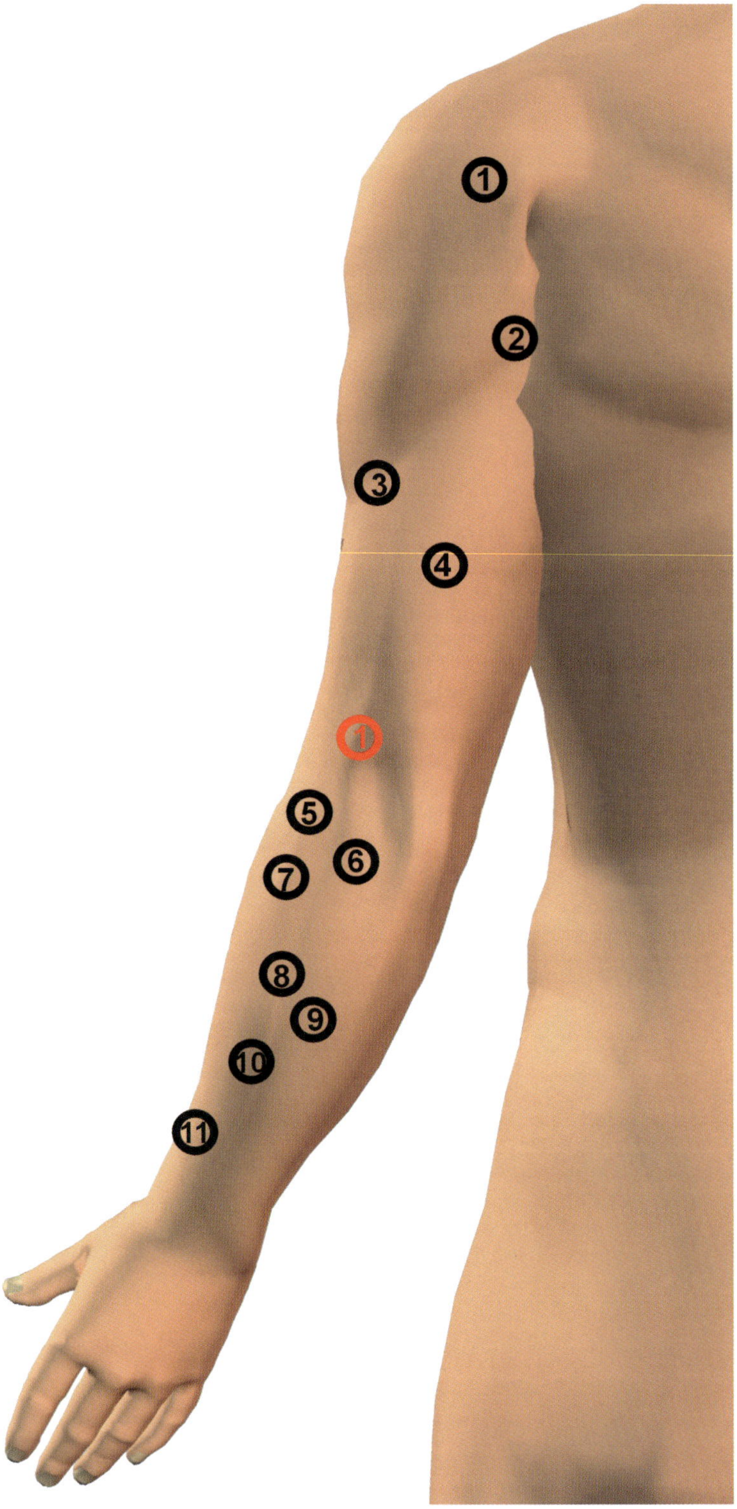

Músculos

1. deltóide posterior
2. tríceps braquial (porção longa)
3. tríceps (porção lateral)
4. tríceps (porção medial)
5. extensor radial longo do carpo
6. extensor ulnar do carpo
7. extensor radial curto do carpo
8. extensor comum dos dedos
9. abdutor longo do polegar
10. extensor próprio do indicador
11. extensor longo do polegar

Nervo

1. radial

FIGURA 6-33

Pontos motores do membro superior, fa-ce posterior.

RESUMO

É importante o domínio total das variáveis físicas que envolvem a eletroterapia. A resistência à passagem da corrente depende de vários fatores, os quais não justificam a utilização de equipamentos com saídas em série e/ou paralelo.

O pólo negativo promove uma maior excitabilidade da membrana, uma vez que reduz a voltagem fora da mesma. Algumas ações decorrentes da iontoforese são em parte devidas aos efeitos polares da própria corrente.

A estimulação elétrica neuromuscular é a aplicação da corrente elétrica, que visa promover uma contração muscular. Atualmente vários protocolos têm evidenciado resultados positivos quanto à recuperação da força pelo tratamento com estimulação elétrica. Para aumentar a força de contração de um músculo estriado esquelético há a necessidade do aumento da intensidade da estimulação, da freqüência e da duração individual dos pulsos, além da posição dos eletrodos. O aumento da força muscular pela estimulação elétrica envolve o mesmo mecanismo do exercício voluntário, ou seja, o aumento da força depende do aumento da carga funcional. Entretanto, fibras do tipo I são ativadas por fase larga e freqüência baixa, enquanto que fibras do tipo II são recrutadas por fase curta e alta freqüência.

A superioridade da corrente bifásica simétrica ou assimétrica refere-se ao fato do componente contínuo ser zero, com isso minimizando a ionização da pele sob os eletrodos.

Os protocolos da TENS são descritos em função da largura e da freqüência do pulso. A seleção do posicionamento dos eletrodos depende da origem da dor e do protocolo de estimulação.

Os efeitos fisiológicos das correntes diadinâmicas dependem da forma e da intensidade da corrente.

As correntes interferencial e russa possibilitam um estímulo sensorial mais agradável e conseqüentemente um estímulo motor mais vigoroso, por serem correntes de média freqüência. A abrangência do campo elétrico da corrente interferencial é mais ampla, compreendendo, além dos quadrantes entre os eletrodos, a área sob os mesmos.

O ponto motor do músculo corresponde ao ponto, na superfície da pele, onde o ramo motor do nervo penetra no músculo, sendo portanto o local ideal para estimulá-lo.

7

Ultra-Som

Palavras-Chave

Ultra-Som
Dosimetria
Mecanismos de Interação
Efeitos Terapêuticos
Contra-Indicações
Fonoforese

O ultra-som tem sido utilizado em medicina com finalidade terapêutica, sendo que essa modalidade de energia, quando aplicada em animais e no homem, tem se revelado eficiente na resolução de muitas formas de lesões.

Foi no final da década de 1940 e início da de 1950 que se conseguiu com sucesso a primeira aplicação do ultra-som em medicina, sendo que a partir daí sua evolução ocorreu rapidamente. O equipamento de ultra-som terapêutico (UST) consiste de um gerador de corrente elétrica de alta freqüência, conectado a uma cerâmica piezoelétrica sintética que se deforma na presença de um campo elétrico.[667] O ultra-som é uma onda mecânica longitudinal, não audível, com freqüência acima de 20 KHz, sendo a energia transmitida pelas vibrações das moléculas do meio pelo qual a onda está se propagando. Este meio irradiado oscila ritmicamente com a freqüência do gerador ultra-sônico ao comprimir e expandir a matéria. A freqüência de ressonância está determinada em parte pelo material piezoelétrico, sendo este também responsável pela freqüência do US. Isso implica que a cerâmica piezoelétrica e o equipamento devem estar ajustados entre si, de forma que a cerâmica não possa ser usada em outro aparelho de US, a menos que seja feita uma calibração na freqüência da corrente elétrica.[315]

O ultra-som terapêutico, no mercado nacional, caracteriza-se por apresentar freqüências de 1,0 ou 3,0 megahertz (MHz), sendo disponível atualmente também em 5,0 megahertz (MHz). A intensidade pode variar entre 0,1 e 3,0 watts por centímetro quadrado (Wcm^{-2}). Mais recentemente, alguns equipamentos foram reprojetados para apresentar limites de intensidades mais compatíveis com a prática clínica, as quais variam de 0,01 a 2,0 Wcm^{-2}. Estes equipamentos estão mais próximos da prática terapêutica, uma vez que raramente utilizam-se doses superiores a 2 Wcm^{-2}. A freqüência de 5 MHz é indicada exclusivamente para a área de dermatologia por apresentar uma pequena capacidade de penetração nos tecidos biológicos.

O som desloca-se na forma de ondas, o que requer um meio material para a sua transmissão. A propagação da onda se dá como uma perturbação na posição de equilíbrio dos átomos do material, de forma que o meio não é submetido a qualquer deslocamento permanente. A energia é transmitida pelas vibrações das moléculas do meio por onde a onda está se propagando. Os sons e os ultra-sons são vibrações elásticas, com amplitude e comprimento de onda determinados, capazes de se propagarem através de gases, líquidos e sólidos, embora com velocidades diversas (em relação à cada meio) e, portanto, com comprimentos de ondas também diferentes.

A onda é um fenômeno natural que tem por finalidade a transferência de energia de um ponto a outro pelo movimento das partículas. Segundo Okuno *et al.*,[502] uma onda sonora pode ser produzida por um elemento vibrador, que pode ser um cristal, uma corda de instrumento musical ou uma corda vocal. Todos esses elementos vibradores causam variações na densidade ou pressão do meio ao seu redor. As vibrações ultra-sônicas causam compressões e expansões nos tecidos. Portanto, o efeito mecânico também é chamado de micromassagem, e esta consiste na reação mecânica dos tecidos devido à pressão da onda ultra-sônica.[519]

As ondas ultra-sônicas são geradas por transdutores ultra-sônicos, ou simplesmente transdutores que convertem, no caso do ultra-som terapêutico, a energia elétrica em energia mecânica e vice-versa. A conversão para diferentes formas de energia é realizada graças aos materiais piezoelétricos que apresentam um fenômeno de mesmo nome.

O efeito piezoelétrico foi descoberto por Pierri e Jacques Curie, em 1880, e consiste na variação das dimensões físicas de certos materiais sujeitos a campos elétricos. Ao se colocar um material piezoelétrico num campo elétrico, as cargas da rede cristalina interagem com o mesmo e produzem tensões mecânicas. Certos cristais como o quartzo e a turmalina são piezoelétricos. O material utilizado nos transdutores terapêuticos é a cerâmica de PZT (titanato zirconato de chumbo), a qual se deforma na presença de um campo elétrico. O PZT varia a sua forma de acordo com o pulso – positivo (espessura) ou negativo (diâmetro).

O cristal quartzo, para ser utilizado como um transdutor, deve ser cortado de forma que um campo elétrico alternado aplicado nele produza uma variação em sua espessura. Dessa variação resulta um movimento das faces do cristal, originando as ondas sonoras. Cada transdutor possui uma freqüência de ressonância natural tal que, quanto menor a espessura do cristal, maior será sua freqüência de vibração. Cabe ressaltar que o cristal de quartzo não é mais utilizado para a confecção de transdutores ultra-sônicos nos dias atuais, sendo todos os transdutores confeccionados com cerâmicas sintéticas.

Nos equipamentos de ultra-som terapêutico somente a onda longitudinal é utilizada, uma vez que os tecidos moles do corpo humano podem ser considerados como um fluido, e as ondas de polarização transversal propagam-se somente em meios sólidos.[502] Os equipamentos disponíveis no mercado podem gerar pulsos com comprimentos de onda variando de 1,5 a 0,5 mm no meio aquoso, nas freqüências de 1 e 3 MHz, respectivamente.

Quando a onda encontra uma interface entre dois meios diferentes, parte dela é refletida e parte é transmitida. A onda refletida na interface retorna através do meio incidente com a mesma velocidade com que se aproximou. A onda transmitida continua a se propagar após a interface, mas com velocidade característica do segundo meio.

Assim que a onda ultra-sônica atravessa um meio homogêneo, como uma suspensão biológica, por exemplo, há um decréscimo de sua intensidade à medida que a distância da fonte sonora aumenta. Quando essa energia é passada de uma molécula a outra, parte dela se perde. As causas do decréscimo pertencem a duas categorias, os fatores geométricos e os mecanismos de absorção ou espalhamento da onda. Os fatores geométricos levam em conta as dimensões da fonte sonora, o comprimento da onda e a presença de superfícies refletoras. Os mecanismos que ocasionam perda de energia devido ao espalhamento e à absorção da onda propagante possuem características diferentes nos gases, líquidos e sólidos. No caso dos líquidos, a atenuação deve-se principalmente à viscosidade e aos mecanismos que envolvem absorção e relaxamento molecular, enquanto o espalhamento da energia se deve à presença das heterogeneidades, como partículas em suspensão, turbulência ou pequenas bolhas.[227,663]

A atenuação de uma onda ultra-sônica obedece à lei exponencial $I = I_0 e^{-2aX}$, onde **I** é a intensidade do ultra-som após atravessar uma expessura **X** de um material com coeficiente de atenuação **a**; $\mathbf{I_0}$ é intensidade inicial e ***e*** a base dos logarítimos naturais.[502] A transmissão das vibrações ultra-sônicas às células dos tecidos gera dentro delas e nos líquidos intersticiais ondas de compressão e descompressão que atuam sobre as membranas celulares e produzem variação na densidade do meio. Nas regiões onde a densidade é mínima as ondas são denominadas de rarefação e, onde é máxima, de compressão (Figura 7-1).

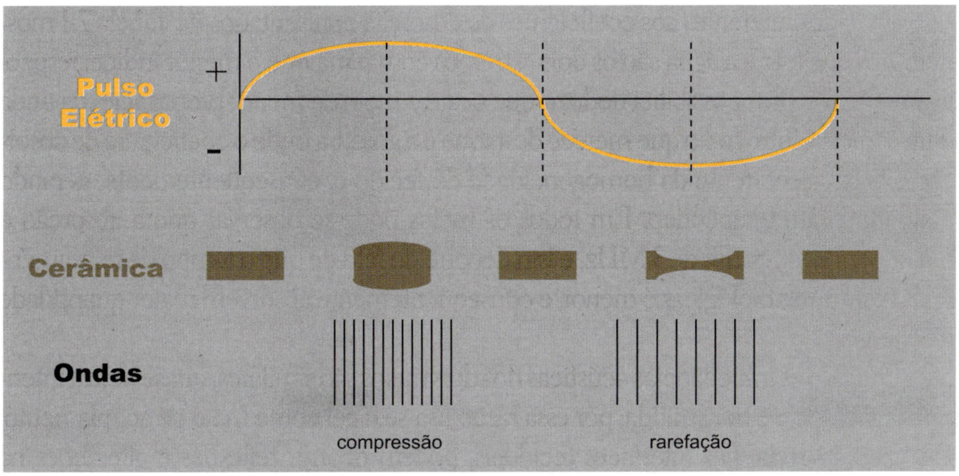

FIGURA 7-1

Representação esquemática das variações nas dimensões físicas da cerâmica de PZT quando submetida ao campo elétrico, gerando ondas de compressão (C) e rarefação (R).

À medida que a onda ultra-sônica atravessa um meio homogêneo, como um tecido, há um decréscimo de sua intensidade com a distância. Na prática, esse decréscimo, que é denominado atenuação, é decorrente da divergência do feixe sonoro, bem como da sua absorção, a qual é convertida em calor. Carstensen *et al.*[118] demonstraram que a absorção ultra-sônica ocorre primariamente nas proteínas teciduais, embora elementos estruturais, tais como as membranas celulares, sejam responsáveis por um pequeno grau de absorção.

O coeficiente de atenuação do ultra-som geralmente aumenta com a freqüência, razão pela qual existe um limite máximo na freqüência a ser empregada. Quanto mais alta a freqüência maior é a atenuação do feixe quando este passa pelos tecidos (Tabela 7-1). O coeficiente de atenuação é dependente do coeficiente de absorção.

A profundidade de penetração da energia ultra-sônica nos tecidos biológicos varia de modo inverso à sua freqüência. Os feixes ultra-sônicos que estão situados na faixa terapêutica penetram de 3 a 5 centímetros nos tecidos moles. Allen & Battye[13] demonstraram que o ultra-som com freqüência de 6 MHz não ultrapassa a pele.

TABELA 7-1

COEFICIENTES DE ABSORÇÃO DOS DIFERENTES MEIOS E TECIDOS NAS FREQÜÊNCIAS DE 1,0 E 3,0 MHz PARA A ENERGIA ULTRA-SÔNICA.

MEIOS	FREQÜÊNCIAS	
	1,0 MHz	3,0 MHz
Ar (20° C)	2,76	8,28
Cartilagem	1,16	3,48
Tendão	1,12	3,36
Pele	0,62	1,86
Tecido muscular		
• feixe perpendicular	0,76	2,28
• feixe paralelo*	0,28	0,84
Gordura	0,14	0,42
Água	0,0006	0,0018

* Na prática clínica não é possível estimular as fibras musculares paralelamente.

(Dados de HOOGLAND, R. Ultrasound Therapy (2ª ed.), BV Enraf-Nonius Delft, Rotgenweg 1, PO Box 483, 2600 A L Delft, Holanda, 1989).

Os dados referentes aos coeficientes de absorção apresentados na Tabela 7-1 mostram-nos que o ar e a água são os dois extremos com o maior e o menor índice, respectivamente. Isso nos possibilita deduzir que o ar é o meio de menor propagação da onda ultra-sônica. Outro meio que merece destaque é a gordura onde o coeficiente de absorção é baixo, decorrente da homogeneidade do tecido e, conseqüentemente, gerando pequeno efeito terapêutico. Em todos os meios pode-se observar que a absorção é maior para freqüências de 3 MHz, e isto decorre do fato de que o tempo de relaxamento das estruturas biológicas é menor, e conseqüentemente absorvem maior quantidade de energia.

Quando as impedâncias acústicas dos dois meios são similares, quase toda a intensidade incidente é transmitida; por essa razão usa-se o gel como meio de acoplamento. Em contrapartida, nas interfaces teciduais, podem ocorrer reflexões e alterações na propagação e absorção do feixe, promovendo alterações bruscas de temperatura, como na interface músculo-osso.

A velocidade da onda ultra-sônica é inversamente proporcional à compressibilidade de seu meio de propagação, ou seja, em um meio mais compressível (ar) a transmissão é mais lenta, porque há mais espaço entre as moléculas e assim essas podem ser facilmente comprimidas. Uma molécula percorre uma distância relativamente longa antes de afetar a próxima. Por outro lado, líquidos e sólidos são menos compressíveis porque suas moléculas ficam mais próximas umas das outras e conseqüentemente, um pequeno movimento já afeta a molécula subseqüente; assim, líquidos e sólidos apresentam velocidade de propagação maior.

As ondas ultra-sônicas que atingirão uma determinada região dependerão de uma série de fatores a serem considerados, tais como: intensidade, freqüência, regime de pulso, área do transdutor, tempo de aplicação, técnica de aplicação e agente de acoplamento.

O primeiro parâmetro a ser considerado é a quantidade de energia ultra-sônica a ser depositada no tecido em questão. Lembrando que a energia ultra-sônica sofre atenuação à medida que o feixe se propaga, a intensidade deve ser estabelecida com precisão para que se possa atingir os tecidos em diferentes profundidades. Não existem regras sólidas e fixas concernentes à intensidade ótima a ser utilizada; deve-se em geral buscar a dose mínima necessária para se obter o efeito terapêutico desejado. Fato incontestável é que as doses geralmente utilizadas nas aplicações terapêuticas (0,1 a 1,5 Wcm^{-2}) podem provocar lesões. Patrick (1966), citado por McDjarmid,[422] relata que a intensidade do ultra-som tem sido estimada experimentalmente e o resultado é expresso em camada de meio-valor, isto é, a espessura do tecido na qual a intensidade do feixe é reduzida à 50%. A espessura desta camada vai depender da freqüência do ultra-som utilizado e do tecido irradiado.

A freqüência também determina a profundidade que o feixe pode atingir. A intensidade de um feixe ultra-sônico de 1 MHz pode ser reduzida à metade em aproximadamente 48 mm de gordura, ou 9 mm de músculo; ao passo que um feixe de 3 MHz pode ter a sua intensidade reduzida pela metade em aproximadamente 16 mm de gordura, ou 3 mm de músculo.[422] Portanto, a baixa freqüência é mais efetiva para as estruturas localizadas mais profundamente, enquanto que freqüências maiores são preferencialmente utilizadas para o tratamento de tecidos superficiais. Os coeficientes de absorção variam para os vários tecidos, assim como para as diferentes freqüências. Conhecendo-se o valor do coeficiente de absorção dos diferentes tecidos pode-se estimar os valores da profundidade onde obtém-se metade da intensidade incidente – profundidade média ($P_{md} = 0.69\ a^{-1}$), bem como a profundidade máxima ($P_{mx} = 2,3\ a^{-1}$) – profundidade onde a intensidade inicial está reduzida a 10% (Tabela 7-2).

Há dois regimes de pulso comumente empregados na prática clínica do ultra-som terapêutico (UST), o contínuo e o pulsado. A geração da onda pulsada não é única, ela varia segundo a taxa de repetição dos pulsos (1:1, 1:4, 1:9) ou ainda quando se altera a sua amplitude no tempo. Nos equipamentos mais modernos, há possibilidade de modulação em amplitude também para o regime contínuo. Nos casos de não haver modulações, os tecidos apresentam uma dissipação de calor ineficiente, o que tende a proporcionar algum grau de aquecimento em decorrência de não haver tempo hábil por parte do sistema circulatório sangüíneo para o resfriamento do tecido. A elevação de temperatura está relacionada com o aumento do tempo de aplicação ou da intensidade utilizada, podendo trazer respostas benéficas ou deletérias ao organismo. Essa elevação da temperatura tecidual pelo US ocasionará um incremento do fluxo sangüíneo local, amplificando a permeabilidade da membrana e a distensão das fibras colágenas, conduzindo a um aumento da capacidade de regeneração de tecidos lesados e da sua elasticidade.[198]

TABELA 7-2

VALORES DAS PROFUNDIDADES MÉDIA E MÁXIMA PARA OS DIFERENTES TECIDOS NAS FREQÜÊNCIAS DE 1 E 3 MHz.

MEIO	Profundidade Média (mm)		Profundidade Máxima (mm)	
	1 MHz	3 MHz	1 MHz	3 MHz
Ar (20° C)	2,5	0,8	8,0	3,0
Tendão	6,1	2,0	21,0	7,0
Pele	11,1	4,0	37,0	12,0
Músculo	9,0	3,0	30,0	10,0
Gordura	50,0	16,5	165,0	55,0
Água	11500,0	3833,3	38330,0	12770,0

(Dados de HOOGLAND, R. Ultrasound Therapy (2ª ed.), BV Enraf-Nonius Delft, Rotgenweg 1, PO Box 483, 2600 A L Delft, Holanda, 1989).

Os efeitos térmicos e não-térmicos do UST prevalecerão de acordo com o regime de pulso aplicado, contínuo ou pulsado, sempre dependentes da energia irradiada. Neste sentido, só ocorrerá diferença de temperatura entre os dois regimes de pulso caso a energia depositada no modo contínuo seja maior.

Quase todos os equipamentos geradores de ultra-som podem emitir o feixe ultra-sônico de forma contínua ou pulsada. Como pode ser observado na Tabela 7-3, a manutenção do mesmo nível da intensidade instantânea na forma pulsada proporciona uma intensidade média menor, quando comparada com a contínua. Assim, por exemplo, a intensidade média no tempo de um feixe contínuo de 1,0 Wcm^{-2} pode ser de 0,5 Wcm^{-2} no ciclo de 1:1; 0,2 Wcm^{-2} no de 1:4 e de somente 0,1 Wcm^{-2} quando o ciclo for de 1:9. Por outro lado, se formos aplicar a mesma quantidade de energia acústica num paciente, isto é, a mesma intensidade média no tempo, então a intensidade instantânea em cada ciclo tem de ser progressivamente aumentada. Para manter a intensidade média no tempo de 0,2 Wcm^{-2}, a intensidade instantânea tem que ser elevada para 0,4 Wcm^{-2} no ciclo pulsado de 1:1 ou mesmo para 1,0 Wcm^{-2} no ciclo de 1:4, podendo chegar até a intensidade de 2,0 Wcm^{-2} no ciclo de 1:9. Neste caso em que o valor da intensidade média é mantido constante, os efeitos do aquecimento de todas as variações são praticamente os mesmos, mas a possibilidade de promover cavitação deve aumentar com o aumento da intensidade instantânea. O regime de pulso deve ser apropriado com a ação desejada. Em geral, efeitos não-térmicos, tais como a cavitação estável e o microfluxo, podem ser obtidos utilizando-se o regime pulsado. Por outro lado, o regime contínuo proporciona, além dos efeitos mecânicos, um efeito térmico mais pronunciado. A onda pulsada é modulada para emitir energia em pulsos com forma e duração determinadas pelo aparelho. Obviamente, se a mesma intensidade média for utilizada nos tratamentos contínuos ou pulsados vão ocorrer intensidades instantâneas maiores no modo pulsado; assim, esta intensidade mais alta poderá causar efeitos lesivos ao tecido quando comparada com a forma contínua.

TABELA 7-3

RELAÇÃO ENTRE OS VALORES DA INTENSIDADE INSTANTÂNEA E MÉDIA DO ULTRA-SOM TERAPÊUTICO PARA OS DIFERENTES REGIMES DE PULSO.

Intensidades (Wcm^{-2})				
	Média			
Instantânea	Contínua	*P 1:1	*P 1:2	*P1:9
0.2	0.2	0.1	0.04	0.02
0.5	0.5	0.25	0.1	0.05
1.0	1.0	0.5	0.2	0.1
1.5	1.5	0.75	0.3	0.15
2.0	2.0	1.0	0.4	0.2

* Pulsado

As relações entre as intensidades média e instantânea para o regime pulsado devem ser de domínio do usuário do ultra-som terapêutico. A falta atenção para esse fato pode implicar em procedimentos clínicos ineficientes, podendo promover inclusive novas lesões aos tecidos já comprometidos. Um pré-requisito à utilização dos regimes pulsados é saber qual a intensidade (instantânea ou média) que está sendo apresentada no painel do equipamento, uma vez que os fabricantes não apresentam uma padronização para tal. O local mais indicado para buscar essa informação é o manual de instrução do usuário, muitas vezes não lido ou mesmo não entendido pelo profissional.

Toda essa discussão pode ser melhor entendida na Tabela 7-4, onde no item A é apresentada a intensidade instantânea no painel. Observa-se que a intensidade média para os diferentes regimes pulsados 1:1, 1:4 e 1:9 apresentam valores da intensidade média de 0,5, 0,2 e 0,1 Wcm^2, respectivamente. Nesse caso o erro vai repercutir na ineficiência do tratamento, visto que na relação 1:9 a intensidade emitida é dez vezes menor do que a pretendida. No caso inverso – item B –, quando a intensidade média é apresentada no painel do equipamento, deve-se ter um cuidado redobrado, visto que as intensidades instantâneas podem chegar a níveis lesivos aos tecidos, caso o equipamento tenha disponível essas intensidades.

O tempo de aplicação está relacionado com a área a ser irradiada, isto é, quanto maior a área da lesão a ser tratada maior o tempo gasto para a terapia ultra-sônica.

Oakley[500] apresenta uma norma geral de um ou dois minutos para cada 10 cm^2, sugerindo ainda que o tempo pode ser aumentado para um máximo de três minutos se o tratamento estiver promovendo efeito favorável. Existe uma íntima relação entre o tempo de aplicação e a intensidade do feixe ultra-sônico, os quais são inversamente proporcionais. Para se minimizar o risco de lesão celular os valores do tempo de exposição e da intensidade utilizada devem ser os mais baixos possíveis, desde que se produzam os efeitos terapêuticos desejados.

A propagação da energia ultra-sônica nos tecidos biológicos depende principalmente de dois fatores: características de absorção dos tecidos e reflexão da energia ultra-sônica nas interfaces teciduais de diferentes impedâncias acústicas. Há necessidade da utilização de um meio de acoplamento entre o transdutor do aparelho gerador e a pele, pois a onda ultra-sônica não se propaga no ar.[62] O agente de acoplamento deve ser aplicado entre a pele e o transdutor a fim de se igualar as impedâncias acústicas dos diferentes meios. O objetivo do acoplamento é substituir alguma quantidade de ar existente entre o transdutor e a parte que está sendo tratada, por um material cuja impedância acústica está entre a do metal do transdutor e a da superfície da pele. Adicionalmente o acoplamento deve ser suficientemente viscoso para agir como um lubrificante entre o transdutor e a pele, ser estéril para se evitar qualquer forma de contaminação e não apresentar bolhas de ar no seu interior, o que favoreceria a atenuação do feixe.

AGENTES DE ACOPLAMENTO

Os agentes de acoplamento são utilizados nas aplicações do ultra-som terapêutico em virtude deste não se propagar no ar, fazendo com que o coeficiente de atenuação entre os dois meios envolvidos – metal/pele – tornem-se similares, e assim quase toda a intensidade incidente seja transmitida. Os materiais com maior eficiência são o gel hidrossolúvel e a água desgaseificada, dependendo do ensaio ou da área a ser irradiada.

Existe uma grande variedade de agentes de acoplamento utilizados na prática clínica: gel, glicerina, água desgaseificada, parafina líquida, entre outros. As razões para o uso de um determinado tipo de agente têm sido questionadas e investigadas.[104,236] A partir dessas pesquisas percebeu-se que um grande número dos agentes de acoplamento utilizados não transmitem a intensidade esperada.

Garnet & David[236] demonstraram que a energia transmitida nos diferentes meios foi sempre inferior à incidente. O autor cita uma taxa de 19,06% de transmissão da energia ultra-sônica para a parafina líquida, 67,65% para a glicerina e 72,6% para o gel hidrossolúvel. Docker *et al.*[175] reafirmam a eficiência do gel, considerando a parafina líquida ineficiente.

Apesar da glicerina não ter apresentado nenhuma perda da energia ultra-sônica no modelo experimental proposto por Guirro *et al.*,[270] a sua não indicação como meio de acoplamento ainda deve ser mantida, por tratar-se de um material no estado líquido que não apresenta um bom contato entre o transdutor e a pele do paciente, principalmente na presença de pêlos no local. Pelos resultados, mantém-se a indicação do gel hidrossolúvel.

TABELA 7-4

VALORES DA INTENSIDADE DO ULTRA-SOM TERAPÊUTICO EMITIDA PELO TRANSDUTOR PARA OS DIFERENTES REGIMES DE PULSO. A) A INTENSIDADE INSTANTÂNEA É APRESENTADA NO PAINEL DO EQUIPAMENTO E B) A INTENSIDADE MÉDIA É APRESENTADA NO PAINEL DO EQUIPAMENTO.

Intensidades (Wcm^{-2})				
Painel	Média - Emitida pelo Transdutor			
Instantânea	Contínuo	*P 1:1	*P 1:4	*P 1:9
1.0	1.0	0.5	0.2	0.1

* Pulsado

A

Intensidades (Wcm^{-2})				
Painel	Instantânea - Emitida pelo Transdutor			
Média	Contínuo	*P 1:1	*P 1:4	*P 1:9
1.0	1.0	2.0	5.0	10.0

* Pulsado

B

Estas pesquisas, apesar de muito restritas, são de grande importância pela influência que esses agentes exercem sobre a dose terapêutica efetiva, podendo então ser mais um dos fatores causadores da diminuição da intensidade do ultra-som terapêutico que incide no paciente.

TÉCNICAS DE APLICAÇÃO DO ULTRA-SOM

Aplicação Direta

É realizada quando a superfície a ser irradiada é razoavelmente plana, sem muitas irregularidades, permitindo um perfeito contato de toda a superfície metálica do transdutor com a pele. Nesta técnica de aplicação pode-se utilizar como agente de acoplamento, além do gel hidrossolúvel, formulações farmacológicas com fins terapêuticos para tratamentos específicos, fonoforese, sendo que a base desta formulação deve ser preferencialmente o gel.

Aplicação Subaquática

Sendo a água um excelente meio de acoplamento e a imersão possibilitando a exposição total do segmento ao feixe ultra-sônico, essa técnica é indicada para as regiões de contornos irregulares, ou para áreas que não permitem o contato do transdutor com a pele. A água pode servir de meio de acoplamento uma vez que a onda ultra-sônica apresenta uma boa condução neste meio. A água desgaseificada apresenta um desempenho melhor pela diminuição dos gases dissolvidos. Deve-se consultar o manual de instrução do usuário sobre a blindagem do transdutor para a aplicação subaquática. Transdutores antigos ou mesmo recentes que não são revisados periodicamente não devem ser utilizados.

O campo ultra-sônico divide-se em duas regiões distintas: o campo próximo e o campo distante. É no campo próximo, ou zona de Fresnel, que ocorrem os efeitos terapêuticos, enquanto que no campo distante, ou zona de Fraunhofer, existe menor uniformidade e maior divergência do feixe. Neste contexto, deve ser lembrado que o local da lesão a ser irradiado deve compreender o campo próximo (zona de Fresnel) do feixe acústico, que no transdutor circular estende-se até uma distância r^2/λ da face do transdutor.[414,663] No caso da terapia subaquática este campo admite até 10,4 cm de distância do transdutor, considerando-se a freqüência de 1 MHz (λ = 1,5 mm na água) e o diâmetro de 2,5 cm da cerâmica de PZT.

Nas aplicações subaquáticas o material do recipiente que contém a água, no qual vai ser realizada a terapia, deve ser considerado. O recipiente de plástico pode ser utilizado diretamente na terapia, ao passo que recipientes metálicos devem ser forrados com uma manta de borracha para evitar as reflexões que possam ocorrer do feixe ultra-sônico, incontroláveis tanto para o paciente quanto para o terapeuta caso ele esteja com a mão imersa.

Aplicação por Meios Intermediários

Se a intenção do terapeuta é utilizar-se dos meios intermediários em situações onde a convergência ou o contato do feixe são necessários, pelo fato da superfície corporal ser pequena ou irregular não é recomendado nenhum meio confeccionado com látex ou mesmo o uso de colimadores acoplados ao transdutor. Guirro *et al.*[270] realizaram um estudo com o objetivo de verificar a efetividade dos colimadores cônico e cilíndrico com diferentes quantidades de gel, do balão e da luva de látex na transmissão da energia ultrassônica. O acoplamento dos meios ao transdutor foi realizada através de gel hidrossolúvel. Os resultados mostraram uma transmissividade média de 21% para a luva, de 18% para o balão (Figura 7-2) e 20% para o colimador cilíndrico, em comparação à água. No que se refere ao colimador cônico a transmissão diferiu ($p<0,05$) entre as diferentes quantidades de gel utilizadas 21% (1,5 mL) e 33% (2,5 mL), independentes das fixações (Figura 7-3). Na ausência do gel, em ambos os colimadores não houve transmissão da onda ultra-sônica. A conclusão é que nenhum dos aparatos testados devem ser utilizados como meio intermediário entre o transdutor e a área a ser irradiada. Segundo os autores, a atenuação causada pelos colimadores pode ter ocorrido por três fatores: a reflexão e a refração na interface transdutor-colimador, a absorção pelo

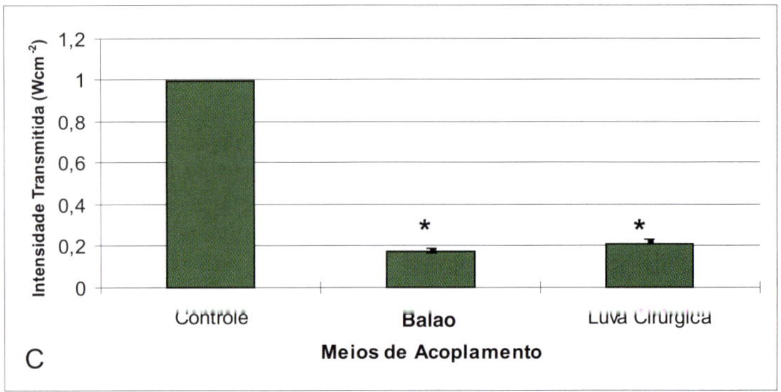

FIGURA 7-2

Média (±dp) da intensidade (Wcm^{-2}) registrada para o balão e a luva de látex. *$p<0,01$, n=6. (Dados de GUIRRO, R.; CANCELIERI, A.S.; SANT'ANNA, I. Avaliação dos meios intermediários utilizados na aplicação do ultra-som terapêutico. Revista Brasileira de Fisioterapia, 5(2):1-4, 2001.)

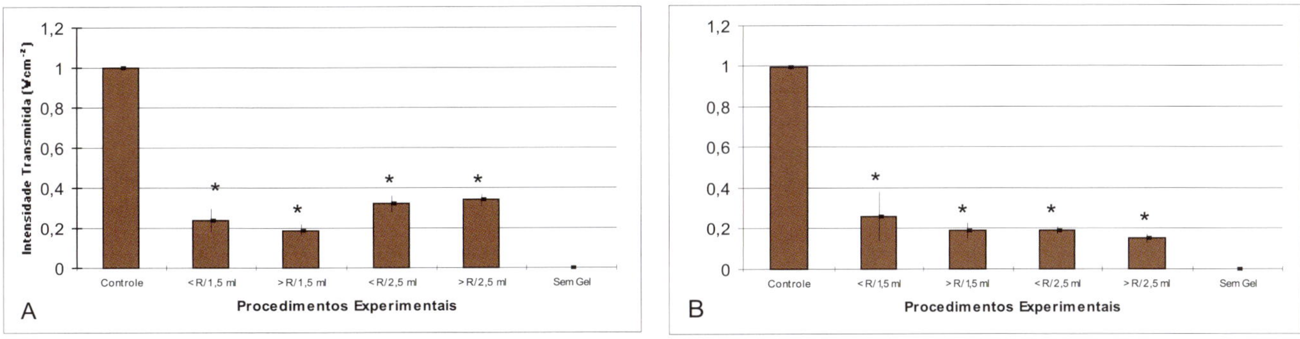

FIGURA 7-3

Média (±dp) da intensidade (Wcm^{-2}) transmitida pelos diferentes colimadores, com diferentes fixações e quantidades de gel. A) Colimador cônico (<R e >R: menor e maior rosqueamento), B) colimador cilíndrico (<R e >R: menor e maior rosqueamento). *p<0,01, n=6. (Dados de GUIRRO, R.; CANCELIERI, A.S.; SANT'ANNA, I. Avaliação dos meios intermediários utilizados na aplicação do ultra-som terapêutico. Revista Brasileira de Fisioterapia, 2001, in press).

metal que compõe o colimador, e os resultados demonstram ainda que o colimador cônico apresentava uma atenuação menor que o cilíndrico e isto pode estar relacionado à sua geometria, já que todas as outras variáveis foram mantidas constantes. Em relação aos artefatos de látex, supõe-se que a borracha foi o fator atenuante da onda mecânica, uma vez que excluíram-se o gel e a água. As diferenças entre o balão e à luva de látex devem-se à espessura do material, bem como à sua composição química.

Independentemente da técnica de aplicação o transdutor deve ser mantido sempre perpendicular à área a ser tratada (Figura 7-4A), o que minimiza a energia refletida e refratada. É essencial que durante a emissão da energia ultra-sônica o transdutor esteja em constante movimentação e, com exceção da técnica subaquática, deve ser mantido em completo contato com o agente de acoplamento, evitando assim a formação de cunhas de ar (Figura 7-4B).

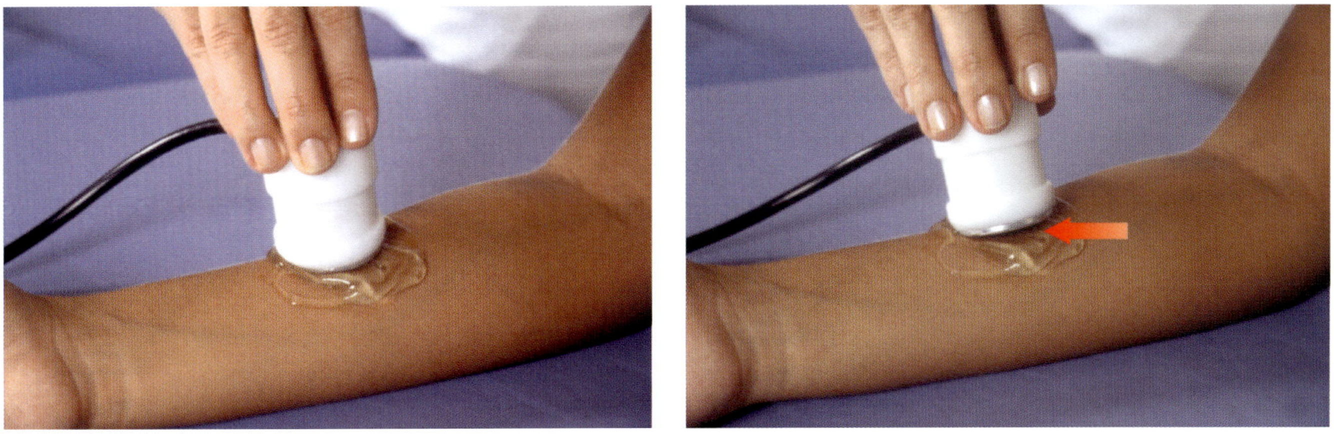

A B

FIGURA 7-4

Acoplamento entre o transdutor e a pele. A) Transdutor posicionado perpendicularmente e B) presença de cunha de ar (seta).

Dosimetria

A dose é o produto da energia irradiada (intensidade) pelo tempo de tratamento. Nesse contexto, é importante que a intensidade emitida pelo transdutor esteja a mais próxima possível daquela selecionada no painel do equipamento.

A radiação produzida por transdutores de ultra-som encontra crescente aplicação em diversas áreas do conhecimento. Em certos casos, é necessário conhecer-se com segurança as potências aplicadas, principalmente na área da saúde onde é largamente utilizado em diagnóstico, terapia ou procedimentos cirúrgicos.

A maior ou menor ação deste tipo de radiação sobre os tecidos biológicos depende grandemente da intensidade utilizada, a qual não raramente apresenta erros de calibração capazes de promover a ineficiência do tratamento ou até mesmo novas lesões. Logo, o equipamento deve ser aferido periodicamente para assegurar que os padrões de segurança estejam corretos.[176]

Infelizmente não se adotam procedimentos metrológicos para a devida aferição destes equipamentos.[176,297,422] Isso ocorre por não existir uma cultura metrológica entre os usuários,[269,278] pelo número restrito de equipamentos de medição disponíveis e por não haver até o momento uma normalização nacional que regulamente tais procedimentos.

Sendo o ultra-som um dos recursos físicos mais utilizados pelos profissionais fisioterapeutas, no tratamento das mais diversas afecções do sistema musculoesquelético e tegumentar,[198,104,667] a quantidade de energia total depositada deve ser sempre mensurada. Segundo Repacholi & Benwel[545] essa energia é dependente dos seguintes parâmetros: potência acústica, tempo, freqüência e área de radiação efetiva do transdutor.

Métodos Utilizados para Medição da Intensidade Acústica

Todo corpo irradiado por um feixe ultra-sônico experimenta uma força cuja grandeza e direção pode depender: da intensidade, do campo de radiação, do tamanho e da composição do material que o constitui. É essa força que comumente chamamos de pressão de radiação acústica.

Os diferentes métodos de medida de energia do campo acústico ultra-sônico, de sua intensidade e de grandezas derivadas podem ser divididos em três grupos principais:

- O primeiro grupo compreende os métodos térmicos (calorímetros) nos quais a energia das ondas atenuadas é convertida em calor e então medida. É um método universal e serve para medir ondas contínuas e pulsadas no campo próximo ou no campo distante, abaixo ou acima do limiar de cavitação. Pode ser usado também para calibrar transdutores, medir potência total, intensidade média e densidade de energia média do campo acústico, enquanto que os sensores térmicos podem ser utilizados para medir pontos particulares do referido campo.[374]
- O segundo grupo compreende métodos que medem a pressão acústica, a sua velocidade ou o seu deslocamento. Utiliza normalmente sensores piezoelétricos, magnetostrictos, capacitivos e eletrodinâmicos,[307] e ainda alguns meios óticos.[368] Assume-se que a frente de onda é plana e que não há defasagem entre pressão e velocidade, o que é válido para o campo próximo e para ondas de pequenas amplitudes em meios de baixa atenuação.
- O terceiro grupo baseia-se em efeitos não-lineares do campo ultra-sônico, principalmente a força de radiação, o que pressupõe algum conhecimento de parâme-

tros acústicos do meio. Este grupo é caracterizado pela medida da força de radiação, a qual é um dos métodos mais comuns para se determinar valores absolutos de medida de energia. Com esse método há necessidade de se conhecer a velocidade do som no meio e também o coeficiente de reflexão das ondas. A força exercida na superfície do alvo pela radiação corresponde à taxa de transferência do momento do campo acústico para a superfície do alvo. Os dispositivos que se prestam para efetuar tais medidas denominam-se balanças de radiação (Figura 7-5), e podem ser utilizadas tanto para ondas contínuas como pulsadas, embora neste último caso somente a energia média possa ser medida.

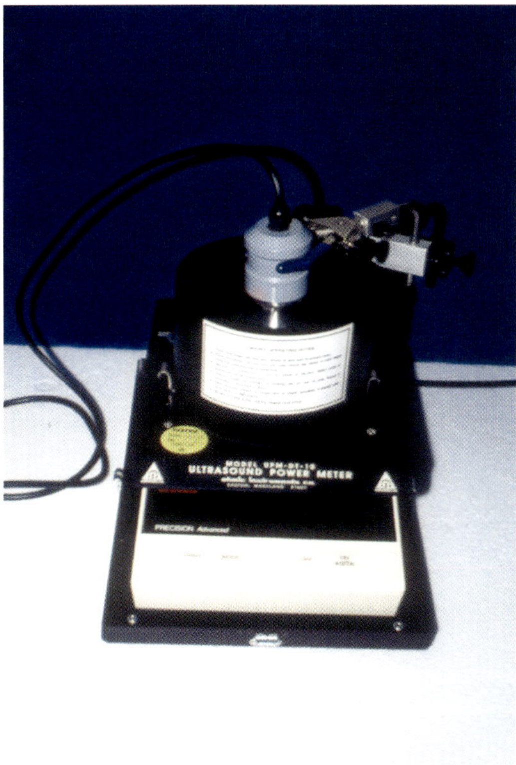

FIGURA 7-5

Balança de pressão de radiação.

A estrutura do campo ultra-sônico num meio real é bastante complicada e depende de muitos parâmetros do campo e do meio. Por esta razão é uma prática comum medir-se somente a potência total de saída e a intensidade média usando-se a balança de radiação, bem como o calorímetro.

Com o objetivo de facilitar o acesso à quantificação da energia ultra-sônica emitida pelos equipamentos terapêuticos, Guirro *et al.*[269] propõem metodologia inédita para a aferição dos equipamentos. A proposta surgiu devido à escassez da balança de pressão de radiação nas assistências técnicas, bem como ao seu alto custo de importação. A viabilidade do método está fundamentada na maior disponibilidade das balanças semi-analíticas nas universidades, onde é possível organizar um serviço que contemple a microrregião. Utilizando-se uma balança semi-analítica (Figura 7-6), os autores destacam a praticidade da aferição, o baixo custo, o fácil acesso à balança e a sua precisão.

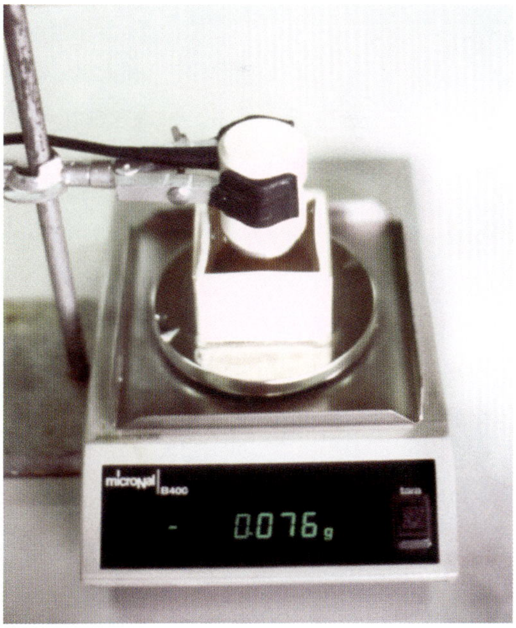

FIGURA 7-6

Sistema para aferição da energia ultra-sônica por meio de ba-lança semi-analítica. (Proposta de GUIRRO, R.; SERRÃO, F; ELIAS, D.; BUCALON, A.J. Dosimetria de Aparelhos de Ultra-Som Terapêutico Utilizando Balança Semi-Analítica. Revista Brasileira de Fisioterapia, 1(2), 79-82, 1996.)

Área de Radiação Efetiva (ERA)

Muitos pesquisadores têm discutido o fato de que as medidas da área de radiação efetiva (ERA) podem diferir consideravelmente das especificadas pelos fabricantes.[13,229,297] Essas medidas podem ser identificadas por meio de um hidrofone, sistema bastante complexo que não se encontra disponível para uso rotineiro.

A ERA compreende todos os pontos nos quais a intensidade ultra-sônica é igual ou superior a 5% da intensidade ultra-sônica máxima espacial, expressa em centímetros quadrados.[69] Existem dois padrões que especificam métodos para a medida do ERA. O Food and Drug Administration – FDA (U.S. Federal register 1978) se aplica aos equipamentos usados nos EUA e o International Electrotechnical Comission Document 150 (IEC 1984) é relevante para equipamentos usados em todo o mundo. Ambos definem diferentes métodos de medida, os quais freqüentemente fornecem diferentes áreas de radiação efetiva para o mesmo transdutor.

A área de radiação efetiva geralmente é menor que a área da face metálica do transdutor, sendo de 4 cm^2 para a maioria dos equipamentos nacionais. O usuário dos equipamentos de ultra-som terapêutico tem de saber que um transdutor com área de acoplamento maior (face metálica) não necessariamente tem uma ERA maior, a qual dependerá da área da cerâmica geradora do ultra-som e da energia produzida.

Um fato importante é que no Brasil ainda não existe nenhum laboratório que preste serviços com regularidade e com custo acessível para a medição da ERA. São poucas as indústrias nacionais de ultra-som terapêutico que possuem equipamentos para quantificar a ERA dos seus transdutores.

Intensidade e Potência

A intensidade é definida como a quantidade de energia que passa pela unidade de área na unidade de tempo, sendo o watt por metro quadrado (Wm^{-2}) a sua unidade no sistema internacional, mas como área de radiação efetiva do transdutor é dada em cm^2, é convenção na aplicação do ultra-som terapêutico a unidade ser Wcm^{-2}. Na maioria dos equipamentos, ela varia entre 0,01 e 2,0 Wcm^{-2}.

A partir da intensidade pode-se obter o valor da potência da radiação ultra-sônica emitida. Esse valor é conseguido multiplicando-se a intensidade pela área de radiação efetiva, a qual pode variar entre os fabricantes. A maioria das indústrias nacionais adota uma ERA de 4 centímetros quadrados.[278] Várias normas internacionais de segurança recomendam um limite superior para a energia ultra-sônica emitida visando proteger o paciente contra efeitos biológicos desfavoráveis. O World Health Organization limitou a intensidade para um máximo de 3,0 Wcm^{-2}, para ambos os tipos de ondas. No entanto, um aspecto seguro que não é considerado nesses limites é a ocorrência de altas intensidades espaciais instantâneas dentro do feixe, que podem causar danos para os tecidos e portanto devem ser evitadas. Nesse sentido, avaliações periódicas realizadas pelo próprio usuário podem indicar possíveis alterações no campo acústico (Figura 7-7). O feixe ultra-sônico deve ser observado em baixa dose seguindo os mesmos procedimentos do teste de cavitação. Apesar da simplicidade e da fácil execução do teste de cavitação, a grande maioria dos usuários do ultra-som terapêutico não o utiliza como rotina. A periodicidade sugerida é de uma vez por semana, onde o responsável pela aplicação poderá detectar alterações da energia emitida pelo transdutor. Os procedimentos para a realização deste teste devem considerar a quantidade da água sobre a superfície metálica do transdutor (1,0 mL), a lenta e a constante elevação da intensidade, bem como a qualidade da cavitação. A cavitação deve ser visível na intensidade de 0,1 Wcm^{-2}, no modo contínuo. Apesar da sua análise ser predominantemente qualitativa, o teste da cavitação pode fornecer uma indicação da intensidade emitida pelo transdutor, onde, a uma potência de 5,5 a 6,0 W, a qual corresponde a uma intensidade entre 1,3 a 1,8 Wcm^{-2}, pode-se observar a nebulização da água, desde que a freqüência de oscilação da cerâmica esteja próxima da normalidade (Figura 7-8).

A International Eletrotechnical Commission Publication (IEC 601-2-5, 1984) publicou as normas particulares de aferição exigidas para a segurança do ultra-som,

A

B

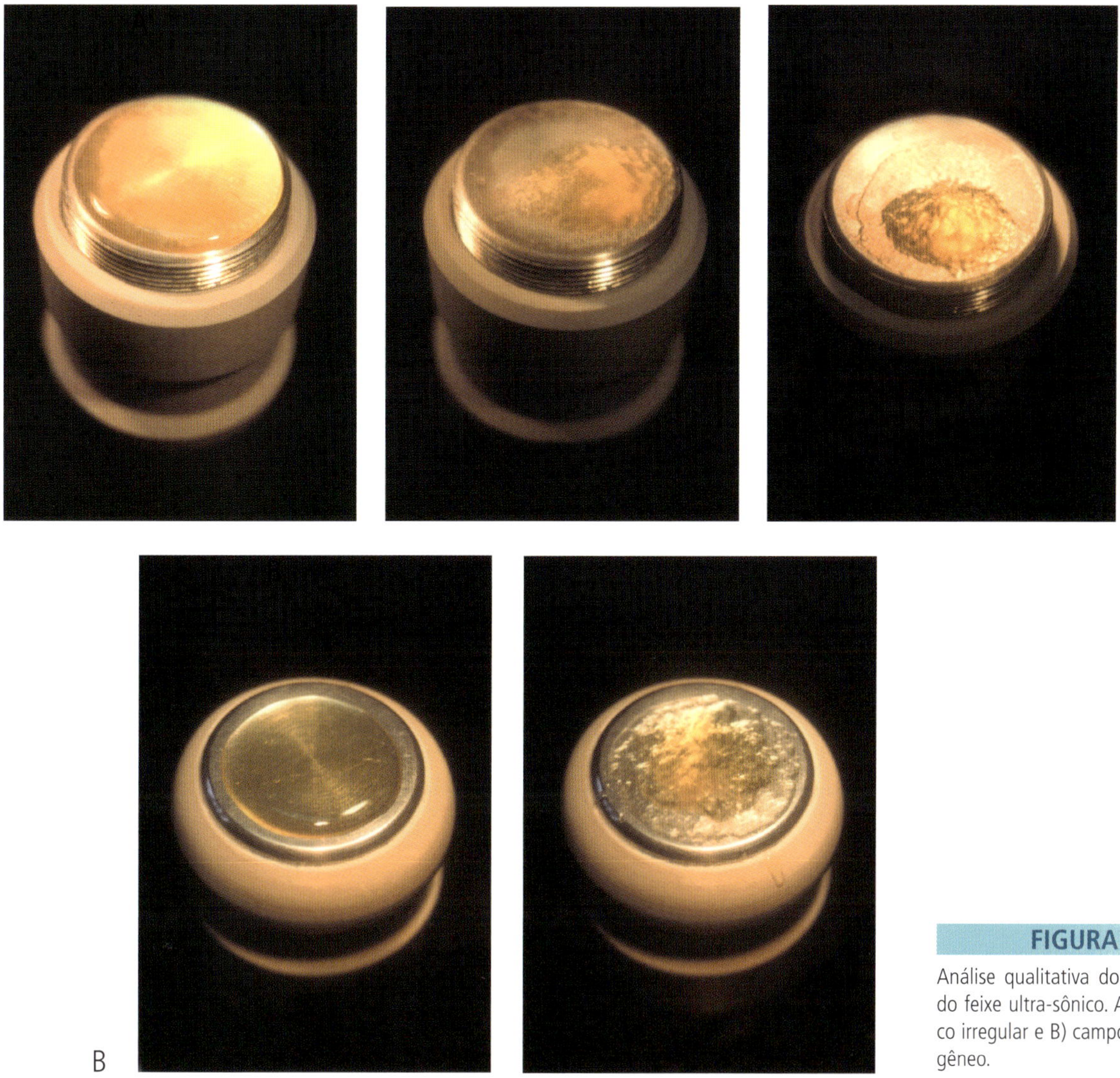

FIGURA 7-7

Análise qualitativa do campo acústico do feixe ultra-sônico. A) Campo acústico irregular e B) campo acústico homogêneo.

onde a potência acústica de saída, a intensidade efetiva e a intensidade máxima temporal não devem variar mais que 30% dos valores indicados no painel dos equipamentos.[322]

A American Standards Association (ASA Z24.18-1956) descreve que a característica da potência do ultra-som terapêutico deve ser conservada dentro de um limite de ±15%, e a intensidade máxima instantânea, em ± 20%. A norma cita ainda que as intensidades médias devem ser fornecidas.[21]

O feixe ultra-sônico apresenta um comportamento não-homogêneo, o qual pode ser expresso por um coeficiente de não-uniformidade, representado pela sigla BNR (Bean Non-uniformity Ratio). Este coeficiente não deve ser menor do que 4. Na Figura 7-9 pode-se observar que o feixe ultra-sônico está concentrado totalmente em uma pequena área da superfície de irradiação do transdutor, o que indica um feixe extremamente irregular, bem como uma menor área de radiação efetiva, levando a uma menor potência de saída.

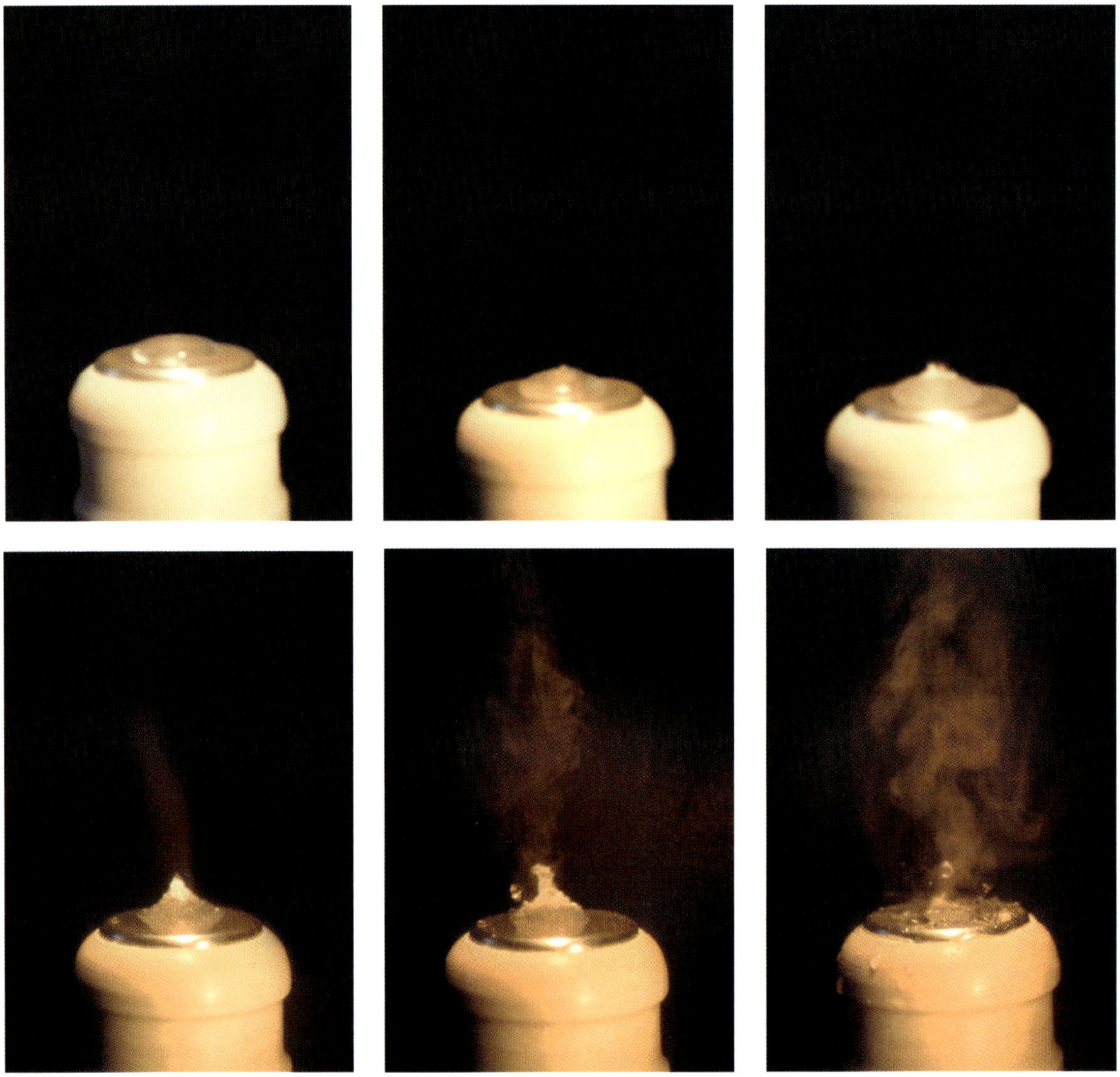

FIGURA 7-8

Teste da cavitação. O aumento da cavitação deve-se ao aumento da intensidade do ultra-som, culminando na formação da névoa.

Aferição

Estudos do desempenho de equipamentos de ultra-som em departamentos de fisioterapia têm apresentado um quadro alarmante de uma proporção substancial de equipamentos que não funcionam ou estão funcionando parcialmente,[278,297,422] ainda que eles estejam em uso rotineiro. Talvez isto ocorra porque não é possível ver ou sentir a energia ultra-sônica sob condições normais de uso. Segundo McDjarmird[422], um equipamento útil para o controle de qualidade do ultra-som é a balança acústica, onde o transdutor é seguro acima de um alvo de absorção de ultra-som ligado à extremidade de um braço de balança imersa em água. A deflexão da balança, devido à pressão acústica, dá uma indicação da produção da força acústica pelo transdutor, e serve para mensuração da energia ultra-sônica irradiada.

Docker[176] relata que os padrões de medida da produção de ultra-som e segurança do equipamento têm sido revistos, e devem ser implantados universalmente de tal maneira que passem a ser rotina. Segundo o autor as avaliações devem ser realizadas semanalmente, utilizando uma balança de força de radiação, onde pode-se

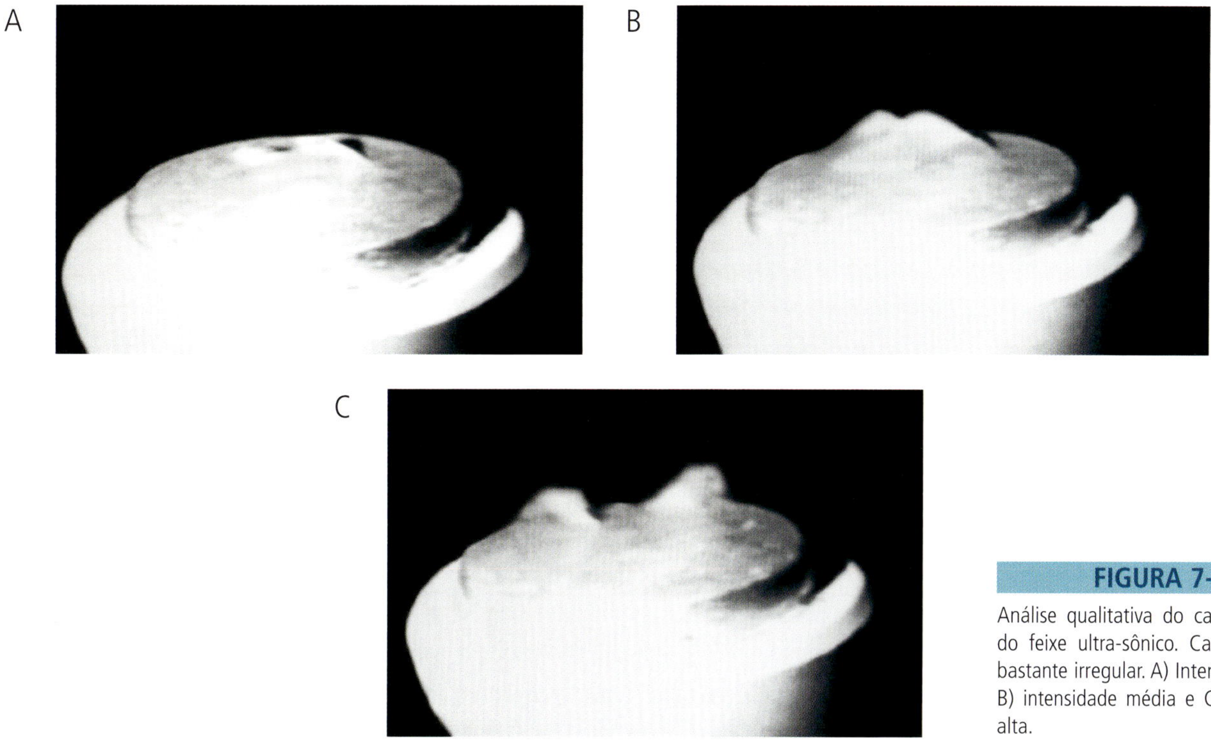

FIGURA 7-9

Análise qualitativa do campo acústico do feixe ultra-sônico. Campo acústico bastante irregular. A) Intensidade baixa, B) intensidade média e C) intensidade alta.

pelo menos assegurar que o rendimento do equipamento está dentro de limites permitidos.

No intuito de avaliar a eficiência dos equipamentos de ultra-som utilizados na fisioterapia, Hekkenberg[297] constatou que, dos oito modelos testados, a maioria apresentara-se fora das especificações, no que se refere à intensidade de saída.

Foi demonstrado por Stewart *et al.*[601] que de um total de 58 equipamentos, 85% apresentaram um decréscimo de 20% da intensidade emitida no modo contínuo, utilizando o método da balança de pressão de radiação.

O método da pressão de radiação foi utilizado por Allen & Battye,[13] os quais analisaram um total de 13 equipamentos, onde 3 apresentavam suas intensidades de radiação em torno de 90% dos valores declarados pelas fábricas, o que vem a estar dentro da tolerância recomendada pela IEC. Quatro equipamentos apresentavam intensidades menores que 50% dos valores descriminados e outros seis menores que 60% do valor indicado.

Repacholi & Benwell[545] avaliaram 37 equipamentos pelo método da balança de radiação, onde constataram que 72% dos equipamentos testados no modo contínuo e 20% no modo pulsado emitiam potências acústicas abaixo dos valores indicados. A freqüência do ultra-som de 29% dos valores testados variaram em mais de 5% dos valores indicados. Um pequeno número de unidades testadas foram incapazes de reproduzir doses efetivas em função da variação na potência, na freqüência ou no tempo.

Dos 18 equipamentos analisados por Fyfe & Parnell[230] pelo método da pressão de radiação, somente 5 encontravam-se dentro das tolerâncias da IEC[322], sendo que o restante apresentou suas intensidades de saída menores que os valores indicados pelos fabricantes.

Dentre os 29 equipamentos de uso geral analisados por Docker,[176] demonstrou-se que a segurança elétrica, o perfil do feixe, a freqüência radiada e o ciclo efetivo do pulso estavam todos dentro de limites aceitáveis. Todavia, a intensidade efetiva demonstrou-se fora dos limites aceitáveis de 15% em força completa e 20% em meia força em 48% dos equipamentos testados. A intensidade média não deve exceder duas vezes a intensidade efetiva, mas coeficientes acima de 3,1 foram obtidos.

Loyde & Evans[411] avaliaram 43 equipamentos de ultra-som terapêutico pelo método da força de radiação, e concluíram que somente 44% das unidades foram consideradas satisfatórias, tendo uma forma de feixe aceitável e uma intensidade variando ±30% do indicado pelo fabricante.

Em um grande estudo desenvolvido por Pye & Milford[537] na Escócia, foram analisados 85 equipamentos pelo método do calorímetro. Os resultados demonstraram que 34% dos equipamentos necessitavam de alguma forma de reparo maior e não podiam ser simplesmente calibrados pelo ajuste de seus controles internos de força e freqüência. Nove necessitaram de recolocação do cristal, três conectores estavam quebrados para transdutores de aplicação, seis tiveram falhas que afetaram seriamente a operação da onda pulsada, mas não afetaram o modo contínuo, dois equipamentos mais velhos tinham válvulas defeituosas e os nove restantes apresentaram vários problemas elétricos internos. Surpreendentemente nove dos vinte e dois equipamentos mais novos necessitaram de maiores reparos.

Guirro *et al.*[278] analisaram 31 equipamentos em uso nas clínicas e departamentos de fisioterapia da cidade de Piracicaba-SP, pelo método da força de radiação, nos regimes contínuos e nos pulsados, na freqüência de 1 MHz, em vários níveis de intensidade. Como resultado observaram a total ineficiência de 3 equipamentos que não emitiam energia ultra-sônica em nenhuma das intensidades aferidas. A maioria dos equipamentos apresentou perdas em torno de 50%, chegando alguns até intensidades mais elevadas a 90%, quando comparadas às intensidades apresentadas no painel com as efetivamente emitidas. Para o regime contínuo houve uma diminuição da intensidade emitida que variou de 3,1% a 100,0%, e de 40,0% a 100,0% para o regime pulsado (Figura 7-10). Os autores relacionam que entre as principais causas que levam à diminuição da energia emitida, e portanto a uma ineficiência no tratamento, estão: 1) perdas por despolarização espontânea da cerâmica; 2) perdas por despolarização devido ao campo elétrico alternado; 3) perda por fadiga na cola de interface; 4) perdas devido ao desajuste gradual da sintonia de freqüência e 5) outras perdas por refração, reflexão e atrito interno. Essas são as principais, sem levarmos em conta alterações temporais de características técnicas em componentes que fazem parte do circuito eletrônico que aciona os transdutores. Mesmo com tecnologia avançada, esses fenômenos tendem a ocorrer, fato que justifica uma avaliação periódica do desempenho dos equipamentos em função do seu uso.

Com o objetivo de controlar melhor a emissão da energia ultra-sônica, atualmente vários modelos de diferentes indústrias possuem sistemas de controle para a leitura da energia. Podem ser encontrados desde dispositivos de leitura da cerâmica como a retroalimentação ao sistema gerador até o medidor externo ao transdutor com sensor piezoelétrico. Essas inovações só são possíveis graças à transferência da tecnologia analógica para a digital. Nesse sentido são muito mais seguros tanto para o paciente quanto

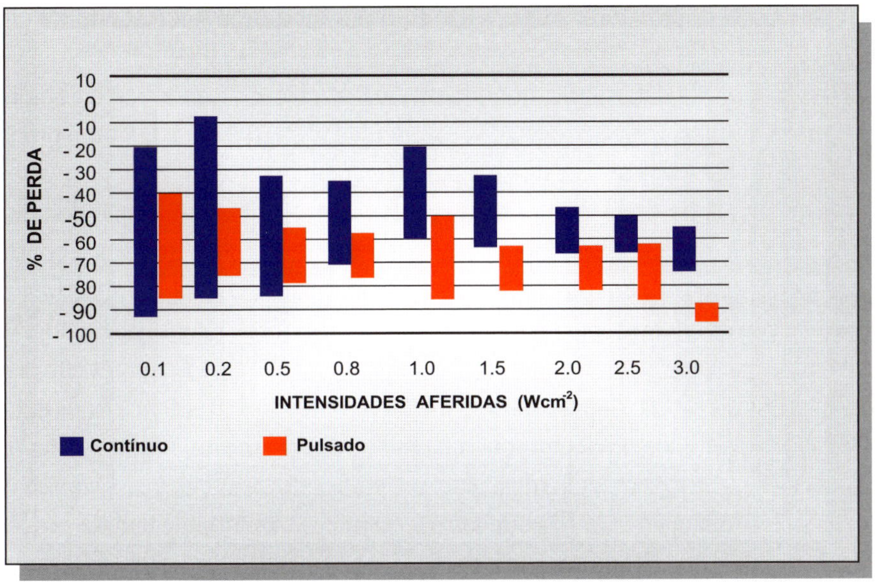

FIGURA 7-10

Porcentagem da perda da energia ultra-sônica emitida pelo transdutor, quando comparada à indicação do painel do equipamento. (Dados de GUIRRO, R.; SERRÃO, F.; ELIAS, D.; BUCALON, A.J. Calibration of therapeutic ultrasound equipment. Physiotherapy; 83 (8): 419-422, 1997.)

para o fisioterapeuta equipamentos digitais, os quais poderão garantir uma maior fidedignidade da energia emitida.

MECANISMOS DE INTERAÇÃO

Na vasta literatura sobre a ação do ultra-som em meio biológico, atribuíram-se os efeitos benéficos ou deletérios a quatro mecanismos físicos:[502]

- efeito térmico;
- cavitação;
- força de radiação;
- microfluxo acústico.

Tornou-se convenção agrupar os efeitos celulares do ultra-som nas categorias térmicas e mecânicas. Para que o efeito seja de origem puramente térmica teria de ser de tal forma que pudesse ser atingido também por aquecimento não-acústico.[199] A autora complementa que em níveis de dosagens terapêuticas, as categorias não são independentes, e se torna claro que as mudanças térmicas e mecânicas podem ocorrer simultaneamente.

Efeito Térmico

O efeito térmico deve-se à absorção da onda ultra-sônica pelo tecido, fato que pode elevar a temperatura local. A taxa de absorção aumenta exponencialmente com a freqüência do ultra-som. De acordo com Dyson[198], para se obter efeitos terapêuticos do ultra-som pelo aquecimento sem lesão, a temperatura do tecido tem de se manter entre 40 e 45 graus Celsius (°C) por aproximadamente cinco minutos. Esta temperatura produz um temporário aumento da extensibilidade de estruturas colágenas, como tendões, ligamentos e cápsulas articulares, diminuindo a rigidez articular e a dor. Produz uma reação inflamatória suave, incluindo um temporário acréscimo da circulação sangüínea.

Hogan *et al.*[309] relatam que, quando um tecido crônico isquêmico é tratado com ultra-som, novos capilares são formados e a circulação é restabelecida numa proporção mais rápida do que na ausência desse recurso terapêutico.

Na mesma linha de pesquisa Dionísio & Volpon[173] analisaram a ação do ultra-som terapêutico sobre a vascularização pós-lesão muscular aguda. A metodologia constou da lesão bilateral por esmagamento do músculo reto femoral de coelhas, as quais foram submetidas a irradiação ultra-sônica por 10 dias consecutivos com intensidade de 0,5 Wcm^{-2} por 5 minutos, na freqüência de 1 MHz e regime pulsado (50%). Os autores não observaram diferenças no padrão da vascularização (artérias e arteríolas) entre os lados tratados e não tratados, sugerindo que o ultra-som terapêutico não promoveu mudanças no padrão após aplicação precoce em lesão muscular. A diferença dos resultados de Dionísio & Volpon[173] com os de Hogan *et al.*[309] pode ser decorrente do período de análise pós-lesão – aguda e crônica – que os autores analisaram.

É possível aumentar a temperatura da pele da mão pelo incremento da circulação em mais de 3°C se a irradiação for realizada no gânglio estrelado. Segundo a autora, um efeito similar pode ser obtido no pé se a região inguinal for estimulada em decorrência do efeito do ultra-som sobre o controle nervoso da circulação.[519]

As possíveis variações da temperatura também foram analisadas por Guirro[265] em preparações *in vitro*. A autora observou que a utilização da energia ultra-sônica na intensidade de 1,0 Wcm^{-2}, nas freqüências de 1 MHz e 3 MHz, com tempos de aplicação de 15 e 30 minutos, não promoveram alterações na temperatura ou no pH, quando utilizadas para irradiação de bactérias.

O efeito térmico é relatado na literatura em regimes de tratamento bastante específicos.[37,106,510] A prevalência do efeito térmico do ultra-som sobre os mecânicos ocorre somente nas intensidades superiores a 1 Wcm^{-2}, no modo contínuo, nas freqüências de 1 ou 3 MHz.

Dyson[200] relata que não existem dados científicos ou clínicos que justifiquem a utilização do ultra-som terapêutico com intensidades acima de 1 Wcm^{-2}, visto que intensidades mais elevadas podem ser lesivas.

Cavitação

O termo cavitação é utilizado para descrever a formação de cavidades ou bolhas no meio líquido, contendo quantidades variáveis de gás ou vapor. No caso de células ou macromoléculas em suspensão aquosa, o ultra-som pode alterá-las estrutural e/ou funcionalmente através da cavitação.[502]

O uso do ultra-som terapêutico baseia-se, em parte, em seu efeito de aquecimento (efeito térmico) promovido pela absorção da energia da onda ultra-sônica. Embora genericamente os resultados benéficos dos efeitos do ultra-som apontem para os efeitos térmicos, os efeitos não-térmicos resultantes principalmente da cavitação exercem efeitos marcantes na estimulação celular e em microrganismos, alterando a permeabilidade de membranas.[265,546]

O mecanismo pelo qual altas intensidades de ultra-som causam mudanças químicas em sistemas líquidos tem, recentemente, atraído muita atenção principalmente pela formação de radicais livres, como por exemplo na dissociação das moléculas de água durante o processo da cavitação. Os radicais livres são formados provavelmente pelas descargas elétricas geradas através do vapor d'água no interior das cavidades ou pela dissociação térmica provocada pelo colapso das bolhas geradas pela cavitação.[179,317]

A cavitação gerada pelo ultra-som produz intensas ondas de choque, aumentos instantâneos de temperatura e pressão e efeitos químicos no meio, que são gerados pelo colapso das cavidades ou microbolhas. Estas ondas de choque hidrodinâmico, aumentos instantâneos de temperatura e pressão, podem mudar a estrutura terciária das proteínas.[93,94,463] Estas alterações na estrutura das proteínas podem ser resultado da quebra das ligações dissulfeto e pontes de hidrogênio, que são enfraquecidas pelos efeitos das ondas acústicas e pela cavitação geradas pelo ultra-som. Esta mudança pode ser uma das responsáveis pela ativação de sítios enzimáticos necessários para o funcionamento de um sistema lítico, que poderia favorecer mudanças na permeabilidade.

Segundo Dyson,[199] há evidências de que o US pode exercer efeitos celulares não térmicos na ausência de ondas estacionárias, ou, pelo menos, independentemente de sua presença. Sob condição apropriada, a irradiação ultra-sônica de líquidos pode conduzir à formação de bolhas muito pequenas. Essas bolhas podem ser levadas a oscilar através do campo ultra-sônico. Essa oscilação pode ocorrer de uma forma estável, aumentando ou diminuindo em volume, segundo as variações de pressão no campo, sendo chamada de cavitação estável. Segundo a autora, as cavitações estáveis são basicamente não-térmicas. A cavitação pode resultar em fenômenos elétricos e químicos e em destruição mecânica, quando neste último as cavidades se colapsam ou quando as bolhas de gás crescem, até ficarem suficientemente grandes para vibrar em ressonância com as ondas sonoras.

A cavitação pode ser dividida em duas categorias gerais: cavitação estável e cavitação instável ou transiente. Cavitação estável é uma forma pouco violenta, estando associada com a vibração dos corpos gasosos que oscilam geralmente de forma não-linear, dentro de um mesmo equilíbrio, sendo que são relativamente permanentes e podem ficar oscilando por muitos ciclos de pressão acústica.[494] Quando tais oscilações volumétricas estão estabilizadas, as bolhas de gás produzem um fluxo ou ondulações no meio, conhecidas como microondulações acústicas.

Segundo Haar e Daniels[284] a cavitação consiste na formação e movimentação de gases ou bolhas em fluidos, como resultado de mudanças da pressão induzidas ultrasonicamente. São facilmente produzidas *in vitro* e existem evidências de que podem ser produzidas *in vivo*.

Uma variedade de bolhas ativas oscilantes podem ser classificadas como cavitação estável, em resposta à regularidade das mudanças de pressão induzidas pela passagem das ondas ultra-sônicas. A cavitação instável ou transiente ocorre quando há uma violenta implosão de bolhas, se o pico da intensidade for suficientemente alto. Somente a cavitação estável pode ser considerada terapêutica, visto que seus efeitos são basicamente não-térmicos. Ao contrário, a cavitação instável pode promover danos teciduais decorrentes das altas temperaturas e pressões geradas em razão da liberação de energia no instante da ruptura da bolha de ar. O colapso dessas bolhas libera energia que pode romper as ligações moleculares, provocando a produção de radicais livres, íons hidrogênio (H^+) e íons hidroxila (OH^-), altamente reativos. Os radicais livres produzidos ligam-se rapidamente a outros compostos ou solutos presentes na água (reações secundárias).[630]

A cavitação transiente, que dura menos de um ciclo, produz uma atividade muito intensa provocada pelo colapso dessas cavidades ou bolhas, que causam intensas ondas de choque ou campos de cizalhamento hidrodinâmico, produzindo pulsos de alta pressão e temperatura que ocorrem num período muito curto (da ordem de microssegundos), liberando quantidades apreciáveis de energia que podem causar a ruptura do material.[317,534] Estes pulsos de alta temperatura e pressão podem alcançar temperaturas da ordem de 10^4 K (Kelvin) e pressões da ordem de 10^6 atmosferas.[435] Esse efeito cavitacional de curto período de tempo é considerado a causa de lise celular *in vitro*.[611] Essa modalidade cavitacional, se produzida em um organismo, pode induzir bioefeitos *in vivo*.[409]

Sob o efeito da micromassagem os gases existentes nos tecidos podem aglutinar-se em pequenas bolhas de ar que oscilam através do campo ultra-sônico, fenômeno este denominado cavitação. Essa oscilação pode permanecer de forma estável aumentando ou diminuindo o volume das bolhas segundo as variações de pressão no campo, o que pode apresentar um efeito terapêutico. Porém, altas mudanças de pressão (altas intensidades instantâneas) e de temperatura produzidas no local podem conduzir ao colapso dessas bolhas, induzindo a desintegração dos tecidos adjacentes e a produção de radicais livres.[444]

A cavitação pode provocar alteração estrutural ou funcional em células biológicas ou macromoléculas. Em estudos recentes foram observadas alterações na dupla camada lipídica do estrato córneo, que podem ser decorrentes do efeito cavitacional, promovido pela fonoforese.[470,471] A pressão negativa no tecido durante a rarefação pode fazer com que os gases dissolvidos ou capturados se juntem para formar pequenas bolhas. Essas bolhas podem ser levadas pelo campo ultra-sônico a oscilar, aumentando ou diminuindo o seu volume, segundo as variações de pressão do campo.

Cavidades de ar podem ser formadas no meio líquido durante a fase de rarefação das ondas sonoras. Durante a fase seguinte, de compressão, essas cavidades podem se colapsar, liberando alta concentração de energia sob a forma de ondas de choque. Durante a fase de compressão, quando a superfície da bolha de gás é relativamente pequena, o gás move-se para fora da bolha. Na fase de rarefação, quando a bolha é expandida e sua superfície se torna relativamente grande, o gás move-se para dentro da bolha. A quantidade de gás passando para dentro e para fora da bolha é proporcional à superfície da bolha e, sendo assim, há um ganho maior de gás movendo-se para dentro da bolha. A cavitação pode resultar em fenômenos elétricos, químicos ou mesmo mecânicos, quando neste último as bolhas podem se colapsar ou vibrar em ressonância com o campo ultra-sônico.[444] A ocorrência de cavitação pode ser minimizada pela movimentação constante do transdutor.

Guirro[265] relatou que os resultados observados em seu experimento demonstraram que houve interferência na multiplicação bacteriana mediada por ultra-som sem ocorrer interferência do efeito térmico, uma vez que a temperatura foi mantida constante durante as estimulações. Segundo a autora, esta interferência provavelmente está associada aos mecanismos físicos desencadeados pelos efeitos mecânicos associados a essa modalidade de energia.

Dentre os efeitos não-térmicos, a cavitação tem sido relatada como um importante mecanismo passível de promover efeitos deletérios nos tecidos biológicos.[125,127,384,643,233]

Força de Radiação

As forças de radiação (pressão acústica) podem deslocar, distorcer e/ou reorientar partículas intercelulares, ou mesmo células, com relação às suas configurações normais. O feixe ultra-sônico exerce uma pressão de radiação na membrana, que provavelmente contribui para o aumento da difusão de eletrólitos através da membrana. Esta pressão depende da intensidade do campo ultra-sônico, da orientação da membrana relativa à direção de propagação da onda, da área de superfície na qual o feixe é aplicado e das propriedades elásticas dos meios em contato.[396]

Evitando-se a cavitação instável, a força de radiação produz uma alteração na permeabilidade da membrana celular, facilita o fluxo sangüíneo, o suprimento de oxigênio e nutrientes, aumenta o metabolismo celular, dentre outros efeitos conseqüentes destas alterações.[396] O mesmo autor salienta que a intensidade do feixe ultra-sônico não é uniforme, e a distribuição não homogênea da energia no fluido produz um microfluxo, sendo este responsável pela diminuição da camada de difusão, aumentando assim, a velocidade de difusão de eletrólitos através da membrana.

O efeito final das ondas sobre as células depende sobretudo da qualidade das vibrações e, em menor grau, da elasticidade do tecido, tanto mais danificável quanto menos elástico.

Microfluxo Acústico

Muitos efeitos do ultra-som são permeados pelo incremento da difusão de substâncias através de membranas. Ao atravessar os tecidos ou suspensões biológicas, o feixe ultra-sônico promove movimentos unidirecionais e circulares no fluido biológico. Esses movimentos podem, por um lado, danificar macromoléculas e células[499,663] e por outro, alterar o ritmo de difusão de partículas e a permeabilidade de membranas.[195,198]

O fluido componente de uma suspensão biológica pode entrar em movimento circulatório, denominado microfluxo acústico. A esse efeito estão associadas tensões hidrodinâmicas grandes o suficiente para causar danos às células e macromoléculas suspensas. O microfluxo é a circulação constante do fluido induzida por forças de radiação.

O microfluxo acústico é resultado da pressão de radiação exercida pela onda ultra-sônica quando desloca-se através de um meio compressível como uma suspensão de célula ou tecido.[199]

EFEITOS TERAPÊUTICOS

Muitas investigações científicas têm sido executadas a fim de elucidar a influência do US em compostos orgânicos e em estruturas biológicas.[95]

Dyson[198] supõe que o tratamento com o ultra-som somente pode ser seguro se o terapeuta dispõe de profundo conhecimento do processo envolvido. O tratamento com o ultra-som induz mudanças fisiológicas, como no reparo de tecidos lesados, e também pode reduzir a dor, desde que seja aplicado de maneira apropriada. Um tratamento impróprio pode não apenas ser ineficaz, mas também prejudicial, colocando o paciente em risco.

Sabe-se que o ultra-som tem uma série de ações sobre sistemas e nem todas estão completamente elucidadas. Basicamente, deve-se considerar a ação mecânica, associada ou não à térmica, onde a energia cinética do tecido é transformada em energia térmica.

A utilização de diferentes freqüências está relacionada à profundidade que o feixe ultra-sônico pode atingir,[445] além de se ter uma indicação a favor da freqüência de 3 MHz para a fonoforese.[59]

Vários são os estudos que iniciam a irradiação ultra-sônica 24 horas após a ocorrência da lesão.[136,266,274] Dyson & Parookes[194] sugerem que o estímulo ultra-sônico é mais eficiente quando utilizado durante os quinze primeiros dias após o trauma, isto é, durante a fase inflamatória e o começo da fase proliferativa da cicatrização.

A terapia ultra-sônica vem sendo utilizada clinicamente para promover a cicatrização de feridas provocadas por pressão, e para preparar a pele para enxertos em úlceras tróficas, em ambos os casos com efeitos benéficos. Em feridas por pressão foi observada a efetividade do US no alívio da congestão limpando as áreas de necrose e promovendo a cicatrização e recuperação da pele saudável, a qual apresentou espessura normal e sem aderências, com evolução aproximadamente normal.[203] A principal contra-indicação relacionada à irradiação de úlceras com a energia ultra-sônica está centrada no fato de que a utilização do ultra-som em processos infecciosos pode, devido à sua ação térmica, acelerar a proliferação e a disseminação de bactérias patogênicas, justificando um trabalho *in vitro*.

Foi constatado por Abranson *et al.*[4] que o fluxo sangüíneo arterial periférico pode ser aumentado. Haar *et al.*[284] demonstraram que o fluxo sangüíneo pode apresentar estase celular se o vaso estiver exposto a ondas estacionárias. Nesse caso as células sangüíneas tornam-se envolvidas em agrupamentos de faixas de ondas espaçadas em intervalos de meio comprimento de onda.

Segundo Lehmann *et al.*[388] o metabolismo tecidual pode ser modificado. Constatou-se também que há um acentuado aumento na permeabilidade das membranas biológicas e alterações nos potenciais de membrana. A permeabilidade das membranas biológicas é alterada não somente pelo efeito de aquecimento da energia ultra-sônica, mas também por efeitos não-térmicos ocorridos durante a exposição à onda ultra-sônica, os quais aceleram a velocidade de difusão dos íons através da membrana.

Dyson *et al.*,[197] no estudo da regeneração do tecido lesado da orelha de coelhos, relatam uma maior dilatação do retículo endoplasmático rugoso e dos fibroblastos dos tecidos tratados. As diferenças no aumento de temperatura produzido pelas diferentes intensidades não foram estatisticamente significativas, mostrando que a regeneração nos tecidos tratados não ocorreu por efeito térmico, caracterizando assim, provavelmente, maior síntese protéica, particularmente de colágeno.

Harvey *et al.*,[295] estimulando uma cultura de fibroblasto humano com ultra-som submetida à pressão de uma atmosfera, verificaram um aumento da síntese de colágeno. Este resultado não foi observado quando a pressão foi aumentada para duas atmosferas, durante a irradiação das células. Da mesma forma, o aumento da pressão na ausência do ultra-som não proporcionou alterações na síntese de colágeno.

Resultado semelhante já havia sido descrito por Ross,[554] o qual relatou que a irradiação ultra-sônica poderia intensificar a síntese de fibroblastos, células essas de vital importância no processo de reparação dos tecidos. Para Szego[615] os fibroblastos têm sido estudados detalhadamente, e há evidências de que a estimulação da síntese de proteínas está associada ao aumento na permeabilidade lisossomal. O aumento da permeabilidade dessas membranas pode resultar num aumento hidrolítico ativo no interior das células.

Tecido Ósseo

Os estudos demonstram que a energia ultra-sônica pode interferir nos processos de reparação de estruturas profundas, como por exemplo o tecido ósseo. O uso do ultra-som para o tratamento de fraturas e/ou pseudo-artroses tem sido investigado por vários pesquisadores.[136,184,194,274,678] Os estudos demonstraram evidências de que o ultra-som pode acelerar o reparo ósseo.

Para Silva,[584] a aplicação de um campo acústico pode determinar a ação de um campo elétrico no nível da membrana celular, o que leva a um afastamento da condição de equilíbrio eletroquímico, com o surgimento de uma densidade de corrente iônica para o interior da célula. O autor ressalta ser possível, através da aplicação do ultra-som na região da fratura óssea, um aumento no influxo de certos íons envolvidos com o próprio ciclo celular, podendo-se esperar uma diminuição no tempo necessário para a consolidação de uma fratura óssea, em função da maior disponibilidade intracelular de tais íons.

A colocação de cargas elétricas na superfície celular, decorrente da aplicação da energia ultra-sônica pulsada, segundo Becker,[53] mantém a polarização elétrica média enquanto durar o estímulo. Esta polarização faz com que os osteoblastos alterem seus potenciais de membrana permitindo um bombeamento de íons e a captação de nutrientes. As células atuam, então, como um transdutor biológico, onde o estímulo elétrico produz uma maior atividade mitótica das células, as quais se agruparão segundo polaridades compatíveis com sua natureza, isto é, os osteoblastos serão atraídos pelo pólo negativo e os osteoclastos pelo pólo positivo, promovendo, assim, o reparo ósseo segundo o processo de retroalimentação negativa.

Devido às propriedades bioelétricas do osso, a carga mecânica que nele atua por ação de forças hemodinâmicas age como estímulo externo, fazendo com que a matriz extracelular óssea se deforme induzindo campos elétricos intramoleculares. De acordo com este sinal elétrico, o osso operará mudanças materiais de maneira adequada quanto à quantidade, tempo e direções necessárias à regeneração, remodelando o crescimento ósseo segundo o processo de retroalimentação negativa. Isto é, à medida que mais material vai se formando, aumentará a resistência ao estímulo, como um exemplo típico da lei de Wolff.[184] A lei de Wolff relaciona o crescimento ósseo às tensões e deformações localizadas no osso; isto é, a capacidade do osso de adaptar-se às mudanças de tamanho, forma e estrutura depende das tensões mecânicas aplicadas. Se a tensão diminui, ocorre a reabsorção do osso periostal e subperiostal com a conseqüente diminuição em resistência e rigidez. Se o osso é sujeito a altas e consistentes tensões mecânicas, concernentes a um índice fisiológico normal, pode ocorrer uma hipertrofia do osso periostal e subperiostal, com um aumento na densidade óssea.

Nesse contexto, Bassett[48] menciona que a regeneração e o remodelamento ósseo podem ser explicados em face dos efeitos de transdução de energia elástica em elétrica, associando mesmo um vetor permanente de polarização elétrica na direção do crescimento ósseo. Essa polarização deve-se à orientação dos dipolos formados pelas moléculas de tropocolágeno, na mesma direção desenvolvida pelas suas fibrilas. Parece então que, ligada à estimulação mecânica, necessária e indispensável para o desenvolvimento do tecido ósseo, está associado um mecanismo de transdução mecânico-elétrico.

Os estímulos pulsados de ultra-som produzem cargas elétricas que, a despeito da drenagem natural devida ao meio condutor, acumulam-se na superfície do tecido ósseo. Com o estímulo elástico do ultra-som, foi mostrado que o potencial induzido pelo efeito piezoelétrico é negativo. Com o campo elétrico assim formado, poderá haver uma maior atividade mitótica das células situadas na vizinhança, as quais, de acordo com sua função, se agruparão nos sítios de sinal elétrico e pH compatíveis com sua natureza.[184] Segundo Becker,[53] a colocação de cargas elétricas na superfície celular, decorrente da aplicação da energia ultra-sônica pulsada, mantém a polarização elétrica média enquanto durar o estímulo. Esta polarização faz com que os osteoblastos alterem seus potenciais de membrana permitindo um bombeamento de íons e a captação de nutrientes. As células atuam, então, como um transdutor biológico, onde o estímulo elétrico produz uma maior atividade mitótica das células, as quais se agruparão segundo polaridades compatíveis com sua natureza.

Diante deste fato fica mais fácil entendermos a ação de alguns tipos de estímulos, da corrente elétrica e do ultra-som como agentes estimuladores do crescimento ósseo. No caso específico do ultra-som, a energia mecânica seria a fonte estimuladora do aparecimento de campos elétricos no tecido ósseo, dada a propriedade piezoelétrica por ele apresentada.

A aceleração da consolidação da fratura com uso do US está relacionada ao tipo de fratura, a modulação do aparelho de ultra-som e a fase de reparo em que será estimulada. O modo de US efetivo para tal resultado deve ser pulsado e com intensidade de 30 $mWcm^{-2}$, de forma estacionária.[657]

Anteriormente Dyson e Parookes[194] propuseram a utilização do US pulsado de 1,5 MHz, com intensidade de 0,5 Wcm^{-2} para acelerar o reparo da fratura. Os resultados indicaram que a irradiação deve ser realizada na fase inflamatória (até a segunda semana pós-fratura). Em outro estudo, Pilla *et al.*[531] demonstraram que o US de baixa intensidade, 0,3 Wcm^{-2}, com regime pulsado, foi suficiente para aumentar a resistência óssea dos segmentos tratados já no décimo sétimo dia pós-lesão. A intensidade de 1,5 Wcm^{-2} inibe o reparo ósseo.[636] O estímulo ultra-sônico nesta fase significa benefícios no reparo devido à liberação de mediadores químicos que estimulam o influxo inflamatório de células para o local da fratura, incentivando a invasão de leucócitos, polimorfonucleares e células mononucleares com função de remover tecidos impróprios para organizar o hematoma. A liberação mais importante para a consolidação das fraturas é o fator de crescimento e os novos agentes químicos.[657]

Em um estudo sobre a síntese de proteínas colágenas e não-colágenas, utilizando-se o ultra-som pulsado 1:4, com freqüência de 3 MHz por 5 minutos em cultura óssea, foi relatado que na intensidade de 0,1 Wcm^{-2} houve uma formação significativa de osso, incluindo a síntese de colágeno e proteínas não-colágenas. Entretanto, quando a intensidade foi aumentada para 1,0 e 2,0 Wcm^{-2}, a síntese das proteínas foi inibida.[542] Os autores relataram ainda que não houve variação da temperatura na baixa intensidade, apresentando um incremento de 1,8 °C para a intensidade de 2,0 Wcm^{-2}.

A energia ultra-sônica pode favorecer a reparação óssea de pacientes submetidos à tração para crescimento. Imediatamente após a aplicação do ultra-som houve um aumento dos componentes minerais do osso, sendo que o estímulo com baixa intensidade diminui o tempo de consolidação da fratura, favorecendo o crescimento ósseo e duplicando a força do calo ósseo, acelerando assim a sua formação.[568]

Na mesma linha de pesquisa, Guirro *et al.*[274] analisaram a indução de ossificação em falhas ósseas obtidas experimentalmente, preenchidas ou não com hidroxiapatita e estimuladas com o ultra-som pulsado de baixa intensidade. A análise radiológica revelou um aumento do calo ósseo e uma maior espessura da cortical em todas as diáfises estimuladas. A análise macroscópica demonstrou que as falhas preenchidas com hidroxiapatita e estimuladas com ultra-som apresentaram-se em fases de ossificação mais avançadas do que o controle; porém, quando comparadas com as osteotomias vazias, estas apresentavam processo de reparação mais evidente, independentemente da estimulação. A histopatolologia ratificou os resultados anteriores, destacando a orientação do tecido neoformado (Figura 7-11). Os autores concluíram que a energia ultra-sônica pulsada de baixa intensidade mostrou ser um recurso eficaz na aceleração do processo de ossificação e que a hidroxiapatita apresenta uma baixa taxa de osteoindução, quando comparada com a falha óssea vazia.

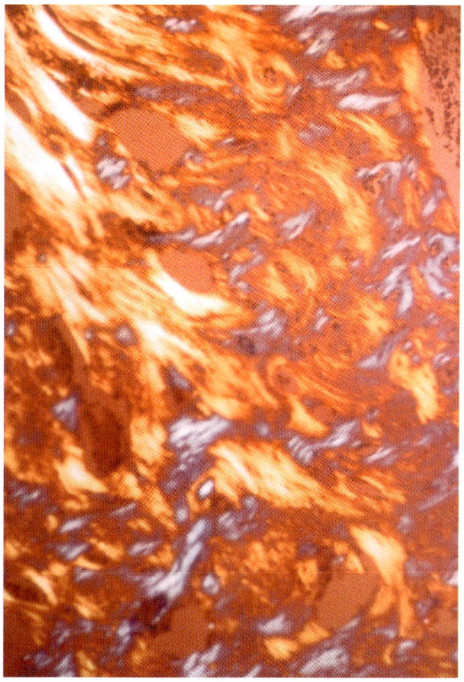

FIGURA 7-11

Fotomicrografia de corte transversal da falha óssea do rádio de coelho. Amostra de 6 semanas estimulada com ultra-som pulsado de baixa intensidade. (Dados de GUIRRO, R.; FERREIRA, A.L.; GUIRRO, E. C. O. The Use of Hydroxiapatite Associated with Low Intensity Pulsed Ultrasonic Stimulation in the Correction of Bone Failure. An Experimental Study with Rabbits. Brazilian Journal of Morphological Sciences, 16 (1): 45-53, 1999.)

Xavier e Duarte,[678] utilizando o método proposto por Duarte[184] em pseudartroses e/ou retardo de consolidação óssea, obtiveram 70% de sucesso nos casos tratados somente com ultra-som, evitando assim a necessidade de intervenção cirúrgica.

Os fibroblastos e os macrófagos são ativados precocemente na reparação de uma fratura, portanto a cavitação estável promovida pela irradiação ultra-sônica pode causar mudanças dentro das células, o que pode ter acelerado a reparação da fratura.[655]

Tecidos Moles

Os mecanismos fisiológicos que envolvem a resposta dos tecidos moles lesados à terapia ultra-sônica consistem de três estágios sobrepostos: inflamação aguda (inicial ou tardia), proliferação e remodelamento. Esses três estágios são influenciados pela terapia ultra-sônica.[63]

Harvey *et al.*[295] relacionaram os mecanismos fisiológicos envolvidos no processo de reparação de tecidos moles (inflamação aguda, proliferação e remodelação), quando submetidos ao ultra-som. Há um consenso no sentido de que o ultra-som pode acelerar a resposta inflamatória, promovendo a liberação de histamina, macrófagos e monócitos, além de incrementar a síntese de fibroblastos e colágeno.

Fase Inflamatória Aguda

Esta fase ocorre nas doze primeiras horas após a lesão. Quando um tecido mole precisa ser reparado, as plaquetas sangüíneas e os mastócitos do conjuntivo tornam-se ativos, liberando substâncias que iniciam o reparo. Estas substâncias incluem agentes quimiotáxicos que atraem os leucócitos polimorfonucleares e os monócitos para o sítio da lesão.

Está demonstrado por experimentos *in vivo*[229] e em meios de cultura[296] que o ultra-som estimula a liberação de grânulos pelos mastócitos, e são estes grânulos que contêm os agentes quimiotáxicos. A degranulação dos mastócitos pode ser iniciada pelo aumento intracelular de íons cálcio.[683] Foi sugerido por Dyson[202] que perturbações da membrana celular, induzidas pelo ultra-som, podem aumentar o influxo de cálcio nos mastócitos. Os monócitos apresentam uma atividade fagocitária, mas a sua principal função parece ser a liberação de substâncias quimiotáxicas e de fatores de crescimento, que são essenciais para a formação do tecido de reparação.[128] Estas substâncias, quando liberadas no fluido intersticial, estimulam as células mesenquimatosas indiferenciadas (os fibroblastos e as células endoteliais) a formarem um tecido rico em colágeno e bem vascularizado (tecido de granulação), que é essencial para acelerar o reparo.

Há evidências de que a estimulação da síntese de proteína induzida por ultra-som está associada a um aumento na permeabilidade lisossomal. Os lisossomos contêm enzimas hidrolíticas, e o aumento na permeabilidade dessas membranas pode resultar no aumento hidrolítico ativo no interior das células, o que poderá estimular a síntese de proteína, por exemplo aumentando a utilidade das substâncias precursoras no interior das células induzidas pelo microfluxo do feixe ultra-sônico no meio, que pode ser o responsável pela mudança de permeabilidade.[614]

O tecido muscular também pode ser beneficiado pela estimulação ultra-sônica. Menezes *et al.*[454] analisaram o efeito do ultra-som terapêutico (1MHz, pulsado 1:5, 0,5 Wcm^{-2}) sobre a lesão muscular aguda de coelhos. A irradiação foi realizada durante 10 dias consecutivos, sendo o músculo contralateral utilizado para controle. Os resultados demonstraram que houve diferença significativa na deformação máxima, carga e deformação no limite de proporcionalidade e na energia na fase de deformação elástica. Os autores concluíram que a aplicação do ultra-som pode melhorar na reparação da lesão muscular aguda.

Fase Proliferativa

Esta fase geralmente se sobrepõe ao final da fase inflamatória, iniciando-se geralmente após três dias da lesão. Nesta fase há uma intensa proliferação de fibroblastos e de células endoteliais, que formam os novos vasos sangüíneos.

Mummery[487] observou *in vitro* um aumento do influxo de cálcio em fibroblastos expostos ao ultra-som. O autor explica que isto ocorreu devido a um aumento temporário da permeabilidade da membrana celular e que o cálcio atua como um mensageiro para a célula, informando quais mudanças extracelulares ocorreram e que uma resposta reparadora deve ser realizada. Segundo o pesquisador, os efeitos observados com a baixa intensidade acústica foram causados pelo microfluxo acústico, possivelmente na presença de cavitação estável, e não pelo efeito térmico.

Guirro *et al.*[266] demonstraram, em um estudo experimental, que a força tênsil da musculatura abdominal de ratos foi aumentada com a irradiação da energia ultra-sônica de baixa intensidade. Os autores observaram que há uma abreviação na resolução do processo inflamatório que inicialmente era de polimorfonucleares, passando a mononucleares. O aumento na resistência da cicatrização também foi observado concomitantemente ao aparecimento de grande número de fibroblastos jovens e maduros, além da neoformação de vasos (Figura 7-12).

Os fibroblastos, células essenciais para a produção de tecido de granulação saudável e tecido mole, têm sido examinados em alguns aspectos. Fibroblastos expostos à energia ultra-sônica, em níveis terapêuticos, podem ser estimulados à maior síntese de colágeno, aumentando assim a força de tensão dos tecidos moles.[295] Existem evidências de que a estimulação da síntese protéica, induzida pelo ultra-som, é associada com um aumento na permeabilidade do lisossomo.[195] Para Webster *et al.*[661] o aumento da síntese de colágeno *in vitro* está relacionado com a forma do pulso, e, sendo assim, o ultra-som contínuo com intensidade de 0,5 Wcm^{-2} aumentou em 20% a quantidade de colágeno, ao passo que no regime pulsado o aumento foi de 30 %, quando irradiado com a mesma intensidade.

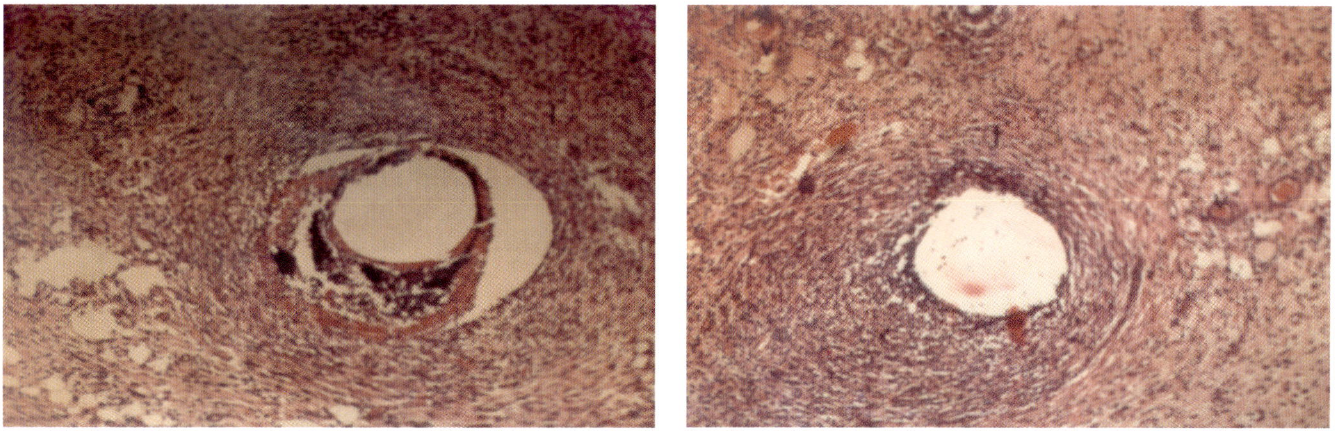

A B

FIGURA 7-12

Fotomicrografias de corte transversal da parede abdominal de ratas, incluindo um segmento do ponto de sutura. A) Amostra de animal controle, evidenciando a presença de infiltrado inflamatório extenso, além da necrose no ponto de sutura. B) Amostra de animal estimulado; observar a presença de fibroblastos jovens contornando o ponto, tendendo à formação de um granuloma de corpo estranho e à neoformação de vasos. (Dados de GUIRRO, E.C.O.; FERREIRA, A.L. e GUIRRO; R. Efeitos da Estimulação Ultra-Sônica Pulsada de Baixa Intensidade no Processo Cicatricial. Estudo Experimental em Ratos. Revista Ciência e Tecnologia, 8 (4/2):37-47, 1995.)

Szego[614] observou que o aumento na permeabilidade lisossômica conduz a uma acentuada síntese protéica. Se as membranas limitantes dessas organelas são estabilizadas com cortisol, então um tratamento subseqüente com o ultra-som não deve estimular a síntese protéica.

Fase de Remodelamento

A deposição inicial de fibras colágenas em resposta à lesão tecidual ocorreu aparentemente ao acaso. Durante a remodelação, um processo que pode levar meses, o arranjo e o tipo de colágeno são mudados. O colágeno do tipo III é substituído por colágeno do tipo I, em resposta ao estresse mecânico a que o tecido está submetido. A remodelação continua até que o tecido colágeno atinja características semelhantes às do tecido anterior à lesão. As características ideais do tecido antes da lesão dificilmente serão supridas pelo tecido cicatricial, que é fraco e pouco elástico em comparação ao tecido não lesado.

Experimentos utilizando o ultra-som em processos cicatriciais tardios demonstraram melhora das propriedades mecânicas desse tecido.[70] Outros trabalhos demonstraram que o tecido cicatricial pode se tornar mais resistente e mais elástico, sendo que a propriedade de resistência é atribuída ao aumento da produção de colágeno, enquanto que o aumento na elasticidade parece estar associado com a mudança na disposição das fibras colágenas, atribuídas ao seu uso.[226]

Em estudo experimental realizado por Enwemeka[211] com o ultra-som terapêutico a uma freqüência de 1 MHz sobre lesões de tendões, foi observado um significativo aumento da tensão e da capacidade de absorver energia, concluindo assim que a energia ultra-sônica acelerou o processo de cura.

A irradiação sobre osteossínteses requer alguns cuidados. Por serem confeccionadas em metal, as osteossínteses apresentam impedância acústica diferente da do osso ou dos tecidos moles, ou seja, constituem interfaces artificiais. Neste caso o efeito térmico pode ser observado devido à produção de um padrão de ondas estacionárias e à sua focalização, decorrente da reflexão, produzindo um aumento da energia ultra-sônica. Segundo Garavelo,[234] a irradiação com ultra-som nas intensidades de 1,0 a 2,5 Wcm^{-2}, com incrementos de 0,5 Wcm^{-2}, promove um aumento de temperatura nos tecidos cutâneo, muscular e ósseo, bem como na placa metálica implantada nos primeiros cinco minutos, tendendo à estabilização após esse período. A autora relata que o aumento de temperatura não excedeu os 3°C, em média, em nenhuma das aplicações. Mesmo com um pequeno aumento da temperatura, o resultado da microscopia revelou necrose de coagulação na epiderme, derme, subcutâneo e no músculo esquelético, talvez decorrente das altas intensidades aplicadas com conseqüente formação de ondas estacionárias, uma vez que o transdutor permaneceu parado durante a aplicação.

Para a maioria dos profissionais clínicos a aplicação do ultra-som sobre as epífises de crescimento dos ossos longos é considerada contra-indicação. Para Pessina,[523] não há na literatura trabalho experimental ou clínico que tenha demonstrado efeito lesivo ou benéfico dessa modalidade de energia na cartilagem de crescimento. Visando esclarecer essa dúvida, a autora desenvolveu um extenso trabalho onde analisou de forma qualitativa e quantitativa a cartilagem da epífise de crescimento proximal de coelhos jovens. O protocolo utilizado foi o ultra-som pulsado (2:8) de 1 MHz, com intensidade de 0,535 Wcm^{-2} por 10 dias, utilizando-se o membro contralateral para controle. Com a microscopia de luz foram analisadas as características morfológicas, a disposição das camadas e as características da substância intercelular. A fluorescência óssea também foi utilizada para quantificar a neoformação óssea, além da morfometria microscópica da área total, espessura e contagem de células correspondentes a cada camada da placa de crescimento e morfometria macroscópica. Os resultados demonstraram que não houve nenhuma alteração entre o lado tratado e o não tratado para quaisquer que fossem os parâmetros analisados.

FONOFORESE

Fonoforese ou sonoforese é um termo que descreve a habilidade do ultra-som em incrementar a penetração de agentes farmacologicamente ativos através da pele.[665]

Trata-se de uma eficiente alternativa de transporte de substâncias além da utilização medicamentosa via oral, ou injeções intradérmicas.[470]

Recentemente, o transporte de substâncias mediado por ultra-som é tido como um método eficiente de administração localizada de drogas, genes e outros compostos através de células e tecidos.[410] Há várias evidências de que o ultra-som possa promover a penetração de substâncias químicas, uma vez que o feixe ultra-sônico é capaz de alterar os potenciais de membrana. Lota & Darling[412] observaram um aumento da condutância da membrana ao potássio. Efeitos semelhantes foram mostrados na pele de rã por Coble & Dunn[131] e no músculo cardíaco.[479,480]

Existem várias vantagens na utilização dessa modalidade de tratamento, entre elas a ação localizada da droga, com conseqüente ausência de efeitos colaterais decorrente de ações sistêmicas, caso a droga não tenha este tipo de ação.[98,124] Outra vantagem dessa forma de tratamento é a somatória dos efeitos inerentes ao ultra-som associados aos efeitos da droga.[107] A técnica apresenta ainda a vantagem de que o medicamento a ser introduzido não necessita ter carga elétrica, isto é, ser polarizado. A utilização da onda ultra-sônica para a penetração de drogas através da pele pressupõe a utilização do pulso contínuo.

Saad[560] e Underwood[640] sugerem que o ultra-som ativa, potencializa ou aumenta a efetividade de alguns fármacos. Na mesma linha de raciocínio, diversos autores investigaram o ultra-som como um potencial facilitador na transferência e absorção de drogas.[570,618]

Vários tipos de drogas, como corticóides e antiinflamatórios, têm sido administrados via fonoforese.[126,688] A habilidade do ultra-som em promover a penetração de lidocaína no músculo quadríceps femoral de coelhos já havia sido documentada desde a década de 1960. Nesta linha, a efetividade da fonoforese com salicilatos a 10% foi comprovada em estudos clínicos.[126]

Griffin *et al.*[260] utilizaram a fonoforese nas mais diversas patologias com um estudo duplo-cego, valendo-se de um placebo, contrastando com a utilização de hidrocortisona. Em 68% dos casos tratados com hidrocortisona e ultra-som, houve marcado decréscimo da dor e aumento da amplitude de movimento do segmento em questão, sendo que nos casos tratados com placebo, apenas 28% apresentaram quadro semelhante.

O efeito da fonoforese com papaína e dimethyl sulfoxido (DMSO) sobre ferimentos purulentos de um pequeno grupo de pacientes apresentou resultados satisfatórios, uma vez que o tempo de regeneração tecidual foi duas vezes menor no grupo tratado.[438]

Numerosos estudos de laboratórios têm investigado a possibilidade da utilização do ultra-som em associação a drogas no tratamento do câncer.[413,630] Dentro da mesma linha de pesquisa, foi analisada a ação do ultra-som com citotoxinas quimioterapêuticas[370,561] e agentes não-tóxicos associados ao ultra-som em terapias de tumores *in vivo*.[326,346,639]

A cavitação ultra-sônica é tida como responsável pela permeabilização de células e tecidos de interesse para aplicações farmacêuticas.[42,610] O aumento da permeabilidade de membrana promovida pelo ultra-som é o fator que torna possível a maior penetração de fármacos no organismo.[315]

Diante do fato de que o *S. aureus* e a *E. coli* são reconhecidamente agentes infecciosos de grande importância nas úlceras de decúbito, Guirro[265] procurou elucidar os bioefeitos induzidos pelo ultra-som terapêutico em ambas as bactérias *in vitro*, em diferentes intensidades (0,5 e 0,8 Wcm^{-2}) e freqüências (1 e 3 MHz) da onda ultra-sônica contínua, em diferentes tempos (5 e 15 minutos). A autora concluiu que a ação do ultra-som é dependente dos vários parâmetros físicos controlados no presente experimento. Quando o ultra-som foi associado às drogas as quais as bactérias eram resistentes (tetraciclina ou ácido nalidíxico), foi observada uma grande inibição da proliferação bacteriana, justificada pela penetração da droga auxiliada pela radiação ultra-sônica.

Poucos produtos apresentam as características apropriadas para a fonoforese, sendo os géis o tipo mais apropriado de formulação para essa terapia.[60,61] Os achados desses estudos indicam que existe grande variação nos coeficientes de transmissão nas diferentes preparações farmacológicas tópicas. Embora cientificamente não comprovado, parece lógico que somente alguns produtos com boas características de transmissão ultra-sônica possuem condições físicas ótimas necessárias para a fonoforese, sendo que as preparações tópicas com baixo índice de transmissão podem diminuir a efetividade da terapia ultra-sônica. Os autores mediram o coeficiente de transmissão da energia ultra-sônica em um modelo experimental no qual a formulação farmacológica era interposta entre o transdutor e a superfície de medição, sendo os dados apresentados na Tabela 7-5.

TABELA 7-5

PORCENTAGEM DE TRANSMISSÃO DA ENERGIA ULTRA-SÔNICA PARA DIFERENTES PRODUTOS A DIFERENTES FREQÜÊNCIAS.

Produto	Princípio Ativo	% de Transmissão Relativa à Água		
		0,75 MHz	1,5 MHz	3,0 MHz
Feldene Gel	Piroxican	74,67 ± 5,33	108,00 ± 2,67	108,00 ± 5,33
EMLA Creme	Lidocaína	83,47 ± 0,57	90,40 ± 0,16	94,53 ± 1,27
Intralgin Gel	Benzocaína	87,33 ± 0,29	11,40 ± 0,54	120,27 ± 0,50
Xilocaína Unguento	Lidocaína	1,73 ± 0,26	2,00 ± 0,00	0,00 ± 0,00
Stiedex Creme	Dexametazona	11,07 ± 0,33	1,87 ± 0,57	11,47 ± 1,75
Dipresone Creme	Betametazona	1,47 ± 0,44	11,07 ± 0,95	14,67 ± 0,59

(Dados resumidos de BENSON e McELNAY. Transmission of Ultrasound Energy Through Topical Pharmaceutical Products. Physiotherapy, 74:587-589, 1988.)

Pelos dados expostos podemos observar de imediato que as formulações na forma de gel apresentam uma porcentagem de transmissão maior do que na forma de creme ou unguento. Outro ponto de destaque é a freqüência do ultra-som utilizado, que apresentou, em todas as formulações, um maior índice de transmissão para as freqüências maiores.

Griffin *et al.*[260] utilizaram a fonoforese nas mais diversas patologias, com uma técnica placebo e a outra utilizando hidrocortisona. Em 68% dos casos tratados com hidrocortisona, houve marcado decréscimo da dor e aumento da amplitude de movimento do segmento em questão, sendo que nos casos tratados com placebo apenas 28% mostraram quadro semelhante.

Em seu artigo de revisão sobre fonoforese Byl[107] relata que 75% dos resultados obtidos nas pesquisas demonstram a efetividade do método. Alguns estudos cujos resultados são considerados desfavoráveis devem ser analisados com muito critério, uma vez que as metodologias não estão de acordo com as normas que regem a investigação científica, como: ausência de controle, falta de calibração do equipamento, falta de observação sobre a transmissibilidade da droga etc.

Na área de dermatologia a fonoforese é utilizada principalmente com enzimas de difusão. Neste caso a dose deve ser cuidadosamente selecionada uma vez que as enzimas se desnaturam em temperaturas acima do limite suportável.

É por meio do aumento da permeabilidade promovido pelo ultra-som que se torna possível a maior penetração de fármacos no organismo.[315]

Contra-indicações

- Sobre o útero gravídico – em virtude da possibilidade de cavitação no líquido amniótico e da ocorrência de malformações no feto.
- Diretamente sobre o coração – pela possibilidade de modificação no potencial de ação e de suas propriedades contráteis.
- Diretamente sobre tumores – pode-se acelerar o crescimento e/ou as metástases.
- Globo ocular – pela possibilidade de cavitação.
- Diretamente sobre endopróteses – o cimento acrílico possui um alto coeficiente de absorção e os componentes à base de polímeros poderiam sofrer ação dos efeitos térmicos.
- Diretamente sobre implantes metálicos – pela existência de interfaces, as quais poderão aumentar o índice de reflexão do feixe ultra-sônico.
- Processos infecciosos – pelo risco de disseminação.
- Tromboflebites e varizes – pela deficiência circulatória e pelo risco de promover embolias.

RESUMO

As ondas ultra-sônicas são geradas por transdutores ultra-sônicos, ou simplesmente transdutores, que convertem, no caso do ultra-som terapêutico, a energia elétrica em energia mecânica.

As relações entre as intensidades média e instantânea para o regime pulsado devem ser de domínio do usuário, e dependem dos ciclos de recorte.

A propagação da energia ultra-sônica nos tecidos biológicos depende principalmente de dois fatores: características de absorção dos tecidos e reflexão da energia ultra-sônica nas interfaces teciduais de diferentes impedâncias acústicas.

O usuário dos equipamentos de ultra-som terapêutico tem de saber que um transdutor com área de acoplamento maior (face metálica) não tem necessariamente uma ERA maior.

A intensidade é definida como a quantidade de energia que passa pela unidade de área na unidade de tempo. Apesar da simplicidade e da fácil execução do teste de cavitação, a grande maioria dos usuários do ultra-som terapêutico não o utiliza como rotina.

Tornou-se convenção agrupar os efeitos celulares do ultra-som nas categorias térmicas e mecânicas. A taxa de absorção aumenta exponencialmente com a freqüência do ultra-som.

Muitos efeitos do ultra-som são permeados pelo incremento da difusão de substâncias através de membranas. A permeabilidade das membranas biológicas é alterada não somente pelo efeito de aquecimento da energia ultra-sônica, mas também por efeitos não-térmicos ocorridos durante a exposição à onda ultra-sônica, os quais aceleram a velocidade de difusão dos íons.

No caso específico do ultra-som, a energia mecânica seria a fonte estimuladora do aparecimento de campos elétricos no tecido ósseo, dada a propriedade piezoelétrica por ele apresentada. Existem evidências da estimulação da síntese protéica induzida pelo ultra-som.

A utilização da onda ultra-sônica para a penetração de drogas através da pele pressupõe a utilização do pulso contínuo.

8

Laser

Palavras-Chave

Laser
Variáveis Físicas
Interações Biológicas
Efeitos Terapêuticos
Densidade de Energia
Profundidade de Penetração
Contra-Indicações

Laser é a abreviação da expressão inglesa *Light Amplification by Stimulated Emission of Radiation*, que significa amplificação de luz por emissão estimulada da radiação. A geração da onda eletromagnética depende da excitação dos elementos constituintes do material (sólido, líquido ou gasoso) por uma corrente elétrica, proporcionando a emissão de fótons idênticos, os quais amplificam a emissão da radiação.

Para entender a interação de qualquer radiação com o tecido biológico é necessário em primeiro lugar conhecer a natureza física da radiação e secundariamente a natureza biofísica do meio incidente. Nosso organismo está submetido a vários níveis de radiação provenientes da atmosfera, porém nem todas são prejudiciais em níveis de exposição normal.

A incorporação do *laser* como instrumento terapêutico tem sido acompanhada, em nosso meio, de pouca comprovação experimental, o que gera de um lado incertezas quanto às suas reais ações e de outro atribuições não pertinentes a essa forma de radiação. O *laser* é uma emissão de luz coerente, monocromática, com grande concentração de energia, capaz de provocar alterações físicas e biológicas.

A monocromaticidade se dá porque a luz emitida possui um único comprimento de onda que oscila na mesma freqüência e conseqüentemente apresenta uma única cor, diferentemente da luz branca que é formada pela composição de várias cores, onde cada cor corresponde a uma freqüência determinada. A coerência da emissão se dá devido ao alinhamento das ondas eletromagnéticas no tempo e no espaço. A direcionalidade dos fótons em um só sentido e a coerência de emissão é que possibilitam a elevada concentração de energia, base para a utilização da radiação *laser* como instrumento terapêutico ou cirúrgico.[135]

Os trabalhos de Karu[339] tentam demonstrar que a fotoestimulação promovida pela radiação *laser* depende fundamentalmente da monocromaticidade da emissão, observando diversos efeitos em função do comprimento de onda e da dose utilizada.

Não existem fundamentos físicos para concluir que os efeitos observados são devidos à coerência da radiação.[135] A influência das radiações luminosas, coerentes ou não, sobre os componentes biológicos atestam que a coerência pouco interfere nos resultados.

O *laser* de baixa potência tem sido usado desde o final da década de 1960, sendo a sua potência de radiação tão baixa (2 a 30 mW) que os efeitos biológicos ocorrem devido aos efeitos diretos da irradiação e não como resultado do aquecimento. O seu poder de penetração não vai além de poucos milímetros, sendo que a sua energia é absorvida nos diferentes estratos da pele. As diferenças entre os equipamentos de *laser* terapêutico e cirúrgico são várias. Além dos diferentes comprimentos de onda, os quais determinam a sua profundidade de penetração, a potência é um dos fatores que caracterizam a sua indicação, sendo necessária a potência de 1 a 5 W para a vaporização dos tecidos superficiais, de 5 a 20 W para incisões superficiais e de 20 a 100 W para incisões profundas.[638]

Os efeitos não-térmicos produzidos pela radiação de baixa potência são amplamente discutidos,[134] pois de certo modo não são conhecidos todos os mecanismos nem todos os elementos que participam da conversão da energia luminosa em energia bioquímica, capaz de gerar processos tão distintos como o analgésico ou o bioestimulante.

As respostas desencadeadas pela radiação *laser* nos tecidos biológicos estão relacionadas com o comprimento de onda, o regime de pulso e o nível de energia depositado, os quais vão desde os efeitos bioestimulantes até os cirúrgicos (Tabela 8-1).

Os elementos geradores da radiação *laser* podem ser agrupados em três grandes categorias: cristais, semicondutores ou gases. Apesar dos diferentes estados da matéria, o princípio é o mesmo para todos.

Os equipamentos mais utilizados na prática fisioterapêutica até o momento são os de Hélio-Neônio (HeNe) e Arseneto de Gálio (AsGa). Recentemente foram lançados no mercado nacional os de Alumínio-Gálio-Indio-Fósforo (AlGaInP) e Arseneto-Gálio-Alumínio (AsGaAl), os quais possuem características específicas, segundo a Tabela 8-2. Uma das vantagens dos equipamentos de AlGaInP e os de AsGaAl está fundamentada na potência média emitida (30 mW), a qual é muito superior ao do HeNe (2mW) ou mesmo do AsGa. A outra vantagem é decorrente do fato do material gerador (semicondutores) estar na forma de um diodo, o qual facilita o projeto do aparelho, bem como a sua utilização, em relação ao de HeNe, já que não há necessidade da fibra óptica. Várias empresas fabricantes de *laser* de baixa potência já lançaram novos equipamentos com potência média de 30 mW no mercado nacional. O espectro eletromagnético, incluindo os comprimentos de onda dos *lasers* terapêuticos, está apre-

TABELA 8-1

DISTRIBUIÇÃO DOS DIFERENTES EQUIPAMENTOS COM OS SEUS RESPECTIVOS COMPRIMENTOS DE ONDA, REGIMES DE PULSO E AÇÕES.

MATERIAL	COMPRIMENTO DE ONDA	REGIME DE PULSO	INDICAÇÃO
CRISTAIS			
• **Rubi**	694 nm	P/C	remoção de tatuagem e pêlos
• **Alexandrite**	755 nm	P	remoção de pêlos
• **Neodímio-YAG**	1064 nm	P	coagulação de tumores
• **Hólmio-YAG**	2130 nm	P	endodontia
• **Érbio-YAG**	2940 nm	P	peeling
SEMICONDUTORES			
• **AlGaInP**	630 – 685 nm	C	bioestimulante
• **AsGaAl**	780 – 870 nm	C	bioestimulante
• **AsGa**	904 nm	P	bioestimulante
GASES			
• **Exímeros**	193, 248, 308 nm	P	cirurgia vascular e oftálmica
• **Argon**	350 – 514 nm	C	cirurgia oftálmica e dermatológica
• **Vapor de Cobre**	578 nm	P/C	cirurgia dermatológica
• **HeNe**	632,8 nm	C	bioestimulante
• **CO_2**	10600 nm	P/C	cirurgia dermatológica

P – pulsado e C – contínuo

(Dados de TUNER, J.; HODE, L. Low Level Laser Therapy. Clinical Practice and Scientific Background. Prima Books, Suécia, 1999).

sentado na Figura 8-1, o qual vai desde o infravermelho até o ultravioleta, passando pela luz visível. Na mesma figura, destaca-se a característica ionizante da radiação ultravioleta C.

TABELA 8-2

CARACTERÍSTICAS FÍSICAS DOS DIFERENTES EQUIPAMENTOS DE *LASER* DE BAIXA POTÊNCIA.

Tipo de *Laser*	Comprimento de Onda	Forma de Onda	Feixe	Potência de Pico
HeNe	632,8 nm	contínua	visível	2 a 10 mW
AsGa	904,0 nm	pulsada	não visível	15 a 30 W
AlGaInP	670,0 nm	contínua	visível	15 a 30 mW
AsGaAl	830,0 nm	contínua	não visível	30 mW

São vários os autores que relacionam a profundidade da radiação *laser* com os tecidos biológicos. Todos são unânimes em afirmar que os estratos biológicos são uma grande barreira à penetração da radiação óptica.[170,421533,562] Em relação às diferentes profundidades, cabe ressaltar que diferentes estudos relacionam a profundidade de penetração com diferentes porcentagens de energia. A radiação *laser* pode atingir entre 9,7 – 14,2 mm com 1% da energia incidente.[170]

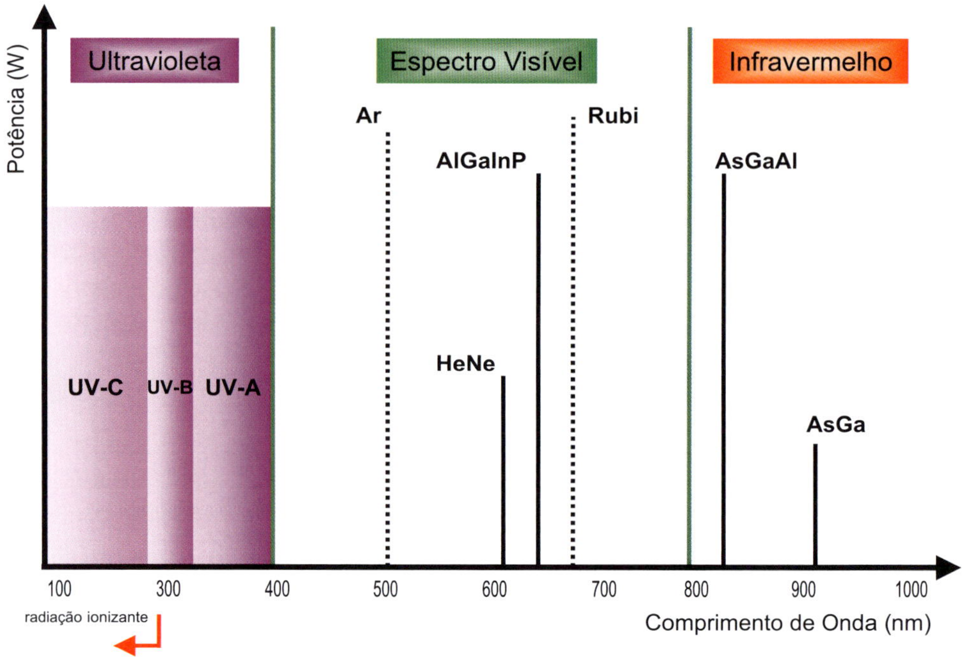

FIGURA 8-1

Diagrama dos diferentes comprimentos de onda eletromagnética. Lasers cirúrgicos (.....) e terapêuticos (___). (Dados modificados de TUNER, J.; HODE, L. Low Level Laser Therapy. Clinical Practice and Scientific Background. Prima Books, Suécia, 1999.)

Devido à complexa estrutura dos estratos cutâneos, há uma grande dificuldade na quantificação tanto da absorção quanto da penetração da radiação *laser*. São quatro os processos que podem estar presentes nos diferentes segmentos cutâneos: a reflexão, a absorção, a transmissão e a difusão (Figura 8-2). A pele absorve cerca de 50% do *laser* incidente a cada 0,4 – 1,0 mm de tecido.[517]

As aplicações da radiação *laser*, em geral, realizam-se sobre a pele, a qual apresenta uma capacidade de reflexão e um coeficiente de absorção específicos para os diferentes comprimentos de onda. Analisando os dados da Tabela 8-3 pode-se observar que

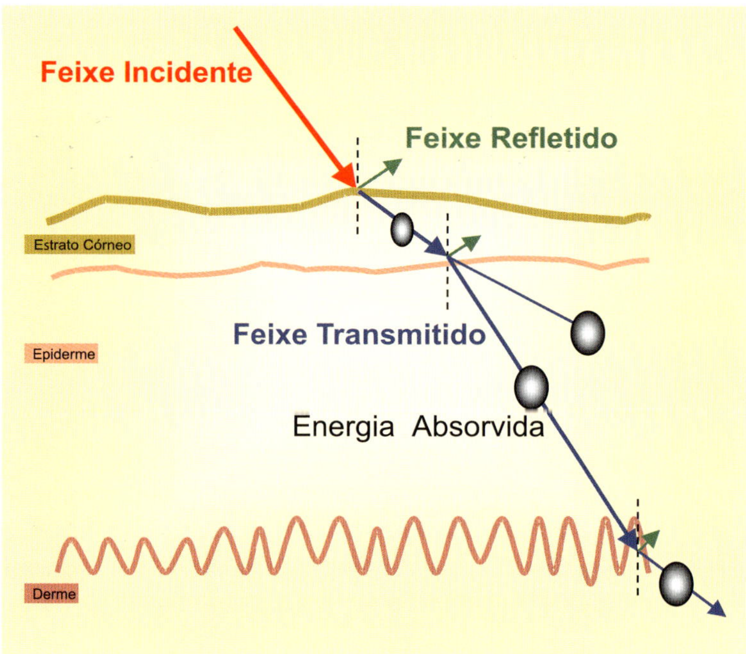

FIGURA 8-2

Esquema representativo do comportamento de um feixe de ondas nos diferentes estratos. (Reproduzido com modificações de GONZÁLEZ, M.V.; CRUANAS, J.C. Comportamiento de la luz en la interaccion con los tejidos, en especial el laser de baja potencia. Enero, Bol. 15-16, 1988.)

a penetração da radiação *Laser* será tanto maior quanto maior for o comprimento de onda. Com isto podemos concluir que o *laser* de AsGa (904 nm) apresenta um poder de penetração maior (próximo de 1,0 mm de profundidade com 50% da radiação incidente), quando comparado com o *laser* de HeNe (632,8 nm), aproximadamente 0,40 mm. Apesar da vantagem de maior penetração, o *laser* de AsGa apresenta a desvantagem de emitir radiação somente no regime pulsado, o que diminui em muito a energia depositada e, por causa disso, atualmente tem-se dado preferência aos equipamentos de emissão contínua.

TABELA 8-3

PORCENTAGEM DA DENSIDADE INCIDENTE A DIFERENTES PROFUNDIDADES DE PENETRAÇÃO DA RADIAÇÃO COM DIFERENTES COMPRIMENTOS DE ONDA NA PELE DE INDIVÍDUOS CAUCASIANOS.

Comprimento de Onda (nm)	Porcentagem da Energia Incidente 50%	37%	10%	1%
	PROFUNDIDADE DE PENETRAÇÃO (μm)			
250	1,4	2,0	4,6	9,2
350	40,0	60,0	140,0	280,0
450	100,0	150,0	345,0	690,0
600	380,0	550,0	1270,0	2540,0
700	520,0	750,0	1730,0	3460,0
800	830,0	1200,0	2760,0	5520,0
1000	1100,0	1600,0	3680,0	7360,0

(Dados modificados de PARRISH, J.A.; ANDERSON, R.R. Considerations of Selectivity in LaserTherapy. In Cutaneous Laser Therapy: Principles and Methods. Ed K.A. Arndt – J. J. Wiley & Sons Ltda., Londres, 41-52, 1983.)

Vários autores[86,134,517] relatam que a profundidade de penetração da radiação *laser* é de poucos milímetros e que a absorção desta se dá em nível superficial. Então, para se explicar os efeitos à distância, foram criadas várias teorias.

Colls[134] ilustra em seu artigo uma tabela com as diferentes formas de radiação e suas respectivas variáveis físicas, com a classificação das radiações em ionizantes, de excitação eletrônica e de vibração molecular, segundo os seus níveis de energia. Segundo o autor, quando os níveis de energia dos quantuns sobrepassa os 4 eletro-volts (ev) pode-se levar à ruptura das ligações químicas dos compostos de carbono, hidrogênio ou nitrogênio, onde as forças de união são inferiores a 4 ev. Neste caso há o efeito acumulativo da radiação. Porém, quando a radiação possui níveis de energia entre 1 e 4 ev, não é possível produzir tal ruptura, e sim um desprendimento dos elétrons, excitação eletrônica, que cessa imediatamente com o término da irradiação. Os elétrons desprendidos voltam ao seu estado estável de origem sem a possibilidade de apresentar efeitos acumulativos. As radiações com níveis energéticos inferiores a 1 ev promovem um efeito de vibração molecular com grande capacidade de penetração, provocando um aumento de temperatura (Tabela 8-4). As radiações *laser* atualmente utilizadas na prática clínica promovem somente uma excitação eletrônica, uma vez que o seu nível energético está abaixo de 4 ev (Tabela 8-5).

TABELA 8-4

NÍVEIS DE ENERGIA NECESSÁRIOS PARA PROMOVER DIFERENTES RESPOSTAS NOS TECIDOS BIOLÓGICOS.

Nível de Resposta	Nível de Energia
Vibração molecular	< 0,8 ev
Excitação do elétron	1,0 a 4,0 ev
Ionização	> 6,0 ev

(Dados de ANDERSON, R.; PARRICHI, J. Considerations of Selectives in Lasertherapy, in CUTANEOUS LASER THERAPY PRINCIPLES AND METHODS. ARNDT, K.A. (ed) John Wiley and Son 27d. Nova York, 41-52, 1983.)

TABELA 8-5

NÍVEIS DE ENERGIA DOS DIFERENTES RECURSOS TERAPÊUTICOS.

Recursos Terapêuticos	Nível de Energia
Infravermelho	0,0012 ev
***Laser* AsGa**	1,37 ev
***Laser* HeNe**	1,94 ev
Ultravioleta C	6,0 ev

(Dados de COLLS, J. Enfoque Conceptual de Radiaciones Eletromagnéticas. Boletim do CDL, nº 15-16, p 1-5, 1988.)

Reflexão: Pode ocorrer na interface entre os diferentes estratos, devido à diferença do índice de reflexão dos mesmos.

Absorção: Iniciará um processo bioquímico ou bioelétrico. A absorção da radiação pelos diferentes tecidos dependerá do *laser* utilizado, uma vez que cada tecido absorve diferentes comprimentos de onda. Isso ocorre porque cada comprimento de onda possui um fototropismo positivo para determinados tecidos. Assim, o *laser* de HeNe é absorvido por tecidos preferencialmente vermelhos e o de AsGa por tecidos preferencialmente brancos e translúcidos.

Transmissão: É o percurso da radiação nos diferentes estratos.

Difusão: Ocorre em parte pelas moléculas, fibras ou células no interior dos estratos. É dependente das dimensões das partículas que formam o estrato em relação com o comprimento da onda em que se emite a radiação.

Embora a radiação *laser* de baixa potência não tenha a capacidade ionizante, isto é, não rompe ligações químicas, a sua propriedade de indução fotobiológica é capaz de provocar alterações bioquímicas, bioelétricas e bioenergéticas nas células.

EFEITO BIOQUÍMICO

A energia absorvida pode atuar de duas maneiras: estimulando a liberação de substâncias pré-formadas, como a histamina, serotonina, bradicinina ou modificando as reações enzimáticas normais, tanto no sentido de excitação como de inibição. Por outro lado, inúmeras investigações têm confirmado que a radiação *laser* exerce um estímulo na produção de ATP no interior das células, originando e promovendo a aceleração das mitoses,[518] podendo também aumentar o AMPc.[338]

O efeito bioquímico, em alguns casos, interfere na produção de certas substâncias, como por exemplo as prostaglandinas. É um mecanismo bastante similar a inibição produzida por outros antiinflamatórios.[135] A produção hormonal também pode ser alterada pela radiação *laser*, sendo observado um aumento na liberação de T_3 e T_4 em ratas obesas,[171] bem como o aumento da atividade da parótida. Com relação à analgesia, ela pode ser explicada em parte pela liberação de β endorfina e serotonina.[58] Finalmente, dentro dos efeitos bioquímicos, deve-se incluir a ação fibrinolítica.

EFEITO BIOELÉTRICO

São várias as respostas decorrentes da alteração do potencial elétrico. Como efeito principal está a normalização do potencial da membrana, atuando como um fator de equilíbrio da atividade funcional celular.

Passarela *et al.*[518] relatam a geração de potenciais eletroquímicos após a irradiação com *laser* de baixa potência. Estes potenciais seriam responsáveis, por exemplo, pela normalização da atividade das membranas.

EFEITO BIOENERGÉTICO

Neste contexto é citada a teoria do bioplasma, na qual não há conclusões unânimes nem conclusivas.

A justificativa da ação do *laser* sobre os tecidos biológicos tem sido, recentemente, dirigida para o estudo das células ou substâncias que respondem a essa forma de radiação. O estudo dos fotorreceptores tem direcionado as pesquisas nas últimas décadas. Eles podem ser divididos em primários (substâncias fotorreativas) e secundários (estruturas que respondem ao campo eletromagnético).[122]

As respostas decorrentes da irradiação *laser* podem ser classificadas em primárias e secundárias. Os efeitos primários podem ser definidos como sendo as respostas celulares decorrentes da absorção da energia e os secundários as alterações fisiológicas que não afetam somente a unidade celular, mas sim toda a série de tecido.

Diferentes trabalhos mencionam os efeitos secundários relacionados à reparação tecidual; alguns desses efeitos são:[2,117,212,232,403,420,513,638]

- aumento do tecido de granulação;
- regeneração de fibras nervosas;
- neoformação de vasos sangüíneos e regeneração dos linfáticos;
- aumento do colágeno após irradiação, das ligações cruzadas do colágeno e da tensão de ruptura;
- aceleração do processo de cicatrização;
- incremento da atividade fagocitária dos linfócitos e macrófagos. Nos vários estudos que analisaram as respostas celulares e teciduais frente à estimulação *laser* de

baixa potência há referências à proliferação dos fibroblastos e aumento da produção de colágeno.[2,87]

A ação biológica do *laser* no reparo tecidual está bem documentada, sendo atribuída a essa modalidade energética efeitos como: aumento na tensão de ruptura de cicatrizes,[420] modificação da motricidade do sistema linfático e no edema,[403] bem como resultados animadores em cicatrizes eritematosas, hipertróficas e pigmentadas.[169]

O experimento realizado por Parizotto[513] sobre o processo de reparação tecidual após irradiação por *laser* de HeNe demonstrou que houve um aumento na quantidade de pontes de hidrogênio formadas na molécula de colágeno, além da melhor organização da estrutura fibrilar e molecular do colágeno.

Ao incidir um feixe de luz em qualquer superfície, é produzido necessariamente um processo de reflexão que será variável segundo o seu ângulo de incidência e o estado da superfície em que este incide. Se aplicarmos sobre a pele pomadas, líquidos ou simplesmente não eliminarmos sua própria secreção sebácea, todos estes elementos formarão uma barreira que irá incrementar a reflexão de qualquer feixe luminoso acima de seu nível de reflexão normal. A eliminação da secreção sebácea assim como a incidência perpendicular da irradiação aumentam a quantidade de energia absorvida. Anderson & Parrichi[23] demonstraram que os valores da reflexão promovida por um feixe totalmente perpendicular e dirigido para a pele isenta de oleosidade equivale de 4 a 7% da radiação incidente.

A radiação incidente no globo ocular pode ser absorvida pela retina causando cegueira. Os danos causados na retina são variáveis, segundo a energia absorvida e a duração da exposição, acarretando uma perda de visão permanente ou temporária. Se a região lesada for a fóvea, zona de acuidade visual máxima da retina, a perda da visão útil será praticamente total. Uma lesão fora da fóvea afetará parcialmente a visão. Segundo Dzinic[204] a radiação produzida pelo *laser* de HeNe não é absorvida pelo cristalino, incidindo totalmente na retina. Os limites seguros para os comprimentos de onda de 632,8 e 904 nm são de 10 mJ/cm^2 e de 800 mJ/cm^2, respectivamente.[320,588]

A classe de risco para os equipamentos de *laser* terapêutico – bioestimulante – é 3B, dentro de uma escala que varia de 1 a 4, a qual pode proporcionar certo risco para os olhos. A faixa do espectro eletromagnético que pode desenvolver algum grau de lesão aos olhos, dependendo da energia irradiada, está entre 400 e 1400 nm, e envolve todos os equipamentos de baixa potência.[638] Por essa razão, o uso de óculos protetores passa a ser obrigatório tanto para o terapeuta quanto para o paciente, os quais devem possuir lentes que restrinjam a passagem de determinado comprimento de onda. Nesse sentido, a lente funcionaria como um filtro. O profissional deve estar atento para o comprimento de onda gerado pelo equipamento e aquele bloqueado pelos óculos, uma vez que, geralmente, as lentes filtram somente um comprimento de onda. Como exemplo, um filtro específico para o *laser* de AsGa (904 nm) não deve ser utilizado pelo HeNe (632,8 nm), já que os diferentes equipamentos geram radiações em diferentes comprimentos de onda.

Para se ter a certeza de que os óculos utilizados na aplicação de determinado *laser* estão cumprindo o seu papel de bloquear a radiação, o profissional deve testá-los. Nos casos onde a radiação é visível (HeNe e AlGaInP), basta posicionar a lente do óculos entre o emissor do feixe e um anteparo (Figura 8-3). Nos outros casos (AsGa e AsGaAl), onde o feixe não é visível, a lente dos óculos deve ser posicionada entre o emissor e o sensor do painel do equipamento. Nos dois casos, o feixe não deve atingir o anteparo nem tampouco o sensor do painel, indicando a sua presença com *bip* sonoro ou mensagem no *display*, dependendo da marca ou modelo do equipamento.

O risco de qualquer intercorrência com o uso do *laser* pode ser minimizado com a adoção de procedimentos simples:

- O terapeuta deve posicionar o emissor a 90° em relação à superfície a ser irradiada, minimizando assim o índice de reflexão.
- Durante a irradiação, nem o terapeuta nem o paciente devem direcionar o campo de visão para o local de aplicação.
- Quanto maior o contato entre o emissor e a pele, menor a reflexão.
- O terapeuta pode envolver a área que está sendo irradiada com as mãos, minimizando assim o espalhamento do feixe.
- As indústrias poderiam melhorar os seus equipamentos, no sentido de aumentar a proteção dos usuários.

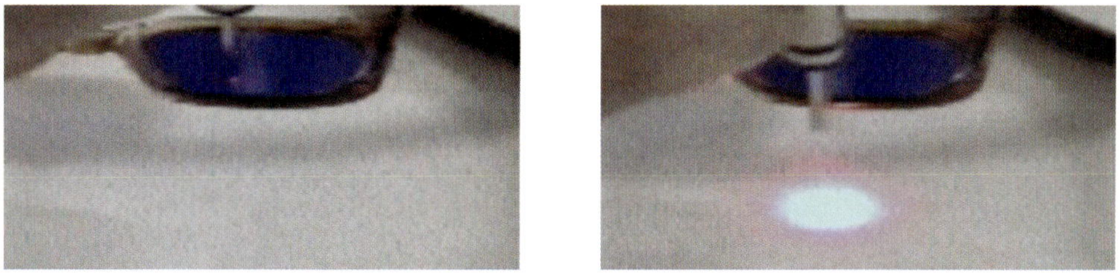

A B

FIGURA 8-3

Teste para avaliar a efetividade dos óculos de proteção. A lente tem de filtrar toda a irradiação incidente. A) O posicionamento do emissor sobre a lente não deve permitir a transmissão do laser e B) o feixe do laser torna-se visível (HeNe e AlGaInP) quando irradiado diretamente sobre um anteparo.

Sabemos que o principal fator na obtenção de um bom resultado terapêutico é o correto diagnóstico aliado à escolha do melhor recurso para a terapia em questão. Segundo alguns autores, para se obter bons resultados dentro da laserterapia é necessário o conhecimento das seguintes variáveis:

- densidade energética,
- reação fotobiológica,
- número e freqüência das sessões e
- forma de depositar a energia.

DENSIDADE ENERGÉTICA

É a relação entre a energia e a área, expressa em joules por centímetro quadrado (J/cm^2). Alguns autores preconizam que a densidade de energia a ser depositada deve situar-se entre 1 a 6 J/cm². Alguns fatores podem interferir na densidade de energia depositada.

Ação antiinflamatória.......	1 a 3 J/cm ^{2}
Ação circulatória..............	1 a 3 J/cm ^{2}
Ação antálgica.................	2 a 4 J/cm ^{2}
Ação regenerativa...........	3 a 6 J/cm ^{2}

Alguns equipamentos são dotados de aplicadores com fibra óptica, a qual proporciona uma maior comodidade para o terapeuta durante a aplicação. Deve-se lembrar que a quantidade de radiação emitida é menor do que a produzida no tubo óptico, decorrente da perda de aproximadamente 30% na transmissão da radiação *laser* pela fibra. Nesses casos, deve-se consultar o manual do fabricante quanto à necessidade de correção dessa perda no painel do equipamento, para garantir que a dose selecionada no aparelho seja a que efetivamente está sendo emitida. Outro fator que pode proporcionar a diminuição da energia incidente no tecido é a divergência do feixe. Divergências superiores a 10° devem ser evitadas (Figura 8-4).

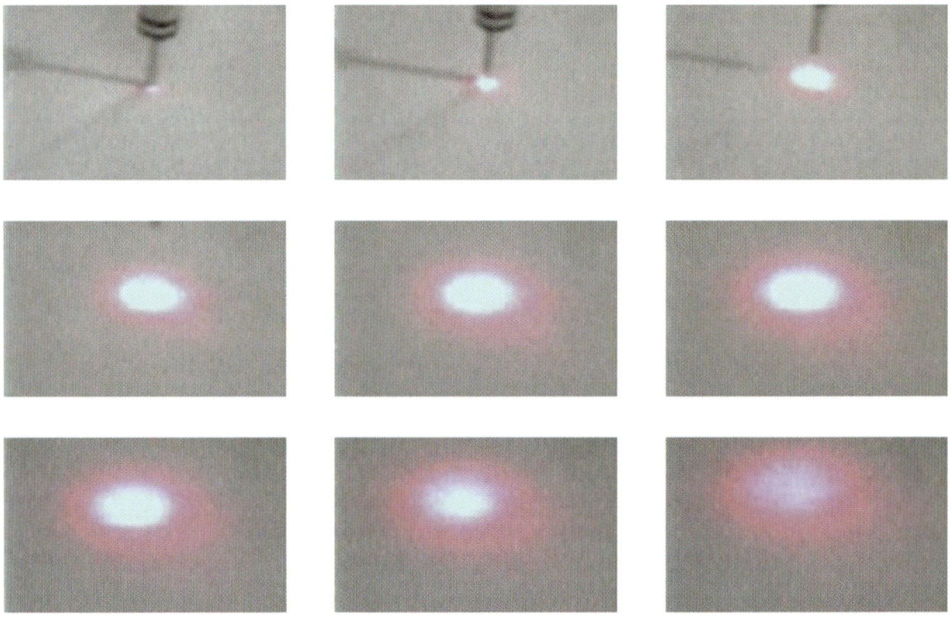

FIGURA 8-4
Grande divergência do feixe de Laser.

REAÇÃO FOTOBIOLÓGICA

É a reação de defesa do organismo frente a uma energia luminosa externa, iniciando um processo em cadeia tanto em extensão como em profundidade. Esta reação é diretamente proporcional à densidade de potência. Quanto maior for a densidade de potência maior será a reação fotobiológica e conseqüentemente maior será a ação terapêutica. Por outro lado, a radiação luminosa nos comprimentos de onda utilizados nos geradores de *laser* de baixa potência é rapidamente absorvida pela melanina na epiderme e pela hemoglobina na derme e pela água em ambas,[86] o que limita em grande parte o seu poder de penetração nos tecidos biológicos, não indo além de poucos milímetros da superfície da pele. Indivíduos com maior concentração de melanina tendem a absorver uma maior parcela da radiação *laser*, apresentando portanto uma menor penetração quando comparados aos indivíduos de pele clara.

O termo potência indica a quantidade de energia transmitida na unidade de tempo. A quantidade de energia emitida por um *laser* está diretamente relacionada com o tipo de emissão e com a potência real de saída. Todo gerador de radiação *laser* emitirá mais ou menos fótons de acordo com sua potência de emissão, sendo mais potente quanto maior for o aporte de energia por segundo. No caso do *laser* de emissão contínua a identificação se fará somente pela potência de emissão, dado suficiente para calcular a capacidade de aporte de energia por segundo. Já no *laser* de emissão pulsada, são necessários três parâmetros para se definir a quantidade de energia produzida: 1) potência de pico, 2) largura do pulso e 3) freqüência do pulso (Tabela 8-6).

TABELA 8-6

ENERGIA EMITIDA PELOS DIFERENTES EQUIPAMENTOS DE LASER.

Tipo de Laser	Forma de Emissão	Potência	Freqüência do Pulso	Largura do Pulso	Tempo de Emissão	Energia Emitida
AsGaAl	contínua	30 mW	–	–	100 s	3,0 J
AsGa	pulsada	30 W	1000 Hz	200 ns	100 s	0,6 J

Com os dados selecionados na Tabela 8-6, pode-se notar que a capacidade de emissão de energia do *laser* de AsGa é menor do que a emitida pelo *laser* de AsGaAl, mesmo apresentando uma alta potência de pico. Isso demonstra que a potência de pico não é o único fator a ser considerado nos cálculos da capacidade de aporte energético do *laser* de emissão pulsada. Portanto, deve-se conhecer os outros parâmetros (freqüência e largura de pulso) que permitirão calcular a potência média.

NÚMERO E FREQÜÊNCIA DAS SESSÕES

A bibliografia contém trabalhos em que a freqüência varia de aplicações diárias até duas aplicações semanais com um máximo de trinta aplicações. Em tratamentos prolongados em que é necessário ultrapassar as trinta aplicações, recomenda-se um intervalo de um mês para recomeçar a terapia.

FORMA DE DEPOSITAR A ENERGIA

As aplicações têm sido realizadas por meio de varreduras ou de aplicações pontuais. A varredura é indicada para os casos onde há solução de continuidade, tais como úlceras, onde o contato do emissor do *laser* pode desencadear um processo doloroso ou mesmo facilitar a contaminação dos tecidos. Ao contrário, sempre que houver integridade do tecido cutâneo a aplicação deve ser pontual, exercendo certa pressão, para possibilitar uma maior penetração da radiação eletromagnética, em função da aproximação dos tecidos e da menor absorção por parte das células sangüíneas, principalmente as hemácias.

Os estudos experimentais realizados com coelhos que apresentavam carcinoma na mucosa oral constataram que a irradiação local com *laser* conduzia a uma rápida metastatização geral, após quinze dias de irradiação.[23] Com relação a estes achados Mester[459] diz que as irradiações *laser* de baixa potência não apresentam efeito cancerígeno, mas constituem um fator pró-cancerígeno, disseminando metástases a outros órgãos.

Examinando os efeitos da radiação *laser* sobre a cicatrização de úlceras varicosas, Hilário *et al.*[305] observaram uma aceleração do processo nas úlceras irradiadas com *laser* HeNe em comparação com o tratamento convencional.

Segundo Diez De Los Rios[171] a irradiação *laser* diretamente sobre a área tireoidiana pode provocar alterações na estrutura celular e nos hormônios da mesma, registrando aumento na produção dos hormônios T_3 e T_4.

Herrero[304] destaca as ações do *laser* sobre o metabolismo bioquímico, sendo as mais importantes: ação antiinflamatória, bioestimulante ou trófica e analgésica.

A ação normalizante do *laser* se apresenta como valioso recurso nos processos inflamatórios. Atua sobre os níveis de prostaglandinas E e histamina,[459] assim como na microcirculação sangüínea[466] ou na aceleração da regeneração dos vasos linfáticos.[403]

A sua ação bioestimulante deve-se à fotossensibilidade da célula, e o efeito fotodinâmico se processa pela ativação do núcleo celular e do sistema DNA-RNA, nos quais há um aumento da síntese de frações de RNAm, que codificam diferentes proteínas.[565] A multiplicação e a maturação dos fibroblastos se intensificam, assim como a formação de fibras de colágeno. Da mesma forma, nos processos de reparação, há neoformação de vasos.

A analgesia é obtida por diversos níveis de ação. Atua inibindo a transmissão do estímulo doloroso ao intervir na mensagem elétrica em nível local,[504] aumenta a síntese de beta-endorfinas[58] e atua sobre as fibras grossas aumentando o limiar de dor.

Segundo Benedicenti[58] há a possibilidade da participação das endorfinas na analgesia proporcionada pelo *laser* em pacientes com neuralgias do trigêmio. O autor observou um aumento dos níveis de beta-endorfina no liquor após aplicação de *laser* de diodo, em relação aos níveis anteriores à estimulação. Com a administração de naloxane, um antagonista opiáceo, aos pacientes ainda sobre analgesia, observaram retorno do quadro álgico três minutos após a administração. Estes dados sugerem que a analgesia seria mediada pela liberação de peptídios opiáceos endógenos.

Foi demonstrado que o *laser* elimina áreas de espasmo muscular sensíveis à palpação profunda, com manifestação dolorosa; tais áreas, denominadas pontos-gatilho, possibilitam uma menor resistência à passagem de corrente na pele. Com a aplicação do *laser* há eliminação da dor e aumento da resistência elétrica da pele, no nível dos tecidos adjacentes, indicando a resolução das condições patológicas.[594]

Moderno *et al.*,[472] utilizando *laser* de baixa potência, irradiado diretamente sobre as gônadas de ratos, constataram a presença de natimortos na prole; um maior período, desde a união dos casais até o nascimento da prole, quando comparado com outros grupos; a presença de megalias em vários órgãos e anoftalmia bilateral em alguns animais.

Chaves *et al.*[123] observaram em ratas albinas prenhas (raça wistar) irradiadas com *laser* de baixa potência na região abdominal, concentrando-se no útero gravídico, por um período de sete dias a partir do primeiro dia de gestação, a presença de onze natimortos, sendo que um apresentou craniomegalia, em grupos experimentais de 0,5 e 5,0 J/cm^2. De um total de vinte acasalamentos, seis fêmeas não pariram, uma vez que a raça em questão dificilmente não acasala quando a fêmea está no cio, e o índice de natimortos é praticamente zero. Do grupo controle não houve registro de natimortos e, tampouco, de fêmeas que não pariram.

CUIDADOS E PRECAUÇÕES

- O ângulo de incidência deve ser sempre perpendicular à área a ser estimulada, com isso minimizando a reflexão.
- Proteção ocular do terapeuta e do paciente, devido à alta sensibilidade da retina e do globo ocular. O limite de segurança para a retina é de 0,01 J/cm^2, o que equivale a um quarto de segundo.
- Não aplicar a radiação *laser* ao redor do globo ocular ou mesmo diretamente sobre a pálpebra, porque a sua pequena espessura, de 1 a 2 mm, permite a passagem da radiação.
- Não irradiar sobre o útero gravídico ou ovário, pois os seus efeitos não estão totalmente esclarecidos no que se refere à aplicação em humanos.
- É expressamente proibida a irradiação sobre glândulas pelo risco de hiperativá-las.
- Não realizar as terapias em salas que refletem muito a luz, tampouco espelhadas.
- A irradiação *laser* sobre neoplasias é contra-indicada, bem como seu uso sobre os linfonodos ou glândulas mamárias.
- As aplicações devem realizar-se sobre a pele isenta de cremes ou mesmo da secreção sebácea, que podem ter uma atividade refletora ou efeito fotossensibilizante, no caso de cremes.
- O uso de altas doses pode promover efeitos adversos aos esperados na terapia.
- A associação do *laser* com drogas fotossensíveis deve ser evitada. Há possibilidade de se promover efeitos indesejáveis.

RESUMO

A direcionalidade dos fótons em um só sentido e a coerência de emissão é o que possibilita a elevada concentração de energia, base para a utilização da radiação *laser* como instrumento terapêutico ou cirúrgico. A fotoestimulação promovida pela radiação *laser* depende fundamentalmente da monocromaticidade da emissão, observando diversos efeitos em função do comprimento de onda e da dose utilizada.

Devido à complexa estrutura dos estratos cutâneos, há uma grande dificuldade na quantificação tanto da absorção quanto da penetração da radiação *laser*. A reflexão pode ocorrer na interface entre os diferentes estratos devido à diferença do índice de reflexão dos mesmos. A absorção da radiação pelos diferentes tecidos dependerá do *laser* utilizado, uma vez que cada tecido absorve diferentes comprimentos de onda.

São várias as respostas decorrentes da alteração do potencial elétrico desencadeado pelo *laser*. Como efeito principal está a normalização do potencial da membrana, atuando como um fator de equilíbrio da atividade funcional celular. A ação normalizante do *laser* se apresenta como valioso recurso nos processos inflamatórios. Há ainda a possibilidade da participação das endorfinas na analgesia proporcionada pelo *laser*. O seu efeito no processo cicatricial está relacionado positivamente com a produção e orientação do colágeno, aumentando assim a resistência do tecido neoformado.

A proteção ocular é obrigatória tanto para o terapeuta quanto para o paciente devido à alta sensibilidade da retina e do globo ocular. A associação do *laser* com drogas fotossensíveis deve ser evitada, assim como a irradiação sobre o útero, pois os seus efeitos não estão totalmente esclarecidos no que se refere à aplicação em humanos.

9

Actinoterapia

Palavras-Chave

Radiação Ultravioleta
Espectro Eletromagnético
Efeitos Fisiológicos
Tipos de Pele
Fator de Proteção Solar
Eritema Actínico
Filtros Solares

RADIAÇÃO ULTRAVIOLETA

A radiação ultravioleta foi descoberta por Riter e Wolorton em 1802, quando estudavam a decomposição do cloreto de prata pelo espectro solar, e perceberam que a reação ocorria também além do extremo violeta, sendo por esse motivo denominada de radiação ultravioleta.

A radiação ultravioleta (RUV) ocupa a região do espectro eletromagnético entre a luz visível e o raio X. Está compreendida entre 3.900 e 1.900 angströms (Å) aproximadamente (Figura 9-1). Apesar de constituírem apenas 10% de toda a radiação que chega à terra, são as mais perigosas à saúde humana.

Existem duas fontes básicas de radiação ultravioleta: a natural (Sol) e as artificiais (lâmpadas de quartzo).

A RUV pode ser dividida em três partes do espectro, de acordo com a distância ou proximidade do espectro de luz visível. São designadas de longas, médias ou curtas, ou pelas letras A, B ou C.[604]

A camada de ozônio atmosférica filtra toda a RUV-C e parte da RUV-B. Nesse aspecto reside a preocupação das autoridades mundiais com relação à destruição dessa camada. Essa radiação pode estar presente nas radiações emitidas por fontes artificiais.

A chegada das RUV à superfície terrestre ocorre em quantidades variáveis, dependendo não só da latitude em relação ao Equador, mas também da distância que o Sol está da Terra, do ângulo de incidência de seus raios sobre a região, da umidade, da proximidade do mar, planitude, do mês do ano, da presença ou ausência de nuvens ou poluição etc. Dessa forma, quanto menor a distância entre o Sol e a Terra, maior é a quantidade de radiação incidente.

RADIAÇÃO	ESPECTRO	SUBDIVISÃO	FREQÜÊNCIA	COMPRIMENTO DE ONDA	EFEITOS
Não Ionizante	Infravermelho		10^{13} Hz		TÉRMICO
	Luz Visível		10^{14} Hz	800 – 400 nm	LUMINOSO
	Ultravioleta	UV-A	10^{15} Hz	400 – 320 nm	FOTOQUÍMICO
		UV-B		320 – 280 nm	
		UV-C	10^{16} Hz	280 – 100 nm	
Ionizante	Raio X		10^{17} Hz		

FIGURA 9-1

Espectro eletromagnético destacando a relação entre o comprimento de onda e os efeitos desencadeados.

Em zonas tropicais, no verão, após clarear o dia, as UV-A já estão presentes em pequena quantidade, das 6h30 à 17h30, enquanto que as UV-B somente vão irradiar em porcentagem apreciável entre 9 e 15 horas, com um pico muito agressivo (eritematoso) por volta das 12 horas, quando o Sol está na vertical. As radiações infravermelhas acompanham a luz durante o dia todo.

A RUV-C ou curta (100 – 280 nm) é retida pela camada de ozônio. Se a RUV-C chegasse ao solo, acabaria com qualquer tipo de vida, pois, exercendo uma arrasadora ação germicida e bactericida, destruiria a cadeia ecológica. Essa forma de radiação é encontrada em lâmpadas germicidas e em alguns arcos de solda, mas não na luz solar que atinge a superfície da Terra.

Mesmo à sombra, a RUV-B ou média (280 – 320 nm), que é a mais enérgica, atinge as camadas mais superficiais da derme, causando uma dilatação dos capilares sangüíneos e, por isso é chamada "vermelhidão" ou eritema actínico, cuja intensidade varia de acordo com a sensibilidade individual e a duração da exposição. É também responsável pela pigmentação indireta da pele e pelo espessamento da camada córnea.

A RUV-A ou longa (320 – 400 nm), denominada região "da luz negra", menos enérgica, chega até as camadas mais profundas e estimula a produção de melanina, sendo portanto responsável pela pigmentação direta da pele (bronzeamento), não tendo poder eritematógeno (Figura 9-2). No entanto, muito próximo à melanina encontram-se as fibras elásticas e colágenas, que, uma vez atingidas, perdem as suas características normais e provocam o envelhecimento precoce da pele. Estudo mostra que a radiação UV-A pode provocar elastose prematura.[119]

A sensibilidade da pele humana à RUV varia consideravelmente em virtude da variação do estrato córneo da pele, onde a radiação é detida e convertida em comprimentos maiores, especialmente infravermelhos, que são biologicamente inespecíficos, e da quantidade de pigmentação superficial.

Após a exposição da pele aos RUV nota-se o aparecimento de um eritema, e isto se observa quando a irradiação sobrepassa o limiar específico. É denominado dose de eritema mínimo (DEM) quando o eritema se apresenta rosáceo e é anulado com uma pequena pressão sobre o mesmo.

O eritema deve-se à liberação de substâncias que por seus efeitos similares à histamina são chamadas de "histaminossimilares" ou "substância H de Lewis". A liberação desta substância leva a uma tríplice resposta que consiste na dilatação dos capilares decorrente da ação direta da substância H, na dilatação das arteríolas devido ao reflexo axônico e na exsudação de líquido nos tecidos devido a um aumento de permeabilidade dos capilares. A intensidade do eritema varia consideravelmente segundo a intensidade da radiação.

A pigmentação da pele também influencia a sensibilidade à RUV, sendo que as peles morenas são menos sensíveis. A sensibilidade ainda pode variar de acordo com a idade, sendo que os muito jovens ou muito idosos são extremamente sensíveis aos efeitos dessa radiação.

Tendo em vista as variações que ocorrem durante o dia, no espectro da luz solar, a DEM também varia com o Sol.

A DEM, também denominada de eritema de primeiro grau, pode ser usada como unidade de dosagem na prescrição da RUV.

O eritema de segundo grau, ou intenso, é causado por uma dose de cerca de duas vezes e meia a dose de um eritema mínimo. Ele representa um período de latência de quatro a seis horas e pode ser um pouco doloroso, regredindo em dois a quatro dias. É seguido de descamação. O eritema de terceiro grau, ou grave, é causado por cerca de cinco doses de um eritema mínimo e apresenta um edema associado. O período de latência pode ser breve, cerca de duas horas, e é seguido por descamação acentuada.

O eritema de quarto grau, ou destrutivo, é produzido por cerca de dez DEM e é caracterizado adicionalmente pela formação de vesículas (bolhas superficiais).

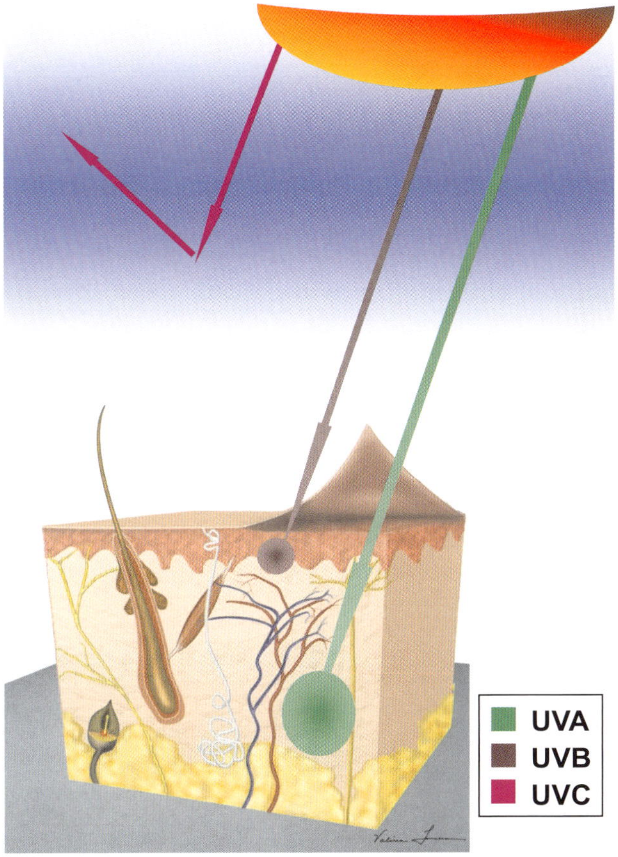

FIGURA 9-2

Diferentes níveis de penetração da radiação ultravioleta.

Reflexão

Em lugares abertos como na praia, no mar ou no campo, recebemos, além das radiações diretas, uma percentagem apreciável de radiações refletidas, pela atmosfera ou pela superfície terrestre.

A água reflete 10% e a areia, molhada ou não, 15%, sem falar da neve que reflete 85%. O material náutico de *fiberglass* branco reflete também as UV. A luz indireta ou difusa da atmosfera é rica em UV e pode aumentar em 50% as radiações recebidas. Na praia, na proteção aparente do guarda-sol, a quantidade de UV refletida não é desprezível, a qual se soma, quando o pano do guarda-sol é de poliamida ou de poliéster, às radiações diretas que atravessam em parte esses tecidos. O algodão não se deixa penetrar pelas UV, o que não ocorre com as fibras sintéticas, que permitem a passagem de aproxiamdamente 60% da RUV incidente (Figura 9-3).

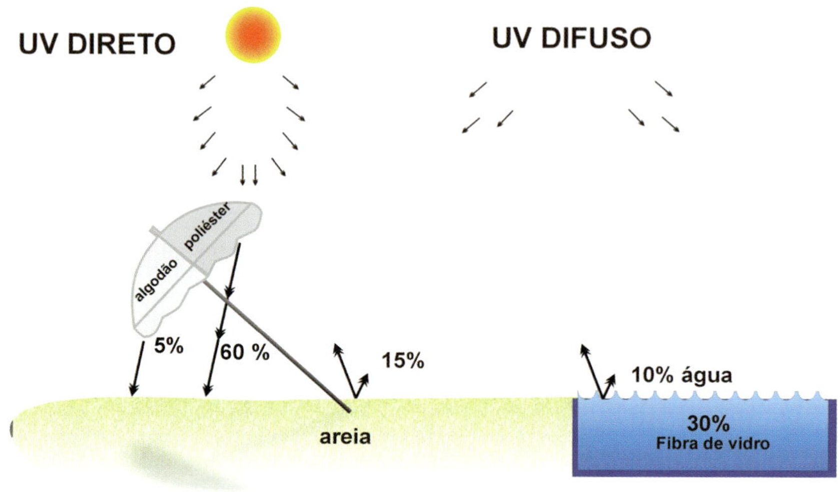

FIGURA 9-3

Esquema da porcentagem de reflexão da radiação ultravioleta dos diversos ma-teriais.

EFEITOS FISIOLÓGICOS

Os benefícios da luz solar são conhecidos desde os tempos antigos. A RUV da luz solar é crucial para a síntese de vitamina D na pele e em outros aspectos fisiológicos da vida humana, como a geração da proteção de melanina para a pele. Entretanto, ocasiona uma variedade de efeitos patológicos como queimaduras, mudanças de pigmentação da pele, alterações imunológicas e neoplásicas. Uma série de alterações estruturais na epiderme, na junção dermo-epidérmica e na derme são características singulares e exclusivas do dano solar.

Do ponto de vista terapêutico, a ação da RUV pode ser resumida a título de:[192]

- produção de eritema;
- pigmentação e espessamento da pele;
- efeito anti-raquítico;
- efeito bactericida;
- efeito sobre o metabolismo.

Sobre o uso da RUV em acne vulgar, Mills[464] lançou dúvida sobre seu valor nessa afecção.

O efeito anti-raquítico só é apreciável quando o sol apresenta uma altura zenital maior que 35°. A pele seca, mal-irrigada ou com a camada córnea espessa absorve mal a RUV, ou seja, não a deixa passar até a zona vascularizada, que é onde existe a absorção útil.

A ação germicida é tanto maior quanto menor é o comprimento de onda. Essas radiações de efeito germicida são pouco penetrantes, pois o seu efeito se limita a germes livres e infecções muito superficiais.

Foi demonstrado por análise sangüínea que após a exposição à RUV a taxa de açúcar no sangue decresce. Isso ocorre sobretudo em diabéticos, que além de manifestarem maior tolerância ao açúcar, diminuem a sua taxa de excreção urinária.

FILTROS SOLARES

A exposição prolongada à RUV estimula a proliferação epidérmica por irritação química da camada germinativa, produzindo um espessamento do estrato córneo. Como se sabe, nossa única proteção na atmosfera contra os raios ultravioleta está sendo destruída dia a dia pelo homem e sua evolução. Por isso, a exposição à radiação ultravioleta sem meios adequados de proteção pode ser danosa à pele e à saúde. As alterações induzidas podem ser atenuadas ou evitadas com o uso de roupas apropriadas, uso adequado de barreiras químicas e/ou físicas, mudanças de hábitos e cautela no uso de medicamentos fotossensibilizantes.

A excessiva exposição sem meios apropriados de proteção pode ser extremamente danosa à pele de indivíduos cujas defesas fotoprotetoras são deficientes. O efeito da queimadura por luz solar é bem conhecido.[604] Os fotoprotetores são indicados para a prevenção dos efeitos agudos da exposição solar e conseqüentemente para minimizar os danos tardios como a carcinogênese e o envelhecimento cutâneo. Atualmente substâncias químicas que são utilizadas em diversos produtos pertencem a quatro grupos diferentes (Tabela 9-1). Protetores químicos contendo agentes que absorvem a radiação podem ser altamente eficazes, principalmente para bloquear as radiações UV-B. Os mediadores químicos do eritema UV-A e UV-B podem não ser os mesmos. Quando aplicados sobre a pele eles permanecem basicamente na camada córnea e aí exercem a sua ação graças à sua capacidade de absorver fótons de UV-B ou UV-A (fotoprotetores químicos – grupos de I a IV) ou bloquear a sua passagem (fotoprotetor físico – grupo V).

Existem vários tipos de filtros solares. Alguns filtros bloqueiam somente a RUV-A, outros somente a RUV-B, e outros protegem contra ambas as radiações.

Atualmente o produto mais utilizado é o ácido paraminobenzóico (Paba), que é o derivado do benzeno que melhor utiliza as propriedades do anel aromático no filtro solar. Seu uso eventualmente pode irritar a pele de quem for alérgico à penicilina, ao ácido acetilsalicílico ou a outros medicamentos de estrutura molecular semelhante.

Os filtros solares defendem a estrutura e as funções celulares da pele ao absorverem e dissiparem os raios que nela incidem, isso porque suas moléculas possuem um ciclo benzeno, anel aromático. Essa estrutura molecular caracteriza-se por conter uma grande quantidade de elétrons instáveis. Quando a radiação solar incide sobre o

TABELA 9-1

GRUPOS QUÍMICOS DOS PRINCIPAIS FOTOPROTETORES COM OS RESPECTIVOS ESPECTROS DE PROTEÇÃO.

GRUPOS	ESPECTRO DE PROTEÇÃO
GRUPO I	
• **Ácido Paraminobenzóico (PABA)**	UV-B
• **Ésteres do PABA**	UV-B
• **Salicilatos**	UV-B
GRUPO II	
• **Cinamatos**	UV-B e UV-A
GRUPO III	
• **Benzofenomas**	UV-B e UV-A
GRUPO IV	
Dibenzoilmetanos	UV-A
GRUPO V	
• **Óxido de Zinco**	Opaco
• **Dióxido de Titânio**	Opaco

filtro rearranja os elétrons, modificando as moléculas do benzeno, com isso absorvendo parte da radiação, sendo a outra parte refletida pelo próprio filtro. Assim, somente cerca de 10% da radiação incidente chega a atingir a pele.

As moléculas de benzeno modificadas perdem parte de seu poder de proteção. Logo, quanto maior a quantidade de filtro aplicado sobre a pele, maior é o seu poder de proteção, porque mais radiação será consumida na tarefa de rearranjar os elétrons do anel aromático. Além disso, deve-se escolher o fator de proteção solar (FPS) mais adequado para cada tonalidade de pele.

Os primeiros testes comparativos de filtros solares ocorreram na década de 1950 com os estudos de Shulze,[582] que criou o fator de proteção solar. Até então, os filtros solares eram examinados pela curva de absorção espectrofotométrica, mas não existia metodologia para compará-los quantitativamente. Segundo Mansur *et al.*[430] sua contribuição foi tão grande que os métodos existentes atualmente são apenas pequenas variações da descrição original.

No Brasil, a portaria nº 01 de 13 de junho de 1983 do Ministério da Saúde estabelece os critérios que classificam os tipos de pele e os fatores de proteção dos produtos utilizados para bronzeá-la, baseados nos dados do FDA (Tabela 9-2).

O fator de proteção solar de cada produto é calculado dividindo-se a dose mínima de ultravioleta capaz de provocar eritema na pele protegida com filtro solar pela dose mínima de ultravioleta capaz de produzir eritema na pele desprotegida.

É estabelecido pela portaria 01/83 MS que no verso da embalagem conste a explicação sobre o número e sua relação com o FPS, observando as definições constantes na tabela anexa à portaria. Entretanto, numerosos consumidores não entendem bem esses valores de FPS, que muitas vezes são confundidos como uma sugestão do tempo de exposição ao sol em que a pele fica protegida.

TABELA 9-2

TIPOS DE PELE HUMANA E FATORES DE PROTEÇÃO RECOMENDADOS, CLASSIFICAÇÃO BASEADA NOS PRIMEIROS 30 A 45 MINUTOS DE EXPOSIÇÃO AO SOL DE VERÃO, SEM ESTAR PREVIAMENTE BRONZEADO.

TIPO DE PELE	REAÇÃO	FATOR DE PROTEÇÃO RECOMENDADO
I	Sempre queima, nunca bronzeia (pele branca)	8 a 15
II	Sempre queima, bronzeamento mínimo (pele branca)	6 a 7
III	Queima moderadamente, bronzeia discretamente (pele normal ou morena clara)	4 a 5
IV	Queima o mínimo, sempre bronzeia bastante (pele morena)	2 a 3
V	Raramente queima, bronzeia profusamente (mulato)	2
VI	Nunca queima, pigmentado profusamente (negro)	nenhum

(Recomendações do Food and Drug Administration.[219])

$$FPS = \frac{\text{D.E.M. da pele protegida}}{\text{D.E.M. da pele não protegida}}$$

Sabe-se que o FPS é de grande importância para o consumidor que deve ser conscientizado sobre o seu significado, para que possa utilizar da melhor maneira possível os produtos, a fim de que esses dêem a proteção necessária para o seu tipo de pele. Ele determina a vulnerabilidade da mesma à exposição solar, pois quanto mais sensível a pele, mais ela deve ser protegida por aplicação de filtros solares.

Métodos In Vivo *Para Cálculo do FPS*

Os métodos utilizados para medir o nível de proteção das preparações anti-solares têm sido discutidos há muito pelos cientistas. A exposição da pele à luz solar é um problema crescente no mundo por causa do aumento da população no anel solar, do aumento do número de férias desfrutadas nas áreas quentes do globo, da popularidade do banho solar, dos salões de bronzeamento e esportes ao ar livre. Para DeFranzo[153] o aumento da expectativa de vida na maioria dos países industrializados está aumentando a exposição solar da população ao longo da vida.

Até 1989 não consta a existência de um processo universal para a avaliação dos protetores solares, sendo que numerosos países estão numa situação igual a nossa, ou seja: é recomendável ou obrigatório indicar o FPS do produto, mas não existe método normalizado oficial, nem apoio legal para praticar um teste, nem orientação quanto à origem dos índices fornecidos.[377] No Brasil os FPS indicados nos frascos e cartuchos são baseados nas recomendações do FDA.

Não há maneira mais precisa de se avaliar os filtros solares do que testando-os em voluntários humanos, empregando a fonte de luz natural do sol. Surgem, no entanto, diversas dificuldades: os testes têm que ser realizados em regiões de sol intenso, onde as condições climatológicas são constantes, pois a presença de uma nuvem poderá alterar os resultados dos testes; há necessidade de se obter um elevado número de voluntários humanos de pele clara, o que geralmente não é fácil de conseguir em regiões de sol intenso; e finalmente, o tempo de exposição é muito longo.[430]

Por esses motivos, surgiram métodos alternativos para avaliação dos filtros solares de uma maneira mais barata, mais prática, porém com precisão.

A primeira coisa a ser feita é a substituição do sol por fontes artificiais.[582,673] Não existe uma fonte de luz completamente perfeita para substituir o Sol. As mais indicadas são as lâmpadas de arco de xenônio e as lâmpadas fluorescentes (Sun Lamp-FS). As primeiras emitem um espectro muito semelhante ao do Sol, mas irradiam apenas um pequeno campo e sua manutenção é cara. As lâmpadas fluorescentes emitem um pouco de UV-C, que deve ser anulada com filtro de acetato de celulose, e são fracas em UV-A, o que não causa grandes distorções, porque a UV-A contribui muito pouco no espectro eritemogênico solar.

Existe uma boa correlação entre os testes realizados com a luz natural do Sol e aqueles realizados com fontes artificiais adequadas.[415]

Uma vantagem das lâmpadas artificiais (Figura 9-4) é que elas emitem uma quantidade constante de energia, não estando sujeitas a variações como o Sol, e a quantidade de energia emitida é muito grande, restringindo o tempo de exposição a alguns minutos.

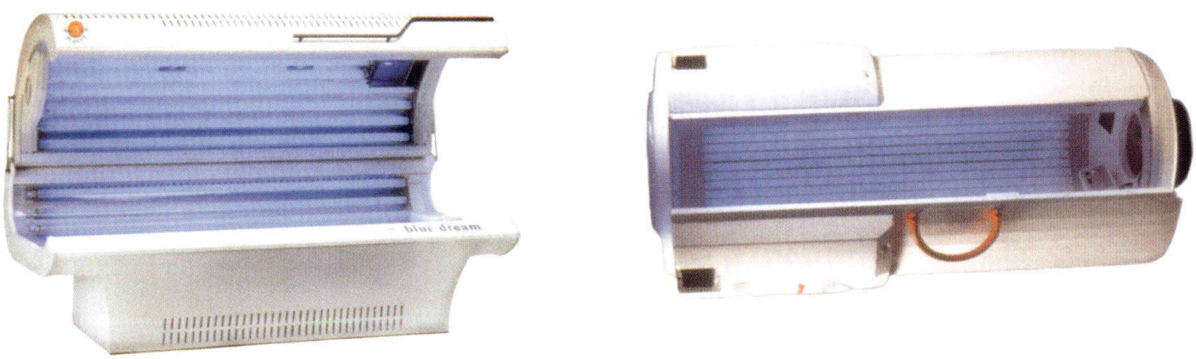

FIGURA 9-4

Câmaras de bronzeamento à base de radiação ultravioleta, normalmente empregadas nos tratamentos estéticos.

No Brasil não existe uma possibilidade legal para fazer testes em pessoas. Estes testes são de custos elevados pela necessidade de pessoal altamente especializado para conduzi-los. Além disso, existe a dificuldade para se encontrar voluntários com o tipo de pele conveniente para esses testes.

Dentre todas as técnicas *in vitro*, a que mais se aplica é a da espectrofotometria. Trata-se de um processo simples, rápido, barato e sem riscos, que vem sendo desenvolvido desde a década de 1950 e pelo qual pode-se conhecer hoje o espectro de absorção de um filtro solar e calcular o seu fator de proteção em 15 minutos.[142,262,371] Mansur *et al.*[430] efetuaram um estudo sobre a correlação entre a determinação do FPS em seres humanos e por espectrofotometria. Segundo os autores, o FPS obtido por espectrofotometria foi comparado com o FPS obtido em pessoas e os resultados mostraram pequenas diferenças entre os dois métodos.

O FPS estimado por espectrofotometria é um número que avalia o filtro de acordo com a altura, largura e localização de sua curva de absorção dentro do espectro ultravioleta.

O padrão de beleza atualmente imposto pressupõe um certo grau de bronzeamento da pele. Os maiores riscos são decorrentes dos bronzeamentos artificiais, onde são empregadas câmaras com emissão de radiação UV-A. Por apresentar comprimento de onda longo, essa modalidade de radiação apresenta um maior poder de penetração, atingindo assim as camadas mais profundas da derme, com riscos para o aparecimento do câncer de pele e envelhecimento precoce. Esse alerta não é divulgado pelos centros de bronzeamento, os quais muitas vezes não têm em seu quadro de profissionais um dermatologista. Preocupados com essa situação, a Vigilância Sanitária da Secretaria de Saúde do Estado de São Paulo publicou portaria recente que regulamenta o uso de tais equipamentos. O paciente deve obrigatoriamente realizar um exame médico prévio, onde será levantada a predisposição ao câncer de pele (antecedente familiar), ocorrência de queimadura solar grave ou efélides, além da avaliação do tipo de pele.

Após a liberação médica, o paciente deverá assinar um termo de consentimento, no qual declara conhecer os riscos a que será submetido. Menores de 18 anos necessitam da autorização dos pais. O não cumprimento da portaria pode acarretar advertência, multa e até interdição da clínica.

Para a maior segurança do paciente, alguns procedimentos devem ser seguidos durante a realização do bronzeamento artificial, bem como orientações após a irradiação:

- fazer uso de protetores oculares;
- não utilizar lentes de contato durante a sessão;
- usar protetor solar na face e nos lábios;
- proteger os mamilos da exposição direta:
- realizar uma única sessão diária;
- manter um intervalo de 48 horas entre as sessões;
- não associar o bronzeamento artificial com o natural no mesmo dia.

O bronzeamento artificial deve ser evitado nos casos em que a paciente apresentar um dos itens a seguir:

- antecedente familiar de câncer de pele;
- realizou *peeling* recentemente ou faz uso de cremes com princípios ativos fotossensíveis;

- apresenta a pele clara e recorrência de queimaduras;
- presença de efélides;
- possui lesões na pele com difícil cicatrização e/ou crescimento progressivo.

A Proteção Natural da Pele Contra a Radiação Solar

Segundo Lambert[379] o homem dispõe de três sistemas de proteção contra a radiação solar: a camada córnea, a secreção sudorípara e a melanina, que segundo Sellier[575] tem papel predominante na fotoproteção cutânea.

A epiderme sofre um espessamento (24 a 36 horas após a irradiação), cuja finalidade é absorver a maior parte dos raios UV, principalmente UV-B, impedindo assim que esses alcancem as camadas mais profundas da pele, onde poderiam provocar efeitos danosos e irreversíveis.

O segundo sistema de proteção da pele contra os efeitos nocivos da radiação solar é o suor. De acordo com Zenisek[686] o ácido urocânico é o componente ativo presente no suor, que possui uma alta absorção das UV-B. Após a exposição à radiação, a concentração do ácido urocânico presente no suor aparentemente aumenta. Entretanto, é importante notar que a proteção oferecida por esse ácido é transitória, devido à sua perda por solubilização na água e, segundo Rieger,[159] por evaporação do suor.

O terceiro mecanismo de defesa da pele contra a radiação solar é a presença da melanina, um pigmento responsável também pela coloração da pele e dos cabelos. A ação fotoprotetora da melanina se faz de várias maneiras: por meio da absorção da radiação ultravioleta e da sua conversão em calor, por bloqueio físico-opacidade e também por energia luminosa incidente.

Sabe-se que a função da pele não é somente a de barreira de proteção mas também parte importante do sistema imune. A resposta imune originária da pele corresponde ao conceito de tecidos linfóides associados à pele. De acordo com este conceito, a pele contém antígenos presentes nas células de Langerhans que são capazes de se comunicar com os linfócitos T. Também, dependendo do seu estado de ativação, os queratinócitos produzem um grande número de citicinas que podem participar no reconhecimento imune na pele.[292] A RUV induz a liberação de fatores imunossupressores que podem levar ao progressivo desenvolvimento de infecções na pele.

Pigmentação da Pele

A pigmentação da pele é a proteção principal do organismo contra a ação da RUV. Aparece somente depois que a irradiação sobrepassar o limiar do eritema. Com a RUV longa pode-se provocar uma pigmentação direta sem eritema.

A pigmentação da pele decorre de um estímulo nos melanócitos que produzem a melanina.

São conhecidos três tipos de melaninas: as feomelaninas ou melaninas vermelhas, as eumelaninas ou melaninas escuras, e os tricocromos (tricossiderina ou tricomelanina) ou melaninas de cores amarela ou vermelha.[535,548]

Todas as melaninas são produzidas a partir da tirosina nos melanócitos, que são células que se encontram na camada basal da epiderme e são responsáveis pela produção de melanina.

Em todas as raças, a quantidade de melanócitos é praticamente a mesma. No rosto a quantidade varia entre 1.900 e 2.300 melanócitos por mm^2, e entre 1.000 e 1.500 para outras partes do corpo.

A diferença de cor entre a pele do branco, por mais bronzeada que esteja, e a pele do negro é causada em parte pelo volume dos melanossomos, mas principalmente porque na pele branca, mesmo com uma forte melanogênese, não se obtém nada além de uma quantidade limitada de pigmento geneticamente predeterminada, que não atinge todas as camadas da epiderme, enquanto que a pele negra conserva uma concentração densa de melanina em todos os níveis da epiderme, da camada basal até a camada córnea.

As eumelaninas produzidas formam uma camada protetora em relação às radiações UV-B, enquanto que as feomelaninas não possuem essa propriedade.

Poucos minutos após a exposição à radiação UV, a pele bronzeia-se em conseqüência da oxidação da melanina, já formada e distribuída na epiderme. Ao mesmo tempo ocorre a estimulação dos melanócitos, havendo a formação de nova melanina por ação de foto-oxidação. Após três a quatro dias de irradiação, a nova melanina formada é então transferida da camada basal para os queratinócitos para ser distribuída pelas camadas epidérmicas até a camada córnea, onde desempenhará seu papel fotoprotetor. Segundo Meybeck,[462] o efeito fotoprotetor da melanina não se deve apenas às suas propriedades absorventes da radiação ultravioleta, mas também à sua capacidade de captar radicais livres, formados pela ação da radiação, devido à sua estrutura polimérica.

Esta produção e oxidação da melanina (bronzeamento) é um processo lento, que ocorre somente após várias exposições à radiação solar. Portanto, a pele deve ser protegida dos efeitos nocivos desta radiação, até que o bronzeamento se desenvolva e atue como proteção natural.

O escurecimento da pele por exposição à luz solar ocorre inicialmente devido a um fenômeno biofísico que leva a um escurecimento rápido de parte da melanina preexistente e, numa segunda etapa, pela aceleração dos processos de biossíntese da melanina. É possível mudar artificialmente a cor da pele. Substâncias semelhantes ao mercúrio amoniacal, a hidroquinona e derivados atuam inibindo a síntese da melanina, com conseqüente despigmentação. Outras substâncias semelhantes à dihidroxiacetona, quando aplicadas à pele, reagem com as proteínas da camada de queratina, tornando-a escura.

A ação da dihidroxiacetona se limita à atuação tópica sobre as proteínas das últimas camadas da pele, causando uma reação de coloração favorável do ponto de vista dermatológico ao cosmético. O processo tem lugar nas camadas exteriores da epiderme, sendo que este processo de reação recorda a chamada "reação de Maillard", também conhecida como pardecimento não-enzimático.[620] Nela, os açúcares redutores reagem com aminoácidos, proteínas e peptídios, formando vários compostos amino e carbonila, que finalmente se convertem em melanoidinas marrons devido à sua polimerização.

A coloração resultante do processo de autobronzeamento cosmético aparece em aproximadamente duas horas. Embora o efeito da exposição da RUV não seja tão evidente até cerca de 72 horas (bronzeamento retardado), o processo começa mais cedo. São envolvidos aumento no número e tamanho de melanócitos funcionantes, melanogênese e transferência aumentada de melanossomos, a partir dos melanócitos para os ceratinócitos. Como efeito local, também ocorre espessamento da camada córnea que pode ser entendida como seqüela do eritema, fornecendo alguma proteção à exposição subseqüente.

O bronzeamento imediato inicia-se dentro de poucos minutos, atingindo um máximo dentro de uma hora se a exposição continuar. Acredita-se que envolva a fotooxidação da melanina pré-formada juntamente com alterações nos melanócitos e uma modificação de sua distribuição nessa localização.

Com as fontes artificiais, especificamente as que emitem RUV-C, não é possível o efeito da pigmentação a menos que se provoque intenso eritema.

Algumas Patologias Causadas pela Exposição à RUV

O câncer de pele tem apresentado um aumento crescente desde o início do século XX, quando a pele bronzeada veio à moda. Através dos séculos, as mulheres aristocráticas orgulhavam-se de sua tez clara. Pele bronzeada era marca dos operários que trabalhavam ao ar livre. As mulheres cuidadosamente protegiam a face com largos chapéus ou sombrinhas. Mas nada muda se não for moda.

Os efeitos deletérios da RUV dependem da duração e da freqüência da exposição, da intensidade da radiação solar baseada na latitude, e da reação baseada na constituição genética, cor e fototipo da pele. Para um indivíduo de pele normal há cinco perigos da exposição solar:

- Os efeitos agudos (queimadura solar, fototoxicidade induzida por medicamentos).
- Os riscos a longo prazo da exposição descontrolada e repetida resultando no desenvolvimento de modificações actínicas ou dermatohelioses (rugas, envelhecimento precoce da pele, adelgaçamento irregular da epiderme, telangiectasias, máculas hiperpigmentadas).
- O desenvolvimento de lesões pré-malignas (ceratoses solares) e malignas (carcinoma basocelular, carcinoma espinocelular e melanomas).
- A conseqüência do dano fotoquímico cumulativo aos olhos desprotegidos resultando no escurecimento das lentes e formação de catarata nuclear.
- Alteração da resposta imune e da função e distribuição dos componentes do sistema imunológico causando uma incompetência imune seletiva.

Já para Parrisch *et al.*[516] a radiação ultravioleta pode promover vários danos celulares, dentre os quais citam:

- melasma (cloasma – máscara gravídica);
- efélides (sardas);

- Urticária solar;
- Erupção poliforme à luz etc.

Outro efeito a curto prazo da exposição solar é a recorrência de herpes simples facial ou labial.

Para vários autores, a radiação ultravioleta tem um papel estabelecido na etiologia do carcinoma basocelular, espinocelular e do melanoma maligno, sendo principalmente um efeito dos raios UV-B.[81,517,641] Segundo Berger[64] a elastose actínica pode ser induzida por uma exposição crônica a RUV, e provavelmente incrementa e acelera o processo de envelhecimento na pele humana.

Precauções e Orientações

- **Olhos:** O globo ocular é altamente sensível a essa radiação, sendo portanto necessária a proteção do terapeuta e do paciente. Caso não haja a devida precaução, poderão ocorrer: conjuntivite, alterações ceratóticas na córnea, opacificação no cristalino.
- **Distância do aparelho:** A distância foco-pele deve ser de 40 a 60 cm. É importante observar as diferenças de distância entre a fonte de irradiação e os vários segmentos do paciente (mamas, glúteos etc.), caso contrário pode ocorrer irradiação excessiva nos segmentos mais próximos da fonte.
- **Fotossensibilidade:** É a condição em que certas drogas ou substâncias presentes no organismo, durante a irradiação, causam um aumento da reação provocando uma dermatite grave. Uma sensibilidade anormal pode ocorrer em alguns indivíduos que fazem uso de certos medicamentos. Existem inúmeras substâncias fotossensibilizadoras na composição de loções e cosméticos.
- **Áreas sensíveis:** Áreas de "pele fina" como por exemplo úlceras indolentes curadas, cicatrizes e alguns enxertos são sensíveis, pois a principal proteção contra o eritema é a espessura do estrato córneo, que nesses casos é menor. Caso a irradiação seja corporal, recomenda-se cobrir a região genital.
- **Reflexão:** A reflexão que se produz na superfície cutânea varia amplamente segundo o comprimento de onda, sendo tanto maior a reflexão quanto maior for o comprimento da onda. A reflexão é menor quando a pele estiver hidratada. As paredes do local da terapia devem ser não-refletoras.
- **Dosagem:** A DEM deve ser conhecida. Nos tratamentos onde a dose de irradiação é aumentada com a seqüência das terapias, o local corpóreo de proteção deve ser o mesmo em todas as terapias. A densidade de radiação absorvida é maior quando o segmento corpóreo está perpendicular ao emissor de RUV, decrescendo de intensidade à medida que os raios se tornam oblíquos.
- **Aparelho:** A capacidade do envoltório de quartzo em transmitir RUV se deteriora com o tempo, emitindo principalmente calor e luz visível. Isso ocorre porque a lâmpada começa a ficar opaca para os raios de menor comprimento de onda.

9

RESUMO

A RUV da luz solar é crucial para a síntese de vitamina D na pele e em outros aspectos fisiológicos da vida humana, como a geração da proteção de melanina para a pele. A exposição prolongada à RUV estimula a proliferação epidérmica por irritação química da camada germinativa, produzindo um espessamento do estrato córneo.

A exposição da pele à luz solar é um problema crescente no mundo devido ao aumento da população no anel solar, ao aumento do número de férias desfrutadas nas áreas quentes do globo, à popularidade do banho solar, aos salões de bronzeamento e esportes ao ar livre. O aumento da expectativa de vida na maioria dos países industrializados está aumentando a exposição solar da população ao longo da vida.

A Vigilância Sanitária da Secretaria de Saúde do Estado de São Paulo publicou recentemente portaria que regulamenta o uso da RUV para o bronzeamento artificial. Menores de 18 anos necessitam da autorização dos pais.

Um dos sistemas de proteção da pele contra os efeitos nocivos da radiação solar é o suor. Outro mecanismo de defesa da pele contra a radiação solar é a presença da melanina, um pigmento responsável também pela coloração da pele e dos cabelos, através da absorção da radiação ultravioleta e da sua conversão em calor, por bloqueio físico-opacidade e também por energia luminosa incidente.

A resposta imune originária da pele corresponde ao conceito de tecidos linfóides associados à pele.

O escurecimento da pele por exposição à luz solar ocorre inicialmente devido a um fenômeno biofísico que leva a um escurecimento rápido de parte da melanina preexistente e, numa segunda etapa, pela aceleração dos processos de biossíntese da melanina. Como efeito local, também ocorre espessamento da camada córnea que pode ser entendida como seqüela do eritema, fornecendo alguma proteção à exposição subseqüente.

10

Atividade Física

Palavras-Chave

Fortalecimento Muscular
Adaptações de Órgãos e Sistemas
Exercício Localizado
Alongamento Muscular

A prática de atividades físicas tem feito parte do rol de comportamentos sociais do homem desde o início de sua existência. O que se verifica é que, dependendo do momento histórico que se examina, e das próprias condições de cada época, os objetivos para os quais são direcionadas estas atividades se modificam. Conseqüentemente, as próprias formas de execução e os tipos de atividade física sofrem alterações.

A preocupação em direcionar as atividades físicas mais enfaticamente para os cuidados em manter um corpo saudável parece ganhar força no período do Renascimento, quando juntamente com profundas alterações culturais, artísticas, morais e de relações sociais, a beleza física e a saúde do corpo do homem começam a ser valorizadas. Assim, a evolução dos diversos tipos e formas de atividades físicas foram sofrendo alterações no decorrer do tempo.

Nos últimos anos, nota-se que os exercícios físicos começaram a constituir uma parte significativa da vida cotidiana das pessoas, tanto com o objetivo de prevenção das doenças, desenvolvendo esportes competitivos ou de lazer, como o de manter um corpo esteticamente bonito.

A atividade física é um processo no qual a energia química é transformada em movimento e, inevitavelmente, em calor. Grande parte, cerca de 70% da energia utilizada pelo organismo, converte-se em calor, que em seguida se perde principalmente pela pele e pelos pulmões. Mesmo com todos os mecanismos dissipadores de calor ativados, a temperatura corporal eleva-se de 1 a 1,5°C durante a atividade física. A magnitude do aumento da temperatura depende naturalmente da intensidade do exercício, mas também está relacionada a fatores individuais (mecanismos termorreguladores) e ambientais (temperatura e umidade).[281] Neste contexto, não há estresses normais a que o corpo seja exposto que sequer se aproximem dos enormes esforços do exercício intenso.

As medidas fisiológicas e de desempenho em geral melhoram rapidamente durante a infância e alcançam um máximo entre o final da adolescência e os 30 anos de idade. Depois, a capacidade funcional declina com a idade. As recomendações para o exercício físico não deveriam ser formuladas por alguns padrões elaborados arbitrariamente e baseados na idade cronológica do indivíduo. Pelo contrário, o conhecimento das experiências passadas e presentes da atividade física e uma avaliação cuidadosa da adaptabilidade individual em realizar esforços terão de proporcionar a estrutura básica de uma formulação inteligente de programas de atividade física.

Sabe-se hoje que o homem necessita de uma atividade física complementar para desenvolver a capacidade funcional do seu sistema cardiorrespiratório. As atividades da vida diária não são suficientes para desenvolver um mínimo desejável de capacidade física aeróbia que melhore as funções cardiorrespiratórias e previna doenças degenerativas. O exercício aeróbio envolve exercícios submáximos, rítmicos, repetidos, dinâmicos, de grupos musculares amplos, sustentados por períodos prolongados, sem exaustão do sistema de transporte de oxigênio.

Milesis *et al.*, citados por Mitchell & Blongvist,[467] estudaram o efeito do exercício aeróbio em presidiários de 35 anos, com 15, 30 e 45 minutos de duração, cinco vezes por semana, a 85% da freqüência cardíaca máxima, durante vinte semanas, em corridas lentas. O experimento revelou que o exercício de maior duração, 45 minutos, apresentou as melhores respostas ao treinamento e maior redução da gordura corporal.

As recomendações atuais sugerem uma única sessão por dia, três a cinco vezes por semana. Não existem evidências científicas de que múltiplas sessões diárias proporcionem um melhor efeito de treinamento. Sabe-se que o treinamento físico é diferente quando um indivíduo corre 45 minutos por dia ou três corridas de quinze minutos, num só dia, intercalados.

O TRABALHO MUSCULAR

A contração muscular pode ser classificada em isotônica, quando há movimento articular do segmento em questão, e isométrica, quando os segmentos articulares não são mobilizados. A contração isotônica pode ainda ser dividida em: concêntrica, quando a origem e a inserção muscular se aproximam, e excêntrica, quando a origem e a inserção muscular se distanciam.

Vários autores têm demonstrado que o componente excêntrico do trabalho dinâmico dá início a um papel crítico na determinação de ocorrência e severidade do exercício induzido sem dor.[66] Tem sido também demonstrado que as fibras do tipo II são predominantemente afetadas pela contração excêntrica.[331]

A força muscular é desenvolvida ao longo do crescimento normal do indivíduo, contemplando as necessidades cotidianas. À medida que o músculo se contrai e desenvolve tensão, ele exerce uma força. A quantidade de força produzida depende de uma variedade de fatores biomecânicos, fisiológicos e neuromusculares. A capacidade de força de um músculo está diretamente relacionada à sua área de secção fisiológica (secção transversal de todas as fibras). Outro fator importante que afeta a capacidade do músculo em relação à sua força é o recrutamento do número de unidades motoras durante o exercício, quando o maior número de unidades motoras ativadas produz maior força muscular.

Uma das possibilidades de aumento da força muscular é o comando verbal durante a execução da contração. Ele pode por si só aumenta a força de pico muscular. McNair *et al.*[446] examinaram o efeito do encorajamento verbal em 20 sujeitos distribuídos em dois grupos, sendo a força do músculo bíceps braquial mensurada por meio do dinamômetro. Foi observado que a força de pico foi maior no grupo em que o encorajamento verbal foi aplicado. Para os autores, este estímulo deve ser utilizado para motivar atletas ou pacientes que necessitem de máximo desempenho durante o exercício muscular.

A unidade motora é a subdivisão funcional de um músculo, sendo definida como o número de fibras musculares inervadas por um único neurônio motor alfa. O tamanho das unidades motoras varia entre os músculos; unidades menores ocorrem onde é requerido controle preciso da ação muscular, por exemplo, nos músculos oculares. Todos os músculos, contudo, exibem considerável graduação em sua contração, e isto é conseguido pela atividade diferencial das unidades motoras. Em pequenas contrações, somente algumas unidades são recrutadas até que todas estejam ativas. A soma destas atividades resulta em uma contração invariável de todo o músculo. Durante as atividades normais, em qualquer instante, o músculo consiste de uma mistura de unidades motoras em diferentes fases, algumas quiescentes e algumas sofrendo estimulação, sendo o estado global do músculo a somatória destas atividades.

O tipo de contração muscular também influi no rendimento da potência do músculo, sendo a contração isotônica excêntrica a que produz o maior rendimento de força. A contração isotônica concêntrica é a que produz a menor força, ficando a contração isométrica em posição intermediária.[350]

O EXERCÍCIO RESISTIDO

São vários os benefícios dos programas de fortalecimento muscular utilizados pela fisioterapia. Eles resultam da necessidade de se estabelecer as funções de um músculo quando este apresenta sua força diminuída, ou então para se ter um melhor rendimento em um determinado esporte.[498]

É bem conhecido o fato que os sistemas musculoesqueléticos reagem e se desenvolvem em resposta a forças e sobrecargas aplicadas sobre eles.

O exercício resistido é uma forma de exercício ativo no qual uma contração muscular isotônica ou isométrica é resistida por uma força externa. Essa força externa pode ser aplicada manual ou mecanicamente.[298]

Durante muitos anos, acreditou-se que a força produzida pelos músculos fosse exclusiva da sua massa. Há décadas, acreditava-se que músculos hipertrofiados necessariamente desenvolveriam mais força, independente de outros fatores. Atualmente se reconhece que esta relação não é totalmente verdadeira. Já na década de 1970 esta hipótese começou a ser questionada. Um programa de treinamento para o desenvolvimento de força foi executado por mulheres jovens por um período de dez semanas, no qual pode ser observado que algumas voluntárias conseguiram dobrar a sua força para determinados exercícios com pesos, sem que se percebesse qualquer hipertrofia.[671]

De acordo com Basmajian & De Luca,[47] a força desenvolvida por um músculo depende de vários fatores, tais como: índice de disparos do neurônio alfa, número de unidades motoras ativas no músculo, bem como o seu tamanho e o tipo, além do tempo da contração.

É importante reconhecer que é impossível desvincular o músculo do nervo. Neste sentido, a magnitude da força gerada pelo músculo esquelético é obtida através de um ou mais dos seguintes processos:

- aumento no número de unidades motoras recrutadas;
- grau de ativação ou aumento da sincronização do estímulo elétrico.

Já no final da década de setenta, foi proposto um modelo de estudo que separava os mecanismos responsáveis pelo ganho de força em neurais e hipertrofia. Segundo Moritani & Vries,[478] se o ganho na força for atribuído exclusivamente aos fatores neurais, tal como no bloqueio dos mecanismos inibitórios, dever-se-ia esperar um aumento na ativação eletromiográfica integrada máxima. Se, por outro lado, os ganhos na força só puderem ser atribuídos à hipertrofia muscular, dever-se-ia esperar um aumento na capacidade de produção de força, sem que ocorresse incremento na ativação eletromiográfica integrada máxima. Com este modelo, os autores demonstraram em dois grupos, um feminino e outro masculino, que os fatores neurais eram os responsáveis pela maior proporção dos ganhos iniciais da força, enquanto a hipertrofia seria o fator dominante após um período de três a cinco semanas pós-início do treinamento.

Em um extenso trabalho de revisão que relaciona o papel do sistema nervoso no desenvolvimento de força, Enoka[209] apresenta o argumento de que os mecanismos neurais contribuiriam de forma significativa para os aumentos observados na força em períodos curtos de treinamento.

A resistência geralmente utilizada é a mecânica, a qual é aplicada por aparelhos que variam a carga, por meio da graduação de pesos e do ângulo imposto ao movimento. São os exercícios utilizados nos centros de condicionamento com a finalidade de promover o aumento da força e a hipertrofia muscular em determinados grupos musculares. De acordo com Villar *et al.*[642] o torque instantâneo é o produto da força muscular e do comprimento do braço de alavanca; portanto, quanto maior o braço de alavanca musculotendinoso maior será a carga gerada.

O ângulo de execução dos programas de fortalecimento muscular deve ser considerado. Há algumas questões a respeito da transferência da força isométrica para uma situação dinâmica,[29,486] tendo sido sugerido que o ganho de força ocorre, principalmente, no ângulo em que o exercício foi executado, implicando influências neurais, e não hipertrofia muscular, como causa do aumento da força.

Segundo levantamento realizado por Lieber & Bodine-Fowler,[405] a força desenvolvida por um músculo, em contração isométrica, varia de acordo com o seu comprimento; quando este se apresenta em posições de extremo encurtamento ou alongamento gera menor tensão, enquanto em comprimento intermediário estaria em seu comprimento ótimo, gerando a tensão tetânica máxima, definindo a relação comprimento-tensão, a qual determina que a tensão gerada por um músculo esquelético é função direta da superposição entre os miofilamentos de actina e miosina. Nota-se que próximo ao comprimento ótimo, a tensão passiva do músculo é quase nula, e caso o músculo seja mais alongado a tensão passiva aumenta drasticamente; quando este alongamento está em parâmetros fisiológicos a tensão passiva pode promover força de resistência através de estruturas que, desta forma, não fazem parte da interação actina-miosina. Assim, existe muita incerteza nos estudos de fisiologia acerca da definição da angulação de uma articulação na qual o músculo desenvolve maior torque; existe apenas um consenso de que ela não coincide com o ângulo de maior momento de força.

O exercício resistido é indicado para melhorar a função física, desenvolvendo o aumento da força muscular e da resistência à fadiga.

A hipertrofia muscular representa uma resposta normal ao treinamento físico, sendo caracterizada por um aumento no tamanho das fibras musculares individualmente.

Tem-se demonstrado ocorrer consistente hipertrofia das fibras musculares com o treinamento de força,[563] o que suspeita-se resultar de um aumento no número de miofibrilas numa dada fibra muscular, uma vez que ocorre um aumento da síntese protéica e uma diminuição de sua degradação. Isto é evidente em todos os tipos de fibras, sendo maior nas de contração rápida que nas de contração lenta.[424] Também são relatadas como acompanhando o aumento de força as alterações metabólicas, tais como aumento do glicogênio, fosfato de creatina, trifosfato de adenosina, difosfato de adenosina, creatina e enzimas do ciclo de Krebs nos músculos. Tem sido observado ainda um aumento de força sem evidências de hipertrofia de fibras musculares.[521] Assim como quando ocorre hipertrofia, o aumento da força não é proporcional ao aumento da área das fibras.[424]

A hipertrofia das fibras não parece ser uma conseqüência necessária ou consistente do treinamento de força. Postula-se que este aumento de força, particularmente aquele que ocorre precocemente, seja, em parte, o resultado de mecanismos neurológicos, como o aumento de recrutamento. Neste contexto, foi observado um aumento na atividade eletromiográfica após o treinamento de força, ocorrendo o maior aumento nas primeiras semanas de treinamento.[287]

Alguns estudos sustentam o fato de que parte do efeito do treinamento está no aprendizado motor ou na facilitação neural em função de um número maior de unidades motoras disparando impulsos, por um aumento na taxa de impulsos ou por um padrão mais eficiente de recrutamento.[423,558,573]

A taxa de aumento da força também é dependente da natureza do exercício e de sua intensidade.[423] A taxa de ganho de força depende do estado inicial do músculo e do ponto entre o máximo e o mínimo da escala de força em que o indivíduo se encontra, no início do programa de treinamento.

Ikai & Steinhaus[323], em um estudo não-tradicional, avaliaram a influência psicológica na força muscular de jovens universitários. A força do braço era mensurada em condições normais, imediatamente após um grande ruído ou enquanto o voluntário gritava fortemente sob a influência do álcool, anfetaminas ou sob hipnose. Os resultados mostraram que os níveis de força em todos os grupos aumentou, sendo o maior aumento sob o efeito da hipnose. Os autores especularam que normalmente há um nível de inibição neural, talvez devido a mecanismos reflexos protetores.

A ocorrência da hiperplasia das fibras musculares também é relatada na literatura, não havendo um consenso quanto à sua ocorrência. Gonyea[252] observou aumento de 20,5% no aumento das fibras musculares de gatos, quando submetidos ao treinamento de força. No entanto, Gollnick *et al.*[250] não observaram qualquer sinal de hiperplasia em músculos esqueléticos de ratos treinados. Esses resultados foram ratificados por estudos mais recentes.[629] Para complementar essa discussão deve-se consultar o extenso artigo de revisão de Taylor & Wilknson[622] sobre o tema.

A efetividade do programa de exercícios resistidos relaciona-se: 1) à velocidade com que o exercício é executado – a atividade eletromiográfica e o torque diminuem à medida que o músculo se contrai em velocidades maiores, isto porque o músculo não tem tempo para desenvolver um pico de tensão; 2) ao tipo de contração muscular – o músculo produz um maior rendimento de força quando se contrai excentricamente contra resistência e 3) à intensidade do exercício – dependente da estrutura física individual e da carga a ser imposta, pois o aumento nos níveis de tensão irá desenvolver hipertrofia e aumento do recrutamento das fibras.

Muitos técnicos e treinadores têm a crença de que o aumento na ingestão de proteínas possa trazer benefícios, como a facilidade no aumento de massa muscular. Não existe fundamentação científica para tal crença (Capítulo **3** – Fontes de Energia).

Nos experimentos de Consolazio[138] o aumento da ingestão protéica acima de três vezes o nível recomendado não exerceu qualquer efeito no sentido de aprimorar a capacidade de trabalho durante treinamento intensivo.

O EXERCÍCIO LOCALIZADO

O exercício localizado é considerado capaz de reduzir os depósitos de gordura nas áreas exercitadas. A base subjacente para essa noção errônea é que, ao exercitar uma área corporal específica, mais gordura será reduzida seletivamente dessa área que se o exercício da mesma intensidade calórica fosse realizado por um grupo de músculos diferentes. A promessa de redução circunscrita com o exercício é interessante do ponto de vista estético, porém uma avaliação crítica não apóia essa noção.[282] O conhecimento atual acerca do suprimento de energia indica que o exercício estimula a mobilização de ácidos graxos através de hormônios carregados pelo sangue para agirem sobre os depósitos de gordura em todo o organismo.[683] As áreas de maior concentração de gordura ou de atividade enzimática provavelmente fornecem a maior quantidade dessa energia.

Foram realizados vários experimentos na tentativa de esclarecer a real ação do exercício circunscrito sobre os depósitos de gordura corporal.[282,342] Em um deles, foram realizadas biópsias no tecido adiposo das regiões glútea, abdominal e subescapular antes e após um período de treinamento progressivo de 27 dias com exercícios abdominais. Os participantes do treinamento realizavam uma média de 185 exercícios abdominais por dia, em comparação com um grupo que não se exercitava. Após o treinamento, as células adiposas na região abdominal não se tornavam muito menores que as células adiposas das regiões glútea e subescapular que praticamente não foram exercitadas. Não haviam alterações significativas nas pregas cutâneas, nas circunferências, nem no conteúdo total de gordura avaliado por pesagem subaquática.

ADAPTAÇÕES GERAIS DECORRENTES DO CONDICIONAMENTO FÍSICO

Alterações Durante o Exercício

Há um aumento do fluxo sangüíneo muscular devido ao aumento nas demandas de oxigênio, aumento da freqüência cardíaca e respiratória, maior oxidação dos ácidos graxos com conseqüente diminuição na utilização do glicogênio. A redistribuição do fluxo sangüíneo que ocorre durante o exercício de forma que os músculos ativos recebam a maior proporção do débito cardíaco resulta: da vasoconstrição reflexa das arteríolas que irrigam as áreas inativas do corpo (órgãos viscerais); da vasodilatação reflexa das arteríolas que irrigam os músculos ativos e da vasodilatação nos músculos ativos causada por aumento da temperatura local, aumento da concentração do dióxido de carbono e dos níveis de ácido lático.

Alterações Adaptativas

O débito cardíaco e o volume sistólico aumentam, a freqüência cardíaca de repouso diminui, há diminuição dos níveis de colesterol e triglicerídeos e redução da gordura corporal total devido ao aumento na mobilização das gorduras e da atividade enzimática, hipertrofia muscular, aumento da densidade capilar, aumento no número e tamanho das mitocôndrias, diminuição na depleção do glicogênio muscular em níveis de trabalho submáximo e aumento nas forças de ruptura dos ossos, ligamentos e tendões.

A AÇÃO DO EXERCÍCIO SOBRE OS DIFERENTES SISTEMAS

Sistema Cardiovascular

A redução no peso pode resultar na diminuição da pressão arterial, concentrações mais baixas de triglicerídeos e colesterol plasmáticos, bem como melhora geral da função cardiovascular.[503] A hipertensão mostrou-se levemente reduzida pelo exercício regular,[90] bem como os níveis de triglicerídeos plasmáticos de indivíduos obesos hiperglicêmicos.[189]

A lipoproteína de alta densidade (HDL) está negativamente correlacionada com doenças cardiovasculares, uma vez que acredita-se que ela possa absorver os cristais de colesterol que estão começando a se depositar nas paredes arteriais, podendo transferir o colesterol para lipoproteínas de densidade intermediária e de baixa densidade para ser devolvido ao fígado. Deste modo, o aumento de HDL parece ter um efeito protetor contra as doenças cardíacas. Vários estudos mostram que o nível de HDL colesterol aumentaram após o exercício, enquanto os níveis da lipoproteína de baixa densidade (LDL) e de muito baixa densidade (VLDL) podem diminuir.[39]

Sistema Respiratório

Para os indivíduos muito obesos, cujas funções respiratória e cardiovascular estão tão gravemente comprometidas que se tornam dispnéicos até mesmo no exercício leve, a perda de peso pode ter de preceder um programa de exercícios.

Sistema Musculoesquelético

É bem conhecido o fato que os sistemas musculoesqueléticos reagem e se desenvolvem em resposta a forças e sobrecargas aplicadas sobre eles. Há um aumento do fluxo sangüíneo muscular devido ao aumento nas demandas de oxigênio. A redistribuição do fluxo sangüíneo que ocorre durante o exercício de forma que os músculos ativos recebam a maior proporção do débito cardíaco resulta: da vasoconstrição reflexa das arteríolas que irrigam as áreas inativas do corpo (órgãos viscerais); da vasodilatação reflexa das arteríolas que irrigam os músculos ativos e da vasodilatação nos músculos ativos causada por aumento da temperatura local, aumento da concentração do dióxido de carbono e dos níveis de ácido lático.

Ocorre também a hipertrofia muscular e um aumento nas forças de ruptura dos ossos, ligamentos e tendões.

O exercício é indicado para melhorar a função física, desenvolvendo o aumento da força muscular e da resistência à fadiga.

Sistema Metabólico

A taxa metabólica de repouso contribui com uma grande porcentagem do gasto energético diário. O exercício pode facilitar a perda de peso por aumentar a taxa metabólica, opondo-se à diminuição da taxa metabólica que ocorre com a restrição energética.

Um efeito significativo do exercício regular prolongado e intenso é a diminuição das concentrações plasmáticas de insulina,[78] com a melhora da tolerância à glicose.[77] Esse efeito tem sido interpretado como uma sensibilidade aumentada à insulina, sendo observado com ou sem redução da gordura corporal. Assim, o exercício regular pode ser uma medida terapêutica adjunta aceitável para pacientes diabéticos obesos com sinais de insensibilidade à insulina.

Alongamento Muscular

O profissional fisioterapeuta deve buscar subsídios para entender a fisiopatologia da lesão, bem como a regeneração dos músculos esqueléticos. Esses conceitos permitirão entender porque o tecido muscular apresenta plasticidade, ou seja, capacidade de adaptação a determinada demanda, assim como os limites dessa plasticidade. A plasticidade dos músculos esqueléticos pode ser de modo geral atribuída a algumas características da fibra muscular, como por exemplo: o fato da fibra muscular ser multinucleada; a presença de células satélites, também denominadas de células miogênicas quiescentes, na periferia da fibra muscular; a lâmina basal da fibra muscular, responsável por uma série de eventos seqüenciais sempre que há alteração do padrão fisiológico da fibra muscular; a interação trófica entre o sistema nervoso e os músculos esqueléticos.[564]

Há certas situações, após o desenvolvimento pós-natal normal, nas quais um músculo tem de se adaptar a um novo comprimento funcional. Conseqüentemente, torna-se muito importante conhecer como e quanto os músculos em desenvolvimento e já adultos são capazes de se adaptar a uma alteração no comprimento funcional.[246] Os procedimentos cirúrgicos envolvendo o transplante de tecido muscular são empregados atualmente em larga escala.

Durante o desenvolvimento pós-natal os ossos da maioria das espécies animais aumentam consideravelmente de comprimento, e isto, obviamente, é acompanhado por um aumento no comprimento dos músculos. Entretanto, as fibras musculares não podem se alongar tanto quanto o corpo do músculo. Em alguns músculos as fibras se dispõem obliquamente ao seu eixo longo, e, por conseguinte, parte do aumento do comprimento muscular deve-se a um aumento no diâmetro das fibras. Mesmo nos músculos em que as fibras não correm paralelamente ao eixo longo, parece haver um certo rearranjo das mesmas durante o desenvolvimento. Nestes casos, os tendões estendem-se um pouco mais para os músculos à medida que este se desenvolve, de modo que as junções miotendinosas tornam-se mais interpenetrantes. Contudo, as fibras da maioria dos músculos alongam-se consideravelmente durante o crescimento pós-natal. Este alongamento está associado principalmente a um aumento no número de sarcômeros em série ao longo das miofibrilas[247,669] e, por conseguinte, no número de sarcômeros em série ao longo do comprimento das fibras.

0 numero de sarcômeros em série foi contado em fibras individuais dos músculos sóleo e bíceps braquial de camundongos em diferentes idades.[669] Durante o crescimento, o número de sarcômeros do músculo sóleo do camundongo aumentou aproximadamente de 700 para 2.200, ocorrendo a maior parte do aumento antes dos animais atingirem três semanas de idade.

A maneira pela qual as miofibrilas aumentam de comprimento é um problema fascinante. Obviamente, deve haver adição de novos sarcômeros às miofibrilas existentes; todavia, durante algum tempo vem sendo debatido o ponto, ou pontos, onde os sarcômeros são acrescentados à miofibrila. Há sugestões que as miofibrilas crescem intersticialmente; em outras palavras, novos sarcômeros são acrescentados às miofibrilas em pontos ao longo de seu comprimento. A evidência para esta teoria baseia-se no fato de que os sarcômeros de miofibrilas adjacentes estão freqüentemente fora de alinhamento, devido a ligeiras diferenças nos comprimentos dos sarcômeros. Portanto, para um certo comprimento da fibra muscular, algumas das miofibrilas terão um sarcômero adicional, e este fato é tomado como evidência de que um sarcômero foi inserido. Todavia, a fim de inserir novos sarcômeros desse modo, seria necessário que a miofibrila se dividisse transversalmente, além de também envolver modificações consideráveis no retículo sarcoplasmático e no sistema de túbulos transversos.[557] Outros autores sugeriram que o processo de alongamento compreende a adição seriada de sarcômeros nas terminações das miofibrilas preexistentes.[324,352,426] Estudos das regiões terminais de fibras musculares em crescimento, através do microscópio eletrônico, mostram numerosas formações ribossomais e miofilamentos que não estão adequadamente organizados em miofibrilas, sugerindo que esta região está participando ativamente da síntese protéica e da organização de miofibrilas.[324,426,669] A junção músculo-tendão é caracterizada por fendas periféricas e invaginações digitiformes para as terminações das fibras musculares. Desde 1960 são sugeridos esquemas hipotéticos nos quais estas fendas no sarcolema seriam regiões onde os miofilamentos poderiam ser adicionados às terminações das miofibrilas, sem que estas tivessem que deixar suas ligações com o sarcolema.[324,483]

Foram apresentadas recentemente evidências mais diretas para a adição seriada de sarcômeros.[259] Estas experiências envolveram a ligação de adenosina tritiada em camundongos em crescimento, a fim de marcar os sarcômeros recentemente formados; sabe-se que a adenosina é incorporada ao ADP estrutural dos filamentos de actina. Os nucleotídios solúveis foram removidos pela extração com glicerol. A radioautografia foi realizada em fibras isoladas e em cortes longitudinais. Alguns músculos também foram seccionados transversalmente em um criostato, e a quantidade de elementos marcados em diferentes partes do músculo foi determinada por contagem de cintilação. Os dados das radioautografias e da contagem de cintilação mostraram que a maior parte do marcador foi incorporada nas regiões terminais das fibras musculares, demonstrando, assim, que estas regiões são mais ativas na síntese de actina e, consequentemente, de novos sarcômeros. Este fato, por sua vez, sugere fortemente que as terminações das fibras são as regiões de crescimento longitudinal e que novos sarcômeros são acrescentados em série, com maior probabilidade, às terminações das miofibrilas existentes.

Os estudos sobre os fatores fisiológicos envolvidos no controle do número de sarcômeros e, por conseguinte, no comprimento muscular verificaram que, se os membros de animais em crescimento fossem imobilizados com aparelhos de gesso (trocados após poucos dias para não interferir no crescimento ósseo), a adição de sarcômeros era muito deprimida. Quando os aparelhos de gesso eram removidos, os músculos produziam sarcômeros em série, em grande velocidade. O número de sarcômeros aumentava consideravelmente em uma semana, dessa forma atingindo o número de sarcômeros e o comprimento das fibras musculares corretos para o tamanho e idade dos animais.[669] Esta experiência mostra que na realidade as adaptações de comprimento no músculo em crescimento podem ser muito rápidas.

Não é apenas o número de sarcômeros que deve aumentar durante o crescimento, mas outros componentes do músculo também devem aumentar em número ou tamanho. Parece não haver informações sobre o modo pelo qual algumas partes, por exemplo, o sarcolema das fibras, aumentam com o crescimento. Sabe-se, todavia, a respeito da elevação no número de núcleos das fibras musculares. Williams & Goldspink[669] analisaram o número total de núcleos em fibras musculares individuais isoladas por retalhamento, enquanto Moss[481] contou os núcleos em cortes de músculos de diferentes idades. Verificaram que o número de núcleos das fibras continua a crescer após o estágio em que já não há aumento no comprimento da fibra muscular. Também observaram que as fibras de maior diâmetro possuíam mais núcleos. Portanto, deve ser concluído que o aumento no número de núcleos está associado com um aumento no perímetro das fibras, bem como no comprimento. A elevação do número de núcleos das fibras não parece resultar de mitose dos núcleos preexistentes. Pelo contrário, certas células conhecidas como células satélites funcionam com as fibras em crescimento e doam seus núcleos para elas.[442,482,577] Estas células podem ser observadas associadas a fibras musculares, particularmente em músculos jovens, e elas, na realidade, localizam-se sob a membrana basal das fibras. A porcentagem de núcleos de células satélites em relação a núcleos de fibras musculares cai em cerca de oito vezes entre o nascimento e a maturidade, no músculo subclávio do rato.[12] Estudo com timidina marcada radioativamente evidenciou que a maioria dos núcleos marcados encontrava-se nas terminações das fibras.[352] Em estudo semelhante no músculo bíceps braquial do camundongo foi verificado que um número significativamente maior de núcleos era acrescentado à terminação proximal do músculo do que à terminação distal.[31] Este fato sugere que as células satélites fornecem os núcleos adicionais necessários para o crescimento longitudinal e transverso das fibras musculares, e que o crescimento muscular ocorre principalmente em um pólo do músculo, em vez de em ambas as terminações.

A capacidade que o músculo adulto tem de se adaptar a um comprimento foi demonstrada inicialmente pelas experiências de Marey[434] nas quais ele transplantava a terminação distal do tendão do tríceps sural para um ponto mais baixo do calcâneo. Nestes experimentos o músculo se adaptou ao seu novo comprimento funcional em poucas semanas. Mais recentemente, a imobilização do músculo tibial anterior do coelho na posição encurtada, pela fixação mecânica do tornozelo em dorsiflexão, resultou na diminuição do comprimento muscular e uma alteração da curva comprimento/tensão do músculo, pois as tensões tetânicas isométricas, equivalentes em intensidade àquelas do músculo controle da perna normal, foram exercidas em um comprimento menor do ventre muscular, além da movimentação reduzida da pata.[10] Resultados similares foram relatados para o músculo do gato, onde se verificou que o comprimento no qual o músculo começa a desenvolver tensão contrátil aumenta se ele for imobilizado em posição de alongamento.[619]

O mecanismo de adaptação ao comprimento foi estudado no nível celular e ultraestrutural para os comprimentos das fibras musculares e dos sarcômeros, bem como o número total de sarcômeros ao longo de fibras isoladas, que foi determinado em músculos imobilizados em diferentes posições.

O músculo sóleo imobilizado em posição de alongamento apresentou 20% a mais de sarcômeros em série do que o músculo normal, ao passo que aqueles imobilizados em posição encurtada mostraram uma diminuição de 40% em relação ao normal. Quando o aparelho gessado era removido dos músculos que tinham sido imobilizados em posição encurtada, as curvas comprimento-tensão e o número de sarcômeros voltavam ao normal dentro de quatro semanas. Os músculos que foram imobilizados em posição encurtada e, a seguir, imobilizados em uma segunda posição apresentaram adaptação rápida à nova posição, no que diz respeito ao número de seus sarcômeros.[248]

Os efeitos da desnervação sobre a resposta do músculo sóleo do gato à imobilização em diferentes comprimentos por meio de aparelhos gessados foram investigados durante um período de quatro semanas. O músculo sóleo desnervado e imobilizado em posição alongada apresentou 25% a mais de sarcômeros em série, enquanto que aqueles imobilizados em posição encurtada perderam 35%. Esta adaptação foi essencialmente a mesma mostrada pelos músculos imobilizados, mas não desnervados. A desnervação não apresentou conseqüências sobre a recuperação de músculos que tinham sido imobilizados durante quatro semanas em posição encurtada. Nestes músculos, o número de sarcômeros normalizou-se decorridas quatro semanas da remoção do gesso. O ajuste do número de sarcômeros ao comprimento funcional não parece estar, portanto, diretamente sob controle nervoso. Parece ser uma resposta miogênica ao grau de tensão passiva a qual o músculo está sujeito.[617]

Curvas passivas de comprimento-tensão foram estabelecidas para os músculos sóleo de gatos que haviam sido imobilizados em diferentes posições. Os músculos que tinham sido imobilizados em posição alongada não apresentaram diferenças nas suas propriedades comprimento-tensão em relação aos músculos normais. Entretanto, aqueles imobilizados em posição encurtada mostraram uma diminuição bastante acentuada na distensibilidade. A resposta foi idêntica nos músculos desnervados ou não. Esta diminuição na distensibilidade (aumento na resistência passiva) parece ser um mecanismo de segurança que evita a distensão demasiada dos músculos. Este, obviamente, é um mecanismo importante em músculos que perderam sarcômeros, porque se eles fossem estirados de volta ao comprimento original, ou mesmo além deste, os filamentos de actina seriam tão repuxados que não haveria mais superposição entre eles e os filamentos de miosina, resultando em lesão muscular. Atualmente não há certeza quanto à razão da diminuição na distensibilidade dos músculos encurtados. Possivelmente deve-se a um aumento, ou rearranjo, do tecido conjuntivo ou, então, a alguma modificação nas propriedades do próprio sistema contrátil.

Os resultados apresentados aqui demonstram que o músculo estriado é um tecido muito adaptável, mostrando, em particular, que o número de sarcômeros e conseqüentemente o comprimento da fibra muscular é ajustado ao comprimento funcional do músculo. O significado fisiológico desta descoberta torna-se óbvio quando se considera que a tensão contrátil e a taxa de encurtamento máxima do músculo são obtidas em um comprimento do sarcômero no qual há interação máxima das pontes de miosina com os filamentos de actina. Aparentemente, o músculo é capaz de ajustar o comprimento de suas fibras pela produção ou remoção de sarcômeros. Em outras palavras, ele é capaz de ajustar o número de seus sarcômeros a fim de obter a superposição funcional máxima entre as pontes de miosina e os filamentos de actina.[246]

Para que haja amplitude de movimento normal é necessário haver mobilidade e flexibilidade dos tecidos moles que circundam a articulação, ou seja, músculos, tecido conjuntivo e pele, além da mobilidade articular. A mobilidade adequada dos tecidos moles e articulações parece ser também um fator importante na prevenção de novas lesões ou mesmo recorrentes. As condições que podem levar ao encurtamento adaptativo dos tecidos moles ao redor de uma articulação e perda subseqüente da amplitude de movimento incluem:[350]

- imobilização prolongada;
- mobilidade restrita;
- doenças do tecido conjuntivo ou neuromusculares;
- processos patológicos nos tecidos devido a trauma;
- deformidades ósseas congênitas e adquiridas.

Os tecidos moles então perdem sua elasticidade e plasticidade normais, resultando em perda da amplitude de movimento.

À medida que o músculo se encurta, ele não é mais capaz de produzir o pico de tensão e desenvolve-se uma fraqueza com retração.[257,597] A perda de flexibilidade, independente da causa, pode também provocar dor. A força muscular pode também ser alterada quando o tecido mole se encurta devido à adaptação que ocorre com o tempo. À medida que o músculo perde sua flexibilidade normal, ocorre também uma alteração na relação comprimento-tensão do músculo.

Estudo recente foi conduzido por Mardegan *et al.*,[432] no qual foi aplicado um programa de alongamento nos músculos posteriores da coxa em 11 voluntárias sedentárias, três vezes por semana num período de 5 semanas, utilizando-se a técnica de alongamento passivo. Todas foram orientadas a realizar a flexão do tronco permanecendo nessa posição por 60 segundos, com 30 segundos de repouso, perfazendo um total de 15 repetições. A efetividade do protocolo foi aferida pela mensuração do ângulo articular por meio da goniometria, a qual indicou uma diminuição da retração muscular. Tanto a atividade elétrica quanto a força muscular foram analisadas. Os resultados demonstraram haver um aumento da força entre os grupos pré- e pós-alongamento para todos os ângulos analisados (30, 90 e 120° de flexão da perna). A atividade elétrica, analisada pela envoltória normalizada, apresentou variações em todos os músculos e ângulos analisados.

Os tecidos moles que podem restringir a mobilidade articular são os músculos, o tecido conjuntivo e a pele. Cada um apresenta qualidades próprias que afetam sua extensibilidade, ou seja, sua capacidade de alongar-se. Quando procedimentos de alongamento são aplicados a esses tecidos, a velocidade, intensidade e duração da força de alongamento irão afetar a resposta dos diferentes tecidos. Tanto as características mecânicas dos tecidos contráteis e não-contráteis quanto as propriedades neurofisiológicas do tecido contrátil afetam a resposta ao alongamento.[350]

O músculo é primariamente composto de tecido contrátil mas apresenta-se entrelaçado com tecido não-contrátil, como a fáscia. A principal fonte de resistência ao alongamento passivo do músculo é a malha de tecido conjuntivo que há dentro dele, e não os componentes contráteis ativos.

RESUMO

A magnitude do aumento da temperatura depende naturalmente da intensidade do exercício, mas também está relacionada a fatores individuais (mecanismos termorreguladores) e ambientais (temperatura e umidade). A força muscular é desenvolvida ao longo do crescimento normal do indivíduo, contemplando as necessidades cotidianas.

A magnitude da força gerada pelo músculo esquelético é obtida por meio de um ou mais dos seguintes processos: aumento no número de unidades motoras recrutadas, grau de ativação ou aumento da sincronização do estímulo elétrico.

A hipertrofia das fibras não parece ser uma conseqüência necessária ou consistente do treinamento de força. A taxa de aumento da força também é dependente da natureza do exercício e de sua intensidade. A taxa de ganho de força depende do estado inicial do músculo e do ponto entre o máximo e o mínimo da escala de força em que o indivíduo se encontra no início do programa de treinamento.

Dentre as adaptações que ocorrem com o exercício físico podem-se destacar: aumento do fluxo sangüíneo muscular devido ao aumento nas demandas de oxigênio; aumento da freqüência cardíaca e respiratória; maior oxidação dos ácidos graxos com conseqüente diminuição na utilização do glicogênio; vasoconstrição reflexa das arteríolas que irrigam as áreas inativas do corpo (órgãos viscerais); vasodilatação reflexa das arteríolas que irrigam os músculos ativos e vasodilatação nos músculos ativos causada por aumento da temperatura local; aumento da concentração do dióxido de carbono e dos níveis de ácido lático.

À medida que o músculo perde sua flexibilidade normal, ocorre também uma alteração na relação comprimento-tensão do músculo. O alongamento muscular está associado principalmente a um aumento no número de sarcômeros em série ao longo das miofibrilas.

Tanto as características mecânicas dos tecidos contráteis e não-contráteis quanto as propriedades neurofisiológicas do tecido contrátil afetam a resposta ao alongamento.

Referências Bibliográficas – Parte II

1. ABDEL-MOTY, E.; FISHBAIN, D.A.; GOLDBERG, M.; CUTLER, R.; ZAKI, A.M.; ROSONOFF, R.S.; ROSONOFF, H.L. Functional electrical stimulation treatment of postradiculopath associated muscle weakness. *Arch. Phys. Med. Rehabil.*, 75:680-6, 1994.
2. ABERGEL, R.P.; LYONS, R.F.; CASTEL, J.C. Bioestimulation of wound healing by lasers; experimental approaches in animal models and fibroblast cultures. *Journal of Dermatological Surgery Oncology*, 13:127-133, 1987.
3. ABRANSON, D.I. Physiologic basic for the use of physical agents in peripherical vascular disorders. *Arch. Phys. Med. Reabil.*, 46:216, 1965.
4. ABRANSON, D.I.; BURNETT, C.; BELL, Y.; TUCK, S.; REJAL, H.; FLEISCHER, C. J. Changes in blood flow oxygen uptake and tissue temperature produced by therapeutic physical agents in effects of ultrasound. *Am. J. Phys. Med.*, 39:51, 1960.
5. ABRANSON, D.I.; MITCHEL, R.E.; TURK, S.; BELL, Y.; ZAYAS, A.M. Changes in blood flow, oxygen uptake tissue temperatures produced by topical applications of weat heat. *Arch. Phys. Med. and Rehab.*, 42:305, 1961.
6. ADAMSON, S. Best feet foremost. *Health Vis.*, 67:61, 1994.
7. ADEY, W.R. Tissue interactions with non-ionizing electromagnetic fields. *Physiol. Rev.*, 61:435-514, 1981.
8. ADEYANJU, S.A.; AKANLE, O.O. Fatigue characteristics of champion power and endurance athletes during force estimation. *J. Sports Med. Phys. Fitness*, 36:90-4, 1996.
9. ALBERTS, B.; BRAY, D.; LEWIS, J.; RAFF, M.; ROBERTS, K.; WATSON, J.D. *Biologia molecular da célula*. Artes Médicas, São Paulo, 3ª ed., 1294p., 1997.
10. ALDER A.B.; CRAWFORD G.N.C.; EDWARDS R. G. The effect of denervation on the longitudinal growth of voluntary muscle. *Proc. R. Soc. Lond. B.*, 150: 554-62, 1959.
11. ALEXANDER, J. K.; PETERSON, K. L. Cardiovascular effects of weight reduction. *Circulation*, 45:310, 1972.
12. ALLBROOK, D.B.; HAN, M.F.; HELLMUTH, A.E. Populations of muscle satellite cells in relation to age and mitotic activity. *Pathology*, 3:233-43, 1971.
13. ALLEN, K.G.R.; BATTYE, C.K. Performance of ultrasonic therapy instrument. *Physiotherapy*, 64:6, 174-9, 1978.
14. ALON, G. Principles of electrical stimulation. In: NELSON, R.M.; CURRIER, D.P. (eds.), *Clinical electrotherapy*. Appleton and Lange, East Norwalk, Conn., pp.29-80, 1987.
15. ALON, G.; DeDOMENICO, G. *High voltage stimulation: an integrated approach to clinical electrotherapy*. Chattanooga Corp, Chattanooga, Teen., caps.7-11, 1987.

16. ALON, G.; McCOMBE, S.A.; KOUTSANTONIS, P.T. *et al.* Comparison of the effects of electrical stimulation and exercise on abdominal musculature. *J. Orthop. Sports Physical Therapy*, 8(12), 1987.

17. ALTER, J. *Strenght – strenghten*. Hougton Mifflin, Boston, 1986.

18. ALTER, J. Book Rewiew. *Kinesiology and Medicine in Dance*, 12(1):41-3, 1990.

19. ALTER, J. *Sports stretch*. Leisure Press, Champaign, IL., 1990.

20. ALTER, J. *Surviving exercise*. Houghton Mifflin, Boston, 1983.

21. *American Standard Specification for Ultrasonic Therapeutic Equipment*, American National Institute, New York, $S_{24.18,}$ 18 de janeiro, 1956.

22. ANDEASSEN, S.; ROSENFALCK, A. Recording from a single motor unit during strong effort. *IEEE Trans. Biomed. Eng.*, 25:501-8, 1978.

23. ANDERSON, R.; PARRICHI, J. *Considerations of selectives in lasertherapy, in cutaneous laser therapy principles and methods*. In: ARNDT, K.A. (ed), John Wiley and Son New York, 27d., pp.41-52, 1983.

24. ANDRIACCHI, T.P. *et al.* A study of factors influencing muscle activity about the knee joint. *J. Orthop. Res.*, 1:266-75, 1984.

25. ARAÚJO, R.C. *Contribuição para o estudo do efeito do treinamento com estimulação elétrica neuromuscular sobre a força e a atividade eletromiográfica*. Dissertação de Mestrado, Universidade de São Paulo, São Paulo, 52p., 1993.

26. *ASM – Metals Handbook*. Vol. 11, 9ª ed., Metals Park, Ohio, 670-681, 1986.

27. *ASM – Metals Handbook*. Vol. 13, 9ª ed., Metals Park, Ohio, 1324-33, 1986.

28. ASSIMACOPOULOS, D. Wound healing promotion by use of negative electric current. *Annals of Surg.*, 34:423-31, 1968.

29. ATHA, J. Strengthening muscle. *Exerc. Sport Sci. Rev.*, 9:1-73, 1981.

30. AVELAR, M.; ILLOUZ, Y. *Lipoaspiração*, Ed. Hipócrates, São Paulo, 1986.

31. AZIZ-ULLHAH, F.; GOLDISPINK, G. Distribuition of mitotic nuclei in the biceps brachii of the mouse during post natal growth. *Anat. Rec.*, 179:115-8, 1974.

32. BAAR, J.; TASLET, N. The influence of back massage on autonomic functions. *Phys. Ther.*, 50:1679-91, 1970.

33. BACKER, L.; YEH, C.H.; WILSON, D. *et al.* Electrical stimulation of wrist and fingers for hemiplegic patients. *Phys. Ther.*, 59(12):1495-9, 1979.

34. BACKLUND, L.; TISELIUS, P. Objective measurement of joint stiffness in rheumatoid arthritis. *Acta Rheum. Scand.*, 13:275-88, 1967.

35. BAKER, L.L.; BOWMAN, B.R.; McNEAL, D.R. Effects of waveform on comfort during neuromuscular electrical stimulation. *Clin. Orthop. Relat. Res.*, 233:75-85, 1988.

36. BAKER, L.L.; PARKER, K. Neuromuscular electrical stimulation of the muscles surrounding the shoulder. *Phys. Ther.*, 66(12):1930-7, 1986.

37. BAKER, R.; BELL, G.W. The effect of therapeutic modalities on blood flow in the human calf. *Jounal Orthopaedic Sports in Physical Therapy*, 13:23-7, 1991.

38. BALKE, B.; ANTONY, J.; WYATT, F. The effects of massage treatment on exercise fatigue. *Clin. Sports Med.*, 12:184-207, 1989.

39. BALLANTYNE, D. *et al.* Prescribing exercise for the healthy assessment of complance and effects on plasma lipids and lipoproteins. *Health Bull.*, 36:169, 1978.

40. BARBER, F.A.; McGUIRE, D.A.; CLICK, S. Continuous-flow cold therapy for outpatient anterior cruciate ligament reconstruction. *Arthroscopy*, 2(14):130-5, 1998.

41. BARLAS, D.; HOMAN, C.S.; THODE, H.C.Jr. In vivo tissue temperature comparison of cryotherapy with and without external compression. *Ann. Emerg. Med.*, 4(28):436-9, 1996.

42. BARNETT, S.B.; WALSH, D.A.; ANGLES, J.A. Novel approach to evaluate the interaction of pulsed ultrasound with embyonic development. *Ultrasonic*, 28:166-70, 1994.

43. BARRON, J.J.; JACOBSON, W.E. Treatment of decubitus ulcers of leg due to chronic venous insufficiency: preliminary report of three cases. *Am. J. Surg.*, 115:683-7.

44. BASFORD, J.R. Terapia ultravioleta. In: KRUSEN, *Tratado de medicina física e reabilitação*. Ed. Manole, São Paulo, 4ª ed., pp.357-62, 1994.

45. BASFORD, J.R. Eletroterapia. In: KRUSEN, *Tratado de medicina física e reabilitação*. Ed. Manole, São Paulo, 4ª ed., pp.363-88, 1994.

46. BASMAJIAN, J.V.; BLUMENSTEIN, R. *Electrode placement in EMG biofeedback*. Williams & Wilkins, Baltimore, pp.79-86, 1980.
47. BASMAJIAN, J.V.; DE LUCA, C.J. *Muscle alive "their functions revealed by electromyography"*. Williams & Wilkins, Baltimore, 5ª ed., 516p., 1985.
48. BASSETT, C.A.L. Biophysical principles affecting bone structure. In: BOURNE, G.H. (ed).. *Biochemistry and physiology of bone*. Academic Press, New York, pp.1-76, 1971.
49. BASUR, R.L.; SHEPHARD, E.; MOUZAS, G.L. A cooling method in the treatment of ankle sprains. *Practitioner*, 216:708-11, 1976.
50. BAUER, W.; SHORT, C. L.; BENNETT, G.A. The manner of removal of proteins from normal joints. *J. Exper. Med.*, 57:419, 1933.
51. BEAL, M.W. Acupuncture and related treatment modalities. Part I: Theoretical background. *J. Nurse Midiwif*, 37:254-9, 1992.
52. BEARD, G. History of massage technique. *Phys. Ther. Rev.*, 32:613-24, 1952.
53. BECKER, R.O. Stimulation of partial limb regeneration in rats. *Nature*, 235:109-11, 1972.
54. BELL, A.J. Massage and the technique. *Phys. Ther. Rev.*, 332:613, 1952.
55. BELL, A.J. Massage and the physiotherapist. *Physiotherapy, JCSP*, 50:406-8, 1964.
56. BELL, G.I.; KAYANO, T.; BUSE, J.B.; BURANT, C.F.; TAKEDA, J.; LIN, D.; FUKUMOTO, H., SEINO, S. Molecular biology of mammalian glucose transporters. *Diabetes Care*, 13:198-208, 1990.
57. BELLAMY, R.; MUZOTTE, M. Le massage de Grossi, ses indications, ses limites. *Jour. Med. Phys. Et Reed.*, 10:9-17, 1980.
58. BENEDICENTI, B. Valoración radioimmunológica del nível de beta endorfina en el líquido encefaloraquídeo antes y después de irradiar con laser 904 nm, en neuralgia del trigêmio. *Inv. Clin. Laser*, 1,3:7, 1984.
59. BENSON, H.A.E.; McELNAY, J.C. Transmission of ultrasound energy through topical pharmaceutical products. *Physiotherapy*, 74:587, 1988.
60. BENSON, H.A. *et al.* Influence of ultrasound on the percutaneous absorption of nicotinate esters. *Pharm. Res.*, 8:204-9, 1991.
61. BENSON, H.A.; McELNAY, J.C.; HARLAND, R. Use of ultrasound to enhance percutaneous absorption of benzidamine. *Physical Therapy*, 69:113-8, 1989.
62. BENSON, S. Volume changes in organs induced by the local application of external heat and cold and by diathermy. *Arch. Phys. Ther.*, 15:133, 1934.
63. BENTON, L.A.; BAKER, L.L.; BOWMAN, *et al. Functional electrical stimulation – A practical clinical guide.* Rancho Los Amigos Rehabilitation Engineering Centre, Califórnia, 1981.
64. BERGER, H.; TSAMBAOS, D.; MAHRLE, G. Experimental elastosis induced by chronic ultraviolet exposure. *Arch. Dermatol. Res.*, 269:39, 1980.
65. BERGH, U. Human power at subnormal body temperatures. *Acta Physiol. Scand.*, 478:1-39, 1980.
66. BERRY, C.B.; MORITANI, T.; TOLSON, H. Electrical activity and soreness in muscles after exercise. *Am. J. Phys. Med. Rehab.*, 69:60-6, 1990.
67. BERLAN, M.; GALITZKY, J.; LAFONTAN, M. Hétérogénéité fonctionnelle du tissu adipeux: récepteurs adrénergiques et lipomobilisation. *J. Med. Esth. et. Chir. Derm.*, 19, 73:7-15, 1992.
68. BHADRA, N.; PECKHAM, H.P. Peripheral nerve stimulation for restoration of motor function. *J Clin Neurophysiol*, 5(14):378-93, 1997.
69. BHAGWANDIN, N. Characterization of the acoustic output of therapeutic ultrasound equipment. *Fisioterapie*, 48(1):4-6, 1992.
70. BIERMAN, W. Ultrasound in the treatment of scars. *Archives of Physical Medicine*, 35:209, 1954.
71. BIGLAND-RITCHIE, B.; DONOVAN, E.F.; ROUSSOS, C.S. Conduction velocity and EMG power spectrum changes in fatigue of sustained maximal efforts. *J. Appl. Physiol.*, 51:1300-5, 1981.
72. BINDER-MACLEOD, S.A.; McDERMOND, L.R. Changes in the force-frequency relationship of the human quadriceps femoris muscle following electrically and voluntarily induced fatigue. *Phys. Ther.*, 72(2):95-104, 1992.
73. BISGARD, J. D.; NYE, D. The influence of hot and cold aplication upon gastric and intestinal motor activity. *Surg. Gynecol. Obstet.*, 71:172, 1940.
74. BJÖRNTÖRP, P. Endocrine abnormalities of obesity. *Metabolism*, 44,9,supl3:21-3, 1995.

75. BJÖRNTÖRP, P. Morphological classifications of obesity what tell us, what they don't. *Int. J. Obesity*, 8:525-34, 1934.
76. BJÖRNTÖRP, P. & SJÖSTRÖM, L. Number and size of adipose tissue fat cells in relation to metabolism in human obesity. *Metabolism*, 20:703-13, 1971.
77. BJÖRNTÖRP, P. *et al.* Physical training human obesity. Effects of long term. physical training on body composition. *Metabolism*, 22:1467, 1973.
78. BJÖRNTÖRP, P. *et al.* The effect of physical training on insulin production in obesity. *Metabolism*, 19:631, 1970.
79. BLAIR, E. *Clinical hypothermia.* McGraw-Hill Book Co; New York, NY, pp.22-30, 1964.
80. BLAUN FALCO, O. Du morphogenese der senil aktinischen elastose. Gine elektonenmi kroskopische untersuchung. *Arch. Klin. Exp. Dermatol.*, 235:138, 1969.
81. BLUM, H. F. *Photodynamic action and diseases causes by light.* Reinhold Publishing Corp., New York, 1941.
82. BOHM, M. *Massage, its principles and technic.* Chas F. Saunders, Filadélfia, 1918.
83. BOOTH, B. Shiatsu. *Nurs. Times*, 89:38-40, 1993.
84. BORGENS, R.B. What is the role of naturally produced electric current in vertebrate regeneration and healing?. *Int. Review Citol.*, 76:245-98, 1982.
85. BORNSTEIN, P.; BYERS, P. H. *Collagen metabolism, current concepts (pamphlet).* Kalamazoo, MI, Upjohn, 1980.
86. BOULNOIS, J.L. Photophysical processes in recent medical laser developements, a review. *Laser in Medical Science*, 1:47-66, 1986.
87. BOULTON, M.; MARSHALL, J. He-Ne laser stimulation of human fibroblast proliferation and attachment in vitro. *Lasers in Life Science*, 1:125-34, 1986.
88. BOURGUIGNON, G.J., BOURGUIGNON, L.Y. Electric stimulation of protein and DNA synthesis in human fibroblasts. *FASEB Journal*, 8:398-402, 1987.
89. BOWMAN, B.R.; BACKER, L.L. Effects of waveform parameters on confort during transcutaneous neuromuscular electrical stimulation. *Annals of Biomedical Engineering*, 1(13):59-74, 1985.
90. BOYER, J.L.; KASCH, F.W. Exercise therapy in hypertensive men. *JAMA*, 211:1668, 1970.
91. BOYKIN J.V., CRUTE, S.L. Mechanisms of burn shock protection after severe scald injury by coldwater treatment. *J. Traumatol.*, 22:859-66, 1982.
92. BRADLEY, P. Electrolyte action around bone pins in the "halo" frame. *Br. Dent. J. Oral, Surg*, 7:69, 1969.
93. BRAGINSKAYA, F. I. Quantitative study of the effects of ultrasound on biochemical systems. *Sovietic Physical Acoustic*, 21(4):323-7, 1974.
94. BRAGINSKAYA, F.I.; DUNN, F. Low intensity ultrasonic effects on yeast hexokinase. *Radiation Environment Biophysics*, 29:47-56, 1990.
95. BRAYMAN, A.A.; MILLER, M.W. Bubble cycling and standing waves in ultrasonic cell lysis. *Ultrasonic in Medicine & Biology*, 18:411-20, 1992.
96. BRISCOE, G. Observations on venous and capillary pressures with special reference to the Raynaud phenomena. *Heart*, 7:35, 1918.
97. BRODY, L.R.; POLLOCK, M.T.; ROY, S.H. *et al.* PH-induced effects on median frequency and conduction velocity of the myoelectric signal. *J. Appl. Physiol.*, 71:1878-85, 1991.
98. BRONAUGH, R.L.; MAIBACH, H.I.; CHIEN, Y.W. In vitro percutaneous absortion: principles, fundamentals, and applications. *Ann Arbor.* CRC Press, p.280, 1991.
99. BROOK, G.A.; FAHEY, T.D. Exercise physiology: human bioenergetics and its application. John Wiley & Sons, New York, 1984.
100. BROZINICK, J.T.Jr.; ETGEN, J.; YASPELKIS, B.B. *et al.* Contraction-activated glucose uptake is normal in insulin-resistant muscle of the obese Zucker rat. *J. Appl. Physiol.*, 28:382-7, 1992.
101. BRUNTON, T.L.; TUNNICLIFE, T.W. On the effects of the kneading of muscles upon the circulation, local and general. *J. Physiol.*, 17:364, 1895.
102. BRYANT, W.M. Wound healing. *Clinical Symposia*, 29(3):136, 1977.
103. BUCALON, A.J.; BATISTA I.L. *Força de radiação acústica e sua medida.* Trabalho de iniciação científica, Departamento de Física, Unesp-Rio Claro, 1993.

104. BURNS, P. N.; McDIJARMID, T. Clinical applications of therapeutic ultrasound. *Physiotherapy*, 73:155-62, 1987.

105. BURR, H.S.; HARVEY, S.C.; TAFFEL, M. Bio-electric correlates of wound healing. *Yale J. Biol. Med.*, 11:103-7, 1938.

106. BYL, N.N.; MAcKENZIE, A.M.; WEST, J.A.; WITNEY, J.; HUNT, T.K. Low-dose ultrasound effects on wound healing: a controlled study with Yucatan pigs. *Archives Physical in Medicine and Rehabilitation*, 73:656-64, 1992.

107. BYL, N. The use of ultrasound as an enhancer for transcutaneous drug delivery: phonophoresis. *Physical Therapy*, 75(6):539-53, 1995.

108. BYL, N.N.; MAcKENZIE, A.L.; WEST, J.M. *et al.* Pulsed microamperage stimulation, a controlled study of healing of surgically induced wounds in Yucatan pigs. *Phys. Ther.*, 74:201-15, 1994.

109. CABRIC, M.; APPEL, H.J.; RESIE, A. Fine structural changes in electrostimulated human skeletal muscle: evidence for predominant effects on fast muscle fibres. *Eur. J Appl Physiol.*, 57:1-5, 1988.

110. CAFARELLI, E.; FLINT, F. The role of massage in preparation for and recovery from exercise. *Sports Med.*, 14:1-9, 1992.

111. CAJORI, F.A.; CROUTER, C.Y.; PEMBERTON, R. The physiologic effect of massage. *Arch. Int. Med.*, 39:281, 1927.

112. CALLAGHAN, M.J. The role of massage in the management of the athlete: a review. *Br J. Sports Med.*, 27:28-33, 1993.

113. CAMBRIDGE, N.A. Electrical apparatus used in medicine before 1900. *Proc. R. Soc. Med.*, 70:635-41, 1977.

114. CAREY, L.C.; LEPLEY, D. Effect of continuous direct electric current on healing wounds. *Surg. Forum*, 13:33-5, 1962.

115. CARLEY, P.J.; WAINAPEL, S.F. Electrotherapy for acceleration of wound healing: low intensity direct current. *Arch. Phys. Med. Rehabil.*, 66:443-6, 1985.

116. CARMICK, J. Use of neuromuscular electrical stimulation and a dorsal wrist splint to improve the hand function of a child with spastic memiparesis. *Phys. Ther.*, 77(6):661-71, 1996.

117. CARPINTIERI, M.C.T. *Estudo experimental sobre os efeitos da radiação LASER de baixa potência na regeneração do nervo ciático em ratos.* Trabalho de Graduação 2, apresentado ao Curso de Fisioterapia da UFSCar, 44p., 1992.

118. CARSTENSEN, E.L.; LI, K.; SCHWAN, H.P. Determination of the acoustic proprieties of blood and its components. *J. Acoust. Soc. Am.*, 25:286, 1953.

119. CÉSARINI, J.P. Modification de la structure des composantts fibrillaires du derme par les U.V. *Journal de Médicine Estétique*, VI(24):175-82, 1979.

120. CÉSARINI, J. P. Structure et fonction du systeme pigmentaire, cosmetologie dermatologique, 72, 51-75, 1981.

121. CHAITOW, L. *Instant pain control.* Thorsons, Northamptonshire, 1981.

122. CHARMAN, R.A. Bioelectricity and electrotherapy – towards a new paradigm. *Physiotherpy*, 76:502-8, 1990.

123. CHAVES, A.C.C.; BARBOSA, C.A.A.; PARIZOTTO, N.A. *Efeitos teratogênicos do laser de HeNe sobre o desenvolvimento fetal de ratos.* Trabalho de Graduação 2, apresentado ao Curso de Fisioterapia da UFSCar, 1990.

124. CHIEN, Y. W. Developmental concepts and practice in transdermal therapeutic systems. In: CHIEN, Y.W., *Transdermal controlled systemic medications.* Marcel Dekker Inc., New York, vol.31, pp.25-82, 1987.

125. CIARAVINO, V.; MILLER, M.W.; KAUFMAN, G.E. The effect of 1 MHz ultrasound on the proliferation of syncronized chinese hamster V-79 cells. *Ultrasound in Medicine & Biology*, 7:175-84, 1981.

126. CICCONE, C.D.; LEGGIN, B.G.; CALLAMARO, J.J. Effects of ultrasound and trolamine salicylate phonophoresis on delayed– onset muscle soreness. *Phys. Ther.*, 71:666-8, 1991.

127. CLARK, P.R.; HILL, C.R. Physical and chemical aspects of ultrasonic disruption of cells. *Journal of the Acoustical Society of America*, 47:649-53, 1969.

128. CLARK, R.A.F. Cutaneous tissue repair basic biologic considerations. *Journal of the Am. Inst. of Dermatol.*, 13:701, 1985.

129. CLARKE, G.; STENNER, L. The therapeutic use of ultrasound. *Physiotherapy*, 62:185, 1976.

130. CLARKE, R.S.; HELLON, R.F.; LIND, A.R. Vascular reaction of human foream to cold. *Clin. Sci.*, 17:165, 1958.

131. COBLE, A.J.; DUNN, F. Ultrasonic production of reversible changes in the electrical parameters of isiolated frog skin. *Journal Acoustic American*, 60:225-9, 1976.

132. COHN, B.T.; DRAEGER, R.I.; JACKSON, D.V. The effects of cold therapy in the postoperative management of pain in patients undergoing anterior cruciate ligament reconstruction. *Am. J. Sports Med.*, 17:344-9, 1989.

133. COLLINS, K. Thermal effects. In: *Clayton's Electrotherapy*. WB Saunders Company, 10ª ed., pp.93-109, 1996.

134. COLLS, J. *Enfoque conceptual de radiaciones eletromagnéticas*. Boletim do CDL no.15-16, pp.1-5, 1988.

135. COLLS, J. *La terapia laser, hoy.* Centro Documentacão Laser de Meditec, S.A., Barcelona, 1ª ed., 1984.

136. COLOMBO, S.J.M. *Efeitos da variação da intensidade acústica na consolidação ultra-sônica de fraturas experimentais*. Dissertação de mestrado, EESC-FMRP, São Carlos, 64p., 1992.

137. CONLEE, R.K.; McLANE, J.A.; RENNIE, M.J.; WINDER, W.W.; HOLLOSZY, J.O. Reversal of phosphorylase activation in muscle despite continued contractile activity. *Am. J. Physiol.*, 237:291-6, 1979.

138. CONSOLAZIO, C.F. *et al*. Protein metabolism during intensive physical training in yang adult. *Am. J. Clin. Nutr.*, 28:29, 1975.

139. COTTA, H. *et al. Tratado de rehabilitacion.* Ed. Labor, Barcelona, Tomo II, 1ª ed., 42-112, 1974.

140. COURROY, J.B. *L'ordennance de Kinésithérapie*. Laboratoires Aron Médica, Paris, 1980.

141. COX, A.M. *et al.* Effect of eletrode placement and rest interval between contractions on isometric knee extension torques induced by electrical stimulation at 100 Hz. *Physiot.*, 38:20-7, 1986.

142. CRIPPS, D.J.; HEGEDOUS, S. Protection factor of sunscreens to monochromatic radiation. *Arch Dermatol.*, 109:202-4, 1974.

143. CROSS, S.E.; ROBERTS, M.S. Transdermal iontophoresis role of the stratum corneum and epidermis in soluto transport. *Br. J. Pharmacol.*, 112(sup):P246, 1994.

144. CUNNINGHAM, S.J. Calibration chaos makes research irrelevant. *Physiotherapy*, 83(8):440-1, 1997.

145. CURL, W.W.; SMITH, B.P.; MARR, A.; ROSENCRANCE, E.; HOLDEN, M.; SMITH, T.L. The effects of contusion and cryotherapy on skeletal muscle microcirculation. *J Sports Med Phys Fitness*, (37), 4:179-86, 1997.

146. CURRIER, D.P.; MANN, R. Muscular strenght development by electrical stimulation in healthy individuals. *Phys. Ther.*, 63:915-21, 1983.

147. CYRIAX, J. *Textbook of orthopaedic medicine.* Bailliere Tindall, Londres, vol.II, 2ª ed., 1984.

148. DALICHO, A.W.; GLAESER, O. *Segment massage.* Thieme Verglag, Leipezig, 1962.

149. DAVID, E.; SZEHI, E. La corriente interferente estereodinámica – un nuevo método de electroterapia. *Separata Electromedica* – Siemens, 48:13-7, 1980.

150. DAVIES, C.T.M.; YOUNG, K. Effect of temperature on the contractile properties and muscle power of triceps surae in humans. *J. Appl. Physiol.*, 55:191-5, 1983.

151. DAYTON, P.D.; PALLADINO, S.J. Electrical stimulation of cutaneous ulcerations: a literature review. *J. Am. Pediat. Med. Assoc.*, 79:318-21, 1989.

152. De DOMENICO, G.; STRAUSS, G.R. Maximum torque production in the quadriceps femoris muscle group using a variety of electrical stimulators. *Aust. J. Physiother.*, 31:51-6, 1986.

153. DE FRANZO, A.J. Principles and management of injuries from chemical and physical agents. In: GEORGIADE, G.S. *et al., Textbook of plastic - Maxillofacial of reconstructive surgery.* Williams & Wilkins, pp.259-62, 1992.

154. De LISA, J.A. *Medicina de reabilitação – princípios e prática*. Ed. Manole, São Paulo, vol.1, 1992.

155. De LUCA, C.J.; SABBAHI, M.S.; ROY, S.H. Median frequency of the myoeletric signal. Effects of hand dominance. *Eur. Journ. of Appl. Physiol.*, 55:457-64, 1986.

156. DeDOMENICO, G. *Basic guidelines for interferential therapy.* Theramed Books, Sydney, Austrália, 1981.

157. DeDOMENICO, G. Pain relief with interferential therapy. *Aust. J. Physiother.*, 28:14-8, 1982.

158. DeJONG, R.H.; HERSLEY, W.N.; WAGMAN, I.H. Nerve conduction velocity during hypothermia in man. *Anesthesiology*, 27:805-10, 1966.
159. DELITTO, A.; ROSE, S.J.; McKOWEN, J.M.; THOMAS, J.A. *et al.* Electrical stimulation versus voluntary exercise in strengthening thigh musculature after anterior cruciate ligament surgery. *Phys. Ther.*, 68(5):660-3, 1988.
160. DELITTO, A.; ROBINSON, A.J. Electrical stimulation techniques and aplications. In: SNYDER-MACKLER, L.; ROBINSON, A.J. *Clinical electrophysiology*. Williams & Wilkins, Baltimore, pp.95-138, 1989.
161. DELITTO, A.; SNYDER-MACKLER, L. Two theories of muscle strenght argumentation using percutaneous electrical stimulation. *Phys. Ther.*, 70:158-64, 1990.
162. DELITTO, A.; STRUBE, M.J.; SHULMAN, A.D.; MINOR, S.D. A study of discomfort with electrical stimulation. *Phys. Ther.*, 72:410-24, 1992.
163. DeLUCA, C.J. The use of surface electromyography in biomechanics. *J. Appl. Biomech.*, 13:135-63, 1997.
164. DESPARD, L.L. *Textbook of massage and remedial gymnastics*. Oxford University Press, New York, 3ª ed., 1932.
165. *Diário Oficial da União* – Secretaria de Vigilância Sanitária – Portaria conjunta no.1, 8 de março, 1996, of. no.73/96, 12 de março, 1996.
166. DICKE, E. *Meine bindegewebsmassge*. Hippokrates, Stuttgart, 1954.
167. DICKE, E. *Mon massage du tissu conjonctif*. Hippokrates, Stuttgart, 1958.
168. DICKE, E.; SCHIACK, H.; WOLF, A. *Thérapie manualle des zones réflex du tissu conjonctif*. Maloine, Paris, 5ª ed., 1981.
169. DIERICKX, C.; GOLDMAN, M.P.; FITZPATRICK, R.E. Laser treatment of erythematous/hypertrophic and pigmented scars in 26 patients. *Plast. Reconstr. Surg.*, 95(1), 1995.
170. DIEZ DE LOS RIOS, A. *et al.* Estudio de la absorcion de la radiacion laser de He-Ne y As-Ga por los tejidos biologicos. *Inv. Clin. Laser*, 4(3):98-101, 1987.
171. DIEZ DE LOS RIOS, A. La irradiacion del laser As-Ga altera los nivele circulantes de hormonas tiroideas en la rata albina. *Inves. Clin. Laser*, 4:138, 1986.
172. DIFFEY, B. L. Ultraviolet radiation and skin cancer. *Physiotherapy*, 75:615, 1989.
173. DIONÍSIO, V.C.; VOLPON, J.B. Ação do ultra-som terapêutico sobre a vascularização pós-lesão muscular experimental em coelhos. *Revista Brasileira de Fisioterapia*, 4:19-25, 1999.
174. DINNO, M.A.; DYSON, M.; YOUNG, S.R.; MORTIMER, A.J.; HART, J.; CRUM, L.A. The significance of membrane changes in the safe and effective use of therapeutic and diagnostic ultrasound. *Phys. Med. Biol.*, 34:1543-52, 1989.
175. DOCKER, M.F.; FOULKES, D.J.; PATRICK, M.K. Ultrasound cuplants for physiotherapy. *Physiotherapy*, 68(4):124-5, 1982.
176. DOCKER. M. F. A review of instrumentation available for therapeutic ultrasound. *Physiotherapy*, 73:4, 1987.
177. DOMENICO, G., WOOD, E.C. *Técnicas de massagem de Beard*. Ed. Manole, São Paulo, 4ª ed., 1998.
178. DORWART, B.B.; HANSEL, J.R.; SCHUMACHER, H.R. Effects of heat, cold and mechanical agitation on crystal-induced arthritis in the dog. *Arthritis Rheum.*, 16:540-56, 1973.
179. DOTY, P.; MACGILL, B.B.; RIC, S.A. The proprieties of sonic fragments of desoxyribose nucleic acid. *Biochemistry*, 44:433-4388, 1958.
180. DOWNEY, J.A. Cryotherapy for animals. *Mod. Ver. Prat.*, 59:659-62, 1978.
181. DOWNEY, J.A. Physiological effects of heat and cold. *Phys. Ther.*, 44:713, 1964.
182. DRAPER, V.; BALLARD, L. Electrical stimulation versus electromyographic biofeedback in the recovery of quadriceps femoris muscle function following anterior cruciate ligament surgery. *Phys. Ther.*, 71(6):455-65, 1991.
183. DRINKER, C.K.; YOFFEY, J.M. *Lymphatics, lymph, and limphoid tissue: their physiological and clinical significance*. Harvard University Press, Cambridge, 1941.
184. DUARTE, L.R. The stimulation of bone growth by ultrasound. *Arch. Orthop. Traum. Surgery*, 101:153-9, 1983.

185. DUARTE, L.R. *Estimulação ultra-sônica do calo ósseo*. Tese de Livre Docência. Escola de Engenharia de São Carlos – USP, São Carlos, 1977.
186. DUCHATEAU, J.; EDSTRON, L.; GRIMBY, L. Effect of exercise on the motor unit. *Muscle & Nerve*, 9:104-26, 1986.
187. DUCHATEAU, J.; HAINAUT, K. Training effects of sub-maximal electrostimulation in a human muscle. *Med. Sci. Sports and Exerc.*, 20(1):99-104, 1988.
188. DUCHENNE, G.B. *Physiology of motion*. J. B. Lippincott Company, Filadélfia, 612p., 1949.
189. DUDLESTON, A.K.; BENNION, M. Effect of diet and or exercise on obese college women. *J. Am. Diet. Assoc.*, 56:126, 1970.
190. DUFF, F.; GREENFIELD, A.D.M.; THOMPSON, I.D.; SHAPHEARD, J.T.; WELAN, R.F. The response of vaso dilatador substances of the blood wessels in fingers immesed in cold water. *J. Physiot.*, 121:46, 1953.
191. DUFOUR, M. *Massages. Encycl. Méd. Chir.*, 26-100-A-10, p. 1-37, 1996.
192. DUMOULIN, J.; BISCHOP, G. *Eletrotherapie*. Maloine, Paris, 4ª ed., 1980.
193. DUNG, H.C. The formation of acupuncture points. *A.M. J. of Acup.*, 12:139-44, 1984.
194. DYSON, M.; PAROOKES, M. Stimulation of bone repair by ultrasound. *Ultrasound in Med. and Biol.*, supl2:61-6, 1983.
195. DYSON, M.; SUCKLING, J. Stimulation of tissue repair by ultrasound - A survey of the mechanisms involved. *Physiotherapy*, 64:105-8, 1978.
196. DYSON, M. *et al.* Stimulation of tissue regeneration by means of ultrasound. *J. Ch. Sci.*, 35:273, 1968.
197. DYSON, M. *et al.* Stimulation of tissue regeneration by pulsed plane-wave ultrasound. *IEE Transaction on Sonics and Ultrasonics*, 17:133-40, 1970.
198. DYSON, M. Mechanisms involved in therapeutic ultrasound. *Physiotherapy*, 73:116, 1987.
199. DYSON, M. Non-thermal cellular effects of ultrasound. *British Journal of Cancer*, 45:165-71, 1982.
200. DYSON, M. Role ultrasound in wound healing. In: KLOTH, L.C.; McCULLOCH, J.M., FEEDAR, J.A. (eds.), *Wound healing: alternatives in management*. FA Davis, Filadélfia, pp.259-85, 1990.
201. DYSON, M. The use of ultrasound in sports physiotherapy. In: GRISOGONO (ed.), *Sports injuries*. Churchill Livingstone, Edimburgo, 1989.
202. DYSON, M. Therapeutic applications of ultrasound. In: NYBORG, W.L.; ZISKIN, M.C. (eds.), *Biological effects of ultrasound (Clinics in diagnostic ultrasound)*. Churchill Livingstone, Edimburgo, pp.121-33, 1985.
203. DYSON, M.; FRANKS, C.; SUCKLING, J. Stimulation of healing of varicose ulcers by ultrasound. *Ultrasonics*, 14:232-6, 1976.
204. DZINIC, M. Investigaciones sobre efectos biologicos de la radiacion laser. *Inv. Clin. Laser*, 2(4):143-52, 1985.
205. EBEL, A.; WISHAM, L.H. Effect of massage on muscle temperature and radiosodium clearance. *Arch. Phys. Med.*, 33:399, 1952.
206. EBNER, M. Connective tissue massage. Theory and therapeutic application, Huntington, New York, 2ª ed., 1985.
207. ECKERT, R.; RANDALL, D.; S'AUGUSTINE, G. Muscle and movement. In: *Animal physiology mechanism and adaptation*. W.I.E. Freeman and Company, New York, 3ª ed., pp.329-67, 1988.
208. EDSTRON, L.; GRIMBY, L. Effect of exercise on the motor unit. *Muscle Nerve*, 9; 104-26, 1986.
209. ENOKA, R.M. Muscle strength and its development: new perpectives. *Sports Med.*, 6:146-68, 1988.
210. ENWEMEKA, C.S.; RODRIGUEZ, O.; MENDONSA, S. The biomechanical effects of low-intensity ultrasound on healing tendons. *Ultrasound in Medicine and Biology*, 16:801-7, 1990.
211. ENWEMEKA, C.S. The effects of therapeutic ultrasound on tendon healing - A biochemical study. *American Journal of Physical Medicine and Rehabilitation*, 69:283-7, 1989.
212. ENWEMEKA, C.S.; RODRIGUEZ, O.; GALL, N.G. *et al.* Correlative ultrastrutural and biomechanical changes induced in regenerating tendons exposed to laser photostimulation. *Laser Surgery Medicine*, suppl.2:12, 1990.
213. EPSTEIN, J.H. Photoallergy. *J. Dermatol.*, 18:51, 1977.
214. ERICKSON, C.; NUCCITELLI, R. Embrionic fibroblast motility and orientation can be influenced by physiological electric fields. *J. Cell Biol.*, 98:296-307, 1984.

215. ERIKSSON, E.; HAGGMARK, T.; KIESSLING, H. *et al.* Effect of electrical stimulation on human skeletal muscle. *J. Sport Med.*, 2(1):18-22, 1981.
216. ETGEN, G.J.; FARRAR, R.P.; IVY, J.L. Effect of chronic electrical stimulation on GLUT 4 protein content in fast-twitch muscle. *Am. J. Physiol.*, 264:816-9, 1993.
217. FANNING, L.; MacDERMOTT, M. Effect of temperature reduction on myotonia in rat skeletal muscles in vitro. *Clin. Sci.*, 92:587-92, 1997.
218. FAULKNER, J.A.; ZERBA, E.; BROOKS, S.V. Muscle temperature of mammals: cooling impairs most functional properties. *American Journal Physiology*, 28:259-65, 1990.
219. *FDA – Sunscreen drug products for over-the counter use.* Departament of Health, Education and Welfare, U.S. Food and Drug Administration. Fed. Register, 43:38206-38269, 1978.
220. FIELDS, H.L. *Pain.* McGraw-Hill, New York, pp.28-40, 1987.
221. FIGUEIREDO, E.M.; ARAÚJO, A.R.; FIGUEIREDO, V.F. Influência dos recursos terapêuticos calor superficial e frio no ganho de flexibilidade muscular. *Revista Brasileira de Fisioterapia*, (3), supl.35, 1998.
222. FILIPUTTI, E.; SILVA, C.A.; GUIRRO, R. Metformina e eletroestimulação minimizam a resistência à insulina desencadeada pelo tratamento com dexametasona. *Anais do VIII Congresso de Iniciação Científica da UNIMEP/CNPq*, pp.41-42, 2000.
223. FISCHER, E.; SOLOMON, S. Physiological responses to heart and cold in therapeutic heat. Ed. Sidney Licht, New Haven, 1958.
224. FOLDI, E.; FOLDI, M.; TISCHENDORF, F. Adiposity, linphedema and linphoestasis. *Med. World*, 7:198, 1983.
225. FOLKON, B.; FOX, R.H.; KROG, J.; ODELRAN, H.; THOREN, O. Studies on the reactions of the cutaneours vessels to cold exposure. *Acta Phys. Scond.*, 58:342, 1963.
226. FORRESTER, J.C. Molecular biochemical and architecture features of surgical rRepair. *Advances in Biological and Medical Physics*, 14:1, 1973.
227. FREEDERICK, J.R. *Ultrasonic engineering.* John Wiley & Sons, New York, 1965.
228. FU, F.H.; CEN, H.W.; ESTON, R.G. The effects of cryotherapy on muscle damage in rats subjected to endurance training. *Scand. J. Med. Sci. Sports*, (7), 6:358-62, 1997.
229. FYFE, M.C.; CHAHL, L.A. Mast cell degranulation - A possible mechanism of action therapeutic ultrasound. *Ultrasound in Medicine and Biology*, 8(supl.1), 62, 1982.
230. FYFE, M.C.; PARNELL, S.M. The importance of measurement of effective transducer radiating area in the testing and calibration of "therapheutic" ultrasonic instruments. *Health Phys.*,43:3,377-81, 1982.
231. GALLOU, J.; GRINSPAN, F. *Massage réflexe et autres méthodes de thérapie manuelle réflexe. Encycl. Méd. Chir.*, 26-130A-10, 1996.
232. GAMALEYA, N.F. Laser biomedical rResearch. In: LASER *aplication in medicine and biology*. Plenum Press, N.Y., vol.3, pp.1-174, 1979.
233. GAMBIHLER, S.; DELIUS, M.; BRENDEL, W. Biological effects of shock waves: cell disruption, viability, and proliferation of L1210 cells exposed to shock waves in vitro. *Ultrasound in Medicine & Biology*, 16(6):587-94, 1990.
234. GARAVELLO, I. *Medida da variação da temperatura por termografia em tecidos ósseo e muscular e em placa metálica implantada, após irradiação ultra-sônica terapêutica. Estudo experimental em coelhos.* Dissertação de Mestrado, Faculdade de Medicina de Ribeirão Preto – USP, Ribeirão Preto, 1992.
235. GARDNER, G.W. Specificity of changes of the excirsed and non-excirsed limb following isometric training. *Res. Q.*, 34:98-101, 1963.
236. GARNET, E.C.; DAVID, C.R. Efficiency of ultrasound coupling agents. *Physioterapy*, 63:8,255-7, 1977.
237. GAULT, W.R.; GATESN, P.F. Use of low intensity direct current in management of ischemic skin ulcers. *Phys. Ther.*, 56:265-9, 1976.
238. GEISSLER, P.R.; McPHEE, P.M. Electrostimulation in the treatment of pain in the mandibular dysfunction syndrome. *Journal Prosthetic Dentistry*, 14(2):62-4, 1986.
239. GERDLE, B.; HENRIKSSON-LARSEN, K.; LORENTZON, R. *et al.* Dependence of the mean power frequency of the electromyogram on muscle force and fibre type. *Acta Physiol. Scand.*, 142: 457-65, 1991.

240. GERTZ, L.C.; LOSS, J.F.; RIBEIRO, J.L.D.; ZARO, M.A. Sensibilidade da eletromiografia na medição de variação de força. *Anais do VII Congresso Brasileiro de Biomemânica*, pp.146-51, 1997.

241. GHEZ, C. Muscle: effectors of the motor system. In: KANDELL, E.R.; SCHWARTZ, J.H.; JESSEL, T.M., *Principles of neural science*. Apleton & Lange, 3ª ed., pp.548-563, 1991.

242. GOATS, G.C. Massage – The scientific basis of an ancient art: part 2 - Physiological and therapeutic effects. *Br. J. Sports Med.*, 28:153-6, 1994.

243. GOATS, G.C.; KEIR, K.A. Connective tissue massage. *Br. Sports Med.*, 25:131-3, 1991.

244. GOLDBERG, A.L.; ETLINGER, J.D.; GOLDSPINK, D.F.; JABLECKI, C. Mechanisms of work induced hypertrophy of skeletal muscle. *Med. Sci. Sports*, 7:248-61, 1975.

245. GOLDIN, H. The effects of diapulse on the healing of wounds: a double-bind randomized controlled trial in man. *British J. Plast. Surgery*, 34:267-70, 1981.

246. GOLDSPINK, G. A adaptação do músculo a um novo comprimento funcional. In: ANDERSON, D. J.; MATTHEWS, B. *Mastigação.* Ed. Guanabara Koogan, Rio de Janeiro, pp.96-106, 1982.

247. GOLDSPINK, G. Sarcomere length during the post-natal growth of mammalian muscle fibres. *J. Cell Sci.*, 3:539-48, 1968.

248. GOLDSPINK, G.; TABARY, C.; TABARY, J.C.; TARDIEU, C.; TARDIEU G. Effect of denervation on the adaptation of sarcomere number of muscle extesibility to the funcional lenght of the muscle. *J. Phisiol. (Lond.)*, 236:733-42, 1974.

249. GOLDSTEIN, A. Opioid peptides (endorphins) in pituitary and brain. *Science*, 193:1081-7, 1976.

250. GOLLNICK, P.D.; TIMSON, B.F.; MOORE, R.L.; RIEDY, M. Muscular enlargement and number of fibersin skeletal muscles of rats. *J. Appl. Physiol.*, 5:936-43, 1880.

251. GOLLNICK, P.D.; PARSONS, D.; RIEDY, M.; MOORE, R.L. Fiber number and size in overloaded chicken anterior latissimus dorsi muscle. *J. Appl. Physiol.*, 54:1292-7, 1980.

252. GONYEA, W.J. Role of exercises in inducing increases in skeletal muscle fibre number. *J. Appl. Physiol.*, 48:421-6, 1980.

253. GONZÁLES, M.V.; CRUANAS, J.C. Comportamiento de la luz en la interaccion con los tejidos, en especial el laser de baja potencia. *Centro Docum. Laser*, 15:6, 1988.

254. GONZÁLES, M.V.; HERRERO, C. Contraindicaciones y efectos secundarios de los laseres de baja potencia. *Centro Docum. Laser*, 15:27, 1988.

255. GONZÁLEZ, M.V.; CRUANAS, J.C. Comportamiento de la luz en la interaccion con los tejidos, en especial el laser de baja potencia. *Enero*, bol.15-16, pp.6-21, 1988.

256. GORMAN, P.H.; MORTIMER, J.T. The effect of stimulus parameters on the recruitment characteristics of direct nerve stimulation. *IEEE Trans. Biomed. Eng.*, 30:407-14, 1983.

257. GOSMMAN, M.; SHARMMANN, C.; ROSE, S. Review of length – associeted changes in muscle. *Phys. Ther.*, 62:1799, 1982.

258. GRACANIN, F.; TRNKCOZY, A. Optimal stimulus parameters for minimum pain in the chronic stimulation of innervated muscle. *Arch. Phys. Med. Rehabil.*, 56(6):243-9, 1975.

259. GRIFFIN, G.E.; WILLIANS, P.E.; GOLDSPINK, G. Region of longitidinal growth in striated muscle fibres. *Nature (Lond.)*, 232:28-38, 1973.

260. GRIFFIN, J.E.; ECHTERNACH, J.L.; PRINCE, R.E.; TOUCHSTONE J.C. Patients treated with ultrasonic driven hidrocortisone and with ultrasound alone. *Phys. Therapy*, 47:594, 1967.

261. GROSSI, L. La rééducation sécrétomotrice de léstomac par les réflex abdominaux légers. Plaquette éditée par láuteur. *Imprimairie de Jemmapes*, Paris, 1952.

262. GROVES, G.A. Selection and evaluation of ultraviolet absorvers. *Aust. J. Dermatol.*, 14:21-34, 1973.

263. GUIRRO, R.; BEVILAQUA-GROSSO, D.; MOLINA, D.; SILVA, R.; BÉRZIN, F.; MONTEBELLO, M.I.L. Correlation between electromyographic activity and strength of the plexor muscles of the wrist. XVI *International Symposium on Biomechanics in Sports*, Proceedings I, 473-6, 1998.

264. GUIRRO, R.; SILVA, C.A; POLACOW, M.L.O.; CAMPOS, M.R.; TANNO, A.P.; SILVA, H.C; PARO, D.; BORGES, J.P.; SOUZA, L.A. Efeito da metformina e da eletroestimulação sobre as reservas de glicogênio dos músculos sóleo e gastrocnêmio desnervados. Estudo experimental em ratos. *Revista Brasileira de Fisioterapia*, suplemento especial, 3:73, 1998.

265. GUIRRO, E.C.O. *Bioefeitos induzidos por ultra-som em* Staphylococcus aureus *e* Escherichia coli. *estudo in vitro.* Tese de Doutoramento, Instituto de Biociências do Campus de Rio Claro, Universidade Estadual Paulista. 144p., 1999.

266. GUIRRO, E.C.O.; FERREIRA, A.L.; GUIRRO, R. Efeitos da estimulação ultra-sônica pulsada de baixa intensidade no processo cicatricial. Estudo experimental em ratos. *Revista Ciência e Tecnologia*, 8(4/2):37-47, 1995.

267. GUIRRO, R. *Análise da atividade elétrica e da força dos músculos flexores da mão após estimulação elétrica neuromuscular.* Tese de doutorado apresentada ao Programa de Pós-Graduação em Biologia e Patologia Buco-Dental da Faculdade de Odontologia de Piracicaba, UNICAMP, 197p., 2000.

268. GUIRRO, R.; ABIB, C.; MÁXIMO, C. Os efeitos fisiológicos da crioterapia: uma revisão. *Revista de Fisioterapia da Universidade de São Paulo*, 6(2):164-70, 1999.

269. GUIRRO, R.; SERRÃO, F.; ELIAS, D.; BUCALON, A.J. Dosimetria de aparelhos de ultra-som terapêutico utilizando balança semi-analítica. *Revista Brasileira de Fisioterapia*, 1(2):79-82, 1996.

270. GUIRRO, R.; CANCELIERI, A.S.; SANT'ANNA, I. Avaliação dos meios intermediários utilizados na aplicação do ultra-som terapêutico. *Revista Brasileira de Fisioterapia*, 5(2):1-4, 2001.

271. GUIRRO, R.; Da SILVA, L. M.; BORIN, S. H.; DAMASCENO, M.P.; GUIRRO, E. Efeito da TENS na dor pós-operatória cardíaca e na função pulmonar. Estudo de caso. *Revista Brasileira de Fisioterapia*, 2(1):1-5, 1997.

272. GUIRRO, R.; DAVINI, R.; NUNES, C.V. Análise do espectro de freqüência e da força muscular após resfriamento local. *Anais do 8º Congresso de Iniciação Científica UNIMEP/CNPq*, pp.67-8, 2000.

273. GUIRRO, R.; DAVINI, R.; NUNES, C.V. Efeitos do resfriamento na atividade elétrica e na força do músculo bíceps braquial. *Anais do 7º Congresso de Iniciação Científica UNIMEP/CNPq*, pp.123-4, 1999.

274. GUIRRO, R.; FERREIRA, A.L.; GUIRRO, E.C.O. The use hydroxiapatite associated with low intensity pulsed ultrasonic stimulation in the correction of bone failure. An experimental studies with rabbits. *Brazilian Journal of Morphological Sciences*, 16(1):45-53, 1999.

275. GUIRRO, R.; GUIRRO, E.C.O.; BREITSCHWERDT, C.; ELIAS, D.; FERRARI, M.; RATTO, R. As variáveis físicas do ultra-som terapêutico: uma revisão. *Revista Ciência & Tecnologia*, 9(5):31-41, 1996.

276. GUIRRO, R.; NUNES, C.V.; DAVINI, R. Comparação dos efeitos de dois protocolos de estimulação elétrica neuromuscular sobre a força muscular isométrica do quadríceps. *Revista de Fisioterapia da Universidade de São Paulo*, 7(1/2):10-5, 2000.

277. GUIRRO, R.; SANTOS, S.C.B. A realidade da potência acústica emitida pelos equipamentos de ultra-som terapêutico: uma revisão. Rev. *Fisioter. Univ. São Paulo*, 4(2):76-82, 1997.

278. GUIRRO, R.; SERRÃO, F.; ELIAS, D.; BUCALON, A.J. Calibration of therapeutic ultrasound equipment. *Physiotherapy*, 83(8):419-22, 1997.

279. GUPTA, S.; GOSWAMI, A.; SADHUKHAN, A.K.; MATHUR, D.N. Comparative study of lactate removal in short term massage of extremities, active recovery and passive recovery period after supramaximal exercise sessions. *Int. J. Sports Med.*, 17:106-10, 1996.

280. GUTMANN, A.Z. *Fisioterapia actual.* Ed. Jims, Barcelona, 2ª ed., 1980.

281. GUYTON, A.C. *Tratado de fisiologia médica.* Guanabara Koogan, Rio de Janeiro, 9ª ed., 1997.

282. GWINUP, G. *et al.* Thickness of subcutaneous fat and activity of underlying muscles. *Ann. Intern. Med.*, 74:408, 1971.

283. HAAG, G.M. Comparison of different estimators of eletromyographic spectral shifts during work when applied on short test contractions. *Med. Biol. Eng. Comput.*, 29:511-6, 1991.

284. HAAR, G.R.; DANIELS, S. Evidence for ultrasonically induced cavitacion in vivo. *Physics in Medicine and Biology*, 26:1145, 1981.

285. HAAR, G.R.; DYSON, M.; SMITH, S.P. Ultrastructural changes in the mouse uterus brought about by ultrasonic irradiation at therapeutic intensities in standing waves fields. *Ultrasound Med. Biol.*, 5:167, 1979.

286. HAKKINEN, K.; ALEN, M.; KOMI, P. Changes in isometric force and relaxation time, electromyographic and muscle fibre characteristics of human skeletal muscle during strength training and detraining. *Acta Physiol. Scand.*, s125:573-85, 1985.

287. HAKKINEN, K.P.V.; KOMI, P. Electromyographic changes during strength training and detraining. *Med. Sci. Sports Exerc.*, 15:455-60, 1983.

288. HALAR, E.M.; BELL, K.R. Contraturas e outros efeitos deletérios da imobilização. In: DELISA, J.A., *Medicina de reabilitação: princípios e práticas.* Ed. Manole, São Paulo, vol.II, pp.520-2, 1992.

289. HALAR, E.M.; DELISA, J.A.; SOINE, T.L. Nerve conduction studies in upper extremities: skin temperature corrections. *Arch. Phys. Med. Rehabil.*, 64:412-6, 1983.

290. HANTEN, W.P.; SCHULTHIES, S.S. Exercise effect on electromyographic activity of the vastus medialis oblique and vastus lateralis muscles. *Phys. Ther.*, 7:561-5, 1990.

291. HARGENS, A. Fluids shifts in vascular and extravascular spaces during and after stimulated weightlessness. *Med. Sci. Sport. Exerc.*, 15:421-7, 1983.

292. HAWK, J.L.M.; NORRIS, P.G. Abnormal responses to ultraviolet radiation: idiopathic. In: FITZPATRICK, T.B. *et al., Dermatology in general medicine.* McGraw Hill, pp.1661-7, 1993.

293. HARRIS, E.D.; McCROSKERY, P.A. The influence of temperature in fibril's stability on degradation of cartilage collagen by rheumatoid synovial collagenase. *N. Engl. J. Med.*, 290:1-6, 1974.

294. HARTVIKSEN, K. Ice therapy in spasticity. *Acta Neurol. Scand.*, 38:79, 1962.

295. HARVEY, W.; DYSON, M.; POND, J.B.; GRAHAME, R. *The in vitro stimulation of protein synthesis in human fibroblasts by the therapeutic levels of ultrasonic in medicine.* Excepta Medica, Amsterdã, pp.10-21, 1975.

296. HASHIH, I. The effects of ultrasound therapy on post-operative inflammation (PhD-tesis). University of London, London, 1986. *Apud* DYSON, M., Mechanisms involved in therapeutic ultrasound. *Physiotherapy*, 73:117.

297. HEKKENBERG, R.; REIBOLD, R.; ZEPIRI, B. Evaluation of ultrasound therapy devices. *Physiotherapy*, 72:390-5, 1986.

298. HELLEMBRANDT, F.A.; HOUTZ, S.J. Mechanisms of training in man experimental demonstration of the averload principle. *Phys. Ther. Rev.*, 36:371, 1956.

299. HENDRICKX, A. A propos dúne étude comparée dês techiniques de massage réflexe. *Kinesiother. Sci.*, 244:9-14, 1984.

300. HENDRICKX, A. Méthode dicke, thérapie réflexe manuelle. Bindegewebsmassage. *Kinesiother. Sci.*, 263:5-20, 1987.

301. HENNEMAN, E. Recruitment of motoneurons: the size principle. Program. *Clin. Neurophysiol.*, 9:26-60, 1981.

302. HENNIG, R.; LOMO, T. Firing patterns of motor units in normal rats. *Nat.*, 314:164-6, 1985.

303. HENRIKSEN, E.J.; BOURNEY, R.E.; RODNICK, K.J.; KORANYI, L.; PERMUTT, M.A.; HOLLOSZY, J.O. Glucose transport protein content and glucose transport capacity in rat skeletal muscle. *Am. J. Physiol.*, 259:593-8, 1990.

304. HERRERO, C. Los efectos terapeuticos. *Centro Doc. Laser*, 15:22, 1988.

305. HILARIO, M. *et al.* Estudo da radiação laser em úlcera varicosa. *Anais do Congresso Brasileiro de Fisioterapia*, Rio de Janeiro, 1987.

306. HILDERSLEY, K. A simple calorimeter for monitoring the output power of ultrasound therapy machines. *Physioterapy*, 80:4,219-23, 1994.

307. HILL, C.R. Proposed facility for ultrasound exposimetry and calibration. *Ultrasound in Medicine and Biology*, 1:475, 1975.

308. HOCUTT, J.E. Cryotherapy. *Am. Fam. Phys.*, 23:141-4, 1981.

309. HOGAN, R.D.B.; BURKE, K.M.; FRANKLIN, T.D. The effect of ultrasound on the microvascular hemodynamics in skeletal muscle: effects during ischemia. *Microvascular Research*, 23:370-9, 1982.

310. HOLEWIJN, M.; HEUS, R. Effects of temperature on electromyogram and muscle function. *Eur. J. Appl. Physiol.*, 65(6):541-5, 1992.

311. HOLEY, E.A. Conective tissue zones: an introduction. *Physiotherapy*, 8:366-8, 1995.

312. HOLLANDER, J.L.N. *Engl. J. Med.*, 290:50, 1974. *Apud* LIANZA, S. *Medicina de reabilitação.* Guanabara Koogan, Rio de Janeiro, p.182, 1985.

313. HOLLANDER, J.L.N.; STONER, E.K.; BROWN, E.M. *et al. J. Clin. Invest.*, 301:701, 1951. *Apud* LIANZA, S., *Medicina de reabilitação.* Guanabara Koogan, Rio de Janeiro, p.182, 1985.

314. HOLTZER, H.; MARSHALL, J.; FINCK, H. Analysis of miogenisis by the use of fluorescent antimyiosin. *J. Biophys. Biochem. Cytol.*, 3:705-23, 1957.

315. HOOGLAND, R. *Ultrasound therapy.* 2ª ed., BV Enraf-Nonius Delft, Rotgenweg 1, PO Box 483, 2600 A L Delft, The Netherlands, 1989.

316. HRIEVER, W.; DIAMOND, L.E. Electromotive force and electric currents caused by metallic dental fillings. *J. Dent. Res.*, 31:205, 1952.

317. HUGHES, D.E.; NYBORG, W.L. Cell disruption by ultrasound. *Science*, 138:108-14, 1962.

318. HUTTEMANN, E. Uber Die behandlung mit bendegewebsmassage in der frauenheilkund. *Ztrbl. Gynakol.*, 72:798, 1950.
319. INGHAN, E.D. Stories the feet con tell. Stories the feet have told. Rochester, 1963.
320. INPA/INIRC – Guidelines on limits of exposure to laser radiation of waveiengths between 180 nm and 1mm. *Health Physics*, 49(2):341-59, 1985.
321. International Electrotechnical Commission Publication 1689. *Ultrasonics – Physiotherapy systems – Performance requerements and methods of measurement in the frequency range 0.5 MHz to 5.0 MHz.* IEC, Genève, Suisse 1996.
322. International Eletrotechnical Commission Publication 601-2-5. *Particular requiments for the safety of ultrasonic therapy equipment.* IEC, Genève, Suisse 1984.
323. IKAI, M.; STEINHAUS, A.H. Some factors modifing the expression of human strength. *J. Appl. Physiol.*, 16:157, 1961.
324. ISHIKAWA, H. The fine structure of the myo-tendon junction in some mammalian skeletal muscle. *Arch. Histol. Jap.*, 25:275-96, 1965.
325. JACOBSON, S.; STEPHEN, R.; SEARS, W. Development of a new drug delivery system (iontophorests). University of Utah, Salt Lake City, UT, 1980.
326. JEFFERS, R.Q.; FENG, J.B.; HUNT, J.W.; KESSEL, D.; CAIN, C.A. Dimethylformamide as na enhancer of cavitation-induced cell lysis in vitro. *Journal Acoustic Society American*, 97:669-76, 1995.
327. JERAN, M. *et al.* PEMF stimulation of skin ulcers of venous origin in humans, preliminary report of a double blind study. *J. Bioelectr.*, 6:181-8, 1987.
328. JOHANNSEN, F.; LANGERG, H. The treatment of acute soft tissue trauma in Danish emergency rooms. *Scand. J. Med. Sci. Sports*, 7(3):178-81, 1997.
329. JOHNSON, C.; SHUSTER, S. The patency of sweat ducts in normal looking skin. *Br. J. Dermatol.*, 83:367-73, 1970.
330. JOHNSTON, R.M.; KASPER, S. Compound nerve action potentials produced by signal from clinical stimulators. *Phys. Ther.*, 66:85(abstract), 1986.
331. JONES, D.A.; NEWHAM, D.J.; ROUND, J.M. *et al.* Experimental human muscle damage: morphological changes in relation to other indices of damage. *J. Physiol.*, 375:435-8, 1986.
332. JUHLIN, L.; SHELLEY, W.B. Role of mast cell and basophil in cold urticaria with associated systemic reactions. *J.A.M.A.*, 117:371, 1961.
333. KAADA, B.; FLATHEIM, E.; WOIE, L. Low-frequency transcutaneous nerve stimulation in mild/moderate hypertension. *Clin. Phys.*, 11:161-8, 1991.
334. KAHN, J. Iontoforese. In: *Principles and practice of electrotherapy.* Churchill Livinstone, 2ª ed., cap.7, pp.119-35, 1991.
335. KALB, S.W. The fallacy of massage in the treatment of obesity. *J. Med. Soc.*, 41:406-7, 1944.
336. KANE, K.; TAUB, A. A history of local electrical analgesia. *Pain*, 1:125-8, 1975.
337. KANTOR, G.; ALON, G.; HO, H.S. The effects of selected stimulus waveforms on pulse and phase characteristics at sensory and motor thresholds. *Physical Therapy*, (74), 10:951-59,62-970, 1994.
338. KARU, T.L. Photobiology of the regulation of celular metabolism with low-intensity visible light. *SRCTL de la Academia Ciências de la URSS*, 7:1-37, 1985.
339. KARU, T.L. Photochemistry of the regulation of celular metabolism with low-intensity visible light. *SRCTL de la Academia Ciências de la URSS*, 8:1-56, 1985.
340. KASSEROLLER, R. *Compendium of vodder's – manual lymph drainage.* Haug, Canadá, 1998.
341. KATCH, E.M. Application of transcutaneous electrical nerve stimulation in dentistry. *Anesthesy Progress*, 33:156-60, 1986.
342. KATCH, F.I.; CLARKSON, P.M.; KROLL, W.; McBRIDE, T.; WILLCOX, A. Effects of situp exercise training on adipose cell size and adiposity. *Res. Q. Exerc. Sport*, 55:242, 1984.
343. KELLOGG, J.H. *The art of massage.* Modern Med. Publishing Co., 12ª ed., revisão por Battle Creek, 1919.
344. KENDALL, F.P.; McCREARY, E.K.; PROVANCE, P.G. Músculos: provas e funções. Ed. Manole, São Paulo, 4ª ed., 453p., 1995.
345. KENDALL, H.; KENDALL, F. *Posture and pain.* Williams & Wilkins, Baltimore, 1952.
346. KESSEL, D.; JEFFERS, J.B.; CAIN, C.A. Porphyrin-induced enhancement of ultrasound cytoxicity. *International Radiation Biology*, 66:221-8, 1994.

347. KIM, A.; GREEN, P.G.; RAO, G.; GUY, R.H. Convective solvent flow across the skin during iontophoresis. *Pharm. Res.*, 10:1315-20, 1993.
348. KIRSCH, D.L.; LERNER, F.N. Microcurrent electrical therapy (MET). *Am. Acad. of Pain Manage.*, 551-3, 1998.
349. KISNER, C.; TASLITZ, N. Connective tissue massage: influence of the introductory treatment on autonomic functions. *Phys. Ther.*, 48:107-19, 1968.
350. KISNER, C.; COLBY, L.A. *Exercícios terapêuticos – fundamentos e técnicas.* Ed. Manole, São Paulo, 3ª ed., 1998.
351. KITCHEN, S.S.; PARTRIDGE, C.J. Therapeutic ultrasound. *Physiotherapy*, 76:593, 1990.
352. KITYAKARA, A.; ANGEVINE, D.M. A study of pattern of post-embryonic growth of m. gracilis in mice. *Dev. Biol.*, 8:322-40, 1963.
353. KLIP, A.; PAQUET, M.R. Glucose transport and glucose transporters in muscle and their metabolic regulation. *Diabetes Care*, 13:228-43, 1990.
354. KNIGHT, K.L.; LONDEREG, B.R. Comparison of blood flow in normal subjects during therapeutic applications of heat cold and exercise. *Med. Sci. Sports Exerc.*, 12:76, 1980.
355. KNIGHT, K.L.; ELAM, J.F. Rewarming of the ankle, finger and forearm after cryotherapy: further investigation of Lewis cold-induced vasodilation. *J. Can. Athl. Ther. Assoc.*, 8:17-8, 1981.
356. KNIGHT, K.L. *Cryotherapy in sport injury management.* Human Kinetics, Indiana, pp.21-9, 301p., 1995.
357. KNIGHT, K.L. *Cryotherapy theory, technique, and physiology.* Chattanooga Corp., Indiana, 1ª ed., 1985.
358. KNIGHT, K.L.; BRYAN, K.S.; HALVORSE, J.M. Circulatory changes in the forearm in 1, 5, 10, and 15 °C water (abs). *Int.J. Spts.Med.*, 4:281, 1981.
359. KNIGHT, K.L.; KLUGE, J.; VARPOLITTI, M.; HAYES, K. Knee skin temperature responses to applications of two types of cold packs over thick and thin surgical dressings. *Med. Sci. Sports Exerc.*, 1990.
360. KNIGHT, K.L.; LONDEREE, B.R. Comparison of blood flow in normal subjects during therapeutic applications of heat, cold, and exercise. *Med. Sci. Sports Exerc.*, 12:76-80, 1980.
361. KNIGHT, K.Z.; MARTIN, J.A.; LONDEREE, B.R. EMG comparison of quadriceps femoris activity during knee extension and straight leg raises. *Am. J. Phys. Med.*, 58:57-67, 1979.
362. KNITTLE, J.L.; TIMMERS, K.; GINSBERG-FELNER, F. The growth of adipose tissue in children and adolescents: cross sectional and longitudinal studies of adipose cell number and size. *J. Clin. Invest.*, 63:239-46, 1979.
363. KNUTSSON, E. Topical cryotherapy in spasticity. *Scand. J. Rehabil. Med.*, 2:159-63, 1970.
364. KNUTSSON, E.; MATTSSON, E. Effects of local cooling on monosynaptic reflexes in man. *Scand. J. Rehabil. Med.*, 1:126-32, 1969.
365. KOHLRAUSCH, W. *Massage des zones réflexes dans la musculature et dans le tissu conjonctif.* Masson, Paris, 1961.
366. KOHLRAUSCH, W. *Reflexzonenmassage in muskulatu und bindgewebe.* Stuttgart, 1955.
367. KONRATH, G.A.; LOCK, T.; GOITZ, H.T.; SCHEIDLER, J. The use of cold therapy after anterior cruciate ligament reconstruction. *American Journal of Sports Medicine*, 5(24):629-33, 1996.
368. KORPEL, A.; KESSLER, L.; AHMED, A. Bragg diffraction sampling of a sound field. *Jasa*, 51, 1582-92, 1972.
369. KRAMER, J.; LINDSAY, D.; MAGEE, D.; MENDRIK, S.; WALL, T. Comparison of voluntary and electrical stimulation contraction torques. *J. Orthop. Phys. Ther.*, 6:324-31, 1984.
370. KREMAKAU, F. W.; KAUFMANN, J. S.; WALKER, M.M.; BURCH, P.G.; SPURR, C.L. Ultrasonic enhancement of nitrogen mustard cytotoxicity in mouse leukemia. *Cancer*, 37:1643-7, 1976.
371. KREPS, S. I. Spectrophotometric evaluation of sunscreens. *Proceedings of the Scientific Section of the toilet Goods Association*, 23:13-26, 1955.
372. KROTKIEWSKI, M.; BJÖRNTÖRP, P.; SJÖSTRÖM, L. Impact of obesity on metabolism in men and women: importance of regional tissue distribuition. *J. Clin. Invest.*, 72:1150-62, 1986.
373. KUO, K.H.; CLAMANN, H.P. Coactivation of synergistic muscles of different fiber types in fast and slow contractions. *Am. J. Phys. Med.*, 60(5):219-38, 1981.

374. LABARTKAVA, E.K. A thermoeletric ultrasonic pick-up with semi-condutor thermistor. *Soviet Physics-Acoustics*, 6, 468-71, 1971.
375. LADD, M.P; KOTTKE, F.J.; BLANCHARD, R.S. Studies on the effect of massage on the flow of lymph from the foreleg of the dog. *Arch Phys. Med.*, 33:604, 1952.
376. LAING, D.R. *et al.* Ice therapy in soft tissue injuries. *NZ Med. J.*, 78:155-8, 1973.
377. LAMBALOT, R.P.; AQUINO, M.C. Fator de proteção solar e concentração de agentes anti-solares. *Aerosol & Cosméticos*, 65:8-15, 1989.
378. LAMBERT, D. *et al.* Iontophoresis side-effects. *Ann. Dermatol. Venereol.*, 120:907, 1994.
379. LAMBERT, D. Et les produits solaires, Bulletin de la societé de Pharmacie de Lile, nº 2, 1982. 108
380. LAMPE, G. Estimulação elétrica nervosa transcutânea. In: O'SULLIVAN, S.B.; SCHIMITZ, T.J. (eds.), *Fisioterapia: avaliação e tratamento.* Ed. Manole, São Paulo, pp.739-60, 1993.
381. LAMPE, G. *TENS technology and physiology.* Codman Shurtleff, Randolph, MA, 1984.
382. LANGOHR, J. L.; ROSENFIELD, L.; OWEN, C.R.; COPE, O. Effect of therapeutic cold on the circulation of blood and lymph in thermal burns. *Arch.Surg.*, 59:1031-44, 1949.
383. LAUGHMAN, R.K.; YOUDAS, J.W.; GARRETT, T.R.; CHAO, E.Y.S. Strength changes in the normal quadriceps femoris muscle as a result of electrical stimulation. *Phys. Ther.*, 62(4):494-9, 1983.
384. LEAKE, E.S. *et al.* Ultrasonic effects on alveolar macrophages in suspension. *J. Clin. Ultrasound*, 8:465-72, 1980.
385. LEDUC, A. *Drainage lymphatique. Theorie et pratique.* Ed. Masson, Paris, 1980.
386. LEDUC, A.; CAPLAN, I.; LIEVENS, P. *Traitment physique de lo edéme du bras.* Masson, Paris, 1981.
387. LEFFMAN, D.J.; ARNALL, D.A.; HOLMGREEN, P.R.; CORNWALL, M.W. Effect of microamperage stimulation on rate of wound healing in rats. A histological study. *Phys. Ther.*, 74:195-200, 1994.
388. LEHMANN, J.; HOHLFELD, R. Der gewebestoff wechsel nach ultrescholl und warmeeinwirkung. *Strahlentherapie*, 87:544, 1952.
389. LEHMANN, J.F.; DeLAUTER, B.J. Cryotherapy. In: LEHMANN, J.F., *Therapeutic heat and cold*, Wilians & Wilkins, Baltimore, MD, 3ª ed., pp.563-602, 1982.
390. LEHMANN, J.F; DeLAUTER, B.J. Diatermia e calor superficial, laser e crioterapia. In: KOTTKE, F.J.; LEHMANN, J.F., *Tratado de medicina física e reabilitação de Krusen. Ed.* Manole, São Paulo, 4ª ed., pp.277-356, 1994.
391. LEHMANN, J.F. *et al.* Therapeutic heat. In: *Therapeutic heat and cold.* Williams & Wilkins, Baltimore, 3ª ed., 1982.
392. LEHMANN, J.P.; MASOCK, N.; WARREN, C.G.; KOBLANSKI, J.N. Effect of therapeutic temperature on tendon extensibility. *Archives of Physical Medicine and Rehabilitation*, 51(8):481-7, 1970.
393. LEHN, C.; PRENTICE, W.E. *Therapeutic modalities in sports medicine.* Mosby-Year Book Inc., pp.335-63, 1994.
394. LEITÃO, A. *Corrente Galvânica. Elementos de Fisioterapia*. Ed. Artenova, pp.55-89, 1967.
395. LEITÃO, A. *Infravermelho. Elementos de Fisioterapia.* Ed. Artenova, pp.30-40, 1967.
396. LENART e AUSLANDER. The effect of ultrasound on diffusion througer membranes. *Ultrasonics*, setembro:216-8, 1980.
397. LENTELL, G. *et al.* The use of thermal agents to influence the effectiveness of a low-load prolonged stretch. *Journal of Orthopaedic and Sports Physical Therapy*, 16(5):200-7, 1992.
398. LEWIS, T. Observation on some normal and injurious effects of cold upon the skin and underlyng lissues. I. Reactions to cold, and injury of normal skin. *Br. Med. J.*, 2:795, 1941.
399. LEWIS, T. Observations upon the reactions of the vessels of the human skin to cold. *Heart*, 15:177, 1930.
400. LI, C.L.; BAK, A. Excitability characteristics of the A– and C– fibers in a peripheral nerve. *Exp. Neurol.*, (1), 50:67-79, 1976.
401. LIANZA, S. *Medicina de reabilitação.* Guanabara Koogan, Rio de Janeiro, p.182, 1985.
402. LIEBER, R.L.; KELLY, M.J. Factors influencing quadriceps femoris muscle torque using transcutaneous neuromuscular electrical stimulation. *Phys. Ther.*, 71(10):715-21, 1991.
403. LIEVENS, P. The influence of laser irradiation on the motricity of lynphatical system and on the wound healing process. *Proceedings International Congress Laser Medicine Surgery*, 171-4, 1985.
404. LINDERMANN, K.; TEIRICH-LEUBE, H.; HEIPERTZ, W. *Tratado de Rehabilitacion - Termoterapia*, Ed. Labor, Tomo I, 42-51, 1970.

405. LIEBER, R.L.; BODINE-FOWLER, S.C. Skeletal muscle mechanics: implications for rehabilitation. *Phys. Ther.*, 73(12,):844-56, 1993.
406. LINDSTRON, L.; HELLSING, G. Masseter muscle fatigue in man objectively quantified by analysis of myoelectric signal. *Arch. Oral Biol.*, 8:297-301, 1983.
407. LING, P.H. *The gymnastic free exercise.* Tichnor, Reed and Fields, Boston, 1853.
408. LIPPOID, O.C.J.; NICHOLLS, J.G.; REDFEARN, J.W.T. A study of the afferent discharge produced by cooling a mammalian muscle spindle. *J. Physiol.*, 153:218-31, 1960.
409. LIU, D.; YANG, R.; YAN, X.; MCDOO, D.J. Hydroxyl radical generated in vivo kill neurons in the rat spinal cord: electrophysiological, histological and neurochemical results. *Journal Neurochemistry*, 62(37), 1994.
410. LIU, J.; THOMAS, N.L.; PRAUSNITZ, M.R. Non-invasive assesment na control of ultrasound-mediated membrane permeabilization. *Pharmaceutical Research*, 15(6), 1998.
411. LLOYDE, J.J.; EVANS, J.A. A calibration survey of physiotherapy ultrasound equipment in North Wales. *Physiotherapy*, 74:2, 56-61, 1988.
412. LOTA, M.; DARLING, R. Changes in permeability of the red blood cell membrane in homogeneous ultrasound field. *Archives Physical Medical Rehabilitation*, 36:282-87, 1955.
413. LOVEROCK, P.; HAAR, G. Synergism between hypertermia, ultrasound, and irradiation. *Ultrasound in Medicine & Biology*, 17:607-12, 1991.
414. LOW, J.; REED, A. *Electrotherapy explained – principles and practice.* Butterworth Heinemann, Oxford, 3ª ed., 431p., 2000.
415. LOWE, N.J.; BREEDING, J. Sunscreen predictive Assays. *Cosmetics & Toiletries*, 98:95-8, 1983.
416. LOWITZSCH, K.; HOPF, H.C., GALLAND, J. Changes of sensory conduction velocity and refractory periods with decreasing tissue temperature in man. *J. Neurol.*, 216:181-8, 1977.
417. LTLEMBACH, K. Vascular response to cold in acrocyanosis. *Helv. Med. Acta*, 33:437, 1967.
418. LU, G.D.; NEEDHAM, J. *Celestial lancets: a history and rationale of acupuncture and moxa.* Cambridge University Press, Cambridge, 1980.
419. LUNDBERG, T.; KIATASSON, J.; SAMUELSON, U. Effect of electrical nerve stimulation on healing of ischaemic skin flaps. *The Lancet*, 24:712-4, 1988.
420. LYONS, R.F.; ABERGEL, R.P.; WHITE, R.A.; DWYER, R.; CASTEL, J.C.; UITTO, J. Bioestimulation of wound healing in vivo by helium neon laser. *Annals Plast. Surg.*, 18:47-52, 1987.
421. MAAREK, J.M. *et al.* Etude de la diffusion et de la traunsmision optiques dans les tissues biologiques a l'aide des fibres optiques et de laser. *J.E.M.U.*, 5:56-8, 1985.
422. MacDJARMID, T.; BURNS, P.N. Clinical applications of therapeutic ultrasound. *Physiotherapy*, 73:155-61, 1987.
423. MacDONAGH, M.J.N.; DAVIES, C.T.M.. Adaptive response of mammalian skeletal muscle to exercise with high loads. *Eur. J. Appl. Physiol.*, 52:139-55, 1984.
424. MacDOUGALL, J.D.; ELDER, G.C.B.; SALE, D.G. *et al.* Effects of strenght training and immobilization of human muscle fibers. *Eur. J. Appl. Physiol.*, 43:25-34, 1980.
425. MACHADO, A. *Neuroanatomia Funcional.* Livraria Atheneu, Rio de Janeiro, 1987.
426. MACKAY, B.; HARROP, T.J.; MUIR, A.R. The fine structure of the muscle tendon junction in the rat. *Acta Anat.*, 73:588-604, 1969.
427. MAcMASTER, P. Changes in the cutaneous lymphotics of humam beings and in lymph flow under normal and pathological conditions. *J. Exper. Med.*, 6:347, 1937.
428. MAJNO, G. Inflammation and infection. Historical higlighs. In: MAJNO, G.; COTRAN, R.S. (eds.), *Current topics in inflamation and infection.* Williams & Wilkins Co., Baltimore, 1982.
429. MANNHEIMER, J.S.; LAMPE, G.N. *Clinical transcutaneous electrical nerve stimulation.* FA Davis, Filadélfia, 1984.
430. MANSUR, J.S. *et al.* Correlação entre a determinação do FPS em seres humanos e por espectrofotometria, *An. Bras. Dermatol.*, 61(4):167-72, 1986.
431. MANUILA, L.; MANUILA, A.; NICOULIN, M. Dicionário Médico Andrei. Andrei Ed. Ltda., São Paulo, 7ª ed., p. 483, 1997.
432. MARDEGAN, M.F.B.; GUIRRO, R.; SERRÃO, F.V.; MAGDALON, E.C. Análise da atividade eletromiográfica e da força muscular após alongamento dos músculos posteriores da coxa. *Anais do VIII Congresso de Iniciação Científica UNIMEP/CNPq*, Piracicaba, p.29-30, 2000.

433. MARETTE, A.; RICHARDSON, T.; BALON, M. *et al.* Abundance, localization and insulin-induced translocation of glucose transporters in red and white muscle. *Am. J. Physiol.*, 263:443-52, 1992.
434. MAREY, E. Recherches experimentales sur la morfhologie des muscle. *C. R. Hedb. Seanc. Acad. Sci.* (Paris), 105:446-51, 1887.
435. MARGULIS, M.A. Sonoluminescence and sonochemical reactions in cavitation fields. *Ultrasonics*, 23:157-69, 1985.
436. MARKLAN, D.E.; WOOD, M.R. Ultrasound for duputyrens contracture. *Physiotherapy*, 66:55, 1980.
437. MARSHALL, G.W.Jr.; JACKSON, B.L.; MARSHALL, S.J. Copper rich and conventional amalgam restorations after clinical use. *J. Am. Dent. Assoc.*, 100:43, 1980.
438. MARTINIAN, I.A.; NAGAPETIAN, K.H.O.; AMIRIAN, S.S. Papain phonophoresis in the treatment of suppurative wounds and inflamatory processes. *Khirurgia*, 9:74-6, 1990.
439. MASON, A. Rub, rub, rubish: massage in the nineteenth century. *Physiotherapy*, 78:666, 1992.
440. MASON, T.; RUGBY, B.J. Thermal transition in collagen. *Biochemica et Biophysica Acta*, 79(PN1254):448-50, 1963.
441. MATHIASSEN, S.E.; WINKEL, J.; HAGG, G.M. Normalization of surface EMG amplitude from the upper trapezius muscle in ergonomic studies. *J. Eletromyogr. Kinesiol.*,4(5):197-226, 1995.
442. MAURO, A.; SHAFIQ, S.A.; MILHORAT, A.T. Regenaration of stried muscle and myogenesis. *Excreta Medica International Congress Series*, no.218, 1970.
443. MÁXIMO, C.; ABIB, C.H.; GUIRRO, R. Determinação dos limiares sensitivo e motor frente à eletroestimulação transcutânea. *Revista de Fisioterapia da Universidade de São Paulo*, Anais do IV Simpósio Internacional de Fisioterapia, p.63, 1999.
444. MAXWELL, L. Therapeutic ultrasound: its effects on the cellular and molecular mechanisms of inflammation and repair. *Physiotherapy*, 78:421-6, 1992.
445. McDIAMIRD, T.; BURNS, P.N. Clinical applications of therapeutic ultrasound. *Physiotherapy*, 73:155-61, 1987.
446. McNAIR, P.J.; DEPLEDGE, J.; BRETTKELLY, M.; STANLEY, S.N. Verbal encouragement: effects on maximum effort voluntary muscle action. *Br. J. Sports Med.*, 30,243-5, 1996.
447. McMASTER, W.C.; LIDDLE, S.; WAUGH, T.R. Laboratory evaluation of various cold therapy modalities. *Am. J. Sports Med.*, 6:291-4, 1978.
448. McMIKEN, D.F.; TEDD-SMITH, M.; THOMPSON, C. Strengthening of human quadriceps muscles by cutaneous electrical stimulation. *Scand. J. Rehab. Med.*, 15:25-8, 1983.
449. McMILLAN, M. *Massage and therapeutic exercise.* WB Saunders, Filadélfia, 1925.
450. MEEK, S. Effects of slow stroke back massage on relaxation in hospice clients. *IMAGE: J. Nurs. Scholarship*, 25:17-21, 1993.
451. MEGENEY, L.A.; NEUFER, G.L.; TAN, M.H. *et al.* Effects of muscular activity and fiber composition on glucose transport and GLUT 4. *Am. J. Physiol.*, 264:583-93, 1993.
452. MELZACK, R.; WALL, P. Pain mechanisms: a new theory. *Science*, 150:971-9, 1965.
453. MENELL, J.B. *Physical treatment.* Blakiston, Filadélfia, 1945.
454. MENEZES, D.F.; VOLPON, J.B.; SHIMANO, A.C. Aplicação de ultra-som terapêutico em lesão muscular experimental aguda. *Revista Brasileira de Fisioterapia*, 4(1):27-31, 1999.
455. MENNELL, J.B. *Physical treatment.* Blakiston, Filadélfia, 5ª ed., 1945.
456. MENSE, S. Effects of temperature on the discharges of muscle spindles and tendon organs. *Pfugers Arch.*, 374:159-66, 1978.
457. MERLETTI, R.; SABBAHI, M.A.; DeLUCA, C.J. Median frequency of the myoelectric signal, effects of muscle ischemia and cooling. *Eur. J. Appl. Physiol.*, 52:258-65, 1984.
458. MERRICK, M.A.; KNIGHT, K.L.; INGERSOLL, C.D.; POTTEIGER, J.A. The effects of ice and compression wraps on intramuscular temperatures at various dephts. *J. Athl. Train.*, 29:236-45, 1993.
459. MESTER, E. *et al.* New experimental and clinical bioestimulate effects with low power laser beams. *Laser 83 opto Elektronik Eth International Congress and International Trade.* Far Junio-Julio, Muchen, 1983.
460. MESTER, E. *et al.* The biomedical effect of laser application laser in surgery and medicine. ( )5:31, 1985.

461. METZMAN, L.; GAMBLE, J.G.; RINSKY, L.A. Effectiveness of ice packs in reducing skin temperature under casts. *Clinical orthopedics and related research*, (330):217-21, 1996.

462. MEYBECK, A. Photochimie de la peau, parfums, cosmétiques, *Arômes*, (22):43-5, 1978.

463. MIETHCHEN, R. Selected applications of sonochemistry in organic chemistry. *Ultrasonics*, 20(3):241-50, 1973.

464. MILLS, O.H.; KLIGMAN, A.M. Ultraviolet phototherapy and photochemotherapy of acne vulgaris. *Arch. Dermatol.*, 114:221, 1978.

465. MILNER, M.; QUANBURY, A.O.; BASMAJIAN, J.V. Surface electrical stimulation of the lower limb. *Arch. Phys. Med. Rehabil.*, 51:540-8, 1970.

466. MIRO, L. *et al.* Estudio capilaroscópio de la ación de un laser As-Ga sobre la microcirculación. *Inv. Clin. Laser*, vol.1, 2:9, 1984.

467. MITCHEL, J.H.; BLONGVIST, G. Maximal oxygen uptake. *New Engl. Med.*, 284:1018, 1971.

468. MITCHELL, J.K. The effect of massage on the number and hemoglobin value of red blood cells. *Am. J. Med. Sci.*, 107:502, 1894.

469. MITCHELL, J.K. Massage and exercise in system of physiologic therapeutics. Blakston, Filadélfia, 1904.

470. MITRAGORY, S.; EDWADS, D.A.; BLANKCHTEIN, D.; LANGER, R. Enhancing effects of ultrasound. *Pharmacology Science*, 84:697-706, 1995.

471. MITRAGORY, S.; BLANKSCHTEIN, D.; LANGER, R. Effects of ultrasound on the skin. *Pharmacology Research*, 13:411-20, 1996.

472. MODERNO, L.F.O.; HERNANDEZ, J.W.R.; BARBOSA, C.A.A.; PARIZOTTO, N.A. Aspectos reprodutivos de ratos albinos wistar e irradiações com laser de baixa potência. *Anais da 45ª Reunião Anual da SBPC, Ciência e Cultura*, 41(7)supl.712, 1989.

473. MONTEIRO-PEDRO, V. *Influência da crioterapia e da elevação no edema induzido pelo dextrano na pata posterior de rato.* Dissertação de mestrado apresentada a Faculdade de Odontologia de Piracicaba, Universidade Estadual de Campinas, 1990.

474. MONTEIRO-PEDRO, V.; VIZIOLI, M.R.; ALMEIDA, O.P.; JORGE, A.O.C. Effect of local cryotherapy and elevation on dextran-induced edema in the hind paw of rats. *Braz. J. Morphol. Sci.*, 14:265-9, 1997.

475. MONTES MOLINA, R.; TABERNERO GALAN, A.; MARTIN GARCIA, M.S. Spectral electromyographic changes during a muscular strengthening training based on electrical stimulation. *Electromyogr. Clin. Neurophysiol.*, 37:287-95, 1997.

476. MOREL-FATIO, D. Les principes fondamentaux: la peau, la cicatrice; les méthodes de réparation: les greffes cutanées. *Encycl. Med. Chir.* (Elsevier, Paris), Techniques chirurgicales-Orthopédie-Traumatologie, 45-010, 1970: 1-14; 45-015,1-3; 45-070, 1-21

477. MORENO-ARANDA, J.; SEIREG, A. Electrical parameters for over the skin muscle stimulation. *J. Biomech.*, 14:579-85, 1981.

478. MORITANI, T.; DE VRIES, H.A. Neural factors versus hypertrophy in the time course of muscle strength gain. *Am. J. Phys. Med.*, 58:115-30, 1979.

479. MORTIMER, A.J.; DYSON, M. The effect of therapeutic ultrasound on calcium uptake in fibroblasts. *Ultrasound in Medicine & Biology*, 6:499-506, 1988.

480. MORTIMER, A.J.; TROLLOPE, B.J.; VILLENEUVE, E.J. Ultrasound enhanced diffusion of oxygen through isolated frog skin. *Journal Medicine Ultrasound*, v.6, 1988.

481. MOSS, F.B. The relationship between the dimension of the fibres and the number of nuclei during normal growth of skeletal muscle in the dosmect fowl. *J. Anat.*, 12:555-64, 1968.

482. MOSS, F.B.; LE BLOND, C.P. Satellite cells as the source of nuclei in muscles of growing rats. *Anat. Rec.*, 170:421-36, 1971.

483. MUIR, A.R. In: BOYD, J. D. (ed.), *Electron Microscopy for Anatomists.* Arnold, London, pp.267-77, 1961.

484. MUIR, W.S. *et al.* Comparison of ultrasonically applied vs. intra-articular injected hydrocortisone levels in canine knees. *Orthop. Rev.*, 19:351-6, 1990.

485. MULDER, G.D. Treatment of open-skin wounds with electric stimulation. *Arch. Phys. Med. Rehabil.*, 72:375-7, 1991.

486. MULLER, E.A. Influence of training and inactivity on muscle strength. *Arch. Phys. Med. Rehabil.*, 51:449-62, 1970.

487. MUMMERY, C.L. *The effect of ultrasound on fibroblasts in vitro (PhD tesis)*. University of London, London, 1978. *Apud* DYSON, M. Mechanisms involved in therapeutic ultrasound. *Physiotherapy*, 73:116, 1987.

488. MUNSAT, T.L.; McNEAL, D.R.; WATERS, R.L. Effect of nerve stimulation on human muscle. *Arch. Neurol.*, 33:608-17, 1976.

489. MURPHY, G.J. Physical medicine modalities and trigger point injections in the management of temporomandibular disorders and assessing treatment outcome. *Oral Surg. Oral Med. Oral Pathol. Oral Radiol. Endod.*, 83(1):118-22, 1997.

490. MURRAY, R.K.; GRANNER, D.K.; MAYES, P.A.; RODWELL, V.W. *Harper: bioquímica*. Atheneu, São Paulo, 6ª ed., 705p., 1991.

491. NATHAN, P.W. The gate-control theory of pain, a critical review. *Brain*, 99:123-58, 1976.

492. NELMS, J. D.; SOPER, D. J. G. Cold vasodilatation and aclimatization in the hands of British fish filleters. *J. Physiol.*, 17:444, 1962.

493. NELSON, R.M.; CURRIER, D.P. *Clinical electrotherapy*. Appleton & Lange, Los Altos, 295p., 1987.

494. NEPPIRAS, E.A. Acoustic cavitation series: part one. *Ultrasonics*, Janeiro, 1984.

495. NOGIER, P.F.M. *Treatise of auriculotherapy*. Maisonneuve, Paris, 1972.

496. NOLAN, B. Sorting out your yin and yang. *Nurs. Times*, 85:58-60, 1989.

497. NOLAN, M.F. Conductive differences in electrodes used with transcutaneous electrical nerve stimulation devices. *Phys. Ther.*, 71:746-51, 1991.

498. NORONHA, M.A.; CAMARGO, L.C.; MINAMOTO, V.B.; CASTRO, C.E.S.; SALVINI, T.F. O efeito da estimulação elétrica neuromuscular (NMES) no músculo tibial anterior do rato. *Rev. Bras. Fisioterapia*, 2(2):71-6, 1997.

499. NYBORG, W. L.; MILLER, D. L.; SAAD, A.H. Biophysical implications of bubble dynamics. *Apply Science Research*, 38, pp.17-24, 1982.

500. OAKLEY, S. Biophysical effects of ultrasound at therapeutic intensities. *Physiotherapy*, 64:169, 1978.

501. OKSA, J.; RINTAMAKI, H.; MAKINEN, V.T.; MARTIKKALA, V.; RUSKO, H. EMG-activity and muscular performance of lower leg during stretch-shortening cycle after cooling. *Acta Physiol. Scand.*, 157(1):71-8, 1996.

502. OKUNO, E.; CALDAS, I.L.; CHOW, C. *Física para ciências biológicas e biomédicas*. Ed. Harbra, São Paulo, 1986.

503. OLEFSKY, J.; REAVEN, G.M.; FARQUHAR, J.W. Effects of weight reduction on obesity. Studies of lipid and carbohydrates metabolism in normal and hyperlipoproteinemic subjects. *J. Clin. Invest.*, 53:64, 1974.

504. OLSON, J.E. Laser action spectrum of reduced excitability in nerve cells. *Brain Res.*, 204:436, 1981.

505. OLSON, J.E.; STRAVINO, V.D. A review of cryoterapy. *Phys. Ther.*, 52:840-53, 1972.

506. ORCHARDSON, R. The generation of nerve impulses in mammalian aons by changing the concentrations of the normal constituints of extacellular fluid. *J. Physiol.*, 275:177-89, 1978.

507. ORDSCHOW, M.; BIERMAN, W. Influence of manual massage on muscle relaxation: effect on trunk flexion. *Phys. Ther.*, 42:653-6, 1962.

508. ORTEGO, N.E. Acupressure: a alternative approach to mental health counseling through body-mind awareness. *Nurs. Practition. For.*, 5:72-6, 1994.

509. OZIOMEK, R.S. *et al*. Effect of phonophoresis on serum salicylate levels. *Med. Sci. Sports Exerc.*, 23:397-401, 1991.

510. PAASKE, W.P.; HOVIND, H.; SEYERSON, P. Influence of therapeutic ultrasonic irradiation on blood flow in human cutaneous, subcutaneous and muscular tissues. *Scandinavian Journal in Clinical Laboratory Investigation*, 31:298-394, 1973.

511. PABST, H.W. *Tratamiento de los transtornos circulatorios perifericos con corrientes pulsatiles de frequencia modulada*. Separata no.3, 4 de 1961 de Archv fur Physikalische Therapie, Balneologie und Klimatologie.

512. PANDYAN, A.D.; POWELL, J.; FUTTER, C.; GRANAT, M.H.; STOTT, D.J. Effects of electrical stimulation on the wrist of hemiplegic subjects. *Physiotherapy*, 82(3):184-8, 1996.

513. PARIZOTTO, N.A. *Ação do laser de Hélio-Neônio sobre o processo de reparo tecidual: um estudo do colágeno por microscopia eletrônica de varredura, microscopia de força atômica e espectroscopia por infravermelho*. Tese de Doutorado apresentada a Faculdade de Engenharia Elétrica da UNICAMP, 1998.

514. PARIZOTTO, N. Ética na eletroterapia – Editorial. *Revista Brasileira de Fisioterapia*, 2(2), 1998.
515. PARKER, M.G.; BERHOLD, M.; BROWN, R.; HUNTER, S.; SMITH, M.R.; RUNHLING, R.O. Fatigue response in human quadriceps femoris muscle during high frequency electrical stimulation. *JOSPT*, 7(4):145-53, 1986.
516. PARRISCH, J.A.; ANDERSON, R.R.; URBACH, F.; PITTS, D. UV-A biological effects of ultraviolet radiation with emphasis on human responses to longwave ultraviolet. Plenum Press, New York, 1978.
517. PARRISCH, J.A.; ANDERSON, R.R. Considerations of selectivity in laser therapy. In: ARNDT, K.A.(ed.), *Cutaneous laser therapy principles and methods.* J. Wiley & Sons, London, 41-52, 1983.
518. PASSARELLA, S.; CASAMASSIMA, E.; MOLINARI, S.; CARETTO, G.; JIRILLO, E. Increase of proton electrochemical potential and ATP syntesis in rat liver mitochondria irradiated in vitro by helium neon laser. *FEBS Lett*, 175:95-9, 1984.
519. PATRICK, M. Aplications of pulsed therapeutic ultrasound. *Physiotherapy*, 64:103-4, 1978.
520. PEMBERTON, R.; SCULL, C.W. *Massage.* Medical Physics, Yearbook Publishers Inc., Chicago, 1944.
521. PENMAN, K.A. Human striated muscle ultrastructural changes accompanying increased strength without hypertrophy. *Res. Q.*, 41:418-24, 1970.
522. PERKINS, J.F. *et al.* Suddey vasoconstriction in denervated or sympathectomized paws exposed to cold. *Am. J. Physiol.*, 155:165, 1948.
523. PESSINA, A.L. Aplicação do ultra-som terapêutico na cartilagem de crescimento proximal de tíbia de coelho. *Revista Brasileira de Fisioterapia*, vol.3(supl.):38, 1998.
524. PETROFSK, J.S.; LIND, A.R. The influence of temperature on the amplitude and frequency components of the EMG during brief and sustained isometric contractions. *Eur. J Appl. Physiol.*, 44(2):189-200, 1980.
525. PETTE, D.; VRBOVA, G. Invited review: neural control of phenotypic expression in mammaliam muscle fibers. *Muscle & Nerve*, 8:676-89, 1985.
526. PHERO, J.C.; RAJ, P P.; MCDONALD, J.S. Transcutaneous electrical nerve stimulation and myoneural therapy for the management of chronic myofascial pain. *Dent. Clin. North. Am.*, 23:703-31, 1987.
527. PHILIPSON, L.; LARSSON, P.G. The electromyographic signal as a mensure of muscular force a comparison of detection and quantification techniques electromyographic. *Clin. Neurophiysiol.*, 28:141-50, 1988.
528. PICCOLINO, M. Animal electricity and the birth of electrophysiology: the legacy of Luigi Galvani. *Brain Res. Bul.*, 46(5):381-407, 1998.
529. PICHON, F.; CHATARD, J.C.; MARTIN, A.; COMETTI, G. Electrical stimulation and swimming performance. *Med. Sc. Sports and Exerc.*, 27(12):1671-6, 1995.
530. PICKER, R.I. Current trends: low-volt pulsed microamperage stimulation: part II – clin. management. *Phys. Ther.*, 9:28-83, 1989.
531. PILLA, A.A.; MONT, M.A.; NASSER, P.R.; KHAN, S.A.; FIGUEIREDO, M.; KAUFMANM, J.J.; SIFFERT, R.S. Non-invasive low-intensity pulsed ultrasound accelerates bone healing in the rabbit. *J. Orthop. Traumatol.*, 4:246-53, 1990.
532. POVILONIS, E.; MIZUNO, M. Energy metabolism of the gastrocnemius and soleus muscles during isometric voluntary and electrically induced contractions in man. *J. Physiol.*, 2:593-602, 1998.
533. PREUSS, L.E. *et al.* Tissue as a medium for laser light transport implication for photoradiation therapy. *SPIE (laser in med. surgery)*, 357:77-84, 1982.
534. PRITCHARD, N.J.; HUGHES, D.E.; PEACOCKE, A.R. The ultrasonic degradation of biological macromolecules under conditions of stable cavitation. Theory, methods, and application to deoxyribonucleic acid. *Biopolymers*, 4:259-73, 1966.
535. PROTA, G. Recent advances in the chemistry of melanogenesis in mammals. *J. Inv. Dermatol.*, 75: 122-7, 1980.
536. PYE, S.D. Ultrasound therapy equipment: Does it perform?. *Physiotherapy*, 82(1):36-44, 1996.
537. PYE, S. D.; MILFORD, C. The performance of ultrasound physiotherapy machines in Lothian, Scotland, 1992. *Ultrasound In Medicine And Biology*, 20:3,347-59, 1994.
538. RANTANEN, J.; LEHTINEN, S. Working environment and health in Finland. Katsavksia 119, Finnish Instituti of Occupational Health, Helsinki, 1992.

539. RAVIERE, B. Six Annees de Pratique dé Ionisation de Mucopolysaccharidases. *G. M. de France*, 77, 1970.
540. RAY, G.G.; GUHA, S.K. Relationship between the surface EMG and muscular force. *Med. and Biol. Eng. comp.*, 21:579-86, 1983.
541. REED, G.J.; WILLMAN, W. Galvanism in the oral cavity. *J. Am. Dent. Assoc.*, 27:1471, 1940.
542. REHER, P.; ELBESHIR, E-N.I.; HARVEY, W.; MEGHJI, S.; HARRIS, M. The stimulation of bone formation in vitro by therapeutic ultrasound. *Ultrasound Med. Biol.*, 8:1251-8, 1997.
543. REID, D.C.; CUMMINGS, G.E. Efficiency of ultrasound coupling agents. *Physiotherapy*, 63(8):255-7, 1977.
544. REILLY, J.P.; FREEMAN, V.T.; LARKIN, W.D. Sensory effects of transiet electrical stimulation: evaluation with a neuroelectric model. *IEEE Trans. Biomed. Eng.*, 32:1001-11, 1985.
545. REPACHOLI, M.H.; BENWELL, D.A. Using surveys of ultrasound therapy devices to draft performance standards. *Health Physis*, 36:679-86, 1979.
546. REVELL, W.J.; ROBERTS, M.G. Ultrasound effects on miniature end plate potential discharge frequency are contingent upon acoustic environment. *Ultrasonics*, 28:149-54, 1990.
547. RICHARD, R.L. Causalgia: a centennial review. *Arch. Neurol.*, 16:339-45, 1967.
548. RIEGER, M.M. The chemistry of tanning. *Cosmetics & Toiletries*, 98:47-50, 1983.
549. RIESZ, P.; KONDO, T.; KRISHNA, C. Free radical formation by ultrasound in aqueous solutions. s pin trapping study. *Free Radical Reserch Communications*, 10:27-35, 1990.
550. RIPPE, B.; GREGA, G.J. Effects of isoprenaline and cooling on histamine induced changes of capillary permeability in the rat hindequarter vascular bed. *Acta Physiol. Scand.*, 103:252-62, 1978.
551. ROBBINS, S.L.; ANGELI, M.; KUMAR, V. *Patologia Básica*. Ed. Atheneu, São Paulo, 1986.
552. ROBINSON, K.R. Digby´s receipts. *An. Med. History*, 7:216-9, 1925.
553. RONCARI, D.; VAN, R. Promotion of human adipocyte precursor replication by 17-beta-estradiol in culture. *J. Clin. Invest.*, 62:503-8, 1978.
554. ROSS, R. The fibroblasts and wound repair. *Biological Review*, 43:51-96, 1968.
555. ROWLEY, B.A.; MCKENNA, J.M.; CHASE, G.R.; WOLCOTT, L.E. The influence of electrical current on an infecting microorganism in wounds. *An. New York Acaad. Sci.*, 238:543-51.
556. ROY, D.; JÓHANNSSON, E.; BONEN, A. *et al.* Electrical stimulation induces fiber type-specific translocation of GLUT 4 to T tubules in skeletal muscle. *Issue*, 2:311-7, 1998.
557. RUSKA, H.; EDWARDS, G.A. A new cytoplamatic pattern in strieted muscle fibres and the possible relation to growth. *Growth*, 21:73-88, 1957.
558. RUTHERFORD, O.; JONES, D. The role of learning and coordination in strength training. *Eur. J. Appl. Physiol.*. 55:100-5, 1986.
559. RYAN, T.J. The blood vessels of the skin. *J. Invest. Dermatol.*, 67:110-8, 1976.
560. SAAD, A.H.; HAHN, G.M. In: *Heat transfer in biogineering and medicine.* Am. Soc. Mech. Eng. Press, 1987.
561. SAAD, A.H.; HAHN, G.M. Ultrasound enhanced toxity on chinese hamster ovary cells in vitro. *Cancer Research*, 49:5931-4, 1989.
562. SAASAND, J.A. *Light dosimetry in tissue*. Proceedings Int. Cong. Laser Med. Surg., pp.26-8, 1985.
563. SALTIN, B.; GOLLNICK, P.D. Skeletal muscle adaptability: significance for metabolism and performace. In: PEACHEY, L.D.; ADRIAN, R.H.; GEIGER, S.R. (eds.), *Handbook of physiology*: section 10: skeletal muscle. MD Americam Physiological Society, Bethesda, , pp.555-631, 1983.
564. SALVINI, T.F. O papel da fisioterapia na lesão e regeneração do músculo esquelético. *Revista de Fisioterapia da Universidade de São Paulo*, 4:24, 1997.
565. SAPERIA, D. *et al.* Demonstration of elevated type I and type III procollagen RNAm levels in cutaneous wounds treated with He-Ne laser. *Bioch. Bioph. Res. Comm.*, 138(3):1123, 1986.
566. SARGEANT, A.J. Effect of muscle temperature on leg extention force and short-term power output in humans. *Europen Journal Applied Physiology*, 56:693-8, 1987.
567. SATO, K. *et al.* Generation and transit pathway ot H^+ is critical for inhibition of palmar sweating by iontophoresis in water. *J. Appl. Physiol.*, 75:2258-64, 1993.
568. SATO, W.; MATSUSHITA, T.; NAKAMURA, K. Acceleration of increase in bone mineral content by low-intensity ultrasound. Energy in leg lengthning. *J. Ultrasound Med.*, 18:699-702, 1999.

569. SAVAGE, B. Interferencial therapy. Faber and Faberlimited, London, 117p., 1984.

570. SAXENA, J. *et al.* Agents Chemoter., *Journal Biomaterial Apply*, 7:227-96, 1993.

571. SCHAUBEL, H.J. The local use of ice after orthopedic procedures. *Am. J. Surg.*, 72:711-4, 1946.

572. SCOTT, O. Stimulative effects. In: KITCHEN, S.; BAZIN, S., *Clayton's electrotherapy.* WB Saunders Company, pp.116-24, 1996.

573. SELKOWITZ, D.M. High frequency electrical stimulation in muscle strengthening. *Am. J. of Sports Med.*, 7(1):103-11, 1989.

574. SELKOWITZ, D.M. Improvement in isometric strength of the quadriceps femoris muscle after training with electrical stimulation. *Phys. Ther.*, 65(2):186-96, 1985.

575. SELLIER, M. *et al.* Peau et soleil: partie 1 - les réactions cutanées normales du soleil. *Les actualitées pharmaceutiques*, (189):66-71, 1982.

576. SEVERINI, V.; VENERANDO, A. Effect on peripheral circulation of substances producing hyperemia in combination with massage. *Eur. Medic.*, 3:184-98, 1967.

577. SHAFIQ, S.A.; GORYCKI, M.A.; MAURO, A. Mitosis during post-natal growth in skeletal and cardiac muscle of the rat. *J. Anat.*, 103:135-41, 1968.

578. SHELLOW, W. V. R. *et al.* An attempt to produce elastosis in aged human skin by means of ultraviolet irradiaton. *J. Invest. Dermatol.*, 50:225, 1968.

579. SHEPHARD, R.J. *Physiology and biochemistry of exercises.* New York Praeger, 1982.

580. SHELBOURNE K.; RUBISTEIN R.; MCCARROLL. Postoperative cryotherapy for the knee in ACL reconstructive surgery. *Orthopaedics International*, 2ª ed., (2):165-70, 1994.

581. SHOEMAKER, K.J.; TIIDUS, P.M.; MADER, R. Failure of manual massage to alter limb blood flow: measures by doppler ultrasound. *Med. Sci Sports Exerc.*, 1996.

582. SHULZE, R. Einige versuche und bemerkungen zum problem der handelsüblichen lichtschutzmittel (fortsetzung). *Parfum Kosm.*, 37:365-72, 1956.

583. SILVA, C.A.; GUIRRO, R.; POLACOW, M.L.O.; SILVA, H.C.; TANNO, A.P.; RODRIGUES, D. Efeito da metformina ou eletroestimulação sobre as reservas de glicogênio do músculo sóleo normal ou desnervado. *Rev. Bras. Fisioterapia*, 3(2):55-60, 1999.

584. SILVA, O.L. *Estudo do mecanismo de ação do ultra-som na estimulação do crescimento ósseo.* Dissertação de mestrado apresentada a Escola de Engenharia de São Carlos – USP, 1977.

585. SIMIONESCU, N. *et al.* Structural basis of permeability in sequential segments of the microvasculature of the diaphragm II - Patways followed by microperoxidase across the endotelium. *Microvasc. Res.*, 15:71, 1978.

586. SINGH, P.; MAIBACH, H.I. Topical iontophoresis drug delivery in vivo historical development, devices and future perspectives. *Dermatology*, 187:235-8, 1993.

587. SINGH, P.; MAIBACH, H.I. Transdermal iontophoresis. Pharmacokinetic considerations. *Clin. Pharmacokinet*, 26:327-34, 1994.

588. SLINEY, D.H. Laser safety the newest face and old standard. *Photonics Spectra.*, 20(4):83-96, 1986.

589. SMITH, L.; KEATING, M.; HOBERT, D.; SPRATT, D.; McCAMMON, M.; SMITH, S.; ISRAEL, R. The effects of athletic massage on delayed onset muscle soreness, creatine kinase, and neutrophil count: a preliminary report. *JOSPT*, 19:93-9, 1994.

590. SNYDER-MACKLER, L.; ROBINSON, A.J. Electrical stimulation and circulation. In: *Clinical electrophysiology*. Williams & Wilkins, Baltimore, 231-43, 1989.

591. SNYDER-MACKLER, L.; ROBINSON, A.J. Iontophoresis. In: *Clinical electrophysiology.* Williams & Wilkins, Baltimore, 245-60, 1989.

592. SNYDER-MACKLER, L.; DELITTO, A.; STRALKA, S.W.; BAILEY, S.L. Use of electrical stimulation to enhance recovery of quadriceps femoris muscle force production in patients following anterior cruciate ligament reconstruction. *Phys. Ther.*, 74(10):901-6, 1994.

593. SNYDER-MACKLER, L.; GARRETT, M.; ROBERTS, M. A comparison of torque-generating capabilities of three different electrical stimulating currents. *J. Orthop. Sports Phys. Ther.*, 8:297-301, 1989.

594. SNYDER-MACKLER, L. *et al.* Effect of Heliun-Neon laser on musculoskeletal trigger pPoints. *Physical Therapy*, 66:1087-90, 1986.

595. SODERBERG, G.L.P.; COORITI, M. An electromyographic analysis of quadriceps femoris muscle setting and strenght leg raise. *Phys. Ther.*, 63:1434-8, 1983.

596. SOO, C.L.; CURRIEIR, D.P.; THRELKELD, A. Augmentig voluntary torque of healthy muscle by optimization of electrical stimulation. *Phys. Ther.*, 68(3):333-7, 1988.
597. SOTOBERG, G.L. Skeletal muscle function. In: CURRIER, D.P.; NELSON, R.M. (eds.), *Dynamics of Biologic Tissues*, FA Davis, Filadélfia, 1992.
598. SPEER, K.P.; WARREN, R.F.; HOROWITZ, L. The efficacy of cryotherapy in the postoperative shoulder. *J. Shoulder Elbow Surg.*, (5),1:62-8, 1996.
599. STEFANOVSKA, A.; VODOVNIK, L. Change in muscle force following electrical stimulation. *Scand. J. Rehab. Med.*, 17:141-6, 1985.
600. STEVENS, E.D.; GODT, R.E. Effects of temperature and concomitant change in pH on muscle. *Am. J. Physiol.*, 259(28):204-9, 1990.
601. STEWART, H.F.; HARRIS, G.R.; HERMAN, B.A.; ROBINSON, R.A.; HARAN, M.E.; McCALL, G.R.; CARLESS, G.; REES, D. Survey of use and performance of ultrasonic therapy equipament in Pinellas County, Florida. *Physical Therapy*, 54:707-15, 1974.
602. STILLINGS, D.A survey of the history of electrical stimulation for pain to 1900. *Med. Instrum.*,9:255-9, 1975.
603. STILLWELL, G.K. Eletroterapia. In: KRUSEN, *Tratado de medicina física e reabilitação*, Ed. Manole, São Paulo, 3ª ed., 370-82, 1984.
604. STILLWELL, G.K. Terapia Ultravioleta. In: KRUSEN, *Tratado de medicina física e reabilitação.* Ed. Manole, São paulo, 3ª ed, 360-9, 1984.
605. STOKES, M.; YOUNG, A. Ivestigations of quadriceps inhibition; inplication for clinical practice. *Physiotherapy*, 70:425-8, 1984.
606. STROMBERG, B.V. Effects of electrical currents on wound contraction. *An. Plast. Surg.*, 21:121-3, 1988.
607. STULEN, F.B.; DeLUCA, C.J. Frequency parameters of the myoelectric signal as a measure conduction velocity. *IEEE Trans. Biomed. Eng.*, 28:515-23, 1981.
608. SU, M.H. *et al.* Quantitative in vivo iontophoretic studies. *J. Pharm. Sci.*, 83:12-7, 1994.
609. SUSKIND, M.J.; HAJED, M.M.; HINES, H.M. Effects of massage on denervated muscle. *Arch. Phys. Med.*, 27:133, 1946.
610. SUSLICK, K.S. Homogeneous sonochemistry. *Ultrasound*, pp.123-63, 1989.
611. SUSLICK, K.S.; DOKTYEZ, E.B. Flint, on the origin of sonoluminescence and sonochemistry, *Ultrasonics*, 28(280), 1990.
612. SWEDBORG, I.; NORREFALK, J.R.; PILLER, N.B.; ASARD, C. Limphoedema post-mastectomy: is elevation an effective treatment?. *Scand. J. Rehab. Med.*, 25:79-82, 1993.
613. SWENSON, C.; SWÄRD, L.; KARLSSON, J. Cryotherapy in sports medicine. *Scand. J. Med. Sci. Sports*, (6),4:193-200, 1996.
614. SZEGO, C.M. The lysosome as a mediator of hormone action. *Recent Progress in Hormone Research*, 30:171, 1974.
615. SZEGO, H. The action of ultrasound on fibroblasts. *Acustica*, 36:100-3, 1974.
616. SZEHI, E. DAVID. La corrient interferent estereodiámica – um nuevo método de electroterapia. *Separata de Electromedica*, 48(1):13-7, 1980.
617. TABARY, J.C.; TARDIEU, G.; GOLDSPINK, G. Physiological and structural changes in the cat´s soleus muscle due to immobilization at diferent lenghts by plaster casts. *J. Physiol.* (Lond), 224:231-44, 1972.
618. TACHIBANA, K.; TACHIBANA, S. Agents chemother. *Journal Pharmaceutical Pharmacology*, 43: 270-1, 1991.
619. TARDIEU, G.; GAGNARD, L.; TABARY, C. Les retractions muscularies Etude experimentale. Consequences therapeutiques. *Revwe Pratn.*, 19:1535-43, 1969.
620. TAVARES, T. Autobronzeamento em produtos cosméticos. *Aerosol & Cosméticos*, 85:36-8, 1993.
621. TAYLOR, A.; THAYER, R.; RAO, S. Human skeletal glycogen synthetase activities water exercise and training. *Can. J. Physiol. Pharmacol.*, 50:411-2, 1972.
622. TAYLOR, N.A.S.; WILKINSON, J.G. Exercise-induced skeletal muscle growth: hypertrophy or hiperplasia? *Sports Med.*, 3:190-200, 1986.
623. TEIRICH-LEUBE, H. Massaje. In: *Tratado de reabilitación, tomo I.* Ed. Labor, pp.307-401, 1970.
624. THIS, B. La main. *Rev. Kinesiother.*, 106:20-7, 1969.

625. THOMAS, N.R. The effect of fatigue and TENS on the EMG mean power frequency. *Front Oral Physiol.*, 7:162-70, 1990.

626. THOMPSON, J.W. Pain: mechanisms and principles of management. In: GRIMLEY-EVANS, J.; CAIRD, F.I., *Advanced Geriatric Medicine 4*. Churchill Livingstone, London, pp.3-16, 1984.

627. THROSTENSSON, A. Muscle strength, fiber types and enzyme activities in man. *Acta Physiol. Scand.*,supl.443:1-45, 1976.

628. TIIDUS, P.M. Manual massage and recovery of muscle function following exercise: a literaure review. *JOSPT*, 25:107-12, 1997.

629. TIMSON, B.F.; BOWLIN, B.K.; DUDENHOEFFER, G.A.; GEORGE, J.B. Fiber number, area, and composition of mouse soleus muscle following enlargement. *J. Appl. Physiol.*, 58:619-24, 1985.

630. TODD, J.H. Measurement of chemical activity of ultrasonic cavitation in aqueus solutions. *Ultrasonics*, pp.235-38, 1970.

631. TODD, P.; SCHROY, B. X-ray inactivation of cultures mammalian cells: enhancement by ultrasound. *Radiology*, 113:445-7, 1974.

632. TOLOZAN & BROWN-SECHUARD (1958). *Apud* PICKERING, G.W., The vasomotor regulation of heat loss fron the human skin in relation to external temperature. *Heart*, 16:115, 1932.

633. TRAVEL, J.G.; SIMONS, D.G. Myofascial pain and dysfunction: the trigger point manual, vol.I. Wiliams & Willkins, Baltimore, 1983.

634. TREFFENE, R.J. Interferential currents in a fluid medium. *Australian Journal of Physiotherapy*, 29 (6):209-16, 1983.

635. TRIMBLE, M.H.; ENOKA, R.M. Mechanism underlining the training effects associated with neuromuscular electrical stimulation. *Phys. Ther.*, 71:273-82, 1991.

636. TSAI, C.L.; CHANG, W.H.; LIU, T.K. Preliminary studies of duration and intensity of ultrasonic treatments on fracture repair. *Chinese J. Physiology*, 35:21-6, 1992.

637. TSOK, R.M. *et al.* The effect of ultrasonic oscilations of different frequencies on radionuclide accumulation in the eye tissues. *Oftalmol Zh.*, 1:46-9, 1990.

638. TUNER, J.; HODE, L. Low level laser therapy. Clinical practice and scientific background. *Sweden, Prima Books*, 404p., 1999.

639. UEMEMURA, S.; YUMITA, N.; NISHIGAKI, R. Enhancement of ultrasonically induced cell damage by a galium-porphyrin complex, ATX 70. *Journal Cancer Research*, 84:582-8, 1993.

640. UNDERWOOD, H. R.; BURDETTE, E. C.; OCHELTREE, K. B.; MAGIN, R. L. Ultrasound and pharmacological agents. *International Journal of Hyperthermia*, 3:257-67, 1987.

641. URBACH, F. The biologic effects of ultraviolet radiations (with emphasis on the skin). Pergamon Press, New York, 1969.

642. VILLAR, F.A.S.; MENDONÇA, G.L.F.; SANTOS, H.H.; BRASILEIRO, J.S.; ALENCAR, J.F.; FERREIRA, J.J.A.; LEITE J.T.F. Avaliação da capacidade de aferir torque voluntários da cadeira de Bonnet adaptada e comparação de torques gerados por dois tipos de estimulação elétrica neuromuscular. *Anais do VII Congresso Brasileiro de Biomecânica*, pp.465-72, 1997.

643. VIVINO, A.A.; BORAKER, D.K.; MULLER, D.; NYBORG, W. Stable cavitation at low ultrasonic intensities induces cell death and inhibbits H-TdR incorporation by com-A-stimulated murine limphocytes in vitro. *Ultrasound in Medicine & Biology*, 11:751-59, 1985.

644. VODDER, E. *Le drainage lymphatique, une nouvelle m'thode thérapeutique.* Santé pour Tous. Paris, 1936.

645. VODOVNIK, L.; KARBA, R. Treatment of chronic wounds by means of electric and electromagnetic fields. *Med. Biol. Eng. And Comput.*, 30:257-66, 1992.

646. VOGELFANG, D. *Linfologia básica.* Ed. Ícone, São Paulo, 1995.

647. WAKIN K. G.; WISE, C. S.; MOOR, F. B. Basic fundamentals and clinical applications for heat and cold. *Med. Arts and Sci.*, 13:126, 1959.

648. WAKIN, K.G.; MARTIN, G.M.; TERRIER, J.C.; ELKINS, E.C.; SEN, F.H. The effects of massage on the circulation in normal and paralized extremities. *Arch. Phys. Med.*, 30:135, 1949.

649. WALBERG-HENRIKSSON, H. Glucose transport into skeletal muscle. Influence of contratile activity, insulin, catecolamines and diabetes melitus. *Acta Physiol. Scand. Suppl.*, 564:1-80, 1987.

650. WALL, P.D.; SWEET, W.H. Temporary abolition of pain in man. *Science*, 155:108-9, 1967.

651. WALL, P.D. *Textbook of pain.* Churchill Livingstone, New York, 1994.

652. WALL, P.D. The gate control theory of pain mechanisms: a reexamination and restatement. *Brain*, 101:1-18, 1978.
653. WASMLEY, R.P.; VOSSYS, J.A. Comparison of torque generated by knee extension with a maximal voluntary muscle contraction vis-a-vis electrical stimulation. *J. Orthop. Sports Phys. Ther.*, 1:10-7, 1984.
654. WALTERS, T.J.; SWEENEY, H.L.; FARRAR, R.P. Influence of electrical stimulation on fast-twitch muscle in aging rats. *J. Apll. Physiol.*, 71:1921-8, 1991.
655. WANG, S.J.; LEWALLEN, D.G.; BOLANDER, M.E.; CHAO, E.Y.; ILSTRUP, D.M.; GREENLEAF, J.F. Low intensity ultrasound treatment increases strength in a rat femoral fracture model. *J. Orthop. Res.*, 12:40-7, 1994.
656. WANG, Y. *et al.* Iontophoresis of hydrocortisone across hairless mouse skin investigation of skin alteration. *J. Pharm. Sci.*, 82:1140-4, 1993.
657. WARDEN, S.J.; BENNEL, K.L.; MCMEEKEN, J.M.; WARK, J.D. Acceleration of fresh fracture repair using sonic accelerated fracture healing system (SAFHS). A review. *Calcified Tissue International*, 66:157-63, 2000.
658. WARREN, C.G.; LEHHMANN, J.F.; KOBLANSKI, J.N. Heat and stretch procedures: an evaluation using rat tendon. *Archives of Physical Medicine and Rehabilitation*, 57(3):122-6, 1976.
659. WEAVER, M.T. Acupressure: an overwiew of theory and application. *Nurse Practioner*, 10:38-42, 1985.
660. WEBER, J.R. Estimulação neuromuscular funcional. In: DELISA, J.A., *Medicina de reabilitação – princípios e prática*. Ed. Manole, São Paulo, vol.1, 1992.
661. WEBSTER, D.F.; POND, J.B.; DYSON, M.; HARVEY, W. The role of cavitation in the in vitro stimulation of protein synthesis in human fibroblasts by ultrasound. *Ultrasound Med. Biol.*, 4:343-51, 1978.
662. WEISS, D.S. *et al.* Electrical stimulation and wound healing. *Arch. Dermatol.*, 126:222-5, 1990.
663. WELLS, P.N.T. *Biomedical ultrasonics*. Academic Press, London, 1977.
664. WESSBERG, A.; CARROLL, W. L.; DINHAM, R.; WOLFORD, M. Transcutaneous electrical stimulation as an adjunt in the management of myofascial pain – dysfunction syndrome. *Journal Prosthetetic Dentistry*, 45 3):307-14, 1981.
665. WILLIAMS, A.R. Phonophoresis an in vivo evaluation using three topical anaesthetic. *Ultrasonics*, 28:137-41, 1990.
666. WILLIAMS, P.L.; RIVIERE, J.E. Model describing transdermal iontophoretic delivery of lidocaine incorporating consideration of cutaneous microvascular state. *J. Pharm. Sci.*, 82:1080-4, 1993.
667. WILLIAMS, R. Production and transmission of ultrasound. *Physiotherapy*, 73:113-6, 1987.
668. WILLIANS, R.; MORRISSEY, M.C.; BREWSTER, C.E. The effect of electrical on quadriceps strength and thigh circunference in menisectomy patients. *J. Orthop. Sports Phys. Ther.*, 3:143-7, 1986.
669. WILLIANS, P.; GOLDISPINK, G. Longitudinal growth of striated muscle fibers. *J. Cell. Sci.*, 9:751-67, 1971.
670. WILLIANS, R.S. *Textbook of endocrinology*. W. B. Saunders Company, 5ª ed., 1974.
671. WILMORE, J.H. Alterations in strength, body composition and anthropometric measumerents consequent to a 10 week weight training program. *Med. Sci. Sports*, 6:133-8, 1974.
672. WINSLOW, C.; HERRINGTON, L.P. *Temperature and human life*. Princeton Press, Princeton, 1949.
673. WISKEMANN, A.; ZIMMERMANN. Wertbestimmung handelsüblicher llichtschutzmittel mit der osram-ultra-vitalux lampe. *Strahlentherape*, 99:470-81, 1956.
674. WOLF, S.L. Aplications of iontophoresis. In: *Electrotherapy*. Churchil Livingstone, pp.99-121, 1981.
675. WOLFF, A. *Bindegewebsmassage. beeinflussung der headschen zonen in rahmen der krankengymastic am kinde*. Marburg, 1950.
676. WOOD, E.C.; BECKER, P.D. Massagem de Beard. Ed. Manole, São Paulo, 3ª ed., 1984.
677. WRIGHT, S. Physiological aspects of rheumatism. *Proc. R. Soc. Med.*, 32:651-62, 1939.
678. XAVIER, C.A.M.; DUARTE, L.R. Estimulação ultra-sônica do calo ósseo. Aplicação clínica. *Rev. Bras. Ortop.*, 18:73, 1983.
679. YAMAMURA, Y.; MELLO, M.L.E.A. Electric potential of acupunture needels. *Rev. Paulista de Acupuntura*, 2:1, 1996.
680. YAMAMURA, Y.; TABOSA, A. Integrating aspects of western and chinese medicine. *Rev. Paul. de Acupunt.*, 1:26-31, 1995.

681. YAMAGUCHI, N. Symphatoadrenal system in neuroendocrine control of glucose: mechanism involved the liver, pancreas and adrenal gland. *Can. J. Physiol. Pharmacol.*, 70:167-206, 1992.
682. YOUNG, S.R.; DYSON, M. The effect of therapeutic ultrasound on the healing of full-thickness excised skin lesions. *Ultrasonics*, 28:175-80, 1990.
683. YURT, R.W. Role of the mast cell in trauma. In: LINNEN, P.; HILDICK, S., The surgical wounds. Lea and Febiger, Filadélfia, c1981, pp.37-62. *Apud* DYSON, M. Mechanisms involved in therapeutic ultrasound. *Physiotherapy*, 73:116, 1987.
684. ZARAGAZA, P.R. Efecto de la irradiación laser sobre el tireóides. Estudio experimental en rata blanca. *Invest. Y Clin. Laser*, 1:7-10, 1985.
685. ZANOLLA, R.; MONZEGLIO, C.; BALZARINI, A.; MARTINO, Z. Evaluation of the results of three different methods of postmastectomy lymphedema treatment. *J. Surg. Oncol.*, 26:210-3, 1984.
686. ZENISEK, A. *Ges. Dt. Kosmet Chem.*, *Vortrag.* Jahresrestagung-Baden-Baden, 1968.
687. ZEQIRI, B. Calibration and safety of physiotherapy ultrasound equipment. *Physiotherapy*, 83(10): 559-60, 1997.
688. ZISKIN, M.C.; McDJARMID, T.M.; MICHOLOVITZ, S.L. Therapeutic ultrasound. In: MICHLOVITZ, S.L., *Thermal agents in rehabilitation.* FA Davies Company, Filadélfia, pp.134-66, 1s990.

Parte III
Patologias

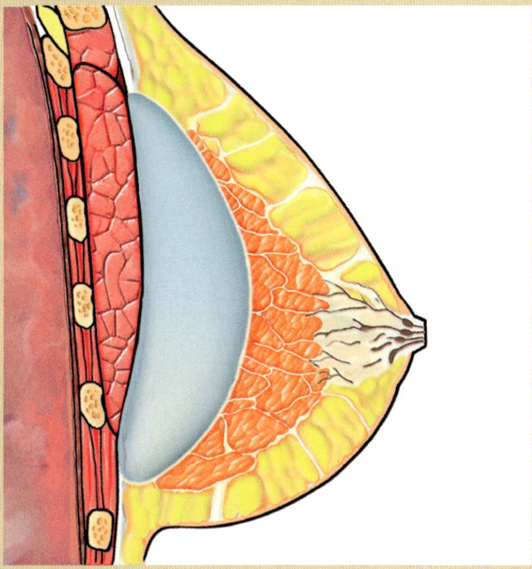

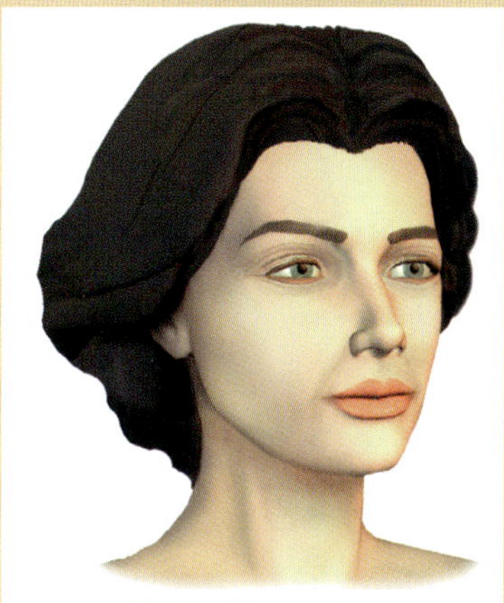

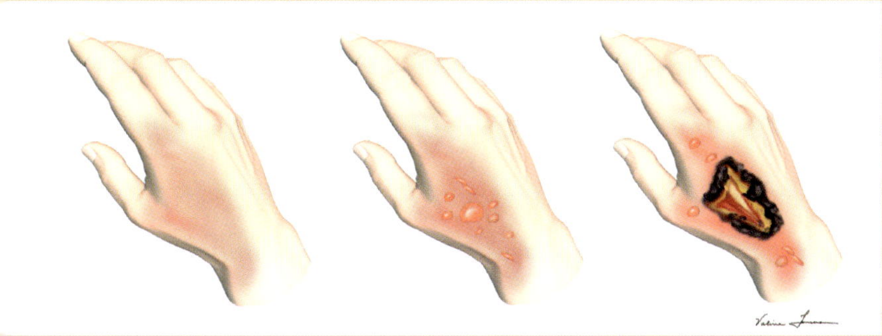

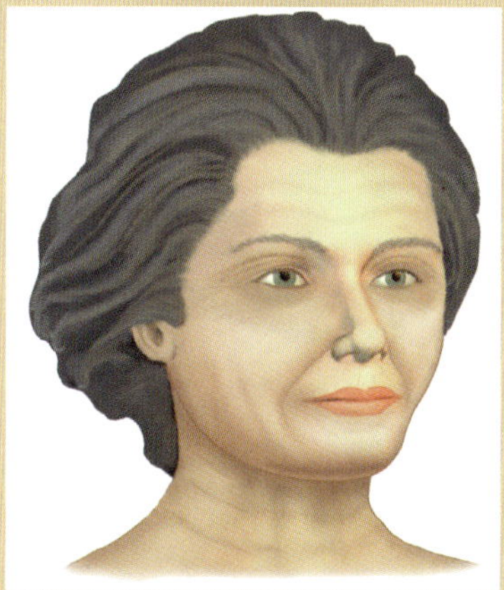

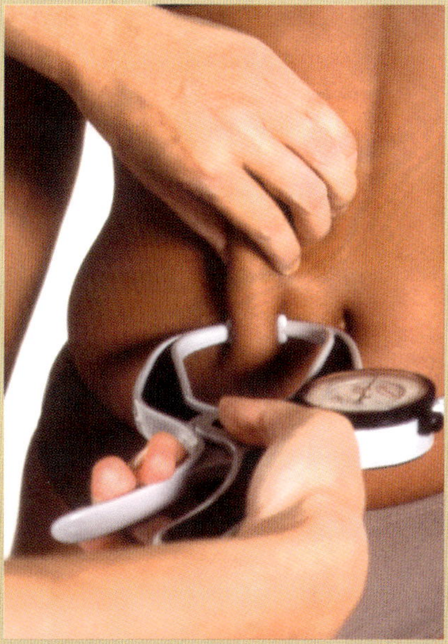

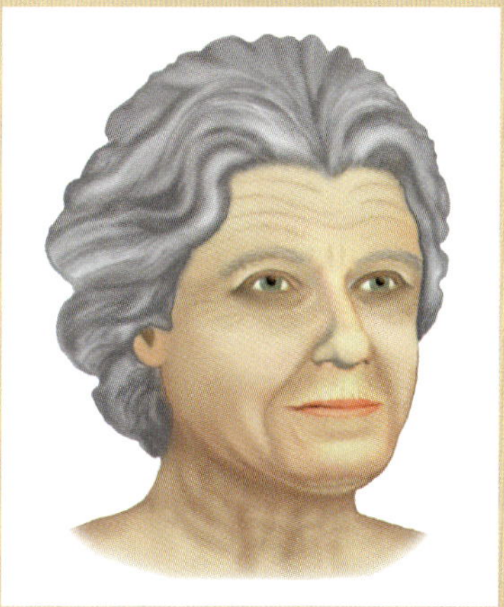

Como descrito anteriormente, o sucesso do tratamento de qualquer patologia depende essencialmente do seu pleno conhecimento. Nesta terceira e última seção, o propósito é promover uma revisão da etiopatogenia e dos possíveis tratamentos para cada patologia em questão.

A identificação dos distúrbios estéticos deve ser feita por uma avaliação habilidosa, estabelecendo metas realistas, baseadas nos problemas, e então determinando um plano de tratamento.

A partir do conhecimento prévio da histopatologia e dos possíveis efeitos dos recursos terapêuticos disponíveis, o fisioterapeuta terá condições de elaborar o programa de tratamento que melhor se enquadre às necessidades de cada paciente.

Os conhecimentos avançam com rapidez. Algumas noções antigas devem ser corrigidas. Ao mesmo tempo, aparecem seguidamente algumas outras novas, que devem ser justificadas cientificamente antes da sua utilização.

Os tópicos abordados nesta seção não visam esgotar por completo os temas, mas equivalem a uma apresentação, que oferece a oportunidade de encontrar fatos importantes, e às vezes desconhecidos.

Conteúdo

11

Envelhecimento

Palavras-Chave

Causas do Envelhecimento
Teorias
Radicais Livres
Rugas
Músculos da Face
Terapia por Colágeno
Laser
Eletroterapia
Massagem
Cinesioterapia
Radiação Ultravioleta
Preenchimentos Temporários

Quanto mais o homem se assemelha à natureza, quanto melhor consegue compreender seu próprio corpo e defendê-lo dos inimigos da saúde, mais aumenta a duração média de sua vida. A expectativa de vida de até cem anos não é mais uma utopia. Já o foi, entretanto. Na pré-história, um homem de 25 anos era considerado ancião, pois a média não ultrapassava os 18 anos, tais as dificuldades que se antepunham à sobrevivência de nossa espécie. Na Grécia do século V a.C., a expectativa de vida já havia subido para 33 anos e velho era aquele indivíduo que tivesse alcançado a idade de 45 a 50 anos. No começo do atual século, esses 50 anos passaram a ser a média de idade e a velhice somente se configura tempos depois.

O fenômeno biológico do envelhecimento representa a última das três fases do ciclo vital do organismo, sendo as duas primeiras a infância e a maturidade.

Envelhecer é um processo natural que ocorre desde que nascemos, porém fica mais evidente após a terceira idade. A qualidade do envelhecimento está relacionada diretamente com a qualidade de vida à qual o organismo foi submetido.

Há duas décadas, acreditava-se que o processo de envelhecimento só seria motivo de controle ou tratamento após os sessenta anos, período de caracterização do envelhecimento, mas esse conceito encontra-se superado atualmente. Hoje sugere-se o acompanhamento das diferentes fases do envelhecimento através de medidas profiláticas ou curativas, com a finalidade de conservar a qualidade de vida do organismo.

A manifestação fisiológica do envelhecimento é a deterioração gradual da função e capacidade de resposta aos estresses ambientais. Esta manifestação está relacionada tanto a uma redução no número total das células do organismo, quanto ao funcionamento desordenado das muitas células que permanecem.

A maior parte dos estudos que se realizam em torno do assunto não é executada de forma prospectiva em seres humanos, mas sim em espécies com curto período de vida. Este fato vem facilitar a elucidação das alterações bioquímicas e/ou teciduais que ocorrem tanto com o passar do tempo, como com a aplicação de terapêuticas que visam conservar a qualidade de vida.

O envelhecimento de seres pluricelulares representa um caráter predeterminado geneticamente, como parece demonstrar o comportamento de células diferenciadas desses seres, quando separadas do organismo e mantidas em cultura; em geral, após uma média de cinqüenta divisões sobrevém uma alteração nuclear e citoplasmática, e a cultura se extingue. O número de divisões também se relaciona com o período normal de vida das espécies das quais as células foram obtidas. Contudo, outros experimentos demonstraram que a manipulação do meio químico de algumas células (neste caso, pela adição de grandes quantidades de vitamina E) pode resultar no aumento de cento e vinte divisões (em lugar das cinqüenta observadas usualmente) antes que as mitoses cessem.

Uma das mais recentes descobertas com relação ao envelhecimento é a proteína denominada estomatina. Ela foi primeiramente detectada em uma cultura de fibroblastos que pararam de se dividir. Além disso, ela também tem sido encontrada em outras células que não mais se dividem, como as células musculares esqueléticas. Pensa-se que a estomatina seja realmente a causa da parada da divisão celular. Se este é o caso, então o gene que controla a sua produção pode influir no envelhecimento celular.

Além da degeneração inerente das macromoléculas e dos fatores ambientais, é muito provável que a morte da célula possa ser resultado da influência de um tecido ou órgão sobre outro.

O envelhecimento está ligado à organização das células em tecidos e órgãos, formados por colônias de células diferenciadas, cada uma controlando e limitando o crescimento e a multiplicação das outras. Células que não se organizaram em órgãos ou tecidos, pelo contrário, podem multiplicar-se indefinidamente, o que ocorre nos seres unicelulares. Uma das possibilidades neste aspecto relaciona-se com o papel do sistema imune na velhice; por alguma razão, as células do organismo não são reconhecidas como próprias, acarretando a sua destruição.

Modificações Morfológicas e Funcionais do Envelhecimento

No envelhecimento fisiológico, todos os processos involutivos são harmônicos; a diminuição da função cardiocirculatória corre paralela com a depressão da atividade respiratória, as duas com a queda do metabolismo, e assim por diante. O fenômeno metabólico mais evidente do envelhecimento parece ser, no entanto, o retardamento da síntese de proteínas, em virtude do qual se estabelece um desequilíbrio entre a formação e a degradação.

A queda dos componentes protéicos das células e do interstício corresponde a um menor conteúdo de água no organismo. Esses fenômenos ocorrem paralelamente com a involução das funções endócrinas, da menor funcionalidade do DNA e RNA, da depressão da síntese de hemoglobina e da redução paulatina da função eritropoética da medula óssea. A qualidade e a velocidade das regenerações são deprimidas, a cicatrização é mais demorada e o declínio metabólico geral corresponde a um menor consumo de oxigênio e menor produção de dióxido de carbono e calor. Assim, o organismo tende a se tornar hipotérmico.

Após a terceira década de vida, inicia-se uma progressiva e contínua perda de massa muscular esquelética, e a maior parte da perda é substituída por gordura. A quantidade de massa muscular perdida com o envelhecimento também depende da atividade física, sendo menor naquelas pessoas que mantêm um regime regular de condicionamento físico.

Com o envelhecimento, a pele tende a se tornar delgada, em alguns locais enrugada, seca e ocasionalmente escamosa. Embora a espessura real da camada córnea não seja grandemente alterada, ela se torna mais permeável permitindo a passagem mais rápida de substância através dela. Mais ainda, com o envelhecimento as fibras colágenas da derme tornam-se mais grossas e as fibras elásticas perdem parte de sua elasticidade e há um decréscimo gradual da gordura depositada no tecido subcutâneo.

A pele que ficou exposta às intempéries por muito tempo mostra alterações que são mais graves do que aquelas devidas somente ao envelhecimento. Tal pele mostra mais marcadamente as rugas e pode desenvolver nódulos e tipos anormais de colágenos.

O melanócito tende a se atrofiar com a idade, daí ser freqüente os cabelos tornarem-se grisalhos e a pele manchada pela redução da produção de pigmentos em certas áreas. Com o passar dos anos, os receptores sensitivos responsáveis pela percepção de dor, calor e pressão tornam-se menos sensíveis e menos numerosos. As glândulas sebáceas e sudoríparas diminuem em número e função.

Causas do Envelhecimento

A degeneração senil ocorre de preferência sobre regiões do tegumento que se acham expostas às intempéries, como por exemplo a face, pescoço, dorso das mãos e antebraços. A pele se pregueia, enruga, fica flácida e hiperpigmentada, provocando o agravamento ou exagero dos sulcos e pregas naturais das regiões comprometidas. A estas mudanças clínicas, histológicas e funcionais da pele de pessoas idosas cronicamente expostas ao sol, dá-se o nome de fotoenvelhecimento.[46,279]

Outro fator responsável pelo envelhecimento precoce está no excesso da mímica. De fato, certos indivíduos fazem uso exagerado e indevido de alguns grupos musculares isolados da face. Como conseqüência desta solicitação constante, as fibras elásticas cedo se desgastam, enrugando ou pregueando a pele. É o caso dos "pés-de-galinha".

O estudo das causas do envelhecimento é um campo no qual existem muitas teorias, tantas quanto os investigadores. Foram levantadas várias teorias a respeito do processo que envolve o envelhecimento, e é provável que algumas delas encerrem parte da verdade. Não obstante, as causas e a natureza íntima do fenômeno permanecem obscuras.

Em análise, não é sumamente difícil postular uma hipótese teórica para explicar o fenômeno do envelhecimento, porém fica difícil conseguir sua comprovação.

Embora o envelhecimento seja muito estudado, ainda não se sabe qual a exata natureza das alterações anatômicas, histológicas e funcionais que ocorrem, assim como não se conhece exatamente o mecanismo biológico que determina tais alterações.

São muitas as teorias publicadas, que de uma forma ou outra tentam explicar as causas do envelhecimento. Porém, uma leitura dedicada permitirá apreciar que uma teoria se relaciona com a outra, não definindo que o caminho das explicações esteja concluído e menos ainda nos permite assegurar que essas explicações sejam definitivas.

Apesar de extensas pesquisas, nenhuma teoria única e definitiva sobre o envelhecimento ganhou aceitação geral. A despeito de evidências de observações puras ou experimentais para apoiar cada hipótese, permanece uma questão significativa: a alteração observada é uma causa direta do envelhecimento, ou meramente o resultado de alterações que ocorrem em nível mais fundamental?[83,333]

Teoria do Relógio Biológico

Foi um dos primeiros conceitos emitidos para explicar o fenômeno do envelhecimento, afirmando que o organismo possui um relógio que determinaria quando se inicia o envelhecimento, e marcaria as datas onde suas características se fariam mais visíveis.

Os seus defensores concluíram recentemente que o controle se faria em nível hormonal, com centro regulador situado no cérebro. Acredita-se simultaneamente que estaria localizado no nível dos ácidos nucléicos (DNA e RNA), encarregados da transmissão do código genético e da síntese protéica.

Muitos conceitos ainda necessitam ser elucidados para a consolidação definitiva desta teoria, como por exemplo, a identificação e a localização exata do relógio biológico.

Teoria da Multiplicação Celular

Esta teoria foi exposta no livro *Biology of Aging*, de Hayflick[333], e defende a tese de que todas as células do organismo (exceto as cerebrais) possuem uma capacidade intrínseca de se multiplicar. Através de estudos de laboratório, demonstrando uma capacidade reprodutiva finita de fibroblastos humanos *in vitro*, o autor determinou que a capacidade de multiplicação vai diminuindo com o passar do tempo, até a sua parada total. Daí a conclusão do autor de que o envelhecimento é uma conseqüência do desgaste das células no seu processo fisiológico de multiplicação.

Esta teoria tem perdido espaço no âmbito científico, já que sua explicação determina mais uma conseqüência do envelhecimento do que sua causa, pois são desconhecidos os mecanismos que determinam a diminuição da capacidade de multiplicação das células.

Teoria das Reações Cruzadas de Macromoléculas

Bjorkstein[83] baseia-se no princípio ortomolecular, onde se afirma que o organismo humano é formado por trilhões de moléculas definidas, cujo equilíbrio é determinado pela conservação da normalidade. Porém, por reações cruzadas, estas moléculas perdem suas características, produzindo alterações tissulares que condicionam a aparição do processo de envelhecimento. Segundo o autor, existem no organismo humano centenas de agentes produtores de reações cruzadas, uma parte de origem exógena (poluição, fumo, estresse, água, radiações etc.) e outras endógenas (aldeídos, os radicais lipídicos, os superóxidos etc.). Sendo o colágeno o elemento de maior abundância no organismo, este seria o alvo das reações cruzadas.

Teoria dos Radicais Livres

A teoria do envelhecimento justificada pela ação dos radicais livres é até o momento a mais viável e digna de credibilidade dentre todas as apresentadas, sendo a que melhor explica os fatos reais.[303]

Os radicais livres já são conhecidos desde o século passado, por conceitos emitidos por Paul Bert sem referir-se diretamente a eles, quando foi demonstrado que o oxigênio em altas concentrações poderia ser tóxico para vários tecidos, entre eles o cérebro, coração, pulmão, entre outros. Somente no século passado, e mais propriamente na década de 50, várias moléculas receberam a classificação de radicais livres.

Vivemos em um ambiente rico em oxigênio, onde várias espécies de oxigênio reativo são regularmente geradas pela exposição à luz ultravioleta, à poluição e à inflamação.[24] O oxigênio reativo ameaça constantemente a integridade das estruturas celulares e da matriz extracelular da pele, podendo contribuir para o aparecimento de mutações que resultam em câncer de pele.[629]

Recentes estudos demonstraram a participação dos radicais livres no envelhecimento celular, e sugeriram que as modificações químicas da membrana mitocondrial condicionadas pela participação dos radicais livres são a chave mais importante para explicar o processo.

Foram demonstradas alterações representadas por redução da eficiência da cadeia respiratória e da produção de energia, assim como por produção de compostos como o malonaldeido, que reage com o DNA mitocondrial determinando assim a inibição das divisões mitocondriais. Todos estes parâmetros estão ligados ao processo do envelhecimento.

Esta teoria foi estudada experimentalmente em animais de laboratório, onde se pôde constatar a maior sobrevida dos animais suplementados por antioxidantes, assim como a diminuição da produção de peróxidos mitocondriais e de malonaldeidos.

Harman, o autor da teoria, citado por Olszewer[559], estabeleceu que as alterações condicionadas pelos radicais livres dentro do organismo e que se relacionam com o envelhecimento seriam:

- Acúmulo de alterações oxidativas nas moléculas de longa vida como colágeno, elastina e material cromossômico.
- Destruição de mucopolissacarídeos pela degradação oxidativa.

- Acúmulo de resíduos metabólicos inertes pela oxidação polimerizante, reações estas que envolvem lipídios, particularmente os poliinsaturados e proteínas.
- Mudanças na integridade da membrana celular.
- Fibrose arteriolocapilar.

Os Radicais Livres

Classicamente, define-se como radical livre toda molécula que tem um elétron ímpar em sua órbita externa. São moléculas altamente instáveis, assim como altamente reativas; possuem uma vida média muito curta.

Como se sabe, todas as moléculas de componentes químicos estáveis devem conter em sua órbita externa um número par de elétrons, sem os quais serão componentes instáveis e de vida curta, e passam a buscar o elétron faltante, sacrificando outros componentes químicos que cedem o elétron (fenômeno de óxido-redução).

A produção dos radicais livres está vinculada à quebra da paridade da órbita externa das moléculas por agentes externos (poluição, raios ultravioleta, raios x etc.), ou por reações internas do organismo.

Quando dois radicais livres se encontram, as duas moléculas deixam de agir como radicais livres; mas, quando um radical livre reage com uma molécula normal, imediatamente desencadeia uma reação em cadeia, formando um número sem fim de radicais livres, que só termina na presença de agentes antioxidantes. Convém enfatizar que o soro sangüíneo, os líquidos teciduais e as células-alvo possuem mecanismos protetores antioxidantes que destoxificam esses radicais potencialmente prejudiciais.

Os agentes antioxidantes promovem a homeostasia do organismo, defendendo-o da agressão dos radicais livres.

Quando a produção de radicais livres é superior à dos agentes antioxidantes, iniciam-se processos que degeneram a integridade celular e conseqüentemente começam a abalar a estrutura geral do organismo. Assim sendo, a influência dos radicais livres reside no equilíbrio entre a produção e inativação dessas moléculas por células e tecidos.

Atualmente existe uma gama de agentes antioxidantes exógenos utilizados com a finalidade de inibir a formação de radicais livres, sendo possível citar: vitaminas E, A e C [Capítulo 16 – Cosmetologia], minerais como o selênio, magnésio e manganês, alimentos como cebola, alho, além dos medicamentos, entre outros.

O ciclo metabólico da formação dos radicais livres é formado por três etapas, chamadas sucessivamente de iniciação, propagação e a etapa de finalização.

Os radicais livres, para produzirem efeitos deletérios, atuam sobre diferentes componentes celulares para, de uma forma ou de outra, destruir a integridade celular e condicionar desta maneira a isquemia inicial e posterior necrose, o que vai dar início a processos degenerativos. Dentre as organelas e componentes celulares que maior atrativo representam para os radicais livres destacam-se: proteínas, ácidos nucléicos, moléculas componentes do citosol e os lipídios da membrana celular.[323]

Dentre os componentes do tecido extracelular que são facilmente vítimas dos radicais livres, destacam-se principalmente: o colágeno e o ácido hialurônico.

Teoria do Desgaste

Segundo essa teoria, a "máquina" representada pelo organismo se desgasta com o uso, como qualquer outra máquina. Durante o longo tempo de vida, as várias peças da maquinaria animal (órgãos, sistemas), são solicitadas repetidas vezes para fornecer prestações acima das habituais, tendo por isso que apelar para a sua capacidade de adaptação (hipertrofia, hiperplasia etc.), que pode causar lesões não reparadas completamente. Esses episódios são reparados, porém deixam resquícios que se somam e não mais permitem o funcionamento completo dos mecanismos homeostáticos; desse modo o nível de prestações declina até chegar a um ponto de ruptura.

Conforme a teoria, o envelhecimento resultaria da soma de tantos pequenos gastos dos vários componentes do organismo, que não permitiriam um ajuste completo das várias peças, impedindo assim não somente qualquer adaptação ulterior das mesmas, como provocando o nivelamento para baixo de suas prestações.

Teoria Auto-Imune

As mutações sucessivas levariam ao aparecimento de células cujo DNA codificaria a síntese de produtos diferentes dos normais, portanto estranhos e não reconhecidos pelas células imunocompetentes. Esses produtos atuariam como auto-antígenos, causadores de resposta auto-imune, que é responsável pela eliminação progressiva das células mutantes. Mutações ocorreriam também na população de células imunocompetentes, originando clones celulares proibidos, ainda imunocompetentes, mas incapazes de reconhecer as células normais, contra as quais elaborariam anticorpos. Ambas as vias levariam ao envelhecimento, que corresponderia a uma síndrome auto-imune.

Experiências de parabiose com ratos jovens da mesma raça, porém geneticamente diferentes, mostram que as células imunocompetentes de cada um dos parabiontes não reconhecem proteínas do outro. A reação imune que se produz neles é discreta e não mortal, mas acelera o envelhecimento.

RUGAS

> "Se as rugas na testa são inevitáveis, não deixes que elas se inscrevam no coração. O espírito não precisa envelhecer."
>
> James Garfield

O órgão humano que mais revela o envelhecimento é a pele, sendo também o mais acessível ao estudo dos processos que levam ao envelhecimento.[289]

O processo de envelhecimento se dá de forma gradual. Esse fenômeno fisiológico não poupa qualquer tipo de tecido. O colágeno, componente fundamental do tecido conjuntivo [Capítulo 1 – Tecido Conjuntivo] torna-se gradualmente mais rígido, e a elastina, outro componente do mesmo tecido, vai perdendo a sua elasticidade natural devido à redução do número de fibras elásticas e de outros componentes do tecido conjuntivo. O declínio das funções do tecido conjuntivo faz com que as camadas de gordura sob a pele não consigam manter-se uniformes e a degeneração das fibras elásticas, aliada à menor velocidade de troca e oxigenação dos tecidos provoca a desidratação da pele dando como resultado as rugas.

As linhas de tensão [Capítulo 1 – Elasticidade da Pele] fornecem a base para o enrugamento da pele. Elas ocorrem no corpo todo, mas só quando a pele perde a sua elasticidade, com o avançar dos anos, é que elas formam rugas permanentes. A função dessas linhas é fornecer à pele certo grau de extensibilidade em direções correspondentes às demandas naturais da região.

Feixes de tecido fibroso entremeado com fibras elásticas asseguram o elemento extensível na maior parte do corpo, mas em certas áreas, como no rosto, as fibras musculares estão ligadas diretamente à pele (derme). As rugas pronunciadas devem-se usualmente à atividade muscular. Algumas rugas são congênitas, enquanto outras, particularmente do rosto, são adquiridas, ou pelo menos exacerbadas, por uma vida inteira de atividade muscular associada a certas expressões faciais.

As rugas podem ser classificadas segundo a avaliação clínica em:

- rugas profundas (sulcos ou rugas permanentes) e
- rugas superficiais.

As rugas profundas não sofrem modificações quando a pele é esticada, como ocorre nas rugas superficiais; elas são decorrentes essencialmente da ação solar e se apresentam, na maioria dos casos, na pele exposta, ao contrário das finas que são encontradas preferencialmente na pele não exposta e são decorrentes do envelhecimento cutâneo cronológico.[727] Os autores mostraram que nas rugas profundas permanentes existem fibras elásticas grossas e tortuosas, além da elastose na derme, sendo que as alterações são restritas quase que exclusivamente à área das rugas. Na ruga superficial há diminuição ou perda das fibras elásticas na derme papilar sendo as fibras finas e enroladas, não havendo diferença entre a área da ruga e a sua vizinhança.

As rugas podem ser divididas em três categorias:[437]

- dobras e rugas gravitacionais (ptose);
- rugas finas;
- rugas de expressão.

As rugas ou linhas de expressão podem ser enquadradas em uma outra categoria, as das chamadas rugas dinâmicas. Estas são decorrentes de movimentos repetitivos dos chamados músculos da expressão facial, e aparecem com o movimento. As rugas estáticas aparecem mesmo na ausência de movimento (Figura 11-1), e podem ser entendidas como a fadiga das estruturas que constituem a pele, em decorrência da repetição de movimentos. Ainda existem as rugas gravitacionais, que da mesma forma que as descritas anteriormente, decorrem da flacidez do envelhecimento facial, que em conjunto com diversas alterações culminam com a ptose da estruturas da face. As rugas estáticas atingem as mesmas estruturas que as dinâmicas: ao redor dos olhos, horizontais na fronte (testa), glabelares verticais, sulco nasogeniano (do nariz ao lábio), pequenas rugas peribucais.

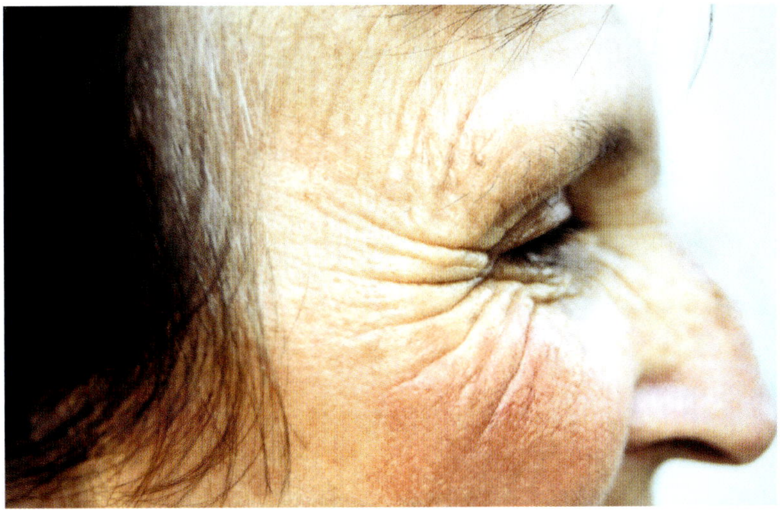

FIGURA 11-1

Presença de rugas estáticas nas áreas frontal e orbicular.

Segundo Loeb[465], as rugas palpebrais são classificadas em três graus, de acordo com as faixas etárias e seu progressivo enrugamento. As rugas de primeiro grau ocorrem em pacientes na segunda década de vida, representam o tipo de ruga mais incipiente, localizam-se nas pálpebras superiores e, às vezes, ocasionam pequenas linhas próximas ao ângulo lateral do olho. As rugas de segundo grau aparecem na terceira e na quarta década de vida e são os casos mais freqüentes. Já as rugas de terceiro grau ocorrem geralmente em pacientes da quinta década de vida em diante, existindo concomitantemente um excesso de tegumento.

As rugas são observadas em toda a superfície cutânea, sendo mais pronunciadas nas áreas desnudas, o que mostra a importância da irradiação solar, do vento e do frio no agravamento da atrofia fisiológica.

Naturalmente o tipo genético da pele, fatores hormonais, nutricionais, vasculares, climáticos, intoxicações e tratamentos eventuais poderão influir no aspecto saudável ou no seu envelhecimento precoce.

As características senis da pele variam de acordo com os tipos:

- hipertrófica – a pele se apresenta mais grossa, infiltrada, flácida e distendida com coloração amarelo-parda, além de ter tendência a rugas profundas;
- atrófica – a pele se caracteriza por ser fina, seca e rica em manchas pigmentares.

Histologicamente há uma redução dos componentes da derme. As alterações principais são as do tecido elástico e do colágeno (degeneração basófila e granular) e a elastose. Existe uma tendência à desorganização celular epidérmica, menor número de células em cada camada e descontinuidade da camada granulosa. Na derme há diminuição das fibras colágenas e perda da clássica estriação longitudinal, perda de moléculas de água, redução da substância fundamental, e o tecido elástico torna-se inelástico por torção e fragmentação. As glândulas apresentam diminuição da sua secreção, assim como as glândulas sudoríparas. A vascularização se apresenta com discreta esclerose dos vasos, com diminuição dos vasos papilares e hipodérmicos. A interdigitação característica da junção dermo-epidérmica torna-se mais aplanada com o envelhecimento, concorrendo assim para uma diminuição das linhas de tensão.[61,74,280]

Várias são as alterações estruturais da pele no envelhecimento além das rugas (periorais, perioculares etc.), manchas senis, lesões actínicas, alterações na textura e elasticidade, entre outras. Os três principais componentes da derme, a substância fundamental amorfa, as fibras elásticas e as colágenas, demonstram deterioração com a idade. A redução progressiva das fibras elásticas resulta numa pele que, quando esticada, não retorna à sua forma natural. O componente colágeno também é alterado com a idade, estando reduzido na pele envelhecida, resultando em diminuição de força.[412,614]

A figura 11-2 indica as principais alterações da pele relacionadas com a faixa etária que ocorrem na face e pescoço, e entre elas destacam-se:

- região frontal – rugas glabelares e transversais;
- região orbital – atonia e ptose das pálpebras, bolsas gordurosas palpebrais;
- região nasal – rugas transversais da raiz nasal, queda da ponta nasal, exacerbação do ângulo nasolabial;
- região malar e terço médio da face – apagamento da eminência malar, depressão do sulco nasolabial, ptose facial, pregas e rugas em geral;
- região bucal – rugas periorais e queda do ângulo labial,
- região do mento – apagamento da linha mandibular, pregas submandibulares, "mento de bruxa" correspondente à queda do mesmo e flacidez da pele.
- região cervical – acúmulo de tecido adiposo entre a mandíbula e o osso hióide, pregas transversais profundas, linhas e rugas verticais desde a margem da mandíbula até o terço superior do tórax.

FIGURA 11-2

Alterações decorrentes do envelhecimento, em diferentes faixas etárias.

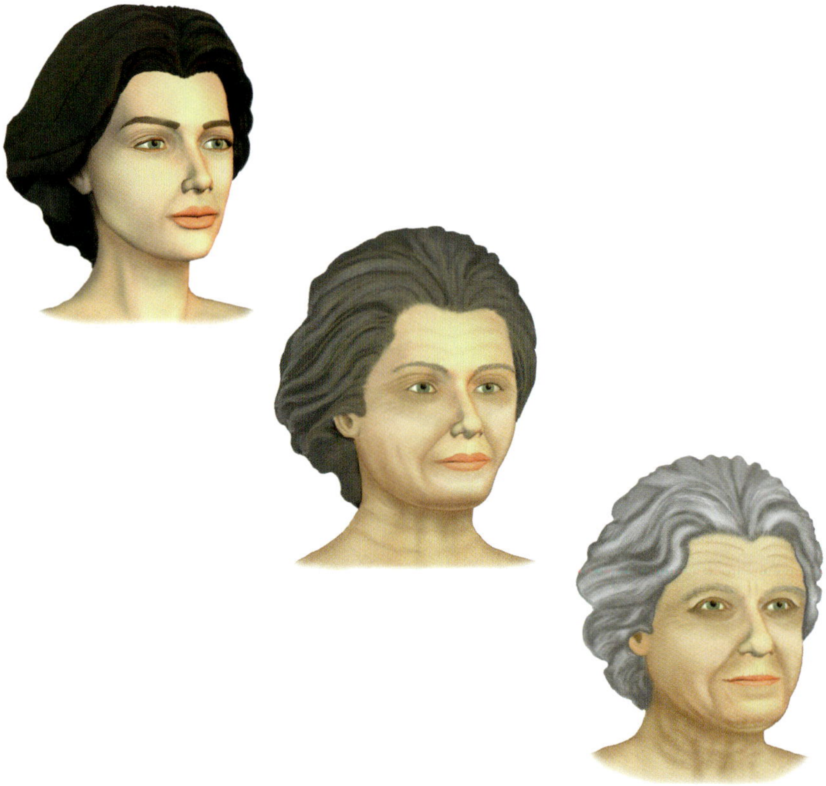

Músculos da Face

A espécie humana é, sem dúvida, a que apresenta maior desenvolvimento dos músculos faciais e tem maior capacidade de exprimir estados emocionais por alteração da expressão facial.[185]

Os músculos da face englobam os músculos da mímica e os da mastigação. Os músculos da mímica ou expressão facial são também conhecidos como dérmicos, já que são fixados no esqueleto em apenas uma de suas extremidades, sendo a outra inserida na camada profunda da pele, diferentemente do que ocorre com outros músculos.

Dentre os músculos da mímica (Tabela 11-1) podem ser citados: músculo frontal, corrugador do supercílio, músculos orbiculares dos olhos, músculo orbicular da boca, músculo depressor do ângulo da boca, depressor do lábio inferior, músculo levantador do ângulo da boca, levantador do lábio superior e da asa do nariz, zigomático menor, zigomático maior, mentual (Figura 11-3).

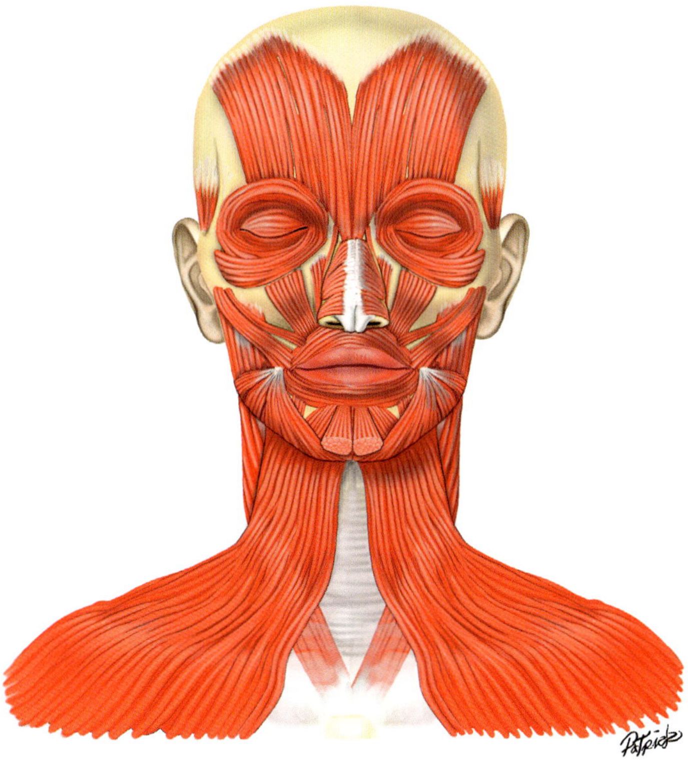

FIGURA 11-3
Músculos da face e do pescoço.

A vascularização facial é realizada pelos ramos da artéria externa, principalmente pelas artérias facial, temporal superficial e maxilar interna. A inervação dos músculos da mímica é feita pelo nervo facial. O nervo trigêmeo é responsável pela inervação motora dos músculos da mastigação e sensitiva de toda a face.[185]

Vários são os fatores responsáveis pela gênese do envelhecimento, onde se verifica perda progressiva tanto da elasticidade (degeneração das fibras do conjuntivo), quanto da espessura da pele, além de sua aderência aos planos mais profundos. Existe associada ainda uma atrofia progressiva dos tecidos gorduroso, muscular e ósseo.

TABELA 11-1

PRINCIPAIS MÚSCULOS DA FACE, COM AS SUAS RESPECTIVAS AÇÕES.[185,396]

MÚSCULO	AÇÃO	OBSERVAÇÃO
Platisma	Abaixa a mandíbula; repuxa o ângulo da boca para baixo; estica e pregueia a pele do pescoço.	Não é realmente um músculo facial, mas sua ação se dá na mandíbula e pele ao redor dos lábios.
Frontal	Eleva os supercílios e enruga a fronte.	É chamado músculo da atenção.
Orbicular dos olhos	Fechamento da rima palpebral, ação de piscar.	É constituído por três porções.
Corrugador do supercílio	Aproxima os supercílios.	Sua ação pode ser identificada na carranca.
Prócero	Enruga a pele entre os supercílios.	Ativo na expressão de raiva.
Elevador do lábio superior e da asa do nariz	Eleva e everte o lábio superior, dilata a na-rina.	Importante na dificuldade de respiração.
Zigomático maior	Traciona o ângulo da boca superior e lateralmente.	Ação observada na risada.
Zigomático menor	Auxilia na elevação do lábio superior, acentua o sulco nasolabial.	Sua ausência não é rara.
Depressor do lábio inferior	Deprime o lábio inferior.	Repuxa os lábios para baixo, contribuindo para a expressão facial de tristeza.
Orbicular da boca	Fecha e protrai os lábios.	Contribui juntamente com outros músculos para o fechamento ativo da rima oral.
Bucinador	Comprime a bochecha, puxa o ângulo da boca lateralmente.	Coloca o alimento entre os arcos dentais, evita que ele se acumule no vestíbulo.
Risório	Retrai o ângulo da boca lateralmente.	Sua ação fica evidente no riso forçado (juntamente com o bucinador).
Mentual	Eleva e protrai o lábio inferior.	

ABORDAGENS TERAPÊUTICAS

O tratamento das rugas apresenta uma conotação mais preventiva que curativa, visto que o envelhecimento apresenta caráter fisiológico. Por constituir um caráter fisiológico, as rugas não podem ser evitadas, embora existam medidas para retardá-las.

Através de procedimentos que incrementem a circulação superficial local, com o objetivo de melhorar a nutrição e o metabolismo, assim como o aumento do tônus muscular, pode-se proporcionar uma melhora no aspecto geral da pele, retardando assim o envelhecimento precoce da mesma.

Terapia por Colágeno

Ao colágeno foram atribuídos os efeitos de combate à flacidez e de rejuvenescimento da pele; com isso, o colágeno em pó despertou tanta euforia que hoje é vendido em clínicas de beleza como sendo um produto inócuo, quase milagroso. No entanto, não existe comprovação científica de nenhum dos efeitos atribuídos a ele. Sabe-se, porém, que seu uso indevido pode levar à morte. Em 1976, nos Estados Unidos, o livro *The Last Chance Diet*, que pregava uma dieta de baixíssimas calorias suplementada por colágeno hidrolisado, provocou cinqüenta e oito mortes por desequilíbrio hidroeletrolítico e alterações cardíacas.

O colágeno nada mais é do que uma molécula de proteína [Capítulo 3 – Fontes de Energia] sintetizada pelos fibroblastos [Capítulo 1 – Tecido Conjuntivo] que está presente em quase todos os tecidos do organismo. Ao ser hidrolisado, para se obter um pó, o colágeno é quebrado em moléculas menores, perdendo suas características iniciais, passando a ser uma proteína comum. Além disso, ao ser absorvido, os aminoácidos constituintes podem ir para qualquer parte do organismo, não havendo evidências de que ele seja depositado na pele.

O colágeno em pó é desaconselhado para os indivíduos que apresentem insuficiência renal ou doenças metabólicas do fígado, pois a proteína em excesso pode sobrecarregar esses órgãos.

Além do colágeno em pó, injeções intradérmicas locais de colágeno têm sido utilizadas para tratamento de rugas.

Laser

Conforme constatado por Trelles,[719] os resultados obtidos com a laserterapia, para o tratamento das rugas, não pode ser comparado com os resultados das cirurgias plástico-estéticas. Segundo o autor, a ação do *laser* se dá em nível celular, promovendo o crescimento do colágeno, com o qual se consegue restituir a tensão da pele, obtendo-se interessantes melhoras da expressão facial em pacientes com idades compreendidas entre os 30 e 50 anos, com sinais de envelhecimento da pele.

Em todos os tratamentos, estéticos ou não, o tipo de *laser*, a intensidade e o tempo de exposição devem ser calculados. No caso particular do tratamento de rugas, o cuidado deve ser redobrado. Não se deve irradiar a zona compreendida nos limites ósseos da cavidade ocular, e tampouco sobre a pálpebra [Capítulo 8 – *Laser*]. Fica também proibida a irradiação sobre as rugas do pescoço, correndo-se o risco de hiperativar a glândula tireóide.

Eletroterapia

Estimulação Mioelétrica

Uma das terapias mais difundidas e utilizadas para o tratamento facial é a estimulação elétrica dos músculos da face. A falta de conhecimento de grande parte dos profissionais aliado à restrição de acesso a equipamentos de melhor desempenho propiciaram por um longo período a utilização da corrente farádica como única corrente disponível para estimular eletricamente os músculos esqueléticos. Hoje, com o advento da eletrônica, a oferta de equipamentos microprocessados é uma constante no mercado nacional, o que permite um maior controle dos parâmetros utilizados, bem como um menor estímulo sensitivo, tornando a técnica mais agradável.

A estimulação dos pontos motores da face com a corrente farádica [Capítulo 6 – Galvanismo Intra-Oral] pode acarretar a corrosão do amálgama, com a conseqüente liberação de mercúrio, ou mesmo acelerar a perda do dente, quando a polpa não está bem isolada, sem levar em conta o grande desconforto promovido pelo seu pulso triangular e largo. As correntes polarizadas, como é o caso da corrente farádica, potencializam a corrente galvânica existente na cavidade bucal [Capítulo 6 – Galvanismo Intra-oral]. Após a estimulação com correntes polarizadas pode ser notado um gosto metálico na boca, devido à corrosão ocorrida no amálgama. Para solucionar o problema da corrosão galvânica, pode-se utilizar uma corrente bifásica [Capítulo 6 – Corrente Despolarizada], que por ter componente contínuo zero, tem a ionização entre os eletrodos em grande parte minimizada. Uma outra vantagem da corrente despolarizada utilizada na estimulação neuromuscular é que o estímulo sensorial é mais agradável, quando comparado com a corrente farádica.

O pulso utilizado para a estimulação muscular pode apresentar algumas modulações, as quais tornarão o estímulo mais agradável. Nos protocolos para fortalecimento muscular as modulações comumente utilizadas são em amplitude e em trens de pulso. A variação na amplitude do pulso possibilita uma contração muscular mais "fisiológica", uma vez que o recrutamento das unidades motoras é proporcional à amplitude da corrente. Já os trens de pulso retardam o aparecimento da fadiga muscular, visto que o músculo trabalha em ciclos de contração-relaxamento. Nos equipamentos mais modernos pode-se encontrar a modulação em freqüência, também utilizada em alguns programas de fortalecimento muscular [Capítulo 6 – Modulações].

A freqüência ótima para a estimulação muscular tetânica é próxima de 50 Hz. A utilização de correntes de média freqüência preconiza a modulação em baixa freqüência, tendo a seu favor uma maior agradabilidade no nível sensitivo [Capítulo 6 – Correntes de Média Freqüência].

Em termos da resposta motora muscular, quanto maior a intensidade da corrente, maior a força de contração do músculo. Isto se faz entender pelo fato de que o aumento da amplitude da corrente aumenta o número de unidades motoras em atividade. Portanto, para que se consiga os efeitos decorrentes do fortalecimento muscular, a intensidade da corrente necessita ser de tal magnitude que possibilite uma contração muscular vigorosa.

Não se pode deixar de destacar os pontos motores, que são áreas ótimas para a estimulação dos músculos esqueléticos [Capítulo 6 – Pontos Motores]. O estímulo limiar para o músculo será menor nestes pontos. Em decorrência da menor resistência à passagem da corrente, o ponto motor se torna um local preferencial para a estimulação elétrica em função de dois importantes parâmetros: o limiar motor apresenta-se diminuído, e como conseqüência a intensidade de corrente necessária para a contração muscular vai ser menor, ao passo que o limiar sensitivo encontra-se elevado, e conseqüentemente o paciente terá uma percepção diminuída ao estímulo. No caso de estimulação de um grupo muscular, a colocação dos eletrodos sobre os pontos motores ainda deve ser recomendada, buscando-se os pontos que melhor se relacionam à área a ser estimulada, isto é, o campo elétrico deve abranger os músculos envolvidos na contração (Figura 11-4A). Na impossibilidade, os eletrodos devem ser posicionados nos ventres musculares ou nas regiões onde os nervos periféricos são mais superficiais. A exemplo, pode-se observar na figura 11-4B que os eletrodos de um dos canais (fios vermelhos) estão posicionados um na região inguinal e outro no ponto motor do músculo vasto medial. A colocação na região inguinal visa atingir o nervo femoral, responsável pela inervação dos músculos em questão. O outro par de eletrodos é posicionado sobre os pontos motores dos músculos reto femoral e vasto lateral.

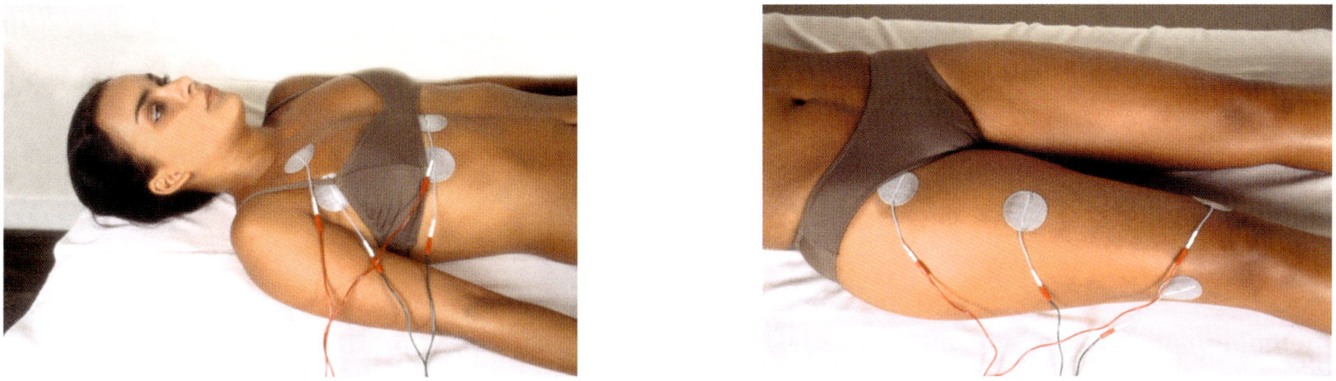

A B

FIGURA 11-4

Colocação de eletrodos para estimulação elétrica neuromuscular. A) Músculo peitoral maior e B) músculo quadríceps femoral.

Os eletrodos podem ainda apresentar uma disposição que acompanha o sentido das fibras musculares, como no caso das figuras 11-5A e 11-5B, onde os eletrodos do canal vermelho são dispostos ao longo do músculo reto femoral.

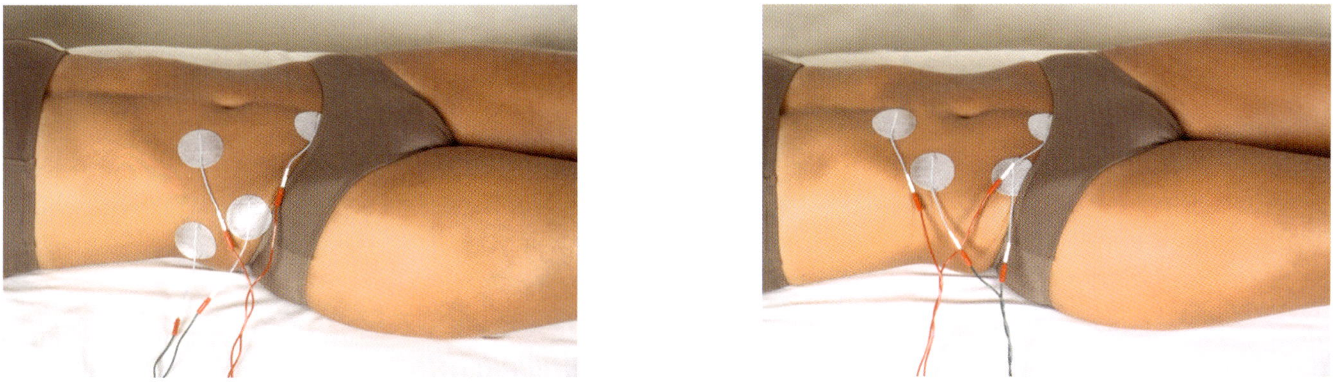

A B

FIGURA 11-5

Colocação de eletrodos para estimulação elétrica neuromuscular. A) Músculo oblíquo externo do abdome e B) músculo reto do abdome.

Os efeitos produzidos no músculo pela estimulação elétrica, se controladas todas as variáveis, são semelhantes àqueles produzidos pela contração voluntária: há um aumento do metabolismo muscular, uma maior oxigenação com maior liberação de resíduos metabólicos, dilatação das arteríolas e um conseqüente aumento da irrigação sangüínea do músculo, melhorando assim a sua nutrição e prevenindo a sua hipotrofia fisiológica.

Eletrolifting

É um tratamento que visa a atenuação de rugas e linhas de expressão, baseado nos efeitos fisiológicos da corrente galvânica [Capítulo 6 – Corrente Galvânica].

A mobilização eletroiônica da água e das células sangüíneas e a eletroendosmose que possibilita o abrandamento de lesões dérmicas no pólo negativo são as bases para o tratamento das rugas.

Para a realização dessa terapia, há necessidade de um eletrodo ativo especial, o qual consiste de uma fina agulha, necessária para que haja a concentração da corrente, ocorrendo assim o carreamento de partículas hidratadas para a região pericatódica, sustentada por uma haste do tipo caneta; o eletrodo passivo é do tipo placa. Verifica-se que nas partes pontiagudas dos condutores existe uma maior concentração de cargas, o que acarreta um campo elétrico mais intenso nas suas proximidades, podendo provocar o escoamento de cargas elétricas através deles, onde se deve ter o cuidado para não provocar lesões, pela concentração das mesmas.

O procedimento técnico consiste da estimulação das rugas e linhas de expressão de forma individual até que seja obtida uma hiperemia em todo o trajeto da ruga. A estimulação química dos capilares da pele determina uma hiperemia ativa e o conseqüente aumento da circulação local. Desta forma, são intensificados os processos metabólicos, a nutrição, a função e a regeneração do tecido subepidérmico.

Os procedimentos técnicos para a execução do eletrolifting podem ser divididos em três grupos:

- deslizamento da agulha dentro do canal da ruga (Figura 11-6);
- penetração da agulha em pontos adjacentes e no interior da ruga;
- escarificação – método de deslizamento da agulha no canal da ruga, diferencia-se pela agulha ser posicionada a noventa graus, ocasionando uma lesão do tecido.

Embora as rugas também correspondam histologicamente a uma atrofia de pele, a lesão por agulhas nas regiões acometidas promovem uma sensação não muito agradável. Devido a este fato, alguns terapeutas preferem a técnica de deslizamento, sem a penetração. Porém, como abordado no capítulo sobre estrias, o estímulo físico ocasionado pela penetração da agulha desencadeia um processo de inflamação aguda, que é de grande interesse no nível de regeneração tecidual.

As três técnicas produzem resultados animadores, atenuando sobremaneira as rugas e linhas de expressão. Entretanto, as duas técnicas que desencadeiam um processo inflamatório (invasiva e de escarificação), proporcionam resultados mais rápidos.

A intensidade da corrente utilizada é baixa, 300 microampères, e o procedimento proposto não é invasivo. O tratamento não oferece risco quando efetuado em região glandular, como ocorre com o *laser*. No caso de se optar pelo procedimento invasivo, a intensidade da corrente deve ser diminuída uma vez que é de conhecimento geral que a umidade do estrato córneo da pele varia intensamente em relação à idade e que este estrato apresenta alta resistência à passagem de corrente.

Quando o terapeuta utiliza-se da laserterapia, após a aplicação do eletrolifting, com o objetivo de acelerar o processo, os resultados são praticamente nulos, devido à radiação *laser* [Capítulo 8 – *Laser*] apresentar uma ação antiinflamatória, interferindo assim nas reações fisiológicas desencadeadas pela corrente galvânica [Capítulo 6 – Corrente Galvânica].

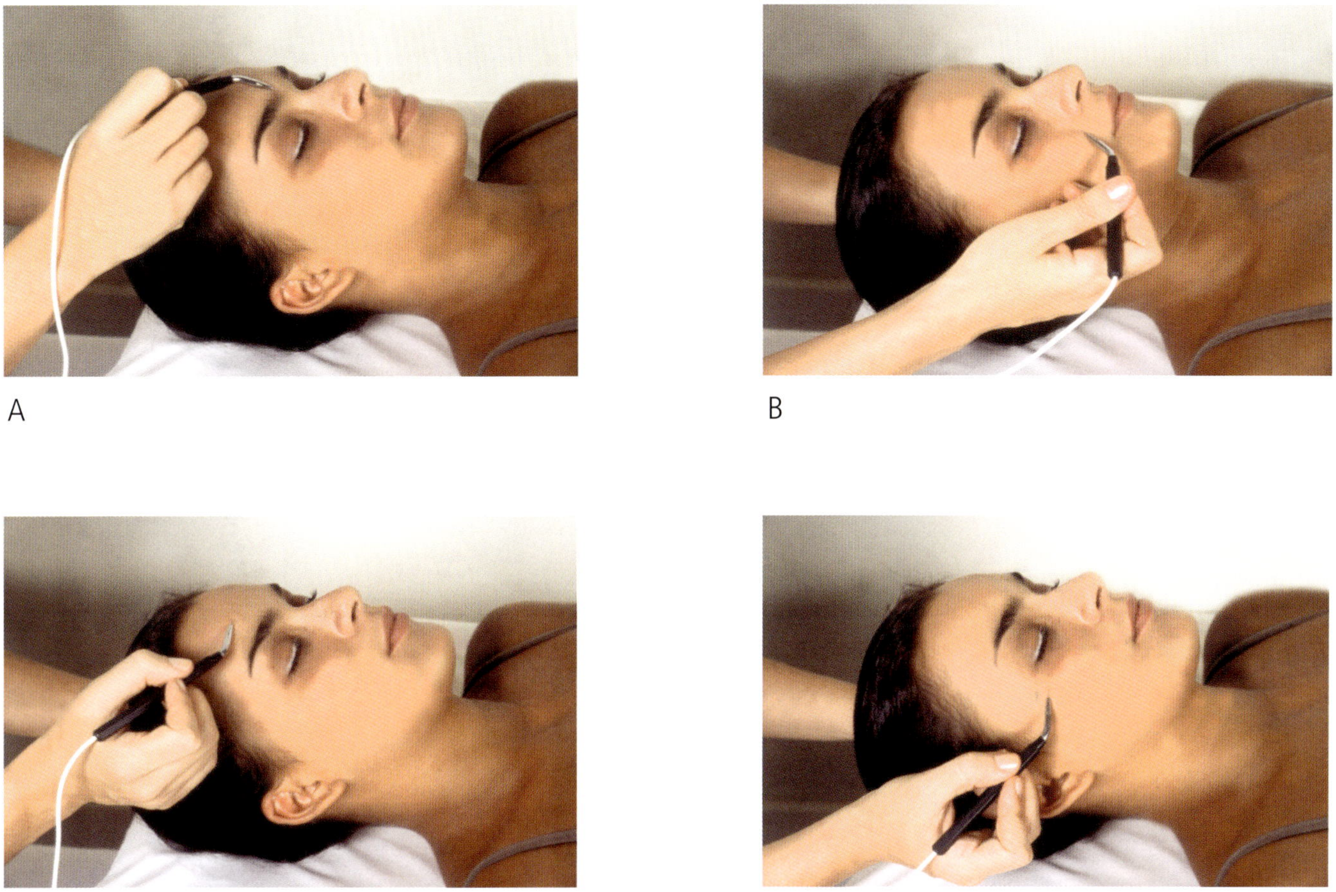

A B C D

FIGURA 11-6

Aplicação do eletrolifting em diferentes áreas. A) Região glabelar – linhas verticais, B) região nasal – sulco nasogeniano, C) região frontal – linhas transversais, D) região orbital – linhas periorbitais.

Fatores Envolvidos na Eficácia do Tratamento com Eletrolifting

- O procedimento deve ser efetuado sob a pele limpa.
- A intensidade da corrente é dada pela sensibilidade do paciente, sendo diferente em regiões distintas.
- Deve-se testar a corrente cada vez que for mudar a região de estimulação, questionando a sensibilidade do cliente.
- Caso o procedimento seja invasivo, não repetir o tratamento, antes que todo processo seja reabsorvido (em média duas vezes por semana, com intervalo de três ou quatro dias, dependendo da capacidade reacional do cliente).
- Se o procedimento for de deslizamento, pode-se efetuar o tratamento quantas vezes o paciente desejar (duas ou mais vezes por semana).
- Não se deve efetuar tratamentos descongestionantes após a estimulação, visto que este fato pode anular os efeitos desejados.

- O tempo de reação (hiperemia e/ou edema) varia de acordo com a capacidade reacional do cliente.
- Por se tratar de corrente de baixa intensidade (microampères), não há risco de efeitos sistêmicos, e não há necessidade de se retirar objetos metálicos como anéis, relógios, brincos ou pulseiras durante o tratamento.
- Indivíduos com a pele seca poderão relatar ausência de sensibilidade à corrente nas primeiras aplicações, já que a resistência de sua pele à passagem de corrente está aumentada.
- Um parâmetro para se observar a melhora do tecido, em resposta à estimulação elétrica, é o aumento gradual da sensibilidade à corrente com intensidades menores.

Massagem

Segundo alguns autores [Capítulo 4 – Massagem] a massagem promove um aumento na velocidade da circulação sangüínea e linfática. Como evidência do aumento da circulação sangüínea, mencionam a hiperemia cutânea, a elevação da temperatura da pele e, microscopicamente, um aumento no número de capilares da pele em atividade. Estes efeitos vão intensificar a nutrição da pele, assim como a retirada dos seus catabólitos.

A massagem visa a recuperação epidérmica com a finalidade de renovar o estrato córneo e estimular a circulação superficial.

Cinesioterapia

O exercício regular para melhorar a aptidão física é crítico durante o envelhecimento. Embora o consumo máximo de oxigênio realmente diminua com a idade, é possível melhorar o condicionamento físico com o treinamento em qualquer idade. Exercícios aeróbios regulares, de alongamento, ou treino de resistência, podem preservar ou incrementar a massa musculoesquelética que diminui com a idade.[397]

O condicionamento desenvolve a função cardiorrespiratória, e conseqüentemente melhora a oxigenação dos tecidos. Sendo a atividade física um dos fatores de desenvolvimento da massa óssea, a sua prática é recomendada como forma de prevenir a osteoporose.

Como já abordado, a musculatura facial se insere na pele, sendo então responsável diretamente por seu tônus. Como o envelhecimento causa perda de tônus, os exercícios faciais são de grande importância na manutenção dos contornos faciais.

Ao contrário das informações deturpadas veiculadas por artistas de televisão, as expressões forçadas (caretas) na frente do espelho certamente não vão interferir no fortalecimento dos músculos da face. Para se conseguir tal intento é necessária a realização de exercícios resistidos, como em qualquer outra musculatura.

Sabe-se que os movimentos faciais normais são simétricos e, portanto, podemos utilizar a resistência manual ou de aparelhos para minorar a ptose facial, melhorando assim os contornos faciais e a atenuação de algumas linhas, como por exemplo a nasogeniana que se acentua com o passar dos anos.

A resistência manual ou mecânica pode ser aplicada de forma alternada, simultânea, ou em padrões diagonais descrito nos programas de facilitação neuromuscular proprioceptiva[652,745] (Figuras 11-7 e 11-8).

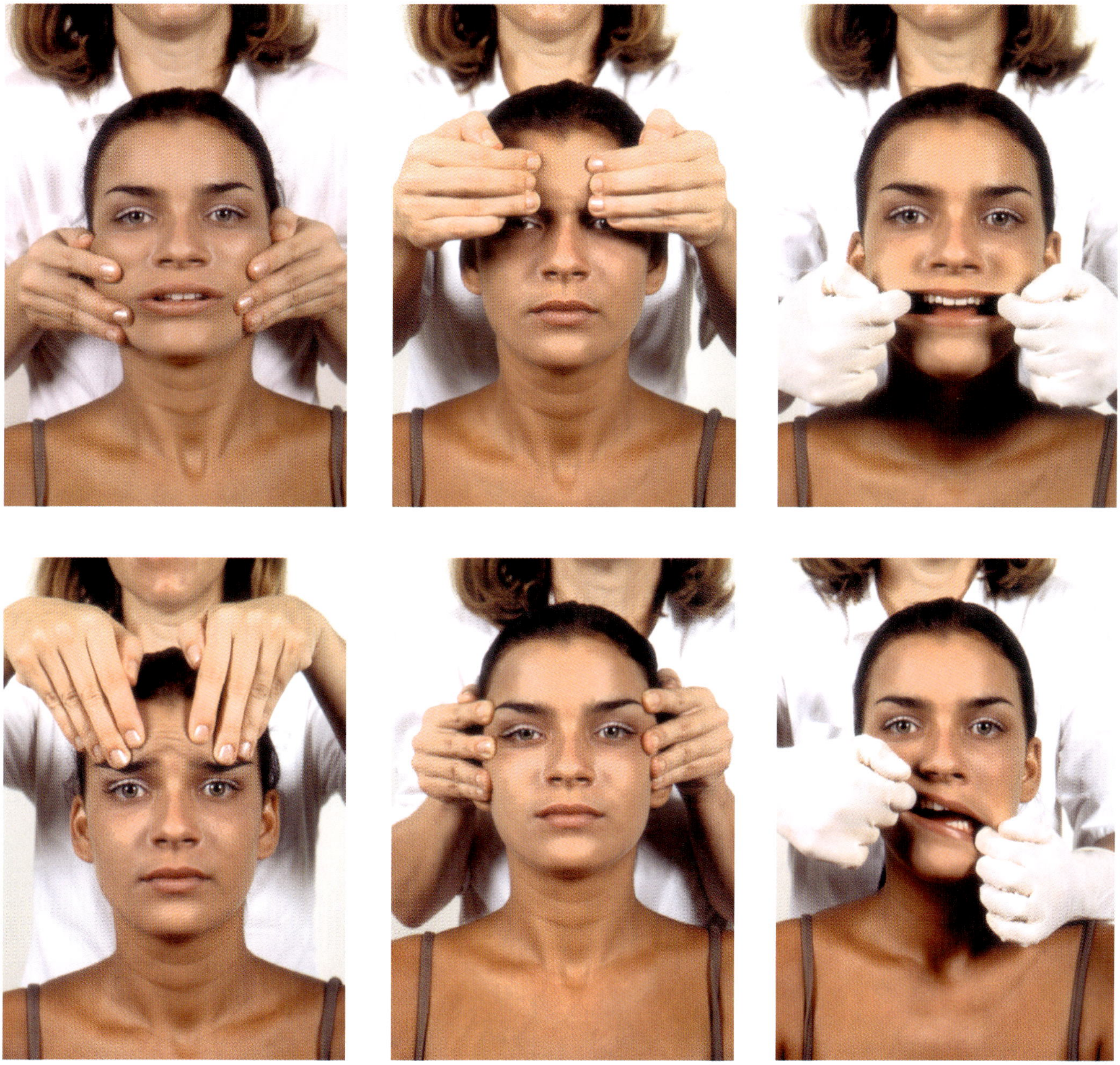

FIGURA 11-7

Exercícios para os músculos da face, utilizando-se a resistência manual.

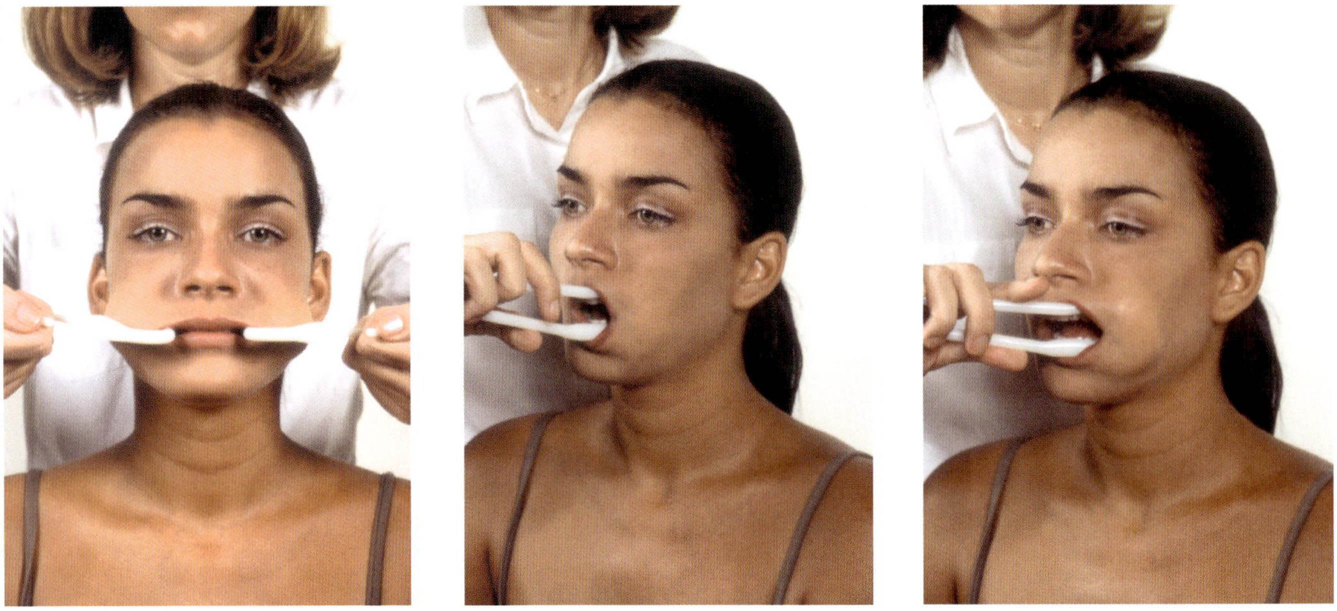

FIGURA 11-8

Exercícios para os músculos da face, utilizando-se resistência mecânica.

Radiação Ultravioleta

É sabido que procedimentos de *peeling* mais agressivos acarretarão algumas mudanças na cor da pele. A hiperpigmentação pode se manifestar extremamente cedo, até mesmo duas semanas após o procedimento. Há algumas drogas, como fenotiazinas, psoralens e hormônios, que são capazes de promover a hiperpigmentação generalizada através da simulação da melanogênese. A exposição solar pode precipitar o desenvolvimento da hiperpigmentação e, portanto, um creme com filtro solar ou bloqueador solar deve ser um ingrediente essencial para o cuidado da pele após o *peeling*. É de vital importância que as pacientes sejam avisadas dos riscos da exposição solar no período pós-operatório, particularmente nos meses de verão, quando a intensidade da radiação é maior.[420]

Os efeitos a longo prazo do uso da câmara de bronzeamento não são conhecidos. Entretanto, este aparelho não tem o efeito de promover a saúde. As pessoas que optam pelo seu uso devem ser alertadas dos riscos potenciais e devem seguir as especificações do fabricante. Óculos protetores devem ser obrigatórios. Pacientes que fazem uso de remédios devem consultar o seu médico antes de se submeterem às sessões de bronzeamento.

A maioria das câmaras de bronzeamento que produzem UV-A também produz UV-B. Embora a radiação UV-A produza um eritema menor do que a UV-B, pode causar outros efeitos adversos à saúde da pele, olhos, vasos sanguíneos e sistema imunológico. Esses reais efeitos são provocados porque algumas lâmpadas de UV-A geram cinco vezes mais UV-A por unidade de tempo que a radiação solar que incide na superfície da Terra no nível do Equador [Capítulo 9 – Actinoterapia].

Procedimentos Médicos

A luta contra as modificações cutâneas promovidas pelo envelhecimento produz novos e sedutores tratamentos que proporcionam resultados imediatos. Nessa luta, o fisioterapeuta atua concomitantemente às intervenções, com a finalidade de complementar o tratamento efetuado pelo médico. Por esse motivo é necessário que o profissional tenha conhecimento adequado sobre os procedimentos adotados.

Preenchimentos

Várias são as substâncias disponíveis atualmente para o preenchimento de sulcos da pele como as rugas e principalmente o nasogeniano.[523]

Inicialmente os procedimentos utilizavam injeções de colágeno,[599] de silicone[36] e de tecido adiposo.[128,144,453] Os preenchimentos por colágeno ou tecido adiposo são preenchimentos de caráter temporário e resultados efêmeros. No caso do silicone líquido as conseqüências podem ser mais desagradáveis, como a mobilização do material, risco de infecção e reação inflamatória marcante.

Materiais aloplásticos já foram bastante utilizados, como as malhas de politetrafluoretileno, os quais poderiam promover reações inconvenientes como a extrusão do material, infecção e inflamação.[530]

Atualmente, os preenchimentos temporários (que duram em torno de seis meses) são sintéticos, sendo que o ácido hialurônico (Restylane®) e suas derivações, são os mais populares. No caso de preenchimentos mais duradouros (em torno de cinco anos) existem produtos que contêm microesferas de acrílico envolvidas em um gel de colágeno (Artecoll® e Metacrill®), que são considerados materiais não-reabsorvíveis.[695]

Ainda com o objetivo de preenchimento permanente do sulco nasogeniano existe o enxerto autógeno de cartilagem conchal (orelha),[378] que praticamente não apresenta nenhuma reabsorção ou complicação, com regeneração completa após seis meses. O único inconveniente apresentado pela técnica é a palpação da cartilagem pelos pacientes.

A toxina botulínica (Botox®) é utilizada com a finalidade de diminuir a atividade muscular e, conseqüentemente, atenuar as rugas dinâmicas. Quando mal utilizada, pode levar a lesões nervosas.

O tratamento fisioterapêutico associado aos procedimentos citados pode ser dividido em duas fases: pré e pós-preenchimento.

Os exercícios faciais devem ser executados antes dos implantes, no sentido de melhorar o tônus, já atenuando os sulcos. Na fase pós-preenchimento executam-se procedimentos como a utilização de compressas frias e massagem de drenagem linfática. As manobras de massagem clássica estão contra-indicadas pelo risco de promover a reabsorção do material, além da possibilidade de irritação da área.

A utilização da radiação ultravioleta também deve ser evitada, pois pode causar mancha na pele. As correntes excitomotoras não devem ser prescritas em pacientes que fazem uso da toxina botulínica.

RESUMO

O fenômeno biológico do envelhecimento representa a última das três fases do ciclo vital do organismo, sendo as duas primeiras a infância e a maturidade.

A manifestação fisiológica do envelhecimento é a deterioração gradual da função e capacidade de resposta aos estresses ambientais. Vários são os fatores responsáveis pela gênese do envelhecimento, em que se verifica perda progressiva da elasticidade (degeneração das fibras do conjuntivo) e espessura da pele, além de sua aderência a planos mais profundos.

A produção dos radicais livres está vinculada à quebra da paridade da órbita externa das moléculas por agentes externos (poluição, a energia de alta radiação, raios ultravioleta, raios x etc.), ou por reações internas do organismo. Os agentes antioxidantes promovem a homeostasia do organismo, defendendo-o da agressão dos radicais livres. Dentre os componentes do tecido extracelular que são facilmente vítimas dos radicais livres, destacam-se o colágeno e o ácido hialurônico.

Os músculos da face englobam os músculos da mímica e os da mastigação. A inervação dos músculos da mímica é feita pelo nervo facial. Os efeitos produzidos no músculo pela estimulação elétrica, se controladas todas as variáveis, são semelhantes àqueles produzidos pela contração voluntária: há um aumento do metabolismo muscular, uma maior oxigenação com maior liberação de catabólitos, dilatação das arteríolas e um conseqüente aumento da irrigação sangüínea do músculo, melhorando assim a sua nutrição e prevenindo a sua hipotrofia fisiológica.

A aplicação do eletrolifting é seguida pelo aumento da circulação sangüínea, observada com a hiperemia cutânea, elevação da temperatura da pele e, microscopicamente, um aumento no número de capilares da pele em atividade. Estes efeitos vão intensificar a nutrição da pele, assim como a retirada dos seus catabólitos.

A massagem visa a recuperação epidérmica com a finalidade de renovar o estrato córneo e estimular a circulação superficial.

Ao contrário das informações deturpadas veiculadas por artistas de televisão, as expressões forçadas (caretas) na frente do espelho certamente não vão interferir no fortalecimento dos músculos da face.

Dentre os procedimentos cirúrgicos, atualmente, os preenchimentos temporários são sintéticos, sendo o ácido hialurônico o mais utilizado. Nos casos de preenchimentos mais duradouros existem produtos que contêm microesferas de acrílico envolvidas em um gel de colágeno, que são considerados materiais não-reabsorvíveis. Nestes casos, as manobras de massagem clássica estão contra-indicadas pelo risco de promover a reabsorção do material, além da possibilidade de irritação da área.

A toxina botulínica é utilizada com a finalidade de diminuir a atividade muscular e, conseqüentemente, atenuar as rugas dinâmicas. Quando mal utilizada, pode levar a lesões nervosas.

12

Obesidade e Flacidez

Palavras-Chave

Obesidade
Composição Corporal
Dobras Cutâneas
Medidas de Circunferências
Pesagem Subaquática
Bioimpedância
Terapia Medicamentosa
Terapia Nutricional
Terapia Física
Flacidez
Massagem
Estimulação Elétrica Neuromuscular
Fortalecimento Muscular
Alongamento Muscular

OBESIDADE

Estudos antropológicos mostram que apenas nos últimos dez anos, após o domínio da cultura dos cereais e a possibilidade de vida urbana, o homem passou a ter acúmulos de gordura em maior escala.[11] A Organização Mundial de Saúde desde 1975 passou a considerar a obesidade, junto com suas duas aliadas, a diabetes e a arteriosclerose, como problemas de saúde pública nos países desenvolvidos.

A obesidade é considerada como uma das enfermidades coletivas próprias da superalimentação,[349,733] que está presente em países desenvolvidos e "em vias de desenvolvimento", tanto em nível infantil quanto adulto. No Brasil, a prevalência está nas classes média e baixa.[141] É definida como aumento generalizado da gordura corporal.[100] Isso se deve a um balanço energético positivo, em que a ingestão supera o gasto.

Todo um sistema de vida inadequado provavelmente favorece a obesidade: sedentarismo, hábitos familiares inadequados, alimentação insatisfatória, excesso de carboidratos na dieta, velocidade da refeição, lanches desequilibrados e o consumo de balas e guloseimas.[245]

Pior que o problema estético é o fisiológico; o obeso está sujeito a graves distúrbios orgânicos tais como diabetes, arteriosclerose, transtornos cardiocirculatórios etc.

A obesidade é uma condição do organismo marcada pela deposição geral e excessiva de gordura. Recentemente tem sido definida como o excesso de gordura corporal no peso corporal total e não somente excesso de peso corporal para uma determinada estatura.

Até recentemente acreditava-se que a principal causa da obesidade residia no excesso de comida. Contudo, se a gula e o excesso de indulgência fossem os únicos fatores associados com um aumento da gordura corporal, a maneira mais fácil de reduzi-la, de forma definitiva, consistia certamente em eliminar o alimento. Evidentemente, se as coisas fossem tão simples, a obesidade seria em breve eliminada como um dos principais problemas de saúde.

A partir de evidências atuais, parece que a etiologia da obesidade é multifatorial. Além do não-balanceamento energético, erros no metabolismo, erros genéticos e também processos emocionais podem contribuir para o desenvolvimento da obesidade, que pode ser classificada em exógena ou endógena.

A obesidade exógena ou nutricional reflete um aumento na ingestão de alimentos, com pequeno gasto calórico, a qual pode ser explicada por alterações emocionais e culturais, entre outras. Esse tipo de obesidade corresponde a 95% dos casos. Já a obesidade endógena corresponde a 5% dos obesos e está relacionado a causas hormonais (alterações do metabolismo tireoidiano, gonadal ou hipotálamo hipofisário), tumorais (craniofaringeoma), e a síndromes genéticas.[230]

Fatores Genéticos

A obesidade, sem dúvida, pode ser familiar. Observou-se que gêmeos idênticos crescidos no mesmo ambiente têm pouca diferença de peso, e que os pesos de crianças adotadas não se relacionam com os pesos de seus pais adotivos. Sabe-se ainda que uma anormalidade genética, na química do armazenamento lipídico, pode causar a obesidade em algumas raças de roedores. Nestes, a gordura é facilmente armazenada no tecido adiposo, e a quantidade de lipase aí formada é muito diminuída, de maneira que a mobilização de gordura é muito baixa.

Pesquisadores conseguiram isolar a expressão genética da obesidade (**ob**) por meio de uma seqüência complexa de complemento de DNA, sendo também os primeiros a demonstrar a expressão genética do **ob** em tecidos humanos.[493] Localizou-se o RNA mensageiro da obesidade (**ob** mRNA) presente em abundância em adipócitos maduros de diversas regiões: retroperitoneal, perilinfática e mesentérica, não sendo encontrado em órgãos vitais

Em pesquisas genéticas com animais, descobriu-se um produto protéico extraído das células gordurosas de ratos obesos denominado de "leptina" ou proteína "ob", que quando injetada em outros animais promove a redução e posterior manutenção do peso. Em estudos efetuados com ratos sem o componente genético da obesidade, porém induzidos à obesidade por hiperalimentação, como acontece nos homens, ao se injetar a proteína ob, houve perda de peso e de apetite, apesar da oferta de alimentação rica em gordura. Parece que a proteína **ob** regula o peso e depósito de gordura, através de efeitos no metabolismo e apetite.[132] Entretanto, muito há que se pesquisar antes da aplicação em seres humanos.

Fatores Emocionais

A contribuição dos fatores psicológicos para a etiologia da obesidade varia conforme o indivíduo. Sabe-se que muitos obesos ganharam grandes quantidades de peso após situações de estresse, o que constitui, nesse caso, uma maneira de liberar a tensão. É difícil descobrir se os fatores psicológicos causam a obesidade ou vice-versa.

Fatores Decorrentes do Não-Balanceamento Energético

A obesidade resulta de um balanço energético positivo. Entretanto, nem todo paciente obeso apresenta uma ingestão excessiva de calorias. O gasto de energia no controle da obesidade é tão importante quanto a restrição alimentar. Baseando-se principalmente em experiências com animais inferiores, vários autores acreditam que superalimentar crianças, especialmente no início, e em menor proporção durante os últimos anos da infância, pode dar origem à obesidade. A inatividade física também merece certa consideração como fator de significância etiológica no desenvolvimento da obesidade, especialmente durante a adolescência. Para alguns autores, a inatividade física nos jovens obesos parece ser um fator mais sério do que a superalimentação, pois normalmente precede a obesidade.[114,495]

A única maneira eficaz de aumentar o gasto de energia é a mudança na atividade física.[729]. É possível constatar que crianças e adolescentes obesos, nos Estados Unidos, possuem como característica uma ingestão calórica normal com diminuição da atividade física.[218] A importância da obesidade infantil não está somente nas conseqüências trazidas à criança, pois existe uma correlação estatisticamente significativa entre o peso do adulto ou adolescente com o respectivo peso na infância.[146]

Fatores Metabólicos

Indivíduos com insuficiência tireoidiana (hipotireoidismo) têm em geral excesso de peso. Entretanto, estes indivíduos contribuem apenas com uma pequena porcentagem no número total de obesos. Muitos adultos obesos apresentam níveis sangüíneos elevados de glicose ou quantidades excessivas de insulina.

A obtenção e a manutenção de um peso apropriado para a altura, sexo, idade e atividade durante o período de vida de um indivíduo são importantes para evitar ou retardar muitos dos problemas de saúde associados com a obesidade. Observou-se que o *diabetes melitus* e a hipertensão arterial ocorrem mais freqüentemente em indivíduos obesos do que naqueles com um peso normal. Os obesos graves, geralmente, correm riscos durante uma cirurgia devido às reações adversas da anestesia, além de apresentarem vários problemas articulares.

Um peso inadequado durante a infância e a adolescência parece estar associado não só com problemas físicos, mas também com problemas de desenvolvimento psicossociológico, sendo que o adulto obeso em nossa sociedade enfrenta numerosas pressões sociais.

O tecido adiposo é capaz de remover os ácidos graxos da circulação para a síntese dos triglicerídeos e também manufaturá-los a partir da glicose. Deste modo, a célula adiposa estoca, sintetiza e libera ácido graxo, dependendo das necessidades do organismo.

A velocidade de formação dos triglicerídeos na célula adiposa depende, primariamente, do balanço energético do organismo, no momento em questão.

Quando há excesso de ingestão calórica, este excesso é estocado na forma de gorduras, seja esta ingestão feita na forma de gorduras, carboidratos ou proteínas. Porém, se o consumo ou gasto energético excede a ingestão, a gordura estocada auxilia este déficit. A velocidade na qual as células adiposas liberam ácidos graxos para a circulação é inversamente proporcional à velocidade de utilização dos carboidratos. Nos estados de jejum, diabete não controlado e nas respostas aos hormônios, tais como somatotropina e epinefrina, o tecido adiposo libera ácidos graxos em maior proporção.

A obesidade pode ser definida como sendo o aumento excessivo da quantidade de gordura corporal. Entretanto, onde se deve traçar a linha entre o que é considerado obeso e não obeso?

O conteúdo adiposo de um indivíduo, em geral, é avaliado em termos do percentual de peso corporal representado por gordura, ou em relação à dimensão e ao número de células adiposas individuais. Segundo alguns autores, a quantidade de gordura corporal e o peso total do indivíduo não devem ultrapassar 20% para os homens adultos e 30% para as mulheres adultas.[496,612]

Recentemente o conceito de obesidade foi modificado e conseqüentemente foram atualizados os métodos diagnósticos para identificar o indivíduo obeso na população em geral. As tabelas de peso/altura utilizadas para o diagnóstico do obeso têm sido desvalorizadas frente às metodologias modernas que incluem não somente a relação peso/altura, mas também outras variáveis antropométricas que analisam quantitativamente as diversas frações do peso corporal e que medem separadamente o peso das diferentes massas que compõem o corpo (a massa muscular, o peso ósseo, a gordura corporal e a massa residual).

Outra maneira de determinar e classificar a obesidade consiste em medir a dimensão e o número das células adiposas, os adipócitos.

São utilizadas várias técnicas para estudar a celularidade adiposa. Uma técnica consiste em aspirar pequenos fragmentos de tecido subcutâneo numa seringa com uma agulha introduzida diretamente no depósito adiposo. Esses fragmentos de tecido costumam ser retirados da porção posterior do braço, da região glútea, da região subescapular ou da porção inferior do abdome. A seguir o tecido é tratado quimicamente, de forma que as células possam ser isoladas e contadas.

Vários estudos comparativos da celularidade adiposa em seres humanos obesos e não obesos mostraram de maneira conclusiva que o acúmulo de gorduras no indivíduo obeso adulto ocorre pelo armazenamento de grandes quantidades de gordura nas células adiposas já existentes. A hiperplasia parece estar associada à obesidade desenvolvida na infância ou adolescência. Provavelmente a maior adiposidade seria uma combinação do grau de obesidade e a idade no qual esta se apresenta.

Os estudos histológicos mostram que os indivíduos que desenvolveram obesidade na infância ou adolescência apresentam hiperplasia do tecido adiposo; em contrapartida, aqueles que a desenvolveram na idade adulta apresentam hipertrofia do tecido adiposo.[733]

O tecido adiposo é um dos últimos a se desenvolver durante a vida intra-uterina. As células adiposas podem ser identificadas durante o terceiro ou quarto mês de gestação. Tem-se postulado que a hiperplasia se estende desde o período da trigésima semana de gestação até o primeiro ano de vida. Este fenômeno de aumento do número de células se repetirá durante a puberdade.[102,247]

Foi realizado um estudo por Knittle[419] com ratos, os quais eram distribuídos por ocasião do nascimento de forma que algumas mães tinham grandes ninhadas, 22 animais, e outras tinham ninhadas menores, 4 animais. Após o desmame, aos vinte e um dias, ambos os grupos de animais passavam a ter acesso ilimitado ao alimento. A seguir, seis animais de cada grupo eram sacrificados com cinco, dez, quinze e vinte semanas de idade (Figura 12-1). Por ocasião do desmame e após cada período subseqüente de cinco semanas, o peso corporal dos animais das ninhadas maiores era muito mais baixo do que o do outro grupo, sugerindo que a privação nutricional inicial resulta em limitação permanente do crescimento, apesar de ambos os grupos de animais terem acesso ilimitado ao alimento após o desmame. Em ambos os grupos de animais, o peso da gordura aumentava desde o desmame até as vinte semanas de idade, com diferenças dramáticas ocorrendo nos animais criados nas pequenas ninhadas.

Os resultados do experimento, na Figura 12-1, mostram que em termos de dimensão e número de adipócitos, os animais com privação calórica apresentavam um menor número e uma menor dimensão dos adipócitos em todos os intervalos etários. Com cinco e quinze semanas de idade, a altura das áreas hachuradas é maior que a base, indicando que a proliferação dos adipócitos fizera uma maior contribuição para a massa adiposa do que a dimensão celular. Já nos períodos de quinze e vinte semanas as bases das áreas hachuradas aumentam, indicando que a dimensão celular desempenha um papel cada vez maior no desenvolvimento do tecido adiposo. Com quinze semanas de idade, o grupo da ninhada maior alcança um platô definitivo no número de adipócitos. Esse número continua crescendo nos animais da ninhada menor.

Hirsch e Knittle[349] comparam o peso corporal, o conteúdo total de gordura e a celularidade adiposa em 25 indivíduos, dos quais 20 eram classificados como obesos (Figura 12-2). O peso corporal dos indivíduos obesos era, em média, mais que o dobro dos não obesos e seu conteúdo total de gordura era quase três vezes maior do que o grupo mais magro. Em termos de celularidade, o conteúdo médio em gordura por célula era cerca de 35% maior nos obesos, enquanto que o número de células adiposas era aproximadamente três vezes maior, 75 bilhões para os obesos contra 27 bilhões para os não obesos. Estes resultados ilustram que a principal diferença estrutural na celularidade do tecido adiposo entre obesos e não obesos reside no número de células. O processo em que o número de células adiposas aumenta é denominado de hiperplasia.

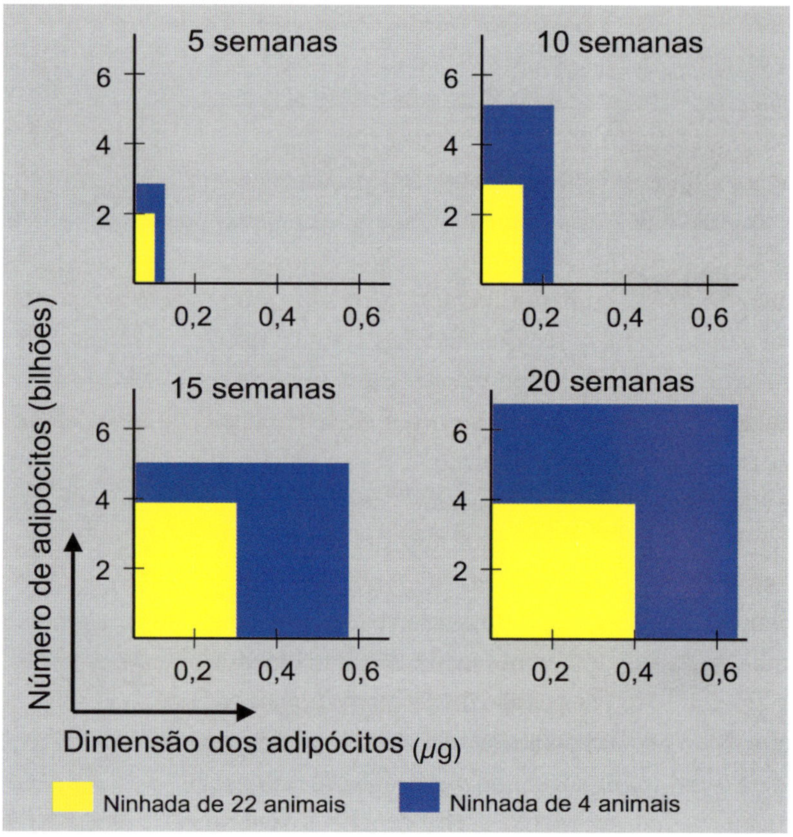

FIGURA 12-1

Mudanças na dimensão e no número das células adiposas, em animais criados em pequenas e grandes ninhadas. (Adaptado de KNITTLE, J.; HIRSCH, J. Effects of Early Nutrition on the Development of Rat Epididymal Fat Pads: Cellularity and Metabolism. J. Clin. Invest., 47:2901, 1968.)

A importância do número de células adiposas na obesidade pode ser ilustrada também relacionando o conteúdo total em gordura tanto com a dimensão quanto com o número de células. O processo em que as células adiposas aumentam de volume é denominado hipertrofia de adipócitos. Os adipócitos alcançam um limite biológico superior antes do inicio da sua hiperplasia; esse limite é atingido quando a célula adiposa contém cerca de 1 micrograma (μg) de lipídeo, sendo que no indivíduo não obeso esse valor está próximo de 0,5 μg. Uma vez alcançado este limite, o número de células passa a constituir o fator-chave na determinação de qualquer aumento adicional da obesidade.[348] Mesmo que os adipócitos pudessem duplicar suas dimensões, ainda assim isso não explicaria a grande diferença no conteúdo total de gordura dos indivíduos obesos em relação aos não obesos. Para comparação, um indivíduo não obeso possui aproximadamente 25 a 30 bilhões de adipócitos, enquanto que esse número, no indivíduo extremamente obeso, pode chegar a 260 bilhões.[85]

Quando adultos obesos reduzem suas dimensões corporais observa-se uma diminuição no tamanho dos adipócitos sem qualquer mudança em seu número. Hirsch[350] analisou 19 indivíduos adultos obesos, os quais reduziram seu peso corporal de 149 kg para 103 kg ao término do primeiro estágio da experimentação e de 103 kg para 75 kg ao término do experimento, alcançando o peso corporal normal (Figura 12-3). Foi observado que o número médio de adipócitos antes da redução ponderal era de aproximadamente 75 bilhões e se manteve essencialmente inalterado até o término do experimento. Por outro lado, a dimensão dos adipócitos diminuiu de 0,9 μg/célula para

0,6 µg/célula no primeiro estágio do experimento, evidenciando uma queda de 33% no conteúdo do adipócitos. Quando os indivíduos alcançaram o peso normal, a dimensão dos adipócitos caiu para 0,2 µg/célula, o que representa um terço da dimensão dos adipócitos de indivíduos não obesos. A principal modificação estrutural na celularidade adiposa após uma redução ponderal, em adultos, consiste numa diminuição das dimensões dos adipócitos sem qualquer mudança em seu número.

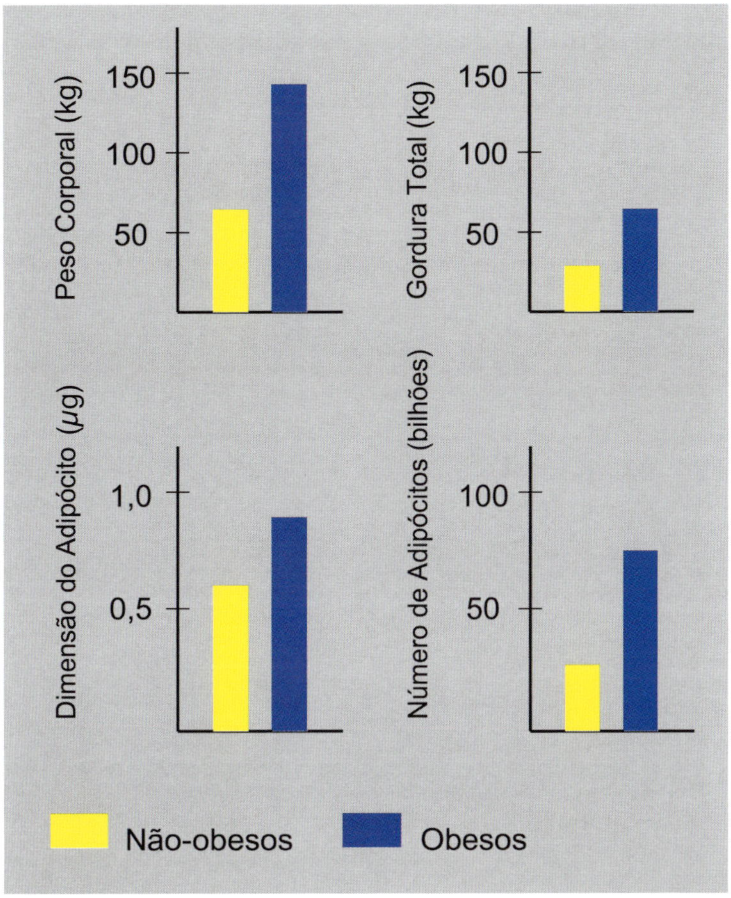

FIGURA 12-2

Comparação do peso corporal, gordura corporal total, dimensão celular e número de células adiposas em indivíduos obesos e não obesos. (Adaptado de HIRSCH, J.; KNITLE, J. Cellularity of Obese and Non Obese Human Adipose Tissue. Fed. Proc., 29:1518, 1970.)

Vários estudos com animais já abordaram a influência do exercício físico na modificação da celularidade adiposa. O experimento de Oscai *et al.*[561] foi realizado com ratos jovens, com dois grupos de animais que tinham livre acesso ao alimento, sendo que um deles era forçado a nadar em piscina, em sessões de seis horas por dia, seis dias por semana, em um total de quinze semanas. O grupo restante era composto por animais sedentários com restrição alimentar, para se manter o peso corporal no mesmo nível do grupo exercitado. A inclusão de exercícios no programa durante o período de crescimento resultou em uma redução significativa da gordura corporal total, devido a uma diminuição tanto da dimensão quanto do número dos adipócitos. Ao se comparar a gordura corporal dos animais com restrição alimentar em relação aos exercitados, observou-se um maior número de adipócitos com maior conteúdo dos mesmos, apesar dos pesos corporais finais de ambos os grupos serem aproximadamente iguais. Os resultados demonstraram que o exercício realizado precocemente durante o período de crescimento deprime a formação de novas células adiposas (Tabela 12-1).

Em estudo subseqüente,[562] foram utilizados três grupos de animais, dois grupos com livre acesso ao alimento, sendo que um desses era forçado a se exercitar, e um terceiro grupo sedentário com restrição calórica (Tabela 12-2). O exercício e a restrição calórica foram suspensos após vinte e oito semanas. Os animais de todos os grupos eram submetidos a mais trinta e quatro semanas de inatividade com acesso ilimitado ao alimento, sendo posteriormente sacrificados e analisados.

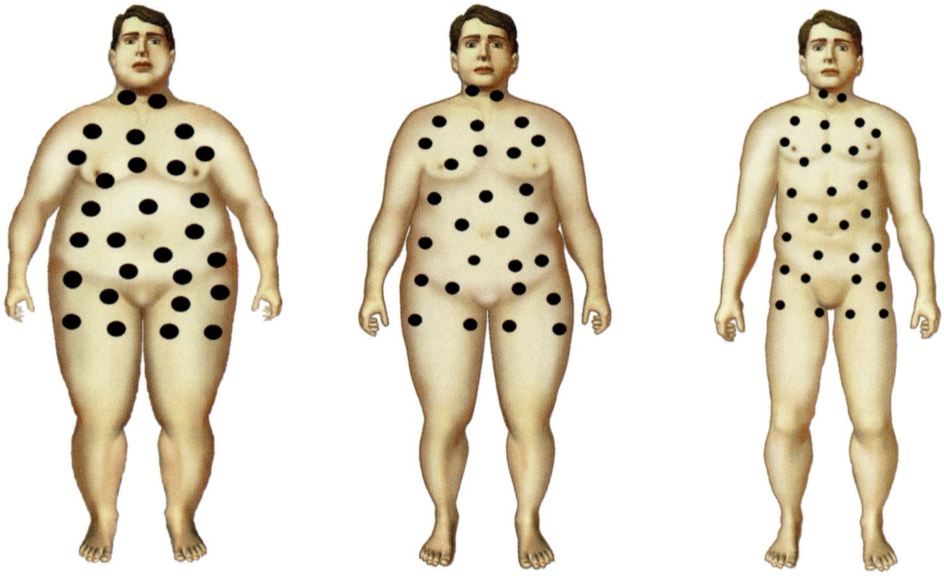

FIGURA 12-3

Mudanças na celularidade adiposa com redução ponderal em indivíduos obesos. (Dados de HIRSCH, J. Adipose Celularity in Relation to Human Obesity. In Advances in Internal Med., Edt. G. H. Stallermann, vol.17, 1971.)

Peso Corporal	149 Kg	103 Kg	75 Kg
Dimensão	0,9 µg/célula	0,6 µg/célula	0,2 µg/célula
Número	75 bilhões	75 bilhões	75 bilhões

TABELA 12-1

EFEITOS DO EXERCÍCIO E DA RESTRIÇÃO ALIMENTAR SOBRE O PESO CORPORAL DE RATOS.

GRUPO	PESO CORPORAL (g)	# DE CÉLULAS (BILHÕES)	DIMENSÃO DOS ADIPÓCITOS (µg)
I	260	4,46	0,286
II	266	5,72	0,319
III	418	6,89	0,426

Grupo I – exercitados; II – sedentários com peso controlado e III – sedentários com livre acesso ao alimento.

(Adaptado de Oscai et al. Effects of exercise and food restriction on adipose tissue cellularity. J. Lipid. Res., 13:588, 1972.)

TABELA 12-2

COMPARAÇÃO DA GORDURA TOTAL E CELULARIDADE ADIPOSA EM RATOS COM SESSENTA E DUAS SEMANAS DE IDADE.

GRUPO	PESO* (g)	# DE CÉLULAS (BILHÕES)	DIMENSÃO DOS ADIPÓCITOS (µg)
I	116	4,23	0,286
II	123	5,24	0,319
III	162	5,82	0,426

Grupo I – exercitados; II – sedentários com restrição calórica e III – sedentários sem restrição calórica. * – Peso total de gordura.

(Adaptado de Oscai et al. Exercise or food restriction. Effect on adipose tissue cellularity. Am. J. Physiol., 277:901, 1974.)

O grupo exercitado apresentava um peso corporal final mais baixo e um menor conteúdo total de gordura corporal que seus congêneres sedentários.

Se estas descobertas puderem ser aplicadas aos seres humanos, é possível que a introdução de uma dieta e/ou de um programa de exercícios durante os estágios iniciais de crescimento possam ajudar a controlar a proliferação de novos adipócitos e o enchimento de células previamente inativas. A prevenção precoce da obesidade através do exercício e da dieta, em vez de sua correção depois de instalada, pode constituir o método mais efetivo de refrear o excesso exagerado de gordura tão comum em adolescentes e adultos.

As causas precisas para o desenvolvimento dos adipócitos são mal compreendidas, porém parece que certas práticas podem afetar a gordura corporal. Segundo Udall,[730] nos seres humanos, as práticas nutricionais da mãe durante a gestação podem modificar a composição corporal do feto em desenvolvimento. Um aumento de peso superior a 18 kg por parte da mãe está associado a uma espessura de dobras cutâneas do recém-nascido muito maior do que numa mulher que apresenta um aumento ponderal esperado durante a gravidez. O desmame precoce, alimentação por mamadeira com emprego de fórmulas lácteas inadequadamente preparadas, e a introdução precoce de alimentos sólidos mal balanceados são fatores determinantes para o desenvolvimento da obesidade. Deve-se tirar o mito de que bebês gordos ou "rechonchudos" sejam sinônimos de crianças saudáveis e belas. Inversamente, a amamentação, que permite ao lactente estabelecer limites ao consumo de alimento, e uma introdução tardia de alimentos sólidos podem prevenir a hiperalimentação, a formação de maus hábitos alimentares e a subseqüente obesidade; além do mais, o número de adipócitos aumenta com bastante rapidez durante o primeiro ano de vida, sendo cerca de três vezes maior nesse período do que por ocasião do nascimento.

A adolescência, marcada por uma nova multiplicação de adipócitos, é ainda mais complicada quanto ao risco de desenvolvimento da obesidade. Nesta fase somam-se as alterações emocionais do período de transição para idade adulta, a baixa auto-estima, o sedentarismo, lanches mal balanceados e em excesso, e a enorme suscetibilidade à propaganda consumista.

Técnicas para Determinação da Composição Corpórea

Para determinar a composição corpórea pode-se utilizar vários procedimentos que podem ser classificados em diretos, indiretos e duplamente indiretos.[487]

Método direto é aquele onde há separação dos diversos componentes corporais, por meio de dissecação de cadáveres.

Os métodos indiretos podem ser divididos em físicos ou químicos, sendo que, em ambos, alguns dos métodos envolvem procedimentos laboratoriais de alto custo e difícil acesso.

Os métodos duplamente indiretos são validados por métodos indiretos, mais especificamente a densitometria, e envolvem procedimentos simples e de custo operacional baixo.

Pode-se considerar como métodos indiretos a relação peso-altura,[191] medição das dobras cutâneas,[466] mensuração das circunferências,[671] pesagem subaquática,[389] determinação da impedância bioelétrica (BIA),[662] ultra-sonografia de tecido adiposo,[107] ressonância magnética.[107,470]

Outros métodos indiretos de avaliação podem ser utilizados, como diluição de isótopos,[613] absortometria radiológica de dupla energia (DEXA),[225] radiografia,[388] entre outros.

A seguir serão descritos alguns importantes métodos de avaliação da composição corporal.

Tabela Peso/Altura

A tabela de peso/altura é um método relativamente comum para julgar se uma pessoa apresenta ou não excesso de peso. Entretanto, independentemente da tabela utilizada, alguns problemas estão associados ao seu uso, como por exemplo a impossibilidade de identificar se o indivíduo apresenta uma grande massa muscular ou se simplesmente é obeso.

Avaliação das Dobras Cutâneas

Um dos métodos mais utilizados para se determinar a composição corporal é a medida das dobras cutâneas.[170] A lógica do método reside no fato de existir uma relação entre a gordura localizada nos depósitos de gordura abaixo da pele, a gordura interna e a densidade corporal.[497,571]

A gordura subcutânea representa uma fração variável da gordura total (20 a 70%), dependendo da idade, sexo, gordura total e a técnica de mensuração utilizada. Como essas variáveis podem influenciar na estimativa da densidade corporal, várias equações já foram formuladas, muitas vezes restringindo-se a uma população específica. Apesar das dificuldades em conciliar as inúmeras variáveis, foi proposto por Jackson & Pollock[370,371] equações gerais tanto para homens quanto para mulheres, podendo ser utilizadas para vários grupos etários. Os autores propõem que valores de dobras cutâneas específicas sejam relacionados com a idade para se obter a densidade corporal. As Tabelas 12-3 e 12-4 transcrevem os valores propostos por Jackson & Pollock,[372] os quais fornecem diretamente a porcentagem de gordura corporal para as diferentes espessuras de dobras cutâneas segundo a idade.

As medidas da espessura das dobras cutâneas devem sempre ser realizadas no hemicorpo direito, com o paciente na posição em pé. Deve-se então pinçar fortemente uma dobra de pele e gordura, utilizando o polegar e o indicador, destacando-a do tecido muscular.

Aproximadamente 1,0 cm abaixo da dobra pinçada, deve-se introduzir a extremidade da pinça, que deve exercer tensão constante, esperando-se de 2 a 3 segundos para a realização da leitura, a qual será realizada em milímetros.

Para se garantir maior confiabilidade nos dados, as mensurações devem ser executadas pelo menos três vezes de forma não consecutiva, isto é, realiza-se todas as mensurações, e após anotá-las, repete-se a operação novamente. Para garantia de que as medidas vão ser realizadas no mesmo lugar, deve-se marcar o ponto de medida com uma caneta dermográfica. Quando for encontrada uma diferença significativa (superior a 5%), entre o maior e menor valor, uma nova série deverá ser efetuada. O valor médio é utilizado como resultado das dobras cutâneas.

TABELA 12-3

ESTIMATIVA DA PORCENTAGEM DE GORDURA PARA O SEXO MASCULINO. OS VALORES INDICAM A SOMA DAS DOBRAS CUTÂNEAS TRICIPITAL, TORÁCICA E SUBESCAPULAR.

Soma das dobras cutâneas (mm)	Idade atual								
	< 22	23–27	28–32	33–37	38–42	43–47	48–52	53–57	> 57
8-10	1,5	2,0	2,5	3,1	3,6	4,1	4,6	5,1	5,6
11-13	3,0	3,5	4,0	4,5	5,1	5,6	6,1	6,6	7,1
14-16	4,5	5,0	5,5	6,0	6,5	7,0	7,6	8,1	8,6
17-19	5,9	6,4	6,9	7,4	8,0	8,5	9,0	9,5	10,0
20-22	7,3	7,8	8,3	8,8	9,4	9,9	10,4	10,9	11,4
23-25	8,6	9,2	9,7	10,2	10,7	11,2	11,8	12,3	12,8
26-28	10,0	10,5	11,0	11,5	12,1	12,6	13,1	13,6	14,2
29-31	11,2	11,8	12,3	12,8	13,4	13,9	14,4	14,9	15,5
32-34	12,5	13,0	13,5	14,1	14,6	15,1	15,7	16,2	16,7
35-37	13,7	14,2	14,8	15,3	15,8	16,4	16,9	17,4	18,0
38-40	14,9	15,4	15,9	16,5	17,0	17,6	18,1	18,6	19,2
41-43	16,0	16,6	17,1	17,6	18,2	18,7	19,3	19,8	20,3
44-46	17,1	17,7	18,2	18,7	19,3	19,8	20,4	20,9	21,5
47-49	18,2	18,7	19,3	19,8	20,4	20,9	21,4	22,0	22,5
50-52	19,2	19,7	20,3	20,8	21,4	21,9	22,5	23,0	23,6
53-55	20,2	20,7	21,3	21,8	22,4	22,9	23,5	24,0	24,6
56-58	21,1	21,7	22,2	22,8	23,3	23,9	24,4	25,0	25,5
59-61	22,0	22,6	23,1	23,7	24,2	24,8	25,3	25,9	26,5
62-64	22,9	23,4	24,0	24,5	25,1	25,7	26,2	26,8	27,3
65-67	23,7	24,3	24,8	25,4	25,9	26,5	27,1	27,6	28,2
68-70	24,5	25,0	25,6	26,2	26,7	27,3	27,8	28,4	29,0
71-73	25,2	25,8	26,3	26,9	27,5	28,0	28,6	29,1	29,7
74-76	25,9	26,5	27,0	27,6	28,2	28,7	29,3	29,9	30,4
77-79	26,6	27,1	27,7	28,2	28,8	29,4	29,9	30,5	31,1
80-82	27,2	27,7	28,3	28,9	29,4	30,0	30,6	31,1	31,7
83-85	27,7	28,3	28,8	29,4	30,0	30,5	31,1	31,7	32,3
86-88	28,2	28,8	29,4	29,9	30,5	31,1	31,6	32,2	32,8
89-91	28,7	29,3	29,8	30,4	31,0	31,5	32,1	32,7	33,3
92-94	29,1	29,7	30,3	30,8	31,4	32,0	32,6	33,1	33,4
95-97	29,5	30,1	30,6	31,2	31,8	32,4	32,9	33,5	34,1
98-100	29,8	30,4	31,0	31,6	32,1	32,7	33,3	33,9	34,4
101-103	30,1	30,7	31,3	31,8	32,4	33,0	33,6	34,1	34,7
104-106	30,4	30,9	31,5	32,1	32,7	33,2	33,8	34,4	35,0
107-109	30,6	31,1	31,7	32,3	32,9	33,4	34,0	34,6	35,2
110-112	30,7	31,3	31,9	32,4	33,0	33,6	34,2	34,7	35,3
113-115	30,8	31,4	32,0	32,5	33,1	33,7	34,3	34,9	35,4
116-118	30,9	31,5	32,0	32,6	33,2	33,8	34,3	34,9	35,5

(Dados de JACKSON, A.S.; POLLOCK, M.L. Practical assessment of body composition. Physician Sportsmedicine, 13:76-90, 1985.)

TABELA 12-4

ESTIMATIVA DA PORCENTAGEM DE GORDURA PARA O SEXO FEMININO. OS VALORES INDICAM A SOMA DAS DOBRAS CUTÂNEAS TRICIPITAL, ABDOMINAL E SUPRAILÍACA.

Soma das dobras cutâneas (mm)	Idade atual								
	< 22	23–27	28–32	33–37	38–42	43–47	48–52	53–57	> 57
8-12	8,8	9,0	9,2	9,4	9,5	9.7	9,9	10,1	10,3
13-17	10,8	10,9	11,1	11,3	11,5	11,7	11,8	12,0	12,2
18-22	12,6	12,8	13,0	13,2	13,4	13,5	13,7	13,9	14,1
23-27	14,5	14,6	14,8	15,0	15,2	15,4	15,6	15,7	15,9
28-32	16,2	16,4	16,6	16,8	17,0	17,1	17,3	17,5	17,7
33-37	17,9	18,1	18,3	18,5	18,7	18,9	19,0	19,2	19,4
38-42	19,6	19,8	20,0	20,2	20,3	20,5	20,7	20,9	21,1
43-47	21,2	21,4	21,6	21,8	21,9	22,1	22,3	22,5	22,7
48-52	22,8	22,9	23,1	23,3	23,5	23,7	23,8	24,0	24,2
53-57	24,2	24,4	24,6	24,8	25,0	25,2	25,3	25,5	25,7
58-62	25,7	25,9	26,0	26,2	26,4	26,6	26,8	27,0	27,1
63-67	27,1	27,2	27,4	27,6	27,8	28,0	28,2	28,3	28,5
68-72	28,4	28,6	28,7	28,9	29,1	29,3	29,5	29,7	29,8
73-77	29,6	29,8	30,0	30,2	30,4	30,6	30,7	30,9	31,1
78-82	30,9	31,0	31,2	31,4	31,6	31,8	31,9	32,1	32,3
83-87	32,0	32,2	32,4	32,6	32,7	32,9	33,1	33,3	33,5
88-92	33,1	33,3	33,5	33,7	33,8	34,0	34,2	34,4	34,6
93-97	34,1	34,3	34,5	34,7	34,9	35,1	35,2	35,4	35,6
98-102	35,1	35,3	35,5	35,7	35,	36,0	36,2	36,4	36,6
103-107	36,1	36,2	36,4	36,6	38,6	37,0	37,2	37,3	37,5
108-112	36,9	37,1	37,3	37,5	37,7	37,9	38,0	38,2	38,4
113-117	37,8	37,9	38,1	38,3	39,2	39,4	39,6	39,8	39,2
118-122	38,5	38,7	38,9	39,1	39,4	39,6	39,8	40,0	40,0
123-127	39,2	39,4	39,6	39,8	40,0	40,1	40,3	40,5	40,7
128-132	39,9	40,1	40,2	40,4	40,6	40,8	41,0	41,2	41,3
133-137	40,5	40,7	40,8	41,0	41,2	41,4	41,6	41,7	41,9
138-142	41,0	41,2	41,4	41,6	41,7	41,9	42,1	42,3	42,5
143-147	41,5	41,7	41,9	42,0	42,2	42,4	42,6	42,8	43,0
148-152	41,9	42,1	42,3	42,4	42,6	42,8	43,0	43,2	43,4
153-157	42,3	42,5	42,6	42,8	43,0	43,2	43,4	43,6	43,7
158-162	42,6	42,8	43,0	43,1	43,3	43,5	43,7	43,9	44,1
163-167	42,9	43,0	43,2	43,4	43,6	43,8	44,0	44,1	44,3
168-172	43,1	43,2	43,4	43,6	43,8	44,0	44,2	44,3	44,5
173-177	43,2	43,4	43,6	43,8	43,9	44,1	44,3	44,5	44,7
178-182	43,3	43,5	43,7	43,8	44,0	44,2	44,4	44,6	44,8

(Dados de JACKSON, A.S.; POLLOCK, M.L. Practical assessment of body composition. Physician Sportsmedicine, 13:76-90, 1985.)

Os locais utilizados para a mensuração das dobras cutâneas são predeterminados (Figura 12-4). As Figuras 12-5 a 12-7 exemplificam a prática com o adipômetro, nas seguintes dobras:

- Dobra cutânea tricipital – dobra vertical medida na linha média, na face posterior do braço, paralelamente ao eixo longitudinal, no ponto que compreende a metade da distância entre a borda lateral do acrômio e olecrano (Figura 12-5A).
- Dobra cutânea subescapular – dobra oblíqua em relação ao eixo longitudinal, imediatamente abaixo do ângulo inferior da escápula (Figura 12-5B).
- Dobra cutânea supra-ilíaca – dobra ligeiramente oblíqua em relação ao eixo longitudinal, na metade da distância entre o último arco costal e a crista ilíaca, sobre a linha axilar média. É necessário que o braço do indivíduo seja afastado para permitir a execução da medida (Figura 12-6A).
- Dobra cutânea abdominal – dobra vertical medida 2,5 cm à direita da cicatriz umbilical, paralelamente ao eixo longitudinal (Figura 12-6B).
- Dobra cutânea da coxa – dobra vertical medida na linha média da coxa, a um terço da distância entre ligamento inguinal e a borda superior da patela,[302] ou na metade desta distância.[607] Para facilitar o pinçamento o membro inferior direito do indivíduo avaliado deverá ser deslocado à frente, com uma semiflexão do joelho, mantendo-se o peso do corpo no membro oposto (Figura 12-7).

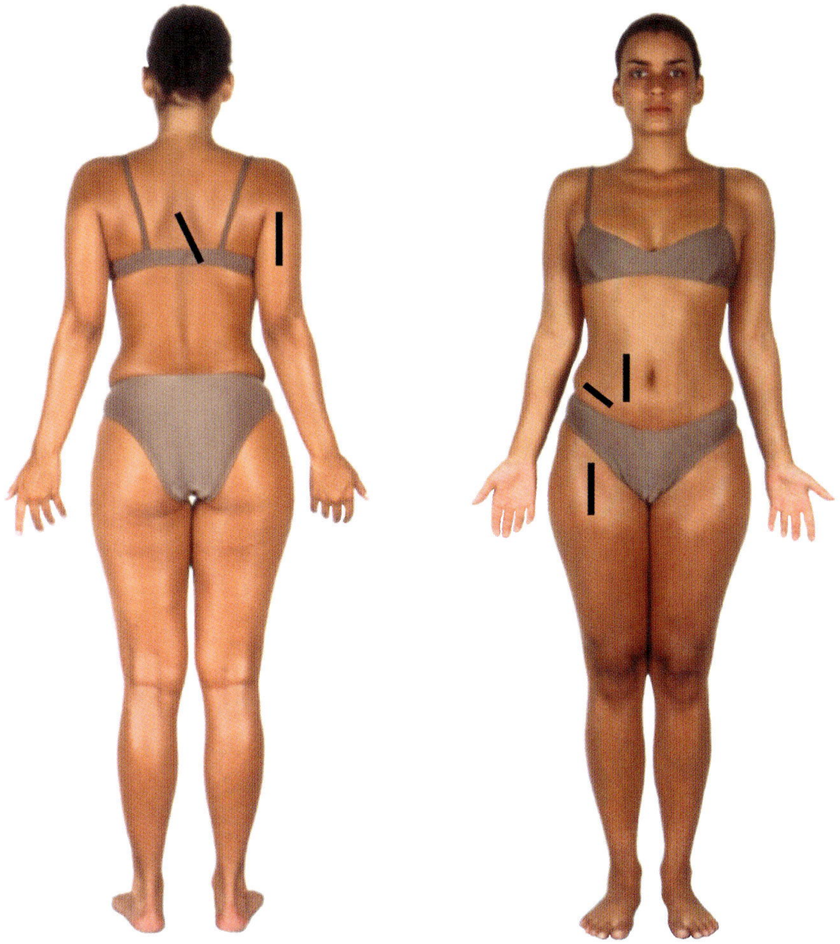

FIGURA 12-4

Referências anatômicas para as medidas das dobras cutâneas. Vistas posterior e anterior.

Outras medidas poderão ser tomadas na panturrilha, na linha axilar média, na parede torácica anterior, no ponto de maior circunferência aparente do ventre muscular do bíceps. No entanto, dependendo do grau de adiposidade, essas mensurações poderão ser extremamente difíceis.

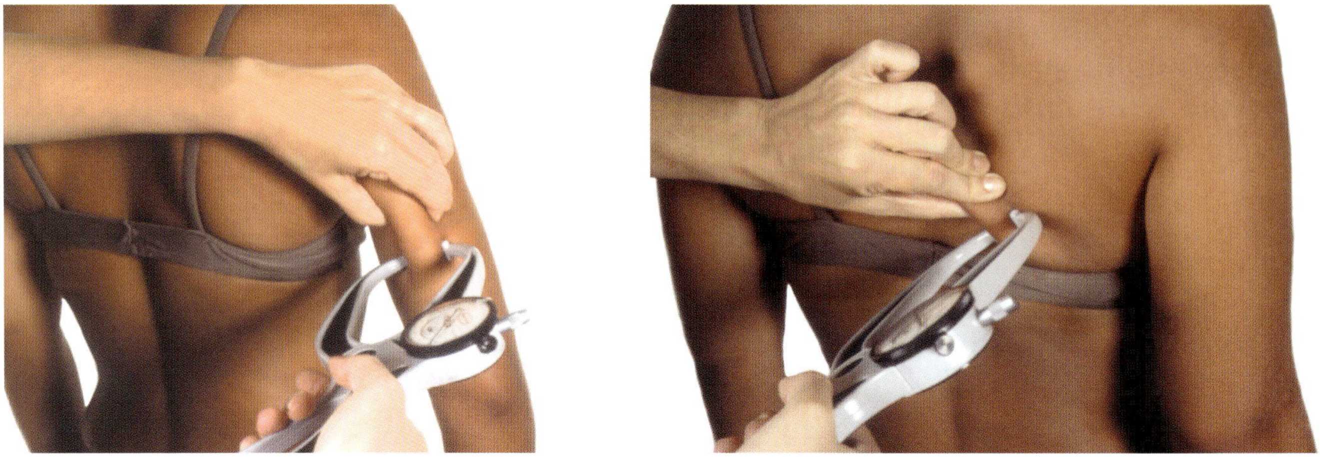

A B

FIGURA 12-5

Mensuração das dobras cutâneas. A) Dobra tricipital e B) dobra subescapular.

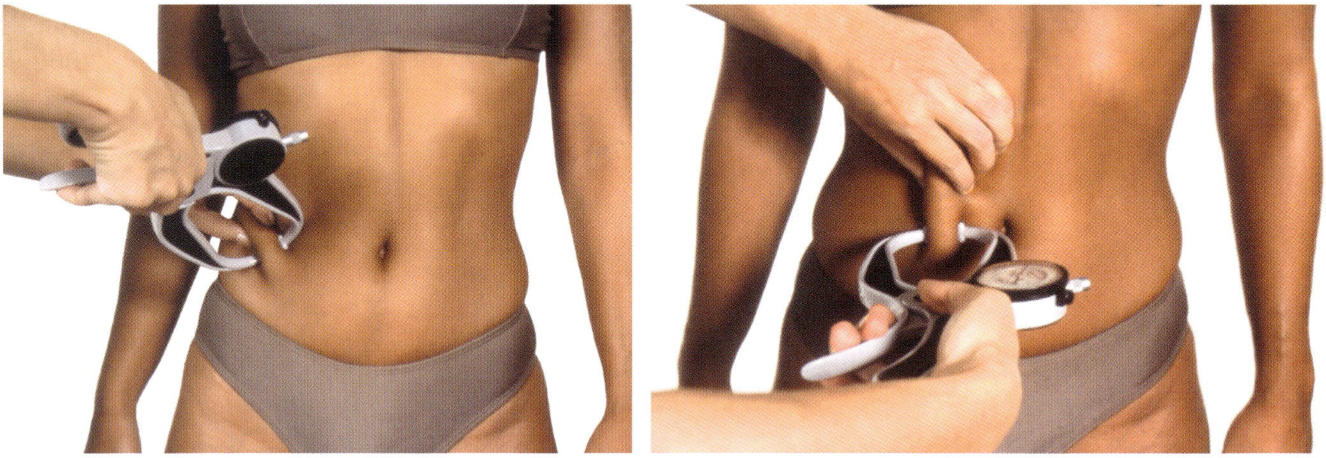

A B

FIGURA 12-6

Mensuração das dobras cutâneas. A) Dobra supra-ilíaca e B) dobra abdominal.

O desenvolvimento de equações para a estimação da densidade corporal ou da porcentagem da gordura corporal tem sido muito popular durante as últimas décadas. Deve ficar claro que nenhuma das equações desenvolvidas apresenta uma quantificação precisa, já que são de aplicações gerais, incluindo geralmente como variáveis as dobras cutâneas, a idade e o sexo.

Uma das equações utilizadas para mensurar a densidade corporal[371] (Quadro 12-1) é bastante simples, por se tratar de uma equação do segundo grau. As variáveis são: a soma dos valores das dobras cutâneas para os homens (do peitoral, abdominal e da coxa) e para as mulheres (tricipital, abdominal, supra-ilíaca e da coxa) além da idade completa.

A dobra cutânea do peitoral deve ser mensurada lateralmente ao músculo peitoral maior no hemicorpo direito.

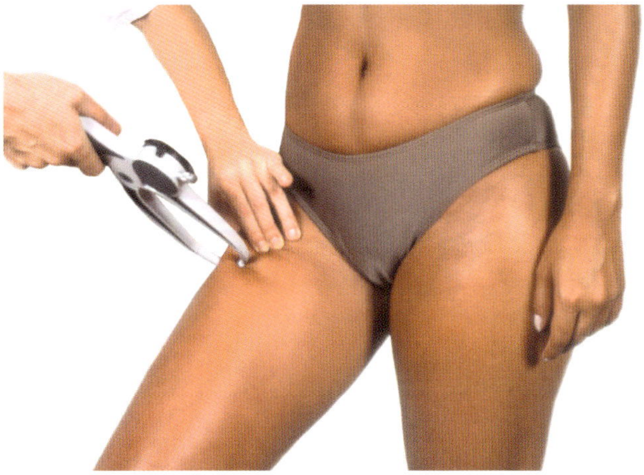

FIGURA 12-7

Mensuração da dobra cutânea da coxa.

QUADRO 12-1

EQUAÇÕES PARA A ESTIMATIVA DA DENSIDADE CORPORAL PARA OS DIFERENTES SEXOS.

EQUAÇÕES PARA ESTIMATIVA DA DENSIDADE CORPORAL

Para o sexo feminino:

$$D_c = 1,096095 - 0,0006952\,(X_1) + 0,0000011\,(X_1)^2 - 0,0000714\,(X_2)$$

Para o sexo masculino:

$$D_c = 1,10938 - 0,0008267\,(X_1) + 0,0000016\,(X_1)^2 - 0,0002574\,(X_2)$$

Onde:

D_c – densidade corporal ($g.cm^{-3}$) X_1 – a soma das dobras cutâneas X_2 – idade

(Dados de: JACKSON, A.S.; POLLOCK, M.L.; WARD, A. Generalized equations for predicting body density of women. Med. Sci. Sports Exercise, 12 (2):175-182, 1980.)

Para converter a densidade corporal em porcentagem de gordura corporal deve-se aplicar a equação proposta por Siri[687], Quadro 12 -2.

QUADRO 12-2

EQUAÇÃO PARA A CONVERSÃO DO VALOR DA DENSIDADE CORPORAL EM PORCENTAGEM DE GORDURA CORPORAL.

CONVERSÃO DA DENSIDADE CORPORAL EM PORCENTAGEM DE GORDURA CORPORAL

$$\%\text{ da gordura corporal} = (495 / D_c) - 450$$

Onde:

D_c – densidade corporal ($g.cm^{-3}$)

(Dados de: SIRI, W.E. Body composition from fluid spaces and density. In BROZEK, J.; HANSCHEL, A. ed. Techniques for Measuring Body Composition. Washington, National Academy of Sciences, 223-224, 1961.)

Medidas de circunferências

A mensuração das circunferências é apropriada para pessoas obesas, pois prediz o percentual de gordura corporal, além de determinar os padrões de distribuição de gordura no corpo e denotar as mudanças na gordura corporal após uma redução ponderal.[747]

A fita métrica utilizada para mensuração de circunferências deve ser utilizada sobre a superfície cutânea, de forma que fique justa, mas não apertada, evitando-se desvios nas medidas ocasionados pela compressão cutânea. Os pontos de referência (Figura 12-8) para as várias circunferências em homens e mulheres adultos são:

- pescoço – logo abaixo proeminência laríngea;
- ombros – saliência dos músculos deltóides, abaixo do acrômio (bilateral), no final da expiração;
- peito – quarta articulação esterno-costal;
- cintura – no ponto médio entre a margem da costela inferior e crista ilíaca, no ponto mais estreito do tronco;
- abdome – 2,5 cm acima do umbigo, ao final da expiração;
- quadril – na linha dos trocanteres maiores;
- coxa proximal – imediatamente abaixo da prega glútea;

FIGURA 12-8

Referências anatômicas para as medidas das circunferências.

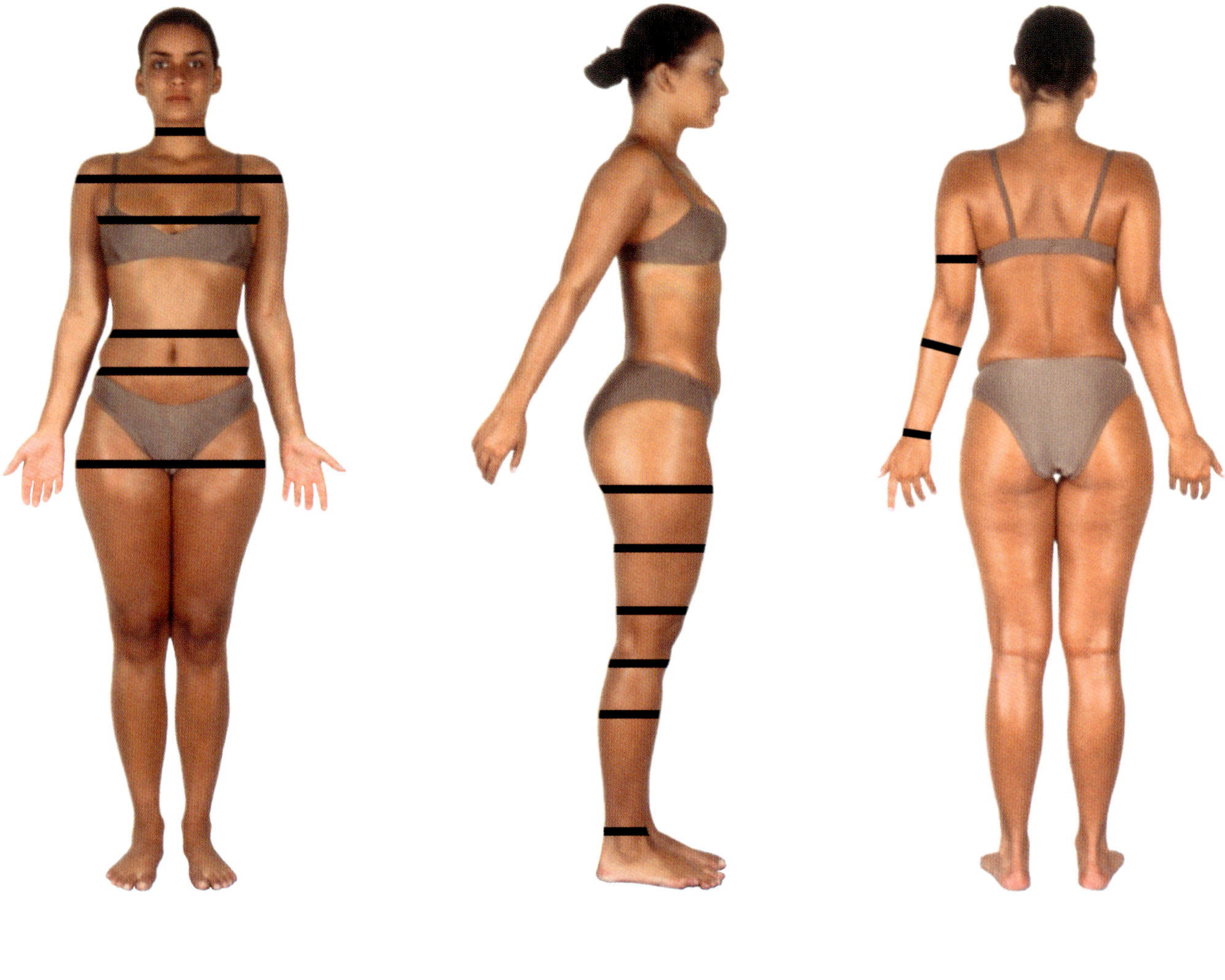

- coxa medial – no ponto médio entre a linha inguinal e a borda proximal da patela;
- coxa distal – próximo aos epicôndilos femorais;
- joelho – no nível médio da patela;
- panturrilha – na maior protrusão muscular a esse nível;
- tornozelo – sobre os maléolos;
- braço (bíceps) – ponto médio entre o ombro e o cotovelo;
- antebraço – circunferência máxima da porção proximal;
- pulso – sobre os processos estilóides do rádio e da ulna.

A execução de procedimentos padronizados aumentarão a fidedignidade e exatidão das medidas. Há possibilidade de alterações nas medições por retenção de fluidos ou edema subcutâneo, particularmente em mulheres durante certos estágios de seu ciclo menstrual.

Pesagem subaquática

A pesagem subaquática apresenta uma estimativa da densidade corporal total, analisando-se a diferença entre o peso corporal medido no ar e o peso obtido durante a submersão na água. O volume corporal corresponde à perda de peso na água, com a devida correção da temperatura e densidade. Durante a execução do método, faz-se a expiração forçada, sendo esta bloqueada por cerca de 5 a 10 segundos. O procedimento é repetido de 8 a 12 vezes, utilizando-se o valor médio das últimas duas ou três pesagens.[389]

As alterações no peso corporal da mulher durante o ciclo menstrual poderão interferir na densidade corporal, induzindo a erro.[116]

Bioimpedância

A análise de bioimpedância elétrica é um método rápido, não invasivo e relativamente barato para avaliar a composição corporal em situações de campo ou clínica.[347] A técnica é aplicada por um aparelho portátil, com intensidade de corrente de 500 a 800 microampères e freqüência de 50 kHz, o qual quantifica a resistência à corrente (decorrente da resistividade e do volume do condutor – massa isenta de gordura). Atualmente há disponíveis no mercado equipamentos multifreqüenciais que operam na faixa de 1 kHz a 1 MHz. A água corporal total é calculada e o seu valor pode ser utilizado para estimar a gordura corporal.[612] Antes da colocação dos eletrodos a pele deve ser limpa com álcool, visando à retirada da secreção sebácea e das células descamadas do estrato córneo. Todos os eletrodos são posicionados no dorso da mão ou do pé. Os dois eletrodos-fontes devem ser posicionados no nível das articulações metacarpofalângicas e metatarsofalângicas entre o segundo e o terceiro dedos, respeitando uma distância mínima de cinco centímetros entre os eletrodos-sensores, posicionados no punho e no tornozelo. Os quatro eletrodos devem ser posicionados do lado direito do corpo, com o paciente em decúbito dorsal sobre uma superfície não condutora de corrente elétrica, mantendo-se a temperatura ambiente em aproximadamente 22° C. A padronização da técnica preconiza ainda a abdução de aproximadamente 45° tanto dos membros superiores quanto dos inferiores.

Os tecidos biológicos agem como condutores ou isolantes e o fluxo de corrente através do corpo seguirá o caminho de menor resistência. Dado que a gordura é anidra e má condutora de corrente elétrica, a impedância corporal total, medida a uma freqüência constante, reflete primariamente os volumes dos compartimentos de água e músculos que compreendem a massa livre de gordura e o volume de água extracelular.[347,427]

Oliveira *et al.*[557] compararam a técnica de bioimpedância elétrica com as medidas de dobras cutâneas em 23 mulheres com índice de massa magra entre 25 e 35 kg/m^2, durante uma intervenção com dieta hipocalórica. Após 30 dias de restrição calórica o grupo avaliado apresentou uma redução de 1,68 kg ±1,45 (2% em termos percentuais). A redução da gordura corporal quantificada pela somatória das quatro dobras cutâneas (tríceps, bíceps, subescapular e supra-ilíaca) foi de 1%, enquanto que a observada pela bioimpedância foi de 2,5%. Outra análise feita no estudo foi a correlação entre a porcentagem de gordura estimada pelos dois métodos e o índice de massa corporal, os quais apresentaram correlação positiva. A autora conclui que os métodos são válidos para estimar grosseiramente a composição corporal em gordura e massa magra em mulheres moderadamente obesas; ressaltando, na discussão, que a forma mais adequada de monitorar o emagrecimento talvez seja por meio dos valores absolutos, em vez da porcentagem relativa de gordura, uma vez que a bioimpedância é baseada na composição corporal em água e que o emagrecimento causa oscilações nos fluidos orgânicos.

Para resultados fidedignos, as mensurações devem ser efetuadas de forma padronizada, controlando-se variáveis como a temperatura ambiente e o nível de hidratação.[68] No estudo desenvolvido por Oliveira *et al.*[557] foram controlados ainda: ciclo menstrual, período de repouso, jejum alimentar e hídrico, presença de metais no corpo, atividade física e ingestão de bebidas alcoólicas.

Ultra-Sonografia

Por meio da ultra-sonografia, ondas mecânicas (sonoras) são transmitidas através dos tecidos, e seus ecos são recebidos e analisados. Existem no mercado equipamentos leves e portáteis, que permitem medir a distância entre pele-gordura e gordura-músculo, posteriormente refletidas a partir dessa interface, sendo que o tempo de transmissão de ida e volta do receptor é transformado num escore de distância.

Trata-se de uma avaliação segura, com resultados confiáveis, mesmo quando a mensuração é repetida em posições diferentes, sentada ou ereta.[390]

Ressonância Magnética

No método de ressonância magnética, ondas eletromagnéticas são transmitidas através dos tecidos, sendo que a característica da freqüência e da ressonância está diretamente relacionada ao tipo de tecido. Uma análise computadorizada fornecerá imagens detalhadas e os volumes dos tecidos específicos poderão ser calculados.[717]

Esta técnica de mapeamento é muito cara, porém útil, inclusive para analisar alterações teciduais durante o envelhecimento, durante o treinamento através de exercícios ou efeitos de uma restrição dietética.

Distribuição da Gordura

Existe bastante confusão quanto à distribuição regional de gordura, as chamadas popularmente "gorduras localizadas". A localização da distribuição da gordura depende de vários fatores como sexo, hormônios e genética.

A obesidade marcada por deposição na área abdominal é denominada obesidade central ou andróide. Quando a deposição excessiva estiver localizada nos quadris e coxas, a obesidade é denominada periférica ou ginóide.[496]

O padrão de distribuição de gordura é hereditário, e pode ser associado à atividade regional de uma enzima denominada lipase lipoprotéica, que limita o ritmo de captação dos triglicerídeos pela célula adiposa.[250]

Apesar de vários recursos prometerem ações isoladas nessas regiões de acúmulo de gordura, como a determinação é genética, se o indivíduo engordar novamente, esse acúmulo de gordura será novamente distribuído para essas regiões.

ABORDAGENS TERAPÊUTICAS

A ação educativa parece ser a medida mais conveniente e eficaz para prevenir a obesidade, porém nem sempre é a mais utilizada.

O tratamento da obesidade, muitas vezes, não depende somente da diminuição da ingestão calórica, mas também do aumento do gasto energético pelo organismo através da atividade física. Além disso, algumas vezes há necessidade do auxílio da terapêutica medicamentosa. O tratamento é complexo e sujeito a múltiplos fracassos.

O sucesso de uma redução ponderal relaciona intimamente dois fatores: o paciente e a relação terapêutica entre o paciente e a equipe que o assiste. Entre os muitos fatores que necessitam de avaliação antes que o programa de redução ponderal seja prescrito, é conhecer o interesse do paciente em querer ou não perder peso. A motivação pode ser inerente ao paciente ou, muitas vezes, induzida por um relacionamento equipe-paciente altamente positivo.

A abordagem terapêutica envolve vários profissionais (fisioterapeuta, médico, nutricionista etc.), cada um com a sua terapia própria, os quais juntamente visam a recuperação do paciente.

Terapia Medicamentosa

Neste contexto estão os agentes anorexígenos (anfetaminas), os hormônios tireoidianos, os diuréticos e os laxativos.

As anfetaminas podem ter um valor positivo temporário na ajuda de pacientes em regimes de redução ponderal, por diminuírem o apetite, inibindo diretamente o centro da alimentação nos núcleos laterais do hipotálamo, e proporcionarem uma sensação de bem-estar ao paciente. Observou-se que a sua efetividade decresce após cerca de seis semanas de uso, e, se as doses forem aumentadas, produzem efeitos colaterais indesejáveis. Tais substâncias, como é de conhecimento geral, levam à excitabilidade do sistema nervoso central, com insônia, hipercinesia, alterações do comportamento, da personalidade e, eventualmente, precipitando quadros psiconeuróticos. Para o paciente obeso, que apresenta distúrbios cardíacos, esta droga é particularmente perigosa por promover taquicardia, eventual hipertensão arterial e hipertermia periférica. Outros efeitos colaterais são: secura da boca, cefaléia habitual, náusea e tonturas. Para minimizar tais efeitos é comum a associação de pequenas doses de barbitúrios, benzodiazepínicos.

Os hormônios tireoidianos têm sido usados indiscriminadamente como coadjuvantes à terapia dietética, sendo que a maioria dos indivíduos obesos apresenta a função tireoidiana normal, e o excesso desses hormônios representa um risco à saúde do paciente pelos inúmeros efeitos colaterais promovidos, conforme descrito no Capítulo 2 – Hormônio Tireoidiano.

O uso de diuréticos e laxativos promove uma perda substancial de líquidos e dá ao paciente a falsa sensação de melhora quando este se pesa. Essa perda de peso reflete apenas a perda de água e não um decréscimo no tecido adiposo. Essa prática deve ser combatida e suas conseqüências explicadas ao paciente.

O paciente que faz uso de grandes doses de glicocorticóides [Capítulo 2 – Hormônios Adrenocorticais] apresenta uma maior resistência à redução ponderal, por diminuir a produção do hormônio de crescimento e também baixar a secreção do hormônio estimulante da tireóide.

Há necessidade do fisioterapeuta conhecer todos os efeitos da terapêutica medicamentosa usada no controle da obesidade, a fim de orientar o paciente e prescrever um programa de exercícios condizente com a sua condição física.

Terapia Nutricional

> Somente o animal de cativeiro e o homem consomem mais calorias do que as necessárias para a sua sobrevivência.

As complicações de uma rápida perda de peso estão quase sempre associadas a restrições calóricas graves e prolongadas, ocorrendo com freqüência nos pacientes exageradamente obesos. Entre as várias complicações descritas pode-se citar: hipotensão postural, cetose, acidose metabólica, hiperuricemia, entre outras. O nutricionista é responsável pelo planejamento de uma dieta-padrão, compatível com o tipo de vida do paciente, e deve ajudá-lo a alcançar um nível de conhecimento da composição energética dos alimentos, de modo que suas escolhas sejam coerentes com a previsão de redução dos depósitos de gordura. Deve, também, orientar o paciente a fim de facilitar a reeducação alimentar, após a redução ponderal.

É muito importante frisar que, embora restrições alimentares absurdas possam provocar queda de peso, tal fenômeno não é persistente e de nada servirá para a fase de manutenção de peso. É importante acentuar ao paciente que as refeições deverão ser consumidas de maneira disciplinada e, sempre que possível, dentro de um mesmo horário.

Os princípios dietéticos que norteiam a forma e o conteúdo da dieta são:

- especificação da quantidade de calorias a ser recomendada;
- seleção dos componentes dietéticos dentro do máximo de calorias permitidas, e
- freqüência de cada refeição.

Genericamente prescreve-se uma dieta pobre em carboidratos, estimando-se o nível calórico ao redor de mil calorias, prevalecendo sempre o bom senso do nutricionista quanto à necessidade calórica de cada obeso, sua idade, ocupação, temperamento e urgência da necessidade de redução ponderal.

O exercício físico é recomendado como um adjunto à dietoterapia, devido aos seus próprios efeitos no peso corporal, composição corporal, apetite e taxa metabólica. Um desafio importante no tratamento da obesidade não é a perda de peso inicial, mas a tarefa contínua de se manter o peso e a gordura desejados. A volta à obesidade é bastante comum. Assim, atualmente a ênfase é dada ao alcance de uma mudança relativamente estável no estilo de vida, via técnicas de modificação comportamental múltiplas que incluem educação dietética e exercícios regulares.

Para a realização de uma redução ponderal prudente, 0,5 kg de peso corporal por semana, o déficit calórico diário necessitaria ser de 500 calorias, sendo que, ao final da semana, este déficit alcançaria as 3.500 calorias, ou o equivalente calórico de 0,45 kg de gordura corporal. Em verdade, durante a primeira semana de restrição calórica, seriam perdidos muito mais do que 0,45 kg, pois as reservas orgânicas de carboidratos seriam utilizadas primeiro. Esse nutriente armazenado contém menos calorias por grama e muito mais água do que a gordura.

A realização de 30 minutos de exercício moderado consome cerca de 350 calorias. Caso este seja realizado três dias por semana, acrescenta um déficit de 1.050 calorias ao final da semana. Conseqüentemente, a ingestão calórica semanal teria que ser reduzida em apenas 2.450 calorias, em vez de 3.500 calorias para perder os 0,45 kg de gordura desejados por semana. Se o número de dias com exercício for aumentado de três para cinco, bastará reduzir a ingestão alimentar em 250 calorias por dia. Se a duração do exercício for prolongada de trinta para sessenta minutos, nesse caso não seria necessária qualquer redução na ingestão alimentar para se conseguir essa perda de peso, pois o déficit necessário de 3.500 calorias seria criado exclusivamente através do exercício.

Uma alteração bem documentada que ocorre durante a redução ponderal através do uso exclusivo da dieta é a redução drástica e permanente na taxa metabólica de repouso. A restrição calórica intensa deprime o metabolismo de repouso em até 45%.[704] Esse efeito de preservação das calorias pode ser até mais evidente com os episódios repetidos de dieta, de forma que a depressão no metabolismo de repouso é exacerbada a cada tentativa subseqüente de reduzir a ingestão calórica. Isso acarreta uma grande conservação de energia e faz com que a dieta seja progressivamente menos eficiente, apesar de ingestões calóricas baixas.

Dietas para o Controle Ponderal

Dentre os diversos métodos utilizados no tratamento da obesidade, destaca-se o emprego de dietas hipocalóricas.[41] Com relação a esse método de controle de peso, que sem sombra de dúvida é parte fundamental da terapêutica da obesidade, pode-se observar inúmeras ofertas de "dietas miraculosas" no mercado, muitas sem base científica, outras tantas intencionalmente charlatanescas.

Lembramos que o fisioterapeuta não pode prescrever medicamentos ou dietas, porém é necessário que tenha conhecimento sobre as conseqüências de uma dieta mal dimensionada, até para entender as reações apresentadas diante das terapias aplicadas. O fisioterapeuta, como profissional da saúde, deve orientar o indivíduo a procurar um profissional competente, quando notar que a dieta seguida por este envolve riscos à sua saúde.

Dietas Cetogênicas

As dietas cetogênicas enfatizam a restrição de carboidratos ao mesmo tempo que ignoram o conteúdo calórico total da dieta. Os defensores dessas dietas admitem que, com uma quantidade mínima de carboidratos para a obtenção de energia, o corpo terá que metabolizar a gordura. Uma dieta rica em gorduras e proteínas gera um excesso de corpos cetônicos (co-produtos do fracionamento incompleto das gorduras) para suprimir, hipoteticamente, o apetite e acarretar a perda urinária dessas calorias que não foram utilizadas. Isso é responsável por uma redução ponderal, apesar de uma ingestão calórica normal. Qualquer perda de peso inicial em virtude dessa dieta pode ser devida, em sua maior parte, à desidratação induzida pela perda de sódio e da carga extra de solutos através dos rins, o que aumenta a excreção de água urinária.

As dietas pobres em carboidratos podem fazer com que o organismo perca quantidades significativas de tecido muscular, pois o corpo utiliza sua proteína como combustível primário para manter a glicemia. Dentre os vários aspectos potencialmente perigosos pode-se citar a elevação dos níveis séricos de ácido úrico, a diminuição dos níveis de potássio (o que pode facilitar o surgimento de arritmias cardíacas), o agravamento de transtornos renais em virtude da sobrecarga extra de solutos, além da elevação dos lipídios sangüíneos e, dessa forma, exacerbar um fator de risco primário para cardiopatia.

Dietas Ricas em Proteínas

Admitiu-se que as dietas protéicas induzem a supressão do apetite, porque o organismo passa a depender excessivamente da mobilização das gorduras e da formação de corpos cetônicos, embora esse efeito ainda não tenha sido substanciado por uma pesquisa minuciosa. Admite-se também que o elevado efeito térmico da queima de calorias induzida pela proteína dietética, assim como o fato de seu coeficiente de digestibilidade estar relativamente baixo, acabam reduzindo as calorias globais fornecidas por esse alimento, em comparação com uma refeição bem balanceada de valor calórico igual.

Alguns fatores devem ser levados em conta, como a sobrecarga potencialmente prejudicial imposta ao funcionamento dos rins e do fígado com conseqüente desidratação e desequilíbrio eletrolítico.

Dietas de Inanição

Uma dieta de inanição pode ser recomendada no caso de obesidade maciça, quando a gordura corporal ultrapassa os 40 a 50% do peso corporal.[10] Em geral, essas dietas são prescritas por até três meses, porém somente como último recurso, antes de recorrer às abordagens cirúrgicas. As dietas pobres em calorias podem produzir uma depressão significativa do apetite, que poderia ajudar o indivíduo obeso a se submeter ao plano dietético. Essa forma de dieta deve ser supervisionada atentamente, o mais das vezes em um ambiente hospitalar.

A maioria das dietas produz uma certa perda de peso durante as primeiras semanas, porém a maior parte do peso perdido é representada por água corporal. A menos que o indivíduo possa manter uma ingestão calórica reduzida por um período de tempo considerável, o peso acaba sendo recuperado.

Terapia Física

A atividade física é tida como aliada fundamental no processo terapêutico da obesidade.[663]

A equação do equilíbrio energético estabelece que o peso corporal se mantém constante quando a ingestão calórica é igual ao custo calórico. Qualquer desequilíbrio crônico pelo lado do rendimento ou influxo energético da equação gera uma mudança no peso corporal. Existem três maneiras de desequilibrar a equação do equilíbrio energético:

- reduzir a ingestão calórica para menos do que as necessidades energéticas diárias;
- manter uma ingestão regular de alimento e aumentar o gasto calórico, através de atividade física adicional até acima das necessidades diárias de energia;
- combinar os métodos (1) e (2), reduzindo a ingestão diária de alimento e aumentando o gasto diário de energia.

Hagan *et al.*[321] deram seguimento a um estudo onde foram implantados restrição calórica, exercícios físicos, associação de ambos e um grupo sedentário, durante 12 semanas, envolvendo 48 homens e 48 mulheres com excesso de peso. A ingestão calórica foi restrita a 1.200 kcal por dia, enquanto o exercício físico era realizado cinco dias por semana, durante 30 minutos de caminhada ou corridas. Os resultados demonstraram que as maiores reduções ponderais ocorreram no grupo com restrição calórica mais exercício, independentemente do sexo analisado.

O exercício físico é extremamente útil para o programa de redução ponderal, uma vez que não somente eleva a taxa de consumo calórico como também, qualitativamente, reduz o manto gorduroso localizado em certas áreas, melhora a circulação periférica e induz maior eliminação de água e sal. Um maior gasto calórico através do exercício proporciona uma opção importante para alterar a equação do equilíbrio energético e induzir uma perda de peso. O acréscimo da atividade física ao programa de redução ponderal pode permitir uma perda de peso mais eficaz, com uma perda maior de gordura do que a dependente só da restrição calórica.[53,94,784] A redução ponderal induzida apenas pela dieta também causa importante perda de massa muscular e pequena quantidade de gordura, comparado-se com uma perda semelhante de peso quando associado à atividade física apropriada.[117,123] O exercício parece proteger contra perdas do tecido magro.

Conseqüentemente, os programas de exercícios físicos deveriam considerar que:

- a prevenção da obesidade resulta em maior sucesso que o tratamento. Isso é particularmente verdadeiro durante a pré-adolescência;[245]
- o exercício mantém baixo o conteúdo gorduroso total do corpo e pode reduzir o ritmo de acúmulo das células adiposas;
- se determinada dieta alimentar não permite uma redução ponderal, nesse caso a atividade física terá que ser aumentada para produzir um equilíbrio energético negativo;
- as atividades devem ser escolhidas levando-se em conta um considerável dispêndio energético, porém, e ao mesmo tempo, dentro das capacidades físicas e da habilidade do indivíduo;
- os hábitos de vida são desenvolvidos precocemente e, assim sendo, quanto mais cedo são iniciados os programas de controle, melhor.

Dentre os substratos energéticos, a glicose é de longe o carboidrato predominante no sangue. Esta é polimerizada no citoplasma, formando um composto de moléculas gigantes denominado de glicogênio. O fígado, e em menor extensão o músculo, podem armazenar grandes quantidades de glicogênio.

Está bem documentado que a oxidação da gordura até dióxido de carbono e água com produção de ATP aumenta após o condicionamento físico. Convém relembrar que a gordura é a principal fonte de energia para a atividade muscular nas atividades de longa duração. O indivíduo condicionado oxida mais gordura e menos carboidrato do que o indivíduo sedentário, para a mesma carga submáxima de trabalho.

Em um estudo efetuado com três grupos de homens submetidos a um programa de atividades físicas baseadas em caminhada e corrida, durante 15, 30 e 45 minutos, observou-se uma redução ponderal importante de dois grupos (30 e 45 minutos) quando comparados ao controle. O peso do grupo que treinava durante 15 minutos manteve-se estável, e na comparação dos três grupos, o grupo que treinara 45 minutos perdera um maior percentual de gordura corporal do que os grupos que se exercitavam por 15 ou 30 minutos. Os resultados foram atribuídos a um aumento de queima de gordura em exercícios mais longos. Há muito tempo se conhece o fato de que esgotadas outras reservas energéticas como o glicogênio, que pode levar cerca de 30 minutos para ser totalmente utilizado, serão utilizadas as reservas de gordura. Portanto, os substratos para sustentar o exercício contínuo provêm também do tecido adiposo, sendo que no exercício de baixa intensidade e longa duração (maior que trinta minutos), há maior dependência do metabolismo de gordura em detrimento do de carboidratos[52] (Figura 12-9).

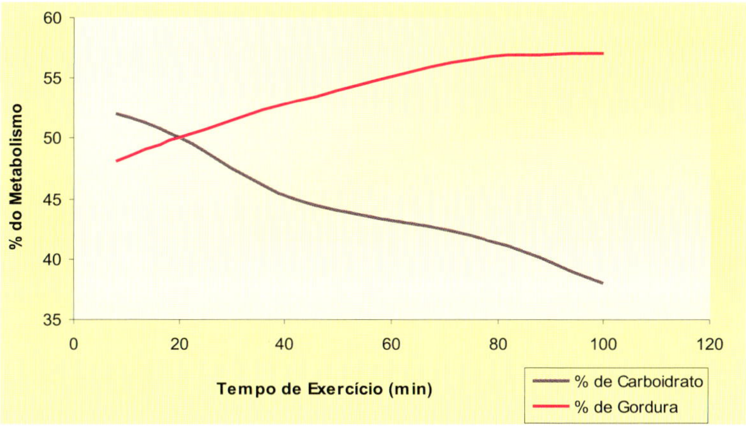

FIGURA 12-9

Porcentagem do consumo de carboidrato e gordura como substratos energéticos durante exercício prolongado de baixa intensidade. (Reproduzido de POWERS, S.K.; HOWLEY, E.T. Fisiologia do Exercício – Teoria e Aplicação ao Condicionamento e Desempenho. Ed. Manole, S.P., 2000.)

O aumento na capacidade dos músculos em oxidar gordura após o condicionamento está relacionado a três fatores:

- aumento nas reservas intramusculares de triglicerídeos, que constituem a forma de armazenamento da gordura;[355]
- maior liberação de ácidos graxos livres a partir do tecido adiposo, isto é, a disponibilidade de gorduras como combustível aumenta;[90] e
- aumento nas atividades das enzimas implicadas na ativação, transporte e desintegração dos ácidos graxos.[531]

A intensidade da atividade física, com fins de redução ponderal, deve ser tal que o organismo utilize basicamente energia do sistema aeróbio [Capítulo 10 – Atividade Física]. Neste caso prevalecem as corridas de longa duração com intensidade de baixa a moderada, exercícios aeróbios, gerais ou localizados, de baixa intensidade. Os exercícios não devem ser efetuados com o corpo envolvido em aparatos que "popularmente" auxiliam na perda de peso, como por exemplo, o uso de plásticos, pois esse procedimento faz com que o organismo não consiga dissipar o calor através da transpiração, podendo ocorrer possíveis lesões, sem, contudo incrementar a redução ponderal.

A redução ponderal parece depender do nível de atividade física. Um programa de caminhada com intensidade progressiva por um período de um ano foi aplicado a onze mulheres obesas. A diminuição do peso só foi percebida quando a duração da caminhada atingiu 30 minutos por dia, onde foi observado, em geral, que a redução ponderal foi proporcional ao tempo de treinamento. Houve uma grande redução na espessura das dobras cutâneas, o que indica uma perda do tecido adiposo.[316]

No estudo realizado por Gwinup,[317] as 45 mulheres obesas foram distribuídas ao acaso entre uma das três modalidades esportivas – natação, bicicleta estacionária e caminhada – em programas que iniciavam com 5 a 10 minutos e atingiam até 60 minutos por dia, durante um período de 6 meses. As perdas ponderais registradas não foram significativas até que a duração dos exercícios atingisse 30 minutos ao dia. Ao final de seis meses de treinamento, aquelas mulheres participantes do grupo de caminhada e da bicicleta estacionária haviam perdido aproximadamente 10 e 12% de seu peso inicial, respectivamente, enquanto que as nadadoras não registraram nenhuma alteração do seu peso. Os autores não justificam tais resultados.

Durante o esforço muscular em ambiente quente, a secreção sudorípara atinge valores tão altos quanto 1600 ml/hora, e em atmosfera seca a maior parte do suor é evaporada. Portanto, a perda de calor pela evaporação da água varia de 30 kcal/hora, no repouso, para mais de 900 kcal/hora durante o exercício.[315] Quando a secreção sudorípara está aumentada, a proporção na qual o suor evapora depende da umidade do ambiente. É de conhecimento comum que se sente mais calor em dia úmido, o que em parte deve-se à diminuição da evaporação do suor.

Existe a falsa idéia, para alguns profissionais, que o exercício físico localizado pode reduzir seletivamente a gordura de uma determinada área exercitada. Esta noção errônea pode ser contestada por vários experimentos, os quais não encontraram diferenças na dimensão dos adipócitos e nem nas dobras cutâneas ou na cirtometria da área exercitada. É difundido entre os praticantes de atividade física que a prática de exercícios localizados, dando ênfase em uma área específica, pode recrutar seletivamente a gordura presente nesta área, reduzindo assim os depósitos de gordura local. Na realidade este conceito não é ratificado pelos diversos estudos realizados.

Considerando a atividade específica do tenista profissional, foi demonstrado por Gwinup *et al.*[318] que a massa muscular é mais desenvolvida no membro dominante, em decorrência do treinamento esportivo. Contudo, não foram observadas quaisquer diferenças entre os depósitos de gordura localizados nos dois braços, bem como diferenças das dobras cutâneas.

Após um longo período de treinamento que constou da realização de mais de 5000 exercícios abdominais, num período de 27 dias, não foi observada nenhuma alteração das dobras cutâneas ou das circunferências. A biópsia do tecido adiposo também não evidenciou nenhuma alteração capaz de indicar a utilização seletiva da gordura localizada na região abdominal.[387]

O exercício tem um efeito sobre o peso corporal, bem como sobre a proporção de massa magra para o tecido adiposo. O exercício diminui a gordura corporal, mas isto não significa, necessariamente, uma diminuição no peso corporal. Inicialmente, o exercício aumenta a massa muscular, e visto que a massa magra é mais densa do que a gordura, o peso corporal pode não se alterar. Eventualmente, com o exercício contínuo, a capacidade de aumento da massa muscular torna-se limitada e ocorre uma diminuição da gordura, resultando em uma diminuição no peso corporal.

Estudo associando a restrição calórica com a atividade física tem sido relatado como poupador da massa magra. Visando observar as alterações na composição corporal Zuti & Golding[784] dividiram a sua amostra em três grupos – restrição calórica (500 kcal), treinamento físico e associação da restrição calórica com o treinamento físico. A restrição calórica de 500 kcal foi calculada para os três grupos de forma a restringir em 500 kcal a ingestão energética do grupo de restrição calórica, aumentar o gasto energético em 500 kcal no grupo treinado e para o grupo de associação buscou-se restringir em 250 kcal tanto a ingestão quanto o gasto energético. Apesar de todos os grupos terem perdido a mesma quantidade de peso durante o período de 16 semanas, pode ser observada na Figura 12-10 uma substancial diferença nas alterações da composição corporal. Os grupos treinados com ou sem restrição calórica apresentaram aumento da massa magra, enquanto o grupo que foi submetido somente à restrição apresentou diminuição. Um dado que chama a atenção é a maior perda da gordura corporal nos grupos com treinamento físico. Este estudo traz informações importantes para os indivíduos submetidos aos programas de redução ponderal, destacando-se o efeito poupador da massa magra quando a restrição calórica é associada ao treinamento físico.

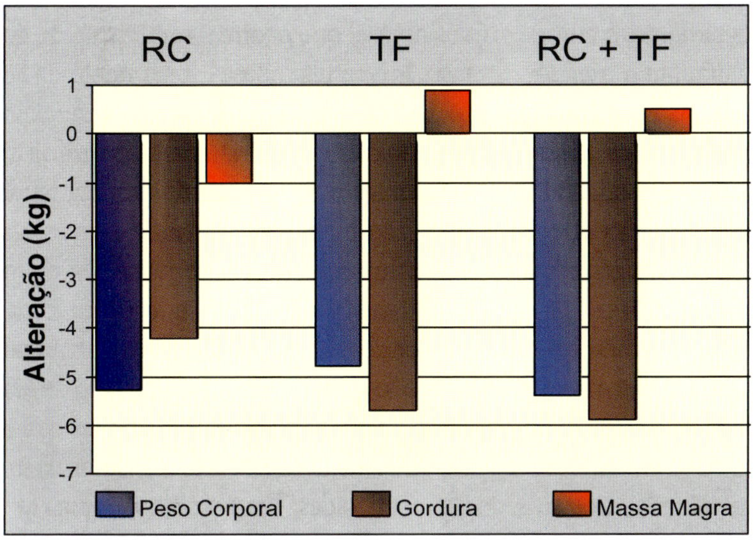

FIGURA 12-10

Alterações no peso corporal, na gordura e na massa magra de mulheres submetidas a três diferentes programas de redução ponderal. RC – restrição calórica, TF – treinamento físico e RC+ TF – restrição calórica associada ao treinamento físico. (Dados de ZUTI, W.B.; GOLDING, L.A. Comparing diet and exercise as weight reduction tools. Phys. Sportsmed., 4:49-53, 1976.)

Não restam dúvidas que a dieta mais o exercício perfazem a combinação ideal. Para indivíduos moderadamente obesos, a combinação de exercício aeróbio regular e dieta oferece muito mais flexibilidade para conseguir um balanço calórico negativo e a subseqüente perda de gordura do que o exercício ou a dieta isoladamente.[109] De fato, o acréscimo de exercício ao programa de controle ponderal pode permitir uma redução de peso mais permanente do que aquela que depende apenas da restrição calórica.[574]

De Grande[189] analisou a composição percentual da perda de peso diária média para a água, proteína e gordura durante vinte e quatro dias com uma dieta glicídica de 1.000 quilocalorias (kcal) por dia e duas horas e meia de exercícios prescritos, sem restrição de água. Nos primeiros três dias de déficit calórico 70% da redução ponderal poderiam ser atribuídos à perda de água. A contribuição da água para a redução ponderal se tornava progressivamente menor e representava menos de 5% no final do experimento. Ao mesmo tempo, a perda de gordura passava de 25% para 85% e a contribuição da proteína aumentava de 5% para 15% ao final do período de observação. Em um segundo experimento foi estabelecida uma dieta idêntica ao experimento anterior, porém com ingestão diária de água restrita a 1800 mililitros (ml) para um grupo e 900 ml para outro grupo, por um período de três dias. O resultado deste estudo foi contrastado com os resultados do experimento anterior. A restrição hídrica durante os três primeiros dias fazia aumentar muito a proporção de água perdida (70% nos indivíduos sem restrição e 84% naqueles com restrição de 900 ml), com redução na proporção de gordura metabolizada (25% nos indivíduos sem restrição e 13% naqueles com restrição de 900 ml). A redução ponderal total, nos três primeiros dias, dos três grupos, segundo a ingestão hídrica, foi de 2,4 kg para o grupo sem restrição hídrica; de 3,5 kg para o grupo com restrição a 1800 ml e de 4,9 kg para o grupo com restrição a 900 ml, sendo que a quantidade total de proteína perdida era essencialmente a mesma para os três grupos. Durante os primeiros dias da redução ponderal, a perda rápida de peso é devida essencialmente a uma perda de água corporal e de carboidratos. Um período de pelo menos dois meses de redução ponderal está associado com uma perda substancialmente maior de gordura por unidade de perda de peso. A ingestão de água não deve sofrer restrição ao iniciar-se um programa de redução ponderal, pois essa restrição pode desencadear desidratação sem qualquer perda adicional de gordura.

Provavelmente, o aumento mais notável que ocorre na utilização de gorduras é o observado durante o exercício intenso. Isso resulta quase inteiramente da liberação de epinefrina e noraepinefrina pela medula da supra-renal durante o exercício, devido à estimulação simpática. Esses dois hormônios ativam diretamente a enzima triglicerídeo lipase presente em quantidades abundantes nas células adiposas, causando a rápida degradação dos triglicerídeos e a mobilização de ácidos graxos. Algumas vezes, a concentração de ácidos graxos livres no sangue aumenta por até oito vezes, de modo que a utilização desses ácidos graxos pelos músculos como fonte energética torna-se correspondentemente aumentada. Outros tipos de estresse que ativam o sistema nervoso simpático também podem aumentar, de modo semelhante, a mobilização de ácidos graxos e sua utilização. O estresse também ocasiona a liberação de grandes quantidades de corticotropina pela adeno-hipófise, o que, por sua vez, estimula o córtex da supra-renal a secretar quantidades excessivas de glicocorticóides. Tanto a corticotropina quanto os glicocorticóides ativam a mesma triglicerídeo lipase sensível a hormônio ativada pela epinefrina e noraepinefrina ou uma lipase semelhante.[315] Por conseguinte, trata-se de outro mecanismo para aumentar a liberação de ácidos graxos do tecido adiposo.

Krotkiewski *et al.*[423] estudaram a celularidade do tecido adiposo e a composição corporal de indivíduos submetidos ao treinamento físico prolongado. Os autores analisaram tanto a celularidade hipertrófica quanto a hiperplásica. O treinamento ocorreu por um período de 6 meses, três vezes por semana, durante 45 minutos diários na intensidade tão intensa quanto possível. Os resultados obtidos demonstraram que os pacientes com obesidade hipertrófica perderam 6 kg de gordura corporal nos três primeiros meses, em conseqüência de uma redução das células adiposas, sem que tivessem registrado qualquer alteração no número de adipócitos. Resultados diferentes foram observados nos portadores de obesidade hiperplásica, os quais não apresentaram nenhuma alteração na porcentagem de gordura corporal. Segundo os autores, o tipo de obesidade parece exercer influência sobre os resultados de programas de treinamento físico.

Em seu estudo de revisão, Oscai[563] concluiu que a supressão do apetite induzida pelos exercícios de alta intensidade seria possivelmente mediada pelo aumento dos níveis de catecolaminas circulantes associado ao estresse do exercício. É fato bem conhecido que os níveis de catecolaminas aumentam em resposta direta à intensidade dos exercícios, ou seja, quanto maior a intensidade, maior o nível de catecolaminas circulantes.[497] Assim, as atividades físicas de intensidade elevada estariam relacionadas a aumentos maiores dos níveis de catecolaminas, levando a uma maior supressão do apetite do que os exercícios de baixa intensidade, durante os quais os níveis de catecolaminas estariam apenas moderadamente elevados.

O estudo de Wirth *et al.*[768] registrou uma redução na secreção de insulina e um *clearance* plasmático aumentado em ratos treinados em relação àqueles não treinados, resultando em concentrações plasmáticas diminuídas de insulina. Reconhece-se que as elevações na concentração plasmática de insulina aumentam acentuadamente o apetite.

Ao considerar o exercício para o controle ponderal, convém levar em conta alguns fatores como a freqüência, intensidade e duração, assim como a forma específica do exercício. As atividades aeróbias contínuas de grandes grupos musculares e que comportam um custo calórico de moderado a alto, tais como caminhar, trotar, correr, nadar, são indicadas para a redução ponderal.

Tem sido relatada uma baixa potência aeróbia em crianças obesas, o que determina uma menor capacidade de trabalho por esgotamento prematuro diante de um esforço prolongado. Schwarz[661] e Astrand[37], estudando o comportamento de sujeitos com obesidade apreciável no transcurso de exercícios com bicicleta ergométrica, observaram maior fatigabilidade por debilidade muscular, apesar da concentração sangüínea de ácido lático não ser muito elevada, sendo que o esforço poderia ser facilmente suportado por indivíduos normais.

A freqüência ideal de treinamento é de pelo menos três vezes por semana.[605] Contudo, se a freqüência dos exercícios for aumentada (quatro dias por semana ou mais), a redução ponderal pode ser mais eficiente.[606]

Autores relatam que são necessários no mínimo dois meses para obter-se qualquer redução no tecido adiposo com programas de corrida, desde que seja um exercício vigoroso.

Os exercícios devem ser aeróbios e com duração mínima de trinta minutos, três vezes por semana. Os exercícios em cerca de 50 a 55% da intensidade máxima, ao invés de 60 a 75% resultam em maior catabolismo e maiores benefícios no controle de peso.[109] Se a freqüência cardíaca ou a intensidade do exercício estiver acima de 60% da intensidade máxima, o organismo passa a utilizar mais carboidratos e menos gorduras.

O estudo sobre o efeito do exercício aeróbio, com 15, 30 e 45 minutos de duração, cinco vezes por semana a 85% da freqüência cardíaca máxima, durante vinte semanas em corridas lentas, revelou que o exercício de maior duração, 45 minutos, apresentou as melhores respostas ao treinamento e maior redução da gordura corporal.

As recomendações atuais sugerem uma única sessão diária de três a cinco vezes por semana. Não existem evidências científicas de que múltiplas sessões diárias proporcionem um melhor efeito de treinamento. Sabe-se que o efeito do treinamento físico é diferente quando um indivíduo corre 45 minutos por dia ou três corridas de quinze minutos, num só dia, intercalados.

O programa de exercícios deve ser basicamente aeróbio para que outros sistemas possam ser solicitados. Como descrito no Capítulo **10** – Atividade Física, a redução de peso pode resultar na melhora geral da função cardiovascular e respiratória, a concentração plasmática de insulina é diminuída e a taxa metabólica pode ser aumentada.

O estágio inicial de um programa de exercícios para um indivíduo obeso previamente sedentário deve ser de natureza progressiva e não deve incluir um alto dispêndio de energia. Durante esse período, o indivíduo deve ser induzido a adotar objetivos de longo prazo, maior disciplina pessoal e uma reestruturação de seus comportamentos, tanto na alimentação quanto nos exercícios.

O fisioterapeuta deve ter sempre em mente que o indivíduo obeso tem maior probabilidade de ser hipertenso,[405] pela própria condição, ou mesmo pelo uso de medicamentos, devendo portanto evitar trabalhar com o indivíduo nas posições de decúbito por tempo prolongado. Quando deitamos, a pressão arterial aumenta; esse fenômeno é explicado por Okuno[554], que mostra que as pressões arteriais nas várias partes do corpo de uma pessoa em decúbito são aproximadamente iguais à pressão arterial do coração; isto se deve pela ação da força de gravidade agir de modo igual em todos os pontos do corpo. Quando a pessoa está sentada, ou em pé, devido à elevação da cabeça em relação ao coração, a pressão arterial é mais baixa na cabeça. Por isso é que podem ocorrer distúrbios como tonturas, desmaios etc., quando um indivíduo que estava deitado se levanta rapidamente.

Outra observação que o profissional deve fazer é evitar a utilização de exercícios com grande carga isométrica, principalmente com os membros superiores, pois segundo Astrand[38] e Pendergast[578] para percentuais semelhantes de captação máxima de oxigênio, as pressões sistólica e diastólica são consideravelmente mais altas quando o trabalho é realizado com os membros superiores do que quando realizado pelos membros inferiores.

Segundo Blonqvist[87] a explicação para este acontecimento está no fato de que a menor massa muscular e a árvore vascular dos braços oferecem uma resistência maior ao fluxo sangüíneo que a maior massa muscular e a árvore vascular dos membros inferiores, sendo que o fluxo sangüíneo para os braços exige uma pressão sistólica muito maior.

Hidroterapia

A atividade física executada no meio líquido pode trazer grandes benefícios para o paciente obeso. A imersão por si só proporciona alterações benéficas tanto para o sistema cardiovascular quanto para o musculoesquelético.

A pressão hidrostática, postulada por Pascal, estabelece que a pressão do fluido é exercida igualmente sobre todas as áreas de um corpo imerso a uma dada profundidade, sendo diretamente proporcional à profundidade e a densidade do fluido.[223] Já o princípio de Arquimedes estabelece que quando um corpo está total ou parcialmente imerso em um fluido em repouso, ele experimenta uma força de baixo para cima (empuxo) igual ao volume do fluido deslocado.[374]

As respostas decorrentes da imersão devem-se tanto à pressão hidrostática quanto ao empuxo. Uma das grandes vantagens da atividade física na água, quando comparada ao solo, é a redução das forças responsáveis pela manutenção do corpo na posição ortostática. O empuxo possibilita uma menor compressão nas articulações de suporte de peso, dependente do nível de imersão. Segundo Kemoun *et al.*[395] o peso relativo de um corpo submerso é a diferença entre o peso real e a força de empuxo, o qual pode apresentar valores diferentes para o mesmo nível de imersão. Variações morfológicas, a fase da respiração e as diferentes patologias podem interferir nessa mensuração. Para um indivíduo na posição ortostática imerso em água doce até o nível das espinhas ilíacas, o seu peso aparente é de aproximadamente 70% do seu peso corporal, ao passo que na imersão no nível dos mamilos, o seu peso aparente é reduzido para 40%. Esse efeito é bastante benéfico para os indivíduos que estão acima do peso corporal, uma vez que a prática da atividade física no solo pode sobrecarregar principalmente as articulações dos membros inferiores, promovendo assim, quadros de dor ou mesmo lesões.

Outro ponto a ser destacado é o auxílio do meio líquido na prática de exercícios. A flutuação pode ser utilizada como auxílio, apoio ou resistência. A assistência é conseguida quando o movimento é realizado em direção à superfície da água, a favor do empuxo, sendo a resistência conseguida na direção contrária. Quando há equilíbrio entre as forças de flutuação e da gravidade, quando os movimentos ocorrem paralelos à superfície da água, tem-se o apoio.[374]

A execução de qualquer atividade no meio líquido proporciona uma maior resistência quando comparada ao meio aéreo. Essa diferença é decorrente da natureza do meio, a qual está relacionada com a viscosidade, densidade e forças de coesão e aderência. No meio líquido a resistência de deslocamento de um corpo submerso depende do coeficiente relativo da água, da superfície do segmento, do ângulo entre o segmento e a água, da velocidade de deslocamento ao quadrado e da velocidade da água.[395] A vantagem da maior resistência do meio líquido para o tratamento de indivíduos obesos relaciona-se ao maior gasto energético, bem como ao fortalecimento muscular. O terapeuta experiente pode, variando a velocidade e/ou o ângulo de deslocamento, possibilitar inúmeras variações da resistência, adaptando-a a necessidade do paciente em questão. Os acessórios como palmar, raquetes, flutuadores e pé de pato podem contribuir para o aumento da resistência.

O programa de exercícios deve incorporar os conceitos da atividade aeróbia [Capítulo **3** – Fontes de Energia], com progressões contínuas. A intervenção no paciente obeso busca a sua inserção em uma rotina aceitável de atividade física diária controlada. As atividades podem ir desde o simples caminhar em diferentes velocidades até a execução de métodos de natação.

O consumo energético da caminhada na água foi avaliado em diferentes situações de velocidades e comparado com a atividade no solo. O parâmetro analisado foi a VO_2, durante o deslocamento na água no nível da cintura. Foi observado que a VO_2 aumentava quase que linearmente com o aumento da velocidade, sendo maior na água, quando comparada ao exercício em esteira no solo. Comparando-se as velocidades na água e no solo, com o mesmo nível de energia, pode-se constatar que na água a velocidade ficou entre a metade e um terço daquela executada no solo.[233]

A utilização de grandes grupos musculares faz da natação um excelente exercício para a redução ponderal, em decorrência do seu alto consumo energético. Há diferenças no consumo energético dependentes do estilo utilizado e do nível de habilidade do nadador. A VO_2 absoluta foi avaliada como sendo menor para as mulheres quando são solicitadas a nadar uma determinada distância a uma velocidade pré-determinada.[534] A diferença foi atribuída à menor densidade corpórea e ao menor tamanho do corpo.

Foi observado que o treinamento intenso (75% da VO_2 máx.) com a natação durante 3 dias por semana, durante 11,5 semanas foi suficiente para reduzir a gordura corporal em 2,4%.[457]

Outro fator que pode influenciar o consumo de oxigênio é a temperatura da água. Exercícios em temperaturas baixas podem aumentar o consumo de oxigênio pelo efeito do tremor, sendo que a sua magnitude depende da adiposidade do paciente, da intensidade e duração da atividade física, bem como da temperatura da água. O estudo de Nadel *et al.*[545] apresenta uma diferença significativa na captação de oxigênio para a natação em velocidade submáxima, nas temperaturas de 18, 26 e 33° C.

Sendo a pressão hidrostática proporcional à profundidade, há um maior retorno da circulação sangüínea e linfática nos segmentos localizados nas maiores profundidades, resultando no aumento do volume plasmático.[29] À medida que o volume intravascular aumenta, a diurese e a natridiurese aumentam, com um efeito positivo sobre os problemas de retenção.

As atividades a serem prescritas aos pacientes obesos dependem, em grande parte, das habilidades e restrições individuais, as quais irão determinar o grau de empenho e a satisfação por parte do paciente. Deve-se considerar que os benefícios não se restringem à atividade física, mas envolvem também o nível psicológico, como diminuição da ansiedade e depressão, além de proporcionar uma sensação de bem estar.[300] Deve ser considerada ainda a diminuição do estresse térmico.

Em função da diminuição do esforço para a sustentação do peso dos membros inferiores e da maior resistência apresentada pela água, os programas executados no ambiente aquático têm claras vantagens sobre aqueles realizados no solo.

O Mito das Proteínas Relacionado à Atividade Física

Em determinadas épocas alguns produtos viram "moda" no mundo da estética. E a esses produtos são atribuídos "poderes miraculosos", com atuação nas mais diversas patologias. Um desses exemplos é o caso das proteínas, que são utilizadas: no envelhecimento [Capítulo **11** – Terapia por colágeno], na obesidade (mais especificamente na flacidez após emagrecimento), na musculação (aumento de massa muscular) etc.

Em todos os casos citados, o aumento da ingestão protéica pode trazer riscos à saúde [Capítulo **3** – Fontes de Energia], e sua ação benéfica nas situações descritas não está comprovada.

Relembrando, o processo de digestão e absorção de proteínas, que são macromoléculas, se dá mediante o desdobramento em aminoácidos e/ou di ou tripeptídios pela digestão, antes de sua absorção e utilização pelo corpo.

No caso do envelhecimento e da flacidez pode-se dizer que não existe nenhuma evidência de que o aumento na ingestão protéica possa aumentar a elasticidade da pele.

No caso dos indivíduos praticantes de musculação, que fazem uso de suplementos industrializados, acreditando que esse procedimento possa acelerar o crescimento e fortalecimento muscular, já está comprovado que, se sua alimentação é balanceada, não há necessidade de suplementação.

Como já abordado no Capítulo **10** – Atividade Física, o aumento da massa muscular é dependente dos seguintes fatores:

- velocidade da contração muscular;
- carga imposta ao músculo;
- tipo de contração muscular;
- número de séries.

A partir dos dados expostos, pode-se concluir que a ingestão excessiva de proteínas não possui a capacidade de aumentar o tônus cutâneo; e durante um programa de condicionamento físico, não proporciona ganho extra da massa muscular, podendo trazer conseqüências indesejáveis à função hepática e renal.

Acupuntura

A acupuntura hoje está fundamentada cientificamente, despertando a cobiça de alguns profissionais da saúde que querem deter a utilização desse precioso recurso por outros profissionais. É preciso ficar claro que a formação do fisioterapeuta proporciona a fundamentação de base para a perfeita compreensão e aplicação da acupuntura, sendo que a utilização desse recurso faz parte do arsenal terapêutico da fisioterapia há muito tempo. Contudo, para aplicação das técnicas com segurança, é necessária uma formação específica em escolas sérias.

As raízes da acupuntura de origem oriental, hoje incorporadas no Ocidente, apresentam diversas aplicações em áreas variadas, inclusive no tratamento da obesidade, com esquemas terapêuticos sugeridos por diversos autores.[197,240]

A acupuntura auricular, que correlaciona as regiões do corpo com a orelha, a qual possui a representação um feto de cabeça para baixo, é muito popular no tratamento da obesidade. Tanto a auriculoterapia segundo a Escola Francesa, quanto a da Escola Chinesa, podem ser cientificamente consideradas como possibilidades terapêuticas no tratamento da obesidade.

Asamoto & Takeshige[34] demonstraram que o estímulo da concha interna do pavilhão auricular provoca aumento da atividade dos neurônios do núcleo ventro-medial do hipotálamo, a região do encéfalo responsável pela sensação de saciedade pós-prandial. Outro estudo[235] analisou de forma sistematizada 33 pacientes obesos, divididos em dois grupos, um composto de 16 indivíduos tratados com placebo (aplicações em pontos falsos), e outro de 17 indivíduos tratados de modo efetivo. A diferença de peso entre os dois grupos foi grande durante as duas primeiras semanas, sendo estatisticamente significativa a partir da terceira.

A eletroacupuntura também produz resultados efetivos no tratamento da obesidade.[680]

Forno de Bier

O forno de Bier emite radiações infravermelhas compreendidas no espectro magnético entre 8.000 Å e 150.000 Å. Os raios infravermelhos são considerados longos entre 8.000 Å e 15.000 Å e curtos entre 15.000 Å e 150.000 Å.

O recurso abordado não promove alterações na camada adiposa, pois produz ação superficial, fazendo com que no máximo se produza uma perda de água, ocasionada pela intensa sudorese que acompanha os tratamentos. O efeito fisiológico atribuído ao recurso, como o aumento de metabolismo, de fato acontece, porém superficialmente.

Portanto, o calor produzido pelo forno de Bier, que é utilizado na pretensão de diminuir a massa adiposa, não produz este efeito, não tendo então fundamentação fisiológica. Uma possível perda de peso, imediatamente após a terapia com o forno de Bier, é atribuída apenas à perda de água, o que é revertido através da ingestão da mesma [Capítulo **5** – Forno de Bier].

Massagem

A massagem é tida como um dos principais recursos no tratamento da obesidade, ou mesmo da gordura localizada. A eficácia da massagem sobre a obesidade não é comprovada cientificamente, ao contrário, experimentos mostram que ela não tem nenhuma ação sobre os depósitos de gordura e tampouco aumenta o metabolismo basal [Capítulo **4** – Massagem]. Na obesidade a massagem é executada de forma vigorosa, provocando o surgimento de equimoses e petéquias, algumas vezes acompanhada de dispositivos manuais (rolos, ventosas etc.), que não apresentam nenhum efeito comprovado sobre a mobilização dos depósitos de gordura. Este fato tem sido comprovado há muito tempo por diversos autores,[381,424,773] bem como nos dias atuais,[204] sendo que esse conceito ainda não foi derrubado por estudos científicos confiáveis.

Os estudos que atribuem mobilização de gordura via massagem manual ou com equipamentos, como por exemplo os de endermologia ou vacuoterapia, não conseguiram uma explicação convincente, pois geralmente associaram recursos, como por exemplo, a dieta, que obviamente reduz a massa de gordura.

Outro erro freqüente nos estudos que tentam justificar os efeitos de alguns recursos como a massagem e o infravermelho de ondas longas estão relacionados às metodologias e/ou equipamentos utilizados na sua quantificação, como por exemplo o uso da balança imediatamente após a sessão de termoterapia. Neste caso, pode-se concluir somente que houve perda do peso, provavelmente de água, pela necessidade do organismo dissipar o calor, e não de gordura. Para se ter a comprovação da perda de gordura havia necessidade de quantificar o tecido adiposo através de técnicas específicas.

Crioterapia

Este recurso, outrora utilizado com bastante freqüência nos consultórios ou clínicas especializadas, hoje é considerado ultrapassado para intervenções na área de dermato-funcional. A restrição do seu uso está embasada na falta de trabalhos científicos com aplicações específicas que comprovem seus reais efeitos. Existem muitas dúvidas em relação aos verdadeiros efeitos desse recurso na obesidade. Alguns profissionais ainda insistem em sua utilização, baseados em resultados de trabalhos que apresentam metodologia falha, além de atribuir efeitos sistêmicos baseados em suposições.

Os efeitos do frio estão bem documentados no Capítulo **5** – Crioterapia, sendo que a reação do tecido subcutâneo ao resfriamento é a mesma apresentada pela pele, isto é, diminuição do metabolismo e da circulação.

Outro ponto a ser considerado é a prática freqüente da associação da atividade física com o resfriamento. Os trabalhos recentes demonstram que há alterações tanto da força muscular quanto do controle neuromotor após resfriamento do músculo esquelético,[312] contra-indicando esse protocolo. Não se pode esquecer que a atividade física aumenta o metabolismo muscular e o resfriamento promove a sua diminuição. O resfriamento é mantido após vários minutos da retirada do estímulo.

Considerações Gerais

- De acordo com diversos achados o acúmulo de gordura contribui para um risco maior de alterações que envolvem risco para saúde: deterioração da função cardíaca, hipertensão, apoplexia, diabete, patologias articulares degenerativas, riscos na administração de anestésicos em cirurgias, doença renal, sobrecarga psicológica, entre outros.
- O controle da pressão arterial deve ser rigoroso em pacientes obesos, devendo-se ter cautela na atividade física proposta, e até mesmo no posicionamento desse indivíduo durante as terapias, evitando-se deixar o paciente totalmente deitado caso seja hipertenso.
- O exercício combinado com a dietoterapia parece ser a abordagem mais válida para se conseguir um equilíbrio calórico negativo, em comparação com o exercício ou a dieta isoladamente.
- A ingestão de água não deve sofrer restrição ao iniciar-se um programa de redução ponderal, pois esta restrição pode desencadear desidratação sem qualquer perda adicional de gordura.
- O desenvolvimento das células adiposas é influenciado pela restrição dietética e pelo exercício. Esses efeitos são mais exacerbados no último trimestre da gestação, no primeiro ano de vida ou na adolescência.
- Os ciclos repetidos de perda de peso-aumento de peso fazem com que o organismo aprimore sua capacidade de conservar energia. Isso acaba gerando uma dificuldade maior para conseguir uma redução ponderal com a dieta subseqüente e torna mais fácil o processo para a recuperação do peso perdido.
- Combinações de exercício e dieta oferecem uma abordagem flexível e válida para o controle ponderal.
- O exercício acelera a mobilização e a utilização da gordura, aumentando assim a perda da massa adiposa, e, ao mesmo tempo, retardando a perda de tecido magro.
- A perda de peso que ocorre durante os primeiros dias do déficit calórico é devida, principalmente, à perda de água e de carboidratos. A redução ponderal contínua está associada à maior perda de gordura por unidade de redução ponderal.
- As atividades devem ser escolhidas levando-se em conta um considerável dispêndio energético, porém e ao mesmo tempo dentro das capacidades físicas e da habilidade do indivíduo.
- Os hábitos de vida são desenvolvidos precocemente e, assim sendo, quanto mais cedo são iniciados os programas de controle, tanto melhor.
- A redução no peso pode resultar em diminuição da pressão arterial, concentrações mais baixas de triglicerídeos e colesterol plasmático e em melhora geral da função cardiovascular.
- O exercício é indicado para melhorar a função física, desenvolvendo o aumento da força muscular e da resistência à fadiga. Ocorre também a hipertrofia muscular e um aumento nas forças de ruptura dos ossos, ligamentos e tendões.
- A taxa metabólica de repouso contribui com uma grande porcentagem do gasto energético diário. O exercício pode facilitar a perda de peso por aumentar a taxa metabólica, opondo-se à diminuição da taxa metabólica que ocorre com a restrição energética.

- A redução seletiva de gordura em regiões específicas, através do exercício localizado, não possui fundamentação suficiente que confirme a sua ação para ser indicado como programa de rotina.
- Podem ocorrer problemas psíquicos indesejáveis quando a restrição calórica é mantida abaixo das necessidades mínimas de energia.
- A utilização de protocolos que envolvam estimulação elétrica não é indicada, pois uma camada gordurosa espessa aumenta a resistência à corrente, diminuindo dessa forma a eficiência e aumentando o desconforto.

FLACIDEZ

Segundo o dicionário Aurélio,[243] o termo flacidez se refere à qualidade ou estado de flácido, ou seja: mole, frouxo, lânguido. Na estética o termo é utilizado com o mesmo significado, não definindo as estruturas que podem apresentar tal comportamento.

A definição da flacidez estética é tema de discussão, uma vez que flacidez da pele e a hipotonia muscular são consideradas por alguns como uma entidade única, ao passo que para outros são independentes.

Deve-se ressaltar a ausência de trabalhos científicos sérios sobre o assunto, podendo-se observar mais uma vez teorias e tratamentos empíricos nesse tipo de "seqüela".

Pode-se classificar a flacidez estética não como uma patologia distinta, mas sim como uma "seqüela" de vários episódios ocorridos como, por exemplo: inatividade física, emagrecimento demasiado etc.

É preciso que fique claro para o fisioterapeuta que a sua intervenção só será possível no caso de hipotonia muscular, pois no caso de flacidez de pele somente a cirurgia plástica resolverá o problema.

A pele pode ser entendida como material biológico de comportamento viscoelástico. Pode se exemplificar este comportamento quando uma dobra do lençol deixa a pele marcada durante um curto período de tempo após o despertar. A duração do contato pele-lençol influencia na duração da deformação. Se a pressão for momentânea, a dobra na pele também o será, caso contrário a marca produzida desaparecerá vagarosamente.

Uma clássica experiência que prova o caráter viscoelástico da pele é a da tração sobre o lóbulo da orelha. Foi demonstrado que o lóbulo da orelha, sobre uma tração constante, exibe uma deformação dependente do tempo. Todo material viscoelástico apresenta quatro regiões bem definidas em relação à carga (Figura 12-11).

A curva tensão-deformação demonstra a relação entre a resistência interna do material em relação à carga e seu próprio alongamento.[546] Os vários tecidos biológicos apresentam curvas próprias, mantendo certas similaridades e características. A primeira faixa da curva (fase elástica) representa a lei de Hooke, ou seja, a tensão é diretamente proporcional à habilidade do tecido em resistir à carga. Nesta fase, se a carga for retirada, o tecido retorna imediatamente à dimensão anterior, no entanto se a carga (tração) for mantida, o estiramento continua e tende a um limite ou valor de equilíbrio. Nos casos onde o limite "elástico" é ultrapassado (fase de flutuação, corresponde a altera-

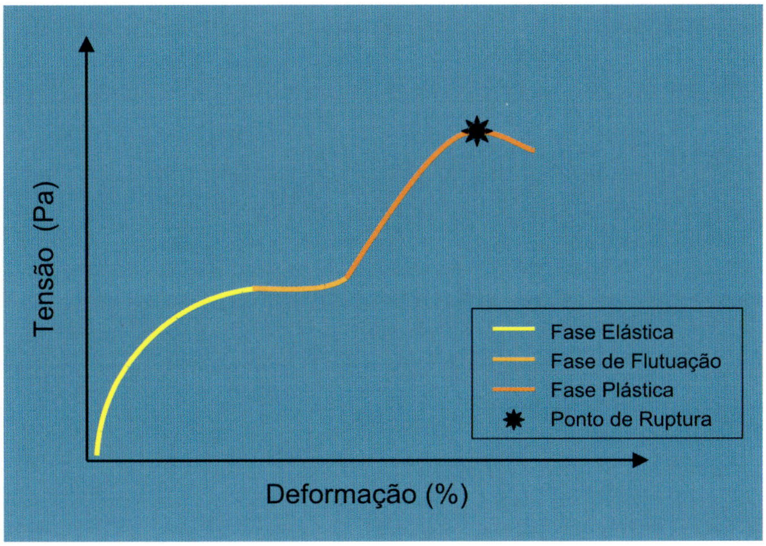

FIGURA 12-11

Diagrama representativo da curva tensão-deformação dos materiais viscoelásticos. (Reproduzido de NASH, W. A. Strength of Materials. McGraw-Hill, Book Co., Nova York, 1972.)

ções nas cadeias de carbono do material), não há retorno às características originais do tecido mesmo tendo-se cessado o estímulo, ou seja, a sua dimensão é alterada como também suas características (fase plástica ou deformação permanente). A fase plástica caracteriza-se pela deformação permanente.

Portanto, pode-se concluir que um tecido, no caso a pele, que apresenta essa resposta quando submetido a forças de tração é classificado como viscoelástico.

Tendo a pele comportamento viscoelástico, pode-se concluir que quando o limite elástico da mesma é ultrapassado por algum motivo, como por exemplo, um indivíduo magro que se torna obeso em um curto período de tempo e depois emagrece novamente, ao cessar o estímulo, ela não volta ao seu tamanho original, dando origem a esse "excesso de pele" denominado flacidez estética.

No Capítulo 1 – Elasticidade da Pele, foi citado que a pele já está distendida além do seu ponto de equilíbrio elástico, como se fosse uma meia de seda justa, tanto que se retrai quando há solução de continuidade.

A flacidez também pode ocorrer com o envelhecimento fisiológico a que todos nós estamos sujeitos. Após a terceira década, inicia-se uma progressiva e contínua perda de massa muscular esquelética, e a maior parte da perda é substituída por gordura. A quantidade de massa muscular perdida com o envelhecimento é dependente da atividade física, sendo menor naquelas pessoas que mantêm um regime regular de condicionamento físico. O fenômeno metabólico mais evidente do envelhecimento parece ser, no entanto, o retardamento da síntese de proteínas, em virtude do qual se estabelece um desequilíbrio entre a formação e a degradação. Com o envelhecimento, a pele tende a se tornar delgada em alguns locais, enrugada, seca e ocasionalmente escamosa. As fibras colágenas da derme tornam-se mais grossas, as fibras elásticas perdem parte de sua elasticidade e há um decréscimo gradual da gordura depositada no tecido subcutâneo. Todas estas alterações propiciam o aparecimento da flacidez que neste caso envolve a flacidez de pele e a hipotonia muscular.

Para a melhor compreensão do conceito de viscoelasticidade pode-se citar ainda o que ocorre quando o fisioterapeuta executa exercícios que visem o alongamento muscular. O músculo estriado esquelético sofre variações de comprimento, dependendo da solicitação imposta, podendo assim aumentar o seu comprimento. Quando se aplica uma força externa ao músculo, visando o maior distanciamento entre o seu ponto de origem e inserção, de forma lenta e constante, o músculo responde com um aumento da fibra muscular.[88] Este aumento pode-se dar no comprimento da fibra pelo aumento do número de sarcômeros em série.[342] Esta resposta é decorrente do músculo ser viscoelástico e a força externa ter ultrapassado o seu limite elástico, possibilitando assim uma deformação permanente ao tecido.

Pela explanação acima, fica claro que muito pouco se pode fazer para se retardar ou mesmo tratar a flacidez de pele. Já no caso da hipotonia muscular muitos recursos podem ser utilizados para sanar o problema, entre eles a atividade física e a estimulação elétrica muscular como recursos para o aumento da massa muscular.

ABORDAGENS TERAPÊUTICAS

Estimulação Elétrica Neuromuscular

A estimulação elétrica muscular apresenta uma posição de destaque entre as terapias que envolvem a flacidez. A corrente utilizada pela maioria dos profissionais, é a farádica, a qual pode ser substituída com grande vantagem por outras formas de corrente [Capítulo 6 – Eletroterapia].

A estimulação dos músculos esqueléticos pode resultar na hipertrofia e aumento da potência muscular, se aplicada com intensidade e freqüência adequadas; no aumento da irrigação sangüínea e no aumento do retorno venoso e linfático, ao provocar sucessivas contrações e relaxamentos musculares. Esta última ação é mais efetiva se o membro a ser tratado estiver em posição de drenagem e a estimulação ocorrer sob pressão compressiva.

A largura do pulso deve permanecer entre 200 e 500 microssegundos, faixa esta onde se observou uma maior efetividade da contração com uma sensação mais agradável.

A outra característica do pulso de estimulação é o seu tempo de subida, ou seja, o tempo que a corrente leva para atingir sua amplitude máxima. A subida lenta permite que a amplitude de estímulo seja aumentada gradualmente. A vantagem é que o paciente toma contato com a corrente de forma suave e, além disso, o músculo é gradualmente estimulado a produzir uma contração mais natural, com as fibras sendo cada vez mais recrutadas, conforme o aumento da amplitude do estímulo.

Em alguns equipamentos encontrados no mercado nacional a corrente farádica pode ser despolarizada. Caso o terapeuta não tenha à sua disposição tal recurso, o ideal é optar por uma corrente bipolar, onde a superioridade desta corrente está no fato do componente contínuo ser zero, com isso minimizando a ionização da pele sob os eletrodos. A seleção dos eletrodos é dependente da corrente ser polarizada ou não. Nas correntes polarizadas há necessidade dos eletrodos metálicos tendo como meio de acoplagem as esponjas umedecidas com água. Já nas correntes despolarizadas os eletrodos utilizados podem ser os de borracha flexíveis, de menor tamanho e de fácil manuseio, tendo como meio de acoplamento o gel hidrossolúvel [Capítulo 6 – Eletrodos].

A freqüência ótima para a estimulação muscular está em torno de 50 Hz, onde se obtém uma contração tetanizante do músculo estimulado. Freqüências maiores podem ser utilizadas por serem mais agradáveis no nível sensitivo, mas não promoverão aumento proporcional de força. O aumento da amplitude do pulso, associado a freqüências superiores a 20 Hz, é que permitirão um aumento na força de contração. Para que se obtenha o fortalecimento muscular, a intensidade da corrente deve ser alta o suficiente para proporcionar uma contração muscular vigorosa. Recomenda-se que a intensidade apresente um padrão crescente tanto intra quanto intersessões, possibilitando assim um recrutamento cada vez maior das unidades motoras, bem como minimizando a acomodação.

Os trens de pulso retardam o aparecimento da fadiga muscular, visto que o mesmo trabalha em um ciclo de contração-relaxamento. Nas estimulações com o intuito de fortalecimento muscular os eletrodos devem ser posicionados de forma longitudinal onde, no caso das correntes polarizadas, o pólo negativo preferencialmente deve estar sobre o ponto motor do músculo.

Não há regras fixas quanto ao tempo de estimulação uma vez que o fator limitante da terapia será o decréscimo do poder de contração decorrente da fadiga muscular. O que se sabe atualmente é que protocolos extremamente curtos e/ou com pequeno recrutamento não propiciam um trabalho muscular que repercuta em fortalecimento.

Atividade Física

Alongamento Muscular

Antes da execução de qualquer programa de atividade física que vise o condicionamento muscular tanto para resistência quanto para força, deve-se necessariamente desenvolver protocolos que possibilitem o alongamento do músculo. Para que haja amplitude de movimento normal é necessário haver mobilidade e flexibilidade dos tecidos moles que circundam a articulação, ou seja, músculos, tecido conjuntivo e pele, além da mobilidade articular. A mobilidade adequada dos tecidos moles e articulações parece ser também um fator importante na prevenção de lesões novas ou recorrentes. As condições que podem levar ao encurtamento adaptativo dos tecidos moles ao redor de uma articulação e perda subseqüente da amplitude de movimento incluem:[403]

- imobilização prolongada;
- mobilidade restrita;
- doenças dos tecidos conjuntivo ou neuromuscular;
- processos patológicos nos tecidos devido a trauma e
- deformidades ósseas congênitas e adquiridas.

Esses tecidos moles então perdem sua elasticidade e plasticidade normais, resultando em perda da amplitude de movimento.

O músculo estriado é um tecido bastante adaptável, mostrando, em particular, que o número de sarcômeros e conseqüentemente o comprimento da fibra muscular são ajustados ao comprimento funcional do músculo. O significado fisiológico deste achado torna-se óbvio quando se considera que a tensão contrátil e a taxa de encurtamento máxima do músculo são obtidas em um comprimento do sarcômero no qual há interação máxima das pontes de miosina com os filamentos de actina. É sabido que tensões passivas, induzidas pelo alongamento muscular, aumentam o comprimento do sarcômero, enquanto que tensões ativas, induzidas por contrações musculares, o encurtam. Nas duas situações observam-se efeitos similares sobre o metabolismo e o crescimento celular.[737] Aparentemente, o músculo é capaz de ajustar o comprimento de suas fibras pela produção ou remoção de sarcômeros. Em outras palavras, ele é capaz de ajustar o número de seus sarcômeros a fim de obter a superposição funcional máxima entre as pontes de miosina e os filamentos de actina.[287]

A força muscular pode também ser alterada quando o tecido mole se encurta devido à adaptação que ocorre com o tempo. À medida que o músculo perde sua flexibilidade normal, ocorre também uma alteração na relação comprimento-tensão do músculo. À medida que o músculo se encurta, ele não é mais capaz de produzir o pico de tensão[292,696] e desenvolve-se uma fraqueza com retração. A perda de flexibilidade, independentemente da causa, pode também provocar dor.

Os tecidos moles que podem restringir a mobilidade articular são músculos, tecido conjuntivo e pele. Cada um tem qualidades próprias que afetam sua extensibilidade, ou seja, sua capacidade de alongar-se. Quando procedimentos de alongamento são aplicados a esses tecidos, a velocidade, intensidade e duração da força de alongamento irão afetar a resposta dos diferentes tecidos. Tanto as características mecânicas dos tecidos contráteis e não-contráteis quanto as propriedades neurofisiológicas do tecido contrátil afetam a resposta do alongamento.[403]

O músculo é primariamente composto de tecido contrátil mas apresenta-se entrelaçado com tecido não-contrátil, como tendão e fáscia. A principal fonte de resistência ao alongamento passivo do músculo é a malha de tecido conjuntivo que há dentro dele, e não os componentes contráteis ativos.

Fortalecimento Muscular

Outro recurso bastante utilizado para a prevenção ou mesmo combate da flacidez, quando se refere à hipotonia muscular, é a atividade física regular. Está bem estabelecido o fato que o sistema musculoesquelético reage e se desenvolve em resposta a forças e sobrecargas aplicadas sobre ele. Há um aumento do fluxo sangüíneo muscular devido ao aumento nas demandas de oxigênio.

É de conhecimento geral que o tecido muscular sofre hipertrofia com sobrecarga de trabalho [Capítulo 10 – Atividade Física]. A atividade física regular também influência sobre outros tecidos que não o muscular. Foi observado que o tecido conjuntivo muscular aumenta, o osso é fortalecido com o aumento de minerais e hidroxiprolina e a cartilagem se espessa entre os seguimentos em atividade. Observou-se também um aumento nas forças de ruptura dos ligamentos e tendões.

Além dos efeitos citados acima, não se pode desconsiderar o benefício da atividade física no controle do peso corporal, bem como na redução ponderal. Vários estudos demonstram as vantagens da atividade física associada a programas de redução ponderal.

O exercício também é indicado para melhorar a função física, desenvolvendo o aumento da força muscular e da resistência à fadiga.

A hipotrofia representa uma resposta natural ao desuso ou à imobilização. Além dessas causas, o processo fisiológico decorrente do envelhecimento, associado ou não ao sedentarismo, também promove uma maior perda de massa muscular.

Foi constatado por Larsson[440] que a área transversal das fibras musculares do tipo II se reduz com a idade, sem qualquer alteração nas fibras do tipo I. Essa alteração pode estar relacionada com o declínio da força muscular que ocorre na senescência. Nos casos de imobilização ambas as fibras musculares (tipo I e II) apresentam reduções em suas áreas, sendo maior nas fibras do tipo II, o que repercute na diminuição da força muscular.[474]

Há algumas questões a respeito da transferência de força isométrica para uma situação dinâmica.[39,270,461,542] Tem-se sugerido que o ganho de força ocorra principalmente no ângulo em que o exercício foi executado, implicando influências neurais, e não hipertrofia muscular como causa do aumento da força [Capítulo **10** – Atividade Física].

Outro ponto a ser considerado é a especificidade do ângulo de treinamento, quando este não envolve toda a amplitude de movimento do segmento. Graves *et al.*[293] analisaram a força isométrica do movimento de extensão de joelho após treinamento por 10 semanas, em três diferentes grupos. O grupo A treinou no intervalo de 60° a 120°, o grupo B de 120° a 180° e o grupo AB treinou em toda amplitude de movimento. Os resultados demonstraram que o ganho de força foi mais efetivo no intervalo de movimento em que ocorreu o treinamento para os grupos A e B, enquanto que para o grupo AB o ganho de força foi homogêneo em todo o arco de movimento, quando comparado ao grupo controle que não realizou treinamento (Figura 12-12).

A velocidade de execução do exercício também desempenha um alto grau de especificidade durante programas de treinamento para ganho de força muscular. Vários autores já observaram que a melhora da força é altamente específica a velocidade de treinamento. Visando estudar essa variável, Coyle *et al.*[171] aplicaram treinamento durante seis semanas com exercícios isocinéticos em dois grupos de voluntários nas velocida-

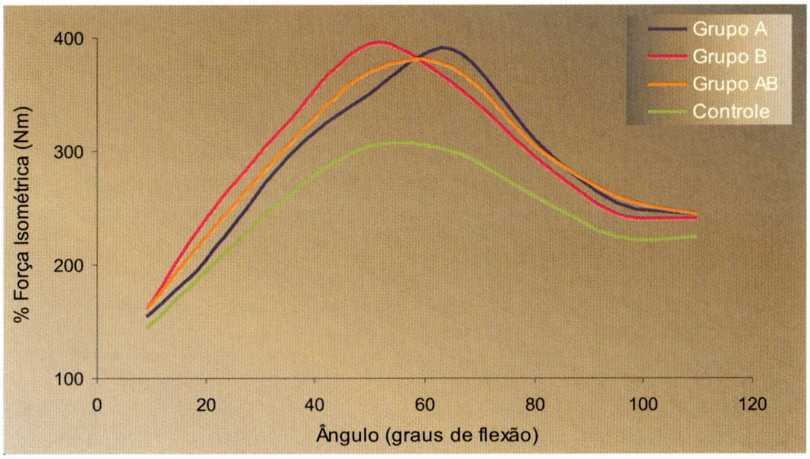

FIGURA 12-12

Dados referentes à variação relativa (%) da força muscular, durante contração isométrica, para diferentes ângulos de extensão do joelho. (Dados de GRAVES et al. Effect of reduced training frequency on muscular strength. Int. J. Sports Med. In press, 1989.)

des de 300 e 60° por segundo para cada grupo individualmente, sendo que para um terceiro grupo aplicou-se ambas as velocidades. Os resultados indicaram que o grupo que treinava em alta velocidade revelou um índice de melhora maior, quando testado na velocidade maior; o grupo que treinava em baixa velocidade mostrou melhora apenas quando testado na velocidade menor e o terceiro grupo apresentou alterações intermediárias.

Orientações para a Prática de Atividade Física

- O sucesso do programa depende da expectativa e motivação de quem vai executá-lo.
- O paciente está apto para desenvolver a atividade proposta quando já realizou os exames de rotina.
- Programe uma série de exercícios para o aquecimento e alongamento antes de iniciar atividades de longa duração ou com carga.
- A atividade proposta é adequada as necessidades do paciente, bem como a sua atividade ocupacional.
- O ambiente é adequado a prática da modalidade proposta.
- Na necessidade de equipamentos, os mesmos estão disponíveis para atingir os objetivos propostos.
- Elabore atividades complementares que poderão substituir as desenvolvidas com equipamentos ou mesmo durante períodos de viagens.
- Oriente o paciente para o uso adequado de roupas, tênis e acessórios, os quais minimizarão os riscos de lesões musculoesqueléticas.
- Alerte o praticante de atividade física quanto ao risco da utilização de roupas ou mesmo plásticos envoltos ao corpo que dificultem a sudorese.
- Para os praticantes com idade mais avançada, oriente-os a buscar supervisão do nutricionista e do cardiologista.
- Alerte os mais jovens quanto aos perigos dos anabolizantes.
- Após atividades de longa duração, realizar caminhadas ou atividade similar de baixa carga [Capítulo **10** – Atividade Física].

RESUMO

A contribuição dos fatores psicológicos para a etiologia da obesidade varia conforme o indivíduo. O aumento do gasto de energia no controle da obesidade é tão importante quanto a restrição alimentar.

A obesidade pode ser definida como sendo o aumento excessivo da quantidade de gordura corporal.

Vários métodos podem ser utilizados para o acompanhamento da redução ponderal. Dentre os mais utilizados para a determinação da composição corporal, pode-se citar a medida da dobras cutâneas, uma vez que a gordura subcutânea representa uma fração variável da gordura total. As medidas de circunferências também podem ser um parâmetro para o acompanhamento da redução ponderal. O volume corporal e a bioimpedância são métodos mais sofisticados, apresentando, portanto, resultados mais fidedignos.

A atividade física é tida como aliada fundamental no processo terapêutico da obesidade. Um maior gasto calórico através do exercício proporciona uma opção importante para alterar a equação do equilíbrio energético e induzir uma perda de peso. O exercício parece proteger contra perdas do tecido magro. Exercícios em temperaturas baixas podem aumentar o consumo de oxigênio pelo efeito do tremor, sendo que a sua magnitude depende da adiposidade do paciente, da intensidade e duração da atividade física.

Uma das grandes vantagens da atividade física na água, quando comparada à atividade no solo, é a redução das forças responsáveis pela manutenção do corpo na posição ortostática. Em função da diminuição do esforço para a sustentação do peso dos membros inferiores e da maior resistência apresentada pela água, os programas executados no ambiente aquático têm claras vantagens sobre aqueles realizados no solo.

Antes da execução de qualquer programa de atividade física que vise o condicionamento muscular tanto para resistência quanto para força, deve-se necessariamente desenvolver protocolos que possibilitem o alongamento do músculo. Para que haja amplitude de movimento normal é necessário haver mobilidade e flexibilidade dos tecidos moles que circundam a articulação, ou seja, músculos, tecido conjuntivo e pele, além da mobilidade articular.

A eficácia da massagem sobre a obesidade não é comprovada cientificamente; ao contrário, experimentos mostram que ela não tem nenhuma ação sobre os depósitos de gordura e tampouco aumenta o metabolismo basal.

No caso do envelhecimento e da flacidez pode-se dizer que não existe nenhuma evidência de que o aumento na ingestão protéica possa aumentar a elasticidade da pele.

Um recurso bastante utilizado para a prevenção ou mesmo combate da flacidez, quando se refere à hipotonia muscular, é a atividade física regular. Está bem estabelecido o fato de que o sistema musculoesquelético reage e se desenvolve em resposta às forças e sobrecargas aplicadas sobre ele. Há um aumento do fluxo sangüíneo muscular devido ao aumento nas demandas de oxigênio. A estimulação elétrica dos músculos esqueléticos pode resultar na hipertrofia e aumento da potência muscular.

13

Fibro Edema Gelóide (Celulite)

Palavras-Chave

Celulite
Fibro Edema Gelóide
Classificação
Formas Clínicas
Teorias
Métodos de Avaliação
Tratamento Cirúrgico
Terapia Nutricional
Terapia Medicamentosa
Terapia Física

Para descrever ou definir o fibro edema gelóide é preciso ficar clara a inadequação do termo para se designar esta afecção, a qual não afeta preferencialmente o elemento celular. Este erro de conceituação existe há muitos anos e ainda hoje conduz a várias controvérsias e discussões.

Celulite, palavra de origem latina, *cellulite*, quer dizer inflamação do tecido celular, derivada do adjetivo *celulae*, que significa células, mais o sufixo "ite", indicativo de inflamação, o que não define o seu verdadeiro significado. O termo celulite pode ser confundido por leigos com a patologia tratada pela classe médica, que apresenta um quadro histológico condizente com o termo, geralmente associado a uma infecção bacteriana. Deve-se, portanto, ter cautela quando consultar bancos de dados utilizando como palavra chave o termo "celulite", pois muitas vezes pode-se encontrar estudos que nada têm a ver com a alteração estética do relevo cutâneo.

Hermitte[343] cita em seu artigo vários autores, dentre eles o estudo de Balfur que em 1816 já havia descrito as formações nodulares cutâneas, Derum, que descreveu em 1892 uma síndrome "adiposidade dolorosa" que seguramente tratava-se de *celulite* e, por último, Wetterwald que, ainda em 1908, relacionou alterações ginecológicas com a formação da pele em "casca de laranja".

O termo celulite foi inicialmente utilizado na década de 20,[572,573] havendo, entretanto, controvérsia quanto à utilização do termo, em virtude de não se encontrar infiltrado inflamatório nas observações histopatológicas.

Alguns outros termos são utilizados para designar a *celulite*, na tentativa de adequar o nome às alterações histomorfológicas encontradas: lipodistrofia localizada, fibro edema gelóide, hidrolipodistrofia ginóide, paniculopatia edemato-fibroesclerótica e paniculose,[80,81] lipoesclerose nodular,[177] lipodistrofia ginóide.[156] Contudo, a denominação fibro edema gelóide tem-se demonstrado como o conceito mais adequado para descrever o quadro historicamente conhecido e erroneamente denominado de *celulite*.

A denominação fibro edema gelóide foi escolhida para figurar neste compêndio, pois retrata de forma abrangente os achados histopatológicos descritos por diversos autores. A princípio o nome fibro edema gelóide era acrescido pelo termo subcutâneo, apontando assim a hipoderme como único tecido envolvido, o que é um erro, sendo, portanto, desmembrado deste. Diversos autores[81,101,152,156] observaram que os tecidos cutâneo e adiposo são afetados em diversos graus, portanto comprovadamente ocorre nesta disfunção uma série de alterações estruturais na derme (pele) (Figura 13-1), na microcirculação e nos adipócitos. Essas modificações não são apenas morfológicas, mas também histoquímicas, bioquímicas e ultra-estruturais.

Várias hipóteses foram propostas na tentativa de criar um modelo básico da disfunção, onde todas alterações estruturais concernentes ao fibro edema gelóide venham a se amoldar; entretanto, até o momento, nenhuma foi aceita como definitiva. Sem dúvida trata-se de uma desordem localizada que afeta o tecido dérmico e subcutâneo, com alterações vasculares e lipodistrofia com resposta esclerosante, que resulta no inestético aspecto macroscópico.

O fibro edema gelóide, além de ser desagradável aos olhos, do ponto de vista estético acarreta problemas álgicos nas zonas acometidas e diminuição das atividades

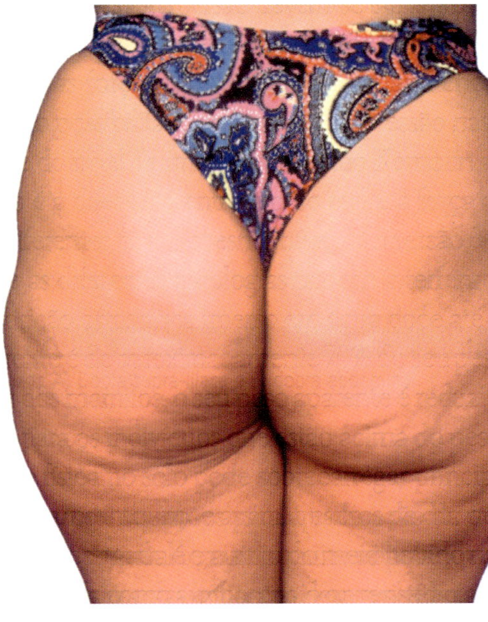

FIGURA 13-1

Fibro edema gelóide – grau três. Aspecto em "saco de nozes" ou "captonée".

funcionais. É uma afecção que provoca sérias complicações, podendo levar até à quase total imobilidade dos membros inferiores, além de dores intensas e problemas emocionais.

Historicamente

A busca das diferentes respostas entre os tecidos normais e os acometidos pelo fibro edema gelóide sempre foram alvo dos pesquisadores que estudam o tema há mais de 100 anos. Vários trabalhos, neste período, já faziam referências às alterações da pele.

Lagéze[430] reconheceu três estados no processo de instalação da patologia: presença de soro no espaço intersticial celular, fibrose e retração esclerótica. Baseado em suas observações rechaçou a idéia de que haveria inflamação presente no processo e adiantou a hipótese de uma etiopatogenia alérgica. Suas descrições clínica e anátomo-patológica, aparentemente completas e coerentes, foram acatadas por muito tempo pela medicina, constituindo uma espécie de dogma científico. De fato, a confusão foi de início total. Para os estudiosos, o fibro edema gelóide indicava uma algia celular, ou seja, uma modificação dolorosa e não inflamatória do tecido celular subcutâneo. Ela encontrava-se até em grupos sindrômicos especiais, como a doença de Dercum, de Barraquer-Simmon ou nos grupos reumatológicos, metabólicos e endocrinológicos.

Para os leigos, o fibro edema gelóide pertencia exclusivamente ao campo nosológico das obesidades localizadas ginóides e, na forma mais comumente citada, ela assumia o aspecto de uma hipertrofia adiposa especialmente hidratada, acompanhada de alterações estereotipadas da pele, denominadas de "pele em casca de laranja", que podem ter maior ocorrência na região dos quadris e membros inferiores.

Ricoux[636] propôs uma etiologia hiperparatiróidea, entretanto Laroche e Meurs-Blatter[438] insistiram na necessidade de se distinguir entre adiposidade localizada e fibro edema gelóide, sugerindo que esta última tem sua origem na disfunção hepática.

Duval[216] conceituou o fibro edema gelóide como sendo uma afecção dolorosa, aliada a uma alteração permanente ou transitória do tecido conjuntivo, sendo sua origem associada à disfunção hipofisária.

Os resultados obtidos por Bassas Grau[11] abriram um novo panorama ao estudo do fibro edema gelóide, caracterizando-a de edema não inflamatório do tecido conjuntivo subcutâneo, seguido de hiperpolimerização da substância fundamental intersticial.

Curri[176] informou sobre a lipodistrofia com ruptura da membrana adipocitária e formação de nódulos. Muller & Nurnberger[543] explicaram a formação das depressões da pele em casca de laranja pela tensão das fibras de colágeno arqueadas, que tracionam a superfície da pele até o interior. Estes dados são baseados em estudos anatômicos do tecido adiposo de cadáveres, que demonstraram uma distribuição arqueada das traves do conjuntivo da tela subcutânea, que aliado ao aumento do volume dos adipócitos, explicariam as alterações no relevo da pele.

Merlen & Curri[510] informaram que haviam observado, em casos celulíticos, alterações escleróticas nas formações endoarteriais que regulam o fluxo sangüíneo. Isto explicaria as anormalidades circulatórias, diminuição ou aumento do fluxo, as micro-hemorragias e o transudato devido à alteração da permeabilidade capilar e à esclerose da malha fibrilar pericapilar. Todos os pesquisadores estão de acordo em que os adipócitos estão agregados devido ao seu maior conteúdo de gordura. Considerando o fibro edema gelóide separadamente, sob três diferentes pontos de vista, o histológico, o etiopatogênico e o clínico, teremos três diferentes definições importantes:

- **Histologicamente** – É uma infiltração edematosa do tecido conjuntivo, não inflamatória, seguida de polimerização da substância fundamental que, infiltrando-se nas tramas, produz uma reação fibrótica consecutiva.
- **Etiopatologicamente** – É um processo reativo da substância fundamental seqüente a uma alteração do meio interno, favorecido por causas locais e gerais, em virtude do qual as glicosaminoglicanas (antes denominadas mucopolissacarídeos) que a integram sofrem um processo de hiperpolimerização. Como já descrito [Capítulo 1 – Histologia], as macromoléculas extracelulares, glicosaminoglicanas, quando unidas por ligação covalente unem-se às proteínas transformando-se então em moléculas denominadas de proteoglicanas. As glicosaminoglicanas apresentam propriedades hidrofílicas e são as principais responsáveis pela pressão osmótica intersticial. Já as proteoglicanas atuam na produção de colágeno pelos fibroblastos, bem como no seu arranjo tridimensional.[649] Além disso, as proteoglicanas possuem a capacidade de incrementar o depósito de colágeno e reconstituir a matriz extracelular.[58] Mudanças no estado e composição química matricial intersticial influenciam profundamente as células e os tecidos como um todo. Vários são os fatores que podem causar alterações nas proteoglicanas da matriz: variações topográficas (vinculadas à espécie, caracteres individuais e regionais), idade (maior quantidade na fase embrionária e, evidentemente, menor na senil), gestação (aumento na produção de ácido hialurônico e glicosaminoglicanas), estrógenos (aumento de ácido hialurônico e condroitinsulfúrico), diabetes (redução na produção de glicosaminoglicanas e aumento da heparina), hipotireoidismo (aumento na produção de ácido hialurônico e condroitinsulfúrico), corticosteróides (inibição da produção de ácido hialurônico, condroitinsulfúrico e heparina). A síntese de macromoléculas da matriz extracelular é de responsabilidade dos fibroblastos. Acredita-se que uma alteração do fibroblasto causada por diversos fatores faz com que as glicosaminoglicanas sofram alterações estruturais (hiperpolimerização), elevando seu poder hidrofílico e a pressão osmótica intersticial. Há então uma retenção hídrica com conseqüente aumento da viscosidade, dificultando os intercâmbios celulares (por compressão de vasos), e todas as implicações decorrentes dessa alteração da matriz.[25,156]
- **Clinicamente** – É um espessamento não inflamatório das capas subepidérmicas, às vezes doloroso, que se manifesta em forma de nódulos ou placas de variada extensão e localização. Por essa razão denomina-se esse processo de fibro edema gelóide.

No tecido acometido pela patologia, a modificação estrutural é básica e importante para se compreender o processo da infiltração.

Aspectos Histopatológicos

Alquier & Paviot, em 1920, definiram o fibro edema gelóide como uma distrofia celular complexa, não inflamatória do tecido mesenquimatoso, acompanhada de uma alteração do metabolismo hídrico, ocasionando uma saturação do tecido conjuntivo pelos líquidos intersticiais. Essa reação seria uma resposta elementar do tecido conjuntivo a toda agressão, fosse traumática, tóxica, infecciosa ou endócrina.[156]

Para Binazzi,[80] os aspectos clínicos e morfológicos evolutivos do quadro sugerem a associação do fibro edema gelóide com insuficiência venosa crônica no nível de membros inferiores: pela presença de telangectasias, micro-hemorragias e sintomas de parestesias, cãimbras, sensação de peso, dor à palpação local e diminuição da temperatura tecidual nos locais afetados, detectados por exames termográfico e infravermelho. As alterações circulatórias são confirmadas por estudos efetuados através de *laser-doppler*-fluxometria, que demonstram uma diminuição do fluxo sangüíneo nas áreas afetadas em cerca de 35%, em relação as áreas não-afetadas.[693]

Alterações microcirculatórias aparecem nos estudos de vários autores, dentre as hipóteses sobre a base fisiopatológica do fibro edema gelóide.[80,177,508,664]

A análise do líquido intersticial na presença do fibro edema gelóide revela uma taxa de concentração protéica superior à normal.[510] Outro fator notadamente alterado é a pressão intersticial, que se mostra elevada diante do quadro.[509] Para os mesmos autores, as alterações microcirculatórias podem ser desencadeadas por uma insuficiência de esfíncteres pré-capilares, cuja função reguladora do fluxo sangüíneo encontra-se modificada nas áreas afetadas pela moléstia.

Em um tecido normal existe um equilíbrio hidrostático tecidual, sendo que a quebra deste pode acarretar o aparecimento de um edema intersticial.

A alteração do esfíncter arteriolar pré-capilar nas áreas acometidas pode causar um aumento da pressão capilar que, somada à elevação da pressão intersticial (ocasionada pela hiperpolimerização da substância fundamental amorfa), e à diminuição do fluxo sangüíneo (provocada pela compressão vascular) leva a um aumento da permeabilidade capilar e venular, com estase circulatória e conseqüente edema na derme, nos septos sinterlobulares e interadipocitários. Alterações do tecido conjuntivo perivascular produzem diminuição do tônus venoso e aumento da fragilidade capilar, favorecendo a ruptura e o surgimento de micro-hemorragias.[81,177,488]

A análise histopatológica de cem casos de fibro edema gelóide detectou alterações nos extratos cutâneos: epiderme (hiperceratose e acantose), derme (edema papilar, feixes de fibras colágenas adelgaçadas) e tela subcutânea (mucoidose edematosa dos lóbulos adiposos, aliados à hipertrofia adipocitária). Baseados em descobertas como o espessamento da membrana basal dos capilares e vênulas dermo-hipodérmicas em 95% dos casos, semelhante à microangiopatia diabética, é que os autores questionam a alteração metabólica dos glicídios como fator predisponente do quadro.[664]

Dentre as várias divisões propostas, tendo como base a fisiopatologia do fibro edema gelóide, destacam-se quatro estágios de evolução:[177]

1. Marcado por uma alteração esfincteriana arteriolar, pré-capilar, levando a uma modificação da permeabilidade do capilar venoso e ectasia capilar, com transudação e edema pericapilar e interadipocitário.

2. O edema dificulta as trocas metabólicas, e desencadeia uma resposta conjuntiva, com conseqüente hiperplasia e hipertrofia do arcabouço reticular, levando à formação de uma trama irregular de fibrilas argentafins pericapilares e periadipocitárias. Alguns adipócitos, que apresentam anisopoiquilocitose, sofrem laceração, e formam-se vacúolos pluricelulares, margeados por tramas reticulares de espessura irregular.
3. As fibrilas se agregam em fibras colágenas e se distribuem em arranjos capsulares em torno de grupos de adipócitos, formando os micronódulos.
4. Ocorre esclerose das traves conjuntivas e formação de macronódulos, pela confluência de muitos micronódulos.

Apesar do fibro edema gelóide ser confundido ou relacionado com a obesidade, atualmente pode-se afirmar que são processos nosológicamente diferentes, sendo este fato fundamentado por observações clínicas (não é preciso ser obeso para possuir o quadro) e histológicas. Observa-se ainda que existe uma diferença significativa, no aspecto bioquímico, na composição dos triglicérides e ácidos graxos livres, além dos adipócitos de pacientes obesos e portadores de fibro edema gelóide.[179] Neste tecido patológico algumas células adiposas estão aumentadas em volume. Encontra-se espessamento e proliferação das fibras de colágeno interadipocitárias e interlobulares que provocam ingurgitamento dos tecidos, a circulação de drenagem é sensivelmente reduzida, e os fibroblastos são encarcerados. As fibras elásticas tornam-se frágeis e rompem-se. As fibras esclerosadas realizam um tipo de rede em forma de forca, que comprime os vasos e nervos.

Com este quadro histopatológico, compreende-se facilmente a aparência nodulosa na epiderme, e em fases mais avançadas a dor ao contato, à pressão ou palpação.

Trata-se de um tecido mal-oxigenado, subnutrido, desorganizado e sem elasticidade, resultante de um mau funcionamento do sistema circulatório e das consecutivas transformações do tecido conjuntivo. A seguir são descritas as alterações que ocorrem no nível tecidual, sendo divididas em quatro fases histológicas:

- **Primeira Fase** – A primeira fase do fibro edema gelóide caracteriza-se por hipertrofia das células adiposas, um acúmulo patológico de lipídios se desenvolve no adipócito provocando a hipertrofia da célula e empurrando o núcleo para a periferia. Ocorre um atraso, uma diminuição na facilidade de drenagem do líquido intercelular. O tecido fica então inundado. É a fase congestiva simples, que pode ser temporária ou transitória. A persistência desta congestão, e conseqüentemente desta tensão contínua no tecido conjuntivo, implica uma compressão dos vasos mais importantes, que, ficando assim incapazes de desempenhar o seu papel normal, são obrigados a dilatar-se perante o obstáculo. A dilatação e distensão das paredes da rede venosa aumentam a sua permeabilidade, o que resulta no escape para o tecido conjuntivo do líquido seroso, aumentando assim a pressão, a congestão e os fenômenos de bloqueio. Entramos num círculo vicioso, que evolui por si mesmo para a cronicidade da patologia.
- **Segunda Fase** – Este líquido, assim lançado no tecido conjuntivo, contém todos os resíduos das diferentes células das regiões vizinhas. Os produtos residuais não

utilizados pelas células desempenham o papel de um corpo estranho no tecido conjuntivo. Provocam reações químicas, tentativas de defesa contra esses elementos anormais. Ocorre o espessamento dos septos interlobulares, proliferação das fibras colágenas, e, de laxo e maleável que era, o tecido espessa-se e adquire uma consistência gelatinosa, cada vez mais densa à medida que o tempo passa. É o processo de floculação e de precipitação de substância amorfa do tecido conjuntivo.

- **Terceira Fase** – Este aumento na densidade do conjuntivo promove irritação das fibras teciduais, dissociando-as em fibrilas, provomendo um lesão acelerada. Origina-se um verdadeiro tecido fibroso, de malhas muito cerradas, muito densas, envolvendo e comprimindo todos os elementos do tecido conjuntivo, artérias, veias e nervos, formando uma verdadeira barreira a todas as trocas vitais. É a terceira fase do fibro edema gelóide, sendo esta, para alguns autores, irreversível. A organização fibrosa do tecido conjuntivo passou a ser a própria causa do fibro edema gelóide.
- **Quarta Fase** – O processo é contínuo e nota-se o espessamento do tecido conjuntivo interadipocitário. O tecido fibroso torna-se constantemente mais cerrado, endurece continuamente e, com o tempo, torna-se esclerosado, isto é, um tecido muito duro, firme, estanque, aprisionando nas suas malhas, sem qualquer possibilidade de libertação, os produtos nutritivos, residuais, a água e os lipídios. A quarta fase do fibro edema gelóide é a barreira estanque, fechada. Assim sendo, as lipases não conseguem chegar até os adipócitos. Com o endurecimento tecidual muito denso é produzida uma irritação contínua nas terminações nervosas, resultando em dores à palpação, desproporcionais à pressão exercida, ou mesmo sem motivo exterior.

Etiopatogenia do Fibro Edema Gelóide

O fibro edema gelóide apresenta a seus pesquisadores problemas patogênicos complexos e dúvidas quanto à sua etiologia. Estudando o problema sob diversos aspectos, inúmeras hipóteses foram criadas, de acordo com diversos autores. Não se pode falar em “causa”, visto que seria impossível garantir sua verdadeira influência, não sendo possível isolar cada um desses fatores, que somados, contribuem para o aparecimento do distúrbio.

De maneira geral pode-se delinear uma etiologia para o fibro edema gelóide, enumerando e subdividindo os fatores que provavelmente desencadeiam o processo em três classes:

- **Fatores Predisponentes**

Estes fatores podem predispor o fibro edema gelóide. Somando-se um destes fatores a outros, podemos ter uma probabilidade razoável da instalação da mesma.

– Genéticos;
– idade;

– sexo;
– desequilíbrio hormonal.

- **Fatores Determinantes**

Estes fatores estabelecem que uma pessoa do sexo feminino, fumante, com maus hábitos alimentares e ainda com um desequilíbrio hormonal, será alvo de fácil acesso para as infiltrações teciduais. Neste contexto pode-se citar:

– estresse, fumo, sedentarismo;
– desequilíbrios glandulares;
– perturbações metabólicas do organismo em geral (diabetes);
– maus hábitos alimentares;
– disfunção hepática.

- **Fatores Condicionantes**

A partir dos fatores acima citados criam-se perturbações hemodinâmicas locais, que podem:

– aumentar a pressão capilar;
– dificultar a reabsorção linfática;
– favorecer a transudação linfática nos espaços intersticiais.

Estes fatores provomem alterações no tecido conjuntivo, e fazem com que ele se torne mais hidrófilo, ou seja, mais ávido por água. Assim sendo, o tecido passa a reter maior quantidade de água (hidropexia), ocasionando um trânsito mais lento de líquidos na região, que associado a outros fatores, principalmente hormonais, criam condições propicias à maior deposição de gordura (hidrolipopexia).

Ciporkin & Paschoal[156] reformularam o conceito de "unidades operacionais", isto é, o conjunto órgão-funcional-homeostático do tecido conjuntivo dérmico, que Dalloz-Bourguignon,[184] baseado no trabalho de Merlen,[508] postulou sobre a unidade vásculo-circulatória. Esse novo conceito adotado tem por finalidade uma melhor compreensão da fisiopatologia e terapêutica das lipodistrofias localizadas, através da qual fatores predisponentes (genéticos), desencadeantes (hiperestrogenismo) e coadjuvantes (sedentarismo, alimentares, hormonais, patologias associadas e iatrogênicos) atuam sobre quatro unidades funcionais do tecido conjuntivo-adiposo (derme e tela subcutânea estão envolvidas na fisiologia patológica do fibro edema gelóide):

1. unidade matricial-intersticial;
2. unidade microcirculatória;
3. unidade neurovegetativa;
4. unidade energético-adiposa.

As unidades estão interligadas, sendo que a principal função a elas atribuídas é manter o equilíbrio dinâmico do tecido conjuntivo.

A busca da origem do fibro edema gelóide gera polêmica entre seus pesquisadores, criando os problemas etiopatogênicos a serem resolvidos.

Ainda são propostos outros fatores etiológicos:[126,156,369]

- desencadeantes (alterações de natureza hormonal);
- predisponentes (sexo, raça, biótipo constitucional, distribuição do tecido adiposo, número, disposição e sensibilidade dos receptores das células afetadas por hormônios, predisposição para desenvolver angiopatias periféricas);
- agravantes (hábitos alimentares, sedentarismo, fatores emocionais, hábitos de vida, patologias medicamentos e gravidez).

São várias as hipóteses que orientam a história do fibro edema gelóide até nossos dias. Várias teorias se postulam como candidatas para tentar explicar o desenvolvimento do fibro edema gelóide. Cada uma guarda propriedades que justificam seu grau de aceitação e se complementam entre si. Dentre as várias teorias propostas, destacam-se:

- teoria alérgica;
- teoria tóxica;
- teoria circulatória;
- teoria metabólica;
- teoria bioquímica;
- teoria hormonal.

Teoria Alérgica

Foi Lagéze[430] que, em uma tese publicada em 1929, afirmou a natureza alérgica do fibro edema gelóide. A partir de um estudo histopatológico baseado na extração de tecidos, ele fez uma descrição que se tornou célebre, a qual evoluiria, a seu ver, em três etapas sucessivas.

- A primeira fase congestiva da invasão serosa, produzindo infiltração ainda flácida, porém já dolorosa;
- a segunda fase de hiperplasia e formação fibrosa relacionada com uma exsudação fibrinosa. É a fase chamada de colagenização, no decurso da qual se observa um aspecto nodular, aumentando de volume;
- a terceira fase de retração esclerosa, atrófica e cicatricial, irreversível, sendo nervos e vasos encerrados em uma massa comprimida.

No decorrer dessas três etapas, o autor observou a ausência de fenômenos inflamatórios.

Ele invoca, então, a natureza alérgica do fibro edema gelóide e a descreve a partir do exame de cortes que mostram um exsudato de origem vascular, resultado de um fenômeno de vasodilatação acentuada de controle nervoso, igual ao que observamos nas manifestações anafiláticas. O fibro edema gelóide seria uma série de edemas se repetindo e deixando persistir uma certa porção de exsudatos sobre os quais viria a se enxertar um novo surto.

Merlen[508] afirma igualmente a natureza alérgica do fibro edema gelóide e descreve um processo fisiopatológico muito próximo daquele mencionado por Lagéze. Salienta ele: "Ela resulta da repetição local de formação de edemas em favor de uma sensibilidade especial do organismo para com vários agentes agressores. A cada ataque o líquido histológico absorvido pelos corpos graxos contidos na hipoderme formam uma espécie de geléia que se insufla, se organiza e se esclerosa. O fibro edema gelóide é, portanto, uma alergia patológica". Além disso, mostra que o fibro edema gelóide resulta de uma perturbação hemodinâmica venosa e linfática que entra, portanto, no quadro de linfedema.

Decormeille[193] apóia essa idéia com entusiasmo e acrescenta que essa alergia tem relação com uma lesão histológica ou disfunção de um órgão, podendo o tecido ou o órgão em questão se achar distante. Bianchi e Roxas[77] têm a mesma opinião e ligam essa alergia a um conflito imunológico e endócrino, gerador de edema e da proliferação de histiócitos e de fibrose.

Teoria Tóxica

O acúmulo de resíduos tende a provocar aumento de volume nas células e uma reação, causa do fibro edema gelóide.

Para Alquier[17] o fibro edema gelóide seria causado pela irrupção, no aparelho linfático, de uma substância nociva proveniente do sangue e pela retração dos tecidos que distendem essa substância. Tal retração dos tecidos fixaria o edema produzido por esta substância tóxica, impedindo a sua difusão e dificultando a passagem da linfa e seu retorno ao sangue.

Já para outros autores,[438] o fibro edema gelóide deve ser considerada como uma reação do organismo às toxinas que o invadem, por insuficiência hepática ou renal.

Acredita-se ainda tratar-se de uma leucopatia, em que os infiltrados se organizam em tecido fibroso, sob a influência de uma toxina.[238]

Teoria Circulatória

Certos autores, como Merlen,[508] reconhecem no fibro edema gelóide uma origem hemodinâmica de natureza alérgica; outros lhe atribuem origem meramente circulatória. As falhas ou perturbações da circulação local são demonstradas pelo estudo da pressão histológica e da elasticidade subcutânea.

Causas mais diversas têm sido invocadas para explicar o déficit circulatório: restrições mecânicas externas, como o uso de certos vestuários muito apertados, ou causas endógenas, como certas modificações do estado físico-químico da substância fundamental conjuntiva, impedindo a livre circulação dos líquidos intersticiais.

A má oxigenação dos tecidos, causada por uma estase devida à presença de varizes, favorece a formação do fibro edema gelóide, pois a estagnação do sangue não permite uma boa nutrição. Por outro lado, o aumento da massa adiposa leva a um aumento da pressão no espaço intercelular e isto favorece a dilatação dos capilares, provocando um agravamento da nutrição celular, que leva a um aumento do fibro edema gelóide, conduzindo, portanto, a um círculo vicioso.

Há também uma relação entre o fibro edema gelóide e um distúrbio nos coletores linfáticos. Ocorre uma escassez da drenagem linfática subcutânea nas zonas onde o fibro edema gelóide aparece com freqüência, daí a razão de se obterem resultados com tratamentos à base de drenagem linfática.

As alterações posturais como hiperlordose lombar, anteversão pélvica, joelhos valgos ou varos, são atribuídas, mas não confirmadas, como perturbações hemodinâmicas importantes, a ponto de serem fatores condicionantes da etiologia do fibro edema gelóide. Esta afirmação não tem fundamento científico, visto que um trabalho que aborda o referido tema[483] não apresenta uma metodologia consistente, sobre a qual deveriam ser elaboradas as conclusões. A autora defende tal etiologia a partir da constatação de que de 89 pacientes portadores de fibro edema gelóide, 85 deles apresentavam hiperlordose lombar com anteversão pélvica, ou seja, aproximadamente 95,5%. Assim, alega a autora, uma das causas da perturbação hemodinâmica é o fator postural da paciente. Salienta ainda que a localização do fibro edema gelóide na região dos quadris, região pélvica e porção superior da face externa da coxa é caracterizada pela presença da hiperlordose lombar.

Teoria Metabólica

Duval[217] menciona uma perturbação nutritiva histológica de natureza metabólica e de caráter distrófico. Esse desvio metabólico levaria a uma diminuição do anabolismo protéico e aumento do anabolismo lipídico.

Alguns autores acreditam que o fibro edema gelóide resulte de um acúmulo acima do normal de gorduras, constituídas essencialmente por ácidos graxos saturados, às custas dos ácidos graxos etilênicos.

Teoria Bioquímica

Essa hipótese afirma que, quaisquer que sejam as causas, o fibro edema gelóide resulta, em última instância, de uma perturbação da fisiologia molecular no íntimo da matriz intercelular conjuntiva, e, muito especialmente, de uma polimerização dos mucopolissacarídeos.

Teoria Hormonal

O fibro edema gelóide foi, de início, considerado como resultante de uma deficiência glandular e, depois, atribuído a um estado de hiperfunção hormonal.

Ricoux[636] e Parturier[570] reconheceram no fibro edema gelóide uma origem hiperparatiróidea, sem que nenhuma prova viesse apoiar tal afirmação. É dentro deste mesmo quadro que é citado Kermorgant,[399] para quem as perturbações hormonais seriam responsáveis por uma doença geral floculante, caracterizada por instabilidade séria e da qual o fibro edema gelóide não passaria de uma manifestação local. Essa hipótese não resiste ao exame clínico e o próprio Kermorgant defende a seguir a teoria dos mucopolissacarídeos.

Contudo, ainda são considerados os principais desencadeadores do fibro edema gelóide os distúrbios hormonais, sendo que o estrógeno é o principal hormônio envolvido e principal responsável pelo agravamento do fibro edema gelóide. São evidências desse fato: a maior incidência em mulheres, surgimento após a puberdade, ciclo menstrual, agravamento com a gestação, lactação e estrogenioterapia, além de sua relação com outros hormônios que interagem no fibro edema gelóide. O sexo e a idade também são fatores determinantes dessa patologia.

Sexo

A mulher apresenta um número duas vezes maior de adipócitos em relação ao homem. Essa diferença é observada já a partir do primeiro ano de vida, e ainda no período pré-natal, segundo alguns autores. O corpo feminino tem tendência ao acúmulo graxo nos glúteos e coxas, gordura sexo-específica, ao passo que no homem, tais acúmulos situam-se predominantemente no abdome. Investigações recentes demonstraram diferenças regionais no metabolismo adipocitário, sendo os depósitos abdominais mais reativos aos hormônios lipolíticos que os localizados perifericamente. Ao que parece, os hormônios sexuais têm papel fundamental no processo de localização de gordura no corpo. Confirmaram-se essas diferenças entre os adipócitos abdominais e os glúteo-femorais. Ao que parece, os triglicerídeos abdominais seriam mais lábeis, ou seja, mais fáceis de serem mobilizados.

Todo aumento excessivo de peso devido a uma alimentação hipercalórica na mulher se dirige às regiões chamadas "ginóides", antes de estender-se ao conjunto do corpo. Estas são as regiões preferenciais no desenvolvimento do fibro edema gelóide.

Idade

A idade é indicada também como um dos fatores de predileção para o desenvolvimento e evolução dos estados de obesidade e fibro edema gelóide. Na mulher, qualquer aumento posterior de tecido adiposo, com a idade, tende a depositar-se nas zonas de preferência dos estrógenos, sobretudo nos braços, quadris, glúteos e coxas. Por isso, com o passar da idade, por razões de ordem endógena, redução das necessidades energéticas, e exógena, diferentes condições de ambientes e hábitos de vida sem uma regulamentação dietética adequada, pode-se estabelecer, por acúmulo de substratos, uma condição de agravamento e expansão dos estados de obesidade e fibro edema gelóide.

Identificação do Fibro Edema Gelóide

Aspectos Clínicos e Epidemiológicos

Uma das funções desempenhadas pelo tecido conjuntivo é a de ligação entre os planos musculares e o revestimento cutâneo. As transformações deste tecido, principalmente o aumento da sua densidade, em vez de permitir a mobilidade da pele, fixam-na aos planos profundos. Tais alterações nem sempre se fazem por igual, de maneira que a pele apresentará um aspecto acolchoado, o pregueamento cutâneo, um espessamento aparente, irregular, que nos mostra uma sucessão de saliências e depressões, correspondente ao edema intercelular, hipertrofia e hiperplasia adipocitária, além da fibro-esclerose.[81,177]

Quanto à predisposição genética para o desenvolvimento do fibro edema gelóide, a incidência maior ocorre na raça branca, quando comparada às raças negra e amarela.[178,273]

As quatro evidências clínicas encontradas na palpação do fibro edema gelóide, classicamente conhecidas como "tétrade de Ricoux" são:[81,177,273]

- aumento da espessura do tecido celular subcutâneo;
- maior consistência tecidual;
- maior sensibilidade à dor;
- diminuição da mobilidade por aderência aos planos mais profundos.

Os sinais patológicos do fibro edema gelóide são facilmente verificáveis por testes simples e seguros. Em certos estágios não é necessário teste algum, pois o simples olhar permite identificar a infiltração tecidual. O tecido neste caso encontra-se flácido, com relevos e depressões, dificilmente havendo dúvida ou confusão com qualquer outra patologia.

No exame físico, é importante a propedêutica de inspeção e palpação. A inspeção deve ser efetuada com a paciente na posição ortostática. A posição de decúbito não é adequada, uma vez que a acomodação dos tecidos, decorrente da ação da gravidade, pode mascarar o grau de acometimento dos tecidos (Figura 13-2). Além das alterações de

FIGURA 13-2

Imagens da mesma paciente em diferentes posições. A) O grau três do fibro edema gelóide é mascarado quando a paciente está em decúbito e B) aspecto em "saco de nozes" na posição ortostática.

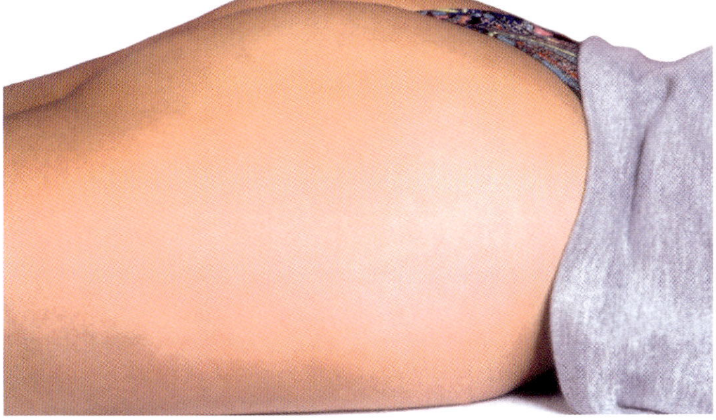

A

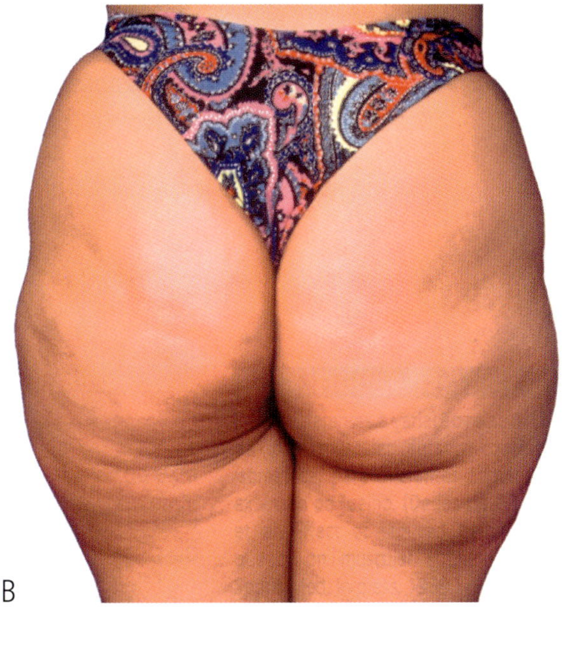

B

relevo inspecionam-se alterações associadas como: coloração tecidual, telangectasias, varizes, equimoses, estrias, hiperceratose folicular, tonicidade muscular e dor à palpação.

O primeiro teste para reconhecer o fibro edema gelóide consiste no "teste da casca de laranja" (Figura 13-3), onde pressiona-se o tecido adiposo entre os dedos polegar e indicador ou entre as palmas das mãos, e a pele se parecerá com uma casca de laranja, com aparência rugosa.

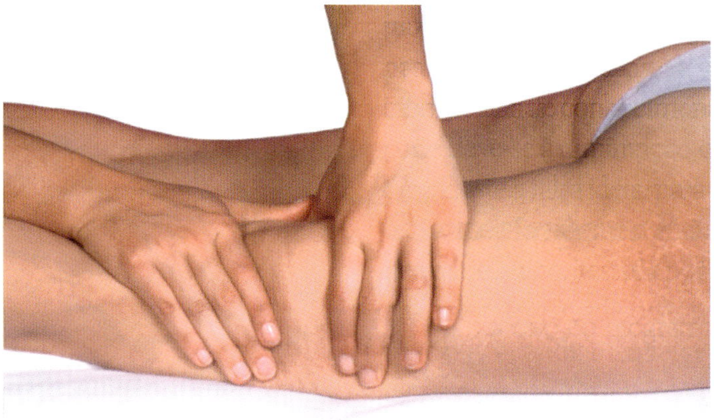

FIGURA 13-3

Teste da casca de laranja. Durante a aplicação do teste a pele apresenta-se rugosa, evidenciando a infiltração do tecido.

O outro teste é denominado de "teste da preensão" (*pinch test*) (Figura 13-4). Após a preensão da pele juntamente com a tela subcutânea entre os dedos, promove-se um movimento de tração. Se a sensação dolorosa for mais incômoda do que o normal, este também é um sinal do fibro edema gelóide, onde já se encontra alteração da sensibilidade.

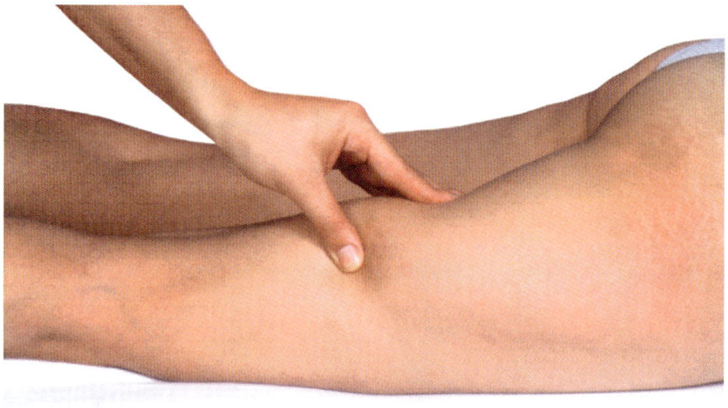

FIGURA 13-4

Teste da preensão para detectar o grau de alteração da sensibilidade dolorosa e espessura do tecido afetado.

Geralmente os sintomas de acometimento restringem-se à presença de nódulos nos membros ou locais afetados. Fadiga e aumento dos sintomas no período pré-menstrual também podem ser encontrados.

Na palpação das regiões atingidas, podemos notar, rolando entre os dedos, numerosos nódulos muito duros, semelhantes a "grãos de chumbo", que são os nódulos do infiltrado tecidual. Além disso, encontra-se um aumento local da sensibilidade dolorosa, aumento do volume e da consistência do tecido celular subcutâneo, além da deformação da pele e dos tecidos pelas aderências.

Métodos de Avaliação – Exames Complementares

O diagnóstico clínico do fibro edema gelóide baseado em uma anamnese adequada, associada à aplicação de testes clínicos, pode ser ampliado por meio de exames complementares: termografia cutânea, xerografia, ecografia bidimensional, exames anátomo-patológicos e antropométricos.

Termografia

O método utiliza placas flexíveis, compostas de cristais termossensíveis de colesterol, cuja função é avaliar e classificar o fibro edema gelóide de acordo com a temperatura cutânea superficial, diretamente relacionada com alterações circulatórias ocasionadas pelo distúrbio. Após o contato placa-pele por alguns segundos, surge um "mapa" de cores, indicando diferença de temperaturas em áreas localizadas da superfície cutânea (Figura 13-5). A imagem que surge pode ser homogênea ou não. De maneira geral, quanto mais uniforme for a imagem, com coloração verde ou rosada, menor é o envolvimento circulatório da área, que clinicamente corresponderia ao grau I ou ausência de fibro edema gelóide. Já zonas que indicam hipotermia, que no exame aparecem como zonas escuras ("buracos negros" ou "pele de leopardo"), indicam um grau mais avançado.[177]

Embora o exame seja inócuo, por se tratar de uma avaliação não-invasiva, como método de avaliação único não é seguro, pois fatores externos e internos podem alterar significativamente o resultado do exame, como por exemplo: exposição solar, febre, tabagismo, época do ciclo menstrual, temperatura e umidade da sala de exames.

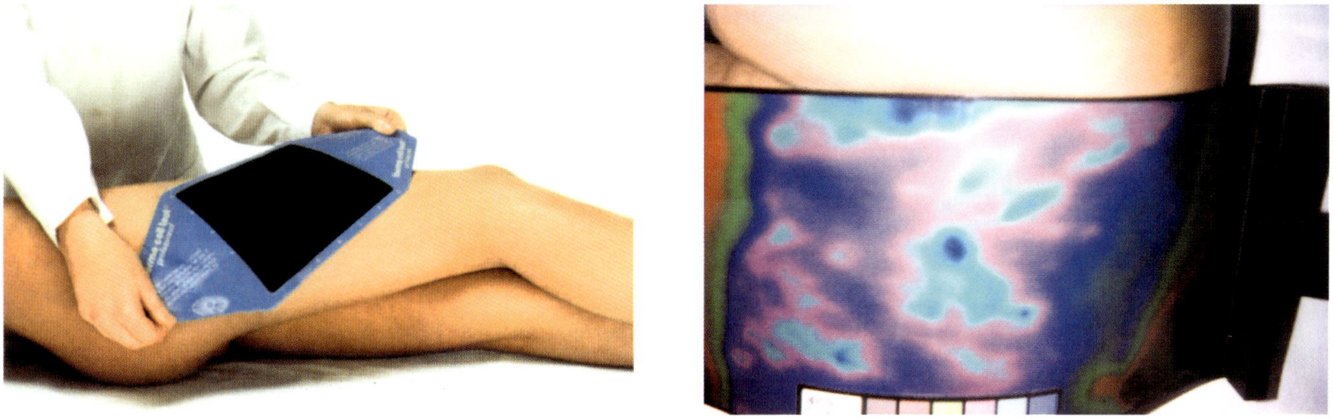

FIGURA 13-5

Avaliação do fibro edema gelóide pelo método da termografia. As diferentes cores representam diferentes níveis de temperatura.

Xerografia

O método consiste na radiação da pele com raios X, avaliando-se a imagem radiológica, explorando-se as modificações de cargas elétricas induzidas pelas radiações sobre placas de selênio. A passagem de radiação por tecidos com diferente espessura permite a formação de imagens (de cor azul, em diversas tonalidades) que evidenciam a diversidade de espessuras dos tecidos conjuntivos e musculares. O método permite identificar limites das camadas da pele e tecido subcutâneo, sendo válido para o controle da evolução dos infiltrados.

Trata-se de um exame não inócuo que deve ser prescrito apenas por médicos para este motivo; além disso, não permite uma avaliação de alterações microcirculatórias.

Ecografia Bidimensional

Trata-se de um método prático e seguro, em que pode-se avaliar a textura dos tecidos conjuntivos, bem como suas espessuras, sendo possível a observação da ocorrência de edemas nestas regiões. Utilizando-se o método associado ao efeito "doppler", pode-se avaliar também a circulação local.

O método tem como desvantagem a necessidade de equipamento específico associado ao treinamento de seu manuseio e avaliação das descobertas.

Exame Anátomo-Patológico

Trata-se de um método direto e preciso de avaliação, que pode ser efetuado por um profissional capacitado, tendo o inconveniente de ser um método invasivo. O exame pode ser realizado através de biópsias com "punches" de 4 mm de diâmetro.[664] As colorações aplicadas podem ser:[25,454]

- Hematoxilina Eosina (HE) – colorações mais utilizadas nas rotinas histológicas.
- Alcian Blue – para mucopolissacarídeos.
- Ácido periódico e reativo de SCHIFF (PAS) – evidencia membranas basais.
- Fucsina resorcina e fucsina ácida (Weigert – Van Gieson) – demonstrativa de fibras elásticas, colágenas e musculares lisas.
- Hematoxilina férrica de Weigert, escarlate de Biebrich e azul de anilina (Tricrômio de Masson) – fornecem um bom contraste das fibras colágenas.

Localizações Preferenciais

O fibro edema gelóide pode atingir qualquer parte do corpo, exceto as palmas das mãos, as plantas dos pés e o couro cabeludo. São atingidas com maior freqüência a porção superior das coxas, interna e externamente, a porção interna dos joelhos, região abdominal, região glútea e porção superior dos braços, ântero e posteriormente.

Estágios do Fibro Edema Gelóide

A classificação do fibro edema gelóide pode ser dividida em três[731] ou quatro graus,[177] de acordo com o aspecto clínico e histopatológico. Entretanto, a classificação em apenas três graus, a qual apresenta as alterações clínicas mais marcantes, é a classificação mais condizente com a anamnese de rotina nos consultórios.

Segundo Ulrich[731], as lesões teciduais surgem em três estágios, subdivididos segundo a gravidade de cada um:

- fibro edema gelóide brando (Grau 1);
- fibro edema gelóide moderado (Grau 2);
- fibro edema gelóide grave (Grau 3).

A classificação do autor é fundamentada na avaliação clínica, não fazendo menção às alterações histopatológicas. São consideradas as alterações cutâneas macroscópicas e a sensibilidade à dor, bem como o prognóstico.

Fibro Edema Gelóide Brando (Grau 1)

É aquele que somente é percebido pela compressão do tecido entre os dedos ou da contração muscular voluntária (Figura 13-6). Nesta fase, o fibro edema gelóide ainda não é visível somente à inspeção, e não há alteração da sensibilidade à dor.

Fibro Edema Gelóide Moderado (Grau 2)

As depressões são visíveis mesmo sem a compressão dos tecidos, sujeitas, portanto, a ficarem ainda mais aparentes mediante a compressão dos mesmos. Com a luz incidindo lateralmente, as margens são especialmente fáceis de serem delimitadas, já havendo alteração da sensibilidade.

Fibro Edema Gelóide Grave (Grau 3)

O acometimento tecidual pode ser observado quando o indivíduo estiver em qualquer posição, ortostática ou em decúbito. A pele fica enrugada e flácida. A aparência, por apresentar-se cheia de relevos, assemelha-se a um "saco de nozes", a sensibilidade à dor está aumentada e as fibras do conjuntivo estão quase totalmente danificadas. De acordo com o autor, o fibro edema gelóide brando é sempre é curável, o moderado é freqüentemente curável e o grave é considerado como incurável, ainda que passível de melhora.

Para Curri,[177] o grau I é assintomático, não sendo observadas alterações clínicas. A avaliação histopatológica das fases seguintes pode apresentar espessamento da camada areolar, aumento da permeabilidade capilar, anisopoiquilocitose adipocitária, micro-hemorragias diapedéticas, ectasia dos capilares e microaneurismas fusiformes nas vênulas pós-capilares.

A classificação que considera o primeiro grau assintomático não parece útil para as avaliações clínicas. Ela é pouco válida para o profissional que recebe a paciente, quase que invariavelmente, com os sinais e sintomas já instalados.

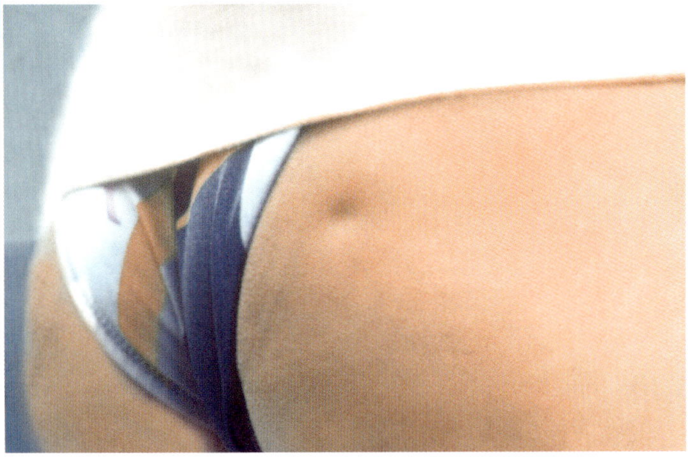

Os estágios do fibro edema gelóide não são totalmente delimitados, podendo ocorrer uma sobreposição de graus em uma mesma área de uma mesma paciente.

No que se refere a anatomia patológica do fibro edema gelóide, Lagéze[430] a descreveu e a subdividiu em quatro fases. Foi o primeiro a ter descrito tal anatomia, complementando os achados histológicos apresentados por outros autores. As fases são:

FIGURA 13-6

Paciente com fibro edema gelóide grau um, apresentando pequena área em grau três.

- **Primeira Fase** – Não é percebida pelos pacientes; é uma fase breve, puramente circulatória, que comporta essencialmente uma estase venosa e linfática. Disso sofrem as estruturas do tecido, seguindo-se uma outra fase. Esclarecimento do autor: "no seu estado normal, a capacidade de esvaziamento das veias corresponde ao volume sangüíneo fornecido pela arteríola. O esfincter capilar deixa passar lentamente o sangue e esta lentidão permite excelentes condições de oxigenação dos tecidos, assim como uma boa eficácia na retirada dos dejetos teciduais. Este equilíbrio poderá ser perturbado por várias circunstâncias: estresse, distúrbios hormonais ou terapias à base de hormônios, gravidez, alterações circulatórias etc."
- **Segunda Fase** – Considerada por Lagéze como a fase exsudativa, nela a dilatação arteriocapilar provocada pela estase acentua-se, sendo o tecido celular invadido por um composto de mucopolissacarídeos e eletrólitos. Tal exsudato dissocia as fibras conjuntivas e altera as terminações nervosas da região. Convém aqui ressaltar que não é colocada em evidência nesta fase e em nenhuma outra a existência do afluxo leucocitário ou eosinofilia local. A análise eletroforética do líquido tissular demonstra que sua concentração em proteínas é inferior à do sangue, comprovando assim a natureza estática do fibro edema gelóide, e não inflamatória.
- **Terceira Fase** – É a fase dos nódulos propriamente ditos. Aparecem os fibroblastos, formando um arcabouço fibroso, que progressivamente vai se transformando em colágeno.
- **Quarta Fase** – Com fibrose cicatricial, atrófica e irreversível, a última fase fica estabelecida. Há retração esclerótica. As arteríolas são atingidas, ocorrendo uma endoarterite e uma periarterite, sendo os nervos comprimidos pelo conjunto de fibroses.

Lagéze[430] complementa o seu estudo, concluindo que "muito freqüentemente esse processo se acompanha de desenvolvimento hipertrófico do tecido adiposo da hipoderme. Os nódulos gordurosos tornam-se muito volumosos para o arcabouço fibroso rígido e inextensível que os contém, e tomam, devido ao aumento da pressão, uma consistência muito firme. Nervos e vasos inclusos na parede conjuntiva são, portanto, comprimidos".

Formas Clínicas

Entendemos por formas clínicas do fibro edema gelóide o aspecto aparente, as manifestações visíveis, condicionadas pela textura das próprias lesões.

O fibro edema gelóide exterioriza-se e manifesta-se sob diferentes aspectos. Embora com aspectos diferentes, a afecção primária permanece a mesma. Possui sempre as mesmas causas, as mesmas transformações essenciais e fundamentais do tecido conjuntivo, os mesmos sinais e sintomas e as mesmas conseqüências.

Segundo classificação feita por Leonard[452] distinguem-se três tipos de fibro edema gelóide, sendo que pode-se entender essas alterações teciduais como decorrência da tonicidade muscular associada ao problema, ou ainda segundo Betrand,[75] as formas clínicas levam em conta a consistência do infiltrado. Segundo os autores, as alterações podem caracterizar os seguintes quadros:

- **Fibro Edema Gelóide Consistente (Duro)** – Apresenta um grande espessamento da pele, um aumento considerável dos tecidos superficiais e as zonas atingidas conservam geralmente uma conformação bastante regular e uniforme. Nesta forma, não são comuns as grandes deformações. Apresenta um nítido acolchoamento sem mobilidade, tornando-o ainda mais evidente. Executando-se o teste da preensão, nota-se o aspecto de acolchoamento, e a manipulação destas superfícies dá a nítida sensação de manipular "grãos de chumbo". Verifica-se a impossibilidade de qualquer mobilidade dos planos superficiais sobre os planos profundos; os planos cutâneos estão fixos. Com uma regularidade quase constante percebem-se varicosidades, equimoses e extremidades frias. É freqüente escapar-nos a observação do edema. A pele fica cada vez mais seca, rugosa, e apesar do espessamento cutâneo verificamos que a epiderme é de uma textura muito fina e delicada, podendo apresentar estrias. É encontrado nos obesos, nos indivíduos de peso médio ou ligeiramente elevado, que nunca tenham tido uma anterior perda de peso importante. Também pode ser observada nos indivíduos de peso inferior ao normal. Essa forma aparente do distúrbio é normalmente encontrada em indivíduos que praticam atividade física constantemente, apresentando inclusive a musculatura bem definida. Nesses indivíduos certamente o sedentarismo não pode ser tido como fator de grande influência no desenvolvimento da patologia, fato este que dificultará o tratamento.
- **Fibro Edema Gelóide Brando ou Difuso (Flácido)** – É a forma mais importante, tanto em número quanto nas manifestações aparentes. Pode apresentar-se em grandes ou pequenas proporções, em indivíduos com hipotonia muscular. Nestes casos, encontram-se os tecidos superficiais sem a menor consistência, com as regiões atingidas manifestando uma deformação total, tornando-se difícil encontrar os contornos da área afetada. Não tem qualquer formação própria. Distribui-se sem resistência ao contato dos elementos exteriores, segue a forma determinada pela posição: deitada, sentada ou em pé. Com o movimento, nota-se uma oscilação dos tecidos superficiais. Na palpação, há a impressão de moldar uma massa sem qualquer esforço, e nota-se com facilidade vários núcleos endurecidos, as placas rígidas, que contrastam de tal modo que muitas vezes se manifestam à sim-

ples observação visual. São comuns as varicosidades associadas a uma sensação de peso nos membros acometidos, e, pela diminuição da tonicidade muscular, tem-se a impressão de estar "arrastando um peso". Os edemas ocorrem pela ausência de consistência e resistência dos tecidos que permitem um acúmulo fácil de líquidos, além do déficit circulatório associado. Na maioria das vezes é encontrado nos indivíduos que obtiveram perda de peso sem a associação da atividade física. Essas alterações podem ocorrer nos grandes obesos ou nos indivíduos um pouco acima do peso que não praticam atividade física. Nos casos de indivíduos com peso normal ou abaixo, essa forma de fibro edema gelóide normalmente pode ser encontrada naqueles que são sedentários, os quais apresentam a massa muscular pouco desenvolvida.

- **Fibro Edema Gelóide Edematoso** – Apresenta um aspecto exterior de um edema tecidual puro e simples. Encontra-se quase que exclusivamente nos membros inferiores, que ficam rapidamente edematosos, sem deformações aparentes a não ser bordoletes típicos, pouco evidentes. Apresentam consistência variável, às vezes muito firme ou por vezes flácida, situando-se quase sempre num grau médio entre esses dois extremos. À primeira vista é facilmente confundido com o edema simples semelhante ao que se encontra nos pacientes acometidos por patologias cardíacas ou renais. O fibro edema gelóide edematoso é diferenciado pela presença de bordoletes, pela percepção ao tato de placas rígidas, aspecto enrugado ou "casca de laranja", pressão dos tecidos superficiais e presença do sinal de Godet, sinal este não exclusivo desta patologia, sendo positivo em edemas de etiologias variadas. Encontramos a forma edematosa do fibro edema gelóide em qualquer faixa de idade ou de peso. Isto indica que esta disfunção pode acometer indivíduos tanto jovens quanto adultos, obesos ou não.
- **Fibro Edema Gelóide Misto** – É freqüente encontrar as formas mistas. Podemos encontrar fibro edema gelóide firme nas coxas associado ao flácido no abdome, ou então um fibro edema gelóide muito firme na coxa, lateralmente, acompanhado de um muito flácido, medialmente.

Há também uma classificação adotada por Dabis,[182] que distingue três tipos de infiltrado lipodistrófico, levando-se em consideração a proporção de tecido adiposo. Neste contexto tem-se:

- **Fibro Edema Gelóide Puro** – É a forma própria da mulher magra, sem gordura circunscrita ou geral. Postula-se que ocorra talvez devido à compressão vascular, predominantemente. Situa-se em certas zonas de predileção como a face súpero-lateral, "culotes", e súpero-medial das coxas, face medial dos joelhos e região lombar.
- **Fibro Edema Gelóide Composto (Gordura Circunscrita)** – É a forma que aparece freqüentemente no pós-parto ou após a puberdade, e caracteriza-se por uma ligeira adiposidade circunscrita acompanhada de placas rígidas nos locais de predileção, comumente sobre o abdome e a região dos quadris (*culotes*).

- **Fibro Edema Gelóide Composto (Obesidade)** – É a forma encontrada geralmente em pacientes com mais de quarenta anos, que representam uma importante sobrecarga lipídica e uma forte retenção hidrossalina. Apresenta-se de forma tanto difusa quanto circunscrita associada à obesidade.

ABORDAGENS TERAPÊUTICAS

O fibro edema gelóide provocou a criação de numerosas e sedutoras receitas para a sua correção. Nos últimos dez ou quinze anos, entre tantos tratamentos, alguns obtiveram bons resultados, outros nem tanto, concluindo-se que os melhores resultados são obtidos quando o corpo é submetido a um tratamento que recupere a saúde e não que vise somente a eliminação do fibro edema gelóide. Se o fibro edema gelóide é abrandado, mas os hábitos continuam sendo os mesmos (alimentação inadequada, fumo, álcool, método anticoncepcional etc.), os resultados serão transitórios.

O tratamento do fibro edema gelóide envolve diversos profissionais, sendo que existe uma gama de tratamentos e recursos que, quando perfeitamente integrados, proporcionam bons resultados.

O fibro edema gelóide é um distúrbio de etiologia multifatorial; sendo assim, os melhores resultados são obtidos com procedimentos variados e complementares entre si, sendo ainda muito importante a orientação da paciente para uma manutenção e/ou complementação doméstica.

Sabemos que o principal fator na obtenção de um bom resultado terapêutico é o correto diagnóstico aliado à escolha do melhor recurso para a terapia em questão.

TRATAMENTO CIRÚRGICO

Como já se sabe, microscopicamente o fibro edema gelóide apresenta implicações dermo-hipodérmicas, com bandas de tecido conjuntivo que fixam a derme à fáscia profunda, aliado a projeções adipocitárias.[600] Mediante essas constatações, o tratamento cirúrgico da referida patologia pode ser executado por uma lipoaspiração superficial, com rompimento de bandas fibrosas e liberação da gordura projetada.[589]

A subcisão (*subcision*) é outra técnica cirúrgica utilizada no tratamento das depressões do relevo cutâneo, intervindo na junção dermo-hipodérmica, deslocando as fibras de alto teor fibrótico. O procedimento pode ser executado em nível ambulatorial, e tem início com a delimitação das depressões, que serão destacadas com uma marcação. Posteriormente executa-se a anestesia tópica com vasoconstritor. Em seguida um estilete especial do tipo agulha (Figura 13-7) é inserido na pele, sendo movimentado "em leque" no plano desejado, seccionando os septos fibrosos (Figura 13-8), até que os mesmos deslizem livremente pelo tecido. O plano de dissecação abrigará um hematoma. Com a finalidade de delimitá-lo, utiliza-se uma compressão de aproximadamente quatro quilos, a qual é posicionada após o ato cirúrgico, permanecendo no local por 4 a 5 minutos.

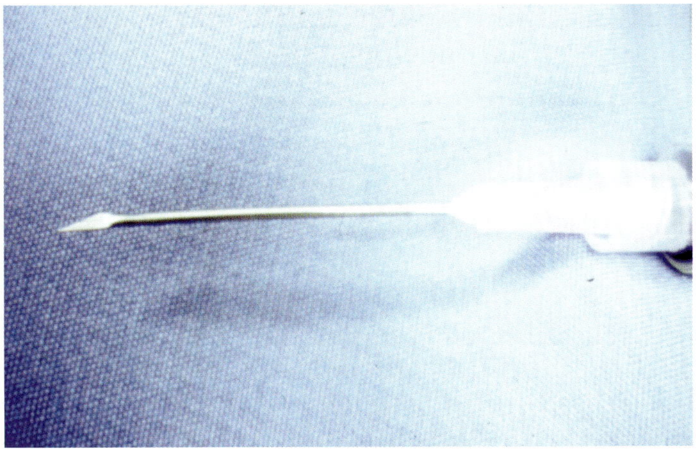

FIGURA 13-7

Estilete especial para execução da técnica de subcisão.

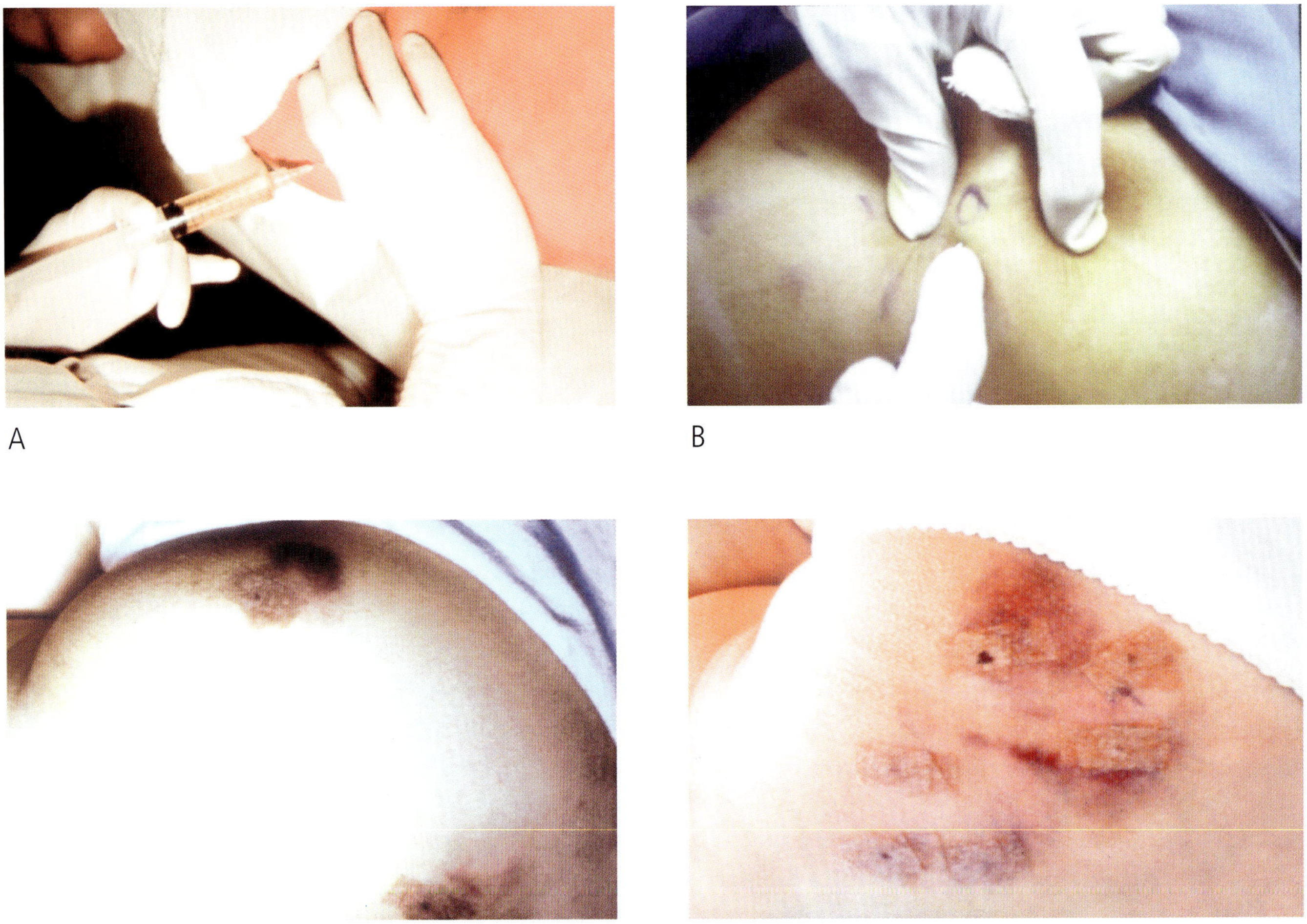

A

B

C

D

FIGURA 13-8

Cirurgia de subcisão em glúteo direito. A) Anestesia local, B) ato cirúrgico, C) imediatamente após a cirurgia e D) 48 horas após a cirurgia (Cortesia da Dra. Angela de O. Martins).

Como seqüelas podem ocorrer: fibroses nodulares (coincidentes com os pontos de incisão), depressões teciduais, discromias, cicatrizes hipertróficas ou queloideanas, infecções e abcessos. O uso de malha compressiva na região operada, por um período de 10 a 30 dias, é de grande importância como auxílio na eliminação do edema. A fisioterapia precoce diminui sobremaneira o risco de complicações.

As etapas da reabilitação pós-cirúrgica são:

- drenagem linfática dos membros inferiores, abdome, região lombar e glútea (melhora a cicatrização e previne o edema);
- gelo nas primeiras 24 horas;
- ultra-som após 24 horas, na freqüência de 3 MHz, com intensidade média de 0,4 a 0,6 $Wcm^{-2,}$ no modo contínuo ou pulsado a 50% (atenua os hematomas, diminuindo conseqüentemente o risco de fibrose);
- massagem de fricção e/ou amassamento circular, desde que não promova novas petéquias ou hematomas (prevenção de aderências);
- *laser* após 24 horas, com densidade de energia de 8 J/cm^{-2} de forma pontual (estimulação do processo de cicatrização).

TERAPIA NUTRICIONAL

O tratamento envolve uma dieta alimentar hipocalórica, no caso de obesidade simultânea, ou apenas para uma educação alimentar, orientada por profissional competente [Capítulo 12 – Terapia Nutricional].

TERAPIA MEDICAMENTOSA

Mesoterapia

A mesoterapia ou intradermoterapia é uma técnica terapêutica empregada em várias especialidades médicas, que visa utilizar a derme como receptora e difusora de pequenas quantidades de medicamentos. Neste grupo incluem-se medicamentos como anestésicos, corticosteróides, antibióticos, ou ainda outras substâncias utilizadas no tratamento de patologias como o fibro edema gelóide.

A técnica tem origem francesa, e foi descrita por Pistor[592], sendo que sua prática foi introduzida na década de 1980.[167]

Muitos países europeus, bem como os Estados Unidos, utilizam essa técnica atualmente.[593,594]

Esse método terapêutico consiste em efetuar múltiplas injeções intradérmicas de uma mistura de diferentes substâncias farmacológicas (Figura 13-9). Essa mistura é composta de enzimas, vasodilatadores e de substâncias que auxiliam o metabolismo do tecido conjuntivo [Capítulo 1 – Tecido Conjuntivo]. O composto é injetado com aplicador tipo pistola, o qual porta uma agulha, geralmente de 4 mm, ou simplesmente se efetua a penetração através de pressão.

13

Este método tem como objetivo difundir lentamente estes produtos em pequenas quantidades, em determinadas regiões do organismo que apresentem sinais e sintomas de funções anormais.[260]

As indicações são múltiplas, destacando-se entre outras: dores diversas, alopécia, fibro edema gelóide, entre outras. São diversos os efeitos secundários descritos na literatura pelo uso desses medicamentos, como edema de Quincke, reações urticarianas locais ou gerais, dermatite alérgica de contato, epigastralgias, lipodistrofias e atrofias cutâneas etc.[260,445,631,708] Recentemente as infecções causadas pela inoculação acidental de microrganismos têm sido consideradas de importância relevante.

Como em qualquer outro método, os incidentes e acidentes podem ocorrer, e possivelmente estarão correlacionados aos produtos injetados, os quais seguem os mecanismos alérgico ou farmacológico, ou ainda à técnica e seus cuidados básicos de inoculação.[144,153,260] Os produtos devem ser hidrossolúveis, isotônicos, com estabilidade física e química, pH adequado, baixo estímulo alergênico e eficácia reconhecida.[654,705]

Num dos primeiros trabalhos publicados na literatura brasileira sobre as complicações pós-tratamento do fibro edema gelóide pela mesoterapia, os autores relatam o aparecimento de múltiplos abscessos subcutâneos, difusos em toda a extensão das coxas e região abdominal em duas jovens mulheres pós-tratamento de "celulite" pela mesoterapia. O exame bacteriológico da secreção purulenta e biópsia de um fragmento de pele revelaram a presença de *M. fortuitum*, resistentes aos diversos antibióticos prescritos. A terapêutica para esses microrganismos é difícil, requerendo normalmente uma combinação de antibióticos mais debridamento cirúrgico, podendo levar de 1 a 24 meses.[748] Os autores chegaram então às seguintes conclusões: que a mesoterapia não foi suficiente por si só para combater o fibro edema gelóide, e ainda que apesar de ser uma técnica muito difundida, sem um tratamento mais específico com rigor nos cuidados básicos de inoculação, leva ao fracasso, com conseqüências de difícil controle. Há ainda um alerta no sentido de que a conscientização, motivação e perseverança da paciente também têm um papel importante frente às medidas indicadas pelo profissional. E, finalmente, as técnicas de tratamento específicas devem ser realizadas exclusivamente por profissionais perfeitamente treinados no manejo de substâncias, instrumentos e procedimentos determinados.

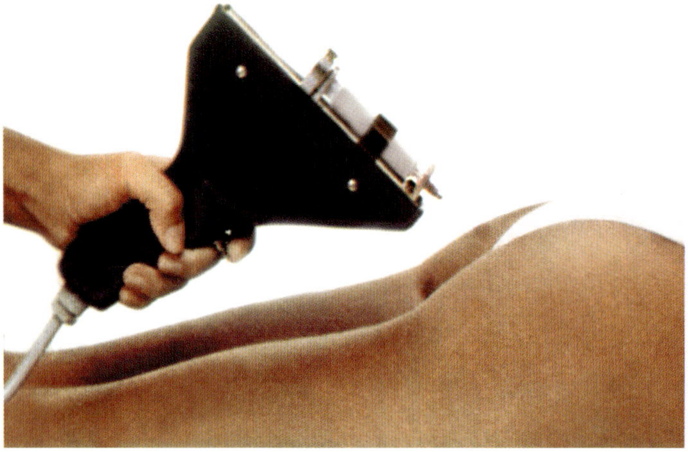

FIGURA 13-9
Mesoterapia.

Ativos Farmacológicos

Os ativos farmacológicos utilizados na terapêutica do fibro edema gelóide atuam no tecido conjuntivo ou na microcirculação, podendo ser utilizados por via tópica, sistêmica ou transdérmica.

Dentre os princípios ativos atuantes na microcirculação encontram-se os extratos vegetais de hera e castanha-da-índia, ricos em saponinas, além de ginkgo biloba e rutina, que contêm bioflavonóides. Estes agem diminuindo a hiperpermeabilidade capilar e aumentando o tônus venoso.[431]

Estudos experimentais com metodologia coerente e exames quantitativos ("doppler", capiloscopia, termometria e oscilometria) demonstraram que o extrato de ginkgo biloba tem ação antiedematosa, melhorando o retorno venoso e a circulação arterial.[42,67]

Os princípios ativos conhecidos aos quais são atribuídos efeitos sobre o tecido adiposo são as metilxantinas (teobromina, teofilina, aminofilina, cafeína etc.).[539]

Os efeitos sistêmicos da cafeína quando utilizada por via tópica foram testados. As taxas séricas obtidas após uso criterioso de um gel hidroalcoólico a 5% foram inferiores às obtidas após ingestão de uma xícara de café.[781]

Dentre os ativos utilizados no tratamento do fibro edema gelóide, com ações sobre o tecido conjuntivo, destacam-se o silício e a *Centella asiática*.

O silício é um elemento estrutural do tecido conjuntivo, regulador e normalizador do metabolismo e da divisão celular. Na microcirculação, modifica favoravelmente a permeabilidade capilar venosa e linfática.[653] Devido à importância e a grande quantidade de estudos sobre a *Centella asiática*, discutiremos sua ação em um tópico específico.

Asiaticosídio

O extrato de *Centella asiática* tem origem vegetal, sendo formado quimicamente por princípios ativos nas seguintes proporções: 40% de asiaticosídio, 30% de ácido madecássico, 30% de ácido asiático, além de derivados triterpênicos.[194,444] A união desses princípios atuam no conjuntivo, nos fibroblastos (regula a estruturação das formas fibrilares conectivas), bem como na microcirculação.

Na utilização tópica e sistêmica da *Centella asiática* observa-se a ação na microcirculação, com melhora da perfusão nos membros inferiores, demonstrada por capiloscopia em pacientes com insuficiência venosa crônica, sendo inclusive utilizada nos tratamentos de úlceras crônicas[15,28] e do fibro edema gelóide.[331]

Em diversos estudos a utilização do extrato de *Centella asiática* no fibro edema gelóide foi analisada por via sistêmica. Como acontece em muitos trabalhos da área, a confiabilidade dos resultados fica prejudicada na medida em que a metodologia empregada é inadequada, com critérios não padronizados, além da ausência de controle.[48,59,151,184]

Diversos autores exaltam o caráter eutrófico do medicamento. O medicamento é utilizado por via oral ou parenteral, na forma injetável ou em ionização, podendo ainda ser empregado na forma de cremes.

Numerosos autores analisaram a ação de vários medicamentos sob o aspecto fisiológico e histológico no tecido conjuntivo, em particular sobre a microcirculação e o fibroblasto. Um estudo duplo-cego foi efetuado por Hachem & Bourgoin[319] em 35 mulheres afetadas por lipodistrofia localizada, com uso oral de extrato de *centella asiáca* e placebo. Para evidenciar os resultados, foram executadas biópsias antes e após o tratamento, da região deltóidea e trocantérica, a fim de se realizar um estudo anatomopatológico. Na análise histológica evidenciaram a ação da *Centella asiática* sobre a fibrose paniculada, podendo ser explicada assim sua ação sobre o fibro edema gelóide. Bailly[48] constatou uma melhora na circulação venosa de retorno por suprimir perturbações funcionais dos membros inferiores como sensação de "peso" nas pernas, formigamento e extremidades frias.

A análise da absorção percutânea foi efetuada em camundongos, através de marcação radioativa, sendo que o ácido madecássico foi mais absorvido do que o ácido asiático, com um pico de absorção entre uma e três horas.[740]

A inocuidade da *Centella asiática* empregada de forma sistêmica ou tópica foi demonstrada em testes de toxidade e sensibilização.[331]

Enzimas de Difusão

As enzimas são utilizadas como agente terapêutico específico em afecções caracterizadas por hiperpolimerização ou como auxiliar terapêutico na forma liofilizada para favorecer a difusão de substâncias medicamentosas no organismo.

Conforme descrito anteriormente, o fibro edema gelóide é caracterizado por uma hiperpolimerização de mucopolissacarídeos na substância fundamental amorfa; sendo assim, as enzimas utilizadas para o tratamento dessa afecção tratam-se de mucopolissacaridases e de hialuronidases com ação despolimerizante. As enzimas podem ser encontradas na forma de comprimidos, supositórios, injetáveis e cremes.

A hialuronidase é uma das enzimas presentes no interstício, sendo encarregada de manter o equilíbrio hídrico, com a finalidade de assegurar uma absorção normal da substância fundamental amorfa através de todo tecido conjuntivo. Despolimerizando o ácido hialurônico, a hialuronidade reduz a viscosidade do meio intercelular, tornando o tecido mais permeável à dispersão de outras substâncias e promovendo a reabsorção do excesso de fluidos, mobilizando edemas e infiltrados no tecido conjuntivo.[156]

A hialuronidase é empregada na medicina como veículo de difusão de vários medicamentos, além de ser utilizada como princípio ativo no tratamento do fibro edema gelóide. Essa aplicação é contestada por Casley-Smith,[139] que demonstrou através de experimentos que o emprego dessas enzimas pode alterar os filamentos de ancoração dos capilares linfáticos, produzindo o colabamento de suas paredes, pela pressão dos tecidos adjacentes.

As técnicas de administração de princípios ativos utilizados pela fisioterapia são:

- corrente contínua (ionização);
- ultra-som (fonoforese).

As justificativas, bem como os procedimentos de tais técnicas estão descritos nos Capítulos 6 – Eletroterapia e 7 – Ultra-som. Entretanto, deve-se evidenciar a não recomendação dos tratamentos que associam as enzimas ao ultra-som, pois estudos apontam o efeito deletério que esse recurso físico promove sobre as mesmas.

O medicamento pode causar reações adversas como perda de potássio (em doses elevadas), reações alérgicas e o aparecimento de equimoses.

TERAPIA FÍSICA

Fortalecimento e Alongamento Muscular

A atividade física é de vital importância no tratamento de estados lipodistróficos, dada a condição freqüente de hipotonia muscular.

O sedentarismo pode contribuir para o agravamento do fibro edema gelóide através dos seguintes mecanismos:[156]

- diminuição da massa muscular, com aumento da massa gordurosa;
- aumento da flacidez músculo-tendínea;
- diminuição do mecanismo de bombeamento muscular dos membros inferiores, dificultando o retorno venoso e linfático.

O tecido afetado pelo fibro edema gelóide é mal-oxigenado e mal nutrido, pelo fato da circulação sangüínea e linfática ser deficiente.

A função da atividade física é melhorar a circulação de retorno, a função cardiorrespiratória, o tônus muscular e aumentar o metabolismo. A energia necessária para a atividade física, no tratamento do fibro edema gelóide, deve provir do sistema aeróbio, uma vez que o sistema anaeróbio apresenta como resultado do metabolismo o acido lático que irá se depositar em um tecido já congesto. Geralmente o fibro edema gelóide manifesta-se de forma localizada, daí a importância dos exercícios serem efetuados particularmente nos locais afetados (exercícios localizados). Os exercícios localizados aqui indicados não visam a redução do tecido adiposo especifico da área exercitada, uma vez que tal efeito não é comprovado em trabalhos experimentais [Capítulo 10 – Exercício Localizado], e sim para desenvolver a musculatura local, aumentando o seu tônus.

Dentre os exercícios localizados, os exercícios resistidos são de grande importância para o desenvolvimento da força muscular [Capítulo 10 – Exercício Resistido]. Além do exercício localizado, grande importância deve ser dada aos exercícios respiratórios e de relaxamento, pois estes melhoram a oxigenação e promovem a diminuição do estresse físico e mental.

Outro ponto que deve ser considerado dentro da atividade física é a amplitude de movimento normal necessária para a completa mobilidade e flexibilidade das estruturas que compõem a articulação, ou seja, músculos, tecido conjuntivo e pele, além da própria articulação. A mobilidade adequada dos tecidos moles e articulações parece ser um fator importante na prevenção de novas lesões [Capítulo 10 – Alongamento Muscular].

À medida que o músculo se encurta, ele não é mais capaz de produzir o pico de tensão e desenvolve-se uma fraqueza com retração.[292,696] A perda de flexibilidade, independente da causa, pode também provocar dor. A força muscular pode também ser alterada quando o tecido mole se encurta devido à adaptação que ocorre com o tempo. A medida que o músculo perde sua flexibilidade normal, ocorre também uma alteração na relação comprimento-tensão do músculo.

Estudo recente foi conduzido por Guirro *et al.*,[312] no qual foi aplicado um programa de alongamento nos músculos posteriores da coxa em 11 voluntárias sedentárias, três vezes por semana num período de 5 semanas, utilizando-se a técnica de alongamento passivo. Todas foram orientadas a realizar a flexão do tronco permanecendo nessa posição por 60 segundos, com 30 segundos de repouso, perfazendo um total de 15 repetições por perna. A efetividade do protocolo foi aferida pela mensuração do ângulo articular por meio da goniometria, a qual indicou uma diminuição da retração muscular. Tanto a atividade elétrica quanto a força muscular foram analisadas. Os resultados demonstraram haver um aumento da força entre os grupos pré e pós-alongamento para todos os ângulos analisados (30, 90 e 120° de flexão da perna). A atividade elétrica, analisada pela envoltória, apresentou variações em todos os músculos e ângulos analisados.

Cada tecido apresenta diferentes respostas que afetam sua extensibilidade, ou seja, sua capacidade de alongar-se. Quando procedimentos de alongamento são aplicados a esses tecidos, a velocidade, intensidade e duração da força de alongamento irão afetar a resposta dos diferentes tecidos. Tanto as características mecânicas dos tecidos contráteis e não contráteis quanto as propriedades neurofisiológicas do tecido contrátil afetam a resposta do alongamento.[403]

ELETROTERAPIA

No tratamento do fibro edema gelóide são empregadas várias modalidades de correntes, de acordo com as respostas fisiológicas que cada uma desencadeia.

Corrente Galvânica

É utilizada na sua forma pura (galvanização) ou em associação a drogas despolimerizantes (iontoforese). No caso do uso da corrente galvânica pura, os efeitos fisiológicos inerentes da corrente, os efeitos eletroquímicos, osmóticos e as modificações vasomotoras (Capítulo 6 – Corrente Galvânica) podem promover um incremento na nutrição do tecido afetado conseqüente ao aumento da circulação local, que ocorre principalmente no nível do pólo negativo, que é mais estimulante. Na ionização a medicação introduzida visa promover a despolimerização da substância fundamental amorfa. Os medicamentos utilizados são enzimas mucopolissacaridases combinadas ou não com outros fármacos. Para a efetividade da ionização [Capítulo 6 – Iontoforese], alguns aspectos devem ser observados:

- a droga deve ser administrada pelo eletrodo de mesma polaridade, a qual varia de acordo com o laboratório fabricante;
- não há justificativa para a inversão da polaridade durante a terapia;
- o posicionamento dos eletrodos deve obedecer uma disposição transversal (Figura 6-13B);
- a intensidade deve ser calculada de acordo com o tamanho do eletrodo, sendo o mínimo de 4 mA (eletrodo de tamanho padrão);

- a concentração do produto deve ser mantida a mais baixa possível, entre 1 e 4%;
- o solvente deve ser a água deionizada;
- os eletrodos não devem ser posicionados sobre soluções de continuidade (lesões), devido ao risco de promover queimaduras locais;
- o tempo de aplicação deve manter-se abaixo de 20 minutos;
- o material entre o eletrodo metálico e a pele deve ser descartável.

Correntes Diadinâmicas

As correntes diadinâmicas que podem ser utilizadas no tratamento do fibro edema gelóide são: a corrente difásica (DF), a monofásica (MF), a curtos períodos (CP) e a ritmo sincopado (RS).

A corrente difásica é utilizada quando a sensibilidade dolorosa está presente. A sua aplicação proporciona uma elevação do limiar de excitação das fibras nervosas sensitivas, desta forma proporcionando analgesia temporária. Promove ainda uma melhora dos transtornos circulatórios.

A corrente curtos períodos pode ser indicada para situações que necessitem de aumento de circulação local ou segmentar. A colocação dos eletrodos é de fundamental importância nos casos onde o incremento circulatório segmentar é requerido. Para se obter um aumento da circulação do membro inferior, os eletrodos devem ser posicionados na posição paravertebral lombar, unilateralmente, sendo o eletrodo negativo posicionado distalmente (Figura 13-10). Um aumento em menor proporção pode ser conseguido quando os eletrodos são posicionados na região lombar, bilateralmente, e o aumento da circulação se dá no membro do mesmo lado em que se encontra o eletrodo negativo (Capítulo 6 – Correntes Diadinâmicas).

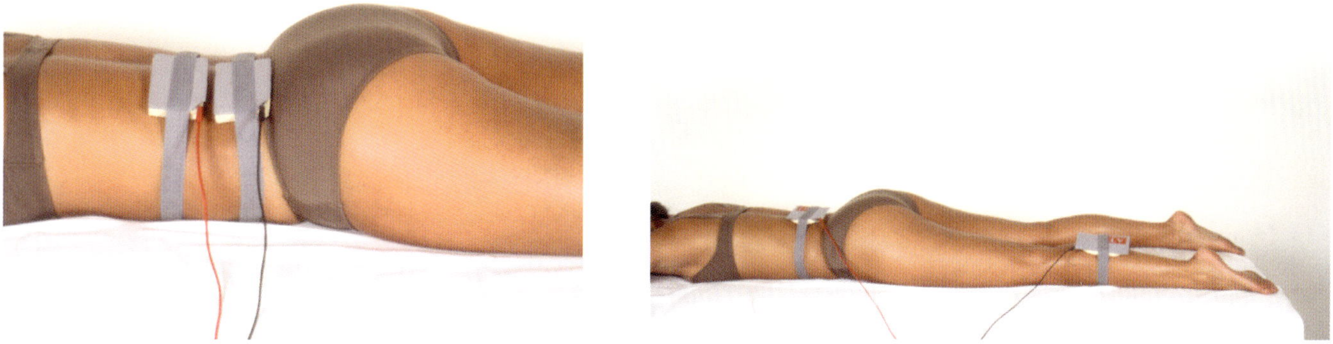

A B

FIGURA 13-10

Colocação dos eletrodos para aplicação das correntes diadinâmicas. A) Eletrodos paravertebrais unilaterais e B) eletrodos longitudinais.

Apresentando uma freqüência de 50 Hz com pulsos de 10 milissegundos, a corrente monofásica possui uma predileção sobre o sistema nervoso vegetativo, no sentido de atenuar a tonicidade vascular simpática e estimular o metabolismo do tecido conjuntivo. Essas respostas são benéficas para os tecidos com restrição circulatória, como o fibro edema gelóide.

A corrente ritmo sincopado é indicada para as terapias de estimulação elétrica neuromuscular, uma vez que provoca contrações rítmicas das fibras musculares, melhorando assim a hipotonia muscular associada. Todavia não é a melhor escolha, por ser extremamente desagradável, comprometendo dessa forma a qualidade do tratamento.

Correntes Excitomotoras

A estimulação elétrica neuromuscular (NMES) é um importante complemento no tratamento do fibro edema gelóide. As correntes excitomotoras, juntamente com outros recursos fisioterapêuticos, constituem a base da eletroterapia utilizada hoje em estética. O objetivo dessa modalidade terapêutica é propiciar, em decorrência da contração muscular, o fortalecimento e/ou hipertrofia muscular, bem como o aumento da circulação sangüínea e linfática, melhorando assim o trofismo dos tecidos. A eficácia do tratamento com estimulação elétrica vai depender de muitos fatores (Capítulo 6 – Correntes Excitomotoras), sendo que um ponto importante a ser observado é a sensibilidade do paciente, pois quanto mais agradável for, maior intensidade o paciente suportará, maior a profundidade do campo elétrico e, conseqüentemente, maior o número de unidades motoras recrutadas. Portanto, dentre as correntes utilizadas, as mais agradáveis apresentam vantagens em detrimento das outras. A contração e o relaxamento exercem um efeito de bomba sobre os vasos sangüíneos e linfáticos, podendo ser utilizados também para incrementar o retorno venoso e linfático através de contrações rítmicas, obedecendo uma seqüência lógica do grupo muscular estimulado, de forma que as contrações ocorram na direção distal-proximal (Figura 13-11). É importante ainda posicionar corretamente o membro durante a estimulação, isto é, em elevação e quando necessário com enfaixamento compressivo.

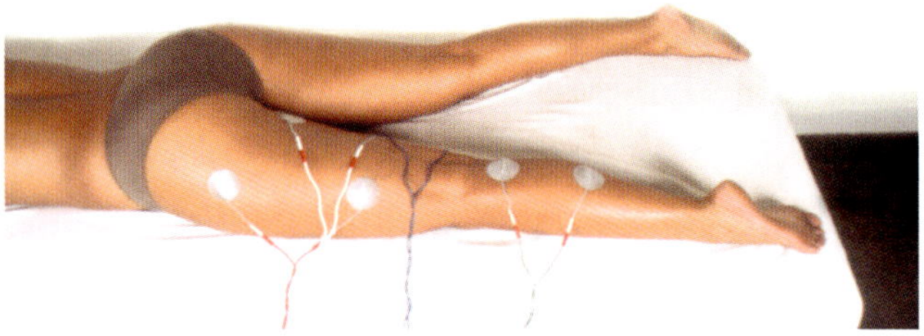

A

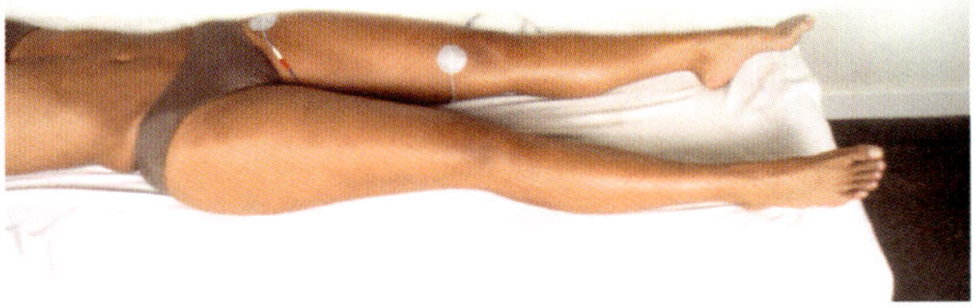

B

FIGURA 13-11

Colocação dos eletrodos para drenagem linfática com corrente excitomotora modulada de forma seqüencial. A) Eletrodos posteriores à perna e coxa e B) eletrodos mediais e anteriores à coxa.

A inconveniência da utilização das correntes polarizadas para os programas de estimulação elétrica antes empregados está na capacidade dessas correntes de causar a polarização sob os eletrodos, devido ao fluxo iônico irregular. A forma do pulso, e, em decorrência deste formato, a largura do pulso são de maior duração, quando comparadas com os pulsos quadráticos que transportam a mesma quantidade de energia. Esta maior duração vai ser responsável, em parte, pelo maior desconforto promovido por algumas correntes, uma vez que o limiar doloroso vai ser atingido com uma menor amplitude do pulso. Além disso, a forma de pulso pode promover a necessidade de uma alta amplitude de corrente de saída para provocar a contração motora, tornando assim a sensação da estimulação elétrica por alguns tipos de correntes (farádica, ultra-excitante e ritmo sincopado) desagradáveis.

O sucesso dos programas de estimulação elétrica depende amplamente dos parâmetros da estimulação. Para a utilização da estimulação elétrica mais efetiva, o terapeuta precisa dominar todos os parâmetros e saber quando e como regulá-los para torná-los mais convenientes a um programa de tratamento particular de um determinado paciente.

Os níveis de dor e sensações desagradáveis são minimizados pelo uso de pulsos estreitos com freqüências elevadas. Neste contexto, Snyder-Mackler *et al.*[694] relatam que pulsos inferiores a 50 microsegundos (μs) são ineficazes para a ativação do nervo. Por outro lado, pulsos com duração superior a 500 μs são menos confortáveis para o paciente.[232] A outra característica do pulso de estimulação é o seu tempo de subida, ou seja, o tempo que a corrente leva para atingir sua amplitude máxima. A subida lenta permite que a amplitude de estímulo seja aumentada gradualmente. A vantagem é que o paciente toma contato com a corrente de forma suave e, além disso, o músculo é gradualmente estimulado a produzir uma contração mais natural, com as fibras sendo cada vez mais recrutadas, conforme o aumento da amplitude dos estímulos.

Especificamente para a estimulação elétrica neuromuscular, esta forma de pulso é muito superior à corrente farádica, no sentido de que seu componente contínuo é zero, minimizando a ionização da pele sob os eletrodos, além do estímulo sensório-motor ser mais agradável.

Por se tratar de uma corrente despolarizada pode-se utilizar tanto os eletrodos metálicos quanto os de silicone-carbono para as aplicações.

Muitos autores constataram através de biópsia muscular, pré e pós-tratamento com estimulação elétrica, a hipertrofia da fibra muscular.

Hipertrofiar um músculo significa aumentar o seu poder motor (aumento do número de sarcômeros em paralelo), o diâmetro das fibras musculares individuais e o número total de miofibrilas (que entram no jogo da contração), além de aumentar os mecanismos nutridores para sua manutenção (ATP – adenosina trifosfato, PC – fosfato de creatina, glicogênio etc.). A hipertrofia resulta de uma atividade muscular vigorosa, contra-resistida. Assim, não há efeito trófico sobre o músculo se ele não realizar trabalho; a estimulação elétrica deve trabalhar contra a resistência de uma carga e com intensidade suficiente para promover contrações musculares potentes.

A estimulação elétrica pode ser efetivamente utilizada para assistir pacientes em exercícios ativos, contra-resistidos ou simplesmente contra a gravidade. Algumas precauções devem ser tomadas para que o músculo não seja fatigado demasiadamente por um programa de estimulação elétrica muito intenso. O número de contrações que o músculo desenvolve deve ser controlado, e a modulação em rampa, a variação da freqüência e a intensidade da corrente são fatores a ser considerados. Assim, muitos programas podem intercalar a estimulação elétrica com a contração muscular voluntária ou mesmo realizá-las concomitantemente. Estes protocolos podem ser mais efetivos para pacientes que necessitem fortalecer grupos musculares específicos, por exemplo os músculos abdominais, o músculo vasto medial etc.

A contração normal das fibras musculares esqueléticas é comandada pelos nervos motores. Estes nervos ramificam-se dentro do tecido conjuntivo do epimísio, onde cada nervo origina numerosas ramificações. Uma fibra nervosa pode inervar uma única fibra muscular ou então se ramificar e inervar até 150 ou mais fibras musculares. No local de inervação, o nervo perde sua bainha de mielina e forma uma dilatação que se coloca dentro de uma depressão da superfície da fibra muscular. Essa estrutura é denominada ponto motor ou junção mioneural.

Os pontos motores são as áreas ótimas para a estimulação elétrica dos músculos esqueléticos, os quais estão localizados na área onde o nervo penetra no epimísio. Os limiares, sensitivo e motor, serão menores nestes pontos.

Os mapas de pontos motores apresentados no Capítulo **6** (Figuras 6-27 a 6-33) mostram suas localizações aproximadas, porém certa exploração local deve ser efetuada para o conhecimento de sua localização individual.

Quando não se tem o devido conhecimento da localização dos pontos motores, recomenda-se a aplicação da técnica mioenergética, que consiste da localização de dois eletrodos do tipo placa sobre cada extremo do ventre muscular a ser estimulado, de modo que a corrente atravesse o músculo em todo seu comprimento.

Uma vez que o músculo pode ser dividido em unidades motoras, isto é, conjuntos de fibras musculares inervadas por uma única fibra nervosa, o disparo de uma única célula nervosa determina uma contração cuja força é proporcional ao número de fibras musculares inervadas pela unidade motora. Deste modo, o número de unidades motoras acionadas e o tamanho de cada uma controlam a intensidade da contração do músculo.

De maneira geral, as mudanças produzidas no músculo pela estimulação elétrica são semelhantes àquelas produzidas pelas contrações voluntárias: há um aumento do metabolismo muscular, uma maior oxigenação, liberação de metabólitos, dilatação de arteríolas e um conseqüente aumento da irrigação sangüínea no músculo.

A contração muscular eletricamente provocada é metabolicamente mais desgastante e fatigante que a contração muscular gerada pela atividade fisiológica voluntária. A estimulação elétrica provoca uma contração sincrônica de algumas poucas unidades motoras, enquanto que a contração voluntária mobiliza uma população maior de unidades motoras ativas, em baixa freqüência e de forma assincrônica. Desta forma preconiza-se o uso dos trens de pulso para que o aparecimento da fadiga muscular seja retardada, visto que o músculo trabalha em um ciclo de contração-relaxamento. A sugestão para a relação entre o $\mathbf{T}_{ON}$ e o $\mathbf{T}_{OFF}$ dos trens de pulso é de 1:3, para que os músculos com baixo trofismo não apresentem fadiga precoce.

Nos programas de fortalecimento muscular por estimulação elétrica a escolha da freqüência é de vital importância uma vez que pode-se obter contração muscular não tetânica com freqüências inferiores a 10 Hz e tetânica um pouco acima deste valor. Como resultado, a força total da contração aumenta progressivamente com o aumento da freqüência de estimulação até atingir um limite máximo próximo à freqüência de 50 Hz. Mesmo utilizando-se freqüências superiores a 50 Hz não será produzido aumento proporcional da força de contração.

Durante a contração tetânica a tensão muscular desenvolvida é cerca de quatro vezes aquela desenvolvida pelos abalos musculares únicos.[315]

A freqüência também interfere no limiar sensitivo, sendo que freqüências maiores desencadeiam percepções menores, uma vez que diminuem a capacidade de resistência da epiderme à passagem da corrente.

A pequena largura do pulso, de 300 ms, permite somente a estimulação de músculos que apresentam a inervação normal. Em contrapartida, esta pequena largura é responsável por uma pequena estimulação sensorial, que torna a estimulação muscular mais agradável.

Os efeitos terapêuticos da estimulação elétrica neuromuscular são:

- Facilitação da contração muscular – a estimulação elétrica pode ajudar a obter uma contração muscular voluntária, inibida pela dor ou por lesão recente.
- Reeducação da ação muscular – o repouso prolongado ou o uso incorreto de uma musculatura pode afetar sua funcionalidade.
- Hipertrofia e aumento da potência muscular – a sua aplicação em intensidades adequadas contribui no processo de hipertrofia e ganho de potência de um músculo debilitado.
- Aumento da irrigação sangüínea – a vasodilatação muscular e os reflexos de estimulação sensorial promovidos pela estimulação elétrica propiciam uma melhora na irrigação sangüínea local.
- Aumento do retorno venoso e linfático – a estimulação elétrica, ao promover sucessivas contrações e relaxamentos musculares e agir sobre os movimentos articulares, favorece o retorno venoso e linfático. Esta ação é mais efetiva se a estimulação for realizada com o segmento corpóreo a ser tratado na posição de drenagem linfática, além do uso de um enfaixamento compressivo.
- Prevenção e eliminação de aderências – as contrações musculares eletricamente provocadas auxiliam na prevenção de aderências após hemorragias, além de auxiliar nas aderências musculotendinosas já instaladas.

Orientações e precauções da estimulação elétrica neuromuscular:

- Nas primeiras sessões de um programa de estimulação elétrica, a intensidade da corrente deve ser elevada aos poucos, uma vez que a estimulação elétrica é uma experiência sensorial nova para a maioria dos pacientes.
- Para os programas de fortalecimento muscular que necessitam de mais de um canal, deve-se selecionar a forma sincrônica de estimulação. Já nos casos de reeducação funcional ou de drenagem linfática pode-se optar pela forma seqüencial, posicionando os eletrodos de forma a desenvolver o movimento de toda a cadeia muscular envolvida, pretendendo-se com isso obter a facilitação do movimento através da contração dos diferentes grupos musculares.
- O eletrodo ativo deve ser posicionado sobre os pontos motores do músculo a ser estimulado ou no seu ventre.
- Na obesidade, uma grande camada de gordura pode efetivamente isolar o nervo ou o ponto motor a ser atingido pelo eletrodo de superfície. O resultado será um limiar extremamente alto à estimulação, requerendo uma alta intensidade para se conseguir o efeito desejado.
- No caso de diabéticos ou de outros pacientes que apresentam neuropatias periféricas, a estimulação elétrica pode não ser capaz de provocar a resposta muscular desejada.

Dentro do contexto do edema linfático, existe uma diminuição no retorno venoso e linfático, ocasionado pelo aumento da pressão da substância fundamental amorfa, polimerizada sobre os vasos. A estimulação elétrica neuromuscular é um dos recursos de grande auxílio ao terapeuta. O seu objetivo básico é drenar o excesso de fluido acumulado nos espaços intersticiais, de forma a manter o equilíbrio das pressões tissulares e hidrostáticas, utilizando para tanto o bombeamento produzido pelas contrações musculares.

Nos casos acometidos pelo fibro edema gelóide os benefícios se darão sob dois aspectos: incremento no retorno sangüíneo e linfático pela contração muscular seqüenciada, e no fortalecimento muscular do segmento em questão, auxiliando no tratamento dessa afecção.

Alguns pontos devem ser considerados na utilização da estimulação elétrica neuromuscular com o objetivo de drenagem linfática:

- Os melhores resultados são obtidos pela associação da estimulação elétrica com o posicionamento do segmento corpóreo em questão, na posição de drenagem.
- O sentido da estimulação deve ser sempre de distal para proximal, acompanhando o fluxo da circulação linfática e venosa.
- Outro recurso que pode ser associado à estimulação seqüenciada é o enfaixamento compressivo, sendo que sua intensidade de compressão é maior na porção distal do segmento a ser tratado. Os eletrodos neste caso são fixados sob a faixa.
- Ao contrário do programa de fortalecimento muscular, aqui os eletrodos devem ser posicionados de forma que não se contraiam músculos específicos, mas sim grupos musculares que exerçam a função de bomba, preferencialmente no sentido de distal para proximal.
- Recomenda-se que os eletrodos sejam dispostos no trajeto do nervo, o qual relaciona-se com os músculos a serem estimulados. Em decorrência da existência de 8 canais, pode-se utilizar 4 canais em cada segmento.
- A estimulação elétrica, na lipodistrofia, além de auxiliar a drenagem da área acometida, exerce uma valiosa ação sobre a hipotonia muscular, que, com raras exceções, não está associada à lipodistrofia.

Eletrolipoforese

Consiste na aplicação de vários pares de agulhas finas (0,3 mm) e longas (5 a 15 cm), ligadas a correntes de baixa intensidade, criando um campo elétrico entre elas. Atribui-se ao tratamento uma modificação do meio intersticial, que favorece trocas metabólicas, e ainda "lipólise".[588] Como o processo é considerado invasivo, aliado a efeitos sistêmicos (devido à longa duração do tratamento   50 minutos), é considerado de uso médico.

A indústria de equipamentos da área de estética então criou a eletrolipoforese com placas, na tentativa de ampliar o mercado de venda.

Os efeitos das correntes no organismo estão bem catalogados, porém os textos que descrevem o tratamento são pouco científicos, e seus reais efeitos devem ser melhor investigados.

ENDERMOLOGIA – DERMOTONIA

Trata-se de uma técnica de tratamento que engloba equipamentos específicos (daí suas diferentes denominações), baseados na aspiração (sucção), acrescidos de uma mobilização tecidual efetuada por rolos motorizados, localizados no cabeçote. O método de origem francesa também denominado *"palper roler"* (palpar – rolar) produz uma mobilização profunda da pele e tela subcutânea, permitindo um incremento na circulação sangüínea superficial.

Quanto ao incremento na circulação linfática não há dados concretos que confirmem esta hipótese, visto que a facilitação da drenagem se dá por um aumento da pressão positiva no tecido (drenagem linfática manual e pressoterapia), sendo que o vácuo promove uma pressão negativa. Para Ferrandes *et al.*[242] a depressão tecidual não parece ir no sentido de reabsorção, mas de filtração, portanto as técnicas instrumentais que mobilizam os tecidos por aspiração não provaram sua eficácia nem sua inocuidade. O autor ainda afirma que estas afirmações não desmerecem sua notável eficácia no tratamento de cicatrizes e de aderências.

No fibro edema gelóide crônico ocorre uma alteração do colágeno, que favorece a fibroesclerose dos septos conjuntivos interlobulares.[129,369] Portanto, uma outra função do tratamento é melhorar a maleabilidade do tecido, com ação inclusive nas etapas mais avançadas do distúrbio, suavizando o aspecto acolchoado da pele. Para tanto as manobras devem ser executadas no sentidos das fibras musculares e linhas de tensão da pele, a fim de se evitar flacidez tecidual. Para maiores detalhes ler Capítulo 1 – Elasticidade da Pele.

Tanto a vacuoterapia isolada quanto a associação com o rolamento podem ser benéficas nas seqüelas cirúrgicas do fibro edema gelóide, como, por exemplo, a fibrose pós-lipoaspiração ou subcisão.

ULTRA-SOM

O uso do ultra-som no tratamento do fibro edema gelóide está vinculado aos seus efeitos fisiológicos associados à sua capacidade de veiculação de substâncias através da pele (fonoforese). Dentre outros efeitos, pode-se destacar a neovascularização com conseqüente aumento da circulação, rearranjo e aumento da extensibilidade das fibras colágenas, e melhora das propriedades mecânicas do tecido. O metabolismo tecidual pode ser modificado. Também se constatou experimentalmente que um acentuado aumento na permeabilidade das membranas biológicas e alterações nos potenciais de membrana podem ser produzidos. Constatou-se que a permeabilidade das membranas biológicas é o principal fator que torna possível a penetração de fármacos no organismo.[354] Os efeitos não-térmicos são os principais responsáveis pela permeação de substâncias.

O tempo de aplicação e a intensidade da radiação ultra-sônica devem ser mensurados. Como regra geral pode-se estabelecer o tempo de dois minutos para áreas próximas de 10 cm^2. A intensidade varia segundo o efeito desejado e o tecido a ser estimulado, sendo sua ação tanto mais profunda quanto for a intensidade. Existe uma íntima relação entre o tempo de aplicação e a intensidade do feixe ultra-sônico, os quais são inversamente proporcionais. Para se minimizar o risco de lesão celular os valores do tempo de exposição e da intensidade utilizada devem ser os mais baixos possíveis, desde que se produzam os efeitos terapêuticos desejados.

Pelos dados expostos no Capítulo 7, pode-se observar que as formulações em gel apresentam uma porcentagem de transmissão maior do que na forma de creme ou unguento. A aplicação do ultra-som deve ser realizada via um agente de acoplamento, sendo que este deve ser suficientemente viscoso para agir como um lubrificante entre o transdutor e a pele, estéril para se evitar qualquer forma de contaminação e não apresentar bolhas de ar no seu interior, o que favoreceria a atenuação do feixe.

Independentemente da técnica de aplicação, o transdutor deve ser mantido sempre perpendicular à área a ser tratada, o que minimiza a energia refletida e refratada. É essencial que durante a emissão da energia ultra-sônica o transdutor esteja em constante movimentação e seja mantido em completo contato com o agente de acoplamento, evitando assim a formação de cunhas de ar.

O ultra-som terapêutico pode ser utilizado nas freqüências de 1 ou 3 MHz, dependendo da profundidade da estrutura a ser irradiada. É de conhecimento geral que as freqüências maiores apresentam índices de atenuação maiores, sendo portanto indicadas para o tratamento de tecidos superficiais como ocorre no fibro edema gelóide. Vale destacar que apesar de a profundidade de penetração da onda ultra-sônica ser menor nas freqüências maiores, o maior nível de freqüência proporciona um aquecimento maior nos tecidos superficiais. Esse incremento da temperatura foi estudado por Draper *et al.*,[209] os quais compararam o aquecimento do músculo triceps sural de 24 voluntários, durante aplicação do ultra-som nas freqüências de 1 e 3 MHz, em diferentes profundidades (2,5 e 5,0 cm para 1 MHz e 0,8 e 1,6 cm para 3 MHz), em diversas intensidades, no modo contínuo e de forma estacionária, durante dez minutos, com aferição da temperatura a cada 30 segundos. Os resultados foram apresentados na forma de taxa de aumento por minuto, considerando a média das duas profundidades. Para a freqüência de 1 MHz encontrou-se as seguintes taxas: 0,04° C a 0,5 Wcm^{-2}; 0,16° C a 1,0 Wcm^{-2}, 0,33° C a 1,5 Wcm^{-2} e 0,38° C a 2 Wcm^{-2}. O aumento médio da temperatura na freqüência de 3 MHz foi de: 0,3° C a 0,5 Wcm^{-2}; 0,58° C a 1,0 Wcm^{-2}; 0,89° C a 1,5 Wcm^{-2} e 1,4° C a 2 Wcm^{-2}.

Estudos sobre a fonoforese demonstram que o fator temperatura tem uma pequena importância na penetração dos fármacos, sendo mais evidentes os efeitos da força de radiação, cavitação estável e microfluxo acústico.[308] Vários autores apontam os efeitos não-térmicos como os responsáveis pela perturbação da membrana com conseqüente incremento da permeação de substâncias.[55,308,706]

A transmissividade das diferentes preparações farmacológicas tópicas [Capítulo 7 – Fonoforese] podem variar significativamente, podendo interferir na penetração dos seus princípios ativos. Embora cientificamente não seja comprovado, parece lógico que somente alguns produtos com boas características de transmissão ultra-sônica possuam condições físicas ideais necessárias para a fonoforese, sendo que as preparações tópicas com baixo índice de transmissão podem diminuir a efetividade da terapia ultra-sônica. A fonoforese tem a vantagem de que o medicamento a ser introduzido não necessita ter carga elétrica, isto é, ser polarizado.

Existem evidências de que o ultra-som possa alterar a conformação tridimensional das enzimas, podendo então inativá-las.[715] Kashkooli *et al.*[384] demonstraram que o microfluxo acústico gerado por uma freqüência de 20 KHz pode inativar enzimas. Já Stefanovic *et al.*[700,701] relataram que soluções enzimáticas são inativadas por ultra-sons na freqüência de 3 MHz, com intensidades entre 1 e 3 Wcm^{-2}. Diante desses fatos, deve-se evitar a utilização de enzimas em géis aditivados para fonoforese, pelo risco de ineficiência terapêutica. Deve-se optar pela iontoforese no caso de tratamento à base de enzimas de difusão.

Uma das razões pela qual o feixe ultra-sônico facilita a penetração de substâncias são os efeitos que a pressão de radiação e a cavitação estável exercem nas membranas, bem como no interior dos tecidos, contribuindo para o aumento da difusão de eletrólitos. Estes efeitos possibilitam o aumento da permeabilidade das membranas, o qual torna possível a maior penetração de fármacos. A pressão depende da intensidade do campo ultra-sônico, da orientação da membrana relativa à direção de propagação da onda, da área de superfície na qual o feixe é aplicado e das propriedades elásticas dos meios em contato.

Um ponto de destaque deve ser a intensidade do feixe ultra-sônico, a qual deve ser analisada periodicamente [Capítulo 7 – Dosimetria]. As Figuras 13-12 e 13-13 demonstram o teste da cavitação, indicando a intensidade correta, bem como a análise qualitativa do campo acústico.

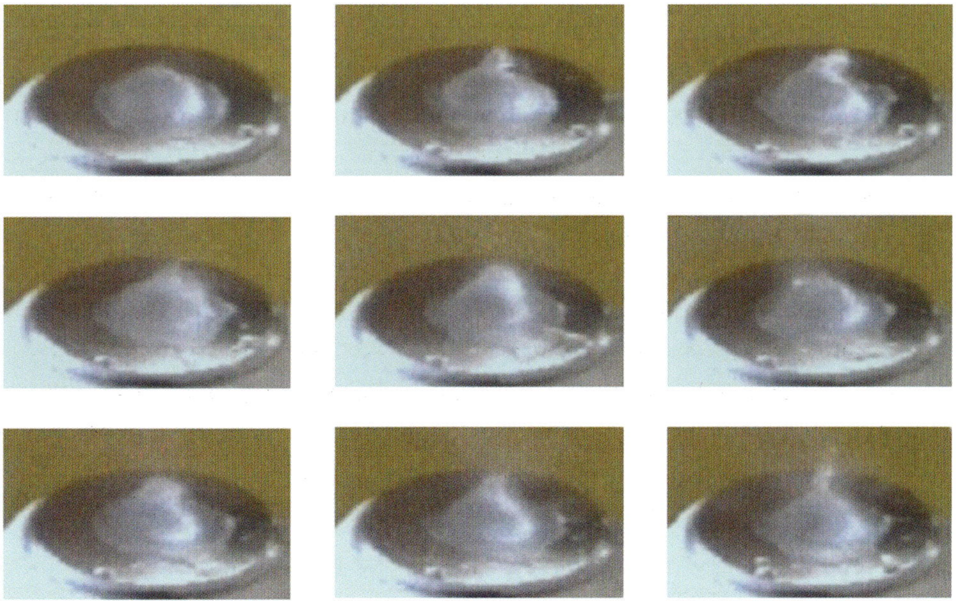

FIGURA 13-12

Teste de cavitação com ultra-som em regime contínuo. A cavitação deve aumentar proporcionalmente ao incremento da intensidade, sendo que a névoa deve iniciar-se na intensidade de 1,3 Wcm^{-2}, considerando 4 cm^2 a área de radiação efetiva da cerâmica.

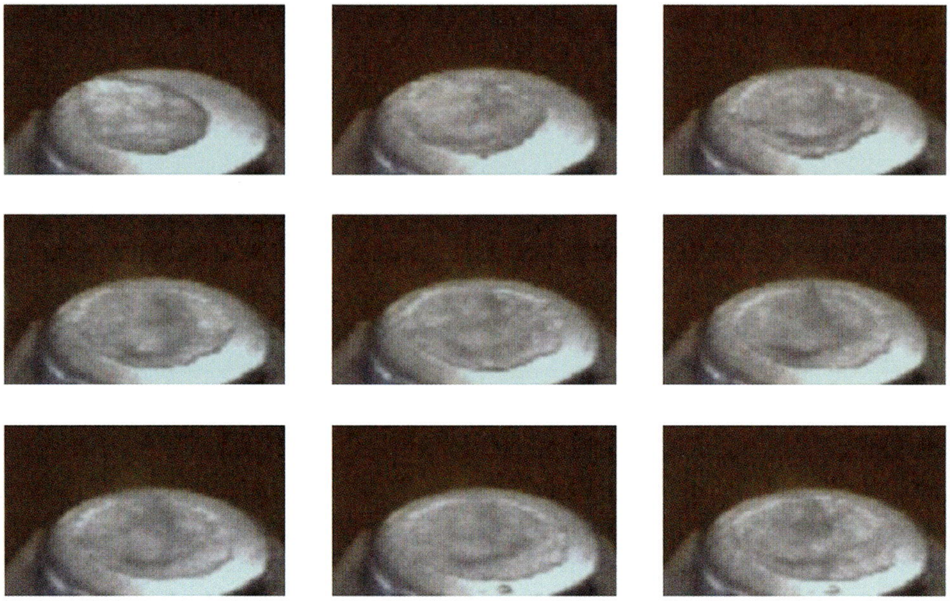

FIGURA 13-13

Análise qualitativa do campo acústico. A radiação deve abranger, uniformemente, uma grande área do transdutor.

O efeito atribuído ao ultra-som de hidrolipoclasia, ocasionando a lipólise, não existe nos ultra-sons terapêuticos com seus parâmetros físicos predeterminados.

LASER

O uso da radiação *Laser* na área de fisioterapia dermato-funcional é imbuída de falsos conceitos, de técnicas ineficazes e até mesmo de aplicações que podem promover lesões. Todas estas situações são decorrentes da incorporação do *Laser* como instrumento terapêutico, que tem sido acompanhada, em nosso meio, de pouca comprovação experimental. Esta situação gera incertezas quanto às suas reais ações e outras atribuições não pertinentes a essa forma de radiação.

A bibliografia disponível é pobre em relação à verdadeira ação do *Laser* nos estados lipodistróficos. É possível relacionar os efeitos da radiação *Laser* no tratamento do fibro edema gelóide, dando ênfase às ações antiedematosa e fibrinolítica. O efeito bioquímico, em alguns casos, interfere na produção de certas substâncias, como por exemplo as prostaglandinas. É um mecanismo quase similar à inibição produzida por outros antiinflamatórios. Dentre os efeitos primários destacam-se: a geração de potenciais eletroquímicos, normalização da atividade funcional das membranas, hiperpolarização da membrana, aumento da AMPc, do ATP, bem como da liberação de β endorfina e serotonina. As respostas decorrentes dos efeitos secundários podem ser agrupadas em: vasodilatação no nível da microcirculação, ação da histamina sobre os esfincteres capilares, regeneração de fibras nervosas, neoformação de vasos sangüíneos e regeneração dos linfáticos [Capítulo 8 – *Laser*] A ação do *Laser* no fibro edema gelóide requer ação fotobiológica importante, com objetivo de estimular a microcirculação das áreas afetadas, incrementando assim a circulação local. Uma ação de grande importância dessa modalidade de energia é o estímulo trófico, comprovado por muitas pesquisas, e que é proveniente da união do efeito circulatório e incremento da divisão celular. Às vezes o fibro edema gelóide é doloroso, e a ação analgésica do *Laser* também é aventada. Contudo, para se conhecer a verdadeira ação do *Laser* sobre o fibro edema gelóide há necessidade de trabalhos mais acurados.

Os equipamentos mais utilizados na fisioterapia até o momento são os de Hélio-Neônio (He-Ne) e de Arseneto de Gálio (As-Ga), os quais possuem características específicas quanto à sua penetração e à capacidade de energia depositada. Atualmente foram introduzidos no mercado nacional equipamentos que apresentam algumas vantagens em relação aos primeiros. A mais importante delas é o aumento da potência média de emissão. Os emissores de AsGsInP e o de AsGaAl apresentam potências médias que variam de 15 a 30 mW, as quais são muito superiores à do HeNe (2 mW). A capacidade de emissão de energia do *Laser* de As-Ga é menor do que a emitida pelo *Laser* de He-Ne, mesmo apresentando uma alta potência de pico. Já a profundidade de penetração é maior (alguns milímetros) para o *Laser* de As-Ga em decorrência do seu comprimento de onda ser maior. Nos equipamentos atuais o de AsGsInP apresenta uma menor penetração (alguns milímetros) do que o de AsGaAl, em função dos diferentes comprimentos de onda (630 nm e 870 nm, respectivamente). Em decorrência destes fatos, a seleção do equipamento deverá ser feita segundo o objetivo proposto e a profundidade do tecido a ser atingido. Vale salientar que para qualquer um dos equipamentos escolhidos há riscos de lesões oculares tanto para o terapeuta quanto para o paciente, que devem ser observados cuidadosamente. Os óculos de proteção são um item obrigatório para o terapeuta, e deve filtrar o comprimento de onda específico do equipamento em uso [Capítulo 8 – *Laser*].

As aplicações da radiação *Laser*, em geral, realizam-se sobre a pele, a qual apresenta uma capacidade de reflexão e um coeficiente de absorção específico para os diferentes comprimentos de onda. Ao incidir a radiação *Laser* na pele, se produz necessariamente um processo de reflexão que será variável segundo o seu ângulo de incidência e o estado da superfície em que esta incide. Se sobre a pele aplicarmos pomadas, líquidos ou simplesmente não eliminarmos sua própria secreção sebácea, todos estes elementos formarão uma barreira que irá incrementar a reflexão de qualquer feixe luminoso acima de seu nível de reflexão normal. A eliminação da secreção sebácea, assim como a incidência perpendicular da irradiação, aumenta a quantidade de energia absorvida.

A energia da radiação deverá ser determinada tendo-se em mente a ação desejada. É sabido que a irradiação com energias próximas de 3 joules por centímetro quadrado (J/cm^2) exercem uma ação antiinflamatória, antálgica e circulatória, sendo que quantidades de energias maiores, próximas de 6 J/cm^2, são indicadas para processos de regeneração tecidual.

MASSAGEM

A massagem não representa mais que um coadjuvante, na verdade essencial, no tratamento do fibro edema gelóide, não devendo ser utilizada como recurso terapêutico único e completo, devido à etiologia multifatorial do fibro edema gelóide. Na prática, observa-se que técnicos sem a fundamentação teórica necessária fazem uso da massagem de forma vigorosa, certos de que este procedimento é o mais indicado. O fibro edema gelóide não deve ser encarado de forma simplista como um "amontoado de nódulos" que devam ser "desfeitos" sob pressão.

A massagem vigorosa, segundo Boigly,[89] rompe as trabéculas conjuntivas já distendidas e frágeis, e criam-se vastos espaços para onde se confluem e acumulam-se os líquidos intersticiais. As lesões produzidas são acompanhadas de equimoses, testemunhas da ruptura de vênulas e arteríolas da hipoderme, ocorrendo ainda um quadro doloroso proveniente da pressão excessiva das manobras. Heckel[336] preconiza que o tratamento do fibro edema gelóide com massagem vigorosa, na tentativa de romper os nódulos do infiltrado tecidual, promovendo equimoses, é prova de um obscurantismo incurável.

Conhecida a fisiopatologia do fibro edema gelóide, como descrita anteriormente, a massagem promove analgesia e incremento na circulação sangüínea e linfática. Ela deve ser executada de forma intermitente, suave e superficial, a princípio, com objetivo de dissensibilização. As manobras de amassamento superficial (Capítulo **4** – Massagem Clássica) podem ser executadas num segundo momento, visando o relaxamento da musculatura que se localiza abaixo do tecido afetado e incrementando a circulação local.

Outras ações da massagem na alteração tecidual são: auxílio na penetração de produtos com princípios ativos específicos, diminuição da resistência da pele às correntes,[57] e aumento da maleabilidade tecidual.[180]

A massagem de drenagem linfática é de grande valia no tratamento do fibro edema gelóide, diante do quadro de estase sangüínea e linfática (Capítulo **4** – Massagem de Drenagem Linfática). A técnica selecionada, bem como a seqüência das manobras, deve ser eleita tendo como critério a área acometida. A denominação genérica de massagem de drenagem linfática compreende numerosas técnicas e manipulações epônimas (Métodos de Leduc, Vodder, Foldi etc.). Como exemplo, é apresentada a Figura 13-14, uma seqüência de manobras que visam a drenagem do membro inferior. Está bem estabelecido que a elevação do segmento corpóreo facilita a drenagem venosa e linfática daquele membro, não relacionada às mudanças de pressão efetiva naquele vaso, mas devida, exclusivamente, ao efeito hidrostático. Por outro lado, Abranson[4] coloca que a não elevação do segmento corpóreo resulta na estase venosa e linfática com drenagem reduzida. Como conseqüência, no sistema venoso existirá um aumento na pressão com aumento da pressão hidrostática. O ideal é associar técnicas ou procedimentos de drenagem linfática com a elevação do segmento.

Hargens[325] explica o mecanismo da formação do edema em membros inferiores quando ficamos em pé por longos períodos. Para o autor, grande volume de fluidos permanece nos vasos sangüíneos e nos tecidos quando ficamos em pé. Períodos prolongados nesta posição acarretam aumento na filtração capilar, causando edema nos tecidos dependentes, particularmente nas imobilizações ou danos linfáticos. Em termos de volume, os vasos da perna contêm a maior parte deste fluido. Assim, qualquer mudança de posição ou diminuição da força gravitacional deslocará este fluido para as porções mais proximais.

Outras técnicas de massagem são utilizadas no tratamento do fibro edema gelóide quando se acredita que a sua origem está relacionada às disfunções hepáticas, fatores

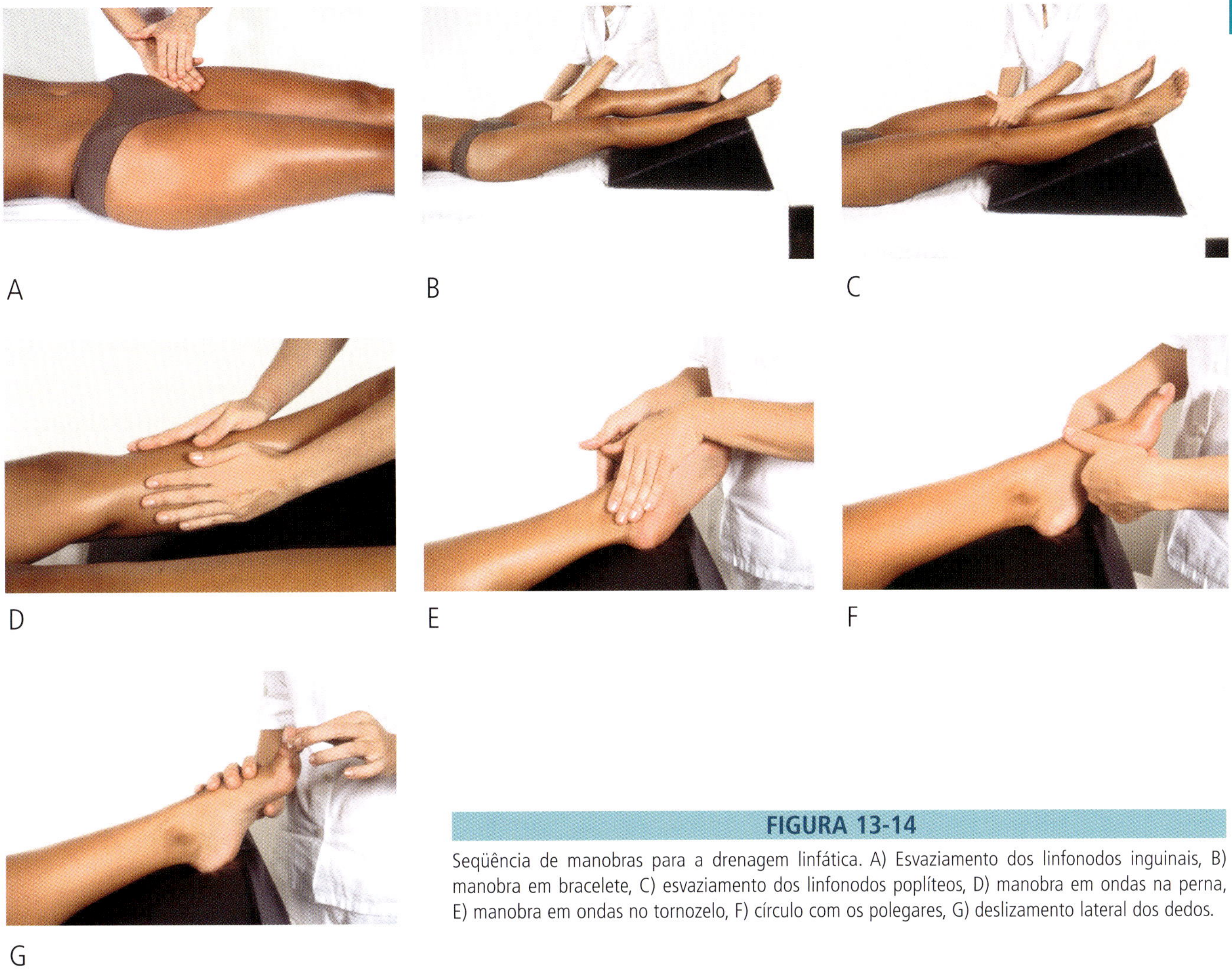

FIGURA 13-14

Seqüência de manobras para a drenagem linfática. A) Esvaziamento dos linfonodos inguinais, B) manobra em bracelete, C) esvaziamento dos linfonodos poplíteos, D) manobra em ondas na perna, E) manobra em ondas no tornozelo, F) círculo com os polegares, G) deslizamento lateral dos dedos.

emocionais ou estresse. Nestes casos a massagem reflexa (Capítulo **4** – Massagem do Tecido Conjuntivo) e massagem nos meridianos apresentam resultados bastantes satisfatórios.

A pressoterapia executa por meio de uma compressão seqüencial a ativação das circulações sangüíneas e linfáticas, sendo portanto um recurso interessante no protocolo de tratamento do fibro edema gelóide.

BANDAGEM FRIA

Tratando-se de um tecido mal-oxigenado, subnutrido, desorganizado e sem elasticidade, resultante de um mau funcionamento do sistema circulatório e das consecutivas transformações do tecido conjuntivo, o tratamento por bandagem fria (Capítulo **5** – Bandagem Fria) não encontra subsídios fisiológicos bem definidos que dêem respaldo à sua utilização no fibro edema gelóide.

Está bem documentado o fato de que o frio diminui o metabolismo tecidual e a circulação arterial, havendo controvérsias no que diz respeito à capacidade do frio de induzir uma vasodilatação (Capítulo **5** – Crioterapia).

O mecanismo de ação da bandagem fria no tratamento do fibro edema gelóide não está totalmente esclarecido, uma vez que seus adeptos apresentam como subsídio o aumento do metabolismo, decorrente de uma vasodilatação induzida pelo frio, baseados na teoria de Lewis, que atualmente está descaracterizada.

A utilização desse recurso como medida terapêutica no fibro edema gelóide depende de trabalhos mais acurados, que comprovem o seu verdadeiro efeito.

Se considerarmos que a aplicação do frio, via qualquer forma de recurso, promove uma diminuição do metabolismo tecidual (em um tecido mal nutrido), além de diminuir a velocidade de condução nervosa, bem como o arco reflexo simples, impossibilitando então a associação com a eletroterapia e cinesioterapia, já temos argumentos fundamentados para não indicar a utilização do recurso no tratamento do fibro edema gelóide.

RESUMO

O termo celulite é inadequado por se tratar de edema não inflamatório do tecido conjuntivo subcutâneo, seguido de hiperpolimerização da substância fundamental intersticial. Este quadro é melhor caracterizado pelo termo fibro edema gelóide. Outras alterações incluem o metabolismo hídrico, causando uma saturação do tecido conjuntivo pelos líquidos intersticiais.

Alterações microcirculatórias figuram entre as hipóteses sobre a base fisiopatológica do fibro edema gelóide. Alterações do tecido conjuntivo perivascular produzem diminuição do tônus venoso e aumento da fragilidade capilar, favorecendo a ruptura e o surgimento de micro-hemorragias.

O fibro edema gelóide pode atingir qualquer parte do corpo, exceto as palmas das mãos, as plantas dos pés e o couro cabeludo. A sua classificação pode ser dividida em três ou quatro graus, de acordo com o aspecto clínico e histopatológico.

Os ativos farmacológicos utilizados na terapêutica do fibro edema gelóide atuam no tecido conjuntivo ou na microcirculação, podendo ser utilizados por via tópica, sistêmica ou transdérmica.

A energia necessária para a atividade física, no tratamento do fibro edema gelóide, deve provir do sistema aeróbio, uma vez que o sistema anaeróbio apresenta como resultado do metabolismo o acido lático que irá se depositar em um tecido já congesto.

São várias as modalidades de correntes elétricas que podem ser utilizadas no tratamento do fibro edema gelóide, sendo a sua indicação dependente das respostas fisiológicas desencadeadas nos diferentes tecidos.

Dentro do contexto do edema linfático, a estimulação elétrica neuromuscular é um dos recursos que promovem respostas satisfatórias, já que há um quadro de dificuldade para o retorno venoso e linfático.

No fibro edema gelóide crônico ocorre a fibroesclerose dos septos conjuntivos interlobulares. Portanto, uma outra função do tratamento é melhorar a maleabilidade do tecido.

O uso do ultra-som está vinculado aos seus efeitos fisiológicos associados à sua capacidade de veiculação de substâncias através da pele.

É possível relacionarmos os efeitos da radiação *Laser*, dando ênfase às ações antiedematosa e fibrinolítica. Uma ação de grande importância dessa modalidade de energia é o estímulo trófico.

A prescrição da massagem vigorosa, na tentativa de romper os nódulos do infiltrado tecidual, promovendo equimoses, é prova de um obscurantismo incurável. A massagem de drenagem linfática é de grande valia no tratamento do fibro edema gelóide, diante do quadro de estase sangüínea e linfática.

14

Estrias

Palavras-Chave

Estria
Teorias
Incidência
Eletroterapia
Massagem
Laser
Dermoabrasão
Escarificação
Terapia Medicamentosa

A primeira descrição da estria é freqüentemente atribuída a Troiser & Menetrier;[723] entretanto, Lacharriére[429] aponta Roereder como precursor, pelo fato de ter descrito a presença de estrias em mulheres grávidas em 1773.

Freqüentemente as estrias são descritas como "cicatrizes", sendo que esta classificação foi totalmente derrubada no estudo histológico feito por Pieraggi[585] (Quadro 14-1), que compara diferentes lesões dérmicas: estria, lesão senil e cicatriz. Os dados apresentados pelo autor mostram que a pele estriada apresenta modificações nas fibras colágenas, na substância fundamental amorfa e nos fibroblastos. A forma do fibroblasto também varia nas diferentes lesões, sendo a forma globular predominante na estria e a forma estrelada na lesão senil e na cicatriz. Após este estudo, não se pode mais aceitar a analogia entre estrias e cicatriz, já que se tratam de entidade histologicamente diferentes.

As estrias são classificadas como uma atrofia adquirida, e possuem várias outras denominações decorrentes de diferentes idiomas, prováveis etiologias e aspecto macroscópico da pele: *vergetures, atrophoderme strieé, macules atrophiques lineaires, striae distensae, stretch marks, lash marks, striae albicantes, striae gravidarum, striae infectiosae, estrias atróficas e víbices.*

A literatura sobre o assunto é escassa e antiga, visto que muitos dos trabalhos foram feitos por acidente, isto é, ao se estudar determinados assuntos como a obesidade, terapias por corticosteróide, afecções da pele, excreção de esteróide, entre outros, observou-se a presença de atrofias lineares, sinuosas, avermelhadas ou esbranquiçadas. Nos compêndios e revistas de dermatologia pouca atenção é dedicada a essa afecção, e nelas é considerada uma seqüela irreversível.

O mundo médico permanece quase que indiferente a este distúrbio, considerando-o quase que exclusivamente estético. Tendo em vista que saúde não é unicamente a ausência de doença, mas sim um bem-estar físico e psicológico, a estria passa a ter grande importância social.

QUADRO 14-1

SUMÁRIO DE DIFERENTES LESÕES DÉRMICAS: ESTRIA ATRÓFICA E CICATRIZ.

	F. COLÁGENA	F. ELÁSTICA	S.F.A.	FIBROBLASTO
Estria Atrófica	fina			globular
	diâmetro <	esparsa	abundante	secreção 0
	volume <			quiescente
Cicatriz	grossa			estrelado
	larga	esparsa	pouca	secreção ++
	compacta			ativo

S. F. A. – Substância Fundamental Amorfa; F. – Fibra.

(Dados de PIERAGGI, et al. Striae: Morphological aspects of connective tissue. Virchows Arch. Pathol. Anat., 396:279-289, 1982).

A estria, além de ser desagradável aos olhos do ponto de vista estético, acarreta grandes problemas emocionais.

O fato que não se pode contestar é a grande incidência dessa afecção, em ambos os sexos, especialmente nas mulheres.

Definição

É uma atrofia tegumentar adquirida, de aspecto linear, algo sinuosa, em estrias de um ou mais milímetros de largura, a princípio avermelhadas, depois esbranquiçadas e abrilhantadas (nacaradas). Raras ou numerosas, dispõem-se paralelamente umas às outras e perpendicularmente às linhas de fenda da pele (Figura 14-1), indicando um desequilíbrio elástico localizado, caracterizando, portanto, uma lesão da pele. Apresentam um caráter de bilateralidade, isto é, existe uma tendência da estria distribuir-se simetricamente em ambos os lados.

As estrias são ditas atróficas pelas características que apresentam, já que atrofia é a diminuição de espessura da pele, decorrente da redução do número e volume de seus elementos e é representada por adelgaçamento, pregueamento, secura, menor elasticidade, rarefação dos pêlos.

O surgimento dos sintomas iniciais são variáveis, sendo que os primeiros sinais clínicos podem ser caracterizados por: prurido, dor (em alguns casos), erupção papular plana e levemente eritematosa (rosada). As estrias são denominadas nessa fase inicial de rubras (*striae rubrae*). Na fase seguinte, onde o processo de formação já está praticamente estabelecido, as lesões tornam-se esbranquiçadas, quase nacaradas, sendo denominadas nessa fase de estria alba (*striae albae*).[5,30,62,196,226]

São freqüentemente observadas em indivíduos obesos, durante a gravidez (principalmente no último trimestre), nas síndromes de Cushing e de Marfan, com o uso tópico ou sistêmico de esteróides (cortisona ou ACTH), nos tumores da supra-renal, infecções agudas e debilitantes (febre tifóide, intertrigo inguinal, febre reumática, tuberculose, AIDS, lupus), atividade física vigorosa (musculação), estresse, ou em outras condições.[30,186,339,467,681,757]

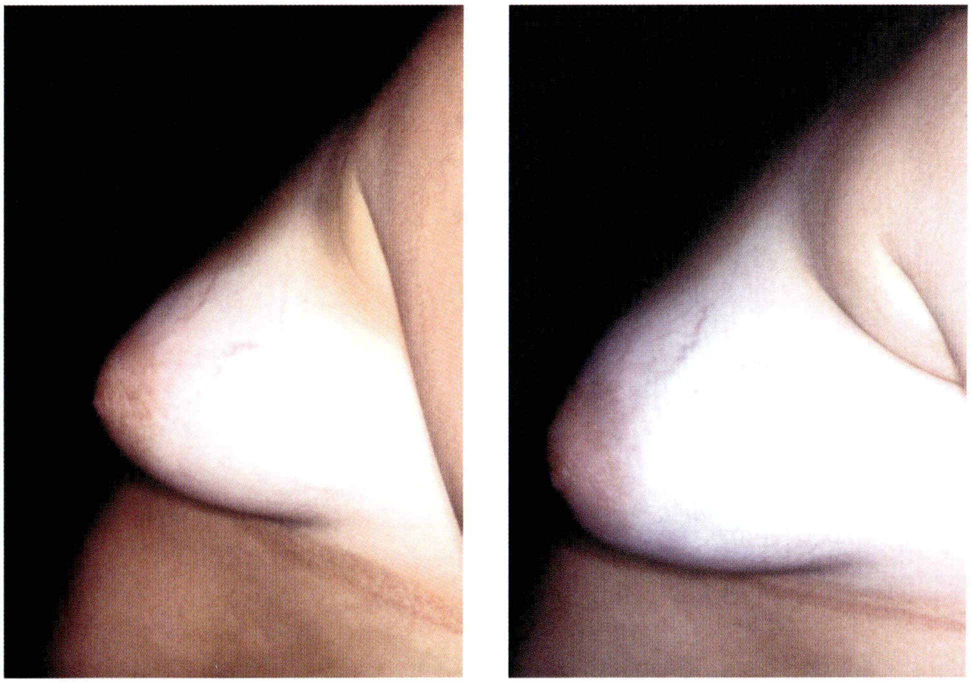

FIGURA 14-1

Estrias atróficas em seio, destacando a sua disposição radial, perpendicular às linhas de fenda da pele.

Os primeiros estudos sobre estrias apontavam o problema como decorrente meramente do estiramento cutâneo, contudo quando o processo foi estudado com maior cautela, levou seus pesquisadores a lançar dúvidas sobre esta etiologia.[603] Atualmente a controvérsia acerca do tema ainda impera, porém um grande número de estudos acerca do tema contribuiu para o esclarecimento de alguns conceitos e descobertas.

Há fortes evidências de que o aparecimento de estrias na pele seja multifatorial, e que além dos fatores endocrinológicos e mecânicos, existe uma predisposição genética e familiar.[454]

Lee *et al.*[447] afirmam que fatores genéticos estão envolvidos na etiologia da estria, sugerindo que a expressão dos genes determinantes para a formação do colágeno, de elastina e fibronectina está diminuída em pacientes portadores de estrias, e em decorrência deste fato, existe uma alteração marcante do metabolismo do fibroblasto.

A etiologia da estria é bastante controversa, existindo portanto três teorias que tentam justificá-la:

- teoria mecânica;
- teoria endocrinológica;
- teoria infecciosa.

Teoria Mecânica

A teoria mecânica tem sido comumente aceita, e acredita-se que a excessiva deposição de gordura no tecido adiposo, especialmente a que ocorre repentinamente, com subseqüente dano às fibras elásticas e colágenas da pele, seja o principal mecanismo do aparecimento das estrias, *striae distensae*.[681]

As estrias também são consideradas como seqüelas de períodos de rápido crescimento, daí as denominações de *stretch marks* também designadas *striae cutis distensae* ou simplesmente *striae distensae*.

O estiramento da pele, com conseqüente ruptura ou perda de fibras elásticas dérmicas, é tido como fator básico da origem das estrias. É deste modo que os adeptos dessa teoria explicam o seu aparecimento. Com base nestes fatos, eles afirmam que a distensão abdominal promovida pelo crescimento do feto causa estria na gestante, assim como o "estirão de crescimento" na puberdade causaria estrias nos adolescentes, bem como a deposição de gordura no obeso.

Henry *et al.*[339], através de um estudo biomecânico da pele durante e após a gravidez, constataram que houve variações nas propriedades reológicas da pele em relação ao período de gestação. No estudo foram observadas modificações das propriedades biomecânicas da pele com estrias e sem estrias, mas os autores concordam que os fatores desencadeantes são múltiplos: uma combinação de fatores hereditários, alterações mecânicas e endocrinológicas.

Wilkins *et al.*[763] observaram o aparecimento de estrias púrpuras após o tratamento com cortisona em casos de pseudo-hermafroditismo. Estes autores relatam o surgimento de estrias vermelhas, em linhas longitudinais e paralelas, nos glúteos e região trocanteriana. Os autores consideram que a rápida deposição de gordura nestas regiões é a causa das estrias e sugerem que são similares às que ocorrem durante a adolescência.

Uma descrição incomum da patologia foi feita por Shelley,[673] cujo aparecimento foi atribuído ao aumento de peso, e seu surgimento em diferentes localizações, fez com que a denominasse de *striae migrans*. Shuster,[681] outro adepto da teoria, afirma que as estrias espontâneas não ocorrem, e que elas são sempre desencadeadas por estiramento cutâneo.

White[758] descreveu um caso de uma típica atrofia linear e simétrica nas axilas de um indivíduo com características de *striae distensae*. Contudo, quando elas se estendiam para o dorso, tornavam-se amareladas e mais palpáveis, apresentando aspecto típico de elastose focal linear. O autor concorda com Burket *et al.*,[118] os quais sugeriram tratar-se de uma patologia distinta, denominada de *elastotic striae*, que apresenta uma elastogênese ativa, podendo representar um processo degenerativo ou regenerativo da *striae distensae*.

Não há evidências comprovadas de que a hidratação da pele por meio de cosméticos possa prevenir o aparecimento de estrias.

Teoria Endocrinológica

Essa teoria demonstra, através de fatos, que a teoria mecânica é muito simplista ao afirmar que o estiramento da pele, quer por crescimento ou deposição de gordura, seja a causa para o aparecimento das estrias (Figura 14-2).

Por volta de 1900, as estrias atróficas foram observadas e associadas com muitas debilidades, como por exemplo: febre tifóide, febre reumática etc., sendo que a associação do aparecimento das estrias ligadas às patologias não era compreendida.[32] Com a hipótese do "estiramento da pele" desgastada, e com o advento do uso terapêutico de hormônios adrenais corticais, associados à percepção do aparecimento das estrias como um efeito local, é que começou a surgir a teoria endocrinológica. Nessa teoria muitos autores postulam uma relação causal entre esteróides tópicos ou sistêmicos e as estrias.[332,684] Com a teoria endocrinológica pode-se explicar que o aparecimento das estrias nas diversas patologias não tem como efeito causal a afecção em si, mas sim as drogas utilizadas na sua terapêutica (Figura 14-3).

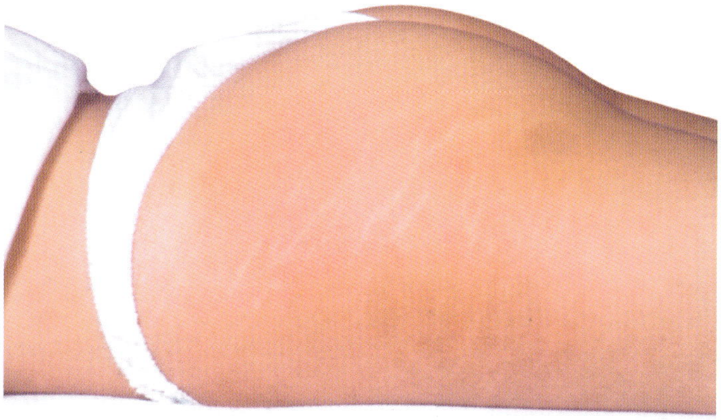

FIGURA 14-2

Estrias atróficas em glúteo e coxa de pa-ciente que não apresenta história pregressa de obesidade.

Sisson[686] relata que o fato que chama a atenção nas estrias em geral, de que elas ocorrem em adolescentes que podem ou não ser obesos. Elas são encontradas em meninos ou meninas, obesos ou não, na adolescência, período mais representativo de uma estimulação adrenocortical que pode ser descrita como uma "síndrome de Cushing fisiológica". Em seu estudo, atenção especial foi dada à presença de estrias concomitantemente a presença de acne, estágio de desenvolvimento de mamas em meninas e genitais nos meninos, e pêlos pubianos e axilares em ambos os sexos. A esse respeito o autor não tem dúvidas quanto à associação de estrias com a atividade esteróide, pois o aparecimento das estrias no período de idade onde são detectados sinais evidentes de alterações no nível de hormônios sexuais, sugere uma forte influência hormonal. Um exame da concentração de esteróides nesses adolescentes com estrias não parece ser definitivo, pois o estímulo esteróide

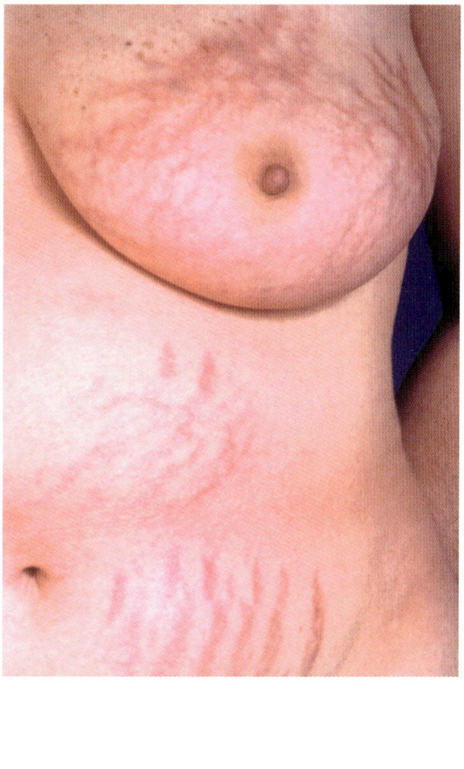

FIGURA 14-3

Ocorrência de estrias atróficas em paciente que desenvolveu síndrome de Cushing após terapia à base de corticóide.

para o crescimento pode estar presente em períodos variáveis; em outras palavras, o autor afirma que a estria ocorre espontaneamente em curtos períodos de estimulação cortical, simulando uma aplicação exógena de cortisona, ou pode se estender por vários anos durante toda a puberdade.

A etiologia da estria parece estar relacionada fortemente com as alterações hormonais, especificamente com os hormônios corticóides. Silva *et al.*[682] concordam com essa hipótese, uma vez que das 102 pacientes avaliadas e tratadas pelas autoras, a maior incidência de aparecimento das estrias foi na adolescência (45,5%), seguido pela obesidade (30,5%), gravidez (19,5%) e medicamentos (4,5%) (Figura 14-4).

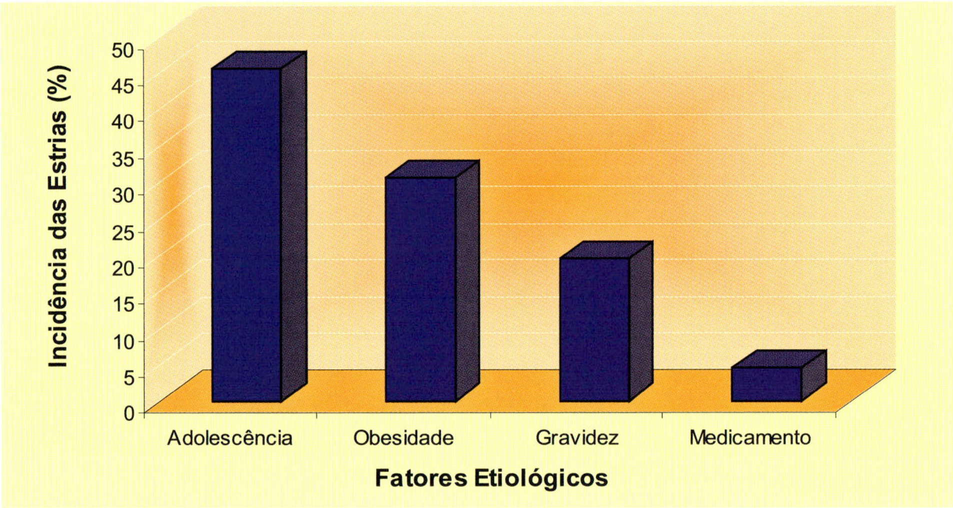

FIGURA 14-4

Distribuição da incidência das estrias, segundo os fatores etiológicos. (Dados de SILVA, et al. Análise do tratamento de regeneração de estrias com o uso do gerador de corrente contínua filtrada constante STRIAT® em mulheres entre 15 e 60 anos. Trabalho de conclusão do curso de Fisioterapia da Universidade Tuiuti, Curitiba, Paraná, 1999.)

Herxeimer[345] não descartou totalmente a teoria mecânica, mas acreditava que a distensão tecidual não era o principal fator causal do aparecimento das estrias, mas sim um fator secundário.

A associação comum da presença de acne e estrias coloridas enfatiza a provável relação com a adolescência. Em seu estudo observou que a acne é mais comum e mais grave (resistente a tratamentos) em jovens com estrias coloridas. Durante a puberdade observa-se que as estrias atróficas se localizam preferencialmente nas coxas, glúteos e região lombar.

O aparecimento de estrias em adolescentes não obesos, observado em 35% das meninas e em 15% dos meninos examinados por Sisson[686], associa-se ao aumento da excreção de 17-cetosteróide.

Parkes[567] descreveu estrias em adolescentes magros. Ele sugeriu denominá-las *estrias atróficas idiopáticas*, que segundo ele são causadas por um temporário hiperpituitarismo basófilo ao longo da puberdade e não pelo estiramento da pele. Anteriormente, em 1928, o mesmo autor havia sugerido que a estria poderia estar associada a uma hiperplasia adrenocortical.[568] Weill & Bernfeld[753] acreditam que as estrias presentes na gravidez (Figura 14-5), nas infecções agudas, nos distúrbios nutricionais, na síndrome de Cushing e na puberdade, são devidas a uma mesma causa, isto é, a hiperatividade do córtex da adrenal. Esses autores declaram que em meninos entre treze e quatorze anos, 15% possuem estrias rosadas ou brancas e que tanto o 17-cetosteróide quanto o 11-oxisteróide estavam aumentados. Eles consideram que a atividade dos esteróides nesses adolescentes é associada com o excessivo catabolismo de proteínas da pele, que resultam no aparecimento da estria.

O grau e a duração do nível sérico de cortisol são os fatores mais importantes que determinam as manifestações clínicas da síndrome de Cushing. As manifestações clínicas são mais evidentes em mulheres jovens, já que os níveis de cortisol diminuem com a idade.[386]

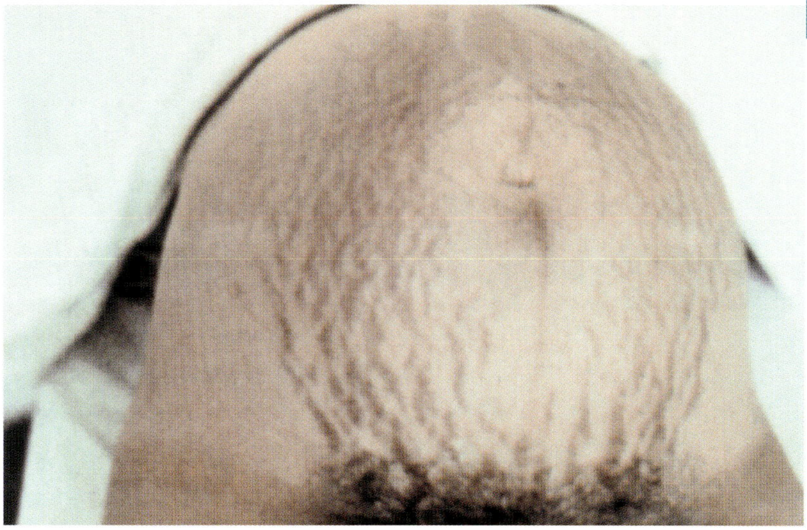

FIGURA 14-5

Ocorrência de estrias atróficas em parturiente, durante gestação normal.

Em conseqüência do excesso do catabolismo protéico, os pacientes com a síndrome de Cushing têm depleção protéica e, por isso, a pele e o tecido subcutâneo são delgados e os músculos estão mal desenvolvidos. Altas concentrações de glicocorticóides como as que ocorrem nesta síndrome resultam na redução da espessura da pele.

A aplicação de glicocorticóides *in vivo*, na epiderme de camundongo, diminui as mitoses, um efeito que presumivelmente contribui para o adelgaçamento da pele. Quando os glicocorticóides atingem altos níveis nos seres vivos, causam miopatias, caracterizadas por fraqueza e perda da massa muscular. Este fato é acompanhado por mudanças no conteúdo de água, eletrólitos, glicogênio e conteúdo lipídico; surpreendentes alterações nas mitocôndrias, inclusive com perda da função mitocondrial; mudanças nas estruturas das miofibrilas do tipo II; diminuição da habilidade de incorporar aminoácidos, glicose e outros precursores pela proteína. Muitos pacientes com a doença apresentam certo aumento de pêlos faciais e acne, mas isso é causado pela secreção aumentada de andrógenos adrenais que, comumente, acompanham o aumento de secreção de glicocorticóides.

Elton & Pinkus[227] realizaram um estudo com a finalidade de verificar a ocorrência da patologia em jovens americanos, do sexo masculino, sadios, sendo que o índice de prevalência verificado era de 11%. O grupo acometido não era significativamente diferente em suas características físicas como a altura, peso ou idade. O número de casos que podiam ser associados aos fatores suspeitos, como atividade muscular excessiva, ganho rápido de peso etc., estavam na faixa de 21,5%. Apenas 8,8% afirmaram ter perdido peso rapidamente. Na maioria dos casos, o aparecimento das estrias foi totalmente inexplicável.

Atualmente sabe-se que a atividade física estressante leva a um aumento do cortisol circulante no homem e no animal. Vários estudos com ratos demonstraram que quando submetidos a atividades estressantes como a natação, podem ter seus níveis plasmáticos de corticosterona elevados em 5 ou 6 vezes. Outro fato importante observado é o fato de que em geral as ratas apresentam maior elevação nos níveis plasmáticos de corticosterona do que ratos em resposta ao mesmo agente estressor.[214,407,643]

A participação dos glicocorticóides na reação do estresse foi evidenciada por Slye.[688] A importância exata da liberação de glicocorticóides permanece desconhecida; sabe-se, entretanto, que juntamente com as catecolaminas são, por excelência, os hormônios do estresse.[45,133]

A secreção de glicocorticóides pelo córtex da adrenal constitui o passo final de uma cascata que se inicia com a percepção do agente estressor pelo córtex cerebral, promovendo a ativação do sistema límbico e hipotálamo, que liberará o fator liberador de corticotrofina. Este, por sua vez, estimula a adenohipófise a secretar o hormônio adrenocorticotrófico (ACTH), o qual por sua vez estimula a liberação de glicocorticóides pela adrenal.[393]

A inter-relação entre hipotálamo, sistema nervoso simpático, adenohipófise, córtex e medula da adrenal foi enfatizada por Axelrod & Reisine,[45] que classificaram como "hormônios do estresse", além da adrenalina e da noradrenalina, o hormônio adrenocorticotrófico (ACTH) e os glicocorticóides.

A ação fisiológica do glicocorticóides poderia explicar, em parte, relatos do surgimento de estrias associadas à atividade física estressante, bem como apenas situações estressantes.

Simkin & Arce[685] observaram em um estudo da excreção urinária de esteróides em pacientes obesos que o 17-cetosteróide e o 17-cetogênico eram significativamente maiores nos pacientes obesos do que em pacientes com índice de massa corporal considerado normal.

As estrias podem formar-se também pela medicação prolongada com corticosteróides, às vezes, após a aplicação tópica prolongada de cremes com corticosteróides na pele.[149] Esse estudo relata que duas adolescentes tratadas com curativo oclusivo à base de corticosteróide desenvolveram estrias atróficas no local da oclusão, sendo que contrariando o aparecimento de estrias bilateralmente, nesse estudo o aparecimento foi unilateral, ou seja, dificilmente outros fatores poderiam estar influindo no aparecimento do quadro apresentado.

O aparecimento de estrias atróficas também foi observado em pacientes submetidos ao tratamento de intertrigo inguinal com corticóide sob a forma de creme.[231] Neste trabalho os autores discutem a patogênese das estrias e demonstram que a alteração inicial é a separação das fibras elásticas em vários segmentos fibrilares. O colágeno, segundo os autores, é igualmente afetado com o adelgaçamento e separação de suas fibras.

Gschwandtner[301], em uma revisão sobre o assunto, aponta relatos de casos que sugerem o aparecimento de estrias vinculado ao uso tópico de corticóides administrados de forma oclusiva ou não.

Filgueiras[244] relata que os corticosteróides tópicos não são isentos de riscos. O uso excessivo da corticoterapia local é responsável muitas vezes por resultados não esperados; entre eles destaca a inibição do tecido conjuntivo dérmico ou a interferência na cinética das células epidérmicas causando com isto a atrofia cutânea e as estrias atróficas. A atrofia cutânea advém do uso contínuo de pomadas e cremes ou sobrevém mais rapidamente quando o esteróide é administrado sob a forma de infiltrações intradérmicas.

Os resultados obtidos por Wester *et al.*[756] quanto à absorção percutânea da hidrocortisona revelaram que uma única aplicação com alta concentração pode ser mais efetiva que várias aplicações de menor concentração. Fato a ser destacado é que os mesmos autores verificaram que o total de penetração da hidrocortisona não diminui com a lavagem da pele com água e sabão, ocorrendo, pelo contrário, uma elevação nos níveis de absorção.

Epstein *et al.*[230] descrevem, em importante trabalho, o aparecimento de estrias atróficas em pacientes submetidos a tratamento de intertrigo inguinal com acetonida de triancinolona sob a forma de creme. Neste estudo os autores discutem a patogênese das estrias e demonstram que a alteração inicial é a separação das fibras elásticas em muitos segmentos fibrilares. Mais tardiamente ocorre o desaparecimento das fibras elásticas. O colágeno é igualmente afetado com adelgaçamento e separação de suas fibras.

A ação antimitótica dos corticosteróides tópicos nas células epidérmicas tem sido demonstrada tanto *in vitro* como *in vivo*[373] e, possivelmente, o processo ocorreria no período da interfase G1, do crescimento celular.

Alguns autores associaram o aparecimento de estrias com o uso de contraceptivos orais.[251,326] A explicação para esse fato, segundo os autores, é um aumento do cortisol livre decorrente do uso de anticoncepcionais, sendo que a habilidade do fígado em metabolizar o cortisol diminui, levando, portanto, a um significativo aumento dos níveis de cortisol.

A origem mais provável das estrias baseia-se na teoria endocrinológica, que, conforme foi visto, postula que um hormônio esteróide está presente de forma atuante em todos os quadros em que as estrias surgem (obesidade, adolescência, gravidez), não podendo deixar de ser mencionado o seu aparecimento com o uso de medicamentos à base de corticóides tópicos ou não, incluindo anabolizantes. Esse hormônio, denominado de 17-cetosteróide, é o principal andrógeno adrenal [Capítulo **2** – Hormônios Adrenocorticais], apresentando ampla ação no tecido conjuntivo, aumentando o catabolismo protéico, e ainda, atuando sobre a célula formadora das fibras e da substância fundamental amorfa, o fibroblasto. Sendo assim, conforme citado anteriormente, as estrias são classificadas como uma atrofia adquirida, ou seja, diminuição do volume e número dos elementos da pele (daí seu aspecto em depressão), decorrente da ação hormonal sobre o fibroblasto. Este fato é inclusive aproveitado no tratamento de cicatrizes queloideanas apresentado no Capítulo **15** – Cicatriz Hipertrófica e Quelóide.

Essa teoria também explica o fato da ocorrência de estrias ser bastante rara em crianças em crianças abaixo de cinco anos,[549] ou até nove anos, mesmo que obesas (a menos que faça uso de corticóide), pois a secreção desse hormônio só se inicia na puberdade; e ainda dentro desta mesma linha, sendo o principal hormônio envolvido um andrógeno, poderia se explicar a associação do aparecimento de estrias com a acne, hirsutismo etc. Absolutamente todos os episódios associados ao aparecimento de estrias podem ser explicados pela ação direta ou indireta do cortisol.

Teoria Infecciosa

Wiener[759] sugere que processos infecciosos provocam danos às fibras elásticas, provocando estrias. O autor notou em adolescentes a presença de estrias púrpuras após febre tifóide, tifo, febre reumática, hanseníase e outras infecções.

Sprague *et al.*[699] observaram estrias em um menino de dezessete anos com febre reumática, porém não observaram se as mesmas apareceram após o início do tratamento, à base de cortisona.

Essa teoria não possui muitos adeptos, já que os estudiosos partidários da teoria endocrinológica conseguem explicar o surgimento das estrias em decorrência do tratamento efetuado à base de corticóides, sendo o tratamento, portanto, o verdadeiro fator desencadeante do processo de formação de estrias.

Alguns medicamentos podem também promover a hiperpigmentação das estrias, como por exemplo, a bleomicina, um antibiótico e antitumor, que em altas doses pode promover ainda outros efeitos como: esclerose, gangrena, pregueamento e eritema. A pigmentação inicial é semelhante à que acontece na síndrome de Cushing, ou seja, violácea, e permanece neste estágio por muitos meses. A coloração pode então evoluir para uma tonalidade marrom-escura, incomum em processos que promovem a pigmentação de estrias, presente nos casos de síndrome de Cushing, conforme referido anteriormente e após processos inflamatórios.

A bleomicina produz um efeito tóxico sobre o melanócito, produzindo aumento da melanogênese, fato constatado em amostras de tecido de pacientes tratados com a droga.[163]

Em um relato de caso de hiperpigmentação em estrias que surgiram após tratamento com glicocorticóides (bleomicina), foi observado que a reação ocorreu somente nas estrias neoformadas.[725] Este fato pode ser possível devido à neoformação de vasos sangüíneos nos estágios iniciais das estrias, permitindo a maior absorção da medicação.[469] Isso pode ser uma justificativa para a não hiperpigmentação das estrias antigas.[725]

Incidência

As estrias atróficas são encontradas em ambos os sexos, com predominância no feminino, principalmente a partir da adolescência.[658]

A maior incidência de estrias em meninas ocorre entre doze e quatorze anos, e nos meninos, de doze a quinze anos. Entretanto estrias foram notadas em todos os grupos etários do experimento [686] (Tabela 14-1). O mesmo autor, em um segundo experimento, observou no estudo sistemático de cem crianças com até dez anos de idade se as estrias poderiam estar presentes. Estas observações indicaram que as estrias raramente ocorrem em crianças normais durante os primeiros cinco anos de vida. Elas não foram notadas em bebês extremamente obesos e nem em crianças obesas de até seis anos. O período de surgimento das estrias pode variar. Para Basak,[62] elas ocorrem entre as idades de 10 a 16 anos para o sexo feminino e de 14 a 20 anos para o masculino, sendo que a incidência dentro desses grupos etários indica um intervalo de 21 a 72% para as meninas e de 6 a 40% para os meninos.[549]

Na mulher adulta saudável a incidência de estrias é 2,5 vezes mais freqüente que no homem nas mesmas condições.[757]

A incidência de estrias em homens foi levantada a partir do exame de 3.278 homens normais da Forças Armadas, onde foi constatado que 361 (11%) apresentavam a referida afecção. Nenhuma alteração significativa como altura, peso etc. foi encontrada entre os portadores e os não-portadores. Somente uma pequena porcentagem de portadores poderia ter possíveis fatores desencadeantes relacionados ao surgimento de estrias, tais como: ganho ou perda rápida de peso, atividades físicas estressantes ou doenças severas.[227]

TABELA 14-1

INCIDÊNCIA DAS ESTRIAS EM CRIANÇAS ADOLESCENTES.

IDADE (anos)	MENINOS	MENINAS	TOTAL
09–10	0	0	0
10–11	3	4	7
11–12	2	7	9
12–13	4	15	19
13–14	4	9	13
14–15	4	8	12
15–16	2	5	7
TOTAL	19	48	67

(Dados de SISSON, W. R.: Colored Striae in Adolescent Children. J. Ped., 45:520, 1954.)

Quanto à localização das estrias pode-se observar uma incidência maior nas regiões que apresentam alterações teciduais como glúteos, seios, abdome, coxas,[227,326] região lombossacral (comum em homens),[227] podendo ocorrer também em regiões pouco comuns como fossa poplítea, tórax, região ilíaca, antebraço, porção anterior do cotovelo.[136,536]

Caracterização Quanto ao Aspecto das Estrias

A aparência da estria pode variar; em muitos casos é uma lesão em depressão, em outros poucos se apresenta mais elevada em relação ao nível da pele.[329] O autor estudou o caso de um homem negro que apresentava elastose focal linear nos glúteos e coxas. Após um emagrecimento severo algumas estrias tornaram-se hipertróficas (nas regiões descritas), e outras permaneceram atróficas. Histologicamente as estrias novas apresentavam escassez de fibras elásticas, posteriormente algumas mostraram um aumento marcante na espessura das fibras elásticas. Concluiu-se que a elastose focal linear em alguns pacientes pode representar hiperplasia de fibras elásticas em resposta a alguma lesão ou alteração tecidual. White[758] afirma que a elastose focal linear pode ocorrer isolada ou associada a estrias atróficas, e em último caso pode ser considerado como um processo regenerativo das estrias.

Tsuji *et al.*[726] examinaram 8 pacientes com estrias, cujos fatores desencadeantes foram a obesidade ou terapia por corticóides. Histologicamente foram encontradas predominantemente fibras elásticas finas nas lesões jovens, entretanto fibras elásticas espessas estavam presentes nas estrias antigas.

Burket *et al.*[118] descreveram 15 casos de elastose focal linear, de ocorrência típica na região lombossacral, com aspecto de "bandas horizontais amareladas". Palmer *et al.*[565] relatam que este tipo de alteração tecidual ocorre em uma faixa etária bastante ampla, de 17 a 87 anos. A predisposição genética parece desencadear o processo,[529] sendo a sua incidência maior nos homens, não havendo predileção racial.[724]

ABORDAGENS TERAPÊUTICAS

Na literatura disponível sobre estrias, os autores são unânimes em considerá-las como seqüela irreversível. Esta resistência está embasada no próprio exame histológico da estria, onde se nota uma diminuição no número e volume dos elementos da pele, e o rompimento de fibras elásticas. Observa-se ainda que a epiderme é delgada e há diminuição da espessura da derme, as fibras colágenas estão separadas entre si, e no centro da lesão não há muitas fibras elásticas, ao contrário da periferia onde aparecem onduladas e agrupadas.[149]

Contudo o aparecimento de fibras elásticas rompidas não tem a importância que lhe é atribuída, pois essas correspondem a apenas 2 a 4% do total de fibras do conjuntivo, não tendo, portanto influência primordial no quadro apresentado pela estria.

Eletroterapia

A relutância na aceitação de tratamentos eficazes de estrias está baseada principalmente no fato de que a fibra elástica não se regenera. Guirro *et al.*,[305] utilizando a corrente contínua filtrada constante, abriram uma nova perspectiva no tratamento de estrias. Estudos preliminares mostraram que ocorre um acentuado aumento no número de fibroblastos jovens, uma neovascularização (Figura 14-6) e o retorno da sensibilidade dolorosa após algumas sessões de estimulação elétrica, e como conseqüência uma grande melhora no aspecto da pele, que fica muito próxima do normal (Figura 14-7). O tratamento unilateral das estrias é interessante, uma vez que o paciente e o terapeuta têm dessa forma como acompanhar a evolução do mesmo. Pode-se observar este fato na Figura 14-7, em que se observa o resultado do tratamento de estrias no abdome, sendo que o lado tratado apresenta-se mais uniforme e com tecido menos marcado pelas lesões, portanto com o aspecto muito melhorado.

Com base na sua capacidade regenerativa, as células do organismo são classificadas em células lábeis, estáveis e permanentes. Os fibroblastos, células derivadas do mesênquima, possuem uma capacidade de replicação baixa que pode ser modificada em resposta a estímulos controlados. Os fibroblastos retêm a capacidade de se dividi-

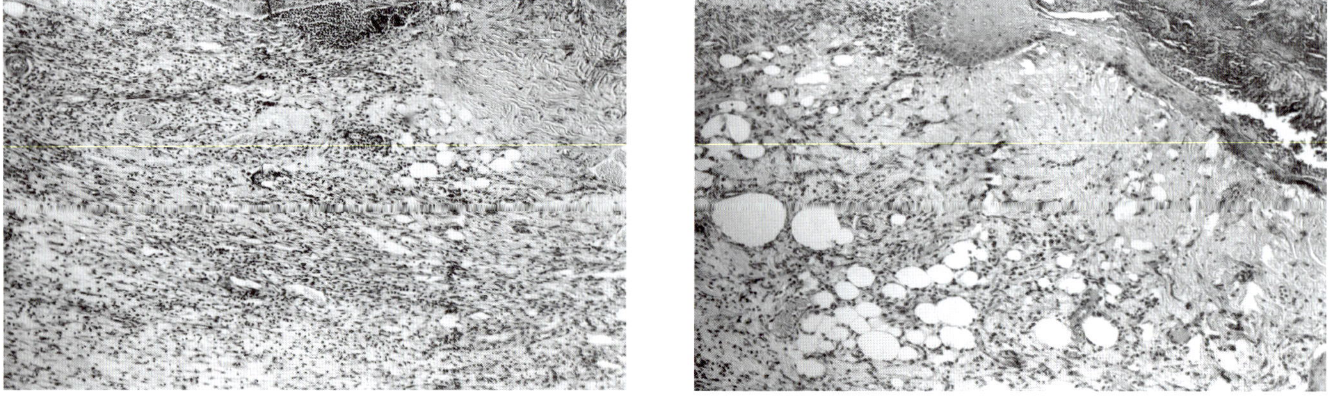

A B

FIGURA 14-6

Fotomicrografia da derme de rato, com ênfase para a intensa neoformação de vasos no animal estimulado. A) Estimulado com corrente contínua de baixa intensidade e B) não estimulado.

rem; assim como o tecido epitelial, o tecido conjuntivo também é capaz de se regenerar. Na estria esta célula está quiescente, sendo que o estímulo elétrico de baixa intensidade mostrou-se eficiente para aumentar a sua replicação bem como a das fibras e substâncias produzidas pela mesma. No tocante à neovascularização, os efeitos da inflamação aguda e da corrente galvânica se somaram, promovendo um edema brando com uma hiperemia bastante pronunciada. A regeneração propicia o retorno de todas as funções inerentes à pele, inclusive a sensitiva, que se encontrava grandemente diminuída.

A eficácia do tratamento é grande, desde que controlada as variáveis, diferindo o número de sessões de acordo com a cor da pele, idade, tamanho das estrias etc.. Obviamente o resultado pode variar em diferentes indivíduos, como em qualquer outro tratamento de diversas afecções. Este fato está centrado na capacidade reacional de cada indivíduo, levando-se em conta de que se deve realizar uma boa avaliação prévia, excluindo-se as contra-indicações.

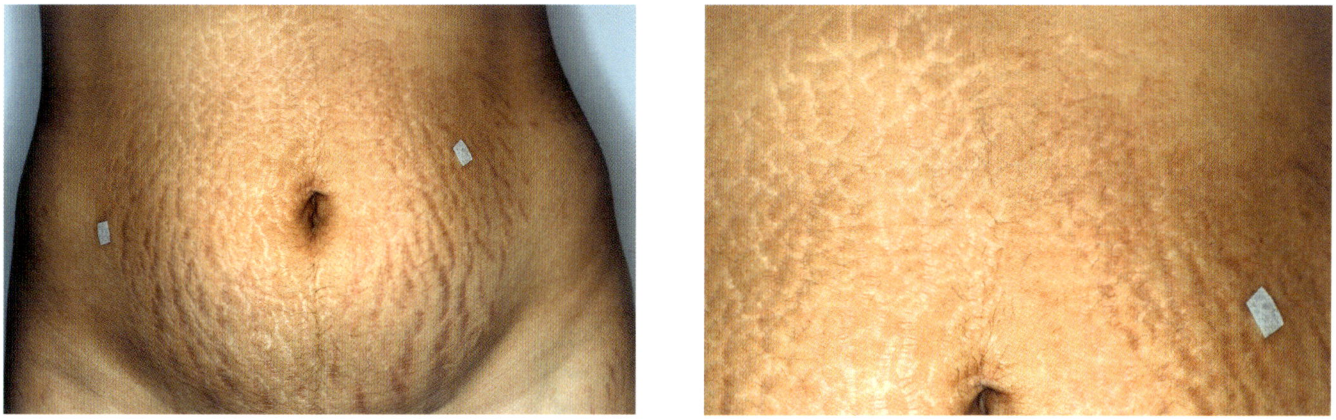

A B

FIGURA 14-7

Estrias no abdome após gestação normal. A) Abdome acometido por estrias, comparando-se o tratamento parcial (quadrante superior esquerdo) com o lado não tratado (direito); B) ampliação dos quadrantes (Cortesia da Dra. Angela O. Martins).

Em estudo realizado por Guirro *et al.*[305] foi constatado o rompimento das fibras da derme (Figura 14-8), bem como o desarranjo das fibras colágenas de estrias atróficas, quando examinadas no microscópio de polarização. Como as fibras colágenas são birrefringentes [Capítulo 1 – Tecido Conjuntivo] no seu arranjo normal estas se apresentam brilhantes, contra um fundo preto. O mesmo não ocorre nas estrias, uma vez que elas se apresentam desorganizadas e conseqüentemente não refletem luz. As fibras colágenas correspondem a 70% do peso seco da pele.[728]

Observou-se que com a estimulação elétrica as fibras que antes não se destacavam quanto à sua birrefringência tornaram-se mais visíveis, podendo-se inferir que as fibras colágenas sofreram algum tipo de reorientação (Figura 14-9).

O equipamento empregado consiste de um gerador de corrente contínua filtrada constante, conhecido comercialmente como *STRIAT* (Figura 14-10), o qual apresenta dois eletrodos, um passivo do tipo placa e um ativo especial, o qual consiste de uma fina agulha sustentada por uma caneta.

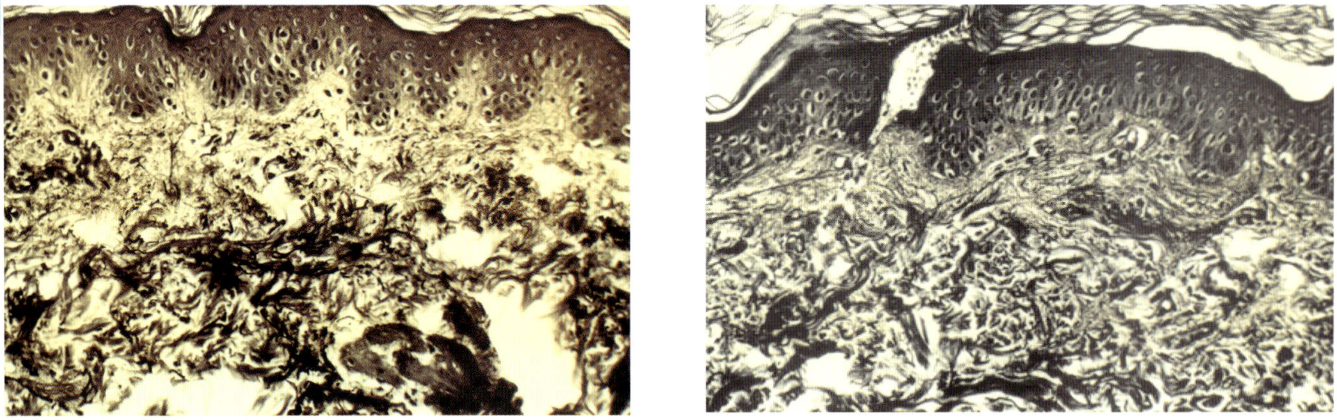

A B

FIGURA 14-8

Fotomicrografia da pele humana de indivíduo adulto jovem. A) Ocorrência de fibras da derme lesadas, caracterizando a estria atrófica e B) regeneração do tecido após estimulação com corrente elétrica contínua.

O método é invasivo, porém superficial, e o processo de regeneração da estria está baseado na compilação dos efeitos intrínsecos da corrente contínua [Capítulo 6 – Corrente Galvânica] e dos processos envolvidos na inflamação aguda [Capítulo 2 – Inflamação e Reparo].

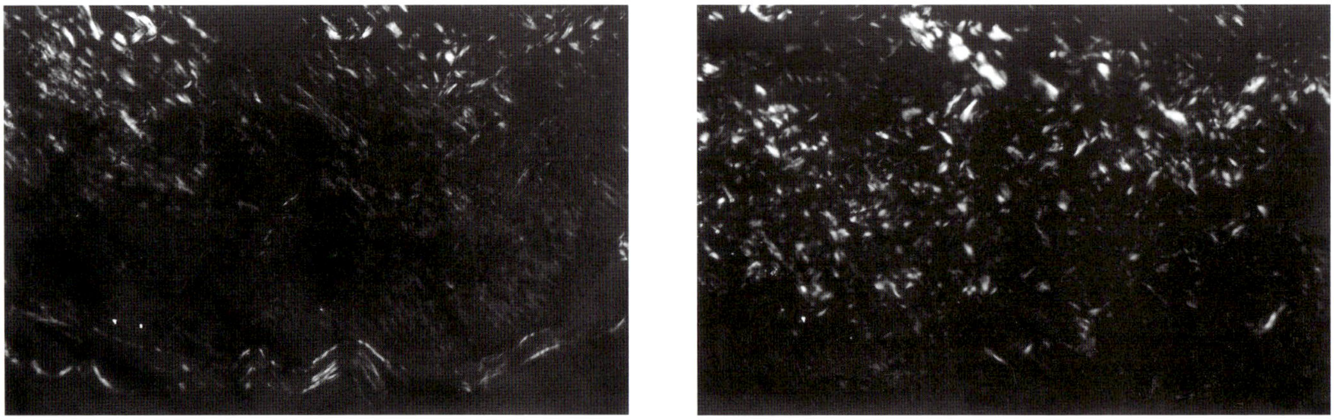

A B

FIGURA 14-9

Fotomicrografia destacando os aspectos das fibras colágenas entre dois prismas de Nicol cruzados. A) Estria atrófica e B) estria atrófica estimulada com corrente contínua, evidenciando a melhora da organização da derme.

O estímulo físico da agulha desencadeia um processo de reparação muito complexo, cujo objetivo é restabelecer de forma satisfatória a integridade dos tecidos. A estimulação com a corrente associada desencadeia uma inflamação aguda localizada, não apresentando qualquer efeito sistêmico. Embora o padrão da inflamação aguda seja único, a intensidade e duração da reação é determinada tanto pela intensidade da corrente como pela capacidade reacional da paciente.

Poucos minutos após a lesão aparecem a hiperemia e o edema, que não ocorrem imediatamente após a aplicação, e são motivadas por substâncias locais liberadas pela lesão, responsáveis pela vasodilatação e aumento da permeabilidade dos vasos. Toda a zona é preenchida por um exsudato inflamatório composto de leucócitos, eritrócitos, proteínas plasmáticas e fáscias de fibrina. O processo de epitelização inicia-se simultaneamente, obrigando as células epidérmicas a penetrar pelo interior das fendas formadas pela agulha, e estimuladas pela formação de fibrina originada pela hemorragia da microlesão. No início praticamente não sangra, porém com o passar das sessões observa-se um sangramento ou rompimento de pequenos vasos, que são totalmente reabsorvidos (pequenas bolsas de sangue que se tornam violáceas, amareladas e em seguida a tonalidade da pele volta ao normal). Este processo inflamatório será absorvido em um período de tempo variável, ocorrendo na média de 2 a 7 dias.

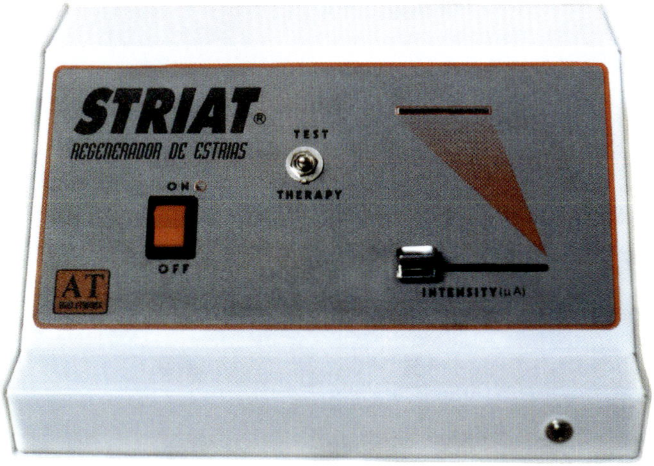

FIGURA 14-10

Equipamento STRIAT. Gerador de corrente contínua filtrada constante, utilizado para a terapia anti-estrias. Cortesia da AT BIOELETRÔNICA – Indústria e Comércio de Equipamentos.

Conforme o progresso da reação inflamatória e epitelização, surgem na profundidade da lesão os fibroblastos e se produz paralelamente uma proliferação rápida de capilares por gemação das vênulas existentes, que conforme avançam até as áreas lesionadas vão destruindo a rede de fibrina. Os fibroblastos cumprem então suas funções sintetizadoras, sendo importante lembrar que a estria está com a secreção zerada, e a causa provável é a ação do cortisol[585] (no tratamento de cicatrizes queloideanas esse é o efeito esperado). A estimulação fibroblástica tem importante papel no processo regenerativo dessa atrofia tecidual.

A vasodilatação é um momento fundamental da inflamação, onde ocorre a dilatação das arteríolas pré-capilares, a abertura dos esfincteres capilares e a dilatação das vênulas, que ocorrem nessa seqüência e são responsáveis por hiperemia e calor. Assim, acontece um aumento do fluxo sangüíneo, marca fundamental das alterações hemodinâmicas precoces na inflamação aguda.

Ao mesmo tempo, aumenta a permeabilidade vascular com saída de líquido para o compartimento extracelular (transudato), que posteriormente se enriquece com a saída também de macromoléculas, constituindo um exsudato rico em proteínas.

A resposta à agressão, no caso específico a perfuração pela agulha, pode finalizar com a recuperação da estria, restituindo a sua arquitetura original.

O edema promovido no tratamento (Figura 14-11), não deverá sofrer ação de nenhum agente antiinflamatório. As estimulações subseqüentes só poderão ser realizadas quando o processo inflamatório cessar por completo, evitando assim o risco de desenvolver uma inflamação crônica desencadeada pela persistência do estímulo inflamatório agudo.

A corrente contínua incrementa o edema promovido pela inflamação aguda decorrente da mobilização da água presente nos tecidos e das respostas vasomotoras.

A permanência da resposta inflamatória após o tratamento com a microcorrente pode variar. Acompanhamentos cuidadosos observaram que o processo inflamatório, de um total de 102 pacientes tratadas, concentrou-se entre o primeiro e o quarto dias pós-estimulação, totalizando 91% da amostra.[682]

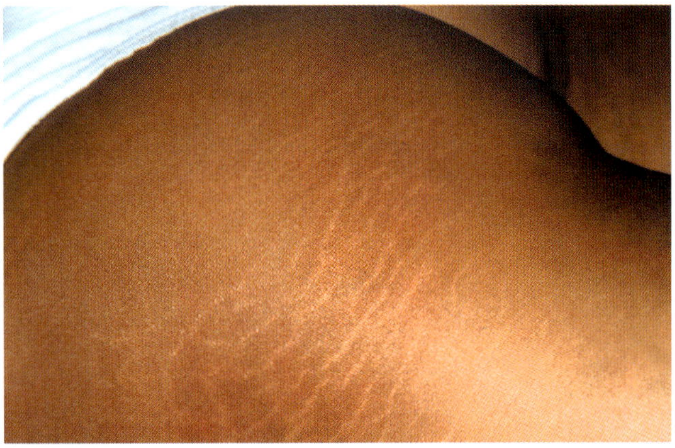

A

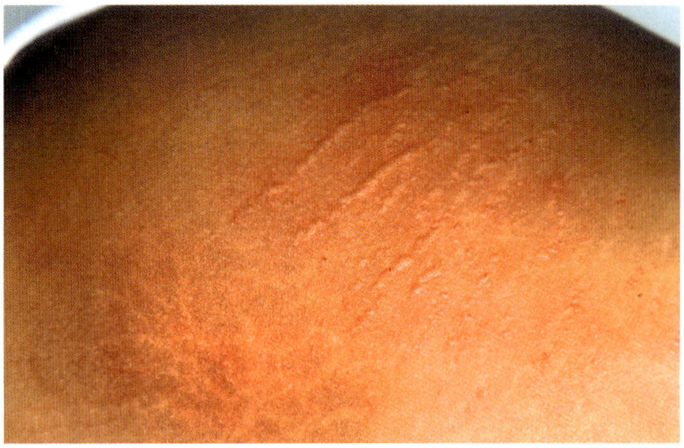

B

FIGURA 14-11

Vista lateral do quadril de paciente com estrias atróficas. A) Aspecto natural das estrias atróficas e B) aspecto após a estimulação com corrente contínua; observar a intensa hiperemia associada ao edema local.

Silva *et al.*[682] realizaram um extenso trabalho experimental com 102 pacientes com estrias atróficas, com idade variando de 15 a 60 anos. As pacientes foram divididas em dois grupos segundo o número de sessões a que seriam submetidas; 67 pacientes realizaram 10 sessões e 35 pacientes realizaram 20 sessões. O objetivo do trabalho foi o de contribuir com perfil científico no campo da Fisioterapia Estética, com o propósito de auxiliar o tratamento de mulheres com estrias atróficas, por meio de um processo inflamatório causado pela utilização da corrente galvânica em microampéres, observando a regeneração do tecido lesado. Os resultados demonstraram que:

- a cor de pele é de extrema significatividade, mostrando que na pequena amostragem de pacientes com pele negra a regeneração foi mais rápida e evidente do que naqueles de pele clara;
- quando a resposta inflamatória foi mais duradoura, entre 3 e 4 dias, o resultado foi melhor;
- pacientes com dificuldades de cicatrização não obtiveram o resultado esperado;
- o aparecimento das estrias foi maior nos períodos de picos hormonais (adolescência, gravidez e obesidade);
- a coloração das estrias interferiu nos resultados, uma vez que as mais jovens, de cor vermelha, responderam melhor que as mais antigas, de cor branca.

Por se tratar de uma técnica invasiva, há necessidade de se questionar a paciente quanto à sua predisposição para o aparecimento de quelóides.

Para que a terapia apresente bons resultados, não basta somente a execução precisa da técnica; a avaliação se torna imprescindível para a obtenção de bons resultados. A ficha de avaliação apresentada a seguir nos mostra o panorama geral no qual a paciente deve ser questionada. Na ficha clínica a cor da pele é fator imprescindível, pois se sabe que uma tendência maior ao desenvolvimento de quelóides ocorre na pele negra e amarela (não se esquecer que existem exceções). O ano da menarca nos dá a época aproximada na qual a paciente entrou na adolescência, período de aparecimento das estrias. No caso das disfunções hormonais nos interessa aquelas relacionadas à glândula suprarenal, especificamente aos hormônios corticóides. O uso de medicamentos constantes está associado num primeiro momento ao aparecimento das estrias, uma vez que a

FICHA DE AVALIAÇÃO – ESTRIAS

IDENTIFICAÇÃO

Nome: ______________________ Idade: ________ Profissão: ______________

Endereço: ______________________________________ Fone: ______________

Cidade: ______________________________ UF: ________ CEP: ______________

Indicação: ____

FICHA CLÍNICA

Cor da pele: ( ) branca ( ) parda ( ) negra ( ) amarela

Ano da menarca: ______________ Número de gestações: ______________

Mudanças observadas: ____

Faz uso de medicamentos: à base de corticóides ( )

anti-histamínico ( ) esteróides ( ) antiinflamatórios ( ) outros ( ) ______________

Apresenta algum tipo de disfunção hormonal: ______________________

Diabetes: ( ) sim ( ) não Hemofilia: ( ) sim ( ) não

Transtornos circulatórios e/ou de cicatrização: ______________________

Propensão a quelóides: ( ) sim ( ) não

Patologias dérmicas: ____

Alergia a: ( ) corrente elétrica ( ) produtos ______________________

Tratamentos anteriores: tipo ________________________________

Resultado dos tratamentos: __________________________________

Tipo de alimentação: ( ) normal ( ) vegetariana

CARACTERIZAÇÃO DO QUADRO

Período do aparecimento das estrias: ( ) adolescência ( ) gravidez ( ) obesidade ( ) medicamento

Coloração inicial: ( ) vermelha ( ) violácea ( ) branca

Coloração atual: ( ) vermelha ( ) violácea ( ) branca

Aspecto macroscópico: ( ) depressão

Localização: ( ) abdome ( ) glúteos ( ) seios ( ) coxas

SENSIBILIDADE DOLOROSA AO ESTÍMULO

Tipo de dor (X)	Data e caracterização da dor por sessões (0 – 5)		
( ) pontada	(/) – ( )	(/) – ( )	(/) – ( )
( ) queima/arde	(/) – ( )	(/) – ( )	(/) – ( )
( ) irritante	(/) – ( )	(/) – ( )	(/) – ( )
( ) cruel/castigante	(/) – ( )	(/) – ( )	(/) – ( )
( ) latejante	(/) – ( )	(/) – ( )	(/) – ( )
( ) cortante	(/) – ( )	(/) – ( )	(/) – ( )
( ) aflitiva	(/) – ( )	(/) – ( )	(/) – ( )
( ) assustadora	(/) – ( )	(/) – ( )	(/) – ( )

(0) SEM DOR (1) DOR FRACA (2) DESCONFORTÁVEL (3) ANGUSTIANTE (4) HORRÍVEL (5) TORTURANTE

administração de algumas drogas pode promover o surgimento de estrias, e num segundo momento à ineficácia do tratamento, já que há necessidade de se manter a resposta inflamatória após a estimulação. O questionamento quanto ao diabetes e à propensão a quelóide se faz necessário, visto que no primeiro caso a paciente apresenta uma disfunção das fibras colágenas dificultando a regeneração, e no segundo caso por se tratar de um método invasivo, o qual pode desencadear novas seqüelas. Na caracterização do quadro, um ponto que merece destaque é a coloração das estrias, onde as estrias jovens se apresentarão na cor vermelha e as mais antigas na cor branca. A sensibilidade dolorosa ao estímulo é um parâmetro que deve ser utilizado para o acompanhamento do processo de regeneração, uma vez que com o passar das aplicações a sensibilidade passa de uma leve percepção para limiares quase próximos da pele normal.

Segundo estudo recente, 82,5% das pacientes avaliadas referiram-se à dor como sendo do tipo pontada com níveis de intensidade variando desde a ausência de dor (11%), dor fraca (34%) ou desconfortável (38%).[682]

Fatores Envolvidos na Eficácia da Estimulação Elétrica

- Todos os fatores que modificam a qualidade da resposta inflamatória [Capítulo 2 – Inflamação e Reparo] exercem influência sobre a terapia.
- No caso de a paciente apresentar níveis elevados de glicocorticóides, endógenos ou exógenos [Capítulo 2 – Hormônios Adrenocorticais] como, por exemplo, na síndrome de Cushing, a terapia não deve ser efetuada, sob pena de resultados pobres e risco para a paciente.
- Se as estrias ocorrerem durante a gravidez, o tratamento só poderá ser iniciado quando os níveis hormonais regredirem aos níveis anteriores à gravidez.
- O tratamento não deve ser iniciado na puberdade, por se tratar de um período de grandes alterações hormonais [Capítulo 2 – Puberdade], que acreditam alguns autores ser a causa do aparecimento das estrias; o tratamento deve ser implantado só quando o quadro estiver estabilizado, ou seja, não devem estar surgindo estrias novas.
- Não se deve tomar sol com o processo inflamatório ativo (pelo perigo de manchar a pele); só quando o processo já estiver debelado.
- Em pacientes que relatam o ressurgimento do processo inflamatório sem que tenha havido estimulação prévia, as aplicações devem ocorrer com intervalo maior, já que o processo inflamatório pode estar ativo, mesmo que externamente não produza sintomas.
- Procedimentos que produzam aumento de circulação no local de aplicação parecem interferir positivamente na qualidade da resposta inflamatória: uso de alta freqüência (equipamento que produz ozônio e um faiscamento na pele, promovendo aumento da circulação), produtos que aumentam a circulação, uso de correntes polarizadas previamente (pólo negativo em cima das estrias que vão ser estimuladas).
- Antes da puntura do tecido, deve-se higienizar a pele e/ou esfoliá-la, com a finalidade de diminuir a resistência à corrente e evitar infecções. Pode-se utilizar produtos com a finalidade requerida, ou simplesmente álcool a 70%.

- Cada paciente deve ter sua agulha e levá-la para casa mergulhada em líquido esterilizante e não oxidante, e esse deve ser trocado a cada sessão.
- Teoricamente, quanto melhor a resposta inflamatória, melhor o resultado, portanto o paciente não deverá utilizar produtos descongestionantes enquanto perdurar o processo.
- Jamais prometa 100% de resultado, pois cada indivíduo apresenta uma resposta ao tratamento (ou em relação a qualquer outro tratamento). As pessoas apresentam características diferentes, e, portanto, respostas diferentes. O número médio de sessões gira em torno de 10, podendo este número ser ultrapassado sem contra-indicações. Tratamentos infalíveis a todas as pessoas não existem.
- A penetração da agulha deve ser efetuada sobre a estria, com incisão paralela subcutânea. Não se deve invadir perpendicularmente a pele estriada.
- Apesar do procedimento ser invasivo, as intensidades trabalhadas são muito pequenas, promovendo efeito puramente localizado; portanto, não ocasionará nenhum tipo de resposta sistêmica.

Massagem

A massagem tem sido utilizada no tratamento das estrias atróficas, com o intuito principal de melhorar a absorção de produtos específicos. Sendo a estria uma lesão, atrofia do tecido dérmico, com perda dos elementos da pele, a massagem não apresenta bases fisiológicas de ação comprovadas cientificamente para este caso, não tendo, assim, a capacidade de regenerar o tecido dérmico lesado. A indicação da massagem para o tratamento da estria está condicionada a maiores investigações, principalmente no ponto sobre a sua capacidade de estimular a regeneração dérmica.

Esse recurso pode ser utilizado como complemento de outros tratamentos, melhorando a circulação, a penetração de produtos, mas não de forma isolada.

Laser

Segundo Vella[738] os melhores resultados do tratamento das estrias se obtêm com a combinação farmacológica ou aplicações tópicas, como ocorre na maioria dos tratamentos dermoestéticos, não sendo tão brilhantes quando se utiliza exclusivamente o *laser*. Os melhores resultados encontrados no tratamento das estrias estão por volta de 50% de recuperação. Segundo o autor, a ação do *laser* é exercida em nível celular, aumentando o número de fibras de colágeno e conseqüentemente a tensão epidérmica, melhorando consideravelmente o aspecto da pele.

O tratamento com *laser* é mais efetivo quando aplicado imediatamente após o aparecimento da estria. Observa-se uma melhora da atividade metabólica do tecido, e conseqüentemente uma maior lentidão no seu estabelecimento.[264] O autor não faz menção se o tratamento com *laser* é capaz de regredir por completo o quadro que está se instalando.

McDaniel[500] demonstrou resultados efetivos na aparência de estrias utilizando laser pulsado com comprimento de onda de 585 nm.

A prática mostra que para se observar os primeiros resultados da terapia com *laser* é necessário um número elevado de aplicações.

Dermoabrasão

Tratamento que promove uma esfoliação da pele, geralmente por meio de um sistema que lança um fluxo de microcristais na pele através de vácuo controlado.

Existem vários níveis de abrasão, que se relacionam a diversos fatores: nível de sucção, movimento e velocidade das manobras, tempo de exposição, número de repetições na mesma área, e também o tipo de pele.

Os vários níveis de abrasão envolvem diferentes profundidades da pele e, conseqüentemente, diferentes respostas:

Nível 1 – superficial, atinge apenas a epiderme, ocasionando um eritema.

Nível 2 – intermediário, atinge a epiderme e parte da derme, ocasionando uma hiperemia e um edema.

Nível 3 – profundo, atinge todas as camadas da derme, ocasionando um sangramento associado a outros sinais.

O princípio da dermoabrasão é semelhante ao ocasionado pela galvanopuntura, pois envolve todas as reações já abordadas que seguem um estímulo físico.

A atuação fisioterapêutica se restringe aos níveis 1 e 2, pois aplicações mais profundas requerem a utilização de fármacos com finalidades anestésicas, antimicrobianas e analgésicas, cujo procedimento não cabe ao fisioterapeuta. Portanto, tanto a dermoabrasão quanto a galvanopuntura apresentam caráter regenerativo, baseado em uma lesão promovida por agente físico, desencadeando um processo inflamatório.

Escarificação

Procedimento de lesão da pele, com diferentes artefatos, visando as mesmas respostas relatadas acima, que são desencadeadas por estímulos físicos.

A diferença do procedimento em questão e a dermoabrasão é que neste caso não há exigência de um equipamento específico para se lesar os tecidos. O procedimento pode ser executado com qualquer tipo de instrumento perfurante que seja devidamente esterilizado e manuseado habilmente, para que não se produzam lesões profundas.

Terapia Medicamentosa

O uso da tretinoína (0,1%) tópica em estrias vermelhas (*striae rubra*) demonstrou que dos 16 pacientes que completaram o estudo, 15 tiveram significativa melhora do seu quadro clínico.[226] Já Kang[382] analisou a efetividade da ação da tretinoína combinada com AHAs (alfa-hidroxi-ácidos) em estrias brancas ou nacaradas, por meio de análise de comprimento e largura, e análise histológica comparativa da pele normal, e pele com estrias pré e pós-tratamento. Os resultados desse estudo também foram animadores, no sentido de melhora do aspecto do tecido com estrias. Entretanto, em estrias tratadas com 0,025% de tretinoína, em um estudo duplo-cego, não foi observada melhora.

O uso tópico de produtos combinados – 20% de ácido glicólico associado a 0,05% de tretinoína e 20% de ácido glicólico associado a 10% de ácido ascórbico – foi utilizado no tratamento de estrias brancas, sendo aplicado diariamente por 12 semanas. A análise dos resultados revelou as seguintes constatações: a) ambos os tratamentos promoveram melhora na aparência das estrias; b) ambos são seguros e efetivos, e provocam uma irritação mínima; c) o conteúdo de elastina na derme papilar e reticular aumentou quando se utilizou o primeiro protocolo (ácido glicólico e tretinoína); d) ambos acarretaram aumento da espessura da epiderme e diminuíram a espessura da derme papilar, quando comparado ao controle; e) as espessuras da epiderme e da derme papilares das áreas tratadas são semelhantes às da pele normal.[35]

O uso profilático de creme de massagem à base de óleo e água foi aplicado sobre o abdome de gestantes. O experimento foi realizado em um grupo de 24 gestantes que se submeteram ao tratamento, sendo outras 26 acompanhadas como controle. Dentre o grupo tratado, apenas 8 mulheres desenvolveram estrias (33%), sendo que no grupo controle, 23 mulheres desenvolveram estrias (89%). O autor concluiu que a utilização de produtos hidratantes pode auxiliar na prevenção do aparecimento de estrias. Porém não soube explicar porque apesar dos tratamentos algumas mulheres ainda desenvolveram estrias.[760]

Vários autores[44,376] analisaram a relação entre a hidratação da pele e as propriedades mecânicas da mesma, porém essa interação ainda não está totalmente esclarecida.

O extrato puro de *centella asiática* e seus constituintes triterpênicos também são citados como eficazes no tratamento de estrias atróficas, dentre outras alterações.

RESUMO

A forma do fibroblasto também varia nas diferentes lesões, sendo a forma globular predominante na estria e a forma estrelada na lesão senil e na cicatriz. As estrias são ditas atróficas pelas características que apresentam, já que atrofia é a diminuição de espessura da pele, decorrente da redução do número e volume de seus elementos, e é representada por adelgaçamento, pregueamento, secura, menor elasticidade, rarefação dos pêlos.

Os fatores genéticos estão envolvidos na etiologia da estria. O estiramento da pele, com conseqüente ruptura ou perda de fibras elásticas dérmicas, é tido como fator básico da sua origem. A teoria endocrinológica demonstra através de fatos que a teoria mecânica é muito simplista ao afirmar que o estiramento da pele por crescimento ou deposição de gordura seja a causa para o aparecimento das estrias. Altas concentrações de glicocorticóides resultam na redução da espessura da pele, com conseqüente aparecimento das estrias. Absolutamente todos os episódios associados ao aparecimento de estrias podem ser explicados pela ação direta ou indireta do cortisol.

O tratamento com microcorrente está baseado na compilação dos efeitos intrínsecos da corrente contínua e dos processos envolvidos na inflamação aguda. A corrente contínua incrementa o edema promovido pela inflamação aguda decorrente da mobilização da água presente nos tecidos e das respostas vasomotoras.

As aplicações exclusivas do *laser* proporcionam resultados satisfatórios em aproximadamente 50% dos casos.

Os princípios da dermoabrasão e da escarificação são semelhantes aos ocasionados pela galvanopuntura, pois envolvem todas as reações já abordadas que seguem um estímulo físico.

Várias formulações terapêuticas têm sido testadas para o tratamento das estrias atróficas, onde os resultados não são unânimes, tampouco conclusivos. A utilização de produtos hidratantes parece auxiliar na prevenção do seu aparecimento.

15

Cicatriz Hipertrófica e Quelóide

Palavras-Chave

Cicatriz Hipertrófica
Quelóide
Reparação Cutânea
Tratamento Cirúrgico
Terapia Medicamentosa
Massagem
Eletroterapia
Ultra-som

As cicatrizes são o resultado inevitável da lesão, intencional ou acidental, da pele. A cicatriz final, secundária a um processo de reparação, é variável e nunca completamente previsível.[203] Além do trauma, a cicatriz pode resultar de uma patologia, podendo apresentar-se hipertrófica, atrófica ou normotrófica.[651]

O processo de cicatrização se dá fundamentalmente no tecido conjuntivo, no qual diversos fatores de ordem geral ou local intervêm em sua constituição e função, como por exemplo, a idade do indivíduo (Figura 15-1). A cicatriz consiste na substituição do tecido lesado por conjuntivo neoformado, indicado como cicatricial.

A grande maioria das lesões do organismo é reparada pela regeneração das células parenquimais, seguida de uma cicatrização mais ou menos acentuada do tecido conjuntivo. Quando ocorrem perdas parciais da espessura da pele, forma-se um coágulo, secando-se em seguida com a finalidade de proteger a lesão. A partir daí inicia-se o processo de migração celular, sendo este primeiro evento o responsável pelo reparo. Portanto, perdas parciais de tecido cicatrizam-se por epitelização, e quanto mais superficial a lesão, mais rápido será esse processo. Em escoriações superficiais que não comprometam a membrana basal, ocorre a regeneração tecidual. Entretanto, quando a membrana basal é atingida, o resultado é invariavelmente insatisfatório.[558]

O processo de cicatrização envolve um conjunto de fases fisiológicas e bioquímicas, em resposta a uma injúria, culminando com o reparo tecidual.[635]

A reparação cutânea é constituída de uma sucessão de fenômenos complexos e estreitamente ligados, que podem ser classificados em diferentes etapas ou fases:

- Fase inflamatória – Fase inicial e fundamental do processo de reparo e que dura em média 72 horas.[23] Desencadeada pela lesão, independentemente de seu agente etiológico. Numa primeira etapa, observa-se uma vasoconstrição, que é fugaz, seguida pela liberação de substância vasoativas (histamina, serotonina, 5-hidroxitriptamina, cininas, plasmina, calicreína e prostaglandinas PgE1 e PgE2), capazes de promover aumento da permeabilidade vascular. O fluido originado do exudato é principalmente o plasma, que coagula, delimitando o processo.[632]
- Fase de latência – Essa fase é assim denominada em virtude de se acreditar inicialmente que havia uma interrupção na cicatrização,[486] porém atualmente sabe-se que é uma fase bastante ativa. Substâncias denominadas fatores de crescimento (cininas) estão aumentadas em nível sérico em torno do sexto dia, e atuam em diversas fases da proliferação celular.[755]
- Fibroplasia (biossíntese do colágeno) – A ação de macrófagos inicia a transição para essa segunda fase do reparo da lesão em que se desenvolve a formação do tecido de granulação.[635] O tecido de granulação consiste de uma densa população de macrófagos, fibroblastos e novos vasos, embebidos em uma matriz frouxa de colágeno, fibronectina e ácido hialurônico.
- Fase de contração – Fase dinâmica que objetiva a redução da superfície cruenta, produzindo a aproximação das bordas da lesão, contribuindo para o fechamento da mesma. Esta fase tem início entre o sétimo e o décimo quarto dias de lesão.[157]

Para uma melhor compreensão do processo de cicatrização é importante a definição de alguns termos. Uma cicatriz é considerada clinicamente uma marca visível de uma lesão e histologicamente é resultante de uma reação fibroblástica. Curiosamente, uma lesão é mais difícil de definir. Dependendo da ordem ou magnitude, ela pode ser considerada como uma solução de continuidade do tecido ou uma ruptura celular. Histologicamente a chave da aparência da lesão está nos sinais da reação inflamatória celular.[502]

O processo de cicatrização pode ser classificado segundo o tipo e a quantidade de tecido em:

- cicatrização por *primeira intenção*;
- cicatrização por *segunda intenção*.

A cicatrização por primeira intenção ocorre por planos, com aposição de tecido por tecido, com menor quantidade de colágeno e reduzido tempo de recuperação. Já a cicatrização de segunda intenção ocorre quando há perda de tecido, e o reparo se dá por proliferação de tecido de granulação, com cicatriz invariavelmente inestética, e por vezes apresentando comprometimento funcional.[27,162,632] A falência na cicatrização por segunda intenção resultará em uma ferida crônica.[632]

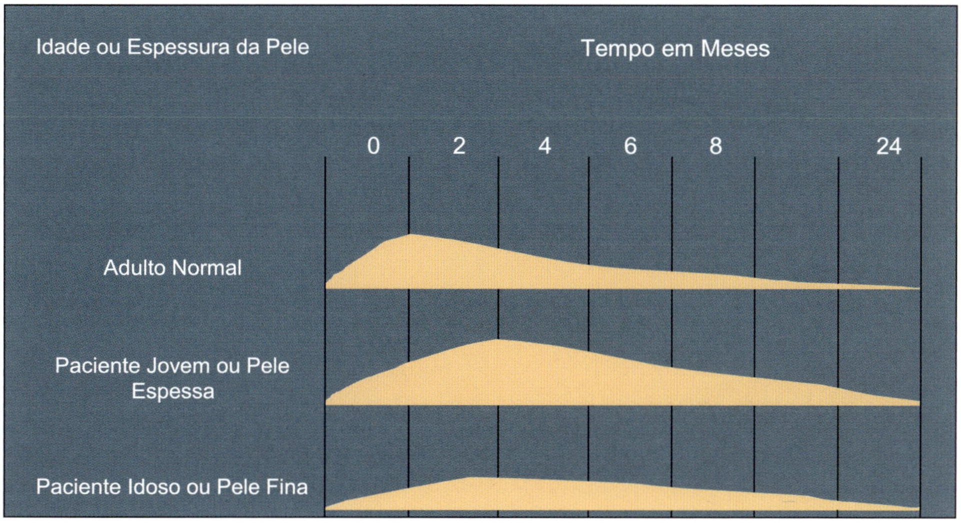

FIGURA 15-1

Evolução do processo de cicatrização da pele em diferentes faixas etárias. (Modificado de MOREL-FATIO, D. Les principes fondamentaux: la peau, la cicatrice, les méthodes de réparation: les greffes cutanées. Encycl. Med. Chir. Elsevier – Paris, 45-010, 1970.)

Durante o período de maturação da cicatriz, aproximadamente nos primeiros seis meses, a exposição solar das cicatrizes pode desencadear um aumento da sensibilidade dos melanócitos na fase de cicatrização. Roupas de malha fechadas, principalmente coloridas, tendem a permitir pouca penetração da radiação na pele.

A cicatriz fica originariamente rosada ou avermelhada nas fases iniciais do reparo, e em cerca de seis meses, é considerada madura e adquire coloração próxima à da pele. Uma cicatriz normal é hipopigmentada e espessa quando madura.[651,782] Geralmente a cicatriz adquire somente 70% da força da pele original, antes da lesão.[782]

Cicatrizes Hipertróficas e Queloideanas

As cicatrizes hipertróficas e os quelóides constituem problema estético significativo e são de tratamento problemático. Caracterizam-se por uma síntese de colágeno preponderante, sendo que as fibras colágenas não se orientam como nas cicatrizes normais, ao longo das linhas de fenda, mas sim em espiral projetando-se sobre a superfície cutânea.

As cicatrizes maiores, cujo termo quelóide é derivado dos termos "cancroid", "cheloide" ou "keloide", foram descritas pela primeira vez por Alibert em 1806 como "pulpos cujos tentáculos están fijados en la piel".[13,14] Os quelóides ocorrem somente em humanos.[642]

O quelóide representa o caso particular da cicatrização excessiva. Certas influências traumáticas tornam exagerado o processo de regeneração do tecido conjuntivo [Capítulo 1 – Tecido Conjuntivo] formando uma saliência elevada em platô, bastante consistente, de cor rósea e lisa. Apresenta-se arredondado, linear, alongado e com digitações diversas, podendo às vezes apresentar-se pediculado. A cicatriz hipertrófica também se dá em conseqüência de traumatismos, queimaduras etc. (Figura 15-2).

A diferença entre uma cicatriz hipertrófica e um quelóide é um tanto acadêmica; o tema foi extensivamente revisado por Linares *et al.*[459] Eles observaram uma tentativa de dividir as aparências clínicas distintas em diferentes categorias patológicas. Rockwell *et al.*[642] sugerem que a distinção entre cicatrizes hipertróficas e queloideanas não é importante. Brody[108] discorda e apresenta uma tabela de características distintas e comuns entre as duas entidades. Já Ehrlich *et al.*[224] apontam várias diferenças morfológicas e imuno-histoquímicas entre os dois tipos de cicatrizes, as quais são utilizadas para a distinção das duas formas, além de caracterizar os seus mecanismos de desenvolvimento.

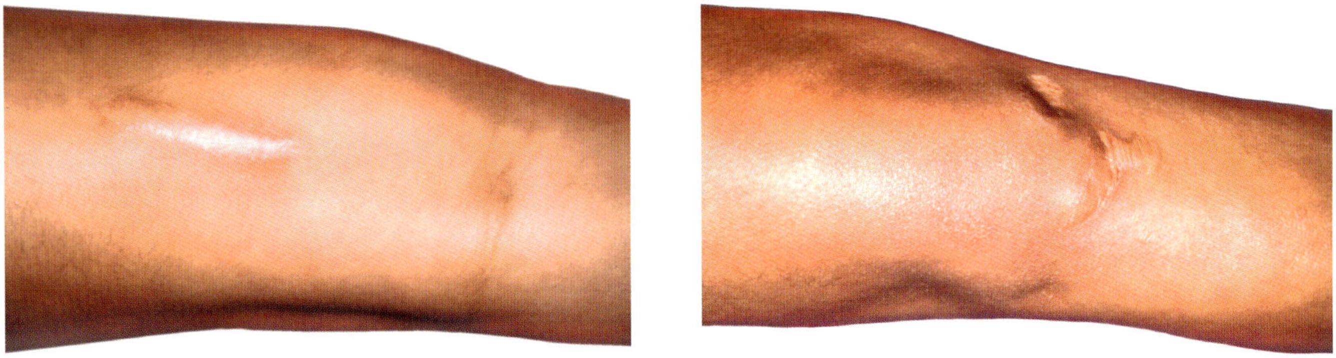

A B

FIGURA 15-2

Cicatriz hipertrófica decorrente de traumatismos. A) Na região posterior da coxa e B) região anterior do joelho (Cortesia da Dra. Nilma V. Souza).

Uma cicatriz hipertrófica apresenta a característica de regredir espontaneamente dentro de um período de um ano e a hipertrofia ocorre dentro dos limites da lesão. Já os quelóides são geralmente uma situação definitiva, não apresentam melhora espontânea (Figura 15-3), e a formação fibrosa estende-se além dos limites originais da lesão.[203] Embora possam surgir na pele aparentemente normal, os quelóides, em regra, originam-se de lesões preexistentes (acne, cicatriz cirúrgica ou de traumatismos, queimaduras etc.). Subjetivamente, o portador de um quelóide tem a sensação de prurido, de queimação ou de ferroadas. São indolores à palpação.

As cicatrizes hipertróficas não apresentam recidivas uma vez extirpadas, e adquirem coloração de pele normal, diferente do quelóide que adquire coloração vermelho-escura, rosada ou esbranquiçada, de acordo com sua idade.

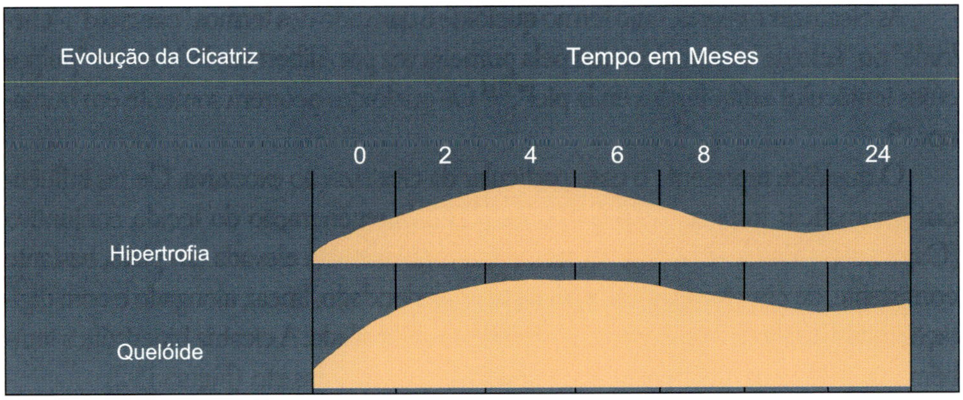

FIGURA 15-3

Representação esquemática da evolução da cicatriz hipertrófica e do quelóide. (Modificado de MOREL-FATIO, D. Les principes fondamentaux: la peau, la cicatrice, les méthodes de réparation: les greffes cutanées. Encycl. Med. Chir. Elsevier – Paris, 45-010, 1970.)

Além do terreno geneticamente predisposto, a teoria mais aceita para explicar a gênese dos quelóides é a hormonal, sustentada, até certo ponto, pelo fato de regredirem espontaneamente após a menopausa, sua baixa incidência em indivíduos idosos e, portanto, seu predomínio em jovens.[267] Na puberdade e durante a gravidez, a incidência de cicatrizes queloideanas está aumentada.[540] Além da teoria hormonal, o fator hereditário também é aceito. Bryant & Rosenthal apontam a existência de quelóide congênito.[268]

O quelóide não aparece obrigatoriamente em todos os traumatismos, e mesmo no caso de indivíduos predispostos, pode surgir em um ponto e deixar de se manifestar em outros. Depende da tendência individual, e é mais freqüente nos indivíduos da raça negra e caucasiana de pele morena, do que em raças com pele branca. É mais freqüente em mulheres.[297] Negros e asiáticos são cerca de dez vezes mais susceptíveis a cicatrizes queloideanas e hipertróficas do que os brancos.[619]

A tendência para a formação de quelóides parece ser realmente uma característica genética. Entretanto, outros fatores, como a qualidade do processo de cicatrização, parecem contribuir para a formação de quelóides ou cicatrizes hipertróficas.[718]

Para se obter uma cicatriz de boa qualidade, deve-se levar em conta três fatores importantes:

- espessura cutânea;
- direção das linhas de fenda [Capítulo 1 – Elasticidade da Pele];
- qualidade da sutura.

A espessura cutânea é avaliada pelo pinçamento da pele, sendo que são obtidas cicatrizes de melhor qualidade na pele mais fina.

O trabalho clássico de Langer[434] aponta um grande número de propriedades mecânicas da pele, incluindo a retração cutânea após lesão. Esse estudo mostra a grande importância da direção da lesão em relação às linhas de fenda. Meyer & McGrouther[519] comprovaram a influência desse fato em um estudo feito em cadáveres, observando-se o comportamento da lesão feita com *punch* (instrumento cilíndrico de faces cortantes, utilizado para biópsias) na pele do peito. Esses achados sugerem que, se a lesão estiver perpendicular às linhas de tensão, pode ocorrer a formação de uma cicatriz hipertrófica ou queloideana, pois esta estará submetida a forças de tensão multiaxiais.

Existem também "zonas perigosas", em que existe maior probabilidade de se obter cicatrizes de má qualidade:

- Tronco – As zonas perigosas nesse nível são duas: a região médio-esternal, que se prolonga no alto com a base da região cervical anterior. Nesta zona observam-se principalmente dois tipos de cirurgias: cirurgia da tireóide e as traqueotomias. A segunda zona perigosa é a deltoidiana (Figura 15-4). Quase todas as cicatrizes localizadas nessa zona vão ser do tipo hipertrófico, ou podem até mesmo formar um quelóide. Essa região deve ser evitada quando se efetua uma vacinação, particularmente a antivariólica.
- Mama – Alguns cuidados devem ser observados, como na incisão submamária, por sua proximidade com a zona perigosa, que não deve ter sua linha prolongada além do nível da aréola. Uma das melhores incisões nesse nível são as periareolares.

- Abdome – Deve-se evitar as incisões medianas supra e subumbilicais, pois são perpendiculares às linhas de fenda. As melhores incisões são as horizontais.
- Face – Pela sua pequena espessura e riqueza de vascularização, é uma região privilegiada no que concerne à qualidade da cicatriz. Nesse nível as cicatrizes devem se localizar na direção das linhas de fenda.

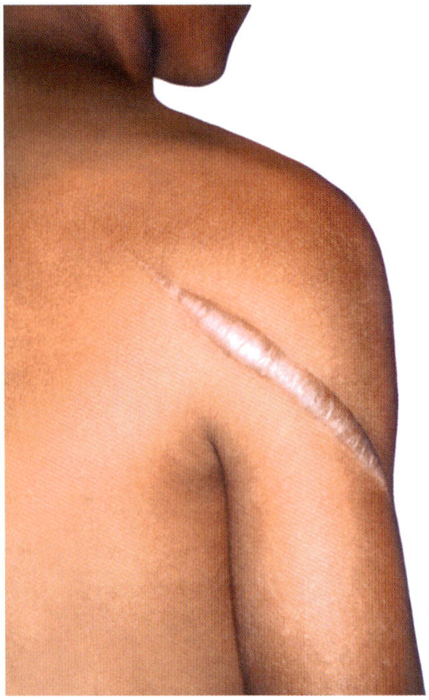

FIGURA 15-4

Quelóide na região deltoidiana posterior (Cortesia da Dra. Nilma V. Souza).

Histopatologia

Na derme, existem feixes espessados de tecido colágeno com pequeno número de fibroblastos, assemelhando-se ao fibroma. Com o tempo, os elementos celulares tornam-se mais escassos. O tecido conjuntivo normal envolve o quelóide, separando-o da epiderme, da derme profunda e hipoderme. Pela compressão desaparecem as glândulas e os folículos pilossebáceos.

Na pele normal, em sua camada reticular, há uma disposição tridimensional das fibras colágenas, que são finas e paralelas. Na cicatriz hipertrófica há um desarranjo total do paralelismo das fibras colágenas, que aparecem retorcidas e emaranhadas.

Os quelóides têm origem no tecido perivascular da rede vascular cutânea e sofrem mais tarde uma transformação fibromatosa do tecido conjuntivo. Na sua fase inicial, este tecido é rico em células e vasos, e mais tarde predominam densos feixes colágenos. Sua origem seria uma disposição reacional exagerada dos tecidos, em face de pequenos traumas.

A influência dos fatores de crescimento tem sido aventada como hipótese para o desenvolvimento de supercicatrizes. McCauley *et al.*[499] reportaram uma produção de citocinas alteradas em pacientes negros portadores de quelóides. Já Tan *et al.*[711] relataram que o fator de crescimento do fibroblasto (FGF) está com sua ação reguladora sobre a produção de excesso de colágeno diminuída por "fibroblastos queloideanos". O mecanismo pelo qual o fator de crescimento endotelial e a heparina regulam a expressão genética do colágeno em fibroblastos presentes em quelóides também já foi descrito.[710] A relação entre fatores de crescimento e diferenças raciais em relação a quelóides, hipertensão e doenças renais também já foi discutida.[215]

Estudos genéticos sugerem que o desenvolvimento de cicatrizes queloideanas pode ocorrer por desordens da matriz extracelular dos genes de expressão do protocolágeno e fibronectina.[9,564] A produção de fibronectina é importante para o entrelaçamento do colágeno, e está aumentada no quelóide.[426] Em uma cicatriz normal, a formação de fibronectina desaparece em cerca de cinco dias após o fechamento da lesão. No quelóide, a atividade da fibronectina continua em altos níveis por meses ou anos.[401,426] A síntese de colágeno no quelóide é duas vezes maior do que na cicatriz normal em seis meses, e continua sendo alta após 2 a 3 anos.[3]

A fibronectina na cicatriz normal diminui com o tempo, até se estabelecer somente na junção dermo-epidérmica. Nas cicatrizes hipertróficas ela está localizada principalmente em nível intracelular, e no quelóide no espaço intercelular, e em ambos os casos a produção é maior do que na cicatriz normal.[161401,402]

ABORDAGENS TERAPÊUTICAS

Desde a Antigüidade a cicatrização de feridas desperta interesse de estudiosos, sendo que o documento cirúrgico mais antigo é o papiro de Edwin Smith, que recomendava limpar e cobrir a ferida, fechar as superfícies cruentas, manter a região afetada em repouso, e utilizar substâncias para diminuir a dor. Estes fundamentos, outrora aplicados empiricamente, constituem as bases atuais do tratamento de feridas, ou seja, limpeza, aproximação das bordas, proteção e repouso das áreas comprometidas.[632]

Como em qualquer outra patologia, o tratamento do quelóide e das cicatrizes hipertróficas se faz pela associação dos recursos disponíveis, obtendo-se assim resultados promissores.

Tratamento Cirúrgico do Quelóide

O quelóide pode ser removido cirurgicamente, desde que seguido precocemente pela radioterapia. A radioterapia isolada também proporciona bons resultados nos quelóides recentes, com menos de seis meses de aparição, sendo necessárias doses elevadas, nem sempre isentas do risco das rádio-dermatites.

O *laser* cirúrgico de Argon é absorvido por lesões pigmentadas, cicatrizes hipertróficas e quelóides, por sua preferente absorção pela hemoglobina e melanina. A sua indicação se baseia no pressuposto de que o *laser* de Argon, com suas três características, isto é, indução enzimática, onda de pressão e onda térmica, provoque a destruição do colágeno excessivo. O sucesso com essa modalidade de *laser* tem sido bem reportado.[284,337] Outro *laser* cirúrgico (510 nm) é utilizado no tratamento de cicatrizes hipertróficas e pigmentadas, com bastante sucesso na prevenção e tratamento destas cicatrizes.[200]

Terapia Medicamentosa

Além dos muitos e diversos tratamentos conhecidos, têm sido testados ultimamente os corticóides. Estes, usados isoladamente ou associados a outras substâncias, mostram resultados animadores, não só no que diz respeito à sintomatologia, mas também induzindo o nivelamento destes processos.[338] Verificou-se em culturas de tecidos que a hidrocortisona e a cortisona mostraram ação inibidora sobre os fibroblastos ativos. Segundo Ganong[266] esta inibição da atividade fibroblástica impede a circunscrição de infecções, evita a formação de quelóides, e também a formação de aderências após as operações abdominais.

Cornbleet[168] observou que a infiltração com hialuronidase causava certo amolecimento e diminuição, mesmo em quelóides velhos duros.

Nikolowski, citado por Henel,[338] observou resultados favoráveis em quelóides jovens, injetando neles hialuronidase ou corticosteróides. Recomendou ainda a irradiação posterior à ressecção, e outras medidas terapêuticas como o ultra-som.

Outro medicamento utilizado na prevenção de cicatrizes inestéticas e aderentes é o ácido acexâmico (sal sódico), que acelera o processo de cicatrização por multiplicação dos fibroblastos, regulando os processos de cicatrização, atenuando os fenômenos inflamatórios e diminuindo ao máximo as formações granulomatosas. Quando aplicado topicamente, o ácido acexâmico produz o desaparecimento das elevações das bordas da área traumatizada, as quais se abrandam rapidamente, e proporciona a volta do fundo da cratera ao nível da pele normal. A epitelização se produz da periferia para o centro.

A aplicação de agentes anti-sépticos interfere com o processo cicatricial favoravelmente ou não. O polivinilpirrolidona-iodado (PVPI) retarda o reparo de feridas limpas, e os mercuriais, além de não possuírem ação local, promovem um efeito deletério no processo. O açúcar mostrou-se efetivo em trabalhos clínicos e experimentais, com ação interessante em ferimentos limpos ou infectados.[632]

A tretinoína ou ácido retinóico tem mostrado ação efetiva em cicatrizes superficiais.[651]

Massagem

A utilização da massagem [Capítulo 4 – Massagem] como recurso terapêutico em queimaduras data de longo tempo. É indicada na prevenção dos quelóides pós-queimadura, podendo agir também como terapia auxiliar nos quelóides já instalados.

A manobra utilizada é a fricção, realizada com pressão suficiente, capaz de mobilizar o tecido superficial em relação ao profundo. O seu principal objetivo é a liberação de aderências, por ação mecânica nas traves fibróticas (Figuras 15-5 e 15-6).

A manobra de Wetterwald [Capítulo 4 – Massagem], que consiste em movimentos de pinçamento e rotação de uma prega, promove assim importante ação na prevenção e tratamento de aderências, melhorando assim a maleabilidade tecidual, com conseqüente melhora da função e aparência do tecido afetado (Figura 15-7).

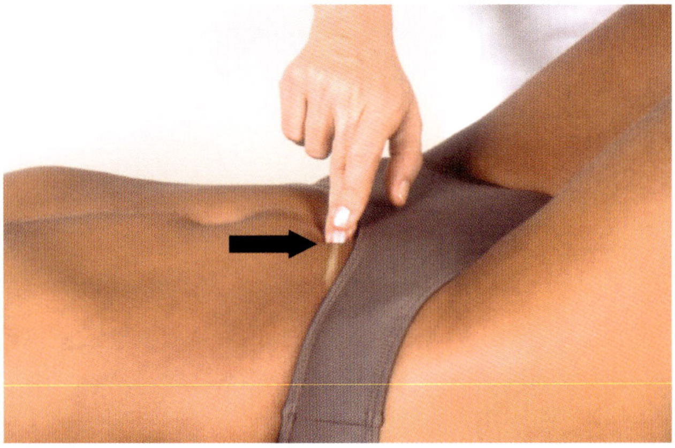

A

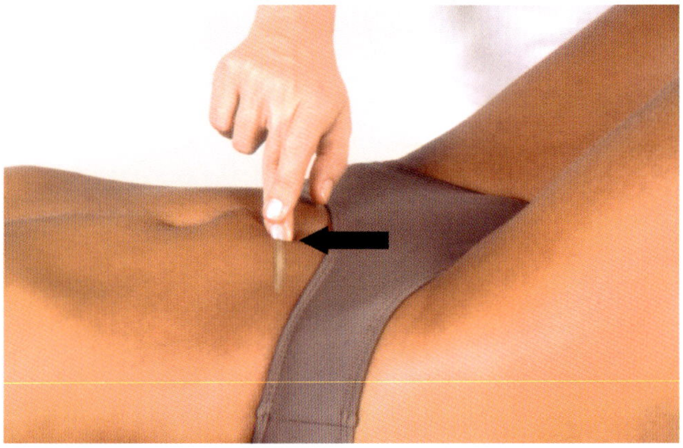

B

FIGURA 15-5

Manobras de fricção com movimentos transversais sobre a cicatriz, para a mobilização dos tecidos superficiais em relação aos profundos.

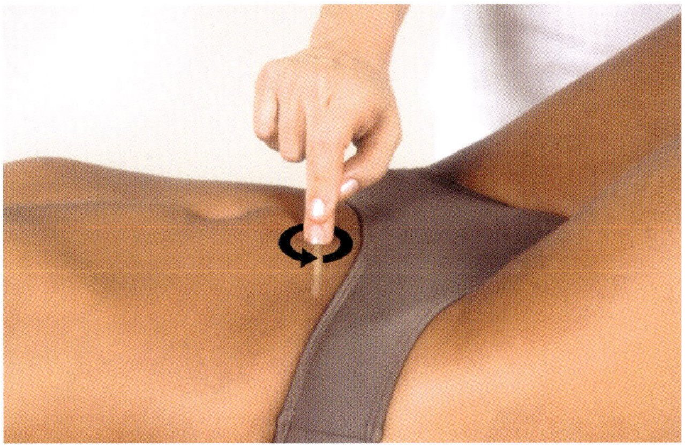

A

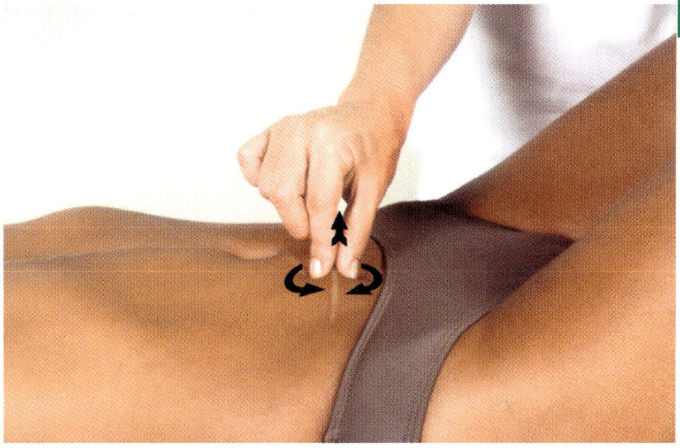

B

FIGURA 15-6

Manobras de massagem para a mobilização dos tecidos superficiais. A) Movimentos circulares e B) movimentos associados de tração e rolamento.

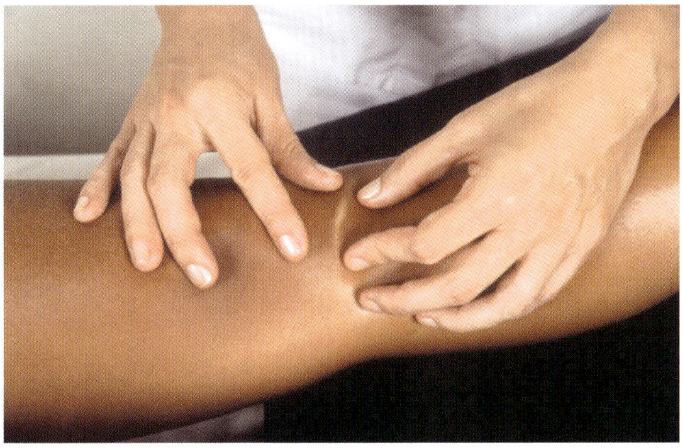

A

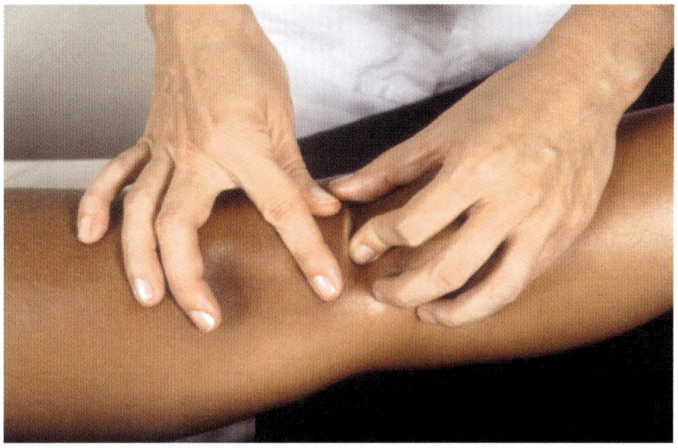

B

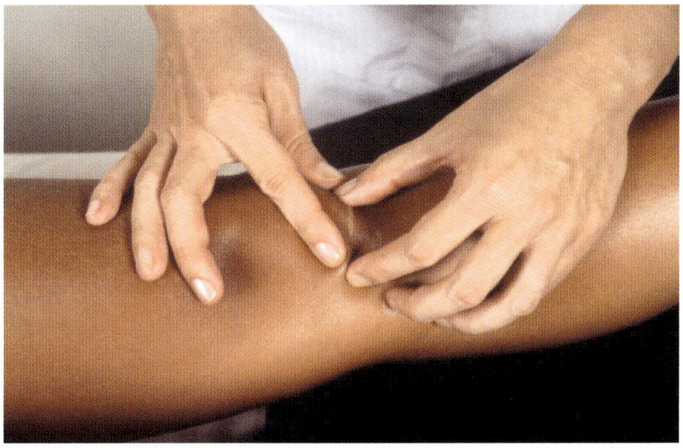

C

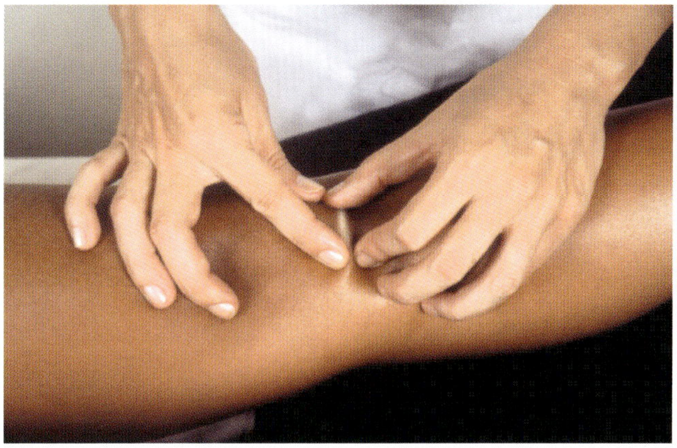

D

FIGURA 15-7

Técnica de Wetterwald, indicada para cicatrizes aderentes. A) Início do movimento, B) mobilização da cicatriz entre polegar direito e indicador esquerdo, C) inversão do movimento e D) mobilização da cicatriz entre polegar esquerdo e indicador direito.

Eletroterapia

A corrente galvânica [Capítulo 6 – Corrente Galvânica] é a que melhor se enquadra neste procedimento, por se tratar de uma corrente com grande capacidade de ionização.

O alto componente polar apresentado pela corrente galvânica propicia algumas respostas quando da aplicação desta sobre cicatrizes hipertróficas. Pode-se mencionar, quando do uso do pólo negativo sobre a cicatriz, a endosmose, o aumento da circulação sangüínea, e somado a estes fatos a formação de um composto de pH básico, o qual auxiliará no aumento da distensibilidade da mesma. Relatos clínicos mencionam que a corrente galvânica em microampére pode ser utilizada de forma invasiva utilizando-se um eletrodo do tipo agulha, o mesmo utilizado no tratamento de estrias, com resultados satisfatórios.

A terapia com corrente galvânica pode ser associada à terapia medicamentosa [Capítulo 6 – Corrente Galvânica], com isto somando-se os efeitos intrínsecos da corrente com o princípio da droga (iontoforese).

A eletroforese, a eletrosmose e a vasodilatação da pele são os principais efeitos envolvidos na resolução do quelóide. A eletroforese, através da migração de soluções coloidais; a eletrosmose, a partir da mobilização da água contida nos tecidos; e a vasodilatação da pele, decorrente do aumento do fluxo sangüíneo.

Dentre as drogas utilizadas para o tratamento do quelóide pode-se citar a enzima hialuronidase. Sua ação promove a despolimerização do ácido hialurônico, mucopolissacarídeo viscoso de alto peso molecular, para compostos menos viscosos e de baixo peso molecular, auxiliando assim a liberação das fibrilas colágenas do tecido conjuntivo da substância de agregação, produzindo uma maior permeabilidade interfibrilar e facilitando a difusão dos líquidos que são rapidamente absorvidos e lançados na circulação.[168] Em estudo realizado pelo mesmo autor, vinte e seis pacientes com quelóides foram tratados com injeções locais de hialuronidase e radioterapia; em vinte e dois, esta forma de tratamento foi aliada à remoção cirúrgica, não havendo reincidência de nenhum caso. Foi realizado um estudo histológico concomitante onde se observou evidência sugestiva de que a enzima interfere com a estrutura básica do quelóide.

Cento e cinqüenta unidades de hialuronidase em combinação com 1 cc (centímetro cúbico) de solução de procaína a 2% foram injetadas em intervalos no interior do quelóide. Foi observada uma diminuição na densidade das lesões, e simultaneamente uma redução significativa do quelóide para 3/4 do seu tamanho original. Diante desses achados, pode-se postular que a ação da hialuronidase sobre o quelóide promove a decomposição e remoção subseqüente de constituintes da substância fundamental. Possivelmente, a eficácia do tratamento está na indução de alguma fase quiescente, de esgotamento, ou não fibrogênica, na atividade dos fibroblastos, os quais podem conduzir ao processo de cicatrização mais estético da cicatriz.

A iontoforese, utilizando a hialuronidase, produz os mesmos resultados apresentados, ou seja, uma diminuição da consistência do quelóide, e alguma diminuição do seu tamanho. Isto se interpreta como resultado de uma desagregação dos componentes da substância fundamental.

O iodo também pode ser utilizado para a aplicação via iontoforese, uma vez que há evidências do seu efeito esclerolítico.[436,713] A sua aplicação deve ser feita a partir do pólo negativo, a uma concentração de 4%.

Vale salientar que a aplicação isolada de drogas com efeitos despolimerizantes ou esclerolíticos não apresentam resultados totalmente satisfatórios. A iontoforese deve vir associada às manobras de alongamento do tecido conjuntivo [Capítulo 10 e 17 – Alongamento].

Ultra-Som

Summer[705] postula que o uso do ultra-som para tratar ou "amolecer" cicatrizes é uma terapia física clássica habitual. Esta prática é freqüentemente justificada, tendo como referência os trabalhos de Bierman,[78] que sugere somente a possibilidade de "amolecimento" do tecido cicatricial por meio do ultra-som. Entretanto, autores subseqüentes afirmam que esse recurso pode participar da mobilização de cicatrizes aderentes.

A literatura sobre as ações da energia ultra-sônica na cicatriz hipertrófica ou no quelóide não é abundante. Encontram-se algumas, que estão vinculadas aos seus efeitos fisiológicos associados à sua capacidade de veiculação de substâncias através da pele (fonoforese). Dentre outros efeitos, pode-se destacar a neovascularização com conseqüente aumento da circulação, rearranjo e aumento da extensibilidade das fibras colágenas, e melhora das propriedades mecânicas do tecido.

Na fonoforese os efeitos do ultra-som [Capítulo 7 – Ultra-som] são somados ao princípio ativo da droga, melhorando a sua penetração e absorção pelos tecidos. O aquecimento dos tecidos, promovido pela radiação ultra-sônica, é capaz de promover um aumento da extensibilidade das estruturas colágenas, além de uma reação inflamatória suave, incluindo um temporário acréscimo da circulação. Para se obter tais efeitos pelo aquecimento sem promover lesão, a temperatura do tecido tem que se manter entre 40 a 45°C por aproximadamente cinco minutos. O aquecimento só é possível com intensidades altas, sendo a aplicação restrita a pequenas áreas.

A hialuronidase aqui é utilizada na forma de gel ou pomada, obedecendo aos mesmos mecanismos de ação descritos anteriormente, na seção de eletroterapia.

Wright[772] em um estudo experimental relata que não observou melhora no aspecto das cicatrizes queloideanas após a aplicação de ultra-som nas intensidades de 0,5 e 0,8 Wcm^{-2}, após 24 aplicações.

Ainda no campo das cicatrizes pode ser destacada a ação do ultra-som no tocante à aceleração do processo de resolução do hematoma, bem como do edema tecidual.

Estudos em hematomas experimentais têm demonstrado a dispersão mais rápida desses com dosagens acima de 0,8 Wcm^{-2} em animais.[625] O mecanismo de ação em parte é explicado pelo efeito vasodilatador e de aquecimento dos tecidos e ainda pode-se considerar os efeitos acústicos ou de micromassagem diminuindo a viscosidade fundamental.[608,627] As intensidades recomendadas oscilam entre 0,5 e 1,5 Wcm^{-2}. Nas primeiras 24 horas pós-trauma, devido à inflamação intensa, é recomendável a utilização do ultra-som pulsado, pois aumentos de temperatura nesta fase são indesejáveis.[628]

O modo contínuo pode ser utilizado após este período quando há necessidade de um maior aporte energético.

RESUMO

As cicatrizes são o resultado inevitável da lesão, intencional ou acidental, da pele. A grande maioria das lesões do organismo é reparada pela regeneração das células parenquimais, seguida de uma cicatrização mais ou menos acentuada de tecido conjuntivo. O quelóide representa um caso particular de cicatrização excessiva.

Na cicatriz hipertrófica há um desarranjo total do paralelismo das fibras colágenas, que aparecem retorcidas e emaranhadas.

Os quelóides têm origem no tecido perivascular da rede vascular cutânea e sofrem mais tarde uma transformação fibromatosa do tecido conjuntivo.

A exposição à radiação solar deve ser evitada durante o período de maturação da cicatriz, nos primeiros seis meses, em decorrência da possibilidade de desencadear um aumento da sensibilidade dos melanócitos.

Alguns cuidados devem ser observados quando do ato cirúrgico, como por exemplo a direção das linhas de fenda.

Estudos genéticos sugerem que o desenvolvimento de cicatrizes queloideanas pode ocorrer por desordens da matriz extracelular dos genes de expressão do protocolágeno e fibronectina. Como em qualquer outra patologia, o tratamento do quelóide e das cicatrizes hipertróficas se faz pela associação dos recursos disponíveis, obtendo-se assim resultados promissores.

O alto componente polar apresentado pela corrente galvânica propicia algumas respostas quando da aplicação desta sobre cicatrizes hipertróficas. A iontoforese, quando associada às manobras de alongamento e/ou mobilização do tecido conjuntivo, apresenta bons resultados.

Dentre os efeitos da energia ultra-sônica sobre os processos de cicatrização, destacam-se a neovascularização e melhora das propriedades mecânicas do tecido. A fonoforese também é descrita como benéfica nesses casos.

O quelóide pode ser removido cirurgicamente, desde que seguido precocemente pela radioterapia.

16 Cosmetologia

Palavras-Chave

Permeabilidade Cutânea
Ácido Retinóico
Ácido Glicólico
Colágeno
Elastina
Vitaminas

A palavra cosmético deriva do grego "Kosmein", que significa organizar, adornar, glorificar, homenagear, ou ornamentar harmoniosamente.

A utilização de cosméticos é tão antiga quanto a própria civilização. Desde os tempos mais remotos, o homem se preocupou com o tratamento de seu corpo. O uso de bálsamos, óleos, fragrâncias, sabões, e até mesmo pinturas de rosto e corpo, por meio de substâncias minerais ou vegetais faziam parte dos hábitos dos povos mais antigos.

Segundo a legislação que estabelece normas para os produtos, cosméticos são substâncias ou preparados que se destinam a serem utilizados em contato com as partes superficiais do corpo humano (epiderme, anexos cutâneos como pêlos e unhas, lábios e órgãos genitais externos), ou com os dentes e as mucosas bucais, com a finalidade de limpar, perfumar ou proteger, para mantê-los em bom estado, modificar seu aspecto ou corrigir os odores corporais, sem ação ou fins terapêuticos.[54]

O profundo embasamento científico dado à indústria cosmética após os anos trinta possibilitou a descoberta de vários princípios ativos e, conseqüentemente, o desenvolvimento de uma gama incontável de novos produtos.

A título de ilustração vale ressaltar a contribuição de novos materiais como conservantes, estabilizantes e tensoativos que têm proporcionado o desenvolvimento de novos produtos cosméticos.

A indústria química tem se especializado cada vez mais notadamente no setor de cosméticos, onde o conceito de beleza vem se ampliando pela conjugação e utilização de princípios ativos saudáveis ao corpo, bem-estar físico, psicológico e espiritual das pessoas.[155]

Em resumo, cosmetologia é a parte da ciência que trata da preparação, estocagem e aplicação de produtos cosméticos, bem como das regras que regem estas atividades, sejam elas de natureza física, química, biológica ou microbiológica.[76] Outro termo em voga atualmente são os *cosmecêuticos*, que são intermediários entre cosméticos e medicamentos.

Permeabilidade Cutânea

Para a utilização de um produto com aplicação tópica, deve-se considerar não apenas a concentração e as características farmacológicas dos princípios ativos, como também o tipo de veículo empregado, o perfil farmacológico do ativo, a interação deste com o veículo e a pele, o modo de aplicação, além das variáveis biológicas e do meio ambiente.[8,314,638]

Como o estrato córneo é a principal barreira a ser vencida,[611] pode-se utilizar nas formulações para uso tópico os chamados facilitadores da permeação (*skin enhancers*), que são substâncias que, quando presentes na formulação, aumentam significativamente a penetração de outra substância.[320,490,779] Estes incluem desde simples solventes ou surfactantes, até moléculas fosfolipídicas que, acopladas ao ativo, aumentam a sua lipossolubilidade (fitossomas), ou ainda, vesículas lipídicas preenchidas pelos ativos (lipossomas).[156,779]

Os pontos que se relacionam com a absorção dos cosméticos são assim sintetizados:[722]

- permeabilidade da pele (via de penetração);
- as várias fases da absorção;
- a assimilação cutânea das várias substâncias;
- os cosméticos e suas taxas de absorção;
- seletividade e afinidade cutânea.

A pele humana é uma fronteira entre o organismo e o ambiente. Ela protege o corpo contra a perda de substâncias e contra as influências externas. Ela controla ou impede a penetração de substâncias. Esta proteção não é absoluta, em certos casos determinadas substâncias podem penetrar no organismo.[721]

A principal barreira à penetração de substâncias se encontra na epiderme em sua camada mais superficial – o estrato córneo – que apresenta constante renovação celular.

Histologicamente a barreira cutânea é constituída por três tipos de estruturas:

- o manto lipídico superficial de pequena espessura, situado sobre o estrato córneo;
- a camada córnea, importante por sua disposição estratificada;
- a camada espinhosa, que possui permeabilidade seletiva.

As recentes descobertas com relação ao papel dos lipídios na estrutura e função do estrato córneo têm defendido a posição de que a função de barreira existe em toda camada córnea.[207]

Qualquer substância que se aplica sobre a superfície cutânea com intenção cosmética enquadrará sua ação, total ou parcialmente, dentro das seguintes categorias:[618]

- ação física e físico-química – superficial (maquiagem, sabonetes etc.);
- ação química – superficial, por combinação direta, oxidação ou redução, entre alguns de seus componentes e os da pele. São cosméticos com atividade química definida (ceratolíticos, adstringentes, emolientes etc.);
- ação biológica – profunda, de forma direta ou indireta sobre as células e tecidos vivos, provocando modificações metabólicas e funcionais (cosméticos que contêm princípios biologicamente ativos, como hormônios, vitaminas etc.).

Penetração de Substâncias

As substâncias podem penetrar pela epiderme, glândulas sudoríparas, glândulas sebáceas e folículo piloso, sendo que a maior absorção se dá por meio dos dois últimos anexos citados.

Estudos recentes apontam a freqüência cada vez maior de indivíduos sensíveis a matérias-primas contidas em cosméticos, podendo apresentar reações alérgicas ou irritações.[93] Os produtos hipoalergênicos, que apresentam baixas possibilidades de causar dermatites de contato ou irritações, são indicados para indivíduos com um certo grau de sensibilidade.[76]

Devido ao alto poder de contaminação dos cosméticos por fungos, é de grande importância o desenvolvimento de novas técnicas para preservação destes, que não apresentem danos à saúde do consumidor e sejam eficientes. A utilização do ultra-som (600 Wcm^{-2}) mostrou-se eficaz em um estudo com o fungo *Aspergillus flavus*, comprovando ser um excelente agente biocida na preparação e preservação de produtos cosméticos emulsionáveis[131].

ÁCIDO RETINÓICO

Desde que Stepp isolou a vitamina A da gema do ovo em 1909, grandes esforços foram despendidos na pesquisa sobre retinóides.[99]

A vitamina A é um composto lipossolúvel e termoestável com considerável resistência ao oxigênio. É amplamente distribuída em tecidos vegetais, particularmente naqueles que contêm o pigmento amarelo caroteno, e também em alimentos de origem animal como manteiga, gema de ovos e fígado. A vitamina A tem duas funções principais: a manutenção das condições normais em uma ampla variedade de tecidos epiteliais, e a manutenção da visão normal, especialmente à noite.

Se houver uma função aldeído no lugar de álcool no grupo polar terminal da molécula de vitamina A, tem-se o retinal, essencial para visão noturna. Caso haja um grupo carboxila, tem-se ácido retinóico, um metabólito da vitamina A, cuja função fundamental está na diferenciação das células epiteliais.

O ácido retinóico, também conhecido como tretinoína ou vitamina A ácida, é uma substância intermediária no processo de síntese da vitamina A. É considerado um agente farmacologicamente potente para a aplicação tópica na pele, tendo sido isolado por Arens e Van Dorp em 1946.[335] Demonstraram esses pesquisadores que ratos alimentados deficientemente com vitamina A cresciam e se desenvolviam normalmente quando tratados com ácido retinóico. Tal dieta, porém, não prevenia a cegueira noturna, nem protegia a função genital, havendo redução no tamanho e peso dos testículos e alterações de espermatogênese.

Emerick[49] demonstrou a presença de ácido retinóico no fígado e intestino de ratos, após a administração de microgramas de vitamina A. A vitamina A ácida passou a ser considerada um intermediário normal no metabolismo da vitamina A.

A reação epidérmica ao ácido retinóico, morfológica e histoquimicamente, revela uma característica psoriasiforme.[99]

Vários autores[199,413,415,468,630] após experiências clínicas com tretinoína tópica indicam sua utilização em dermatoses como: acne, verruga plana, envelhecimento extrínseco (fotoenvelhecimento) etc. Para Kligman & Saurat[414] o mecanismo de ação da tretinoína é complexo, e seus efeitos são dependentes da concentração.

Plewig *et al.*[602] estudaram o efeito do ácido retinóico na pele humana. Dependendo da dose, após a aplicação do ácido retinóico a 0,5 e a 1%, observam uma dermatite descamativa, que se caracterizava histologicamente por uma reação psoriasiforme e por acantose (espessamento) da epiderme, sem alterações na queratinização quando se empregavam concentrações mais baixas. As alterações encontradas na microscopia eletrônica são típicas de metabolismo celular acelerado.

A interpretação de resultados de ensaios clínicos com o ácido retinóico tópico é difícil, por problemas referentes à estabilidade dessa substância em diferentes veículos.

Considera-se o ácido retinóico instável quando estocado, sendo polimerizado em presença de água. A maioria dos efeitos colaterais notados pelos pesquisadores é dose-dependente; é freqüente uma forte irritação da pele que desaparece rapidamente quando o tratamento é suspenso ou se a concentração e o número de aplicações são reduzidos.

Conforme citado acima, foram efetuados diversos ensaios terapêuticos com a vitamina A ácida, mas nos deteremos em resultados obtidos na acne vulgar e na pele senil, de maior interesse neste capítulo.

Kligman *et al.*[412] observaram que o ácido retinóico, além de causar hiperemia e efeito descamativo da pele, produzia uma protrusão dos comedões para a superfície, algumas vezes através de um processo inflamatório, havendo uma exacerbação das lesões preexistentes, bem como daquelas até então inertes. Em estudos histológicos empregando timidina tritiada, os autores consideraram que o processo da aceleração da ceratinização se realiza no epitélio, nos folículos e nos comedões. O mesmo ensaio clínico revelou que o ácido retinóico empregado topicamente foi mais eficaz do que o veículo isolado.

Em um ensaio duplo-cego com 54 pacientes, utilizando o ácido retinóico a 0,05% em veículo de propileno glicol, os resultados foram avaliados após um período de um a três meses, considerando somente a resposta clínica; foi observada a redução no número de comedões, de pápulas e de pústulas. Segundo os autores, o ácido retinóico demonstrou ser superior ao placebo.[576]

Peryassu & Couto[581] publicaram resultados estatísticos sobre 14 pacientes portadores de acne, tratados com aplicações locais de vitamina A ácida nas concentrações de 0,025% em sete casos, de 0,05% em três casos e de 0,1% em quatro casos. O tratamento durou oito semanas em onze casos e seis semanas em dois casos. Um paciente abandonou o tratamento na quarta semana. Os resultados foram considerados excelentes em oito casos, bons em cinco e regulares em um caso.

Outro estudo clínico, com ácido retinóico tópico no tratamento da acne vulgar, foi publicado com o acompanhamento de vinte e dois pacientes. Os resultados foram considerados moderados em treze casos. O maior obstáculo à terapêutica foi o efeito irritante que consistia em graus inaceitáveis de eritema e descamação. Quando a freqüência das aplicações era reduzida o suficiente para minimizar os efeitos colaterais, não se obtinha mais nenhum benefício clínico.[575]

Romiti[644] analisou o valor terapêutico do ácido retinóico no controle da acne em 50 pacientes, com diferentes tipos de acne. A substância foi testada nas concentrações 0,025%, 0,05% e 0,1% (veículo alcoólico) e 0,05% (veículo cremoso). A duração de cada tratamento foi de oito semanas, sendo que 17% do total de casos abandonaram o tratamento, 76,9% tiveram resultados excelentes, 23,1% bons resultados para os pacientes que completaram o tratamento.

A aplicação tópica de tretinoína a 0,05%, duas vezes por dia, foi eficaz para resolver a obliteração dos densos agregados de comedões em onze casos de acne decorrentes do uso de esteróide. Apesar do uso contínuo do esteróide em altas doses, obteve-se cura completa na maioria dos casos num prazo de dois a três meses.[526]

A vitamina A ácida se diferencia de imediato dos outros tópicos empregados na terapia da acne, pela especificidade de sua ação, e por não produzir ressecamento epidérmico; ao contrário, a pele se torna macia e delicada ao tato. Comumente há a eliminação espontânea dos comedões. Esta protrusão se dá espontaneamente nos comedões mais superficiais.[644]

A análise dos trabalhos apresentados nos mostra que o ácido retinóico não pode ser considerado terapia curativa única da acne. É uma substância que atua de modo sintomático e específico, eliminando o elemento principal da acne, que é a retenção gordurosa no folículo da pele.

Os resultados terapêuticos não são influenciados negativamente pelas reações colaterais, pois existe nítida relação proporcional direta no trinômio ação-reação-protrusão.

A transformação de comedões em pápulas ou em pústulas é fato geral, tanto assim que inicialmente uma acne comedoniana se transforma no decorrer da segunda e terceira semanas na forma pápulo-comedoniana ou pápulo-pustulosa, acompanhando a inflamação, o mecanismo de protrusão de eliminação do comedão.[575]

Os efeitos colaterais são mais acentuados nas primeiras semanas, sendo que esses podem ser bem controlados com o espaçamento das aplicações, a partir do momento em que se verifica a redução das lesões.

O ácido retinóico, além do tratamento da acne, tem hoje indiscutível papel no tratamento do envelhecimento cutâneo extrínseco ou fotoinduzido.

Kligman[414] publicou seu mais extenso e completo trabalho sobre o uso da tretinoína no envelhecimento extrínseco, sendo que desde então é indiscutível o valor do ácido retinóico no tratamento do fotoenvelhecimento. O trabalho é um estudo aberto, sem controle histopatológico, porém os resultados obtidos foram bastante expressivos.

O modelo animal para o estudo do envelhecimento cutâneo fotoinduzido é o camundongo *núi*. Com a epiderme fina e ausência de pêlos, ele é particularmente sensível aos efeitos danosos do ultravioleta. Neste animal, as modificações da derme induzida pelas UV são similares àquelas observadas no homem: produção de uma grande quantidade de fibras elásticas anormais, resultando em elastose, perda de colágeno, destruição e dilatação dos vasos sangüíneos.

Segundo Pereira[579], vários autores demonstraram o efeito do ácido retinóico tópico, de forma detalhada, em camundongos *núi*.

A eficácia da tretinoína tópica no envelhecimento fotoinduzido foi observada após minucioso estudo que constou de avaliação clínica e histopatológica, com duplo-cego randomizado. Entretanto, houve a necessidade do seu uso por longo tempo, mínimo de oito a doze meses. Os autores acentuam finalmente que, apesar da tretinoína não substituir os procedimentos cirúrgicos, ela pode atuar como coadjuvante desses, tanto no pré quanto no pós-operatório.[754]

Reinoso *et al.*[630] efetuaram um estudo que também evidenciou, mediante avaliação clínica e histopatológica, a eficácia da tretinoína no fotoenvelhecimento. Durante 16 semanas, 25 pacientes do sexo feminino (idade média de 50 anos), com sinais de fotodegeneração de leves a intensos foram observadas. As pacientes aplicaram na face a medicação em concentrações crescentes, diariamente, durante quatro meses: 0,025% durante o primeiro, 0,05% no segundo, 0,07% no terceiro e 0,1% no quarto mês. O estudo incluiu avaliação clínica, fotográfica e biópsias pré e pós-tratamento. Observou-se melhora significativa dos sinais de fotoenvelhecimento com mínimos efeitos secundários. Rugas finas, hiperpigmentação e aspereza foram os tipos de lesão que mostram melhor resposta clínica ao tratamento. Alterações na histopatologia incluíram espessamento da epiderme, diminuição dos grânulos de melanina na camada basal e compactação do extrato córneo.

Para Hermitte[344] os efeitos dos retinóides internamente ou topicamente são variados e de certa forma imprevisíveis, e é imperativo manter o uso destas drogas sob estrita orientação médica.

Precauções para o Uso do Ácido Retinóico

Conforme salientado por pesquisadores que trabalham com o ácido retinóico e demonstrado por experiência de usuários, os efeitos colaterais são muito desagradáveis, principalmente na concentração 0,1%, que causa dermatite, descamação e ardência nas primeiras semanas de uso.

A exposição ao sol durante o tratamento deve ser rigorosamente evitada. O ácido retinóico tópico aumenta a absorção de timidina desoxirribose tritiada na superfície da epiderme e no canal folicular, uma clara reação de irritação.[602] Portanto, o uso de filtros solares é indispensável.

Deve-se evitar o contato com mucosas, olhos, lábios, narinas e pescoço, por serem áreas mais sensíveis. Também pela irritação inerente à substância, deve-se evitar a utilização de substâncias esfoliantes e de produtos à base de álcool, como adstringentes e tônicos, a fim de se evitar a exacerbação dos efeitos colaterais.

A sua ação teratogênica ainda não foi comprovada satisfatoriamente, motivo pela qual há dúvidas quanto à sua indução.[579]

ÁCIDO GLICÓLICO

O ácido glicólico é uma estrutura química da família dos alfa-hidroxi-ácidos, derivados da cana-de-açúcar, possuindo apenas dois carbonos em sua cadeia. Sua utilização em patologias relacionadas a um aumento da coesão dos corneócitos foi pela primeira vez descrita por Van Scoth[734] no tratamento de ictiose (patologia descamativa).

Atualmente muitos pesquisadores estão interessados nos alfa-hidróxi-ácidos (AHA), um grupo de substâncias naturais encontradas em frutas e em outros alimentos. Este composto ocorre naturalmente na cana-de-açúcar, e seus efeitos sobre a pele envelhecida têm sido estudados. Este ácido é considerado um queratolítico verdadeiro, pois devido ao pequeno tamanho de sua estrutura química, possui grande poder de penetração intracelular.[735]

Os alfa-hidróxi-ácidos tópicos poderão proporcionar a biossíntese das glicosaminoglicanas dérmicas e de outras substâncias básicas intercelulares que poderiam ser responsáveis pela erradicação de finas rugas.[35]

Existem vantagens dos AHA sobre o ácido retinóico, sobretudo no controle das rugas, que com este último pode levar até um ano. Entretanto, logo cedo no tratamento com AHA a pele mostrou melhoras marcantes na retenção da umidade e elasticidade, sem o sofrimento imposto pelo ácido retinóico.[344] O ácido glicólico é hidrofílico, ao contrário dos retinóides que são hidrofóbicos, e se difundem livremente no fluido intercelular, sem necessitar das proteínas plasmáticas como os retinóides.[580]

Kligman *et al.*[414] e Weiss *et al.*[754] afirmam que não se pode supor que os efeitos de AHA e do ácido retinóico sobre a pele fotodanificada sejam análogos, pois os retinóides intervêm nos processos biológicos e se envolvem nas transformações moleculares, enquanto que os AHA parecem agir de uma forma mais simples.

O ácido glicólico tem o poder de diminuir a coesão do corneócito quando utilizado em formulações tópicas para o tratamento da acne, sendo que ele chama a atenção pelos resultados benéficos do uso nessa patologia, tanto com baixa quanto alta concentração.[736]

A ação do ácido glicólico como querato-regulador (inibindo a coesão dos corneócitos) promove maior flexibilidade, hidratação, aumento das fibras colágenas e elásticas.[580]

COLÁGENO

A presença de proteínas em cosméticos cria uma falsa idéia de que essa proteína possa penetrar via pele, exercendo a sua função biológica, como preenchimento e sustentação de tecidos.

Como se sabe, o colágeno é uma macromolécula (união de aminoácidos), e que, para ser absorvido, deve ser quebrado em moléculas menores. Uma das principais fontes de colágeno em cosméticos é a pele de bovinos jovens.

Conforme citado no Capítulo **3**, o colágeno, ao ser ingerido em excesso, pode trazer sérios riscos à saúde. No caso da penetração de produtos à base de colágeno pela pele ainda existem várias controvérsias. Segundo Chvapil *et al.*[155] em muitos boletins técnicos de vários fabricantes de colágeno para uso cosmético, os quais visam esclarecer os efeitos da proteína, tem sido proposto que o colágeno penetra na epiderme. Complementa ainda que o colágeno solúvel contido na pele induz a formação de novas fibrilas de colágeno na derme, melhorando, assim, a sua aparência.

A suposição de que a molécula da proteína, com 300.000 Unidades de Peso Molecular e tamanho de 15 x 3.000 Å, possa penetrar na barreira da pele, é incompatível com as teorias correntes de absorção cutânea, já que a absorção é inversamente proporcional ao tamanho da molécula e à viscosidade do meio. Embora o peso molecular crítico, onde se inicia a difusão através da pele, ainda não esteja bem definido, o limite máximo parece ser moléculas com peso molecular menor que 3.000 Unidades de Peso Molecular.[154]

As pesquisas científicas têm comprovado que as formulações cosméticas à base de colágeno proporcionam à pele um desejável balanço hídrico, já que as proteínas têm como característica a capacidade de reter água, dada a sua estrutura molecular.

O que se pode concluir de vários trabalhos sobre o assunto é que a grande função dos cosméticos à base de proteínas, é a hidratação, não produzindo efeitos biológicos quando aplicados externamente à pele, já que, comprovadamente, se houver penetração a molécula não consegue ultrapassar a epiderme.

Algumas indústrias, na tentativa de abrandar o problema da penetração desses produtos, lançaram mão do colágeno hidrolisado, uma molécula menor, possivelmente com melhores características para penetração, porém, com menor poder umectante.

ELASTINA

A elastina é uma proteína fibrosa responsável pela elasticidade das fibras e do tecido elástico, sendo que é a proteína mais resistente do corpo, encontrada em pequena quantidade na pele.[654]

É constituinte do tecido conjuntivo, e forma aproximadamente 4% do peso seco da pele; sua distensibilidade é de 100 a 140%.[188]

Conforme citado anteriormente, o processo degenerativo da fibra elástica relacionada principalmente ao envelhecimento se inicia por volta dos trinta anos, sendo acentuado aos 70 anos.

Como a elastina também é uma proteína, a sua função nos cosméticos é de hidratação, sendo portanto bastante discutida a sua ação biológica.

VITAMINAS

O termo *vitamine*, significando uma amina vital, foi introduzido por Casimir Funk em 1912 para designar os fatores alimentares acessórios necessários à vida.[422]

As vitaminas são definidas como um grupo de compostos orgânicos, necessários em pequenas quantidades, mas essenciais para reações metabólicas específicas do interior da célula, e necessários para o crescimento normal e manutenção da saúde. O homem obtém as vitaminas basicamente dos alimentos, apesar de que algumas vitaminas são absorvidas na forma de provitaminas, que serão convertidas em sua forma ativa dentro do organismo.

Se por um lado a função das proteínas é de hidratar, a função das vitaminas é de nutrir.

A associação entre vitaminas e a boa saúde foi determinada há algum tempo. Entretanto, as vitaminas não eram usadas até recentemente de forma ampla em cosméticos, devido à crença de que não poderiam penetrar na pele, e porque a atividade metabólica da pele não é adequadamente conhecida. Agora, com a melhor compreensão da fisiologia do cabelo, da pele e das unhas, aumentou o interesse de vitaminas aplicadas topicamente.[365]

Estudos de laboratório e clínicos indicaram a utilização das vitaminas aplicadas topicamente no combate a várias patologias da pele, principalmente no sentido de prevenção: retardar ou impedir certas mudanças degenerativas associadas ao processo de envelhecimento, como a pele seca e escamosa, e a formação de rugas.

As vitaminas podem ser divididas em dois grandes grupos:

- As vitaminas lipossolúveis: vitaminas A, D, E e K, que apresentam propriedades comuns quanto à solubilidade em lipídios e insolubilidade em água, mas possuem um papel fisiológico distinto. As três primeiras penetram e são absorvidas com facilidade pela pele. Essas vitaminas, ao serem ingeridas, caracterizam-se por não serem eliminadas rapidamente, criando depósitos em nível hepático e nos tecidos gordurosos, e, por esse aspecto é que podem ser potencialmente tóxicas, por efeito acumulativo.
- As vitaminas hidrossolúveis: vitamina C e as do complexo B. Permanecem livres na corrente sangüínea, e não formam depósitos no organismo.

Idson[365] postula que aos formuladores cosméticos são de especial interesse as vitaminas E, A, C, pantenol (pró-vitamina B5) e os seus derivados. Estas vitaminas são funcionais, e penetram na pele (pantenol e vitamina E penetram também no cabelo e unhas) e, quando usadas em níveis adequados, são seguras e livres de efeitos colaterais.

Vitamina A

Foi a primeira vitamina lipossolúvel descoberta, e conforme os dados supracitados, o termo genérico para vitamina A e seus derivados é "retinóide".

A aplicação tópica de vitamina A radiomarcada mostrou que a epiderme torna-se saturada de vitamina, e que pouco chega à derme e ao tecido subcutâneo. Foi realizado um estudo cuja finalidade era determinar se a vitamina A em um veículo adequado se torna biodisponível, e se pode alterar a composição e morfologia da pele. A administração tópica de doses crescentes (0,1 a 5% p/p de palmitato de retinila) por 14 dias causou mudanças significativas dependentes da dose na composição e morfometria da pele de camundongo *pelado*. Ocorreu um aumento máximo de 32% de proteína por unidade de superfície de área, e até 128% de aumento no colágeno após a administração de palmitato de retinila, quando comparado com o controle. Houve também aumento no teor de DNA e espessamento significativo da epiderme como resposta às doses crescentes do produto. A espessura total da pele após o tratamento foi maior do que para o controle não tratado, ou animais tratados com placebo.[443] Outro autor[553] disse haver evidências de que esta vitamina possa alterar ou modular a síntese de colágeno.

Vitamina E

Tem sua origem nas plantas, derivada dos tocoferóis e tocotienóis, dos quais a forma alfa tem maior potência biológica. A forma não esterificada está presente em óleos vegetais e no óleo de gérmen de trigo.

A vitamina E foi descoberta por Evans & Bishop em 1922, quando mostraram que ratos criados com uma dieta básica não se reproduziam até se oferecer uma substância isolada de óleos vegetais, após a qual os ratos produziram prole robusta. Esta substância foi denominada de vitamina E, ou antiesterilidade. Ela foi isolada da fração não saponificável do óleo de gérmen de trigo em 1936, e identificada quimicamente em 1938 com a denominação de tocoferol (do grego *tokos* = descendência).[422]

A vitamina E é atualmente considerada essencial para a estabilização das membranas biológicas, especialmente aquelas contendo grandes quantidades de ácidos graxos poliinsaturados. A oxidação de gorduras insaturadas produz peróxidos lipídicos que interferem com a estrutura e função das membranas biológicas. Sabe-se agora que a vitamina E age como um antioxidante e que pode inibir a formação de peróxidos lipídicos. Ela deve ainda ter um papel contra o envelhecimento, particularmente da pele, já que a peroxidação lipídica em tecidos poderia ser uma das causas do envelhecimento.[365]

Para Cort[169] a vitamina E funciona basicamente *in vivo* como um antioxidante, inibindo a oxidação de lipídios insaturados, sendo classificada como "antioxidante natural".

Vitamina C

A vitamina C, ou ácido ascórbico, é um dos componentes vitamínicos melhor estudados até o presente.

A vitamina C é muito sensível à oxidação, sendo destruída quando exposta ao ar do meio ambiente.

Ao uso tópico dessa vitamina atribui-se a inibição de danos causados pela radiação ultravioleta, sendo ainda o principal antioxidante existente no sangue e em outros fluidos teciduais.[258]

Nos seres humanos, o gene da L-gulono-g-lactone-oxidase, uma enzima necessária para a síntese do ácido ascórbico, sofreu mutação permanente.[550,586] Apenas os humanos, primatas, morcegos e cobaias são incapazes de sintetizar o ácido ascórbico.[586] O suprimento de ácido ascórbico nestes casos é obtido pela dieta alimentar, sendo as frutas, legumes e verduras fontes facilmente acessíveis dessa vitamina.[358]

A aplicação tópica de vitamina C mostrou elevar de modo significativo os níveis cutâneos desta vitamina em porcos, cuja pele apresenta aspectos muito semelhantes à pele humana. Este fato leva a crer que a sua maior concentração na pele a protege dos danos causados pela radiação UVB, medidos pela formação de eritema e células de queimadura solar, fornecendo, portanto, fotoproteção profilática. Segundo Fox,[254] essa proteção bioquímica ocorre pelas propriedades redutoras da molécula. Além disso, pesquisadores demonstraram que o tratamento com vitamina C tópica pode funcionar como fotoprotetor biológico de amplo espectro e/ou antiinflamatório, retardando de forma significativa os danos causados também pela radiação UVA. A proteção contra UVA parece ser particularmente forte, um benefício que não é proporcionado de modo adequado pelos filtros solares.[657] Como o UVA atinge preferencialmente as camadas mais profundas da pele (quando comparado a UVB), e como a exposição aos raios UVA resulta em alterações no fotoenvelhecimento, tal proteção é altamente desejável.[442]

Na pele, a epiderme contém cinco vezes o nível de ácido ascórbico encontrado na derme. Após a exposição aguda à radiação ultravioleta, os níveis de ácido ascórbico se esgotam tanto na epiderme quanto na derme. O esgotamento relativo de ácido ascórbico é comum em pessoas mais velhas, principalmente naquelas que sofrem de alguma doença como o câncer. Grande parte dessa deficiência parece estar relacionada com a ingestão inadequada, já que a suplementação restaura os níveis normais.[586,659,678,679]

Suplementação de Vitaminas

Assim como as proteínas, a utilização de suplementos vitamínicos está muito em moda, e nesse campo existe muita controvérsia.

Os defensores da medicina ortomolecular (emprego de vitaminas e sais minerais com finalidade preventiva e/ou terapêutica), estão a favor da suplementação vitamínica, dizendo que atualmente as doenças degenerativas são consideradas alterações metabólicas do organismo, e nelas encontram-se deficiências vitamínicas, e a suplementação das vitaminas consegue controlar e ainda prevenir a aparição dessas doenças.[559]

Na estética, a utilização de suplementos vitamínicos se dá de forma indiscriminada, e sem acompanhamento adequado, utilizados principalmente por adeptos da musculação com objetivos de suplementação energética.

Vários estudos, em mais de 40 anos de pesquisa, não conseguiram comprovar a sabedoria de usar os suplementos vitamínicos para aprimorar o desempenho na realização dos exercícios, nem a melhor capacidade de treinar pessoas sadias em bom estado nutricional.[72,422,478,547,669] Os autores colocam que, quando a ingestão de vitaminas processa-se nos níveis recomendados, os suplementos não aprimoram o desempenho nos exercícios, e nem aumentam necessariamente os níveis sangüíneos desses nutrientes.

Herbert[341] enfatiza que, excluídos os casos de enfermidades específicas graves, essa prática pode ser prejudicial, pois uma vez saturados os sistemas enzimáticos que são catalisados por vitaminas específicas, as vitaminas em excesso funcionam como substâncias químicas no corpo, podendo gerar sérios danos ao organismo.

16

RESUMO

A pele humana é uma fronteira entre organismo e ambiente. Ela protege o corpo contra a perda de substâncias e contra as influências externas. Ela controla ou impede a penetração de substâncias.

Na preparação de um cosmético deve-se considerar não apenas a concentração e características farmacológicas dos princípios ativos, mas também o tipo de veículo empregado, o perfil farmacológico do ativo, a interação deste com o veículo e a pele, o modo de aplicação, além das variáveis biológicas e do meio.

Há uma freqüência cada vez maior de indivíduos sensíveis a matérias-primas contidas em cosméticos, podendo apresentar reações alérgicas ou irritações severas.

Os cosmecêuticos são produtos intermediários entre os cosméticos e os medicamentos.

O ácido retinóico é um agente farmacologicamente potente para a aplicação tópica na pele, sendo o seu mecanismo de ação complexo. Os seus efeitos são dependentes da concentração, e ele pode ser utilizado para o tratamento da acne, bem como do envelhecimento cutâneo extrínseco ou fotoinduzido.

O mecanismo de ação do ácido glicólico baseia-se no aumento da coesão dos corneócitos. Há vantagens dele em relação ao ácido retinóico, sobretudo no controle das rugas.

O processo degenerativo da fibra elástica relacionada principalmente ao envelhecimento se inicia por volta dos trinta anos, ficando mais evidente aos setenta.

Recentemente, as vitaminas têm sido indicadas para o tratamento de várias patologias da pele, principalmente para prevenção, mesmo em preparações tópicas.

17

Pré e Pós-Cirurgia Plástica

Palavras-Chave

Cirurgia Facial
Mamoplastia
Abdominoplastia
Lipoaspiração
Lipoenxertia
Intervenção Pré-operatória
Intervenção Pós-operatória

A sociedade atual está centrada em um padrão de beleza voltado para um corpo estruturalmente bem formado, levando o indivíduo a procurar recursos para uma melhor adaptação a esse padrão. Houve então uma corrida aos consultórios de especialistas voltados diretamente à estética: dermatologistas, angiologistas, endocrinologistas, geriatras e principalmente os cirurgiões plásticos.

A fisioterapia dermato-funcional fundamentada em conceitos científicos sólidos muito tem contribuído tanto no pré quanto no pós-operatório, prevenindo e/ou tratando as respostas advindas das intervenções cirúrgicas, possibilitando ainda a diminuição da ansiedade pós-operatória.

O papel do fisioterapeuta tem início no pré-operatório, visando uma recuperação cirúrgica mais rápida, eficiente e funcional. É também de fundamental importância sua intervenção no pós-operatório imediato, facilitando a limpeza mucociliar, evitando-se assim a ocorrência de pneumonia, melhorando a função das vias aéreas. A fisioterapia pós-operatória tem também como função a prevenção de outro grave problema cirúrgico, a trombose venosa profunda.

Vários são os fatores que vão influenciar o processo de cicatrização, sendo que o paciente deve ser orientado a não fumar por pelo menos duas semanas antes da intervenção, pois certamente o fumo interfere na qualidade da cicatrização. Kellett[394] adverte quanto ao uso de esteróide exógeno, que pode retardar o reparo.

CIRURGIAS PARA REJUVENESCIMENTO FACIAL

A necessidade de adequação social faz com que haja uma procura para cirurgias de rejuvenescimento cada vez mais precoce, sendo que uma nova mentalidade impera, considerando-se satisfatória a cirurgia que recupera os anos perdidos, harmonizando a face de forma natural, sem contudo legar ao paciente o estigma de ter sido operado.

O envelhecimento cutâneo é implacável, porém diversas são as formas de correção das principais alterações decorrentes dele, como as rugas e flacidez tecidual. A cirurgia que atua nesses pontos é denominada ritidoplastia (*lifting*), cuja abordagem cirúrgica pode ocorrer de forma isolada, ou complementada por outros procedimentos: lipectomia, lipoaspiração, lipoescultura, blefaroplastia (correção do contorno palpebral), rinoplastia, entre outras.

Diversas são as alterações estruturais da pele envelhecida [Capitulo 11 – Envelhecimento], sendo que os sinais mais importantes relacionados à cirurgia de envelhecimento facial são:

- rugas – periorais, perioculares, na região frontal (transversais e glabelares), na região nasal (transversal à raiz), na região cervical (pregas transversais profundas);
- ptose – região palpebral, porção lateral de sobrancelhas, ângulo labial;
- outras alterações – depressão do sulco nasolabial, queda da ponta nasal, perda de definição da linha mandibular e eminência malar, aumento das pregas submandibulares, queda do mento, acúmulo de tecido adiposo entre a mandíbula e o osso hióide, aumento do sulco nasogeniano etc.

As incisões mais comuns são as efetuadas na região temporal, retroauricular, localizadas de 3,0 a 5,0 cm posteriormente à linha do cabelo e submentoniana.

Os cuidados pós-operatórios exercem uma influência vital, no sentido de se evitar seqüelas desagradáveis. A drenagem é efetuada em geral de forma aspirativa, sendo que a retirada do dreno ocorre normalmente 24 horas após a cirurgia.

Outras cirurgias efetuadas na face como rinoplastias, enxertias, osteotomias, otoplastias ou cirurgias corretivas por traumas desenvolvem os mesmos tipos de seqüelas de cirurgias, requerendo, portanto, os mesmos procedimentos pré e pós-operatórios que serão descritos adiante.

MAMOPLASTIA

Para Bozola[97] a mama normal é um cone glandular, coberto por pele e tecido glandular subcutâneo, onde vasos e nervos correm da base para o ápice, não muito superficiais, formando uma verdadeira malha.

A mamoplastia pode intervir em diversas alterações estéticas como no volume, forma, relação entre pele e glândula, diâmetro e projeção do complexo aréolo/mamilar, ou em qualquer combinação.

Na atualidade, as diversas técnicas redutoras visam obter cicatrizes menores na ressecção de excessos cutâneos, glandulares e adiposos, sendo que a escolha de determinado tipo de abordagem cirúrgica é estabelecida de acordo com as alterações apresentadas. A literatura científica descreve inúmeras técnicas cirúrgicas, com diferentes incisões, descolamentos, ressecções e montagens mamárias.

As diversas denominações cirúrgicas das mamoplastias decorrem do formato e localização das incisões cirúrgicas. Dentre as mais comuns pode-se citar:

- T invertido;
- Y invertido;
- I ou vertical;
- L;
- periareolar;
- implante de órtese ou prótese.

Técnica – T invertido, L, Y invertido, I ou vertical

Indicação

Redução de mama com média ou grande hipertrofia, assim como nas ptoses e assimetrias mamárias. Estas técnicas permitem a remoção de grande quantidade de pele, gordura e tecido mamário, preservando-se, porém, os ductos lactíferos principais (Figura 17-1).

Fundamentação

A preocupação com a redução do tamanho das incisões, em mamoplastia redutoras, vem de longa data. Desde a cirurgia com cicatriz final em T invertido de Lexer[455] em 1912 e a técnica periareolar de Kausch[391] em 1916, foram realizadas inúmeras tentativas, sempre com a preocupação de buscar a menor seqüela possível, aliando alguns fatores, como:

- cicatriz de tamanho reduzido;
- forma adequada;
- preservação da fisiologia mamária;
- segurança do procedimento.

Em decorrência de seqüelas desagradáveis nas incisões em T invertido, como excesso de pele na região ou hipertrofia da porção medial da cicatriz, aliada ao desejo de diminuí-la, é que Hollander, em 1924, descreveu pela primeira vez a mamoplastia com incisão oblíqua e preservação do sulco submamário. Após sua descrição diversos autores fizeram referência a esse tipo de cirurgia. Dufourmentel & Mouly[213] em 1961 apresentaram uma técnica com cicatriz final em L, em que a mama operada obtinha uma forma bastante satisfatória. Ainda em relação às novas propostas de intervenção cirúrgica, vários autores apresentam até os dias atuais contribuições importantes para esse procedimento.[181,517,544,622] Outras sugestões[96,147,150,357,668] com marcações bastantes geométricas e repletas de cálculos, acabaram dificultando a sua aplicação.

Com o objetivo de diminuir ainda mais a cicatriz, foi associada à cirurgia com cicatriz vertical a técnica de lipoaspiração superficial, permitindo a ressecção do tecido glandular e adiposo, sem a necessidade de grandes incisões. Lejour[451] publicou um livro mostrando a associação das mamoplastias com a lipoaspiração, obtendo assim cicatrizes reduzidas e bons resultados.

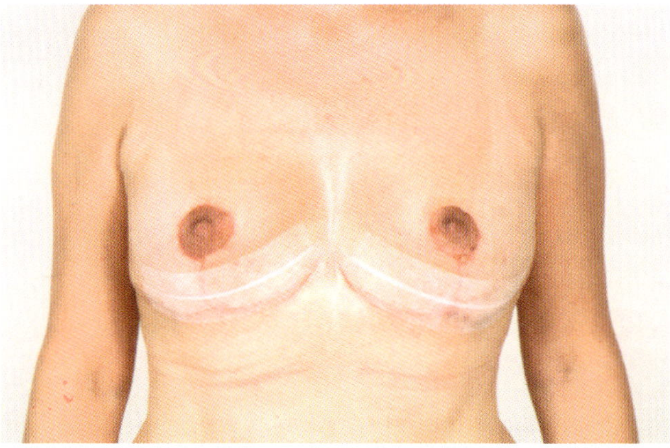

A

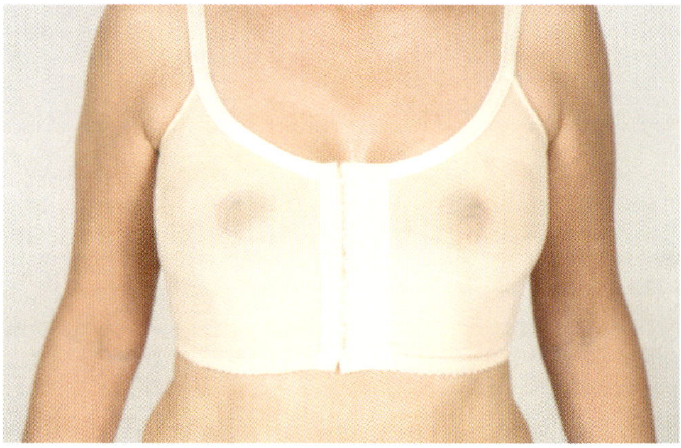

B

FIGURA 17-1

Pós-cirúrgico de mamoplastia, utilizando-se a técnica do T invertido. A) Uso de bandagem para não sobrecarregar a incisão cirúrgica e B) uso do sutiã associado à bandagem.

Pós-Operatório Imediato

Há necessidade de colocação de drenos próximos à região axilar por no mínimo 24 horas, podendo em alguns casos permanecer até 72 horas, dependendo da necessidade.

Técnica – Mamoplastia Periareolar

Indicação

Pequena ou moderada hipertrofia (reduções de até 350 g de tecido), ptose ou correção do formato. Esta técnica apresenta melhores resultados em indivíduos cuja pele apresente boas condições de elasticidade. Os inconvenientes existem em decorrência do alargamento tardio da aréola, achatamento do formato da mama ou ptose precoce. Este tipo de abordagem atualmente também está consagrado nas excisões de patologias glandulares e inclusões de próteses mamárias.

Fundamentação

Kausch[391] foi o primeiro cirurgião a propor uma técnica de mamoplastia em dois tempos, por via periareolar.[489] Vários autores[122,142,237,285,697] são entusiastas deste tipo de abordagem, pois proporciona cicatrizes mais estéticas, por estarem posicionadas na linha de transição aréola-pele, tornando-as pouco aparentes e facilmente ocultáveis.

Técnica – Implante de Órtese ou Prótese

Indicação

Mamas muito pequenas ou hipoplasias, redução do tamanho em conseqüência da amamentação.

Fundamentação

Na atualidade, o padrão de beleza imposto é voltado para um corpo estruturalmente bem formado, levando assim a uma crescente utilização de materiais sintéticos com o objetivo de substituir os tecidos moles, sendo que a maior procura está concentrada nas órteses de mamas (Figura 17-2). Com a descoberta do silicone,[56] foi possível a confecção de grande diversidade de órteses, com inúmeras utilizações.

O material a ser implantado no ser humano deve possuir diversas características importantes, cuja finalidade é evitar respostas indesejáveis do organismo em relação aos implantes. Essas características são:[51,56,79,346,485]

- boa tolerabilidade por parte do receptor;
- qualidade da resposta inflamatória;
- não-absorção pelo organismo;
- apresentação de uma boa textura, resultando em uma aparência natural.

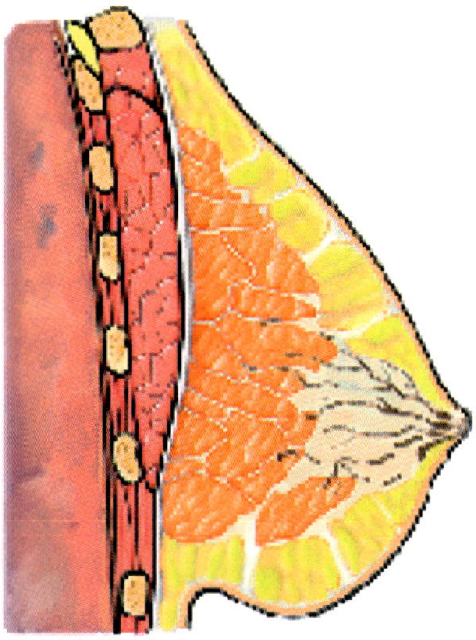

A

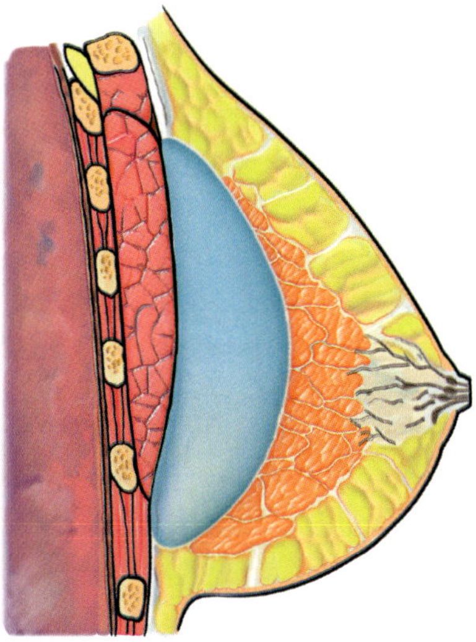

B

FIGURA 17-2

Localização da prótese de silicone no seio, destacando a compressão do tecido glandular, aumento do volume e elevação da mama.

Entretanto, complicações são inevitáveis, sendo a formação de uma cápsula fibrosa retrátil, comprometendo o aspecto estético da mama, a principal preocupação pós-cirúrgica. As contraturas capsulares ao redor dos implantes são bem conhecidas,[601] podendo ocorrer uni ou bilateralmente dentro de semanas ou anos após a cirurgia, com diferentes graus de severidade, sendo na maioria dos casos assimétricas.[119,277,498]

Estudos de novos *designs*, substâncias de preenchimento (silicone gel, solução hidrossalina) e diferentes superfícies (rugosa, recoberta por poliuretano, com dois lumes), implante de mini-próteses, contribuíram para a redução das contraturas e de outras complicações associadas, como projeção das mamas ou volume indesejado. Contudo, a formação capsular está sempre presente, sendo observada até mesmo quando as próteses são introduzidas pela via retromuscular, com diferentes graus de comprometimento.[598]

A utilização de próteses mamárias apresenta um grande mérito, quando utilizada para atenuar deformidades das mamas. Segundo Wieslander[761] tais alterações trazem problemas psicológicos graves. Neste caso a cirurgia reparadora com o uso de implantes, combinados aos expansores, pode proporcionar à jovem uma melhor qualidade de vida.

ABDOMINOPLASTIAS

São numerosas as técnicas de cirurgia plástica que envolvem o abdome, sendo a mais comum a incisão horizontal infra-umbilical baixa ou supra-púbica com transposição do umbigo. O abdome representa ainda uma importante área doadora de tecido para as mais variadas reconstruções.[228]

Indicação

Indivíduos que apresentam gordura localizada, flacidez decorrente de grande emagrecimento ou gravidez múltipla (abdome em avental), flacidez aponeurótica, diástase abdominal, abaulamentos e hérnias. As contra-indicações estão restritas aos indivíduos muito obesos, mulheres que desejam ter filhos ou problemas de saúde que sejam empecilhos a uma abordagem cirúrgica.

Fundamentação

A parede abdominal pode ser acometida por inúmeras alterações.[98] Para os autores, a adiposidade regional, o excesso cutâneo na região epigástrica e/ou hipogástrica, a flacidez muscular aponeurótica, bem como a lipodistrofia são as principais intercorrências que justificam a intervenção cirúrgica, podendo ser desde uma lipoaspiração localizada até uma abdominoplastia completa. No Brasil a abdominoplastia clássica foi impulsionada pelo trabalho de Callia em 1963, que preconizou incisões baixas e posicionadas em zonas mais discretas. As cirurgias atuais são realizadas com base em diversos conceitos bem estabelecidos.[595,621,670] Uma nova abordagem cirúrgica com cicatrizes menores (18 a 22 cm) foi proposta, ficando conhecida como mini-abdominoplastia.[295]

Complicações

Além das alterações como as cicatrizes hipertróficas e queloideanas originárias principalmente pelo excesso de tensão na região inferior do abdome, o seroma é uma complicação comum, tanto nas cirurgias convencionais, quanto nas associações com lipoaspiração. Outra seqüela que pode ocorrer é a necrose cutâneo-gordurosa, felizmente com incidência rara.

LIPOASPIRAÇÃO

Na incessante busca de cicatrizes menores e mais estéticas, diversos estudiosos procuraram novas intervenções.

A primeira tentativa de correção das lipodistrofias foi efetuada por Dujarrier em 1920, que utilizou uma curetagem na região do quadril para extração de gordura sem ressecção dos tecidos. Essa primeira tentativa, entretanto, não obteve sucesso, acabando por evoluir para um quadro de necrose e sua posterior amputação, possivelmente por infecção ou lesão vascular. Outras tentativas de curetagem foram introduzidas como, por exemplo, o método proposto por Schrudde em 1960, onde confeccionava túneis com curetas refinadas no tecido subcutâneo, principalmente nas regiões dos quadris, coxa e joelhos.[589]

O primeiro protótipo de cânulas de aspiração utilizando-se curetas ligadas a um aspirador provido de motor foi utilizado na década de setenta. Kesserling[400] desenvolve um instrumental que permite descolamento e lipossucção simultâneas.

A grande evolução da lipoaspiração deve-se à introdução do método para gordura localizada, o qual utiliza cânulas acopladas a equipamentos de sucção com alto poder de vácuo, as quais são associadas à administração de soluções (salina, água destilada e hialuronidase) e movimentos radiais. A movimentação radial da cânula facilitou a extração de fragmentos gordurosos.

Casualmente, Fournier em 1983 descobriu o processo a seco de aspiração da gordura, por meio de uma seringa acoplada a uma agulha hipodérmica, e passou a divulgar tal procedimento. A evolução dos equipamentos e procedimentos associados é decorrente do surgimento de novas técnicas, modalidades anestésicas e de sedação. No final da década de 80 surgiu a lipoaspiração ultra-sônica, facilitando o acesso às regiões mais fibróticas. A técnica foi baseada nos equipamentos para correção de cataratas.[783]

A técnica "tumescente", desenvolvida para a realização de lipoaspirações com anestesia local, favorece a retirada de gordura.[410] Esta técnica consiste na infiltração de grandes volumes de diluentes, anestésicos locais entre outros, cuja finalidade é facilitar a retirada de gordura, além de oferecer um certo grau de hemostasia. O método precede outros procedimentos, como a lipoaspiração ultra-sônica.

A lipoaspiração faz parte de um capítulo recente da cirurgia plástica, sendo que desde o seu nascimento houve várias alterações em seus fundamentos e equipamentos utilizados. As cânulas também evoluíram à medida que houve necessidade de diminuir a incidência de uma terrível seqüela deixada pelos primeiros modelos, como sulcos e depressões no tecido. Estas seqüelas eram provocadas pelo excesso de retirada de gordura, fato relativamente comum com o uso das primeiras cânulas. Os primeiros modelos eram semelhantes a uma cureta uterina, já os modelos atuais são mais finos e perfurantes, diminuindo sensivelmente o risco de "acolchoamento" da pele. As cânulas podem ser divididas em vários grupos, cujas denominações decorrem de seus criadores e/ou formato, a saber:[589]

- Romba – ponta arredondada que dificulta o deslizamento no tecido gorduroso, promove traumatismos e sangramentos.
- Perfurante – são cânulas retas, com grande poder de penetração.
- Plana – forma achatada que permite a confecção de túneis no tecido adiposo, tratamento de fibro edema gelóide e descolamento de cicatrizes.
- Bisel – apresenta bordas cortantes e são muito utilizadas no refinamento em lipoaspiração superficial.
- Oval – derivada da cânula espátula, apresenta tamanhos variados, possuindo a ponta oval bordas cortantes. A cânula do tipo argola também é muito utilizada no tratamento do fibro edema gelóide.
- Irregular – chanfrada, utilizada no refinamento superficial.

LIPOENXERTIA

Trata-se de uma técnica cirúrgica inversa à lipoaspiração, em que ocorre a infiltração de gordura (geralmente autógena) em seqüelas de ferimentos como cicatrizes profundas de cortes, injeções ou atrofias congênita e/ou neurológica. Outras possibilidades de uso da lipoenxertia são as seqüelas do envelhecimento como rugas frontais, periorbitais, sulcos nasogenianos, ou ainda seqüelas de lipoaspiração.

Regiões quaisquer do corpo são passíveis de lipoenxertia, sendo as mais comuns o abdome, coxas, glúteos e região lateral do quadril (culote). Diversas regiões do corpo podem ser utilizadas como fonte de obtenção de gordura, sendo que de forma padronizada indica-se para pequenos enxertos a obtenção de gordura da face interna da região dos joelhos. Já para enxertos que requerem maior quantidade de gordura a opção é por regiões com grande acúmulo de gordura como abdome, culotes, entre outras.[588]

O primeiro enxerto autógeno de gordura foi descrito por Neuber em 1910. Outro estudo importante foi o realizado por Peer em 1956, que descreveu a permanência de apenas 50% da gordura infiltrada. Esse procedimento cirúrgico, diferente dos outros tipos de preenchimentos, visa basicamente uma integração do tecido gorduroso ao leito receptor, e não outros tipos de reações baseados na fibrose.[164]

A compressão média através de cintas também é solicitada nessa modalidade cirúrgica.[588]

Outras Modalidades Cirúrgicas

Existem inúmeras outras modalidades de cirurgia plástica como as braquiplastias (correção de flacidez do braço),[596] as gluteoplastias (cirurgia da região do quadril, por excesso de tecido, flacidez ou hipotrofia tecidual),[464] inclusão de próteses glúteas,[641] bem como em panturrilhas.[532,533]

As fundamentações das técnicas, alterações e complicações são semelhantes às das outras cirurgias descritas anteriormente, já que o enfoque restringe-se às cirurgias mais comuns atualmente. Para informações adicionais consulte a literatura abordada.

A intervenção cirúrgica promove uma lesão tecidual, que desencadeia reações locais, em maior ou menor grau, ocorrendo freqüentemente:

- hematoma;
- edema;
- alterações transitórias de sensibilidade e pigmentação

As abordagens cirúrgicas devem levar em conta possíveis complicações que podem comprometer o resultado final da intervenção, sendo as principais:

- alopecia (para ritidoplastias);
- alterações do relevo cutâneo (ondulações);
- cicatrizes aderentes;
- cicatrizes deprimidas;
- cicatrizes hipertróficas ou queloideanas;
- deiscência da sutura – afastamento das bordas;
- fibrose;
- hematomas;
- infecções;
- lesões nervosas – parestesias ou paralisias;
- necrose;
- seroma;
- sofrimento cutâneo – diminuição do aporte sangüíneo.

PROCEDIMENTOS FISIOTERAPÊUTICOS NA FASE PRÉ-CIRÚRGICA

Cinesioterapia

Como em qualquer terapia, antes de definir o protocolo de intervenção, deve-se realizar uma anamnese completa do paciente.

Certamente os desvios posturais devem ser identificados e devidamente trabalhados, com a finalidade de minorar a influência de más posturas no aspecto inestético, que tanto incomoda os indivíduos. Um exemplo clássico é o abdome protuso que tem como causa direta a adoção de uma postura inadequada, denominada relaxada, desleixada – hipercifose torácica. A base de uma postura adequada está relacionada diretamente com a coordenação motora, pois uma movimentação correta proporciona ao corpo uma forma adequada, visto que movimentos que desequilibram antagonistas acabam agravando as anomalias.

Comumente são encontrados desequilíbrios musculares, que podem ser causados por vários fatores:[403]

- atitude assumida – confortável quando em posição relaxada;
- fadiga – permanência por longos períodos na postura em pé;
- fraqueza muscular – causa ou efeito da postura;
- programas de exercícios mal elaborados, que visam o fortalecimento da cadeia anterior, em detrimento da cadeia posterior.

Um outro problema observado e que influencia a postura e conseqüentemente sua correção, é a falta de alongamento de cadeias específicas, prejudicando inclusive o fortalecimento de antagonistas.

Baseando-se no fato de que a postura influencia diretamente as mais diversas alterações estéticas, todos os métodos que visam a correção da postura vão proporcionar resultados fundamentais no que diz respeito aos diversos tratamentos dessas alterações, bem como no pré e pós-operatório de cirurgias plásticas.

Métodos clássicos utilizados na fisioterapia para correção de desequilíbrios posturais como o de Françoise Mezières, Reeducação Postural Global (RPG), Schroth e Iso-Stretching poderão ser utilizados no pré-operatório de diversas cirurgias como as mamoplastias, abdominoplastias etc.

O treinamento muscular pré-operatório parece interferir na qualidade da resposta ocasionada pela cirurgia, já que os músculos encurtados e sem condicionamento apresentam uma reação marcadamente mais elevada quando submetida a uma grande variedade de estresses físicos.[764] A atividade física pode ainda incrementar a circulação sangüínea e linfática, vitais para o reparo tecidual.

Massoterapia

Não se pode negar o efeito benéfico do toque entre o terapeuta e o paciente no período que antecede o ato cirúrgico. A massoterapia pré-operatória tem por objetivo: incrementar a circulação sangüínea e linfática, melhorar a penetração de produtos nutritivos e hidratantes que irão preparar a pele para cirurgia, conscientizar a respiração e a postura por meio de estímulos táteis, e produzir relaxamento físico, aliviando assim a ansiedade e tensão.

Obviamente, com o ato cirúrgico e com a anestesia, deve haver um período de repouso para o reparo adequado dos tecidos lesados. A massagem no período pré-operatório pode atuar como coadjuvante na conscientização de posturas adequadas (método Schroth), facilitação de movimentos, melhorar a tolerância aos exercícios, auxiliar a restauração de um padrão respiratório eficiente e necessário após a cirurgia (acúmulo de secreções nos pulmões).

Eletroterapia

A eletroterapia na fase que antecede a cirurgia pode atuar como recurso auxiliar no incremento do metabolismo basal e fortalecimento muscular por meio das correntes excitomotoras [Capítulo 6 – Estimulação Elétrica Neuromuscular].

Atividade Física

A inatividade física deve ser considerada um fator de significância etiológica no desenvolvimento das várias patologias que vão culminar com certas intervenções cirúrgicas.

Nos casos em que a redução ponderal precede a intervenção cirúrgica, a atividade física deve ser considerada já que somente a restrição calórica causa importante perda de massa muscular e pequena quantidade de gordura, comparando-se com uma perda semelhante de peso quando associado à atividade física apropriada.[117,123] O acréscimo da atividade física ao programa de redução ponderal pode permitir uma perda de peso mais eficaz, com uma perda maior de gordura do que a dependente só da restrição calórica.[53,94,784] O exercício parece proteger contra perdas do tecido magro.

A intensidade da atividade física, com fins para redução ponderal, deve ser de tal forma que o organismo utilize basicamente energia do sistema aeróbio [Capítulo 10 – Atividade Física]. Neste caso prevalecem as corridas de longa duração com intensidade de baixa a moderada, exercícios aeróbios, gerais ou localizados, de baixa intensidade.

Além da vantagem do gasto energético a atividade física também pode ser direcionada para o ganho de massa muscular, proporcionando hipertrofia, objetivando acelerar a recuperação no pós-cirúrgico.

PROCEDIMENTOS FISIOTERAPÊUTICOS NA FASE PÓS-CIRÚRGICA

Estimulação Elétrica Nervosa Transcutânea – TENS

A estimulação elétrica nervosa transcutânea (TENS) é um valioso recurso físico para o alívio sintomático da dor, seja ela proveniente de lesões agudas ou mesmo decorrente de processos crônicos. A dor pós-operatória acarreta, além do sofrimento, efeitos adversos em aparelhos e sistemas, comprometendo a recuperação do paciente.

Os protocolos da TENS utilizados para a analgesia pós-operatória encontram-se atualmente bem definidos, contrariamente ao que era observado nos períodos iniciais da sua utilização. Diversos trabalhos foram realizados visando a padronização dos seus parâmetros, o que reforça a necessidade de conhecimentos mais aprofundados por parte do fisioterapeuta para a sua utilização. A eficácia da analgesia está intimamente relacionada aos parâmetros físicos tais como: freqüência, largura da fase, modulação, tempo de aplicação, colocação de eletrodos, entre outros [Capítulo 6 – TENS].

Os parâmetros da corrente devem ser eleitos primeiramente para dar suporte à indicação e aos objetivos propostos do tratamento. Neste contexto, a dor aguda, inclusive da incisão cirúrgica, é melhor controlada pela TENS de alta freqüência (75 – 200 Hz). O seu principal inconveniente é a acomodação neural, uma diminuição na percepção do estímulo que ocorre na medida em que o nervo se torna menos excitável com a estimulação repetida. Essa acomodação pode ser controlada adicionando-se modulações ao pulso original, os quais podem ser em amplitude, freqüência ou ambos simultaneamente. Nos casos de dores crônicas, sugere-se a TENS de baixa freqüência (< 25 Hz); a sua vantagem está no grande efeito analgésico residual, que pode durar horas.

Vários estudos que utilizaram a TENS como recurso pós-operatório têm sido publicados. Os resultados revelam uma diminuição na administração de analgésicos,[311,482,646] aumento tanto do volume corrente quanto do volume minuto na ventilometria,[311] diminuição na incidência de atelectasias e pneumonia,[363,364] além da diminuição do tempo de internação hospitalar.[12]

O protocolo de estimulação deve contemplar, além dos objetivos propostos, as restrições impostas pelo ato cirúrgico. Guirro *et al.*[311] utilizaram-se da modulação em *burst* para minimizar a interferência da TENS no eletrocardiógrafo de pacientes submetidos à cirurgia cardíaca. Neste caso, os autores relatam que não foi possível a utilização da TENS de alta freqüência em função da impossibilidade de leitura do eletrocardiógrafo (Figura 17-3), o que inviabilizava o acompanhamento clínico do pa-ciente no pós-cirúrgico.

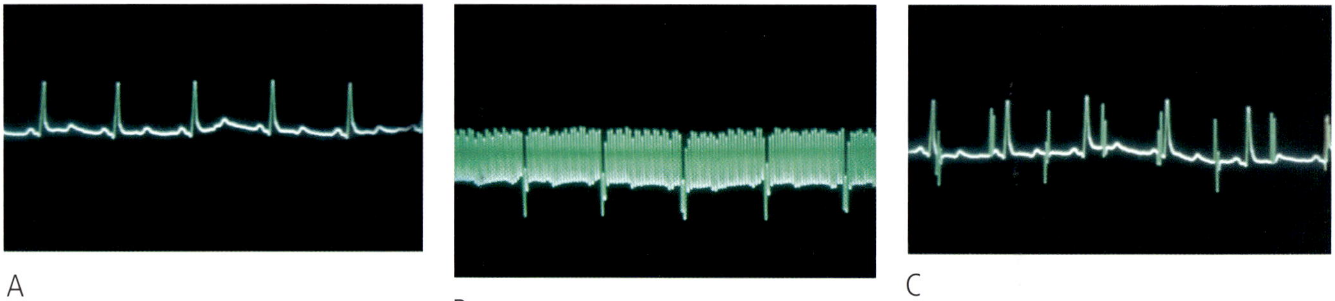

A B C

FIGURA 17-3

Sinal captado pelo eletrocardiógrafo. A) Sinal prévio à aplicação da TENS, B) sinal simultâneo à aplicação da TENS de alta freqüência e C) sinal simultâneo à aplicação da TENS no modo burst.

O profissional deve concentrar a aplicação no local da incisão, por se tratar de uma área primária de geração de dor, sem descuidar-se de outros pontos que podem desencadear estímulos dolorosos. No caso de cirurgias torácicas, deve-se bloquear todos os nervos intercostais da região relacionada à área cirúrgica, bem como a relacionada ao dreno, quando houver. Neste caso, a colocação dos eletrodos é de fundamental importância para a eficácia da intervenção, e devem ser colocados (geralmente em número de dois) na área da incisão e outros dois bilateralmente na região paravertebral, garantindo assim uma diminuição da dor originária da área cirúrgica, bem como dos tecidos lesados. Nos casos de incisões nos membros o procedimento deve ser similar, isto é, há necessidade de estimulação tanto da área incisional quanto do dermátomo correspondente ao nervo periférico. Esses procedimentos são importantes por aumentar significativamente a analgesia pós-operatória, possibilitando ainda uma diminuição no espasmo muscular que pode vir a ser uma fonte de dor secundária.

O início da terapia depende da rotina adotada pela equipe de profissionais que assistem o paciente. Em alguns serviços a TENS é iniciada ainda na sala de recuperação e em outros quando o paciente retorna ao quarto. O uso da TENS ainda na sala de recuperação deve ser definida em função da avaliação pré-operatória, a qual deve constar de todos os procedimentos necessários à familiarização do equipamento, bem como sanar possíveis duvidas relacionadas à técnica, além de obter a intensidade aproximada a ser utilizada no pós-operatório. Na impossibilidade de se realizar estes procedimentos, a TENS deve ser aplicada somente quando o paciente retornar ao quarto, onde estará consciente, podendo participar assim das tomadas de decisão.

Mannheimer & Lampe[477] apresentam em seu livro os procedimentos clínicos para o tratamento da dor pós-operatória quando da utilização da TENS. Alguns dos itens expostos pelos autores serão apresentados a seguir.

Conduta Pré-Operatória

- Fornecer informações ao paciente relativas ao uso da TENS no pós-operatório.
- A tricotomia deve ser realizada com cuidado, evitando assim irritação ou abrasão da pele, e a exclusão do paciente.
- Apresentar o programa da TENS que será aplicado no caso da sua cirurgia.
- Instruir o paciente sobre o manuseio do equipamento, fornecendo-lhe, se necessário, o manual de operações.
- Realizar uma aplicação-piloto, anotando no prontuário as intensidades e colocação de eletrodos, bem como a sensação do paciente.

Conduta na Sala de Recuperação ou no Quarto

- Os eletrodos esterilizados devem ser posicionados paralelamente à incisão cirúrgica e conectados aos cabos. Caso seja necessário, um outro par de eletrodos deve ser fixado bilateralmente à coluna vertebral, no nível das raízes nervosas que abrangem a área da dor.
- O contato eletrodo-pele deve ser máximo, possibilitando uma maior área de contato.
- Inicie a estimulação com a intensidade, freqüência e largura da fase determinadas na avaliação pré-operatória.
- Quando o paciente estiver consciente, reajuste a intensidade para níveis dentro da tolerância e conforto do paciente.
- Os eletrodos devem ser reposicionados ou o tamanho de um deles alterado quando o paciente descrever estimulações diferentes sob os mesmos.
- O paciente deve ser alertado para alterar, sempre que necessário, a intensidade da TENS mantendo sempre um nível de estimulação adequado.

Conduta Após a Alta Hospitalar

- O paciente pode fazer uso da TENS em sua residência, diminuindo assim a ingestão de analgésicos, bem como melhorando as condições do processo cicatricial.
- A pele deve ser inspecionada regularmente para evitar irritações decorrentes do longo período de estimulação.
- Se a área sob os eletrodos apresentar grande hiperemia, os mesmos devem ser reposicionados de forma a não alterar a abrangência do campo elétrico.
- Pode haver a necessidade de substituição dos eletrodos auto-adesivos, uma vez que o gel pode apresentar perda de água, com conseqüente diminuição da sua condutividade.
- Nas estimulações de longa duração a pele deve ser inspecionada quanto à hiperemia ou erupções (algum grau de hiperemia é normal, principalmente nos pulsos assimétricos).

Nos casos de aplicações da TENS na região da face, objetivando a diminuição da dor no pós-operatório, o terapeuta deve-se lembrar que a sensibilidade desta área é transmitida até o córtex pelo nervo trigêmio. Uma breve revisão da morfologia nos remete diretamente ao tronco encefálico, na região da ponte, local onde entram os impulsos transmitidos pelo referido nervo. O detalhamento da sua via demonstra que há evidências suficientes de que as fibras aferentes nociceptivas da face projetam-se para o subnúcleo caudado do núcleo maciço do trato espinhal trigeminal.[340] Por tratar-se de um par de nervos cranianos, a utilização da TENS deveria estar embasada em conceitos que justifiquem as suas ações pelos mesmos mecanismos dos nervos espinhais, ou seja, a teoria das comportas, a depressão pós-excitatória e a liberação de endorfinas [Capítulo 6 – TENS]. Somente com estes dados não se pode afirmar que a TENS convencional, com freqüência próxima de 100 Hz, teria uma ação justificada na teoria das comportas, pelo fato da não existência do corno dorsal da medula espinhal e conseqüentemente da substância gelatinosa. Neste sentido, há evidências que apóiam o conceito de que o subnúcleo caudado é homólogo à substância gelatinosa do corno dorsal espinhal.[677] Esses achados ratificam os resultados clínicos obtidos com a TENS convencional para o tratamento da dor aguda originária da face, independentemente da sua causa.

Estimulação Elétrica Neuromuscular – NMES

A estimulação elétrica neuromuscular pós-cirurgia é um importante complemento no programa de tratamento fisioterapêutico, o qual visa manter ou restaurar a força e o trofismo muscular. A solicitação tecidual obviamente vai depender dos parâmetros físicos utilizados. Para eleger o programa de tratamento adequado consultar o Capítulo 6 – Estimulação Elétrica Neuromuscular.

Crioterapia

Os benefícios da utilização da crioterapia dependem em grande parte da fase em que se encontra o processo inflamatório. O uso do frio nas primeiras 24 horas após a cirurgia pode promover a redução do edema e diminuição da dor. Por apresentar etapas bem definidas, a resposta inflamatória pode ser classificada em três fases, segundo as mudanças micropatológicas ocorridas após a lesão tecidual:[552,732]

- fase inflamatória;
- fase de reparo;
- fase de remodelagem.

A primeira fase, inflamatória aguda, pode durar até 72 horas, dependendo da severidade da lesão. É nesta fase que se obtém a melhor resposta ao resfriamento. O tratamento nessa fase visa diminuir a hemorragia, o edema e a dor, sendo que o controle desses sintomas foi incorporado no acrônimo RICE [R (*rest*) – repouso, I (*ice*) – gelo, C (*compression*) – compressão, E (*elevavation*) – elevação]. As técnicas, bem como as respostas dos diferentes tecidos frente ao resfriamento, encontram-se no Capítulo **5** – Crioterapia.

A seguir serão abordados os quatro procedimentos-padrão que devem ser executados para o tratamento das lesões agudas:

- repouso;
- resfriamento;
- elevação;
- compressão.

Repouso

O repouso deve ocorrer visando-se evitar a tensão promovida na lesão, que pode concorrer para a formação de uma cicatriz hipertrófica [Capítulo **15** – Cicatriz Hipertrófica e Quelóide]. Entretanto, como ocorre em outras lesões envolvendo tecidos moles, o repouso deve ser relativo, já que a mobilização muito reduzida pode levar a um posicionamento inadequado, desenvolvimento de aderências, atrofia muscular, e conseqüentemente um processo de cicatrização mais demorado, dentre tantas complicações que podem ocorrer. Portanto, a atividade reduzida deve ser mantida com a finalidade de incrementar a circulação sangüínea e linfática, manter a ADM de articulações diretamente envolvidas, evitar posturas viciosas e manter o condicionamento adquirido no período pré-operatório.

Resfriamento

A aplicação do gelo deve ocorrer por 20 a 30 minutos a cada hora, por 4 horas após a lesão. MacMaster[505] e Laing *et al.*[432] afirmam que a duração da aplicação deve ser de pelo menos 20 minutos, sendo que em tempos menores há uma ineficiente diminuição da temperatura, não atingindo os tecidos mais profundos. Estudos clínicos apontam que a crioterapia precoce é muito mais efetiva do que a tardia.[504,675] Obviamente, no pós-cirúrgico imediato, a aplicação do frio terá de ser feita sobre curativos, de preferência associada à compressão elástica, com os quais se observam os melhores resultados.[762] A espessura do curativo exerce influência direta sobre a qualidade do resfriamento.

Em resumo, a crioterapia deve começar a ser utilizada nas primeiras 24 horas, na forma de compressas sobre curativos finos, com o objetivo de diminuir a dor e o edema e apresentar uma resposta inflamatória reduzida. Os resultados podem ainda ser melhorados, quando associados à compressão e elevação. As melhores respostas são observadas quando a aplicação é realizada até 48 horas após a lesão.[261]

É de grande importância o atendimento fisioterapêutico pós-operatório imediato, já que a crioterapia, embora benéfica, é subutilizada pelo fato de que em muitos hospitais esta atividade fora delegada ao corpo de enfermagem, que não a executa por achar a técnica demasiadamente trabalhosa e demorada.[501]

É sabido que a hipotermia deprime a cicatrização de lesões,[1,428,471] entretanto com a aplicação intermitente nas primeiras 24 horas não promoverá interferência nas outras fases de cicatrização. É importante salientar que a tomada de decisão quanto à utilização desse recurso deve ser feita junto com o cirurgião, já que em cirurgias que envolvem grandes hemóstases, ou em tecidos que foram muito tensionados, o resfriamento pode acelerar um processo de necrose.

Compressão

A compressão é comumente efetuada após a maioria das intervenções cirúrgicas, mais comumente nas plásticas, e pode ser efetuada por meio de bandagens e curativos compressivos, e/ou pelo uso de modeladores, visando a diminuição do edema e inibição de cicatrizes hipertróficas. O período de utilização é variável, devendo ser aplicada no mínimo por 48 horas, podendo se estender até 30 dias, dependendo do critério profissional e da qualidade da cicatriz.

Para Knight[418] a compressão possibilita o aumento da pressão externa ao sistema vascular. Auxilia tanto na prevenção da formação do edema quanto no auxílio da sua absorção.

As técnicas de compressão apresentam melhores resultados na fase inicial da formação do edema, isto é, na fase inflamatória aguda, em decorrência das alterações de pressões entre o sistema vascular e os tecidos [Capítulo 1 – Sistema Linfático], estímulo que pode limitar a extensão do edema.

A compressão exerce um papel importante na reorganização do tecido cicatricial, atuando nos agentes implicados na formação de cicatrizes hipertróficas e retráteis.[375,750] A aplicação de uma pressão contínua sobre a cicatriz reduz a síntese fibroblástica, e possui efeito limitado em cicatrizes hipertróficas e queloideanas antigas, porém exerce efeitos satisfatórios em cicatrizes recentes, e ainda atua de modo eficaz na prevenção de recidivas após remoção cirúrgica.[165,481]

Elevação

A elevação dos segmentos após a cirurgia deve ser criteriosa, pois em determinadas cirurgias, elevar significa promover tensão na lesão, fato este que pode interferir no aspecto e qualidade da cicatriz. A elevação facilita o retorno sangüíneo e linfático, exercendo efeitos benéficos quando associada à massagem.

Nas cirurgias faciais, por exemplo, a cabeça do paciente deve ser posicionada em elevação por meio de uma cunha ou travesseiros.

Massoterapia

Massagem de Drenagem Linfática

No pós-operatório imediato, muitos cirurgiões têm como conduta manter um enfaixamento compressivo durante pelo menos 24 horas, com a finalidade de diminuir o edema e evitar hematomas, o que inviabilizaria manobras diretas sobre a região lesada. Após 48 ou 72 horas pode-se iniciar a massagem de drenagem linfática manual clássica com movimentos rítmicos, que atua de forma eficaz na drenagem do edema proveniente do ato cirúrgico (Figura 17-4). Em contrapartida, movimentos deslizantes que acompanham diversas técnicas de drenagem são inadequados na fase aguda do reparo, podendo desenvolver tensões na lesão, aumentando sobremaneira a probabilidade de desenvolvimento de uma cicatriz hipertrófica ou queloideana, além de que a região operada fica extremamente sensível.

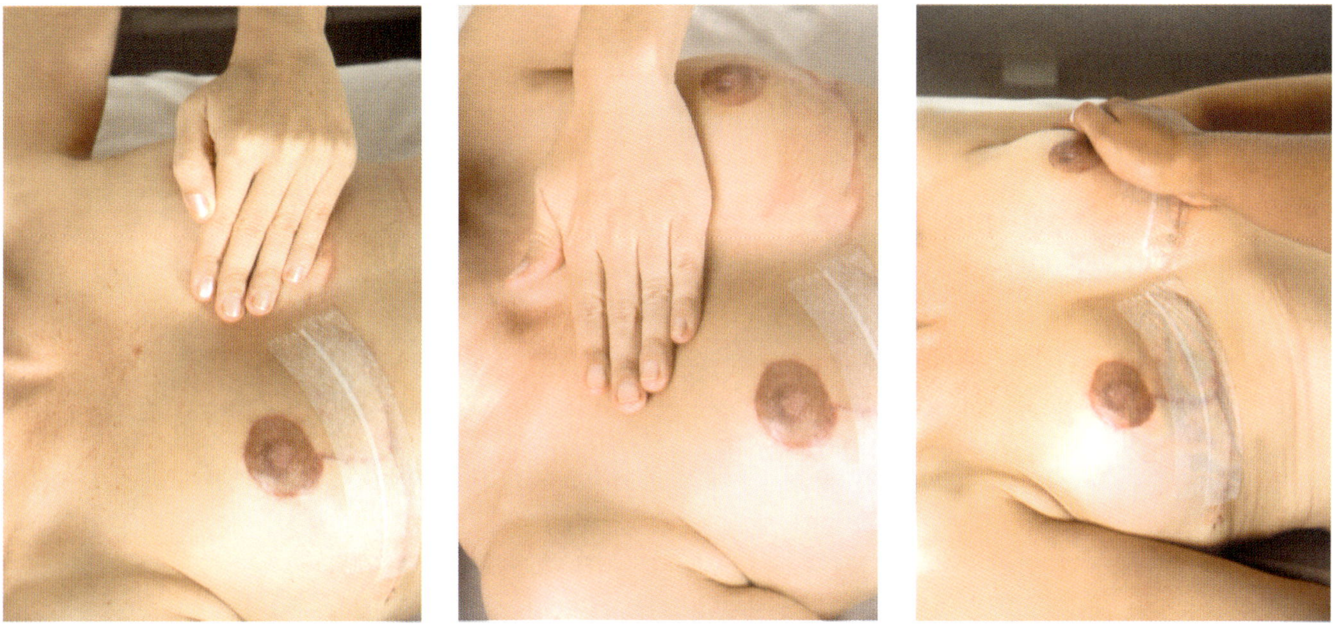

A B C

FIGURA 17-4

Manobras de drenagem linfática manual após mamoplastia redutora. A) Manobra na região esternal com direcionamento para a cadeia dos linfonodos axilares, B) manobra de reabsorção na cadeia mamária interna e C) apoio da cicatriz com uma das mãos, enquanto a outra realiza as manobras.

Na década de sessenta a drenagem linfática começou a ser utilizada com a finalidade de melhorar os resultados cosméticos da cirurgia palpebral. Desde essa época já eram observados os benefícios da drenagem linfática manual no tratamento e prevenção de cicatrizes espessas, quelóides, ptose supercorrigida, entrópio supercorrigido, ectrópio pós-operatório e fórnices superficiais.[88] A execução de manobras no pós-operatório imediato apresenta grandes benefícios, inclusive na drenagem da face e pescoço (Figura 17-5), para a prevenção e tratamento das seqüelas provenientes do ato cirúrgico.

Ao constatar que nas cirurgias com incisões amplas existe uma interrupção dos vasos linfáticos superficiais prejudicando a drenagem convencional, Carlucci, em 1981, propõe uma alteração no sentido clássico da drenagem linfática manual que denominou de drenagem linfática reversa.[134] A nova técnica é bem fundamentada, já que nas abdominoplastias, por exemplo, a drenagem dos quadrantes inferiores (que confluem para região inguinal) fica interrompida pela retirada de tecido, restando apenas as vias dos quadrantes superiores que confluem para os linfonodos axilares (Figura 17-6). Na ausência de abdominoplastia a drenagem linfática manual clássica envolve movimentos que direcionam a linfa dos quadrantes inferiores para a região inguinal (Figura 17-7), procedimento este que, quando a incisão se faz presente, pode ocasionar um edema pericicatricial, promovendo uma tensão indesejável na lesão. A proposta da drenagem

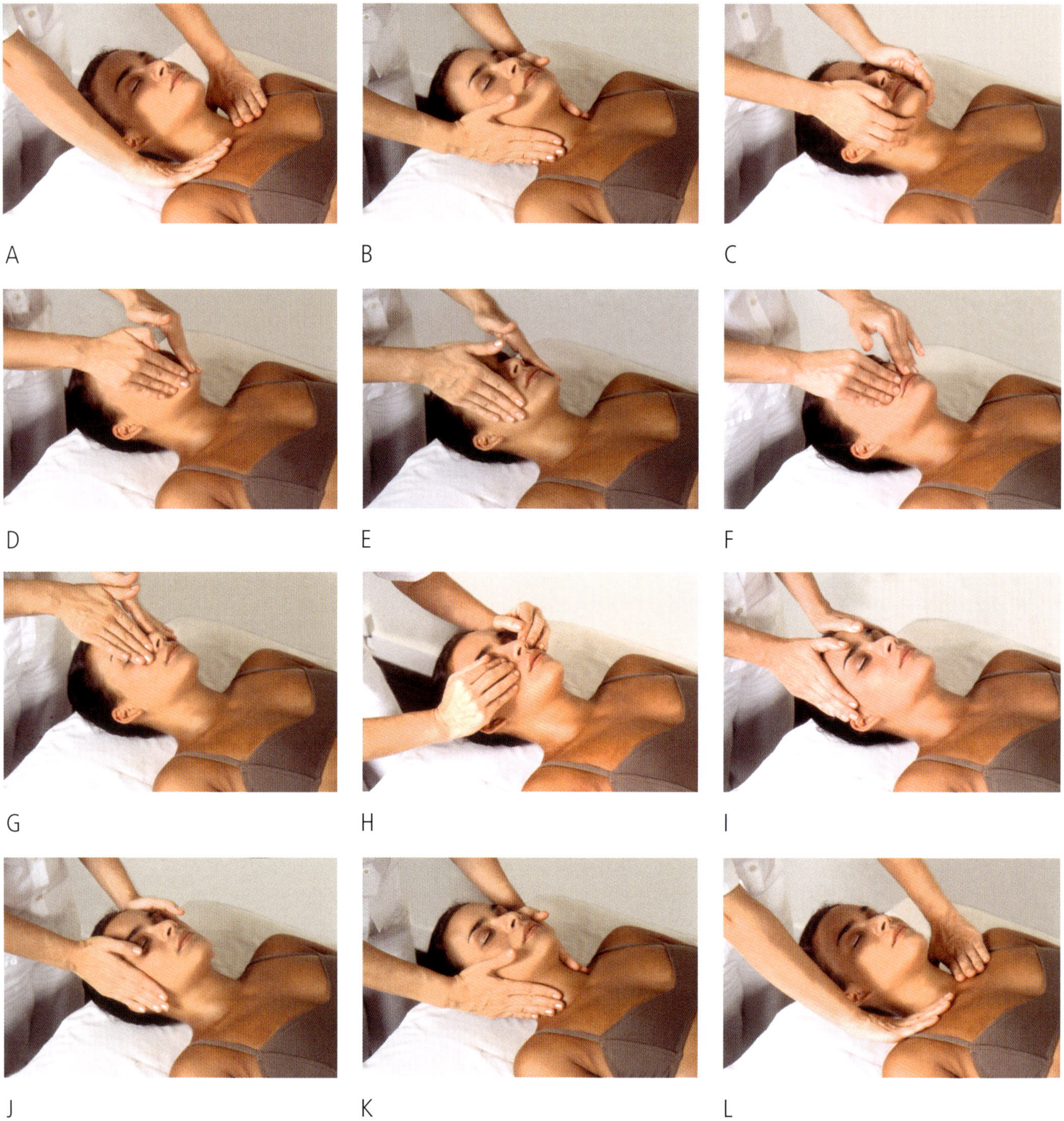

FIGURA 17-5

Manobras de drenagem linfática para face e pescoço. A) Fossa supraclavicular; B) esternocleidomastóideo (linfonodos cervicais); C) linfonodos submentonianos e submandibulares; D), E) e F) região do lábio; G) região do nariz; H) bochechas; I) região superior ao supercílio (testa); J) região pré-auricular (parotídeos); K) esternocleidomastóideo e L) fossa supraclavicular.

linfática reversa é de se executar as manobras de drenagem direcionadas apenas para as vias íntegras; neste caso, as manobras serão direcionadas para a região axilar (Figura 17-8), até a reconstituição dos vasos, fato este que ocorre dentro de 30 dias. Entretanto, o termo "reversa", pode dar a falsa impressão que o fluxo da linfa pode ser invertido, o que não ocorre, pois o sistema linfático é um "sistema de mão única".

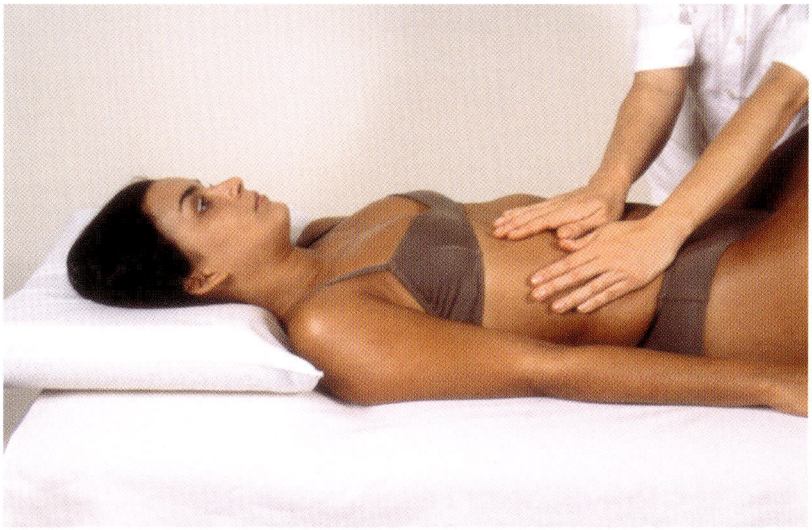

FIGURA 17-6

Massagem de drenagem reversa, após abdominoplastia.

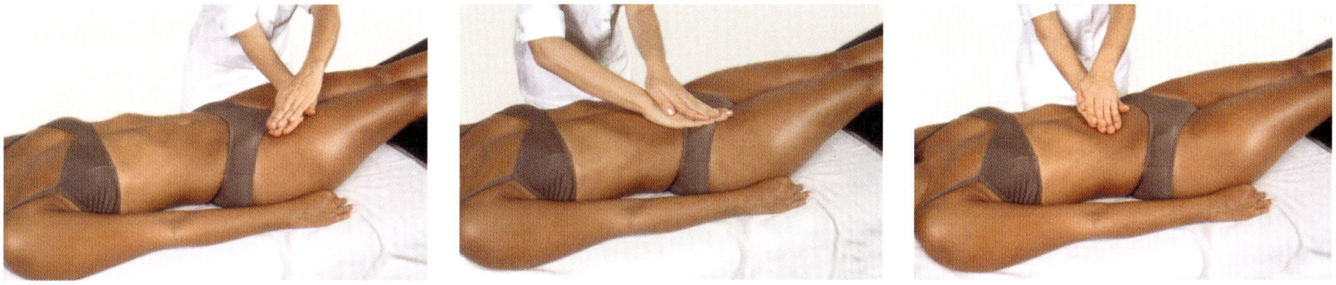

A B C

FIGURA 17-7

Drenagem linfática clássica dos quadrantes inferiores: A) drenagem dos linfonodos inguinais, B) direcionamento da linfa para a região inguinal e C) drenagem da região umbilical.

Nas mamoplastias, ritidoplastias entre outras, o mesmo princípio da técnica adotada para as abdominoplastias é seguido, sendo importante o conhecimento profundo da rede linfática [Capítulo 1 – Sistema Linfático] para a correta execução das manobras.

Em resumo, a drenagem linfática reversa surgiu pela observação dos efeitos da drenagem linfática manual clássica em cirurgias de retalhos longos, como o surgimento de edema pericicatricial. A cirurgia plástica produz um rompimento importante de vasos, promovendo a obstrução de circulação linfática superficial, e, às vezes, a profunda também fica comprometida. Este edema resultante era freqüentemente observado na porção inferior de abdome, posterior da orelha e bordo inferior da mama.

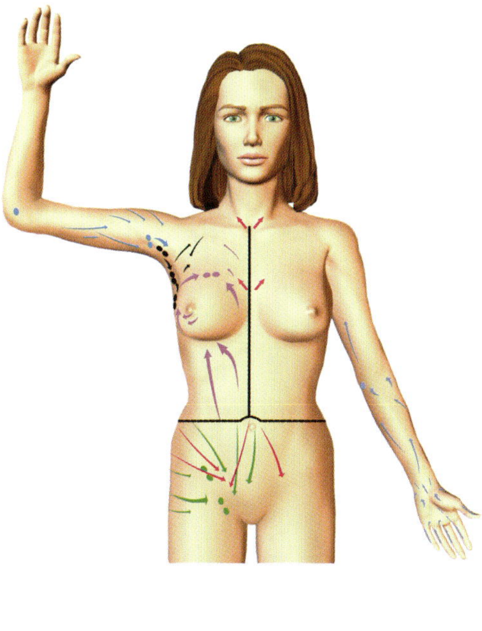

FIGURA 17-8

Sentido da drenagem linfática superficial no membro superior e no tronco. Na abdominoplastia os excessos de pele e tela subcutânea da região infra-umbilical são avulsionados e removidos, comprometendo as vias de drenagem que confluem para a região inguinal.

A execução da massagem de drenagem no pós-operatório deve obedecer aos seguintes princípios:

- ser suave para evitar possíveis lesões teciduais;
- evitar os movimentos de deslizamento;
- seguir o trajeto das vias que não foram comprometidas pelo ato cirúrgico;
- elevação do segmento a ser drenado;
- ser realizada de modo que não promova um maior tensionamento na incisão cirúrgica, fixando-a com uma das mãos.

Algumas manobras de massagem clássica podem ser utilizadas com cautela por volta do décimo dia pós-operatório, evitando-se manobras que possam produzir forças transversais à incisão, pelo perigo de se produzir uma cicatrização imprópria. A tensão na linha de sutura, manuseio inadequado pós-operatório, e curativos demasiadamente apertados irão contribuir negativamente para o reparo.[632]

Além do papel de atuar sobre o edema e hematoma pós-lesão, a massagem de drenagem desempenha papel auxiliar na reparação de ferimentos, pois o fibrinogênio da linfa é o elemento responsável pela formação de coágulos, que vão dar origem à barreira protetora das lesões.[385] O trauma agudo ou a inflamação crônica no processo de cicatrização dependem inteiramente da eficiência da circulação sangüínea e linfática.[234]

Massagem Clássica

Manobras de fricção suave sobre a incisão pode evitar a formação de aderências cicatriciais que comprometem tanto o aspecto quanto a função do tecido envolvido.

Manobras de massagem clássica devem ser efetuadas principalmente nos calcanhares e panturrilhas, pois geralmente o paciente encontra-se sob efeito da anestesia durante a cirurgia, e, inclusive no período de recuperação, não movimenta os membros inferiores, podendo ocorrer uma isquemia nas proeminências ósseas, além do risco de desenvolver flebites ou eventos tromboembólicos.[221,278]

A imobilização do paciente o expõe a dois fatores que contribuem para a formação de coágulos: estase (diminuição da atividade de bombeamento muscular) e aumento da coagulação sangüínea. Traumatismos na parede vascular aumentam ainda mais o risco de tromboembolismo.[82]

São considerados fatores que contribuem para a estase sangüínea cirurgias, obesidade, idade, tumores malignos, trombose venosa profunda anterior e insuficiência cardíaca congestiva. Existe uma relação direta entre a duração do repouso no leito e a freqüência de trombose venosa profunda.[520]

Caso sejam detectados os sinais positivos de trombose venosa profunda, não se deve mobilizar o paciente de forma alguma, pois a mobilização pode levar à embolia pulmonar. Diante a suspeita o médico deve ser avisado a fim de solicitar exames complementares (ultra-som com Doppler, pletismografia de impedância, cintilografia, venografia) para confirmar o diagnóstico e tomar as devidas providências.

Fenômenos como a trombose venosa profunda podem levar à formação de êmbolos pulmonares, que se manifestam por um início súbito de dispnéia, taquipnéia, taquicardia ou sopro cardíaco.

A detecção clínica da trombose venosa profunda pode ser feita clinicamente pelo sinal de Homan. Para detectar a sua presença force a dorsiflexão do tornozelo do paciente mantendo o membro inferior na posição anatômica. Se durante a manobra o paciente queixar-se de dor na panturrilha, trata-se de sinal de Homan positivo. Outros sintomas podem ser observados na presença desta disfunção, como dor à palpação profunda, hiperemia e edema.[110,356]

Cicatrizes já instaladas e aderentes podem ser tratadas com manobras de fricção transversa profunda ou manobras que envolvam o pinçamento da pele [Capítulo 4 – Massagem], as quais proporcionam maior mobilidade tecidual (Figura 17-9).

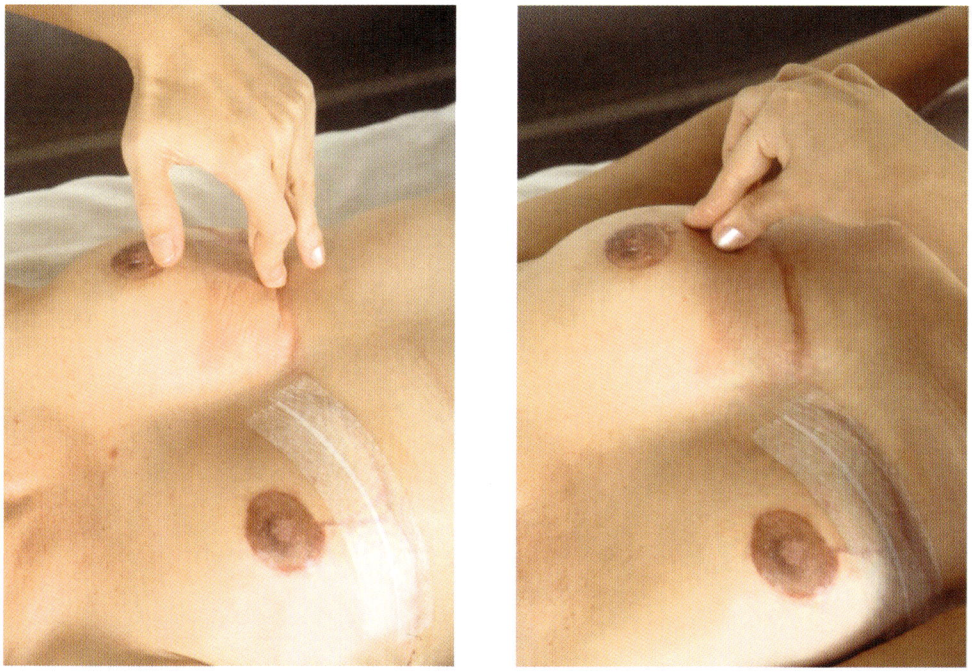

FIGURA 17-9

Manobras de massagem para cicatrizes aderentes. A) Técnica de massagem transversa e B) técnica de pinçamento.

As manobras de massagem clássica também devem ser utilizadas com cautela nas lipoenxertias, pelo risco de aumentar a reabsorção da gordura implantada, ou ainda deslocá-la. A melhor opção no pós-operatório imediato de lipoenxertias é a utilização da drenagem linfática, seguindo as mesmas restrições no pós-operatório de outras modalidades cirúrgicas já discutidas.

Terapia do Esparadrapo

Toda cirurgia produz, em maior ou menor grau, o hematoma, que se não for devidamente tratado pode evoluir para graus variados de fibrose. Diversas são as técnicas que auxiliam a reabsorção dos hematomas, como o ultra-som [Capítulo 7 – Ultra-som]. Atualmente, técnicas que se fundamentam no princípio da estimulação exteroceptiva, denominadas de Terapia do Esparadrapo ou Reprogramação Músculo-Articular, que se utilizam da colagem de fitas adesivas em espiral ou de células reprogramadoras, produzem efeitos importantes na reabsorção de edemas e hematomas (Figura 17-10), alívio em dores musculares e articulares, resultando em uma recuperação rápida e simples da lesão, bem como o restabelecimento do equilíbrio geral do organismo. Trata-se de um método que foi baseado em conhecimentos da acupuntura e da cinesiologia aplicada, sendo utilizado em diversas patologias.

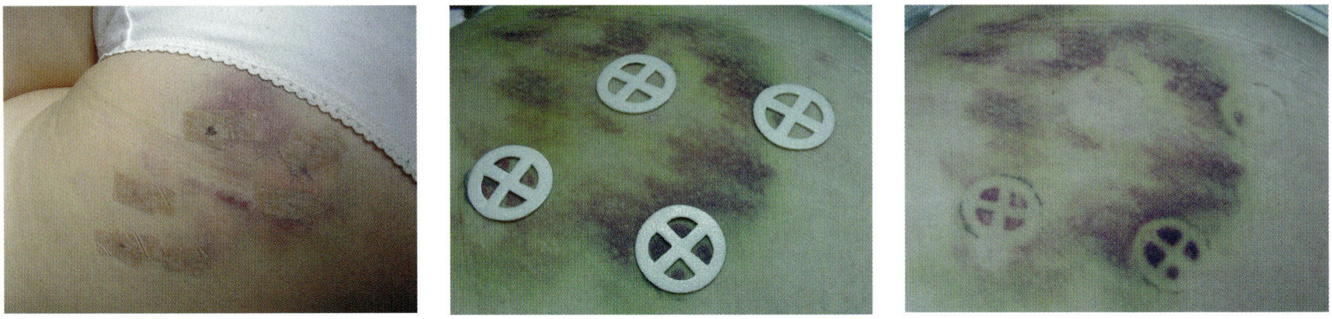

A B C

FIGURA 17-10

Hematoma na região glútea após cirurgia de subcisão. A) Hematoma após 48 horas do ato cirúrgico, B) colocação das células reprogramadoras após 72 horas P.O. e C) retirada das células após 96 horas P.O. Observar que o hematoma sob as células foi totalmente reabsorvido.

Antes da aplicação da técnica deve-se executar alguns testes, sendo o *O-ring test* de grande importância diagnóstica, segundo o seu idealizador Nobutaka Tanaka. Este teste é utilizado para os seguintes diagnósticos e aplicações: definição da colocação da fita, identificação da lesão e checagem da intensidade do estímulo. É um teste bioenergético com uma resposta neuromuscular, sendo mais apropriado quando realizado nos músculos dos dedos da mão, comparando-se a qualquer outra musculatura.[7,12]

Para realização do *O-ring test* é sugerido que o paciente utilize o dedo médio e polegar para formar o anel. O terapeuta, para tentar abrir esse anel (o teste avalia esta resistência), deverá utilizar a articulação interfalangeana distal de seus dedos indicadores para tracionar as articulações interfalangeana distal do dedo médio e interfalangeana do paciente. Se o *O-ring test* apresentar-se positivo indica a necessidade de intervenção curativa no sentido de reprogramar o fluxo energético.

Outra grande atuação da terapia do esparadrapo é o tratamento de cicatrizes aderentes. A pele, como foi visto no Capítulo **2**, é um órgão de fundamental importância no sistema de exterocepção, além de alojar meridianos (canais por onde circula energia e se localizam os pontos de acupuntura). Quando as cicatrizes provocam alterações morfológicas dos exteroceptores, elas se tornam patológicas, desregulando o organismo em dois níveis principais:[104]

- Postural – o estiramento dos receptores de pele provoca tensão no sistema musculoesquelético. Este ajuste do organismo tem como objetivo relaxar os exteroceptores estirados.
- Energético – há uma perturbação do fluxo energético do meridiano onde a cicatriz está localizada.

Para avaliar se a cicatriz é patológica ou não, realiza-se o *O-ring test* em toda sua extensão, vislumbrando a necessidade de se tratar (reprogramar) a cicatriz. Para Bricot[104] é necessário intervir na cicatriz, tornando-a mais flexível, menos hipertrófica ou retraída.

A falta de comprovação científica dos resultados obtidos na prática clínica indica que há muito que se pesquisar com o emprego da técnica, a fim de se conseguir fundamentar cientificamente seus efeitos, bem como suas possíveis restrições.

Ultra-Som

O ultra-som tem sido utilizado com sucesso nos processo de reparo tecidual, sendo que essa modalidade de energia, quando aplicada em animais e no homem, tem se revelado eficiente na resolução de muitas formas de lesões.

A utilização do ultra-som no pós-operatório imediato está vinculada diretamente ao processo de cicatrização, visto que sua eficácia já está comprovada por inúmeros trabalhos,[310,328,776] sendo os protocolos mais efetivos os iniciados imediatamente após a ocorrência da lesão, isto é, durante a fase inflamatória. O objetivo da utilização precoce desta modalidade de energia é promover uma melhora tanto na circulação sangüínea quanto na linfática, possibilitando assim uma melhor nutrição celular. A diminuição da dor também é requerida nesta fase.

O regime de pulso deve ser condizente com a resposta esperada, sendo o pulsado mais indicado para a intervenção imediata. A intensidade pode variar entre 0,1 a 0,4 Wcm^{-2}, com o tempo variando em decorrência da área irradiada.

Como já abordado no Capítulo 7, a freqüência determina a profundidade que o feixe ultra-sônico pode atingir. Sendo assim, nas cirurgias localizadas em regiões de pouca massa muscular, como as ritidoplastias, as freqüências maiores são mais indicadas.

A reabsorção de hematomas é de vital importância nesta primeira fase, já que a sua evolução pode concorrer para a formação de fibroses. Caso o processo de reparo esteja concluído e existam aderências e fibroses instaladas, a energia ultra-sônica pode ser utilizada como coadjuvante na diminuição dessas seqüelas, aumento da elasticidade do tecido conjuntivo. Nestes casos, a energia ultra-sônica depositada deverá ser maior, aumentando o tempo de aplicação e/ou a intensidade.

O ultra-som tem sido utilizado no tratamento de aderências capsulares que ocorrem no implante de silicone de mamas, aliado às manobras da massagem clássica. Os efeitos do ultra-som relatados no tratamento de contraturas capsulares envolvem aumento da circulação sangüínea e oxigenação tecidual, liberação de mediadores celulares inflamatórios e diminuição da fibrose.[119,277,498] Quando a contratura capsular torna-se clinicamente evidente, o tratamento com ultra-som (denominado capsulotomia fechada) é considerado o tratamento não-cirúrgico mais efetivo, aliado a manobras de massagens repetitivas.[50,277,463]

Em dois estudos, foi registrada a influência benéfica da massagem em contraturas capsulares severas, sem, contudo, prevenir sua recorrência.[49,51] Nos casos onde o ultra-som foi utilizado, constatou-se uma ação efetiva nos casos severos de contraturas, inclusive com baixo índice de recorrências.[601] A intensidade, nesses casos, deve variar entre 0,6 e 1,0 Wcm^{-2}, dependendo da extensão, bem como do período transcorrido da lesão.

Laser

A cicatrização após uma lesão da pele é composta de reações celulares e hormonais que atuam no processo de reparo. O resultado final dessas alterações é a formação de uma cicatriz, sendo que o tamanho, coloração e forma, dependem das suas interações.[200]

A ação biológica do *laser* no reparo tecidual está bem documentada, sendo atribuída a essa modalidade energética efeitos como: aumento na tensão de ruptura de cicatrizes, maior velocidade de cicatrização, modificação da motricidade do sistema linfático, possibilidade de angiogênese e resultados animadores em cicatrizes eritematosas, hipertróficas e pigmentadas.[200,458,472]

Parece existir uma correlação positiva entre o *laser* HeNe no processo de orientação das fibras de colágeno, provavelmente por ação nos fibroblastos, que se depositam ao longo da região em processo de reparo.[479]

O efeito da radiação *laser*, embora contestado,[198] tornou-se um método terapêutico muito utilizado.[70] Cabe lembrar que a efetividade da radiação *laser* depende de alguns fatores:

- a densidade de energia depositada nas áreas em processo de cicatrização;
- a técnica de irradiação, varredura ou pontual (Figura 17-11);
- periodicidade das irradiações;
- período transcorrido após a lesão;
- profundidade da lesão;
- tipos de *laser*.

FIGURA 17-11

Aplicação da irradiação laser no pós-cirúrgico de mamoplastia redutora. Observe o posicionamento perpendicular do emissor em relação à pele, bem como a leve compressão do tecido.

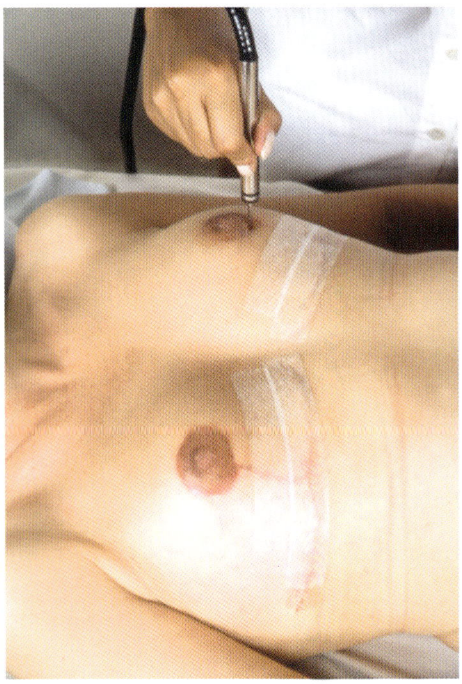

Os protocolos propostos nas intervenções pós-cirúrgicas devem considerar a fase do processo inflamatório. As densidades de energia para as ações de aumento da circulação e diminuição da dor restringem-se à faixa de 2,0 a 4,0 Jcm^2, sendo aumentadas para 6,0 a 8,0 Jcm^{-2} nos casos de regeneração e/ou cicatrização tecidual. O número de pontos irradiados vai depender da área, respeitando-se a distância de 1,5 cm entre os mesmos.

Alguns resultados apresentados em estudos experimentais, especificamente ao processo de cicatrização, são válidos tanto para o *laser* HeNe quanto para o AsGa, porém existe uma maior ênfase nos estudos da ação do *laser* HeNe nas diversas alterações da pele. Atualmente novos geradores estão disponíveis no mercado, possibilitando uma melhor resposta dos tecidos superficiais. São equipamentos que, além de gerarem respostas semelhantes ao do HeNe, pela proximidade do comprimento de onda, necessitam de um menor tempo de irradiação, por apresentarem maior potência média [Capítulo 8 – *Laser*]. Dentre os lançamentos atuais do mercado nacional pode-se citar os emissores de Alumínio-Gálio-Índio-Fósforo (AlGaInP) e Arseneto-Gálio-Alumínio (AsGaAl), os quais possuem características específicas. Uma das vantagens dos novos equipamentos está fundamentada na potência média emitida (30 mW), a qual é muito superior à do HeNe (2mW) ou mesmo do AsGa. A outra vantagem é decorrente do material gerador (semicondutores) estar na forma de um diodo, o qual facilita o projeto do aparelho, bem como a sua utilização.

Atividade Física

A atividade física precoce pode ser instituída, desde que não promova tensão na cicatriz. Sendo assim, a atividade moderada durante a fase celular do processo de cicatrização promove a drenagem linfática e acelera a cicatrização.[418]

A execução dos exercícios resistidos, bem como os de alongamento muscular, deve respeitar as fases do processo cicatricial, não submetendo a incisão cirúrgica a tensões elevadas. A introdução dessas modalidades terapêuticas deve ocorrer somente na fase de remodelamento (crônica), isto é, quando o tecido neoformado está se orientando frente às forças que estão agindo no sistema.

Os exercícios na fase pós-operatória podem melhorar a circulação sangüínea e linfática, prevenir deformidades e incrementar o metabolismo aeróbio.[633]

Vacuoterapia ou Depressoterapia

Esta técnica consiste na aplicação de uma pressão negativa sobre a pele, proporcionada por diversos tipos de aparatos, com ciclos de aplicações reguláveis, gerando efeito de ventosa. A possibilidade de diminuição da fibrose pelo método é bastante evidente nas cicatrizes recentes, sendo também observada nas lesões mais antigas, possibilitando assim o seu remodelamento.[64,275] Contudo, sua ação na reabsorção de edema e utilização precoce no pós-cirúrgico é discutível.[633]

Sabe-se que para incrementar a circulação linfática é necessário que se promova pressões positivas na pele, como acontece na drenagem linfática manual e na pressoterapia. Portanto, há necessidade de estudos científicos sérios que enfatizem fisiologicamente a questão, visto que muitos dos defensores da técnica com essa finalidade utilizam-se de outros recursos concomitantemente ao tratamento do edema, sendo pouco provável a afirmação coerente de qual recurso promoveu a melhora do quadro. Mesmo quando a ação isolada da depressoterapia é apresentada como uma técnica que exerce uma função circulatória benéfica,[241,481] as noções provenientes da anatomia e fisiologia nos levam a permanecer prudentes quanto à sua utilização no tratamento dos edemas.[242]

A associação do vácuo com o rolamento mecânico da pele [Capítulo **13** – Endermologia] proporciona uma maior maleabilidade tecidual, não devendo ser utilizada precocemente. A sua restrição de uso, na fase inicial, está fundamentada na possibilidade de desenvolver cicatrizes hipertróficas e/ou retráteis, cujas razões fisiológicas podem ser observadas no Capítulo **15** – Cicatrizes Hipertróficas e Quelóides.

RESUMO

O papel do fisioterapeuta tem início no pré-operatório, visando uma recuperação cirúrgica mais rápida, eficiente e funcional. Vários são os fatores que vão influenciar o processo de cicatrização, sendo que o paciente deve ser orientado a não fumar por pelo menos duas semanas antes da intervenção, pois certamente o fumo interfere na qualidade da cicatrização.

As diversas denominações cirúrgicas das mamoplastias decorrem do formato e da localização das incisões cirúrgicas – T invertido, L, Y invertido, I ou vertical, além da mamoplastia periareolar.

Várias regiões do corpo são passíveis de lipoenxertia, sendo as mais comuns o abdome, coxas, glúteos e região lateral do quadril (culote). Diversas áreas podem ser utilizadas como fonte para a obtenção da gordura.

A dor pós-operatória acarreta, além do sofrimento, efeitos adversos em aparelhos e sistemas, comprometendo a recuperação do paciente. A eficácia da analgesia por TENS está intimamente relacionada aos parâmetros físicos como: freqüência, largura da fase, modulação, tempo de aplicação, colocação de eletrodos.

A fase inflamatória aguda pode durar até 72 horas, dependendo da severidade da lesão. A aplicação do gelo deve ocorrer por 20 a 30 minutos a cada hora, por 4 horas após a lesão. A espessura do curativo exerce influência direta sobre a qualidade do resfriamento. A compressão exerce um papel importante na reorganização do tecido cicatricial, atuando nos agentes implicados na formação de cicatrizes hipertróficas e retráteis.

Passadas 48 ou 72 horas pode-se iniciar a massagem de drenagem linfática manual clássica com movimentos rítmicos, que atua de forma eficaz na drenagem do edema proveniente do ato cirúrgico. Em contrapartida, movimentos deslizantes que acompanham diversas técnicas de drenagem são inadequados na fase aguda do reparo, podendo desenvolver tensões na lesão, aumentando sobremaneira a probabilidade de desenvolvimento de uma cicatriz hipertrófica ou queloideana, além de que a região operada fica extremamente sensível.

A imobilização do paciente o expõe a dois fatores que contribuem para a formação de coágulos: estase (diminuição da atividade de bombeamento muscular) e aumento da coagulação sangüínea. Traumatismos na parede vascular aumentam ainda mais o risco de tromboembolismo no paciente.

Diversas são as técnicas que auxiliam a reabsorção dos hematomas, como o ultra-som. Atualmente, têm-se ainda técnicas que se fundamentam no princípio da estimulação exteroceptiva, denominadas de Terapia do Esparadrapo ou Reprogramação Músculo-Articular.

O *laser* apresenta grandes benefícios nas aplicações pós-cirúrgicas, sendo responsável pelo desencadeamento de respostas como aumento na tensão de ruptura de cicatrizes, modificação na motricidade do sistema linfático, possibilidade de angiogênese e resultados animadores em cicatrizes eritematosas, hipertróficas e pigmentadas.

A atividade física precoce pode ser instituída, desde que não promova tensão excessiva na cicatriz. Sendo assim, a atividade moderada durante a fase celular do processo de cicatrização promove a drenagem linfática e acelera a cicatrização.

A possibilidade de diminuição da fibrose com a vacuoterapia é bastante evidente nas cicatrizes recentes, sendo também observada nas lesões mais antigas. Contudo, suas ações na reabsorção do edema e utilização precoce no pós-cirúrgico são discutíveis. Sabe-se que para incrementar a circulação linfática é necessário que se promova pressão positiva sobre a pele, como ocorre na drenagem linfática manual e na pressoterapia, e não pressão negativa.

18

Mastectomia

Palavras-Chave

Mastectomia
Linfedema
Aderência Cicatricial
Reconstrução Mamária
Avaliação
Cinesioterapia
Massagem
Compressão Pneumática
Vacuoterapia

O câncer de mama é a neoplasia de maior ocorrência entre as mulheres de países desenvolvidos ou em desenvolvimento.[91,569] No Brasil é a primeira ou a segunda mais freqüente, dependendo da região. Nas regiões Norte, Nordeste e Centro-Oeste, a incidência do câncer de mama é superada pelo câncer de colo uterino. Faz-se necessário ressaltar que o câncer de mama é a principal causa de morte por neoplasia maligna entre as mulheres brasileiras, e a segunda causa de mortes em geral. Estimativas da Divisão de Informação do Pró-Onco do Ministério da Saúde apontaram para o ano de 2000 um total de 28.340 novos casos de câncer de mama com 8.245 óbitos.[368]

O controle da doença abrange a prevenção (auto-exame), o diagnóstico médico precoce e a mamografia. A detecção precoce propicia um tratamento conservador e não mutilante. O encaminhamento de casos iniciais e ainda não tratados influencia numa resposta satisfatória aos tratamentos estabelecidos. Setenta por cento dos casos de câncer de mama são diagnosticados tardiamente, o que dificulta sua cura definitiva.[368]

Os tumores que são detectados e localizados no início podem ser tratados com sucesso através de radioterapia, quimioterapia, terapia hormonal e cirurgia. Embora existam outros tratamentos, a cirurgia ainda é o processo mais comum para prevenir a disseminação do câncer de mama.[403]

Nas cirurgias de retirada da mama (mastectomia) existe uma retirada de nodos linfáticos axilares, em maior ou menor número, dependendo da técnica cirúrgica utilizada, e com isto, há uma interrupção da circulação linfática do membro superior, podendo aparecer um "linfedema" deste membro. A instalação de um linfedema, ou trauma muscular, e conseqüentemente alterações posturais, ocasionadas pela cirurgia, podem levar a limitações motoras, sociais e psicológicas.

Apesar das causas do câncer de mama serem incertas, certamente a mulher que sofreu mastectomia necessita de um trabalho de apoio pós-cirurgia. Na maioria das comunidades não existe um programa de acompanhamento completo, principalmente fisioterapêutico. Sob o ponto de vista social, um atendimento fisioterapêutico dentro de um tratamento pós-mastectomia visa dar assistência à mulher que sofreu a cirurgia a voltar tão depressa quanto possível ao seu estilo de vida anterior.

O conhecimento da patologia, das cirurgias e formas de tratamento das seqüelas, proporciona uma conscientização da realidade social e da verdadeira extensão do problema através do contato com a comunidade.

Não importa qual for a extensão da cirurgia da mama, a reabilitação constitui um componente essencial do cuidado total com a paciente.

Câncer

O câncer é tido como uma doença crônica degenerativa, ou seja, é uma patologia que apresenta uma evolução prolongada e progressiva, podendo às vezes ser interrompido em uma de suas fases. Nada mais é do que a sobreposição celular, sendo estas células anormais originadas de células normais.[639]

É importante ressaltar a capacidade extremamente significativa de disseminação que estas células possuem. É uma doença ligada inteiramente a debilidades e mutilações devido ao seu alto poder de propagação, ocasionando danos significativos quanto aos aspectos físicos, psicológicos e estéticos.

A probabilidade de se desenvolver o câncer está intimamente ligada a fatores importantes como o sexo, a idade, bem como os fatores ambientais. Estatisticamente apenas 5% são de origem hereditária, sendo a grande maioria causada por inúmeros outros fatores. O câncer acomete predominantemente os adultos, pois a incidência, prevalência e mortalidade aumentam à medida que aumenta a vida média da população.[299]

O aumento da expectativa de vida implica não só uma exposição aos diversos fatores de risco presentes no ambiente para determinada doença (relação causa e efeito), como também uma exposição mais prolongada a estes fatores (relação entre dose e efeito). O envelhecimento da população também oferece oportunidades para o aparecimento de doenças geneticamente determinadas que só se expressam mais tardiamente com a interferência de fatores ambientais.[648]

Relação entre Câncer e Hospedeiro

A malignidade é percebida à medida que as células cancerosas destroem e substituem o tecido normal.

A disseminação das células neoplásicas de um tumor primário para órgãos distantes e o desenvolvimento de metástases é um aspecto muito temido e devastador. A metástase é definida como um processo de transferência da neoplasia de um órgão para outro, ou de um órgão para outra parte dele, ou para outro órgão não diretamente conectado ao órgão em que se localiza o tumor primário.[125]

A capacidade de invasão das células cancerígenas está intimamente associada à mobilidade que essas células possuem.

Estudos demonstram que a perda da capacidade de inibição pelo contato com outras células leva à formação de amontoados de células, fato este que favorece a embolização vascular por células neoplásicas, fase primordial no processo de disseminação.

Câncer de Mama

A designação de câncer de mama refere-se ao carcinoma que se origina nas estruturas glandulares e de ductos da mama. O componente epitelial dos ductos mamários extralobulares, intralobulares e dúctulos terminais podem desenvolver alterações cancerosas. As que se originam nos dúctulos terminais são denominadas carcinomas lobulares, enquanto aquelas que se originam nos ductos são chamadas carcinomas ductais. O carcinoma mamário é a causa número um de mortes por câncer entre as mulheres. Ocupa o primeiro lugar entre os cânceres em número de intervenções cirúrgicas, na administração de hormônios, em tratamentos por radioterapia e quimioterapia.

Quanto à carcinogênese, por ser este câncer altamente susceptível a metástases, ele vem desempenhando um papel importante junto à equipe multidisciplinar, pois se trata de um acontecimento extremamente devastador, abrangendo aspectos familiares, sociais e ocupacionais, além de traumas pessoais, físicos e psicológicos das mulheres acometidas.

Ao crescer no interior da mama, o carcinoma invade os linfáticos, e as células neoplásicas são impulsionadas através dos fenômenos de embolização e permeação. A propagação é feita para a cadeia axilar, cadeia supraclavicular e cadeia mamária interna. A mama é bem suprida com pequenos vasos sangüíneos e linfáticos, de forma que a sua disseminação para fora do sítio de origem na mama é comum, podendo levar a um mau prognóstico.

A disseminação por via linfática leva, geralmente, aos linfonodos axilares do mesmo lado da mama afetada, produzindo depósitos metastáticos. A disseminação através da corrente sangüínea geralmente ocorre em um estado mais avançado, podendo as células neoplásicas implantar-se em diferentes locais do organismo, sendo que as estruturas que mais freqüentemente são sede de metástases são: os ossos, os pulmões, a pleura, o fígado e o cérebro. Outros locais que podem ser comprometidos são os ovários, globos oculares e estômago.[639]

Poucos cânceres foram submetidos a um estudo epidemiológico mais intensivo, que faz surgir uma infinidade de observações. Por exemplo, existem impressionantes diferenças geográficas em sua prevalência. A taxa de incidência e de morte por câncer mamário no Japão e na Tailândia é de aproximadamente um quinto daquela dos Estados Unidos e Brasil.

O câncer mamário é mais comum em:[380,524]

- judeus do que em não-judeus, em cerca de duas vezes;
- mulheres com idades avançadas, com as curvas de incidência subindo abruptamente até os 50 anos, a seguir mantendo-se planas por cinco anos e depois subindo novamente, porém com um ritmo muito mais lento;
- nulíparas;
- mulheres com menopausa tardia;
- mulheres com menarca antes dos 13 anos;
- mulheres obesas;[6,516]
- mulheres com história prévia de câncer mamário, ovariano ou endometrial;
- mulheres com doença fibrocística;
- mulheres com história de câncer mamário na família;
- mulheres que utilizam anticoncepcionais orais do tipo associado, com elevado teor de progesterona.

Foram estudados extensamente os tumores mamários em camundongos. Nesses animais ficou documentado que quatro conjuntos de influências são importantes: fatores genéticos, fatores hormonais, fatores ambientais e fatores microbiológicos, que refletem os mesmos fatores apresentados nos seres humanos.[106]

Existem várias ações que favorecem a detecção precoce do tumor mamário. São basicamente três as técnicas de detecção utilizadas:

- auto-exame das mamas (A.E.M.),
- exame clínico da mama (E.C.M.),
- mamografia.

As campanhas nacionais de "prevenção do câncer de mama" na verdade apontam meios para a detecção precoce, o que irá interferir positivamente no prognóstico da doença.

O câncer de mama deve ser diferenciado da fibroadenose, já que ambos desenvolvem cistos. A exposição cíclica dos lóbulos mamários às secreções de estrógeno e progesterona variáveis durante numerosos ciclos menstruais pode levar ao crescimento desproporcional de vários componentes e à distorção da arquitetura normal da mama. As alterações mais comuns são: aumento do ducto e do tecido ductular (adenose), aumento dos tecidos fibrocolagenosos de sustentação (fibrose) e dilatação dos ductos mamários maiores. Tais alterações, quando ocorrem, são mais severas nas mulheres multíparas e causam um aumento das nodulações do tecido mamário, que, algumas vezes, está associado à formação de cistos. Esta é uma das desordens mais comuns da mama, sendo variavelmente denominada fibroadenose, displasia mamária cística, displasia mamária benigna ou doença fibrocística da mama.

Carcinoma da Mama Masculina

A incidência do câncer de mama no homem é muito menor do que nas mulheres (cerca de 1% dos acometimentos em mulheres), ocorrendo geralmente no homem acima de 50 anos.[672] Apesar de rara, seus números são crescentes e o prognóstico é pior nos homens, com metástases freqüentes.

As semelhanças com o câncer de mama feminino são grandes, e no caso do homem as influências hormonais provavelmente estão relacionadas ao desenvolvimento da doença. Os achados clínicos principais são: presença de um nódulo indolor, retração, erosão ou ulceração mamilar e a ginecomastia que precede ou acompanha o câncer no homem.[172]

As abordagens terapêuticas são semelhantes às do câncer de mama feminino, com o mesmo nível de implicações, portanto os procedimentos são os mesmos, não havendo necessidade de distingui-los.

Comprometimentos no Pós-Operatório

A intervenção fisioterapêutica deve ser iniciada precocemente com o objetivo de prevenir possíveis complicações advindas da cirurgia. A dor nesse período pode levar a graus variados de imobilidade, que poderão intervir diretamente na dificuldade de movimentação, além de contribuir para a instalação de um linfedema.

Dentre as causas mais freqüentes da dor ao nível da incisão tem-se:

- a incisão cirúrgica transversa, através da parede torácica, para remoção do tecido mamário e da fáscia subjacente, que está sobre a musculatura torácica;
- o movimento do membro traciona a incisão e torna-se desconfortável para o paciente;
- o processo de cicatrização pode ser retardado se o paciente for submetida à radioterapia.

Causas mais freqüentes da dor na região cervical e cintura escapular:

- proteção muscular reflexa, que produz dor e espasmo muscular na região cervical e ombro;
- sensibilidade alterada da musculatura da cintura escapular, podendo restringir a mobilidade ativa do ombro;
- diminuição no uso do membro superior envolvido após a cirurgia, predispondo ao desenvolvimento de ombro congelado crônico e aumentando a probabilidade de linfedema no membro.

Linfedema

O sistema linfático tem por função principal a manutenção da retirada das proteínas plasmáticas extravasculares.

O linfedema ou edema de vasos linfáticos pode ocorrer em um ou vários segmentos do corpo devido à obstrução, destruição, remoção cirúrgica ou ausência de alguma rede linfática. A primeira descrição do linfedema de membro superior em decorrência do carcinoma mamário foi feita por Halsted em 1921.

O linfedema braquial pós-mastectomia radical é uma síndrome de causas múltiplas, cujo substrato básico é a destruição do sistema linfático e a dificuldade de regeneração do mesmo. Este quadro tem incidência significativa, e seu aparecimento pode ser atribuído à falta de comunicação linfovenosa.

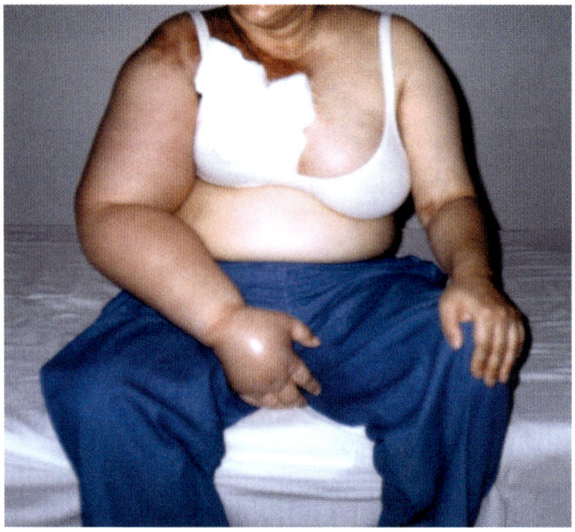

FIGURA 18-1

Linfedema generalizado de membro superior de paciente submetida aos tratamentos de quimioterapia e radioterapia após mastectomia parcial (Cortesia do Dr. Rogério E. Tacani).

A probabilidade de ocorrência do linfedema é maior quando se faz a remoção cirúrgica da cadeia axilar de nodos linfáticos, que altera a circulação normal da linfa, e provoca edema do membro superior. O risco é ainda maior quando se associa esse procedimento cirúrgico à radioterapia na região axilar e fossa subclávia[66,406,637,716] (Figura 18-1).

A radioterapia pode levar à formação de tecido cicatricial na axila a ocorrência de esclerose dos vasos devido à quimioterapia; ambos podem danificar os vasos linfáticos. A deterioração do sistema linfático pode levar meses ou anos após a cirurgia.[65]

A utilização reduzida do braço para atividades funcionais e a manutenção do membro em posição pendente podem também contribuir para o desenvolvimento de linfedema pós-operatório. Uma vez instalado, o linfedema considerado crônico pode ser controlado, mas não curado.[111,282]

Busolin *et al.*[121] avaliaram um protocolo de tratamento no linfedema severo pós-mastectomia composto de massagem de drenagem linfática manual, massagem de fricção sobre a cicatriz, exercícios de fortalecimento e alongamento muscular utilizando-se das técnicas de facilitação neuromuscular. Os resultados apontam redução do linfedema severo, além do aumento da amplitude de movimento de pacientes mastectomizadas.

O acúmulo de fluidos extravasculares e extracelulares no membro superior homolateral pode acarretar:[7,71,103]

- aumento do volume do membro;
- tensionamento da pele e risco de rachaduras e infecções;
- rigidez e diminuição na amplitude de movimento dos dedos;
- alterações sensitivas na mão;
- diminuição da função do membro superior envolvido;
- predisposição a infecções sistêmicas e locais;[537]
- desenvolvimento de patologias malignas secundárias (raramente);[537,770]
- redução da auto-estima, problemas com a imagem corporal e aceitabilidade social;[770]
- alteração das propriedades mecânicas da pele, principalmente elasticidade e viscosidade, que gera dificuldades funcionais.[43]

A paciente portadora de linfedema deve ser devidamente orientada com a finalidade de prevenir o agravamento do quadro. Deve-se evitar no membro envolvido:

- realizar grandes esforços;
- carregar peso;
- praticar movimentos repetitivos;
- aferir a pressão arterial;
- administrar injeções e/ou vacinas;
- colher sangue para exames ou receber soro;
- cortar cutícula ou costurar sem dedal, raspar a axila com gilete;
- queimar-se, ferir-se ou arranhar-se;
- usar relógio ou pulseira apertada;
- expor-se demoradamente ao sol;
- manipular substâncias irritantes ou que ressequem a pele, bem como utilizar esponjas de aço;
- manipular plantas com espinhos;
- picadas de insetos.

Com o objetivo de minimizar as seqüelas decorrentes da intervenção cirúrgica ou dos tratamentos radiológicos ou quimioterápicos, a paciente deve incorporar algumas rotinas, como por exemplo:

- realizar exercícios apropriados;
- cuidar para que os esforços sejam leves;
- elevar o membro acima do nível do coração (30 ou 45°) no repouso, e evitar deixar o membro pendente durante muito tempo;
- realizar automassagem no sentido de drenagem (distal-proximal para os membros), com creme hidratante neutro;
- usar barbeador elétrico para remoção de pelos axilares, ou cortá-los com tesoura;
- usar luvas de borracha para arrumar cozinha, e luvas acolchoadas para manusear o forno;
- usar dedal para costurar e tomar somente banho de água morna;
- manter soltas as mangas e os punhos das roupas.

Aderências Teciduais na Parede Torácica

Podem desenvolver-se cicatrizes restritivas no tecido subjacente à mama na parede torácica, como resultado de cirurgia, fibrose por radiação ou infecção da ferida. O ato cirúrgico poderá ocasionar diminuição da amplitude máxima de movimento no ombro envolvido, além de alterações posturais, bem como suas conseqüências.

Fraqueza no Membro Superior Envolvido

Caso o músculo peitoral maior seja removido, há uma redução da força ativa do membro envolvido.

O nervo torácico pode ser temporariamente traumatizado durante a dissecação axilar e remoção dos nodos linfáticos axilares.

A biomecânica comprometida do ombro e o uso de movimentos compensatórios com os músculos trapézio superior e levantador da escápula, durante atividades de alcance acima da cabeça, podem causar compressão subacromial resultando em dor no ombro.

A força da garra geralmente é diminuída como resultado do linfedema e rigidez secundária dos dedos.

ABORDAGENS TERAPÊUTICAS

O carcinoma é oncologicamente curável quando diagnosticado *in situ* ou limitado, porém uma vez disseminado todos os recursos são paliativos, isto é, objetivam assegurar um alívio nos sintomas, e eventualmente, aumentar a sobrevida.[112,698]

As condutas terapêuticas para o tratamento do câncer são diversas; contudo, as cirurgias prevalecem, e a técnica escolhida depende da gravidade do quadro, podendo ser conservadora, radical ou ultra-radical. A radioterapia, a quimioterapia e a hormonioterapia poderão ser procedimentos coadjuvantes da cirurgia, ou utilizados apenas em casos isolados.[112] Neste contexto a terapêutica do câncer pode ter então várias etapas:

- Clínica – É válida mesmo quando associada ao tratamento cirúrgico, tem característica preventiva ou curativa, objetivando uma maior sobrevida com condições mais confortáveis e higiênicas.
- Quimioterapia – Tratamento químico por meio de drogas ou medicamentos, que podem ser ministrados por via oral, intramuscular ou endovenosa.
- Hormonioterapia – Tratamento de base hormonal indicado nos casos de carcinoma operável, desde que seja hormônio-dependente.
- Imunoterapia – Tratamento à base de drogas específicas, cujo objetivo principal é a estimulação imunológica inespecífica.
- Radioterapia – Irradiação do tumor com raios-X de alta potência. Pode ser utilizada de forma isolada, ou em conjunto com a cirurgia ou a quimioterapia.
- Técnicas cirúrgicas:[587]
    - quadrantectomia – retirada de todo o quadrante mamário onde está localizado o tumor;
    - quimorectomia – retirada única e exclusiva do tumor;
    - mastectomia radical – dissecação total da mama e de determinadas porções de nodos linfáticos e musculares, variáveis segundo o tipo de cirurgia;
    - método cirúrgico de Patey & Dyson – conserva o peitoral maior;
    - método cirúrgico de Madden – conserva o peitoral maior e menor.

Como seqüelas pós-cirúrgicas pode-se ainda citar: aderências na parede torácica, fraqueza do membro superior envolvido, alterações posturais e restrições na mobilidade do ombro, hipoestesia do membro acometido, dor e linfedema.[313,351,383.] A paciente apre-

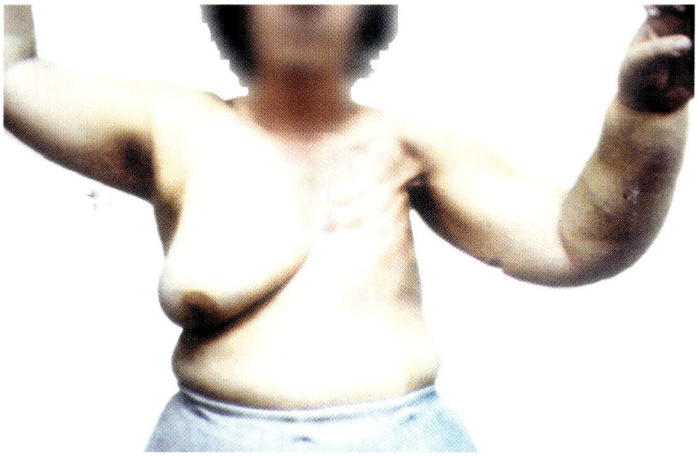

FIGURA 18-2

Restrição do movimento de abdução do braço em paciente submetida a mastectomia radical. A restrição é decorrente das aderências cicatriciais e retração de tecidos moles.

sentada na Figura 18-2 desenvolveu uma restrição de movimento de abdução do membro superior esquerdo em decorrência de aderências cicatriciais. Neste caso a paciente apresentava pequeno edema de membro superior, evidenciando assim a restrição imposta pelo tecido cicatricial. Contrariamente, pode-se observar na Figura 18-3, a simetria na abdução do braço de paciente submetida a mastectomia que não apresentava cicatriz aderente.

Estas complicações podem ocorrer em decorrência de diversos fatores, como a ressecção do músculo peitoral maior, tensão na sutura por falta de pele, infecção, coleções líquidas, linfangite, obstrução venosa, radioterapia, recidiva axilar, início tardio da reabilitação, e a desinformação quanto à necessidade da mesma.[137,528]

O tratamento fisioterapêutico tem como metas: controle da dor no pós-operatório, prevenir complicações pulmonares pós-operatórias, prevenir ou tratar linfedema e alterações posturais, promover o relaxamento muscular, manter a amplitude de movimento do membro superior envolvido, manter ou aumentar a força no ombro envolvido, melhorar a tolerância aos exercícios e o senso de bem-estar, reduzir a fadiga, melhorar o aspecto e maleabilidade da cicatriz, prevenindo ou tratando as aderências.

A reabilitação de pacientes mastectomizadas envolve diversos aspectos: físico, psicológico e social (Tabela 18-1).

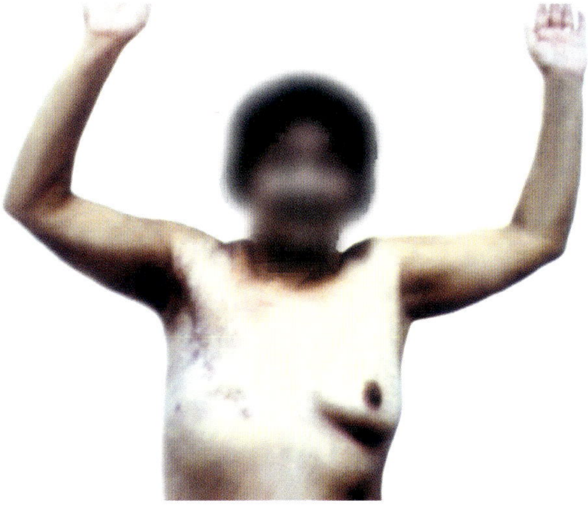

FIGURA 18-3

Movimento de abdução simétrico em paciente submetida à mastectomia direita, demonstrando ausência de restrição dos tecidos moles.

TABELA 18-1

PRINCIPAIS PROBLEMAS APRESENTADOS POR PACIENTES MASTECTOMIZADAS E ALTERNATIVAS DE REABILITAÇÃO.

PROBLEMA	EXEMPLO	CUIDADOS NECESSÁRIOS
Físico	Mastectomia radical	Restauração estética, fisioterapia para prevenção de edema braquial
Psicológico	Rejeição pelo marido	Aconselhamento do casal, terapia individual
Social	Dificuldades financeiras para o comparecimento às sessões de fisioterapia	Atuação do Serviço Social e de voluntários para a cobertura de gastos imediatos e identificação de alternativas para a solução do problema

(Dados de PINOTTI, J.A. Urgência em Ginecologia, Atheneu, São Paulo, 1ª ed., 1994.)

Reconstrução Mamária

Sabe-se que a mastectomia acarreta conseqüências funcionais, cosméticas e psicológicas. A utilização de próteses após a cirurgia se faz necessária na medida em que a retirada completa da mama acarreta desvios posturais por alterar a simetria corpórea.

As mutilações pós-mastectomia variam de acordo com o tipo de cirurgia oncológica empregada, que pode ser basicamente a mastectomia radical, a mioconservadora e a quadrantectomia.[739] Da mesma forma, o tipo de reconstrução varia de acordo com as estruturas envolvidas, sendo que as diferentes técnicas visam a reparação do cone mamário isolado ou associado às demais estruturas torácicas.[741]

A reconstrução mamária pode ser considerada desde que a probabilidade de recorrência seja desprezível, sendo desaconselhável nos seguintes casos: se a paciente estiver em tratamento quimioterápico ou radioterápico (possibilidade de distúrbios cicatriciais), o câncer for agressivo, possibilidade de metástases, patologias associadas (hipertensão, diabetes, obesidade etc.). Um ponto de grande controvérsia entre os especialistas diz respeito ao momento da reconstrução mamária: imediata ou tardia.[398,741]

A cirurgia plástica reconstrutora atua de forma complementar na deformidade produzida pelo tratamento do câncer.[256]

As mamas são consideradas a identificação da sexualidade feminina, sendo que a sua reconstrução tem a preocupação não só de devolver o volume ausente, mas também de aliviar o estado emocional da mulher, que enfrenta os sérios problemas advindos da amputação brusca a que foi submetida.[739] Pode-se observar freqüentemente que pacientes inicialmente interessadas na reconstrução posteriormente decidem que não desejam mais se submeter ao procedimento.

A utilização de retalhos miocutâneos para reconstrução de mama tem início com Tanzini[507] em 1906, que descreveu a técnica de rotação anterior do músculo grande dorsal e enxerto posterior. Em 1976, Olivari[556] associou o uso do retalho do grande dorsal à prótese de silicone, cuja técnica foi popularizada por Bostwick,[92] com grandes avanços estéticos. O primeiro cirurgião a utilizar o músculo reto abdominal num retalho miocutâneo vertical foi Drever[211] em 1977, técnica operatória posteriormente modificada por Hartrampf[327] e Gandolfo[265] em 1982, dispensando a utilização de prótese.

As reconstruções mamárias avançaram extraordinariamente com o advento dos retalhos miocutâneos abdominais que solucionam as reconstruções totais ou parciais da mama.[92,183] Já as lesões causadas pela quadrantectomia passaram então a constituir um problema de difícil solução, já que apresentam formas e localizações variadas.[257,276] A solução para a reconstituição da mama após quadrantectomia veio através de cirurgias com retalhos "em ilha da mama" (*Plug Flaps*), que são constituídos por tecido adiposo/glandular, recobertos por pele.[582,739]

A reabilitação após a reconstrução da mama segue os mesmos princípios da cirurgia plástica da mama descritos no Capítulo 17.

Reabilitação Pós-Mastectomia

A sobrevida cada vez maior implica não só o desenvolvimento de técnicas que melhorem a qualidade de vida, bem como o treinamento e entrosamento da equipe multidisciplinar.

À medida que um crescente número de pacientes mastectomizadas são submetidas a um tratamento fisioterapêutico, a melhora na qualidade de vida das pacientes alcança respostas importantes.

A diminuição da dor pós-cirurgia, a prevenção de problemas pulmonares em decorrência do repouso no leito após a cirurgia, a prevenção de linfedema, a manutenção da amplitude de movimento, a manutenção da força muscular, a prevenção de aderências cicatriciais e a manutenção de postura adequada fazem da fisioterapia uma importante aliada na recuperação pós-cirúrgica. Os aspectos psicológicos e sociais dessas pacientes são fatores de suma importância no que diz respeito a resultados positivos, levando-se em conta que se deve tratar a paciente como um todo, não apenas a patologia com a qual foi acometida.

Deve-se acrescentar na vida dessas mulheres muitos anos, mas ainda mais importante é que esses anos de vida sejam vividos com qualidade.

Avaliação

Anamnese

A anamnese corretamente empregada e completa fornecerá juntamente com os exames clínicos elementos suficientes para realização de um diagnóstico correto, que propiciará a formulação de intervenções apropriadas.

A reabilitação pós-cirúrgica pode ser realizada no hospital, ambulatório ou domicílio.

Durante a internação, deve-se anotar os seguintes dados:

- identificação (dados pessoais);
- data da cirurgia (número de dias de pós-operatório);
- tipo de cirurgia;

- presença de curativos compressivos;
- presença de drenos aspirativos (período de permanência do dreno e condições do local da inserção);
- medicações prescritas;
- condições da incisão cirúrgica (observar a ocorrência de aderências, seroma, deiscência, infecções e inflamações);
- condições do membro homolateral à cirurgia (mobilidade, amplitude de movimento, dor, tempo de imobilização do membro);
- orientações recebidas de outros profissionais (tipo, grau de atendimento);
- avaliação do membro envolvido (perimetria, temperatura, presença de lesões e aspecto apresentado).

Avaliação ambulatorial

Além dos dados pessoais, tipo e data da cirurgia, anotar:

- intercorrências pós-operatórias;
- patologias associadas (hipertensão, diabetes, problemas cardíacos etc.);
- exame físico (peso, altura, pressão arterial, goniometria, provas de função muscular); perimetria e volumetria bilateral.

Perimetria

Dentre os vários métodos utilizados para avaliar possíveis alterações no membro homolateral à cirurgia, a avaliação da circunferência é o método mais simples e prático, porém as medidas podem não ser fidedignas caso certos cuidados não sejam observados. As medidas devem ser tomadas sempre pelo mesmo avaliador, sendo que as medidas são efetuadas a partir de pontos fixos, e a partir desses marcam-se pontos em espaços regulares predefinidos. Estes intervalos são determinados pelo avaliador, e podem ser intervalos regulares de 4 cm ou 7 cm a partir de um ponto fixo, ou outras composições de medidas. Mamede[476] propõe uma avaliação interessante, em que as medidas são tomadas bilateralmente em seis pontos: ponto A – na articulação metacarpofalângica do 2º, 3º, 4º e 5º dedos; ponto B – uma linha imaginária passando na articulação metacarpofalângica do 1º dedo; ponto C – 10 cm abaixo do olécrano; ponto D – 6 cm abaixo do olecrano; ponto E – 6 cm acima do olecrano; e ponto F – 10 cm acima do olecrano.

A perimetria deve ser efetuada a cada sessão, pois visa acompanhar a evolução do tratamento, e no caso da presença de linfedema verificar se este regrediu ou não, sendo que os valores devem ser comparados aos valores colhidos do membro contralateral. Através de cálculos específicos, pode-se obter de forma indireta o volume do membro.

A classificação do linfedema, com relação à sua instalação pós-mastectomia pode ser feita em:[360,476]

- primário – logo após a cirurgia;
- secundário – meses ou anos após a cirurgia;

- agudo – amenizado no período de descanso;
- crônico – permanência maior que três meses acrescido de alterações na pele.

Quanto à significância do edema, é considerado leve se a diferença estiver entre 1 e 3 cm, moderado entre 3 e 5 cm, e severo se igual ou maior que 5 cm.[484,720]

Volumetria

Como as medidas de circunferências podem não ter a precisão necessária na avaliação dos membros, a medida do volume do membro por deslocamento de água pode ser mais eficaz.[105,406]

Como o linfedema pode atingir também as mãos e por estas possuírem forma irregular, suas medidas não podem simplesmente ser transformadas em simples circunferências, dificultando assim seus resultados na perimetria. Desta forma, a volumetria é o método mais indicado para se mensurar edemas de formas irregulares.[115]

Kissin *et al.*[406] sugerem uma classificação do linfedema baseados em achados de volumetria:

- linfedema moderado – o volume médio do membro afetado é em média de 200 a 500 mL;
- linfedema severo – a diferença média do volume entre o membro afetado e o normal é superior a 500 mL.

Cinesioterapia

O programa de exercícios pode iniciar-se no pós-operatório imediato, durante a fase de internação hospitalar, com ênfase para os exercícios respiratórios e de relaxamento. O membro superior comprometido deve ser posicionado sobre uma cunha de espuma ou almofada em abdução e flexão de aproximadamente 30 graus. Ainda nesta fase, deve-se dar início aos exercícios isométricos, visando a manutenção da massa muscular, bem como o auxílio na drenagem venosa e linfática.

Já no segundo dia pós-operatório, a paciente deve ser estimulada a movimentar o membro acometido, dentro dos limites de retração e dor. A automassagem, durante o banho, ajudará na drenagem do edema. No dia seguinte o programa deve ser incrementado com exercícios ativos livres, evitando somente os movimentos de abdução e rotação lateral do braço. Neste período, os movimentos da escápula e do pescoço devem fazer parte do programa, visando aumento da amplitude de movimento e relaxamento muscular. Nos casos em que a paciente não apresenta complicações, os exercícios devem ser realizados em todos os arcos de movimento, seguindo um nível de complexidade cada vez maior.

Após a alta hospitalar a paciente deve ser encaminhada para o serviço de fisioterapia para dar prosseguimento ao tratamento. Nesta fase os exercícios de resistência serão mais intensos, sendo acrescentados os de alongamento.

Fortalecimento Muscular

Para a mensuração da força muscular poderão ser realizadas as provas de função muscular para os grupos de flexão, extensão, abdução e adução do braço; flexão e extensão do antebraço e flexão e extensão da mão, segundo proposto por Kendall *et al.*[396]

Tendo em vista as características apresentadas pós-mastectomia, a fisioterapia tem por objetivo, além de prevenir seqüelas como o linfedema, manter e/ou melhorar a força muscular remanescente. Os exercícios de fortalecimento podem ser realizados com o auxílio de elásticos, respeitando os padrões de movimento (Figura 18-4).

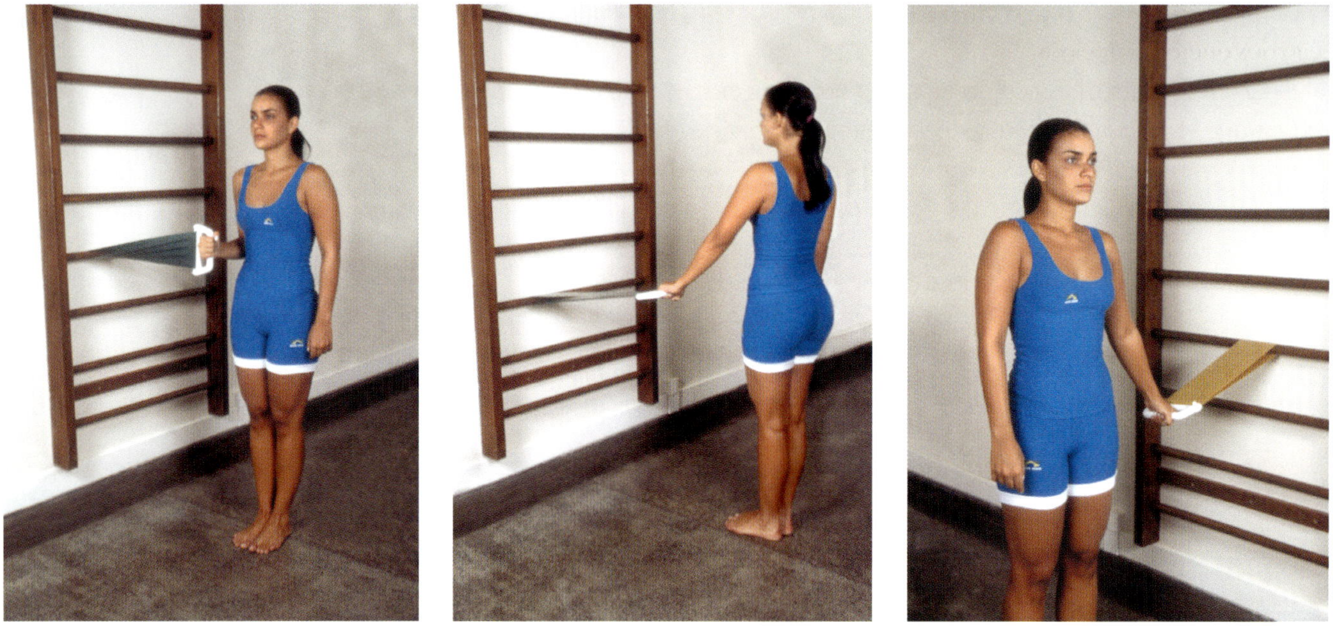

A

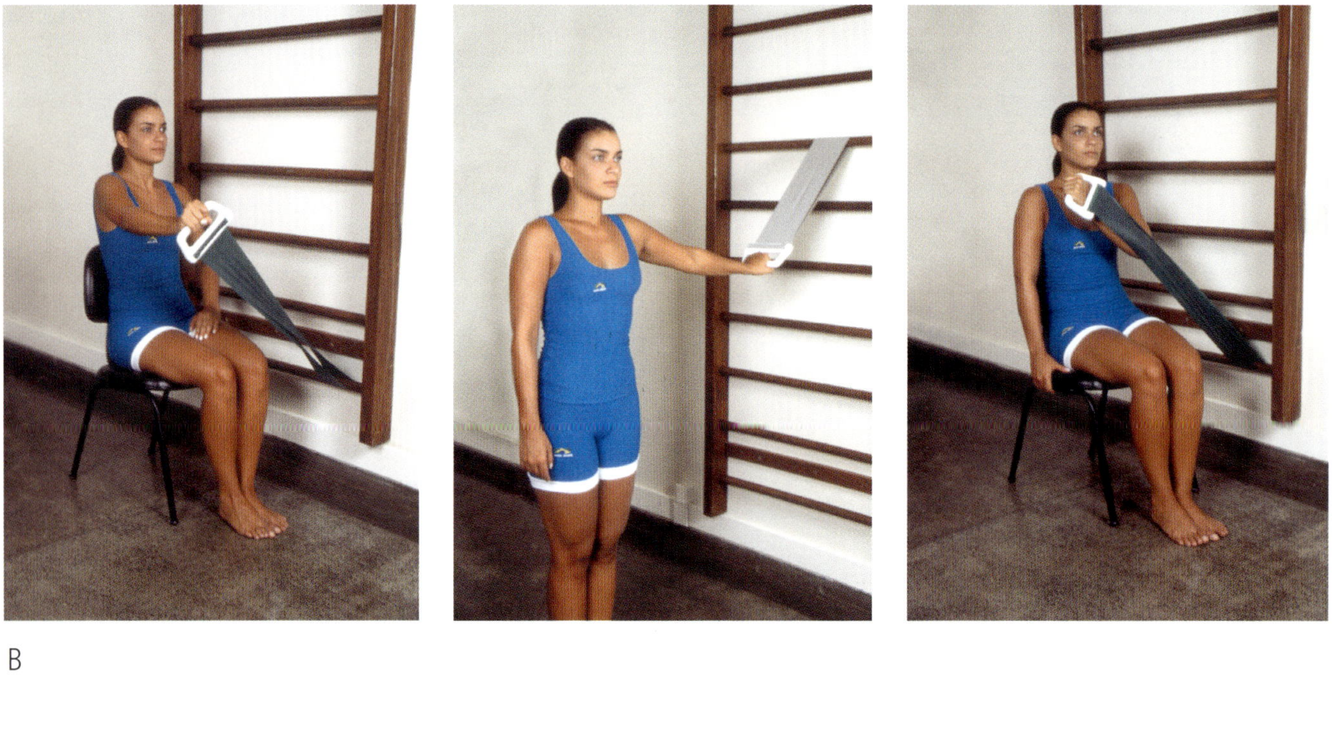

B

FIGURA 18-4

Exercícios para o fortalecimento dos músculos do membro superior. A) Movimentos simples e B) movimentos combinados.

A atividade muscular é importante por favorecer a drenagem linfática, contudo devem ser evitadas cargas excessivas, pois estas induzem a vasodilatação dos membros e conseqüentemente a produção de linfa.[47] A realização de exercícios na reabilitação precoce pós-mastectomia proporciona ganhos de amplitude e previne deformidades.[656]

Alongamento Muscular

Diferentes técnicas de alongamento são utilizadas na prática fisioterapêutica. A ênfase, na maioria das vezes, é voltada ao tecido muscular, esquecendo-se da ação de remodelamento das fibras colágenas que pode ocorrer durante o período de cicatrização dos diferentes tecidos.

O ato cirúrgico, bem como qualquer outra origem de lesão tecidual, vai gerar respostas que visam a reparação do tecido. A Figura 18-5 exemplifica um ciclo autoperpetuante desencadeado pelo ato cirúrgico, onde as respostas decorrentes da lesão tecidual, quando negligenciadas, podem propiciar em casos extremos a incapacidade funcional. Para Woolf[771] o espasmo muscular pode ser decorrente de um trauma direto, infecção, frio, períodos prolongados de imobilização ou até mesmo da tensão emocional.

A restrição de movimento não é necessariamente decorrente das alterações dos tecidos contráteis; o tecido cicatricial pode desencadear respostas que levem a limitações importantes.

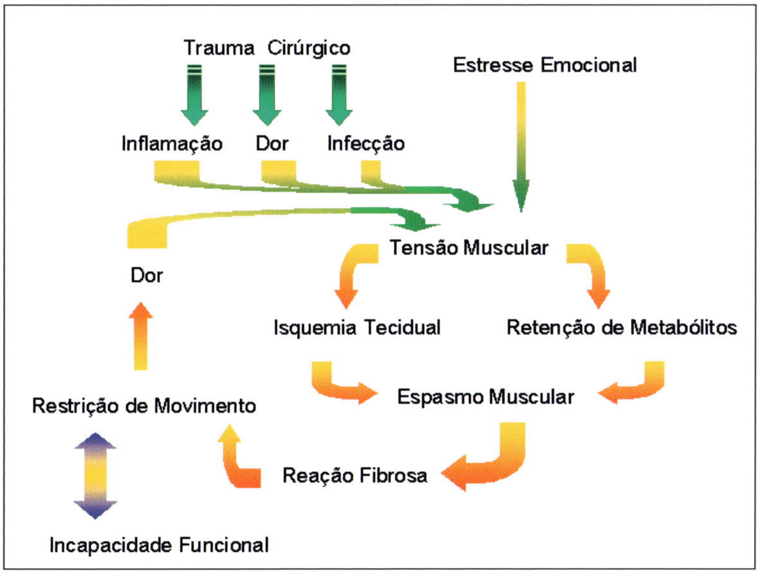

FIGURA 18-5

Representação esquemática das respostas desencadeadas pelo trauma cirúrgico ou estresse emocional.

No Processo Cicatricial

É sabido que o estresse mecânico promove melhoras nas características de elasticidade e força dos tecidos durante o processo de cicatrização. Especificamente, o alongamento deve ser indicado durante a fase subaguda (reparação) e crônica (remodelamento) dos tecidos moles, sendo que a sua magnitude deve ser compatível tanto com o grau de lesão quanto de reparação. Forças excessivas durante o início do processo de cicatrização podem ser prejudiciais pela possibilidade de rompimento do tecido conjuntivo neoformado, bem como do leito vascular, resultando em um maior sangramento. Conseqüentemente, haverá aumento do processo inflamatório, o qual poderá resultar em dor e espasmo musculares.[120]

A fase de reparação é caracterizada pelo aumento da produção de colágeno. Este período varia de 14 a 21 dias após o surgimento da lesão. Durante esta fase, é produzido um tecido conjuntivo imaturo que é fino e desorganizado, sendo facilmente danificado com uma sobrecarga excessiva.

A sua orientação pode ser facilitada pela adição de forças ao sistema de forma gradual e persistente, sendo possível até a décima semana após a lesão.[180] Caso o tecido cicatricial não receba a sobrecarga apropriada, as fibras poderão aderir-se aos tecidos vizinhos e formar uma cicatriz aderente. Segundo Cummings & Tillman,[173] à medida

FIGURA 18-6

Exercícios com bastão e polia para au-mentar a amplitude de movimento do membro superior pós-cirurgia.

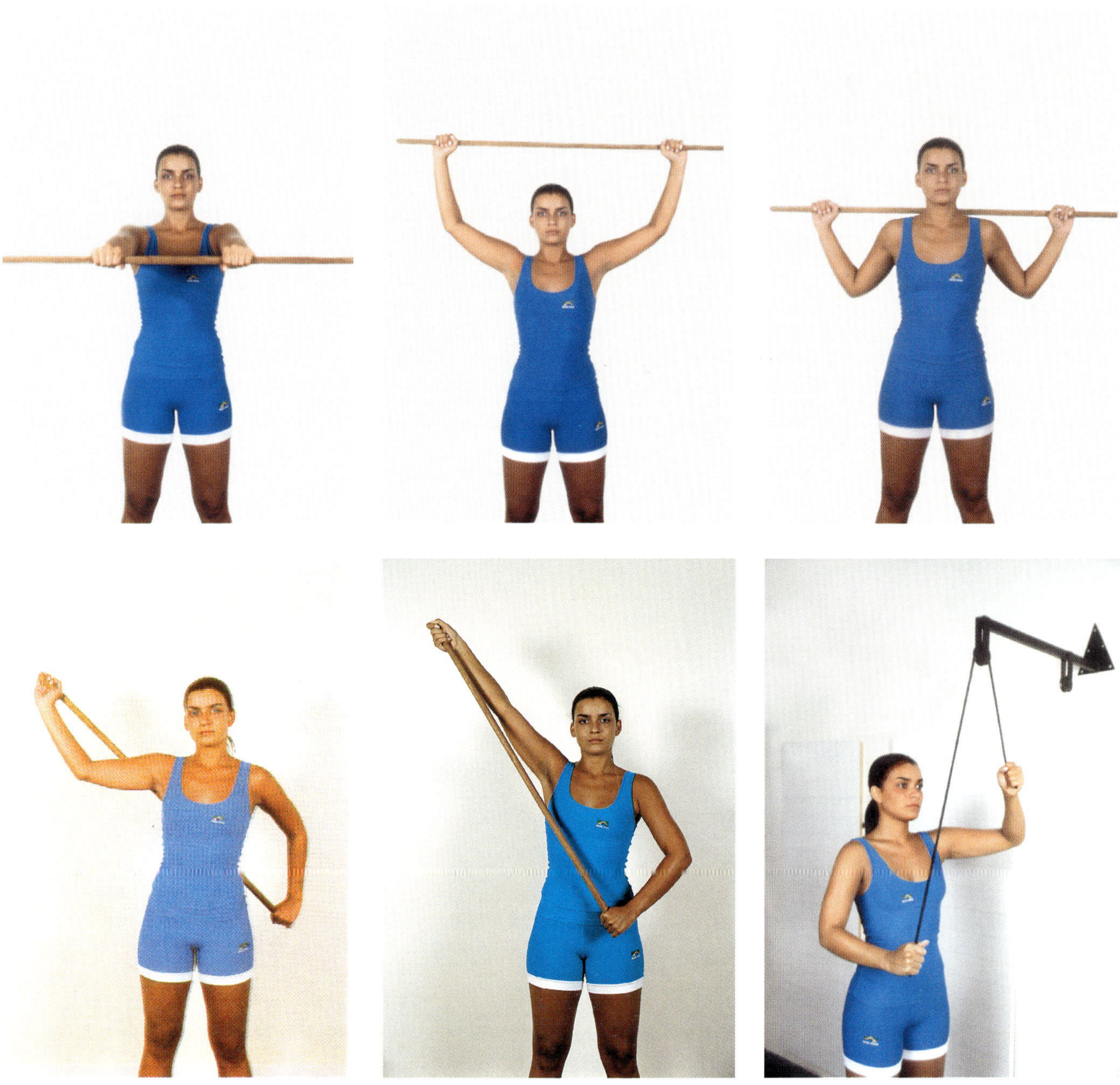

que o processo de cicatrização avança, a estrutura do colágeno se altera (formação de ligações covalentes) e se espessa, tornando-se mais forte e resistente, além de minimizar o desenvolvimento de aderências cicatriciais. Segundo o autor, uma cicatriz antiga (14 semanas) responde precariamente ao alongamento. O tratamento sob essas condições requer alongamento adaptativo nos tecidos vizinhos à cicatriz. Os exercícios com o auxílio do bastão ou da polia (Figura 18-6) podem ser incentivados a partir da retirada do dreno. Nos casos em que a paciente está sendo submetida ao tratamento de rádio ou quimioterapia deve-se trabalhar com maior cautela, respeitando as amplitudes de movimento, uma vez que essas intervenções ocasionam miastenia. Nesta fase deve-se dar ênfase aos exercícios isométricos.

O alongamento também estimula a produção e retenção das glicosaminoglicanas, as quais, juntamente com a água e o ácido hialurônico, lubrificam as fibras do tecido conjuntivo, propiciando um distanciamento entre elas, prevenindo assim que as mesmas se toquem e se colabem, minimizando a perda da flexibilidade.[22]

O índice de renovação do colágeno pode ser alterado pelo exercício ou alongamento, em função da diminuição do número de ligações cruzadas.[674] Para Bryant[113] as modificações das aderências e cicatrizes estão provavelmente relacionadas ao desenvolvimento ou dissolução das ligações cruzadas entre as moléculas de colágeno. Há um equilíbrio entre a produção e a decomposição do colágeno. No caso da produção exceder a degradação, a cicatriz torna-se mais rígida e mais volumosa. O colágeno é considerado mais curto e compactado nas aderências e cicatrizes debilitantes. Assim, se o alongamento pode, de fato, diminuir o número de ligações cruzadas do colágeno, aumentando a taxa de degradação, pode possivelmente determinar o máximo grau de extensibilidade, elasticidade e força dos tecidos remodelados.

A resposta do tecido conjuntivo ao alongamento depende de vários parâmetros, como por exemplo a força aplicada, a temperatura do tecido e o tempo de estimulação.

O tempo necessário para que haja a deformação do tecido varia inversamente à força aplicada. Logo, um método de alongamento que imprima uma pequena força requer um maior tempo para promover a mesma quantidade de alongamento do que um método com força mais alta. Contudo, a deformação permanente é maior para o método de menor força associado ao maior tempo.[752] A justificativa, segundo os autores, é que a força maior, associada ao menor tempo, favorece a recuperação da deformação elástica do tecido, enquanto que a menor força, aliada ao maior tempo, aumenta a deformação plástica permanente.

Outro fator de grande influência no comportamento mecânico do tecido conjuntivo é a temperatura. Quando um tecido é aquecido previamente ao alongamento, há uma maior deformação plástica quando ele é estendido.[492] Para Warren *et al.*,[752] é possível que a desestabilização térmica da junção intermolecular permita que ocorra alongamento com menor dano tecidual.

Ao contrário, quando o tecido já alongado é resfriado, mantendo-se a força de tração, notou-se um aumento significativo da deformação plástica.[449] O autor justifica que a manutenção da tração permite que a microestrutura do colágeno se restabeleça na direção de seu novo comprimento.

Para se conseguir um aumento da extensão ativa do movimento, fortalecer a musculatura, produzir um correto direcionamento do movimento e ainda reduzir a fadiga,[623] pode-se optar pelo princípio da Facilitação Neuromuscular Proprioceptiva – Método Kabat. O alongamento muscular também é beneficiado por estar ocorrendo de forma ativa, sendo mais efetivo e rápido. Deve-se, portanto, buscar padrões de movimento que contemplem as restrições de força e de amplitude de movimento de cada paciente individualmente. As Figuras 18-7 e 18-8 apresentam alguns padrões que podem ser utilizados tanto para o ganho de amplitude de movimento quanto para o aumento da força muscular de pacientes mastectomizadas.

Procedimentos para o Alongamento

- A mobilização da área ou segmento comprometido pelo ato cirúrgico deve iniciar-se o mais cedo possível, visando minimizar os efeitos deletérios da imobilidade.
- A intensidade do alongamento deve ser suficiente para atingir a fase plástica dos tecidos sem, no entanto, promover lesões que poderiam incrementar o processo inflamatório e comprometer a cicatrização.
- O grau de alongamento deve ser sempre crescente, nunca ultrapassando o limite do paciente.
- Deve-se ter atenção especial com o paciente idoso, no qual o colágeno perde parcialmente a sua elasticidade, além da diminuição do suprimento sangüíneo capilar que reduz a capacidade de cicatrização.
- Sempre que possível, associar técnicas de massagem para melhorar a circulação sangüínea e linfática, diminuir a dor, bem como para orientar o tecido neoformado.

FIGURA 18-7

Padrões unilaterais de movimentos baseados no método Kabat. A) Flexão-abdução-rotação externa e B) extensão-adução-rotação interna.

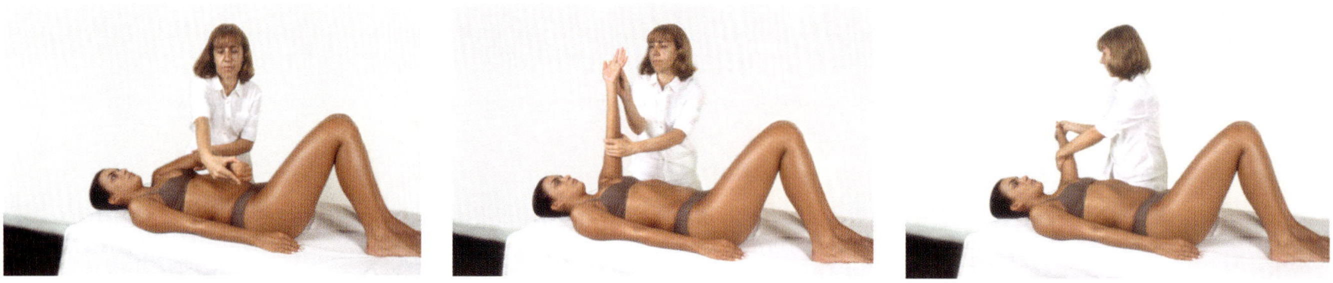

A

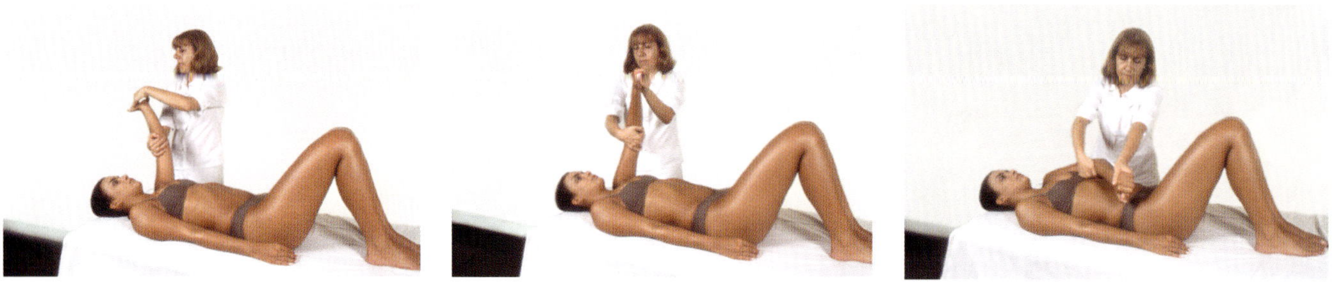

B

18

- A restrição do movimento ativo propicia na fase subaguda o aparecimento de hipotonia muscular mesmo na ausência de lesões neste tecido. Deve-se, portanto, iniciar os exercícios ativos e progredi-los até os resistidos.
- A massagem transversa profunda [Capítulo 4 – Massagem Transversa Profunda] deve ser prescrita juntamente com o alongamento nos casos onde se observa o início de aderências cicatriciais, com exceção da fase aguda, na qual poderia comprometer os pontos cirúrgicos.
- Com a progressão do processo de cicatrização, já na fase crônica, a ênfase deve ser dada para os exercícios terapêuticos, os quais serão necessários para o restabelecimento das atividades funcionais.

FIGURA 18-8

Padrões bilaterais simétricos de movimentos baseados no método Kabat; ên-fase em flexão-abdução-rotação externa.

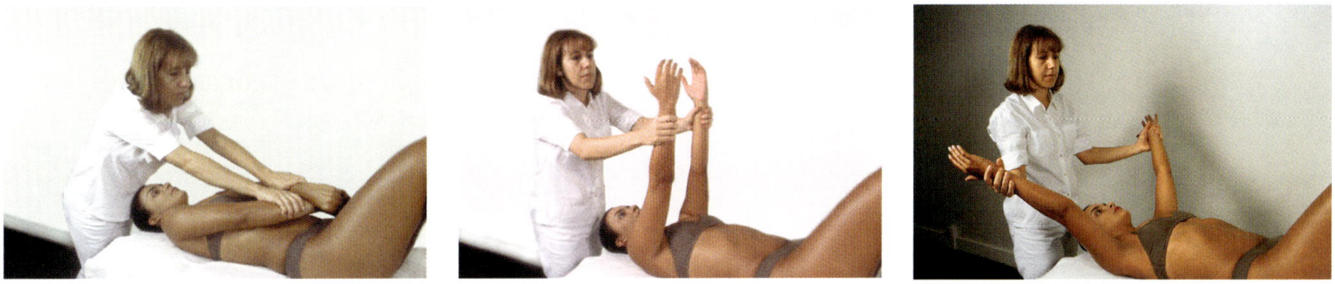

Massagem

A atuação fisioterapêutica no linfedema consiste de massagem de drenagem linfática (ou compressão seqüencial com equipamentos), enfaixamento compressivo, malhas de compressão (Figura 18-9) e exercícios.[47,73,140]

A massagem faz dilatar os canais tissulares, favorece a formação de neoanastomoses linfáticas, estimula o trabalho dos capilares linfáticos e a motricidade dos linfangions,[744] além de promover o relaxamento e/ou diminuição da densidade do tecido conjuntivo alterado.[249]

Guirro *et al.*[304] concluíram que a drenagem linfática manual isolada não é eficaz em linfedemas. Os melhores resultados foram observados com a associação da massagem à bandagem compressiva. A análise constou de perimetria, volumetria e goniometria, sendo que os resultados apontaram maior significância quando se associa drenagem linfática manual, compressão e exercícios. Os dados encontrados estão em conformidade com os estudos executados por outros autores.[140]

A bandagem compressiva é parte essencial da terapia física do linfedema, sempre associada à massagem de drenagem linfática, cuja finalidade é manter o membro superior com o menor volume possível. A compressão causa, portanto, um aumento moderado na pressão total do tecido e juntamente com os exercícios incrementa a drenagem linfática, por aumentar a absorção da linfa nos capilares e o bombeamento pelos linfangions. Como o linfedema tem por característica a diminuição das fibras elásticas do tecido, a bandagem

FIGURA 18-9

Malha de compressão utilizada no tratamento de linfedema severo.

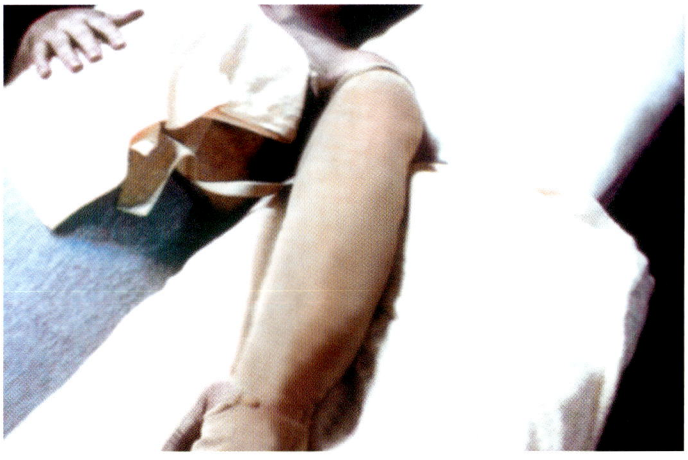

compressiva é particularmente necessária, reduzindo assim a pressão hidrostática do sangue para os tecidos e aumentando o prolongamento dos ramos linfáticos.[689] Keachie[392] afirma que a bandagem de alta compressão (40 a 50 mmHg) auxilia na prevenção do retorno linfático, contribuindo para a redução do linfedema.

Alguns autores atribuem os efeitos benéficos no tratamento do linfedema à utilização da drenagem linfática manual associada à elevação do membro, bandagem compressiva e exercícios isométricos.[47,537]

A compressão externa cria um suporte semi-rígido, promovendo resistência ao movimento de contração muscular, incrementando assim a ação de bombeamento do fluxo linfático auxiliado pelo exercício (Figura 18-10).

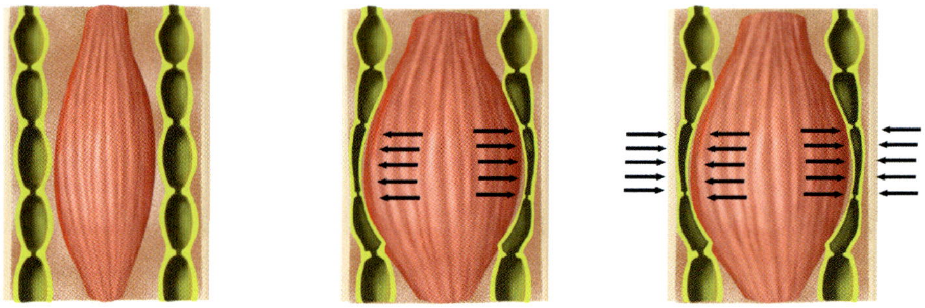

FIGURA 18-10

Ação da musculatura sobre os linfáticos na presença de uma compressão externa.

A drenagem linfática manual inicia-se por regiões distantes da área afetada, ou seja, no quadrante contralateral ao edema, com a finalidade de aumentar a atividade linfocinética. O aumento dessa atividade proporciona uma descongestão do quadrante homolateral que se beneficia pela drenagem entre as anastomoses dos capilares existentes nessas regiões. Essas manobras iniciais têm por objetivo preparar as regiões não afetadas para receber a linfa das regiões bloqueadas. No caso do membro superior, inicia-se pela cavidade axilar contralateral, tórax e membro afetado sempre com as manobras na direção de distal-proximal (Figura 18-11).

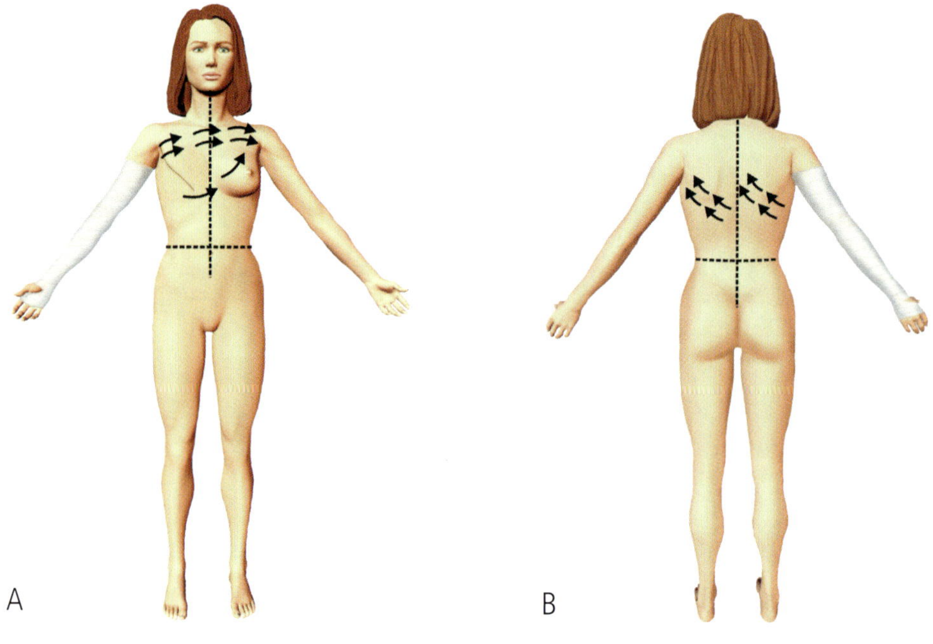

FIGURA 18-11

Sentido da drenagem linfática manual em paciente submetida a mastectomia. A) Vista anterior e B) vista posterior.

As manobras iniciais ou de evacuação então consistem de ondulações ou círculos, aplicados suavemente sobre a região nodular íntegra mais próxima, ou seja, na axila contralateral (Figura 18-12). Em seguida deve-se drenar a mama íntegra, o tórax (mamária interna) (Figura 18-13) e o membro afetado com manobras em "ondas" ou "semi-círculo", que podem ser realizadas com apenas uma das mãos ou ambas, em manobras combinadas (Figura 18-14). Portanto, as manobras realizadas no lado afetado são iguais às realizadas no lado não afetado, com exceção do local do início das manobras. O braço contralateral à cirurgia deve também ser drenado, com o objetivo de aumentar reflexamente a drenagem do membro acometido. As manobras devem ser realizadas também na região torácica abaixo da cirurgia, além da região da cisterna do quilo, que poderá ser associada à respiração diafragmática, que pode interferir positivamente na drenagem (Figura 18-12 C e D). Apesar de anatomicamente as vias do tronco localizadas abaixo da

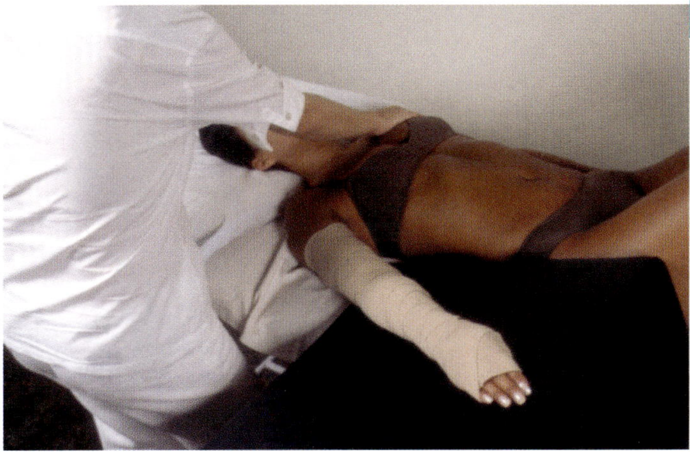

FIGURA 18-12

Manobras de evacuação na axila contralateral.

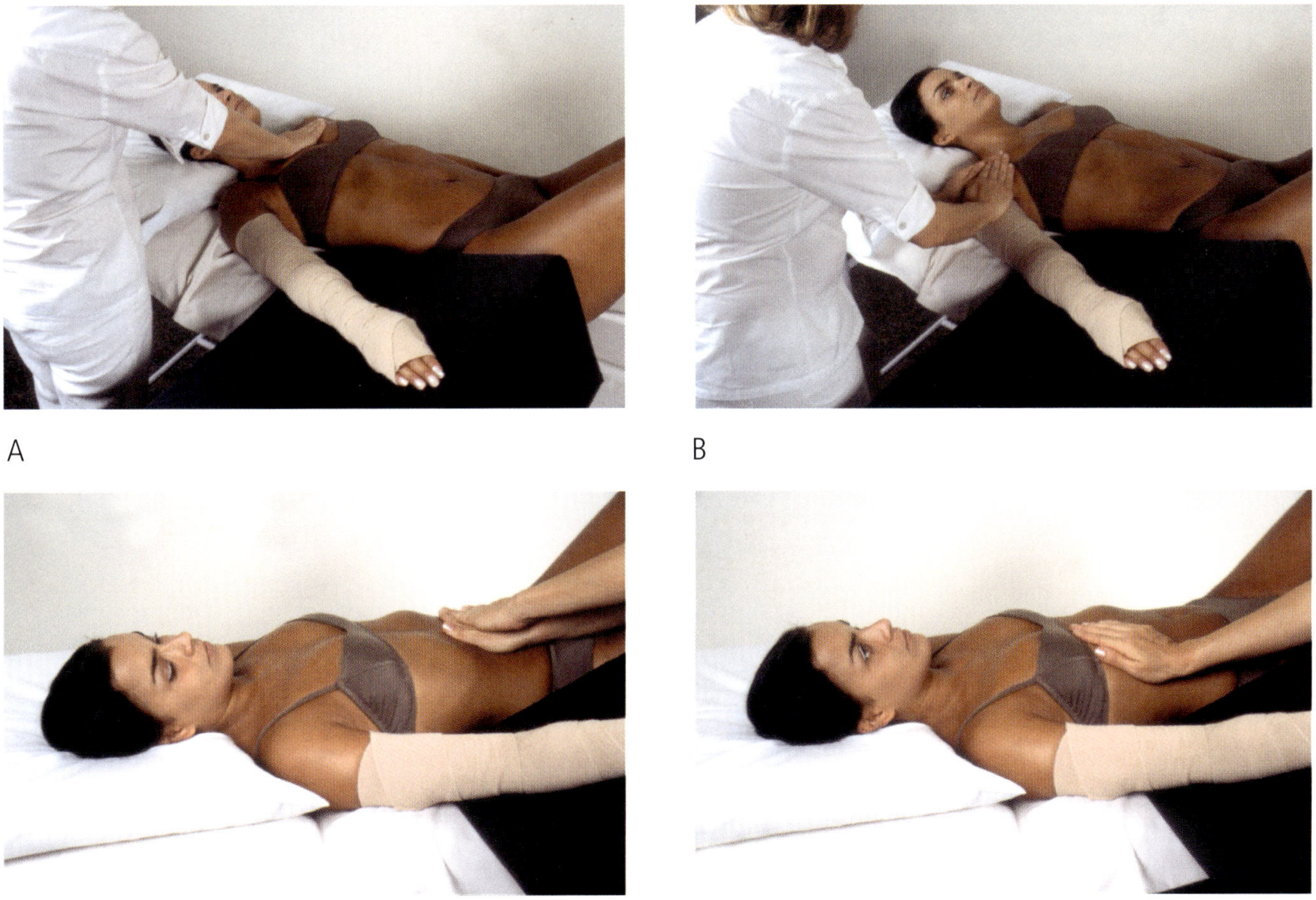

A

B

C

D

FIGURA 18-13

Manobras de drenagem linfática em paciente mastectomizada. A) Drenagem da mama contralateral, B) evacuação de linfonodos homolateral, C) manobras na região da cisterna do quilo, D) drenagem da região abaixo da área da cirurgia.

cirurgia confluírem para os linfonodos retirados, a drenagem para os linfonodos axilares contralaterais pode ser fundamentada na teoria das "vertentes linfáticas" de Kubik.[425] Esta teoria baseia-se no fato de que se uma área de drenagem linfática estiver bloqueada, ocorrerá a interligação de áreas (vertentes) linfáticas, que são redirecionadas para outras regiões com linfonodos íntegros, drenando assim a região obstruída.

As manobras deverão ser realizadas também no dorso e no membro contralateral íntegro, visto que estudos comprovam que a velocidade de reabsorção aumenta imediatamente quando o quadrante contralateral é tratado com drenagem linfática manual.

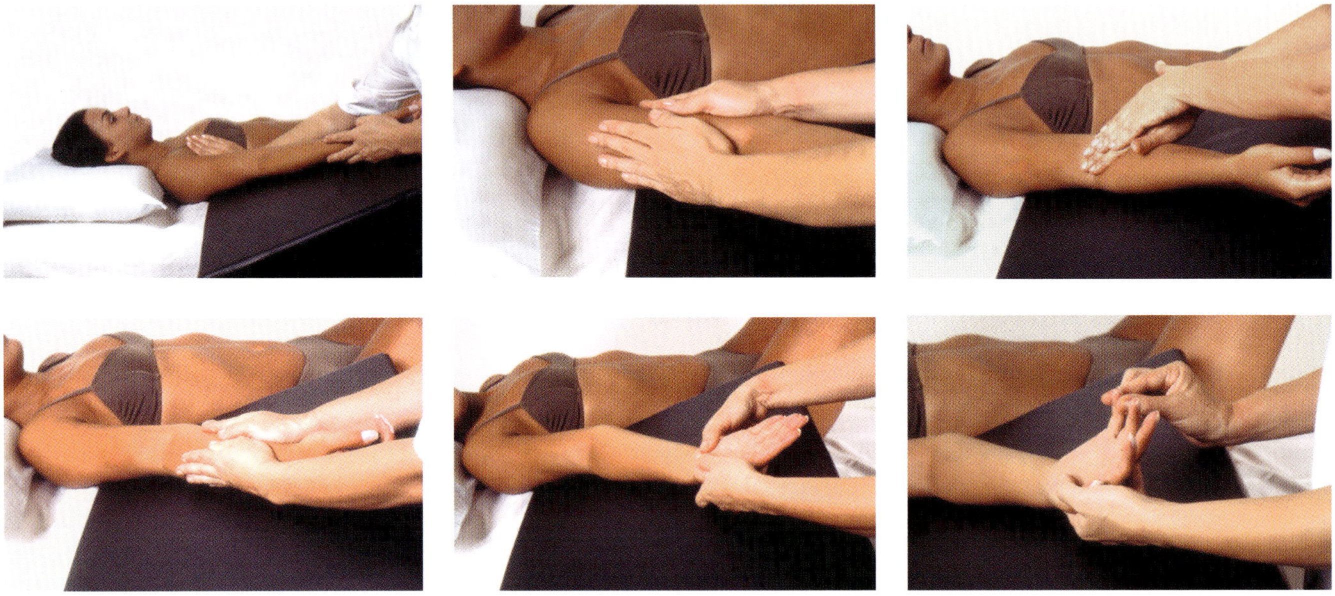

FIGURA 18-14

Drenagem linfática manual do membro não afetado com manobras em "ondas", que podem ser realizadas com apenas uma das mãos ou ambas. Observe a seqüência de proximal para distal.

Sabe-se que o posicionamento adequado na drenagem do segmento exerce influência importante na mobilização da linfa, fato este comprovado por diversos estudos. Um outro dado a ser considerado e que pode adequar ainda mais o posicionamento para realização de manobras da drenagem linfática manual ou mesmo no repouso está no conhecimento da ação dos filamentos de proteoglicanos. Os filamentos de proteoglicanos, juntamente com as fibrilas de colágeno, estão presentes nos espaços intersticiais e atuam como "separadores" nos espaços entre as células. Muitos nutrientes e íons não se difundem facilmente através das membranas celulares. Por conseguinte, sem a existência de espaço adequado entre as células, esses nutrientes, eletrólitos e produtos catabólicos celulares não poderiam ser intercambiados entre os capilares sangüíneos e as células localizadas a alguma distância. Na ausência de filamentos de proteoglicanos, o fluxo de líquido torna-se extremamente fácil através dos espaços teciduais. Por exemplo, quando há acúmulo de líquido em quantidades excessivas no interstício como ocorre no edema, de modo que não existem filamentos em quantidade suficiente para compensar o aumento de líquido, esse pode formar grandes canais e fluir com facilidade até 250.000 vezes maior do que na presença de filamentos no interstício. Assim, uma mulher deitada de lado quase sempre apresenta edema na mama inferior, enquanto a superior não está edematosa. Todavia, ao virar para o lado oposto, a mama que então passa a ter posição inferior torna-se edematosa em poucos minutos, enquanto a mama que antes apresentava o edema perde seu líquido, devido à mobilidade do líquido livre através dos tecidos de uma mama para a outra.[315]

Diante do fato de que o posicionamento adequado é muito importante na efetividade da massagem, os dados acima acrescentam um novo conceito que pode ser utilizado na drenagem linfática manual, que é a rotação de um quarto do decúbito dorsal, com o lado afetado apoiado por travesseiros sobre o lado são, onde o fluxo linfático deve ser incrementado.

Após incisões cirúrgicas, as cicatrizes resultantes podem se tornar aderentes, retráteis e/ou escleróticas por vários fatores. As cicatrizes decorrentes de cirurgia oncológica podem apresentar as alterações citadas por serem perpendiculares às linhas de tensão da pele [Capítulo **15** – Cicatriz Hipertrófica e Quelóide], ou ainda apresentar como fator complicador a radioterapia, que promove aderência dos tecidos aos planos profundos. Estes fatores podem levar a uma cicatriz patológica, que além de dificultar a drenagem da região, pode limitar a amplitude de movimento, ou ainda promover dor.

O tratamento das cicatrizes aderentes pode ser realizado com as manobras de fricção transversal,[180] circulares ou manobras de amassamento rotacional como a técnica de Wetterwald descrita no Capítulo **4**. O tratamento tem como objetivo a diminuição da dor (a pressão profunda e contínua libera a substância H, similar à histamina), diminuição de aderências, e liberação de movimentos associados à cinesioterapia.

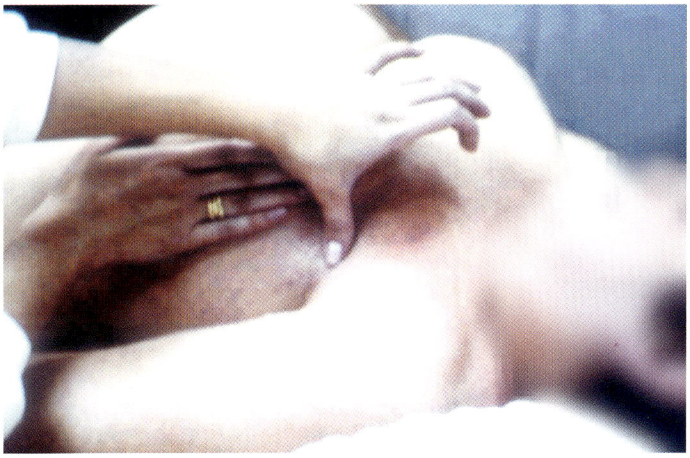

FIGURA 18-15
Manobras de fricção.

Sabe-se que o ultra-som produz um efeito esclerolítico [Capítulo 7 – Ultra-som] e que a sua utilização nas cicatrizes aderentes pós-mastectomia poderia ser aventada. Contudo, existe a possibilidade de promover metástase com a utilização desse recurso, como aponta o estudo de revisão de Maxwell. Portanto, até que se garanta que a área a ser irradiada está livre de células tumorais, a utilização do ultra-som deve ser evitada nas regiões acometidas pelo tumor primário ou ainda naquelas onde sabidamente é comum a ocorrência de metástase.

Compressão Pneumática

A compressão pneumática é um recurso que auxilia a drenagem linfática, por meio de câmaras de ar com formatos diversos (luvas ou botas), conectadas a um sistema de compressão de ar. Trata-se de um auxílio eficiente ao terapeuta que muitas vezes apresenta lesões em decorrência de excesso de massagens de drenagem.

A compressão pneumática é indicada para linfedemas de diversas etiologias, desde que se execute uma anamnese prévia, tomando-se todas as precauções para uma correta aplicação do recurso, além da utilização correta da pressão.

Existem dois tipos de compressão:[566]

- compressão pneumática estática;
- compressão pneumática dinâmica e intermitente.

A compressão estática foi abandonada, pois o membro afetado era submetido a pressões altas e constantes, promovendo o colapso nos vasos linfáticos residuais, além de prejudicar o sistema venoso. A compressão pneumática dinâmica também é conhecida como seqüencial.

Os equipamentos podem ser ainda uni ou multicompartimentais, denominações decorrentes do número de compartimentos ou câmaras que apresentam regulagens individuais da pressão, nas botas ou nas luvas.

Os equipamentos unicompartimentais são mais simples e baratos, e apesar da pressão aplicada ser uniforme na câmara, a pressão exercida no membro é diferenciada de acordo com o diâmetro local. Essa diferença na pressão exercida, apesar do compartimento ser único, é dada pela Lei de Laplace, em que a pressão exercida em uma região é inversamente proporcional ao raio naquele ponto. Portanto, o gradiente de pressão será estabelecido da porção distal para a proximal, ou seja, a pressão maior será no tornozelo, diminuindo gradativamente até a coxa, que possui o diâmetro maior. Esses equipamentos possuem ainda uma pressão intermitente dada por ciclos de compressão/descompressão que podem variar entre 120/60 s e 180/90 s. As pressões podem variar de acordo com o local de aplicação, ou seja, entre 40 e 60 mmHg nos membros superiores e entre 60 e 100 mmHg nos membros inferiores.

Os equipamentos multicompartimentais possuem uma divisão de compartimentos nas botas ou luvas, com regulagem individual ou não. O número mínimo de compartimentos deve ser em torno de três, que se enchem separadamente, e são confeccionados em sobreposição, com a finalidade de se evitar o garrote entre uma câmara e outra.

Nos equipamentos que permitem a regulagem individual em cada compartimento, alguns procedimentos devem ser considerados: a pressão do seguimento distal deve corresponder à média entre a pressão sistólica e diastólica do paciente, ajustando-a para um decréscimo de 20 mmHg a cada compartimento.

Brunce *et al.*[111] relatam que os equipamentos pneumáticos multicompartimentais são mais interessantes, pois a pressão é aplicada como uma onda, produzindo um gradiente de pressão de distal para proximal, tornando eficiente a drenagem dos fluidos. Apontam ainda que as pressões não devem ultrapassar 60 mmHg nos membros superiores, além da restrição do tempo, o qual não deve exceder 90 minutos de aplicação.

Existem divergências quanto à utilização da terapia por pressão mecânica ou manual, sobre a qual apontam os inconvenientes de baixa tolerância à compressão pneumática e esforço excessivo despendido na massagem manual. Porém, são recursos que apresentam resultados muito interessantes,[411,780] e quando utilizados com sabedoria produzem efeitos incontestáveis.

Vacuoterapia ou Depressoterapia

A técnica não apresenta ação comprovada em edemas, pelo fato de se imprimir uma pressão negativa no tecido, a qual teoricamente aumenta a pressão de filtração e não a de reabsorção [Capítulo 1 – Sistema Linfático], o que levaria a um aumento do edema. Ferrandes[242] nos convida a refletir sobre o assunto, baseando-se em: estudos da estrutura histológica dos capilares linfáticos (representam portas de saída para os líquidos), peças anatômicas injetadas (o comportamento do corante injetado sob ação de uma ventosa modifica o tipo de rede com uma progressão a contrafluxo), microlinfagiografias por fluorescência (com a ação do vácuo, apresentam extravazamento vascular), produção de edema (aspiração por ventosa no dorso do pé).

Como comentado nos Capítulos **13**, **15** e **17**, a ação benéfica da depressoterapia sobre aderências cicatriciais está comprovada, e caso a cicatriz aderente interfira de forma atuante na circulação, o tratamento desta pela terapia pode ser de grande interesse na reabsorção do edema.

RESUMO

Estimativas apontaram para o ano de 2000 um total de 28.340 novos casos de câncer de mama, com 8.245 óbitos. As campanhas nacionais de prevenção do câncer de mama apontam meios para a detecção precoce, o que irá interferir positivamente no prognóstico da doença. Embora existam outros tratamentos, a cirurgia ainda é o processo mais comum para prevenir a disseminação do câncer de mama.

Não importa qual seja a extensão da cirurgia da mama, a reabilitação constitui um componente essencial do cuidado total com a paciente.

No pós-cirúrgico pode ocorrer dor e espasmo muscular na região cervical e do ombro, resultante de proteção muscular reflexa, podendo restringir a mobilidade ativa do ombro. A diminuição no uso do membro superior envolvido após a cirurgia predispõe o desenvolvimento de ombro congelado crônico, bem como aumenta a probabilidade de linfedema no membro.

A probabilidade de ocorrência do linfedema é maior quando se faz a remoção cirúrgica da cadeia axilar de nodos linfáticos, que altera a circulação normal da linfa, e provoca edema do membro superior.

A radioterapia pode levar à formação de tecido cicatricial na axila, além da esclerose dos vasos devido à quimioterapia.

A diminuição da dor pós-cirurgia, a prevenção de problemas pulmonares em decorrência do repouso no leito após a cirurgia, a prevenção de linfedema, a manutenção da amplitude de movimento, a manutenção da força muscular, a prevenção de aderências cicatriciais e a manutenção de postura adequada fazem da fisioterapia uma importante aliada na recuperação pós-cirúrgica.

A automassagem, durante o banho, ajudará na drenagem do edema. Neste período, os movimentos da escápula e do pescoço devem fazer parte do programa, visando o aumento da amplitude de movimento e o relaxamento muscular.

Forças excessivas durante o início do processo de cicatrização podem ser prejudiciais pela possibilidade de rompimento do tecido conjuntivo neoformado, bem como do leito vascular, resultando em um maior sangramento. Os exercícios com o auxílio do bastão ou da polia podem ser incentivados a partir da retirada do dreno. A massagem de drenagem linfática manual deve ser sempre associada à elevação do membro, bandagem compressiva e exercícios isométricos.

Não há comprovação dos reais efeitos da vacuoterapia quanto à remoção do edema.

19

Queimaduras

Palavras-Chave

Queimados
Classificação
Causas
Intervenção Cirúrgica
Posicionamento
Cinesioterapia
Massagem
Eletroterapia
Ultra-som
Laser
Crioterapia
Radiação Ultravioleta
Radiação Infravermelha

O conceito de queimadura é bastante amplo; porém, basicamente a queimadura é uma lesão dos tecidos orgânicos em decorrência de um trauma de origem térmica. Pode variar desde uma pequena bolha ou flictena, até formas mais graves capazes de desencadear um grande número de respostas sistêmicas.[288]

As intercorrências locais e sistêmicas produzidas pelas queimaduras mostram a grande importância da pele e conseqüentemente de suas funções protetoras do organismo contra agentes externos (Capítulo 1 – Pele).

A classificação da gravidade das queimaduras é determinada de acordo com diversos fatores como a idade do paciente, profundidade da lesão, tipos de lesões, regiões afetadas, agente causador, porcentagem de superfície cutânea lesada, traumas associados.

O método mais rápido para a determinação da área queimada é constituído pela "regra dos nove", desenvolvido por Polaski & Tennison[604] (Figura 19-1), o qual divide a superfície corporal em segmentos que equivalem a aproximadamente 9% do total. Então, cada segmento corresponde a um percentual, ou seja, o corpo é dividido em múltiplos de nove:

No adulto:

- cabeça e pescoço – 9%;
- tronco anterior – 18%;
- tronco posterior – 18%;
- membros superiores – 18% (9% cada);
- membros inferiores – 36% (18% cada);
- períneo – 1%.

Na criança:

- cabeça – 21%;
- tronco anterior –18%;
- tronco posterior – 18%;
- membros superiores – 18% (9% cada);
- membros inferiores – 24% (12% cada);
- períneo – 1%.

A classificação quanto à profundidade da queimadura é comumente dada em graus (primeiro, segundo e terceiro graus). Determinar o grau de uma queimadura significa determinar a profundidade do trauma térmico na pele[491] (Figura 19-2).

- Primeiro grau – Superficial, as lesões restringem-se à epiderme (Figura 19-3A). O quadro clínico apresenta hiperemia local, ausência de bolhas ou flictenas, e um quadro doloroso pronunciado. São geralmente lesões não significativas, sem alterações hemodinâmicas ou alterações clínicas importantes. São exemplos desse tipo de queimadura os eritemas causados pelo sol ou pelo contato com água aquecida (sem a presença de bolhas ou flictenas).
- Segundo grau – Intermediário, as lesões atingem a epiderme e espessuras variáveis da derme, poupando parte desta (Figura 19-3B). A principal característica clínica desse tipo de lesão é a formação de bolhas ou flictenas. O contato com líquidos superaquecidos pode ser citado como exemplo desse tipo de queimadura.

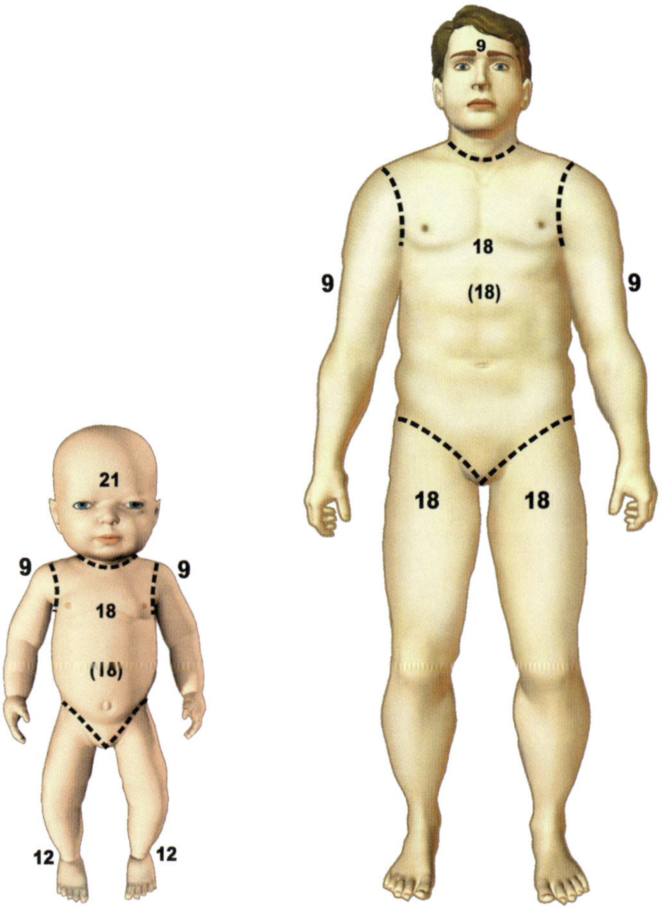

FIGURA 19-1

Determinação da área queimada pela "regra dos nove", na criança e no adulto.

- Terceiro grau – Grave, atinge toda epiderme e derme (Figura 19-3C), e em muitos casos outros tecidos são atingidos (tela subcutânea, tecido muscular e ósseo). A cicatrização é difícil e demorada deixando muitas seqüelas, sendo necessárias intervenções mais drásticas como as enxertias de pele. Incêndios graves, queimaduras elétricas ou mesmo térmicas, são responsáveis por esse tipo de lesão.

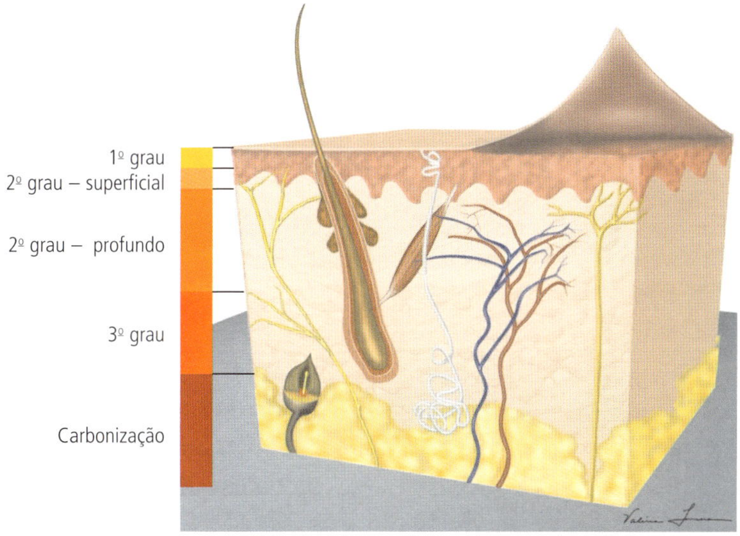

FIGURA 19-2

Representação dos graus de queimadura e sua relação com a profundidade.

A classificação quanto à profundidade da queimadura pode incluir ainda a de quarto grau, queimadura elétrica, a qual envolve a destruição completa de todos os tecidos. O prognóstico é incerto, sendo necessária uma extensa excisão cirúrgica ou possivelmente amputação.

A determinação correta do grau de queimadura não é tão simples, já que uma definição total vai depender da própria evolução da lesão, sendo o estudo histológico e uma reavaliação das lesões após 48 e 72 horas importantes para a caracterização correta do quadro. A gravidade do prognóstico vai depender dos diversos fatores já discutidos, sendo considerado um pior prognóstico para crianças menores de dois anos e meio e adultos com idade superior a 65 anos.[33]

São indicações para internação:[288]

lesão de terceiro grau, atingindo mais de 10% da superfície corporal;
- lesão de segundo grau, atingindo área superior a 20% no adulto e 10% na criança;
- queimaduras significativas de face, mãos e pés;
- queimaduras de região perineal ou de genitália.

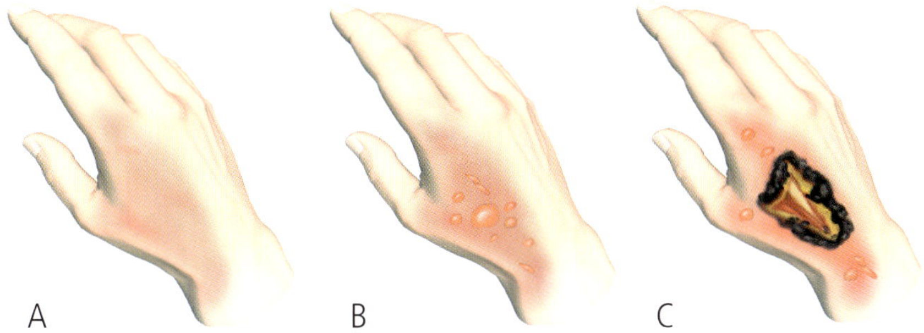

FIGURA 19-3

Classificação da queimadura: A) primeiro grau, B) segundo grau e C) terceiro grau.

Etiologia

As queimaduras podem ocorrer por diversos estímulos (térmicos, químicos ou elétricos), sendo as lesões térmicas, decorrentes do fogo, as mais freqüentes.

Agentes causadores de queimaduras simples ou térmicas:

- líquidos e vapores aquecidos;
- líquidos densos e sólidos aquecidos;
- substâncias inflamáveis;
- contato direto com a chama;
- radiações não-ionizantes;
- frio.

Agentes causadores de queimaduras complexas:

- fricção mecânica;
- eletricidade;
- radiações ionizantes (raios X, alfa, beta, gama);
- produtos químicos.

Incidência

As queimaduras são acidentes freqüentes em nosso meio, sendo predominantes no sexo masculino, podendo ocorrer em qualquer faixa etária, ocupação e situação econômica do paciente.[460,503,616]

Crianças de até seis anos são vítimas freqüentes de escaldamentos, constituindo 60% dos casos de acidentes ocorridos na cozinha. Segundo Mchoughlin & Crawford,[503] os escaldamentos constituem a principal fonte de queimaduras domésticas não fatais. Os principais agentes causadores desse tipo de lesão são os líquidos aquecidos como água, chá, café, leite, sopas etc.

Os acidentes no banho ocasionados por imersão em água superaquecida também são considerados escaldamentos. Este tipo de acidente também é comum em pacientes idosos, devido à menor capacidade de reação, limitações físicas ou lesões preexistentes, que diminuem a sensibilidade a alterações de temperatura.[683]

As queimaduras de crianças por combustão também são freqüentes, e acontecem pela manipulação inadequada de fontes de ignição como isqueiros, fósforos etc. Acidentes com forno de microondas são freqüentemente relatados, principalmente envolvendo alimentos infantis superaquecidos ou explosão de vasilhames.

Os tipos predominantes de lesões por queimaduras em pacientes internados nos centros especializados ocorrem por contato com chamas em acidentes domiciliares.[456,616] As mulheres constituem 91% dos casos de tentativas de auto-extermínio (suicídio) com utilização do fogo.

As queimaduras químicas podem ser produzidas por milhares de substâncias utilizadas em domicílio, na indústria e nas diversas áreas da ciência, capazes de causar dano cutâneo ou do trato respiratório, seja pelo contato direto ou pela inalação.[175] Estes pacientes compõem uma pequena percentagem dos atendimentos em centros de queimados, e requerem um atendimento inicial rápido e eficiente.[535]

Já as queimaduras elétricas, embora de incidência pequena (5 a 10% dos pacientes hospitalizados), correspondem a um dos tipos mais agressivos de lesão térmica. A faixa etária mais atingida está entre 20 a 30 anos, geralmente vítimas de acidentes de trabalho.[361] As lesões são predominantemente de terceiro grau, de coloração variando entre amarelo-esbranquiçado e cinza ou preto, com áreas dominadas por necrose.[645]

Alterações Fisiopatológicas Locais

As queimaduras fazem com que o indivíduo perca sua primeira linha de defesa, a pele íntegra. Desta forma, o equilíbrio da microbiota é alterado, permitindo o crescimento de bactérias patogênicas. O tecido queimado representa então um excelente meio de cultura para bactérias e fungos.[617] Outro fator agravante é o fato de que ocorre uma importante supressão da função imune proporcional à extensão da queimadura.[647]

A proliferação de bactérias em ambiente favorável poderá culminar com um quadro de sepse responsável por 75% dos óbitos em grandes queimados.[746]

Em resposta à lesão térmica são liberados agentes vasoativos (histamina, serotonina, bradicinina, prostaglandinas, leucotrienes, fatores ativadores de plaquetas), e um aumento imediato da osmolaridade intersticial.[616]

As lesões teciduais e alterações do queimado são conseqüências de modificações vasculares que ocorrem no local da lesão; assim como o edema local e a trombose podem aumentar a profundidade da mesma, outra alteração séria é a perda da capacidade de controlar a temperatura corporal.[766]

Alterações Fisiológicas Sistêmicas

As respostas sistêmicas às queimaduras extensas trazem repercussão a todos os sistemas orgânicos,[288] sendo as descobertas patológicos freqüentes em todos os órgãos.

O aumento da permeabilidade capilar promove uma inundação dos tecidos queimados provocada pela fuga maciça de um filtrado plasmático. De maneira direta há uma diminuição do volume circulante e, conseqüentemente, elevação do hematócrito a valores entre 45 e 55% nesta fase inicial, além do aumento da viscosidade sangüínea e da resistência vascular periférica,[288] e ainda um aumento da adesividade das plaquetas. O sistema cardiovascular apresentará um choque hipovolêmico, seguido de uma atividade hiperdinâmica.[751] No sistema pulmonar observa-se hiperventilação e aumento do consumo de oxigênio, podendo surgir complicações como edema pulmonar, pneumonia ou embolia.

A função renal pode estar prejudicada por vários fatores, como choque, diminuição da taxa de filtração glomerular (devida à hemólise), toxidade antibiótica, entre outros.

Há também um aumento do metabolismo, o qual é maior após uma queimadura do que em qualquer outra lesão, e este não diminui até que a lesão esteja fechada, a reconstituição da superfície diminua e o tecido hiperêmico comece a amadurecer.[290]

Mecanismo de Cura das Lesões Térmicas da Pele

A lesão provocada por um trauma térmico promove alterações em diversos órgãos, sendo a pele sempre acometida em diversos graus. O processo de reparo cutâneo dependerá de vários fatores, como a profundidade e localização da lesão, dentre outros.

A cura de uma lesão térmica se processa em quatro fases principais:[650]

- eliminação dos tecidos desvitalizados;
- regeneração do tecido vascular e conjuntivo;
- epitelização;
- retração.

A eliminação dos tecidos desvitalizados apresenta maior importância nas lesões térmicas profundas. Definida a profundidade da lesão, inicia-se a formação de um plano de clivagem entre os tecidos viáveis e não-viáveis. Há acúmulo local de substâncias enzimáticas oriundas dos glóbulos brancos que, aos poucos, vão promovendo a lise das fibras colágenas.

Para o local da lesão há migração de grande quantidade de leucócitos, fibroblastos, macrófagos, acompanhados de brotos vasculares neoformados a partir da rede vascular íntegra. À medida que os processos enzimáticos se intensificam, os processos de regeneração vascular e conjuntivo se ativam, formando um tecido rico em elementos vasculares e celulares (tecido de granulação), que aos poucos vai se alastrando, preenchendo o vazio resultante dos tecidos eliminados.

À medida que se formam novas camadas de tecido de granulação, as mais antigas, profundamente situadas, vão perdendo sua riqueza em vasos, e os fibroblastos e feixes de colágeno passam a predominar.

Nas queimaduras dérmicas profundas, a presença de restos de folículos pilosos, de glândulas sebáceas e sudoríparas remanescentes à atuação do calor, contendo células semelhantes àquelas da camada germinativa da epiderme, constitui outros núcleos epiteliais de crescimento. Quanto mais abundantes os restos de anexos de pele, mais confluentes serão as ilhotas germinativas do epitélio, e mais rápida a cobertura da área lesada. A reconstituição integral da epiderme só é possível em pequena extensão (aproximadamente 10 mm), a partir dos núcleos germinativos.

Existe grande interação entre a cobertura epitelial e o crescimento do tecido conjuntivo. A cobertura epitelial faz cessar a regeneração do tecido mesenquimal. Por outro lado, o epitélio não pode emigrar se não houver tecido mesenquimal para recebê-lo.

Quando a epitelização for demorada, devido à extensão das lesões ou pela presença de infecção, o tecido de granulação vai sofrendo um processo de maturação, o qual produz retração e aproximação das bordas da lesão.

Ao fim da cobertura epitelial, o organismo promove a absorção do excesso de colágeno mais antigo, substituindo-o por outro mais recente e menos retrátil. Esse processo denominado "remodelação" garante alguma flexibilidade à cicatriz.

INTERVENÇÃO CIRÚRGICA

Lesões extensas provocadas por queimaduras de terceiro grau eliminam a capacidade de regeneração da pele, sendo necessário um restabelecimento rápido das funções perdidas da pele, e a melhor forma é a realização de enxertos autógenos (auto-enxerto), que são a retirada de uma área de pele não queimada do próprio paciente, contendo epiderme e derme e quantidades variadas de anexos cutâneos. O local de onde o tecido foi retirado é denominado de "sítio doador". Esse tipo de enxerto apresenta um índice de rejeição bastante baixo.

Dentre os outros tipos de enxertos, segundo a sua origem, pode-se citar:[174,775]

- aloenxerto ou homoenxerto – quando o tecido é retirado de um cadáver, usualmente a pele pode ser armazenada em bancos de pele por tempo prolongado. Utilizado quando não há possibilidade de auto-enxerto;
- xenoenxerto ou heteroenxerto – a pele utilizada é proveniente de outra espécie animal. Geralmente a pele de porco é utilizada;
- enxerto temporário – a pele artificial é utilizada quando existem extensas áreas queimadas. Sua indicação visa a sobrevivência.

Os principais problemas apresentados pelos enxertos são a coloração alterada (amarelada ou marrom-escuro), perda do enxerto por trauma, edema (impede o contato direto com o leito receptor), e infecções (deslocamento do enxerto e destruição enzimática).

Os enxertos de pele apresentam sinais de vascularização em torno do quarto dia pós-operatório. Só se pode afirmar que o enxerto "pegou" após duas semanas quando estiver intimamente aderido ao leito. Neste período há algumas diferenças em relação às áreas vizinhas, como por exemplo a coloração e a ausência de sensibilidade. A pele enxertada pode apresentar ainda uma contração dita primária (ocorre imediatamente após sua retirada), ou secundária (ocorre em torno do décimo dia de cirurgia, podendo se estender por até seis meses).

ABORDAGENS TERAPÊUTICAS

A queimadura promove alterações locais e sistêmicas, com grandes variações na evolução do processo de reparação, as quais dependem da precocidade da intervenção terapêutica. Diante deste quadro a abordagem fisioterapêutica envolve terapias locais e sistêmicas com o objetivo de auxiliar na terapia sistêmica ou prevenir e/ou tratar as seqüelas locais, com a cinesioterapia ou os recursos eletro-foto-térmicos.

O tratamento do paciente queimado envolve uma equipe multiprofissional, sendo que o tratamento fisioterapêutico atua também de forma complementar às cirurgias, principalmente as enxertias. As ações do fisioterapeuta são bastante amplas, apresentando condutas importantes em todas as fases, da internação ao acompanhamento ambulatorial.

A conduta inicial a qualquer intervenção deve ser a realização de uma anamnese efetiva cuja finalidade é direcionar as condutas a serem realizadas, visando resultados eficientes.

O fisioterapeuta e outros membros da equipe devem utilizar jaleco esterilizado, além de luvas e máscaras, tanto na avaliação quanto no tratamento do paciente queimado, principalmente naqueles portadores de infecção, trocando a vestimenta e os acessórios quando do atendimento de outro paciente.

Avaliação

Antes de qualquer intervenção é necessário conhecer profundamente o paciente a ser tratado, inclusive seu estado psicológico, ou a existência de algum grau de prejuízo intelectual, pois a atuação fisioterapêutica envolve procedimentos que muitas vezes requerem a colaboração do paciente, e conseqüentemente a compreensão do que está sendo solicitado.

A avaliação deve constar de quesitos indispensáveis para a efetivação de um protocolo de atendimento eficiente:

- cabeçalho com os dados de identificação – nome, idade, sexo, estado civil, endereço etc.;
- identificação de patologias associadas e pregressas;
- identificação do tipo de acidente, agente causador, data e horário do acidente, traumas associados, inalação de fumaça/gases etc.;
- data da internação e número do prontuário (para pacientes que foram hospitalizados);
- identificação da localização e profundidade da queimadura;
- identificação do percentual de superfície corporal atingida e profundidade predominante;
- avaliação respiratória – ausculta, padrão respiratório, secreção, e mobilidade torácica;
- avaliação articular e funcional dos segmentos envolvidos;
- avaliação postural quando possível, necessária para complementar à avaliação funcional;
- avaliação do estado emocional – humor, sensibilidade, agressividade, reação à lesão (esses dados podem ser anotados mediante avaliação psicológica prévia) ou simples observação das respostas apresentadas nos itens anteriores.

Após a avaliação deve-se analisar os dados coletados, formular um plano de tratamento e estabelecer metas a curto, médio e longo prazo.

Intervenção Inicial

Diante dos sinais e sintomas clínicos desta primeira fase pós-lesão deve-se definir as metas e os recursos para a intervenção no processo de reparação, lembrando que quanto mais precoce for a atuação da equipe que assiste o paciente, melhores serão as respostas teciduais, possibilitando menores riscos de complicações e conseqüentemente melhor qualidade de vida.

Os procedimentos fisioterapêuticos apresentam grande importância para o sucesso da cirurgia, visto que problemas advindos da cirurgia, como o edema, podem retardar o processo de reparação. Apesar da importância da intervenção precoce, o fisioterapeuta deve atuar com cautela no pós-operatório. Dentre alguns cuidados, destacam-se:

- evitar manobras de massagem clássica ou drenagem com movimentos de deslizamento durante o período de pelo menos 20 dias (esse período pode variar de acordo com as características da cicatriz);
- restringir o uso da radiação ultravioleta, pelo perigo de hiperpigmentação;
- projetar órteses e planejar o posicionamento dos segmentos acometidos visando a prevenção de contraturas secundárias;
- proporcionar um programa de exercícios para prevenir complicações como flebite, pneumonia e contraturas;
- orientar o paciente sobre a aparência dos enxertos (violáceo no início e róseo posteriormente).

O posicionamento correto dos segmentos, acompanhado da mobilização passiva ou ativa e o alívio da dor fazem parte dos procedimentos iniciais. Nos casos de grandes queimados, onde há envolvimento do sistema respiratório, seja pelo aquecimento ou pela inalação de fumaça, esses procedimentos devem ser acrescidos de técnicas específicas que visem à higiene brônquica, possibilitando uma melhora da ventilação pulmonar. A maior atenção deve ser dada as lesões agudas que comprometem a homeostasia dos sistemas, não esquecendo do aspecto cinesio-funcional, o qual pode minimizar as seqüelas que estão por instalar-se.

Posicionamento

Toda vez que um paciente é acometido por uma afecção aguda e grave, que inviabiliza a movimentação espontânea no leito, há o risco de desenvolvimento de úlceras de decúbito. Um agravante do paciente queimado é o grande risco de desenvolver contraturas de tecidos moles e/ou articulares. Há ainda, uma tendência a posturas confortáveis, viciosas, geralmente em flexão e adução, devendo-se então acentuar a abdução e extensão.

A pele queimada é particularmente suscetível à contratura durante o processo de cicatrização; portanto, queimaduras sobre qualquer articulação devem ser posicionadas de tal modo que se oponham a esse efeito de encurtamento.[190] O paciente não deve permanecer por longos períodos na mesma posição, havendo necessidade de alternâncias constantes, as quais minimizam a instalação de contraturas, podendo ainda prevenir a formação de bolhas e escaras. Os esquemas de mudanças nos diferentes decúbitos geralmente consistem em duas horas em decúbito dorsal, duas horas em decúbito lateral e duas horas em decúbito lateral oposto.[206] Os membros queimados devem ser elevados com a finalidade de melhorar o retorno venoso e linfático, prevenindo a formação de edemas. Este posicionamento pode ser mantido com o auxílio de tipóias, tração, travesseiros em forma de cunha, bem como por diferentes órteses.

Existem vários materiais utilizados na confecção de órteses, sendo comum o uso de polímeros termomoldáveis (*ortoplasth*) de fácil manuseio. As articulações afetadas devem ser imobilizadas na posição neutra ou de leve alongamento. O seu uso não deve agravar em nenhuma hipótese o quadro do paciente, assegurando assim a inexistência de pontos de pressão que possam causar ferimentos ou maximizar a estase circulatória.

As órteses são prescritas para aplicações estáticas com o objetivo de prevenir as contraturas, manter os ganhos obtidos pela cinesioterapia e conservar o segmento em repouso após enxertia. Porém, aplicações dinâmicas de aparelhos podem também ser empregadas no tratamento de queimados.[634]

As órteses devem ser utilizadas inclusive no período noturno, respeitando o conforto do paciente. As malhas ou curativos para pressão constante exercem uma importante função na prevenção e tratamento de contraturas cicatriciais. Para a obtenção de resultados satisfatórios a pressão exercida deve ultrapassar 25 mmHg, o que ocasionará uma diminuição da vascularização, da pressão parcial do oxigênio tissular, da quantidade de mucopolissacarídeos, da resposta celular, bem como a deposição de colágeno. A resposta à pressão externa dependerá da precocidade com que a mesma é implantada (geralmente antes dos seis meses), o que possibilitará uma cicatriz plana com ausência de contraturas.[439]

Cinesioterapia Respiratória

A incidência de complicações pulmonares após queimaduras graves oscila entre 24% a 84% de todos os acidentes com queimaduras, e a morte devida apenas à pneumonia pode responder por mais de um terço dos óbitos das vítimas de queimaduras.[187]

As complicações pulmonares primárias após uma significativa lesão por queimadura são:

- lesão por inalação – corresponde a um índice de mortalidade variável de 45 a 78%, dependendo da concentração de gases, como monóxido de carbono, dióxido de enxofre, hidrocarbonetos, entre outros igualmente nocivos;[583]
- doenças restritivas – em graus variáveis, podendo desencadear outras complicações como pneumonia, edema pulmonar e atelectasia;
- complicações tardias – embolia, edema pulmonar etc.

Antes da execução do tratamento preventivo ou curativo do sistema respiratório, deve-se efetuar uma avaliação morfodinâmica, verificando-se a presença de ruídos patológicos pela ausculta pulmonar, bem como a observação da expansão da caixa torácica.

A remoção das secreções acumuladas pela imobilização e o uso adequado do aparelho respiratório são importantes preocupações do fisioterapeuta na área de queimados. A remoção do muco aderente (possivelmente infectado) exige a aplicação de três procedimentos básicos:

- drenagem postural apropriada;
- técnicas manuais;
- exercícios controlados de respiração e tosse.

A atuação fisioterapêutica deve constar das seguintes técnicas:

- desobstrução brônquica – nebulização prévia com soro fisiológico ou água bidestilada por meio de aparelho ultra-sônico; percussão e vibração (quando possível), visando descolamento e direcionamento das secreções; estímulo da tosse que auxilia na limpeza mucociliar;
- drenagem postural – técnica desobstrutiva mediante posição anatômica da árvore brônquica. Nem sempre é possível de ser realizada, dependendo da extensão, localização da queimadura e equipamentos ligados ao paciente;
- reexpansão pulmonar – através de diversas técnicas como propriocepção e estimulação diafragmática, respiração com pressão positiva intermitente ou respiração localizada;
- reeducação da função muscular respiratória – normalização da função dos músculos respiratórios.

Cinesioterapia Geral

Embora a atividade física possa ser dolorosa para o queimado, o início dos exercícios deve ser precoce, pois além da importância da manutenção da amplitude articular, auxilia a sua auto-estima.

A deambulação deve ser iniciada assim que possível, mesmo que o paciente esteja com cateter urinário ou sonda nasogástrica. Dependendo da localização da lesão, por exemplo, na face ou membros inferiores, exercícios de propriocepção devem ser incluídos no tratamento.

A avaliação criteriosa do quadro apontará os limites funcionais do paciente, os quais deverão ser respeitados. Exercícios mal planejados podem promover fissuras ou bolhas na pele, as quais possibilitam o desenvolvimento de infecções. A massagem prévia com substâncias lubrificantes (parafina[334] ou glicerina) que promovam um aumento da mobilidade tecidual pode facilitar a execução dos exercícios, que inicialmente são passivos, passando a ativo-assistidos e finalmente com resistência progressiva.

A correção postural também pode ser prescrita independentemente dos métodos (RPG, cadeias musculares, Iso-Stretching, Schroth), já que o alongamento tem papel importante na reabilitação do paciente queimado, diminuindo as contraturas, aumentando a mobilidade dos tecidos moles e conseqüentemente diminuindo o desconforto [Capítulos **10** e **18** – Alongamento Muscular]. Técnicas de facilitação neuromuscular proprioceptiva, que envolvem contração-relaxamento-alongamento, proporcionam resultados animadores nesses casos. A mecanoterapia também deve ser prescrita por auxiliar a execução de exercícios que vão desde os passivos até os resistidos.

O exercício é essencial durante a cicatrização de lesões por dois motivos. Primeiro, pelo fato de estimular a circulação e, portanto, aumentar o fornecimento de oxigênio. Segundo, o exercício promove tensão no tecido, direcionando assim a reestruturação do colágeno. Apesar dos benefícios, o exercício deve ser controlado, com atenção especial ao paciente queimado, sendo o seu excesso prejudicial à cicatrização. A tensão excessiva no tecido neoformado pode promover o rompimento das novas fibras ou até mesmo a sua proliferação em excesso. Existe uma tênue divisão entre a quantidade de exercício que maximiza e aquela que minimiza o reparo tecidual.[418]

Massagem

A massagem tem papel fundamental na reabilitação do paciente queimado, sendo várias as modalidades utilizadas [Capítulo **4** – Massagem]. Dentre as mais indicadas pode-se citar:

- massagem clássica – melhora a circulação e facilita a penetração de agentes lubrificantes;
- drenagem linfática – atenua edemas e linfedemas, principais problemas apontados por ocasião da lesão térmica e/ou nas cirurgias reparadoras;
- massagem transversa profunda – rompe as aderências, possibilitando um aumentando na maleabilidade tecidual;
- massagem reflexa – especificamente as manobras propostas por Félix Wetterwald, que têm como objetivo principal a liberação de aderências, aumento da circulação e analgesia.
- massagem respiratória – é utilizada como meio auxiliar para a mobilização de secreções.

A utilização de curativos de silicone gel pode complementar os efeitos produzidos pela massagem, produzindo uma melhora no aspecto das cicatrizes hipertróficas e queloideanas. O mecanismo de ação desse tipo de curativo compressivo ainda não está totalmente elucidado, porém os efeitos observados quando utilizados por um mês são alterações benéficas no tamanho, cor e espessura das cicatrizes.[203]

A vacuoterapia ou depressoterapia também pode complementar a massoterapia, pois apresenta uma ação desfibrosante de grande interesse em cicatrizes aderentes, promovendo assim seu remodelamento.[64]

Eletroterapia

Correntes Excitomotoras

A ativação elétrica do sistema neuromuscular produz efeitos terapêuticos, sendo bastante utilizada na recuperação da função motora perdida ou diminuída. Como foi discutido no Capítulo 6, a estimulação elétrica possibilita um aumento na atividade muscular, por influenciar as propriedades morfológicas, fisiológicas e bioquímicas, as quais resultam no aumento da força muscular em indivíduos sãos, ou na recuperação de músculos hipotrofiados pelo desuso.

Dentre os vários tipos de correntes excitomotoras existentes, as correntes de média freqüência, mais confortáveis, devem ser eleitas para o tratamento de queimados, cujas lesões por si só já proporcionam um sofrimento considerável.

Cicatrização Induzida Por Corrente Elétrica

Todas as funções e atividades do corpo envolvem de alguma forma a eletricidade. O atual nível de conhecimento dos fenômenos moleculares reforça a necessidade do profissional clínico em aprofundar seus estudos para que tenha uma melhor compreensão dos complexos processos físicos e químicos, indispensáveis à homeostasia celular. Existem evidências de que a regeneração do tecido conjuntivo e os efeitos bactericidas são pólo-dependentes.

Com o lançamento dos equipamentos de microcorrente no mercado nacional, tem-se retomado a discussão sobre os processos de cicatrização que são potencializados pelos campos elétricos e/ou eletromagnéticos. Porém, essa noção de atualidade não é verdadeira, uma vez que a eletricidade já era utilizada para cicatrização dos tecidos no século XIX.

A liberação de hidrogênio pelo pólo negativo de um gerador de corrente contínua pode ser utilizada como agente esclerolítico, nas aplicações clínicas de queimaduras e quelóides.[379]

A corrente galvânica de baixa intensidade é utilizada desde os meados do século XIX para tratar úlceras indolentes, com resultados animadores.[274,769] Nos casos onde se utiliza correntes polarizadas deve-se colocar o eletrodo positivo sobre a lesão.[511]

O aumento na perfusão vascular periférica tem sido relatado como o principal efeito da ação da estimulação elétrica em casos de distúrbios circulatórios.[192] As alterações da perfusão capilar são possíveis em decorrência da estimulação elétrica, em nível motor, proporcionar contrações musculares que incrementam tanto o aporte sangüíneo quanto o linfático.

O aumento da capacidade oxidativa do tecido está relacionado diretamente ao fato da corrente elétrica favorecer o aumento na densidade dos capilares.[359,624] Seguindo esta mesma linha Noble *et al.*[551] relataram que a estimulação muscular com correntes variando entre 10 e 20 Hz promove um aumento considerável do fluxo sangüíneo na área estimulada.

Hoje os equipamentos de microcorrente existentes no mercado tentam resgatar o interesse na cicatrização de feridas eletricamente estimuladas [Capítulo 6 – Microcorrentes]. No entanto, ainda há controvérsias sobre a real eficácia do estímulo elétrico, abaixo do nível sensitivo, em facilitar o processo de cicatrização. A dificuldade de comparação entre os diferentes estudos ratifica a necessidade de novos estudos. Os estudos sobre a cicatrização e estimulação elétrica não estão tão avançados quanto na cicatrização óssea.[105,480] O embasamento da utilização da técnica está apoiado por diversos estudos que encontraram funções celulares como orientação e produção de colágeno e síntese de proteínas, sensíveis a campos elétricos fisiologicamente toleráveis.[86,148,640]

Estimulação Elétrica Nervosa Transcutânea

A aplicação da TENS [Capítulo 6 e 17 – TENS] auxilia o controle da dor, desde que o estímulo seja adequado, condição importante para que a aplicação se torne efetiva. A aplicação deve ser precedida por uma avaliação, já que diferentes indivíduos apresentam níveis variáveis de dor e sensibilidade. A localização dos pontos de dor aponta para a colocação correta dos eletrodos, evitando-se a aplicação sobre soluções de continuidade. Períodos inadequados de estimulação levam a negativos resultados, e diante dos mecanismos de produção de dor, a aplicação por períodos prolongados apresenta maior efetividade.

Dourado[205] propõe a aplicação da TENS durante 20 a 30 minutos, com objetivo de diminuir a dor e a tensão dos pacientes com programação de troca de curativos.

A colocação dos eletrodos e os parâmetros físicos da corrente devem ser cuidadosamente selecionados. Para maiores detalhes a respeito da aplicação da TENS no pós-operatório, leia no Capítulo 17 o tópico sobre TENS.

O estudo desenvolvido por Jorge *et al.*[377] verificou o efeito da corrente interferencial vetorial sobre a hiperalgesia e o edema induzido pela injeção subcutânea de carragenina na pata posterior de ratos. O estudo concluiu que a aplicação da corrente elétrica interferencial constitui um método rápido e eficaz no controle do desenvolvimento da hiperalgesia e do edema inflamatório. A redução do edema parece ser secundária à redução da hiperalgesia e decorrente, possivelmente, da livre movimentação do animal sem dor e da conseqüente estimulação do retorno linfático.

Ultra-Som

Dyson[219] e Young *et al.*[777] relacionaram os mecanismos fisiológicos envolvidos no processo de reparação de tecidos moles (inflamação aguda, proliferação e remodelação) com a energia ultra-sônica. Há um consenso no sentido de que o ultra-som pode acelerar a resposta inflamatória, promovendo, entre os efeitos desencadeados por este processo, a liberação de histamina, de fatores de crescimento pela degranulação de macrófagos, mastócitos e plaquetas, além de incrementar a síntese de fibroblastos e colágeno.

A reparação da pele após a sutura foi investigada. Observou-se que a mesma pode tornar-se mais resistente quando estimulada por ultra-som.[210] Na mesma linha, a irradiação com o ultra-som de média intensidade proporcionou um aumento da proliferação do tecido conjuntivo,[610] justificando assim o aumento da resistência dos diferentes tecidos.

Guirro *et al.*[310] demonstraram que a energia ultra-sônica pode abreviar a fase inflamatória do processo cicatricial, levando desse modo a um aumento da resistência tênsil da ferida.

Vários estudos têm demonstrado o efeito benéfico da energia ultra-sônica com baixa intensidade na regeneração de diferentes tecidos animais. Alves, em 1988, investigou o efeito dessa modalidade de energia na regeneração da pele de ratos (*Rattus norvergicus*) submetida à queimadura de terceiro grau.[23] Segundo o autor, valendo-se de análise histopatológica, os resultados mostraram reação inflamatória precoce, regeneração do conjuntivo dérmico e do epitélio muito mais intensas nos animais tratados, sendo que o aspecto macroscópico da lesão também se evidenciou mais estético nesses animais.

O mecanismo de cura das lesões térmicas inicia-se na fase inflamatória com a eliminação dos tecidos desvitalizados, devido à lise enzimática e a fagocitose desse tecido. À medida que o processo inflamatório se intensifica, aumentando a clivagem entre os tecidos vivos e necróticos, o processo de regeneração vascular e conjuntivo se inicia, dando formação ao tecido de granulação, que preenche o vazio resultante do tecido eliminado.

Quanto mais abundantes os anexos remanescentes na pele à atuação do calor, contendo células semelhantes àquelas da camada germinativa da epiderme, maiores serão os núcleos de crescimento epitelial e mais rápida a regeneração epitelial da área lesada.

Desse modo justifica-se a utilização do ultra-som em queimaduras, fazendo com que ela se regenere mais rapidamente, pois a fase inflamatória torna-se muito mais intensa, favorecendo a formação de tecido de granulação. Além disso, os anexos de pele como os folículos pilosos apresentam o epitélio em regeneração, constituindo-se em ilhotas germinativas para o epitélio de cobertura da lesão.

Sabe-se que o tecido queimado é freqüentemente acometido por infecções, e que cepas virulentas de *Staphylococcus aureus* e de *Pseudomonas aeruginosa* antibiótico-resistentes, são responsáveis por infecções epidêmicas em centros de queimados.[195] Os efeitos do ultra-som terapêutico sobre os microrganismos ainda não estão totalmente esclarecidos,[160] entretanto, muitos estudos condenam sua utilização na presença de processos infecciosos.[354,626]

Preocupados com a carência de informações quanto à verdadeira interação do ultra-som em microrganismos, Guirro[308] estudou a ação do ultra-som contínuo em culturas de *Staphylococcus aureus* e *Escherichia coli* em diferentes protocolos de irradiação. O ultra-som foi aplicado nas intensidades de 0,5 e 0,8 Wcm^{-2}, nas freqüências de 1 e 3 MHz, utilizando-se dos tempos 0 (controle), 5 e 15 minutos de irradiação, associados ou não a antibióticos a que as bactérias estudadas eram resistentes. Respostas diferentes foram encontradas para as duas bactérias, fato este relacionado a diferentes estruturas de paredes, *S. aureus* (Gram-positiva) e *E. coli* (Gram-negativa). Os resultados demonstraram que os parâmetros físicos utilizados interferiram diretamente na resposta apresentada, inibição ou multiplicação de linhagens, e ainda em um aumento da sensibilidade às drogas as quais princípio eram resistentes.

Conclui-se então que a utilização dessa modalidade de energia em processos infecciosos ainda é um risco, havendo a necessidade de estudos mais acurados para aplicação com segurança desse recurso em lesões contaminadas.

Laser

Os efeitos da radiação *laser* de baixa intensidade no reparo tecidual apontam para a importância dessa forma de energia no tratamento clínico de feridas abertas, obviamente sustentada por pesquisas padronizadas com parâmetros confiáveis e observáveis.[69] Buscando uma fundamentação mais detalhada, Lyons *et al.*[472] e Abergel *et al.*[2] mostraram um aumento considerável na tensão de ruptura das cicatrizes. Muitos outros estudos[512,513,514] demonstram a atuação do *laser* no processo de reparo tecidual em suas diversas fases, efeitos atribuídos ao processo que os autores chamam de bioestimulação.

A utilização dessa modalidade de energia apresenta vantagens apontadas em estudos como terapêutica de rápida e fácil aplicação, não invasiva e efetiva.[286,515]

Para maiores informações sobre essa modalidade de energia, tipo de equipamentos utilizados na fisioterapia e formas de aplicação, consulte o Capítulo 8 – *LASER*.

Crioterapia

O frio, quando aplicado imediatamente após a lesão, diminui sua severidade, bem como o tempo de cura. As queimaduras mais superficiais respondem melhor à aplicação do gelo, diminuindo a dor, a extensão da hiperemia e das bolhas. Deve ser aplicado o mais rápido possível, pois o atraso na aplicação do gelo em dois dias é o suficiente para aumentar a severidade e o tempo da cura da lesão.[322]

Poucas horas após a queimadura ocorre uma vasodilatação e conseqüente aumento da permeabilidade capilar, permitindo uma maior liberação de plasma para o local da lesão. Devido a este escape, plaquetas e leucócitos aderem às paredes vasculares, causando trombose e isquemia[417]. Conclui-se então que o resfriamento local é benéfico, visto que a crioterapia induz uma vasoconstrição, limitando o escape de plasma, e a prevenção da hipóxia secundária é possível devido à diminuição do metabolismo celular.

A crioterapia pode ser utilizada no tratamento de queimaduras com várias finalidades:[418]

- minimizar a formação de edemas, bolhas e promover analgesia – quando aplicada logo após a lesão. A sua eficácia é bastante reduzida nos casos em que as bolhas já estão instaladas;
- auxiliar no processo de cicatrização – quando se utiliza gelo medicamentoso (por exemplo, feito de suco de confrei, que é cicatrizante). Com a criomassagem o gelo derrete lavando a lesão com o medicamento;
- alongamento do tecido conjuntivo.

Na técnica de alongamento do tecido conjuntivo proposto por Sapega,[655] utilizam-se compressas quentes e frias durante o alongamento estático. O procedimento é destinado ao tratamento de estruturas que têm contração anormal devido a encurtamentos cirúrgicos, cicatrização ou contratura por imobilização. O método consiste em se utilizar compressas quentes nas articulações envolvidas, renovadas a cada 15 a 20 minutos, por 35 a 75 minutos (pode-se utilizar também para o aquecimento o ultra-som ou diatermia, quando os tecidos envolvidos forem mais profundos). Posteriormente executa-se o alongamento passivo moderado, podendo-se utilizar o auxílio de polias (1,4 a 7 kg), durante um tempo de 20 min, liberando a força a cada 5/10 min. (dependendo do caso), por 30 segundos. Passado esse período, aplicar compressas frias por 15 minutos, mantendo o alongamento. O procedimento deve ser utilizado no mínimo três vezes por semana.

É necessário lembrar que a crioterapia, quando aplicada por longos períodos, deprime a cicatrização de lesões, fato este diretamente relacionado à redução do metabolismo.[1,428]

Radiação Ultravioleta

As radiações ultravioletas podem ser classificadas em relação ao seu comprimento de onda [Capítulo 9 – Actinoterapia]. O mecanismo de ação desse recurso em queimaduras ainda não está totalmente esclarecido. Uma das causas é a escassez de trabalhos relacionados a esse tema.

As possíveis ações desse recurso no tratamento de queimados podem ser relacionadas ao efeito bactericida alegado pelos autores, atuantes na cicatrização. Esse efeito benéfico na cicatrização foi observado no tratamento de úlceras de decúbito.[240,456]

Dourado[205] propõe um protocolo de tratamento, que deve ser iniciado 48 horas após o acidente. As sessões são alternadas, com uma distância média do equipamento de 30 cm, totalizando 16 dias de aplicação. O tempo de irradiação proposto é de 1 minuto nas quatro primeiras sessões, 2 minutos da 5ª à 8ª sessão e, 3 minutos da 9ª à 16ª sessão. A autora ainda acrescenta que, caso haja necessidade de repetir a série, pela persistência da infecção, ela só deve ser recomeçada após 15 dias da última exposição.

Radiação Infravermelha

As radiações infravermelhas são aquelas compreendidas no espectro eletromagnético entre 8.000 A e 150.000 A.

A radiação infravermelha é empregada por fisioterapeutas na prática clínica para o alívio da dor, aumento da mobilidade articular, reparo de lesões de tecidos moles e distúrbios da pele.[521,408,409] Entretanto, sua utilização atualmente já não é tão popular, tendo em vista que seus efeitos podem ser suplantados por outros recursos.

Os efeitos fisiológicos catalogados são: vasodilatação, aumento do fluxo sangüíneo, aumento da leucocitose, aumento da fagocitose, aumento do metabolismo, relaxamento muscular e de outras estruturas, analgesia, aceleração da cicatrização, entre outros. A utilização dessa radiação na promoção da cicatrização foi verificada por vários autores.[362,703] Porém, também em relação a este recurso, há escassez de trabalhos relacionando a utilização deste às queimaduras.

No caso de haver sensibilidade térmica cutânea limitada ou deficiente em decorrência das lesões, áreas de circulação periférica diminuída, ou ainda tecido cicatricial ou desvitalizado pelo tratamento com radiações ionizantes, a utilização desse recurso estaria contra-indicada, pelo risco de agravamento da queimadura.[409]

Hyland & Kirkland[362] e Moss[538] descreveram os efeitos da exposição prolongada e excessiva da radiação infravermelha: eritema, pigmentação tecidual permanente, formação de pápulas, formação de bolhas, edema e queimaduras.

A utilização da radiação infravermelha 72 horas após o acidente é preconizada, em sessões de 20 a 30 minutos por dia, no período de 10 a 30 dias.[205] A autora acrescenta que a distância do aparelho em relação ao corpo deve ser baseada na tolerância obtida na região não danificada, acrescida de 10 cm. A distância entre a lâmpada e a área a ser irradiada pode variar de acordo com a potência de emissão da lâmpada, sendo posicionada geralmente entre 50 e 75 cm.[408]

RESUMO

A classificação da gravidade das queimaduras é determinada de acordo com diversos fatores como a idade do paciente, profundidade da lesão, tipos de lesões, regiões afetadas, agente causador, porcentagem de superfície cutânea lesada, traumas associados.

O aumento da permeabilidade capilar promove uma inundação dos tecidos queimados provocada pela fuga maciça de um filtrado plasmático. De maneira direta há uma diminuição do volume circulante e, conseqüentemente, aumento da viscosidade sangüínea e da resistência vascular periférica.

Existe grande interação entre a cobertura epitelial e o crescimento do tecido conjuntivo. A cobertura epitelial faz cessar a regeneração do tecido mesenquimal.

As órteses para queimados usualmente visam aplicações estáticas como na prevenção de contraturas, manutenção dos ganhos obtidos pela cinesioterapia e conservação do segmento em repouso após enxertia.

A remoção de secreções pulmonares acumuladas pela imobilização e o uso adequado do aparelho respiratório são importantes preocupações do fisioterapeuta na área de queimados, além da reeducação da função muscular respiratória.

O alongamento dos tecidos moles tem papel importante na reabilitação do paciente queimado, diminuindo as contraturas, aumentando a mobilidade dos tecidos e conseqüentemente diminuindo o desconforto. Nesse aspecto, a TENS é um valioso recurso para o alívio da dor, além de colaborar no processo cicatricial. A colocação dos eletrodos e os parâmetros físicos da corrente devem ser cuidadosamente selecionados.

A energia ultra-sônica pode abreviar a fase inflamatória do processo cicatricial, da mesma forma que a radiação *laser*. Ambos os recursos promovem o aumento da síntese de colágeno, propiciando assim um aumento da resistência tênsil após a cicatrização.

Referências Bibliográficas – Parte III

1. ABAKUMOVA, E.A. Effect of hypothermia on inflammation. *Stomatol.*, 57:19-21, 1978.
2. ABERGEL, R.P.; LYONS, R.F.; CASTEL, J.C. Biostimulation of wound healing by lasers: experimental approaches in animal models and fibroblast cultures. *J. Dermatol. Surg. Oncol.*, 13:127-33, 1987.
3. ABERGEL, R.P.; PIZURRO, D.; MEEKER, C.A. *et al.* Biochemical composition of the connective tissue in keloids and analysis of collagen metabolism in keloid fibroblast cultures. *J. Invest. Dermatol.*, 84:384, 1985.
4. ABRANSON, D.I. Physiologic basic for the use of physical agents in peripherical vascular disorders. *Arch. Phys. Med. Reabil.*, 46:216, 1965.
5. ADAM, J.E., CRAIG, G. Striae and their relation to topical steroid therapy. *Can Med. Ass. J.*, 92:289-91, 1965.
6. ADAMI, H.O. Breast cancer. *Int. J. Cancer*, 5:22-39, 1990.
7. ADCOCK, J.L. Rehabilitation of the breast cancer patient. *Phys. Therapy*, 46:67-84, 1990.
8. ADDICKS, W.J.; WEINER, N.D.; CURL, R.L.; FLYNN, G.L. Drug delivery from topical formulations: theoretical prediction and experimental assessment. In: HADGRAFT, J., GUY, R.H. *Transdermal drug delivery: developmental issues and research initiatives.* Marcel Dekker, New York, pp.221-44, 1989.
9. ALA-KOKKO, I.; RINTALA, A. Savolainen collagen gene expression in keloids analysis of collagen metabolism and type I, III, IV, and V procollagen mRNAs in keloid tissue and keloid fibroblast culture. *J. Invest. Dermatol.*, 9:238-44, 1987.
10. ALBAN, H.J, *et al.* Metabolic response to low and very low calorie diets. *Am. J. Clin. Nutr.*, 49:745, 1989.
11. ALBRINK, M.J. Obesidade. In: BEENSON, P.B.; MCDERMOTT, W. *Tratado de medicina interna.* Guanabara Koogan, Rio de Janeiro, 13ª ed., p.1441-51, 1973.
12. ALI, J.; YAFFE, C.S.; SERRETTI, C. The effect of transcutaneous electric nerve stimulation on postoperative pain and pulmonary function. *Surgery*, 89:507-12, 1981.
13. ALIBERT, J.L.M. *Description dês maladies de la peau observés a l'hospital Saint-Loouis et exposition des meileurs méthodes suivés pour leur traitment.* Barroois l'Aine et Fils, Paris, 1806.
14. ALIBERT, J.L.M. Note sur la keloide. *J. Univ. Sci. Med.*, 2:207, 1816.
15. ALLEGRA, C. Studio capillaroscopio comparativo tra alcuni bioflavonoidi e frazione totale triterpenica di centella aiática nell´ insuficienza venosa. *Clin. Ter.*, 110:555-9, 1984.
16. ALLEN, T.W. Exercise: the antiaging antidote? J. Am. Osteopath Assoc., 94:378-80, 1994.
17. ALQUIER, L. La cellulite, caracteres et causes. *Monde Med.*, 15:251, 1973.
18. ALTER, J. Book rewiew. *Kinesiology and Medicine in Dance*, 12(1):41-3, 1990.

19. ALTER, J. *Sports stretch.* Leisure Press, Champaign, IL., 1990

20. ALTER, J. *Strenght – strenghten.* Hougton Mifflin, Champaign, IL., 1986

21. ALTER, J. *Surviving exercise.* Houghton Mifflin, Boston, 1983.

22. ALTER, M.J. *Ciência da flexibilidade.* Artmed, Porto Alegre, 365p., 1999.

23. ALVES, J.M. *Efeitos da energia ultra-sônica na regeneração de pele animal com queimadura por calor.* Dissertação de Mestrado. Escola de Engenharia de São Carlos e Faculdade de Medicina de Ribeirão Preto – USP, São Carlos, 83p., 1988.

24. AMES, B.; SHIGENAGA, M.K.; HAGEN, T.M. Oxidants, antioxidants, and the degenerative diseases of aging (review). *Proc. Natl. Acad. Sci. USA*, 90:7915-22, 1993.

25. AMSTALDEN, E.M.I. *Alterações histopatológicas da pele na esclerose sistêmica: estudo quantitativo e qualitativo.* Tese de Doutorado. Universidade Estadual de Campinas, Campinas, 164p., 1992.

26. ANDREWS, J.M.; YSHIZUKI, M.M.; RAMOS, R.R. An areolar approach to reduction mammaplasty. *Br. J. Plast. Surg.*, 28:166, 1975.

27. ANTONIADES, H.N.; GALANOPOULOS, T.; NEVILLE, G. Expression of growth factor mRNAs in skin epithelial cells following acute cutaneous injury. *Am. J. Pathol.*, 142:1099-110, 1993.

28. APPERTI, M.; SENNECA, H.; SITO, G.; GRASSO, C.; IZZO, A. Sperimentazione delléstratto di Centella asiática nelle ulcere trofique e nei processi reparativi tissutalli. *Quad. Chir. Prat.*, 3:115-23, 1982.

29. ARBORELIUS, M.; BALLDIN, U.I.; LILJA, B.; LUNDGREN, C.E. Hemodynamic changes in man during immersion with the head above water. *Aerospace Medicine*, 43:593-9, 1972.

30. AREM, A.J.; KISCHER, C.W. Analysis of striae. *Plast. Reconstr. Surg.*, 65:22-9, 1980.

31. ARNER, P. *et al.* Site differences in the basal metabolism of subcutaneours fat in obese women. *J. Clin. Endocr. Med.*, 53:948, 1981.

32. ARNOLD, J.; WARD KISCHER, C. Analysis of striae. *Plastic Reconstrutive Surgery*, 65:22-9, 1980.

33. ARTZ, C.P. Lesões elétricas. In:ARTZ, C.P.; MONCRIEF, J.A.; PRUITT, B.A., *Queimaduras.* Ed. Interamericana, Rio de Janeiro, p. 313-221, 1980.

34. ASAMOTO, S.; TAKESHIGE, C. Activation of the saciety center by auricular acupuncture point stimulation. *Brain Res. Bull.*, 29:157-64, 1992.

35. ASH, K.; LORD, J.; ZUKOWSKI, M.; McDANIEL, D. Comparison of topical therapy for striae alba (20% glycolic acid/0,05% tretinoin versus 20% glicolic acid/10% L-ascorbic acid). *Am. Soc. Dermatol. Surg.*, 24:849-56, 1998.

36. ASHELEY, S.L.; THOMPSON, D.T.; HERDERSON, T. Augumentation of surface contour by subcutaneous injection of silicone fluid: acurret report. *Plast. Recont. Surg.*, 51:8, 1973.

37. ASTRAND, P.O.; RODAHL, K. *Manuel de physiologie de exercise musculaire.* Ed. Masson y Cic, Paris, pp.442-5, 1973.

38. ASTRAND, P.O. Intra-arterial blood pressure during exercise with different muscle groups. *J. Appl. Physiol.*, 20:253, 1965.

39. ATHA, J. Strengthening muscle. *Exerc. Sport Sci. Rev.*, 9:1-73, 1981.

40. ATKINS, R.C.; LINDE, S. *A dieta da superenergia do Dr. Atkins. A resposta da dieta revolucionária à saúde e depressão.* Artenova, Rio de Janeiro, 1978.

41. ATKINSON, R.L. Dietas de baixo e muito baixo valor calórico. *Clin. Méd. Am. Nort.*, 1:239-55, 1989.

42. AUGUET, M.; CLOSTRE, F. Effects of extract of ginkgo biloba and diverse substances on the phasic and tonic components of the contraction of an isolated rabbit aorta. *Gen. Pharmac.*, 14:235-77, 1983.

43. AURIOL, F.; VAILLANT, L.; LOPES, C.P.; MACHET, L.; DIRIDOLLOU, S.; BERSON, M.; LORETE, G. Study of cutaneous extensibility in lymphoedema of the lower limbs. *J. Dermatol.*, 131:265-69, 1994.

44. AURIOL, F.; VAILLANT, L.; MACHET, L Effects of shortime hydration on skin extensibility. *Acta Dermatol. Venereol.*, 73:344-7, 1993.

45. AXELROD, J.; REISINE, T.D. Stress hormones: their interaction and regulation. *Science*, 224:452-9, 1984.

46. AZULAY, R.D. Envelhecimento actínico. *An. Bras. Dermatol.*, 66:7-8, 1991.

47. BADGER, C.; TWYCROSS, R. *Management of limphoedema.* Churchill Hospital, Sir Michael Sobell House, Oxford, 1988.

48. BAILLY, P.J. Unenouvelle therapeutique de la cellulite par l éxtrait de centella asiática. *Med. Prat.*, 1:37-40, 1976.
49. BAKER, J.L. Effective of alpha-tocopherol (Vitam E) in redying the, midence of spherical contrature around breast implants. *Plast. Rec. Surg.*, 68:696, 1981.
50. BAKER, J.L.; BARTELS, R.J.; DOUGLAS, W.M. Closed compression technique for rupturing a contracted capsule around a breast implant. *Plast. Recont. Surg.*, 58:137, 1976.
51. BAKER, J.L.; CHANDLER, M.L.; LêVIER, R.R. Ocurrence and activity of myofibroblasts in human capsular tissue surrounding mammary implants. *Plast. Rec. Surg.*, 68:905, 1981.
52. BALL-BURNETT, M.; GREEN, H.; HOUSTON, M. Energy metabolism in human slow and fast twitch fibers during prolonged cycle exercise. *J. Physiol.*, 437:257-67, 1991.
53. BALLOR, D.L., *et al.* Resistance weight maitenance. *Am. J. Clin. Nutr.*, 47:19, 1988.
54. BARATA, E.A.F. *A cosmetologia*. Escher, Fim dos Séculos Edições Ltda., Lisboa, p.11-13, 1991.
55. BARNETT, S.B.; WALSH, D.A.; ANGLES, J.A. Novel approach to evaluate the interaction of pulsed ultrasound with embryonic development. *Ultrasonic*, 28:166-70, 1994.
56. BAROUDES, R. The silicone in medicine. *Milit Surg.*, 106:379-87, 1950.
57. BARR, J.S.; TASLITZ, N. Influence of back massage on autonomic functions. *Phys. Ther.*, 50:1679-91, 1970.
58. BARTOLD, P.M.; WIEBKIN, O.W. Glycosaminoglycans of human gingival epithelium and connective tissue. *Connect. Tiss. Res.*, 9:99-106, 1981.
59. BARTOLETTI, C.A.; GUALTIEROTTI, R.; ROTA, M.; TOMASELLI, F.; CIRCOSTA, A.M. Utilizzazione delléstrato di centella asiática nel trattamento della "cellulite" edematosa degli arti inferiori. *La Med. Est.*, 3:97-103, 1983.
60. BARTON, Jr.F. The aging face rhytidectomy. *Selected Readings in Plastic Surgery*, 4:20, 1987.
61. BARTON, Jr.F. Rhytidectomy. *Readings in Plastic Surgery*, 3:2, 1985.
62. BASAK, P.; DHAR, S.; KANWAR, A.J. Involvement of the legs in idiopathic striae distensae: a case report. *Indian. J. Dermatol.*, 34:21-2, 1989.
63. BASSAS GRAU, E. Consideraciones clinicas, etiopathogenicas y terapeuticas sobre cellulitis. *Munchener Medizinische Wochenschrift Spanisch Ed.*, 6:431, 1966.
64. BASSET, V.N. Aspiratory scar treatment of the upper limb. Methodology and measures. *III Congrès. Hand Surgery and Hand Therapy*, Paris, abril, 1996.
65. BATES, D.O.; LEVICK, J.R.; MORTIMER, P.S. Change in macromolecular composition of intersticial fluid from swollen arms after breast cancer treatment, and its implications. *Clin. Scienc.*, 6:737-746, 1993.
66. BATES, D.O.; LEVICK, J.R.; MORTIMER, P.S. Subcutaneous intersticial fluid pressure and arm volume in lymphoedema. *Int. Microcirc. Clin. Exp.*, 11: 359-73, 1992.
67. BAUER, U. Six month double-bind randomised clinical trial of ginkgo biloba extract versus placebo in two parallel groups in patients suffering from peripheral arterial insufficiency. *Arznein. Forsch*, 34:716-23, 1984.
68. BAUMGARTNER, R.N. Bioelectric impedance for body composition. In: PANDOLF, K.B.; HOLLOSSZY, J.O., *Exercise and Sport Sciences Reviews*, 1990.
69. BAXTER, G.D. *Therapeutic lasers: theory and pratice.* Churchil Livingstone, Edimburgo, 259p., 1994.
70. BAXTER, G.D.; RAVEY, J. Low level laser therapy: current clinical pratice in Northern Ireland. *Physioth.*, 77:171-8, 1991.
71. BEEBY, J.; BROEG, P.E. Treatment of patients with radical mastectomies. *Physical Therapy*, 50:40, 1970.
72. BELKO, A.Z. Vitamins and exercise: an update. *Med. Sci. Sports Exerc.*, 19:191, 1987.
73. BERTELLI, G.; VENTURINI, M.; FORNO, G. An analysis of pronostic factors in response to conservative treatment postmastectomy limphedema. *Surg. Gynecol. Obst.*, 175:455-60, 1992.
74. BERTLEY, J.O. Aging of collagen. *J. Invest. Dermatol.*, 73:80, 1979.
75. BERTRAND, J.C. *Cure moderne per vincere la cellulite.* De Vecchi, Roma, 1976.
76. BEZERRA, S.V.; REBELLO, T. *Guia de produtos cosméticos.* Ed. Senac, São Paulo, 100p., 1996.
77. BIANCHI, A.; ROXAS, M. Argoment di farmacologia sperimentale e clinica relativa alla terapia delle mesenchimopatie e disengie, dermo-ipodermiche. *Anth. Med. Sat.*, 58, 1977.
78. BIERMAN, W. Ultrasound in treatment of scars. *Arch. Phys. Med. Rehabil.*, 35:209, 1954.

79. BIGGS, T.M.; YARISH, R.S. Augmentation mammaplasty: retropeitoral versus retromammary implantion. *Clin. Plast. Surg.*, 15:549-55, 1988.
80. BINAZZI, M.; GRILLI-CICIOLONI, E. A propósito della considetta cellulite e della dermato-panniculopatia edemato fibroesclerótica. *Ann. Int. Clin. Sper.*, 31:121-5, 1977.
81. BINAZZI, M.; PAPINI, M. Aspectti clinico histomorfologici. In: RIBUFFO, A., BAARTOLETTI, C.A., *La celulite*. Salus, Roma, pp.7-15, 1983.
82. BIRKHEAD, N.C.; MAUPT, G.J.; MYERS, R.N.; DALY, J.W. Circulatory and metabolic effects of prolonged bed rest in healthy subjects. *Fed. Proc.*, 22:520, 1963.
83. BJORKSTEIN, J. *Theories of ageing. Fundamentals of geriatric medicine.* Raven Press, New York, 1983.
84. BJORNTORP, P.; SJOSTRON, L. Number and size of adipose tissue fat cells in relation in metabolism in human obesity metabolism, 20:703, 1971.
85. BJORNTORP, P. *et al.* Effect of an energy reduced dietary regiment in relation to adipose tissue cellularity in obese women. *Am. J. Clin. Nutrition*, 28:445, 1975.
86. BLACK, J. Electrical stimulation of hard and soft tissues in animal models. *Clin. Plast. Surg.*, 12:243-56, 1985.
87. BLONQVIST, C.G. *et al.* Similarity of the hemodinamic responses to static and dinamic exercise of small muscle groups. *Circ. Res.*, 1:87, 1982.
88. BODIAN, M. Use of massage following lid surgery. *Eye, Ear, Nose throa Monthly*, 48:542-7, 1969.
89. BOIGLY, M. *Manual de massage.* Ed. Masson S/A, Espanha, 5ª ed., 168p., 1979.
90. BORENSZTAJN, J.; RONE, M.; BABINAK, S.; McGARR, J.; OSCAI, L. Effects of exercise on lipoprotein lipase activity in rat heart and skeletal muscle. *Am. J. Physiol.*, 299:394, 1975.
91. BORING, O. Breast cancer. *Int. J. Caancer*, 5:22-40, 1992.
92. BOSTWICK III, J.; VASCONEZ, L.O.; JURMEWICZ, M.J. Breast reconstruction after mastectomy. *Plast. Reconstr. Surg.*, 61:682, 1978.
93. BOU CHACRA, N.A.; CORRÊA, C.J.F.; OHARA, M.T. Avaliação de sistema preservante por regressão linear. *Cosmetic & Troiletries*, edição em português, São Paulo, 11:44-8, 1999.
94. BOUCHARD, C. *et al.* A long-term exercise training with constant energy intake. Effect on body composition and selected metabolic variables. *Int. J. Obesity*, 14:57, 1990.
95. BOURGOIN, J.Y.; HACHEM, A. *Decloisonnement conjonstif et depletion adipocytare control anatomopathologique de l'action de la thiomucase.* LM. Medicine du Sud-Est, Tomo XV, 11 de juin, 1979.
96. BOZOLA, A.R. *et al.* Mamoplastia em L: contribuição pessoal. *R. AMRIGS*, 26:20, 1982.
97. BOZOLA, A.R. Systematization the L mammaplasty. *Rev. Soc. Bras. Cir. Plast.*, 2:13, 1987.
98. BOZOLA, A.R.; PSILLAKIS, J.M. Abdominoplasty: a new concept and classification for treatment. *Plast. Reconstr. Surg.*, 77:779, 1988.
99. BRAUN-FALCO, O.; CHRISTOPHERS, E. Psoriasiforme epidermisreaktion der meerchweinchen-haut durch ortliche vitamin-A saure applikation. *Arch. Klin. Derm.*, 234:60, 1969.
100. BRAY, G.A. *Obesidad in conocimientos actuales sobre nutrición.* OPAS, 6ª ed., pp.28-46, 1991.
101. BRAY, G.A. Obesity: endocrine perspective. In: DE GROOT, L.T., *Endocrinology.* WB Saunders Company, Filadélfia, pp.2303-37, 1989.
102. BRAY, G.A. *The obese patient. Major problems in internal medicine.* Vol.IX, W.B. Saunders Co. Filadélfia, 1978.
103. BREENAN, M.J. Lymphedema following the surgical treatment of breast cancer: a review of pathophysiology and treatment. *Journal of Pain and Symptom Management*, 7(2): 110-6, 1992.
104. BRICOT, B. *Posturologia.* Ed. Ícone, São Paulo, 270 p., 1999.
105. BRINGTON, R. The bioelectric factors in regeneration. *J. of Bone and Joint Surg.*, 45:646-8, 1987.
106. BRIZIO, P.C. Cancer de mamam: estudio explorativo de los factores de riesgo. *Obstetricia y Ginecologia Latino Americanas*, 54:130-7, 1996.
107. BRODIE, D.A. Techniques of measurement of body composition: part I. *Sports Medicine*, 5:74-98, 1988.
108. BRODY, G.S. Keloids and hypertrophic scars. *Plast. Reconstructive Surg.*, 6:4, 1990.
109. BROWNELL, K.D.; KAYE, K.S. A school-based behavioral modification, nutrition education & physical activity program for obese children. *Am. J. Clin. Nutr.*, 35:277, 1982.
110. BROWSE, N.L. Diagnoses of deep vein thrombosis. *Br. Med. Bull.*, 34:163, 1978.
111. BRUNCE, I.H.; BEVERLEY, R.M.; HENNESSY, J.M.; LEIGH, C.W.; JONES, L.C. Post-mastec-

tomy lymphoedema treatment and measurement. *The Medical Journal of Aust.*, 161:125-2, 1994.

112. BRUNO, A.A.; MASIERO, D.; SECCO, M.F.M.; CHAMLLIAN, T.R. Padronização de conduta na reabilitação pós-câncer de mama. *J.B.M.*, 78:86-92, 2000.

113. BRYANT, W.M. Wound healing. *Clinical Symposia*, 29(3): 136, 1977.

114. BULLEN, B.A. *Obesity in: encyclopedia of sport sciencs and medicine. - The Am. College of Sports Medicine.* MacMillan, New York, pp.1079-80, 1971.

115. BUNCE, I.H.; MIROLO, B.R.; HENESSY, J.; WARD, L.; JONES, L. Post-mastectomy lymphoedema treatment and measurement. *The Med. J. Aust.*, 161:125-8, 1994.

116. BUNT, J.C. Impact of total body water fluctuations on estimation of body fat from body density. *Med. Sci. Sports Exerc.*, 21:96, 1989.

117. BUONO, M.J. *et al.* Effects of a diet and exercise program on blood lipids, cardiorespiratory function, and body composition in obese women. *Med. Sci. sports Exerc.*, 17:189, 1985.

118. BURKET, J.M.; ZELICKSON, A.; PADILLA, R.S. Linear focal elastosis (elastotic striae) *J. Am. Acad. Dermatol.*, 20:633-6, 1989.

119. BURKHARDT, B.R. Capsular contrature: hard breasts, soft data. *Clin. Plast. Surg.*, 15:521, 1988.

120. BURKHARDT, S. The rationale for joint mobilization. In: BELL, G.W. (ed.), *Professional preparation in athletic training.* Human Kinetics, Champaign, 1982.

121. BUSOLIN, V.F.; HERNANDES, D.; TIBURTINO, M.F.; OGUEIRA, P.V.G.; GUIRRO, E.C.O. Atenção fisioterapêutica no linfedema pós-mastectomia. *Anais do 8º Congresso de Iniciação Científica UNIMEP/CNPq*, Piracicaba, SP, pp.69-70, 2000.

122. BUSTOS, R.A.; LOUREIO, L.E.K.; THAME, C.E. Mamaplastia redutora com retalho glandular trilobulado de pedículo inferior por incisão periareolar. *Anais do XXIV Congr. Bras. Cir. Plast.*, Gramado, 1985.

123. BUTTS, N.K. *et al.* Effects of a 12-week weight training program on the body composition of women over and under forty years of age. *Med. Sci. Sports Exerc.*, 17:267, 1985.

124. BYL, N. N.; McKENZIE, A.; WONG, T.; WEST, J.; HUNT, T.K. Incisional wound healing: a controlled study of low and high dose ultrasound. *JOSPT*, 5(18):619-28, 1993.

125. CACIATO, D.A.; LOWITZ, B.B. *Manual de oncologia clínica.* Medsi, Rio de Janeiro, 2ª ed., 1991.

126. CAIRELLA, M.; GODI, R.; GALLIPPI, L.; SIANI, V. Elettroterapia, alimentazione ed attivitá física. In: RIBUFFO, A., BARTOLLETTI, C.A., *La cellulite.* Salus, Roma, pp.85-7, 1982.

127. CALADO, L.A.; MELLO, N.M. Prevenção de linfedema pós mastectomia radical. *Fisioterapia em Movimento*, 3(1):59-79, 1990.

128. CALDEIRA, A.M.L.; NIEVWA, A.; ARQUERO, S.P.; MALEOMBHO, J.P. The facial rejuvenescence operation. Importance of the fatty tissue treatment and consideration on facial fat grafts. *Rev. Bras. Cir.*, 78:375-92, 1988.

129. CALVIERI, S.; ZAMPETTI, M.; ROMANI, A.; CLERICO, R.; BIANCI, L.; CANTARESI, F.; AVATO, T. Aspetti ultraestrutturali. In: RIBUFFO, A. BARTOLETTI, C.A. *La cellulite.* Roma Salus, Roma, pp.23-27, 1982.

130. CAMARGO, M.C.; MARX, A.G. *Reabilitação física no câncer de mama.* Ed. Roca, São Paulo, 173p., 2000.

131. CAMPANHA, K.T.G. *Aplicação de ultra-som como controle do crescimento de Aspergillus flavus em cosméticos.* Dissertação apresentada ao Instituto de Biociências da Universidade Estadual Paulista – campus de Rio Claro, 59p., 2001.

132. CAMPFIELD, L.A.; SMITH, F.J.; CRUISEZ, Y. *et. al.* Recombinant mouse of protein: evidence for peripheral signal linking adiposity and central neural networks. *Science*, 269:546-9, 1995.

133. CANNON, W.B.; QUERIDO, S.; BRITTON, S.W.; BRIGHT, E.M. Studies on the conditions of activity in endocrine glands. The role of adrenal excretion in the chemical control of body temperature. *Am. J. Physiol.*, 79:466-506, 1927.

134. CARLUCCI, A. Drenagem linfática reversa, um tema novo e polêmico. *Up To Date*, março/abril, pp.28-30, 1996.

135. CARNEIRO, S. C. Elastina e fibras elásticas. ARS – CURANDI, *Dermatol. Atual*, 2:38, 1986.

136. CARR, R.D.; HAMILTON, J.F. Transverse striae of the back. *Arch. Dermatol.*, 99:26-30, 1969.

137. CASARELLA, F. Comparative results of postmastectomy rehabilitation. *Cancer*, 49:1251-5, 1994.

138. CASELLA, E. Resultados da aplicação de programa de fisioterapia precoce a pacientes mastecto-

mizadas. *Rev. Méd. do Iamspe*, 20:18-24, 1989.

139. CASLEY-SMITH, J.R. Electron microscopical observations on the dilate lymphtics in oedemateous regions and their collaps following hyaluronidase administration. *Brit. J. Exp. Path.*, 48:680-9, 1967.
140. CASLEY-SMITH, J.R.; MORGAN, R.G. Physical therapy for lymphoedema. *Med. J. Aust.*, 150:542-3, 1989.
141. CASTRO, V.L.R. *Complicações metabólicas e mecânicas da obesidade. Estudo crítico de oito casos.* Dissertação de Mestrado, UFRJ, 1976.
142. CERIZOLA, M.; FOSSATI, G.H. Plastia mamária reductora. Técnica periareolar y periareolar ensanchada. *Cir. Plast. Ibero-Lat-Am.*, 1:57, 1989.
143. CHAIN, E.; DUTHIE, E.S. Identily of hyaluronidase and spreading factor. *Brit. J. Exp. Bath.*, 21:324, 1940.
144. CHAJCHIR, A. *et al.* Fat injection. *Aesth Plast Surg.*, 14:127-36, 1990.
145. CHAJCHIR, A.; BENZAQUEN, I. Liposuction fat graft in face wrinkles and hemifacial atrophy. *Aesth. Plast. Surg.*, 10:117-55, 1986.
146. CHARNEV, I. *et al.* Childhood antecedents of adult obesity. *The New Engl. J. of Med.*, 295:6-9, 1976.
147. CHAVES L *et al.* Mastoplastia em L: um novo desenho. *Rev. SBCP*, 3:40, 1988.
148. CHENG, N.; VAN HOOF, H.; BOCKX, E.; HOOGMATENS, M.J.; MULIER, J.C.; DeLOECKER, D. The effects of electric currents on ATP generation, protein syntesis and membrane transport in rat skin. *Clin. Orthop.*, 171:264-71, 1982.
149. CHERNOSKY, M.E.; KNOX, J.M. Atrophic striae of after occlusive corticosteroid therapy. *Archives of Dermatol.*, 90:15, 1964.
150. CHIARI JR, A. The L short-scar mammaplasty - A new approach. *Plast. Rec. Surg.*, 90:233, 1992.
151. CHICOURI, M. Effet du madecassol dans lê traitment dês lipodystrophies localisées. *La Vie Med.*, 9:729-30, 1978.
152. CHIMENTI, S.; PRANTEDA, G.; CANTARESI, F.; CLRICO, R.; BIANCHI, L. Aspetti istochimici. In: RIBUFFO, A., BARTOLETTI, C.A. *La cellulite.* Salus, Roma, pp.17-21, 1983.
153. CHOS D.; LE COZ, J. Effects secondaires de la mésothérapie. *Tempo Médical*, 131:97-104, 1983.
154. CHVAPIL, M.; ECKMAYER, Z. Role of proteins in cosmetics. *International Journal of Cosmetic Science*, 7:41-9, 1985.
155. CHVAPIL, M. *et al.* Colágeno mito ou realidade. *Aerosol & Cosméticos*, 63:4-10, 1989.
156. CIPORKIN, H.; PASCHOAL, L.H. *Atualização terapêutica e fisiopatogênica da lipodistrofia ginóide (LDG) "celulite".* Livraria Editora Santos, São Paulo, 218p., 1992.
157. CLARK, R.A.F. Wound repair. *Curr. Opin Cell Biol.*, 1:1008, 1989.
158. CLEAK, M.J.; ESTON, R.G. Delayed onset muscle soreness: mechanisms and management. *J. Sports Sci.*, 10:325-41, 1992.
159. CLEAK, M.J.; ESTON, R.G. Delayed onset muscle soreness: mechanisms and management. *J. Sports Sci.*, 10:325-41, 1992.
160. COAKLEY, W.T.; HAMPTON, D. Quantitative relationships between ultrasonic cavitation and effects upon amoebae at 1 MHz. *The J. Acoust. Soc. of Am.*, 50:6, 1971.
161. COHEN, I.K.; DIEGELMAN, R.F.; KEISER, H.R. Collagen metabolism in keloid and hypertrophic scar. In: LONGRACE J.J., *The ultrastructure of collagen.* CC Thomas, Springfield, 1976.
162. COHEN, I.K.; KEISER, H.R.; SJOERDSMA, A. Collagen syntesis in human keloid and hypertrophic scar. *Surg. Forum*, 22:488, 1971.
163. COHEN, I.S.; MOSHER, M.B.; O KEEFE, E.J. Cuxicity of bleomycin therapy. *Arch. Dermatol.*, 107:553-5, 1973.
164. COLLINS, P.C.; FIELD, L.M.; NARINS, R.S. Liposuction surgery and fat transplantacion. *Clin. Dermatol.*, 10:365-72; 1992.
165. COMBEMALE, P.; CANTALOUBE, D. Traitement dês chéloides. *Ann. Dermatol. Venereol.*, 118:665-73, 1991.
166. CONWAI, H.; GILLETE, R.; SMITH, J.W.; FINDLEY, A. Differential diagnosis of keloids and hypertrofic scar by tissue culture, tecnique with notes on therapy of keloids by surgical excison and decadron. *Plast. Reconst. Surg.*, 25:117, 1960.
167. CORBEL, D. *Mesoterapia (intradermoterapia) y celullitis.* Masson, Barcelona, 214p., 1992.
168. CORNBLEET, T. Tratamento de quelóides com hialuronidase. *J.A.M.A.*, 154(14), 1954.

169. CORT, W. J. *Amer. Oil Chem. Soc.*, 51:321, 1974.

170. COSTA, R.F. *Avaliação Física.* Fitness Brasil Collection, São Paulo, 1996.

171. COYLE, E.F.; FEIRING, D.C.; ROTKIS, T.C.; COTE, R.W.; ROBY III, F.B.; LEE, W.; WILMORE, J.H. Specificity of power improvements throught slow and fast isokinetic training. *J. Appl. Physiol.*, 51:1437-1442, 1981.

172. CRICHLOW, L.W. Breast cancer in males. *Breast*, 2:12, 1976.

173. CUMMINGS, G.S.; TILLMAN, L.J. Remodeling of dense connective tissue in normal adult tissue. In: CURRIER, D.P.; NELSON, R.M. (eds.), *Dynamics of human biologic tissue.* F.A. Davis, Filadélfia, 1992.

174. CUONO, C.; LANGDON, R.; McGUIRE, J. Use of cultured epidermal autografts and dermal allografts as skin replacement after burn injury. *Lancet*, 8490:1123, 1986.

175. CURRERI, P.W.; ASCH, M.J.; PRUITT, J.B. The treatment of chemical burns: specialized diagnostic, therapeutic, and prognostic considerations. *J. Trauma*, 10:634-42, 1970.

176. CURRI, S.B. Impiego del "diachysis factor" quale anticellulitico esogeno. Classificazione della cellulite ed indagini morfo istochimici sulla differenziazione indotta delle cellule mesenchimali. Proccedings III, *Int. Derm. Congr.*, In: San Remo, 7:427, 1971.

177. CURRI, S.B. *Las paniculopatias de estasis venosa: diagnostico clínico e instrumental.* Hausmann, Barcelona, 211p., 1991.

178. CURRI, S.B.; LIGUORI, E. Relazioni tra sintomi di stasi venosa crónica degli arti inferiori e sintomi di stasi mammaria. *Min. Angiol.*, 14:165-74, 1989.

179. CURRI, S.B.; CUTER, G.; GESSI, A.; LONGHI, M.G. New approaches for the percutaneous treatment of skin and adipose tissue in chronic venous diseases. Proceedings. *Cosmetic News*, 35:85-97, 1983.

180. CYRIAX, J. *Textbook of orthopaedic medicine.* Bailliere Tindall, London, vol.II, 2ª ed., 1984.

181. D'ASSUNÇÃO, E.A. Contribuição à Mamaplastia Redutora em L. *Rev. Soc. Bras. Cir. Plast.*, 13:51-60, 1998.

182. DABIS, G. Le obesites et leur traitement. Gaz. *Med. France*, 69:1895, 1962.

183. DAHER, J.C. Contribuição à cirurgia de reconstrução de mama. *Rev. Brasília Méd.*, 10:92-93, 1974.

184. DALLOZ-BOUGUIGNON, A. Étude de l'action de l'extrait titré de Centella asiática. *G. M. De France*, 38:4578-83, 1975.

185. DANGELO, J.G.; FATTINI, C.A. *Anatomia humana sistêmica e segmentar.* Livraria Atheneu, Rio de Janeiro, 2ª ed., 1987.

186. DARVAY, A.; ACLAND, K.; LYNN, W.; RUUSSEL-JONES, R. Striae formation in to HIV-positive persons receiving protease inhibitors. *J. Am. Acad. Dermatol.*, 41:467-9, 1999.

187. DAVIES, L.K.; POULTON, T.J.; MODELL, J.H. Continuous positive air-way pressure is beneficial in treatment of smoke inhalation. *Crit. Care Med.*, 11:726, 1983.

188. DAWSON, J.F. *et al.* Elastic fibers: histological, correlation with orcein and a new monoclonal antibody, HB8. *Br. J. Dermatol.*, 110:539-46, 1980.

189. DE GRANDE, F. Nutrition and energy balance in body composition studies. In: *Techniques for measuring body composition.* National Academy of Sciences – National Research Council, Washington, D.C. 1961.

190. DeLISA, J.A. *Medicina de reabilitação – princípios e prática.* Ed. Manole, São Paulo, Vol.1, 1992.

191. DeBAKEY, M. *The living heart diet.* Raven Press, New York, 1984.

192. DEBRECENI, L.; GYULAIN, M.; DEBRECENI, H.; SZABÓ, K. Results of transcutaneous electrical stimulation (TES) in cure of lower extremity arterial disease. *Angiology*, 46(7):613-8, 1995.

193. DECORMEILLE, G. La cellulite – Syndrome allergique. *Concours Med.*, 83:4833, 1961.

194. DEL VECCHIO, A.; SENNI, I.; COSSU, G.; MOLINARO, M. Effeti della centella asiática sull'ativitá biosintetica di fibroblasti in coltura. *Fármaco*, 39:355-360, 1984.

195. DEMLING, R.H. Medical progress: burns. *N. Eng. J. Med.*, 313:1389, 1986.

196. DePASQUALE, V.; FRANCHI, M.; GOVONI, P. Striae albae: a morphological study of the human skin. *Basic Appl. Histochem.*, 31:475-86, 1987.

197. DERVIEUX, D. *L'acupunture à la portée de tous pour 150 afections courants.* Buchet/Chestel., Paris, 1980.

198. DEVOR, M. What's in a beam for pain therapy? *Pain*, 43:139, 1990.

199. DICKEN C. H.; ROCHESTER, M.D. Retinoids: a review. *J. Acad. Dermatol.*, II:541-52, 1984.

200. DIERICKX, C.,;GOLDMAN, M.P.; FITZPATRICK, R.E. Laser treatment of erythematous/hypertrophic and pigmented scars in 26 patients. *Plast. And Rec. Surg.*, 95:84-92, 1995.

201. DIONNE, R.A.; MUELLER, G.P.; YONG, R.F.; GREENBERG, R.P.; HARGREAVES, K.M., DUBNER, R. Contrast medium causes the apparent increase in beta-endorphin levels in human cerebrospinal fluid following brain stimulation. *Pain*, 20: 313-21, 1984.

202. Divisão de Informação Pró-onco, Ministério da Saúde – Brasil. *http://www.inca.org.br.*

203. DOCKERY, G.L. Hypertophic and keloid scars. *J.Am. Pod. Med. Assoc.*, 85:57-61, 1995.

204. DOMENICO, G.; WOOD, E.C. *Técnicas de massagem de Beard.* Ed. Manole, São Paulo, 4ª ed., 1998.

205. DOURADO, V.R.C. *Tratamento de pacientes com queimaduras.* Ed. Lovise, São Paulo, 1994.

206. DOWLING, A.S. Pressure sores: their cause, prevention and treatment. *MD State Med. J.*, 6:131-4, 1970.

207. DOWNING, D.T. Função dos lipídios na estrutura epidérmica. *Cosmetics & Toiletries*, 4:39-44, 1992.

208. DRAELOS, Z.D. Purported cellulite treatments. *Dermatol. Surg.*, 23:1177-81, 1997.

209. DRAPER, D.O.; CASTEL, J.C.; CASTEL, D. Rate of temperature increase in human muscle during 1 MHz and 3 MHz continuous ultrasound. *JOSPT*, 22:142-50, 1995.

210. DRASTICHOVÁ, V.; SAMOHYL, J.; SLAVETINSKÂ, A. Strengthening of sutured skin wound with ultrasound in experiments on animals. *Acta Chirurgiae Plasticae*, 15:114-9, 1973.

211. DREVER, .JM. The epigastric island flap. *Plast. Reconstr. Surg.*, 59:143, 1977.

212. DUDLESTON, A. K.; BENNION, M. Effect of diet and or exercise on obese college women. *J. Am. Diet. Assoc.*, 56:126, 1970.

213. DUFOURMENTEL, L.; MOULY, R. Plastie mammaire par la méthode obliqúe. *Ann. Chir. Plast.*, 6:45, 1961.

214. DUPOUY, J.P.; HARY, L.; LALAU, J.D.; GREGOIRE, I.; CHATELAIN, A. Influence dpérinatale des hormones sexuelles sur l´activation différentielle de la fonction corticotrope au cours d´un stress chez le male et la femelle. *Ann. D'Encocrinol.*, 48:385-92, 1987.

215. DUSTAN, H.P. Growth factors and racial differences in severity of hypertension and renal diseases. *Lancet*, 339:1339-40, 1992.

216. DUVAL, A.R. Apercus et hypotheses sur la physiologie des cellulite. *Gaz. Med. Fr.*, 1:899, 1954.

217. DUVAL, A.R. Diagnostic et traitement de la cellulite. *Sem. Med.*, 30:852, 1954.

218. DWYER, T. J.; BLONDE, C.V.; MAYER, J. Treating obesity in growing children. 2 specific aspects activity and diet. *Post-Grad. Med.*, 51(7):111-5, 1975.

219. DYSON, M. Mechanisms involved in therapeutic ultrasound. *Physiotherapy*, 73:116, 1987.

220. EASTELL, R.; REID, D.M.; COMPSTON, J. *et al.* A UK consensus group on management of glucocorticoid-induced osteoporosis: an update. *J. Intern. Med.*, 244:271-92, 1998.

221. EASTMAN, N.J. The abuse of rest in obstetrics. *JAMA*, 125:1077-9, 1944.

222. ECKERT, J.P.; GREEN, O.C.; MIGEON, C. *Rate of production and degradation of cortisol in obesity.* Presented at Forty – Third Annual Meeting of Endocrine Society, New York, 22 de junho, 1961.

223. EDLICH, R.F.; TOWLER, M.A.; GOITZ, R.J. *et al.* Bioengineering principles of hydrotherapy. *J. Burn Care Reabil.*, 8:579-84, 1987.

224. EHRLICH, H.P.; DESMOULIÈRE, R.F.; DIEGELMANN, I.; COHEN, K. *et al.* Morphological and immunochemical differences between keloid and hypertrophic scar. *Am. J. Pathol.*, 145:105-13, 1994.

225. ELLIS, K.J. Acccuracy of dual-energy x-ray absorptiometry for body composition measurements in children. *Am. J. Clin. Nut.*, 60:660-5, 1994.

226. ELSON, M.L. Treatment of striae distensae with topical tretinoin. *J. Dermatol. Surg. Oncol.*, 16:267-70, 1990.

227. ELTON, R.F.; PINKUS, H. Striae in normal men. *Arch. Dermatol.*, 28:825, 1966.

228. ELY, J.B. Reconstrução mamária: evolução, técnicas e resultados clínicos. *Arq. Cat. Med.*, 13:27-45, 1984.

229. EMERICK, R. *et al.* Formation of retinoic acid from retinol in the rat. *Biochem. J.*, 102:606, 1967.

230. EPSTEIN, L.H.; WING, R.R.; STERANCHK, L. *et al.* Comparison of family based behavior mo-

dification and nutrition education for childhood obesity. *J. Pediat. Psychol.*, 5:25, 1980.

231. EPSTEIN, N.N.; EPSTEIN, W.L.; EPSTEIN, J.H. Atrophic striae in patients with inguinal intertrigo. *Arch. Dermatol.*, 87:450, 1963.

232. ERIKSSON, E., HAGGMARK, T., KIESSLING, H. *et al.* Effect of electrical stimulation on human skeletal muscle. *J. Sport Med.*, 1(2):18-22, 1981.

233. EVANS, B.W.; CURETON, K.J.; PURVIS, J.W. Metabolic and circulatory responses to walking and jogging in water. *Res. Q.*, 49:442-9, 1978.

234. EVANS, P. The healing process at cellular level: a review. *Physiotherapy*, 66:256-9, 1980.

235. FABER, P.L.; MORAN, C.M. e L.I., D'ELLIA, F.L.G.M.; ELIAS, C.S. Acupuntura auricular como auxiliar no tratamento da obesidade: estudo simples-cego, randomizado e placebo controlado. *Rev. Méd. Cien. Acup.*, 1:5-8, 1996.

236. FAHRENBACH, W.H.; SANDBERG, L.B.; CLEARY, E.G. Ultrastructural studies on early elastogenesis. *Anat. Rec.*, 155:563, 1966.

237. FELICIO, Y. Mamplastia redutora com incisão periareolar. *Ann. De la Jorn. Sul Bras. Cir. Plast.*, 307, 1984.

238. FEMILLE, J. La cellulite, mécanisme pathogénique. *Concours Méd.*, 80:2311-5, 1969.

239. FERNÁNDEZ, F.A. *Tratado general de acupuntura - China. Fisiopatologia, diagnósico y tratamiento.* ECTA, Buenos Aires, 1977.

240. FERNANDEZ, S. Physiotherapy: prevention and treatment of pressure sores. *Physiotherapy*, 73:450-4, 1987.

241. FERRANDES, J.C. Pressothérapie ou vácuothérapie dans lê traitment dês oedèdmes. *Cah. Kinésithér.*, 188:19-23, 1997.

242. FERRANDES, J.C.; THEYS, S.; BOUCHET, J.Y. Reeducação vascular nos edemas dos membros inferiores. Ed. Manole, São Paulo, 128p., 2001.

243. FERREIRA, A.B.H. *Novo dicionário da língua portuguesa.* Nova Fronteira, Rio de Janeiro, 1986.

244. FILGUEIRAS, D.V. Efeitos adversos da corticoterapia local. *An. Bras. Dermatol.*, 58:273, 1983.

245. FISBERG, M. Obesidade na infância e adolescência. *Pediatria Moderna*, 2:103-8, 1993.

246. FISCHER, G. Historie de ma technique. In: FOURNIER, P.F. *Lipoescultur - Ma technique.* Ed. Arnette, Paris, 1989. (referência isolada)

247. FISH, R.O. *et al.* Obesity and leanness at birth and their relationship to body. Habitues, in later childhood. *Peds.*, 56:521-8, 1975.

248. FISHER, E.; STOCK, H. Roentgenterapy of kelóids. *Schweis Med. Wschr.* 87:1281, 1957.

249. FOLDI, E.; FOLDI, M.; WEISSLEDER, H. Conservative treatment of lymphoedema of the limbs. *Angiol. J. Vasc. Dis.*, 36:171-80, 1985.

250. FORBES, G.B. *et al.* Genetic factors in abdominal obesity, a risk factor for stroke. *N. Engl. J. Med.*, 318:1070-6, 1988.

251. FOTHERBY, K. Clinical experience and pharmacological effects of an oral contraceptive containing 20 micrograms of estrogen. *Contraception*, 46:477-88, 1992.

252. FOURNIER, P.F. *Lipoescultur - Ma technique.* Ed. Arnette, Paris, 1989.

253. FOURNIER, P.F.; OTTENI, F.M. Lipodissection in body sculpturing. The dry method. *Plast. Rec. Surg.*, 72:598, 1983.

254. FOX, C. *Cosmetic & Toiletries*, 108:47-8, 1993.

255. FRANCES, C.; ROBERT, L. Elastin & elastic fibers in normal and pathologic skin. *Inter. J. Dermtol.*, 23:166, 1984.

256. FRANCO, T. Axial flap from the inferior pole of the breast. *Ann. Plast. Surg.*, 5:260-280, 1980.

257. FRANCO, T. Axial flap from the inferior pole of the breast. *Ann. Plast. Surg.*, 5:260, 1989.

258. FREL, B.; ENGLAND, B.; AMES, B. Ascobate is a outisanding antioxidant in human blood plasma. *Proc. Nat. Acad. Sci USA*, 86:6377-81, 1989.

259. FRICKER, J.; MELCHIOR, J.; DUCHEMIN, M.; THOUMIE, P.; APFELBAUM, M. *Masso – kinesitherapie et reeducation dans i obesite.* - Encycl. Med. Chir. Kinesitherapie, Paris, 26580 A, 7, 1988.

260. FRIEDEL, J. *et al.* Mésotherapie et mycobactérioe cutanée à mycobacterium fortuitum: une "médicine douce" à risque. *Ann. Dermatol. Venereol.*, 114:845-9, 1987.

261. FU, F.H.; CEN, H.W.; ESTON, R.G. The effects of cryotherapy on muscle damage in rats sub-

jected to endurance training. *Scand. J. Med. Sci. Sports*, 7:358-62, 1997.

262. FURUSE, K. *Cosmetic & Toiletries*, 102:99, 1987.
263. FYFE, M.C., CHAHL, L.A. Mast cell degranulation: a possible mechanism of action of therapeutic ultrasound. *Ultr. in Med. and Biol.*, 8:62-8, 1982.
264. GAMARELO, R. Le *smagliture cutanee. Processi di formazione e loro trattamento.* Grornale della Sonita. et.-Out., Torino I, 1982.
265. GANDOLFO, E.A. Breast reconstruction with a lower abdominal myocutaneous flap. Br. Jr. Plast. *Surg.*, 25:45, 1982.
266. GANONG, W.F. *Fisiologia médica.* Atheneu, S.P., 4ª ed., 1983.
267. GARB, J.; STONE, M.J. Keloids review of literature and report of eight cases. *Amer. J. Surg.*,58:315, 1942.
268. GARCEZ, J.; SARAIVA, S.; JUNIOR, A. Cicatrizes queloideanas. *A Folha Médica*, 66:57, 1973.
269. GARCIA, I.O. *Tratado de mesoterapia.* Tecnopress Editora, São Paulo, 29c2p., 1994.
270. GARDNER, G.W. Specificity of changes of the excirsed and non-excirsed limb following isometric training. *Res. Q.*, 34:98-101, 1963.
271. GARRETT, W.E. Muscle strain injuries: clinical and basic aspects. *Med. Sci. Sports Exerc.*, 22:436-43, 1990.
272. GASBARRO, V.; VETORELLO, G.F. Treating cellulite. *Cosm. & Troil.*, 107:64-6, 1992.
273. GASBARRO, V.; VETORELLO, G.F.; SALOMONI, C. *et al.* Rapporti e correlazione tra simtomi di stasi e/o insufficienza venosa crónica degli arti inferiori e sintomi della panniculopatia edemato-fibrosclerótica (P.E.F.) ed edemato fibroplastica mammaria (P.E.M.). *Flebo Linf.*, 1:39-48, 1990.
274. GAULT, W.R.; GATENS, P.F. Use of low intensity direct current in management of ischemic skin ulcers. *Phys. Ther.*, 56:265-8, 1976.
275. GAVROY, J.P;, DELPRAT, J.; ROMAIN, M.; EHLARS, S.; XENARD, J. Etude pluricentrique de lássouplissement obtenu par massage aspiratoire (LPG) sur les cicatrices. *Congès Soc. Franç. Chir. Main*, Paris, dezembro, 1994.
276. GEORGE, C.A. Breast carcinoma – breast preserving therapy and cosmetic results. *Schweiz Reundch Med. Prax.*, 78:638-42, 1989.
277. GEORGIADE, N.G. *Aesthetic surgery of the breast.* WB Saunders CO, Filadélfia, 1990.
278. GIBBS, N.M. Venous thrombosis of the lower limbs with particular reference to bed rest. *Br. J. Surg.*, 191:209-35, 1957.
279. GILCHREST, B.A. A influência do tipo de pele no foto-envelhecimento. *Cosmetics & Toiletries*, 6:22-4, 1994.
280. GILCHREST, B.A. Aging. *J. Am. Acad. Dermatol.*, 11:995, 1984.
281. GILCHREST, B.A. Aging-associated changes in the skin. *J. Am. Geriatr. Soc.*, 30:139, 1982.
282. GILLHAN, L. Lymphoedema and physiotherapists: control not cure. *Physioth.*, 80:835843, 1994.
283. GILLMAN, T.; PEN, J.; BRINKS, D.; ROUX, M. A re-examination of certain aspects of the histogenesis of the healing of cutaneous wounds. *Brit. J. Surg.*, 43:141, 1955.
284. GINSBACH, G.; KOHNEL, W. The treatment of hipertrophic scars and keloids by argon laser: clinical data and morphological findings. *Plast. Surg. Forum*, 1:61, 1978.
285. GÓES, J.C.S. Mamoplastia periareolar, técnica da dupla pele. *Rev. Bras. Cir. Plast.*, 4:55, 1989.
286. GOGIA, P.P. Low-energy laser in wound management. In: *Clinical wound management.* Slack Incorporated, Thorofare, pp.165-172, 1995.
287. GOLDSPINK, G.; SCUTT, A.; LOUGHNA, P.T.; WELLS, D.J. *et al.* Gene expression in skeletal muscle in response to stretch and force generation. *Am. J. Physiol.*, 262:356-363, 1992.
288. GOMES, D.R.; SERRA, M.C.; PELLON, M.A. *Tratamento de queimaduras – um guia prático.* Revinter, Rio de Janeiro, p.268, 1997.
289. GONÇALVES, A.P. Envelhecimento cutâneo cronológico. *Anais Brasileiros de Cosmetologia*, 66:4-6, 1991.
290. GOODWIN, C.W. Metabolism and nutrition in termally injured patient. *Crit. Care Clin.*, 1:97-117, 1985.
291. GOODWIN, C.W.; PRUITT, B.A. *Burns, antimicrobial therapy.* W.B. Saunders CO, Filadélfia, pp.397-409, 1980.

292. GOSMMAN, M.; SHARMMANN, C.; ROSE, S. Review of length – associeted changes in muscle. *Phys. Ther.*, 62:1799, 1982.

293. GRAVES, J.E.; POLLOCK, M.L.; LEGGETT, S.H.; BRAITH, R.W.; CARPENTER, D.M.; BISHOP, L.E. Effect of reduced training frequency on muscular strength. *Int. J. Sports Med. In press.*, 1989.

294. GREEN, O.C.; ECKERT. J.P.; MIGEON, C.J. Pituitary -a drenal function in obesity. *Presented at Forty-Third Annual Meeting of Endocrine Society*, New York, 22 de junho, 1961.

295. GREMINGER, R.F. The mini-abdominoplasty. *Plast. Reconstr. Surgery*, 79:356, 1983.

296. GRIFFEN Jr., W.O. Gastric byopass for morbid obesity. *Sur. Clin. North Amer.*, 59:1103-12, 1979.

297. GRIFFITH, B.H.; MONROE, C.W.; McKINNEY, P.A. A follow-up study on the treatment of keloids with triamcinolone acetonide. *Plast. Reconstr. Surg.*, 1:179, 1974.

298. GROBGLAS, A.; LEVI, J. Traité dácupuncture auriculaire. *Publ. Real*, Paris, 1975.

299. GROENWAL, R.D. A multidisclipined approach for the management of breast cancer. *Med. Clin. North Am.*, 57:656-72, 1992.

300. GRUBBS, L. The critical role of exercise in weight control. *Nurse Pract.*, 18:20-9, 1993.

301. GSCHWANDTNER, W. Striae cutis atrophicae nach lokalbhandndlung mit corticosteroiden. *Der hauptarzt*, 24:70, 1973.

302. GUEDES, D.P. *Estudo da gordura através da mensuração dos valores de densidade e da espessura de dobras cutâneas em universitários.* Dissertação de mestrado. Santa Maria. Universidade Federal de Santa Maria, 1985.

303. GUERRA, S.S.; FANAN, S. Visão cosmética dos radicais livres. *Cosmetics & Toiletries*, 6:51-8, 1994.

304. GUIRRO, E.C.O.; TIBURTINO, M.F.; NOGUEIRA, P.V.G.; BUSOLIN, V.F.; HERNANDES, D. Efeitos da drenagem linfática manual associada ou não a bandagem compressiva. *Revista Brasileira de Fisioterapia*, supl.38, 2001.

305. GUIRRO, E.C.O.; FERREIRA, A.L.; GUIRRO, R.R.J. Estudos preliminares dos efeitos da corrente galvânica de baixa intensidade no tratamento de estrias atróficas da cútis humana. *Anais do X Congresso Brasileiro de Fisioterapia*, Fortaleza, CE, 1991.

306. GUIRRO, E.; GUIRRO, R.; BUCALON, A.J.; DE ANGELIS, D.F. Bioefeitos induzidos por ultrasom em *staphylococcus aureus*. Estudo in vitro. *Anais da XV Reunião Anual da Federação de Sociedades de Biologia Experimental*, Caxambu, 2000.

307. GUIRRO, E.; GUIRRO, R.; BUCALON, A.J.; DE ANGELIS, D.F. Efeitos da fonoforese com tetraciclina em culturas de *escherichia coli*. *Anais da XV Reunião Anual da Federação de Sociedades de Biologia Experimental*, Caxambu, 2000.

308. GUIRRO, E.C.O. *Bioefeitos induzidos por ultra-som em Staphylococcus aureus e Escherichia coli. Estudo in vitro.* Tese de Doutorado – UNESP, Rio Claro, 144p., 1999.

309. GUIRRO, E.C.O.; GUIRRO, R. A. Atividade física na obesidade. *Ciência & Tecnologia*, 8:97-107, 1995.

310. GUIRRO, E.C.O.; FERREIRA, A.L.; GUIRRO, R.R.J. Efeitos da estimulação ultra-sônica pulsada de baixa intensidade no processo cicatricial. Estudo experimental em ratos. *Ciência e Tecnologia*, 83:37-47, 1995.

311. GUIRRO, R.; DaSILVA, L.M.; BORIN, S.H.; DAMASCENO, M.P.; GUIRRO, E. Efeito da TENS na dor pós-operatória cardíaca e na função pulmonar. Estudo de caso. *Revista Brasileira de Fisioterapia*, 2(1):1-5, 1997.

312. GUIRRO, R.; SERRÃO, F.V.; MARDEGAN, M.F.B.; MAGDALON, E.C. Alterações do sinal mioelétrico decorrentes do alongamento muscular. *Anais do IX Congresso Brasileiro de Biomecânica*, Gramado, p. 245-50, 2001.

313. GUTMAN, H. Achievments of physical mastectomy compared with quadrantectomy axillary dissection and radiation for carcinoma of the breast. *Arch. Surg.*, 125:389-91, 1990.

314. GUY, R.H.; HADGRAFT, J. Seletion of drug candidates for transdermal drug delivery. In: HADGRAFT, J., GUY, R.H., *Transdermal drug delivery: developmental issues and research initiatives.* Marcel Decker, New York, pp.59-81, 1989.

315. GUYTON, A. Tratado de fisiologia médica. Ed. Interamericana, Rio de Janeiro, 8ª ed., 1998.

316. GWINUP, G. Effect of exercise alone on the weight of obese women. *Arch. Int. Med.*, 135:676-80, 1975.

317. GWINUP, G. Weight loss without dietary restriction: efficacy of different forms of aerobic exercise. *Am. J. Sports Med.*, 15:275-9, 1987.
318. GWINUP, G.; CHELVAN, R.; STEINBERG, T. Thickness of subcutaneous fat and activity of underlying muscles. *Ann. Int. Med.*, 74:408-11, 1971.
319. HACHEM, A.; BOURGOIN, J. Etude anatomo clinique des effects de i extrait trite de centella asiatica dans la lipodystrophie localisee. *Publi. Therap.*, supl.AU-2, março, 1979.
320. HADGRAFT, J.; GUY, R.H. *Transdermal drug delivery: developmental issues and research initiatives.* Marcel Decker, New York, pp.59-81, 1989.
321. HAGAN, R.D.; UPTON, S.J.; WONG, L.; WHITTAM, J. The effects of aerobic conditioning and/ or caloric restriction in overweight men and womem. *Med. Sci. Sport Exerc.*, 1:87-94, 1986.
322. HALAR, E.M.; BELL, K.R. Contraturas e outros efeitos deletérios da imobilização. In: DELISA, J.A. *Medicina de reabilitação: princípios e práticas.* Ed. Manole, São Paulo, vol.II, p. 520-522, 1992.
323. HALLER, P.H. Inativação e captura de radicais livres. *Cosm. & Toil.*, 3:53-6, 1991.
324. HALSTEAD, W.S. The swelling of the arm after operations for cancer of the breast, elephantiasis chirurgica – its cause and prevention. *Bull Johns Hopkins Hosp.*, 32:309-13, 1921.
325. HARGENS, A.R. Fluids shifts in vascular and extravascular spaces during and after stimulated WEIGHTLESSNESS. *Med. Sci. Spot Exer.*, 15:421-7, 1983.
326. HAR-SHAI, Y.; BARAK, A.; TARAN, A; WEISSMAN, A. Striae distensae of augumented breasts after oral contraceptive therapy. *Ann. Plast. Surg.*, 42:193-5, 1999.
327. HARTRAMPF, C.R.; SCHEFLAN, M.; BLACK, P.W. Breast reconstruction with a transverse abdominal island flap. *Plast. Reconstr. Surg.*, 69:216, 1982.
328. HARVEY, W.; DYSON, M.; SUCKLING, J. Stimulation of tissue repair by ultrasound: a survey of the mechanisms involved. *Physioter.*, 64:4, p.105, 1979.
329. HASHIMOTO, K. Linear focal elastosis: keloidal repair of striae distensae. *J. Am. Acad. Dermatol.*, 39:309-13, 1998.
330. HASHIMOTO, K.; DIBELLA, R. Electron microscopic studies of normal and abnormal elastic fibers of the skin. *J. Invest. Dermatol.*, 48, 1967.
331. HAUSEN, B.M. Centella asiatica (Indian pennywort),an effective therapeutic but a weak sensitizer. *Contact Dermatitis*, 29:175-9, 1993.
332. HAUSER, W. Zur frage der eutstehung der striae cutis atrophicae. *Dermatol. Wochenschr*, 138:1291-5, 1958.
333. HAYFLICK, L. In: *Theories of Ageing. Fundamentals of Geriatric Medicine*, New York, 43-50, 1983.
334. HEAD, M.D. Paraffin and sustained and streching in the treatment of burn contracture. *Burns*, 4:136-9, 1977.
335. HEATHER, A. Therapeutics VXI – Retinoic acid. *Brit. J. Dermatol.*, 85:500-3, 1971.
336. HECKEL, F. *Maigrir, Porquoi? Comment?* Maloine, 480-1, 1939.
337. HENDERSON, D.L.; CROMWELL, T.A.; MES, L.G. Argon and carbon dioxide laser treatment of hypertrophic and keloid scars. *Lasers Surg. Med.*, 3:271, 1984.
338. HENEL, A.; PINTO, W.S. Quelóides e cicatrizes hipertróficas. Tratamento pela injeção intralesional de corticóide, com especial referência ao emprego do dermo-jet. A *Folha Médica*, 61:41, 1970.
339. HENRY, F.; PIÉRARD-FRANCHIMONT, C.; PANS, A.; PIÉRARD, G.E. Striae distensae of pregnancy. An in vivo biomechanical evaluation. *Int. J. Dematol.*, 36:506-8, 1997.
340. HENRY, J.L.; SESSLE, B.J.; LUCIER, G.E. *et al.* Effects of substance P on nociceptive and non-nociceptive trigeminal brain stem neurons. *Pain*, 8:33-45, 1980.
341. HERBERT, V. Megavitamin therapy. Contemp. Nutr., 2:10, 1977. 81
342. HERBISON, G.J.; JAWEWD, M.M.; DITUNNO, J.F. Exercise therapies in peripherical neuropathies. *Arch. Phys. Rehabil.*, 64:201-5, 1983.
343. HERMITTE, R. Cellulitis. *Revista Cosmetics & Toiletries*, tomoII, 1:12-8, 1988.
344. HERMITTE, R. Pele envelhecida: retinóides e alfa-hidróxi-ácidos. *Cosmetics & Toiletries*, 5:55-8, 1993.
345. HERXEIMER, H. Cutaneous striae in normal boys. *The Lancet*, 204, 1953.
346. HESTER, J.R.; NAHAI, F.; BOSTWICK, J.; CUKIC, J. A five experience with polyurethane-covered mammary 6 prosthesis for treatment of capsular contracture, primary augumentation mammaplasty, and breast reconstruction. *Clin. Plast. Surg.*, 15:569-85, 1988.

347. HEYWARD, V.H.; STOLARCZYK, L.M. Avaliação da composição corporal aplicada. Ed. Manole, São Paulo, 2000.

348. HIRSCH, J.; BATCHELOR, B. R. Adipose tissue cellularity in human obesity. *Clin. Endocrinol. Metb.*, 5:299, 1976.

349. HIRSCH, J.; KNITTLE, J. Cellularity of obese and non obese human adipose tissue. *Fed. Proc.*, 29:1518, 1970.

350. HIRSCH, J. Adipose cellularity in relation to human obesity. In: *Advances in internal med.* Ed. G.H. Stollermann, Copyright, vol.17, 1971.

351. HLADIUK, M. Arm function after axillary dissection for breast cancer. A pilot study to provide parameter estimates. *J. Surg. Oncol.*, 5:47-52, 1992.

352. HOCUTT, J.E.; JAFFE, R.; RYLANDER, C.R.; BEBBE, J.K. Cryotherapy in ankle spairs. *Am. J. Sports Med.*, 10:316-9, 1982.

353. HOLLY, R.G. *et al.* Stretch-induced growth in chicken wing muscles: a new model of stretch hypertophy. *Am. J. Physiol.*, 238:62-71, 1980.

354. HOOGLAND, R. *Ultrasound therapy.* 2ª ed. BV Enraf-Nonius Delft, Rotgenweg 1, PO Box 483, 2600 A L Delft, The Netherlands, 1989.

355. HOPPELER, H.; LUTHI, P.; CLAASSEN, H.; WEIBEL, E.; HOWALD, H. The ultrastructure of the normal human skeletal muscle. A morphometric analysis on untrained men, women, and well -trained orienteers. *Pflugers Arch.*, 344:217, 1973.

356. HOPPENFELD, S. *Propedêutica Ortopédica. Coluna e extremidades.* Atheneu, Rio de Janeiro, 276p., 1980.

357. HORIBE, K. *et al.* Mamaplastia reductora: nuevo abordaje del método lateral-obliquo. *Rev. Lat. Am. Cir. Plast.*, 2:7, 1976.

358. HORNING, D.; VUILLEUMIER, J.P.; HARTMAN, D. *Int. J. Vit. Nutr. Res.*, 50:309-14, 1980.

359. HUDLICKÁ, O.; AITMAN, T.; HEILIG, A.; LEBERER, E.; TYLER, K.R.; PETTE. D. Effects of different patterns of long-term stimulation on blood flow, fule uptake and enzyme activities in rabbit fast skeletal muscle. *Pflugers Arch.*, 402: 306-11, 1984.

360. HUMBLE, C.A. Lymphoedema Nursing. *Times*, 91:53-8, 1995.

361. HUNT, J.L. Electrical injuries. In: FISHER, S.V.; HELM, P.A. *Comprehensive rehabilitation of burns.* Williams & Wilkins, Baltimore, pp.249-66, 1984.

362. HYLAND, D.B.; KIRKLAND, V.J. Infrared therapy for skin ulcers. *Am. J. of Nurs.*, 1800-1, 1980.

363. HYMES, A.C. *et al.* Electrical nerve stimulation on pos-operative pain and pulmonary function. *Surgery*, 89:507, 1971.

364. HYMES, A.C.; YONEHIRO, E.G.; RAAB, D.E.; NELSON, G.K.; PRINTY, A.L. Electrical surface stimulation for treatment and prevention of ileus and atelecstasis. *Surg. Forum*, 25:222-4, 1974.

365. IDSON, B. Vitaminas e a pele. *Cosmetics & Toiletries*, 59:59-68, 1994.

366. ILLOUZ, Y.G. Present results of fat injection. *Aesthetic Plastic Surgery*, 12: 175-83, 1988.

367. ILLOUZ, Y.G. History and current concepts of lipoplasty. *Clin. in Plast. Surg.*, 721p., 1996.

368. INCA – *http://www.inca.org.br*

369. ISIDORI, A. Fattori predisponenti. In: RIBUFFO, A., BARTOLETTI, C.A. *La cellulite*. Salus, Roma, p.49-54, 1983.

370. JACKSON, A.S.; POLLOCK, M.L. Generalized equations for predicting body density of men. *British Journal of Nutrition*, 40:497-504, 1978.

371. JACKSON, A.S.; POLLOCK, M.L.; WARD, A. Generalized equations for predicting body density of women. *Medicine and Science in Sports and Exercise*, 12:175-82, 1980.

372. JACKSON, A.S.; POLLOCK, M.L. Practical assessment of body composition. *Physician Sports Medicine*, 13:76-90, 1985.

373. JAMES, M.P.; BLACK, M.M.; SPARKES, C. Measurement of dermal atrophy induced by topical steroids using radiographic technique. *Br. J. Dermatol.*, 96:303-5, 1977.

374. JAMISON, L.; OGDEN, D. *Aquatic therapy using PNF patterns.* Therapy Skill Builders, Tucson, 1994.

375. JANVIER, H.; PEYROL, S.; COMTET, J.J. Evolution favorable de la cictrization cutanée sous l´effet d´une compression élastique. In: *Brúlures et medicine de reeducation.* Masson, Paris, p.21-9, 1981.

376. JEMEC, G.B.E.; SERUP, J. Epidermal hydration and skin mechanics. The relationship between electrical capacitance and the mechanical proprieties of human skin in vivo. *Acta Dematol. Venereol.*, 70:245-7, 1990.

377. JORGE, S.; FERREIRA, S.H.; TAMBELI, C.H.; PARADA, C. Efeito da aplicação da corrente elétrica interferencial sobre a hiperalgesia e o edema inflamatório em ratos. *Anais da XV Reunião anual da FeSBE*, Caxambu, 2000.

378. JURADO, J. Transplantes de cartilagem. In: MELEGA, J.M., ZANINI, S.A., POSILLAKIS, J.M. *Cirurgia plástica reaparadora e estética*, Rio de Janeiro, 1988.

379. KAHN, J. Iontophoresis. In: *Principles and Practice of Electrotherapy*. Churchill Livinstone, 2ª ed., pp.119-35, 1991.

380. KALACHE, A. Risk factors for breast cancer. *Clin. Oncol.*, 1: 661, 1982.

381. KALB, S.W. The falacy of massage in the treatment of obesity. *J. Med. Soc.*, 41:406-7, 1944.

382. KANG, S.; KIM, K.J.; GRIFFITS, C.E.M. *et al.* Topical tretinoin (retinoic acid) improves early stretch marks. *Arch. Dermatol.*, 132:519-26, 1996.

383. KAPLAN, E.; GUMPORT, S.L. Cancer rehabilitation. *Arch. Phys. Med. Rehabil.*, 53:159, 1988.

384. KASHKOOLI, L.A.; ROONEY, J.A.; ROXBY, R. Effects of ultrasound on catalase and malate dehydrogenase. *J. Acout. Soc. Am.*, 67:1798-1801, 1980.

385. KASSEROLLER, R. *Compendium of Dr. Vodder's – manual lymph drainage.* Haug, Canadá, 1998.

386. KATAYAMA, M.; NOMURA, K.; UJIHARA, M.; OBARA, T.; DEMURA, H. Age-dependent decline in cortisol levels and clinical manifestations in patients with ACTH-independent Cushing's syndrome. *Clin. Endocrinol.*, 49:311-6, 1998.

387. KATCH, F. I.; CLARKSON, P.M.; KROLL, W.; McBRIDE, T.; WIILCOX, A. Effects of situp exercise training on adipose cell size and adiposity. *Res. Q. Exerc. Sport*, 55:242, 1984.

388. KATCH, F.I. Assessment of lean body tissues by radiography and bioelectrical impedance. In: ROCHE, A.F. *Body composition assessment in youths and adults.* Ross Laboratories, Columbus, 1985.

389. KATCH, F.I. Practice curves and errors of measurement in estimating underwater weight by hidrostatic weighting. *Med. Sci. Sports*, 1:212, 1969.

390. KATCH, F.I. Reliability and individual differences in ultrasound assessment of subcutaneous fat: effects of body position. *Hum. Biol.*, 55:789, 1983.

391. KAUSCH W. Die operationen der mammahypertrophy. *Zentralbl F. Chir.*, 43:713, 1916.

392. KEACHIE, J. Making sense of dopler ultrasound. *Nursing Times*, 88:50-6, 1992.

393. KELLER-WOOD, M.E.; DALLMAN, M.F. Corticosteróid inhibition of ACTH secretion. *Endocrinol. Rev.*, 5:1, 1984.

394. KELLET, A.F. Cutaneous tissue repair. *J.Cell. Biochem.*, 45:356-60, 1986.

395. KEMOUN, G.; DURLENT, V.; VEZIRIAN, T.; TALMAN, C. *Hydrokinésiothérapie. Encycl. Méd. Chir.* (Elsevier, Paris-France), Kinésiothérapie-Médicine Physique-Réadaptation, 26-140-A-10, 24 p., 1998.

396. KENDALL, H.O.; KENDALL, F.P.; WADSWORTH, G.E. Músculos: provas e funções. Ed. Manole, São Paulo, 1997.

397. KENDRICK, Z.V. *et al.* Exercise, aging, and nutrition. *South Med J.*, 87:50-60, 1994.

398. KEPPKE, E.M.; PINOTTI, J.A.; MATTA, S.R. Reconstruções mamárias imediatas. In: RIBEIRO, L., *Cirurgia Plástica da Mama.* Rio de Janeiro, pp.75-85, 1989.

399. KERMORGANT, Y. De la cellulite – evolution de la question apres trois ans d experience. *Conc. Med.*, 2:1371, 1960.

400. KESSELRING, U.K.; MAYER, R. Suction curette for removal of excessive local deposits of subcutaneous fat. *Plast. Rec. Surg.*, 3:76-8, 1978.

401. KISCHER, C.W.; HENDRIX, M.J. Fibronectin in hypertrophic scars and keloids. *Cell. Tissue Res.*, 231:29-37, 1983.

402. KISCHER, C.W.; WAGER, H.N.; PINDUR, J. *et al.* Increased fibronectin production by cell lines from hypertrophic scar and keloid. *Connect Tissue Res.*, 23:279-88, 1989.

403. KISNER, C.; COLBY, L.A. *Exercícios terapêuticos – Fundamentos e técnicas.* Ed. Manole, São Paulo, 3ª ed., 1998.

404. KISSEBAH A. *et al.* Relation of fat distribuition to metabolic complications of obesity. *J. Clin. Endocr.*, 54:254, 1982.

405. KISSEBAH, A. *et al.* Regional adiposity and morbity. *Physiological reviews*, 74:761-811, 1994.

406. KISSIN, M.W.; ROVERE, G.Q.D.; EASTON, D.; WESTBURY, G. Risk of lymphoedema following the treatment of breast cancer. *Br. J. Surg.*, 73:580-4, 1986.
407. KITAY, J.I. Sex differences in adrenal cortical secretion in the rat. *Endocrinology*, 68:818-24, 1961.
408. KITCHEN, S. Radiação infravermelha. In: KITCHEN, S., BAZIN, S. *Eletroterapia de Clayton*. Ed. Manole, São Paulo, 10ª ed., pp.139-49, 1998.
409. KITCHEN, S.; PATRIDGE, C.J. Infrared therapy. *Physiotherapy*, 77:249-54, 1991.
410. KLEIN, J.A. Principles and tumescent technique. *Cosmetic Surg. of the Skin*, 4:263, 1987.
411. KLEIN, M.J.; ALEXANDER, M.A.; WRIGHT, J.M.; REDMOND, C.K.; LEGASSE, A.A. Treatment of adult lower extremity lymphedema with the wright linear pump: statistical analysis of a clinical trial. *Arch. Phys. Med. Rehabil.*, 69:202-6, 1988.
412. KLIGMAN, A. M. *et al.* Topical vitamin A acid in acne vulgaris. *Arch. Dermatol.*, 99:469-76, 1969.
413. KLIGMAN, A. Topical tretinoin: indications, safety and effectiveness. *Cutis*, 39:486-8, 1987.
414. KLIGMAN, L.H. Effects of all-trans-retinoic acid on the dermis of hairless mice. *J. Am. Acad. Dermatol.*, 16:779-85, 1986.
415. KLIGMAN, L.H. Full spectrum solar radiation as a cause of dermal photodamage: UVB to infrared. *Acta Dermatol. Venerol. Stockh.*, 134:53-61, 1987.
416.KLIGMAN, L.H. Photoaging manifestations, prevention and treatment. *Dermatol. Clin.*, 4:517, 1986.
417. KNIGHT, K.L.; BRYAN, K.S.; HALVORSE, J.M. Circulatory changes in the forearm in 1, 5, 10, and 15 °C water (abs). *Int.J. Spts.Med.*, 4:281, 1981.
418. KNIGHT, K.L. Crioterapia no tratamento das lesões esportivas. Ed. Manole, São Paulo, 304 p., 2000.
419. KNITTLE, J.; HIRSCH, J. Effect of early nutrition on the development of rat epididymal fat pads – cellularity and metabolism. *J. Clin. Invest.*, 47:2901, 1968.
420. KOCHEVAR, I.E. *et al.* Photophysics, photochemistry and photobiology. In: FITZPATRICK, T.B. *et al. Dermatology in General Medicine.* McGraw Hill, 1627-1635, 1993.
421. KRAL, J.G. Vagotomy as a treatment for morbid obesity. *Surg. Clin. North. Amer.*, 59:1131-8, 1979.
422. KRAUSE, M.; MAHAN, L.K. *Alimentos: nutrição e dietoterapia.* Ed. Roca, 7ª ed., 1991.
423. KROTKIEWSKI, M.; SJOSTROM, M.; SULLIVAN, L. Effects of long-term physical training on adipose tissue cellularity and body composition in hypertrophic and hyperplastic obesity. *Int. J. Obesity*, 2:395, 1978.
424. KRUSEN, F.H. *Physical medicine.* W.B. Saunders, Filadélfia, 1941.
425. KUBIK, S. *The lymphatic system. A review.* Springer, New York, 1985.
426. KURKINEN, M.; VAHERI, A.; ROBERTS, P.J. *et al.* Sequential appearance of fibronectin and collagen in experimental granulation tissue. *J. Lab. Invest.*, 43:47-51, 1980.
427. KUSHNER, R.F. Bioelectrical impedance analysis: a review of principles and applications. *J. Am. Coll. Nut.*, 11:199-209, 1992.
428. KVITSINSKAYA, E.A.; KRIVULIS, D.B.; SOROKIN, Y.A. Effect of hypothermia on metabolism in the liver during preservation. *Bull Exp. Biol. Med.*, 86:179-82, 1978.
429. LACHARRIÈRE, O. *Vergetures. Encycl. Méd. Chir., Dermatologie*, 12640 A[40], 1988.
430. LAGÉZE, P. *Sciatiques et Infiltrats Cellulalgiques.* Thesis Med, Lyon, 1929.
431. LAGRUE, G.; BEHAR, A.; KAZANDJIAN, M.; RAHBAR, K. Oedémes cicliques idiopathiques. *Presse Méd.*, 15:1550-3, 1986.
432. LAING, D.R.; DALLEY, D.R.; KIRK, J.A. Ice therapy in soft tissue injuries. N. Z. *Med. J.*, 78:155-8, 1973.
433. LAMBUSIER, P.G. Mucopolysacchrases et obesite. *Extria de L. Hospital*, 49:117, 1961.
434. LANGER, K. On the anatomy and physiology of the skin. *Br. J. Plast. Surg.*, 31:3-8,93-106,185-9, 273-8, 1978.
435. LANDER, B.R. Heat or cold for the relief of pain in musculoskeletal injuries. *Phys. Ther.*, 47:1126-8, 1967.
436. LANGLEY, P.L. Iontophoresis to aid in releasing tendon adhesions: suggestions from the field. *Phys. Ther.*, 64:1395, 1984.
437. LAPIÈRE, C.M.; PIERARD, G.E. The mechanical forces, a neglected factor in the age related changes of the skin. *G. Ital. Chir. Derm. Onc.*, 2:201-10, 1987.

438. LAROCHE, G.; MEURS-BLATTER, L. Sur queques erreurs graves par mecannaissance de la cellulite. *Press Med.*, 42:521, 1941.

439. LARSON, D.L.; BAUR, P.; LINARES, H.A. *et al.* Mechanisms of hypertrophic scar and contracture formation in burns. *Burns*, 1:119-127, 1975.

440. LARSSON, L. Morphological and functional characteristics of the aging skeletal muscle in man: a cross-sectional study. *Acta Physiol. Scand.*, supl.457:1-36, 1978.

441. LAVAU, J. Reliable photomicrographic Method of determining fat call size and number – Aplication to dietay obesity. *Proc. Soc. Exp. Biol. Med.*, 156:251, 1977.

442. LAVKER, R.M.; GERBERICK, G.F. Cumulative effects from repeated exposures to suberythemal doses UVB and UVA in human skin. *J. Am. Acad. Dermatol.*, 32:62-3, 1995.

443. LAWRENCE, D. *J. Invest. Derm.*, 32:313, 1958.

444. LAWRENCE, J.C. The morphological and pharmacological effects of asaiaticoside upon skin in vitro and in vivo. *J.C. Europ. J. Pharmacol.*, 1:414-24, 1967.

445. LE PENNEC, M. *et al.* Mycobactéries atypiques et mycobactérioses. *Path Biol.*, 32(5):459-62, 1984.

446. LEE, E.W. *Aurículo-acupuntura.* Ground, São Paulo, 1982.

447. LEE, K.S.; RHO, Y.J.; JANG, S.I.; SUH, M.H.; SONG, J.Y. Decreased expression of collagen and fibronectin genes in striae distensae tissue. *Clinical and Exprem. Dermatol.*, 19:285-8, 1994.

448. LEHMANN, J.F.; DeLAUTER, B.J. Diatermia e calor superficial, laser e crioterapia. In: KOTTKE, F.J.; LEHMANN, J.F., *Tratado de medicina física e reabilitação de Krusen.* Ed. Manole, São Paulo, 4ª ed., 1994.

449. LEHMANN, J.P.; MASOCK, N.; WARREN, C.G.; KOBLANSKI, J.N. Effect of therapeutic temperature on tendon extensivbility. *Arch. of Physical Medicine and Rehabilitation*, 51(8):481-7, 1970.

450. LEITE, P.F. Obesidade, diagnóstico e classificação através do método antropométrico. *J. B. M.*, 54:32-41, 1988.

451. LEJOUR, M. *Vertical mammaplasty and liposuction of the breast.* Quality Medical Publishing, St. Louis, Missouri, 1994.

452. LEONARD, G.J. A *celulite – causas e tratamentos.* Publ. Europa-América, 199p., 1970.

453. LESSA, F.F.; TORRES, E.; IGLESIAS, A.S.; PITANGUY, I. Fat injection in folds. *Rev. Bras. Cir.*, 78:263-36, 1988.

454. LEVER, W.F.; LEVER, G.S. *Histopatologia da pele.* Ed. Manole, São Paulo, 7ª ed., 853p., 1991.

455. LEXER E. Hypertrophiebei der mammae. *Munch Med. Wochenschr.*, 59:2702, 1912.

456. LIANZA, S. *Medicina de reabilitação.* Guanabara Koogan, Rio de Janeiro, 1985.

457. LIEBER, D.C.; LIEBER, R.L.; ADAMS, W.C. Effects of run-training and swin-training at similar absolute intensities on treadmill VO_2max. *Med. Sci. Sports Exerc.*, 21:655-61, 1989.

458. LIEVENS, P. The influence of laser irradiation on the motricity of lymphatical system and on the wound healing process. *Proc. Intern. Congr. Laser Med. Surg.*, pp.171-4, 1985.

459. LINARES, H.A.; LARSON, D.L.; WILLIS-GALSTAUN, B.A. Historical notes on the use of pressure in the treatment of hypertrophic scars or keloids. *Burns*, 19:17-21, 1993.

460. LINDBLAND, B.E.; TERKELSEN, C.J. Domestic burns among children. *Burns*, 16:254-256, 1990

461. LINDH, M. Increase of muscle strength from isometric quadriceps exercises at different knee angles. *Scand. J. Rehab. Med.*, 11:33-6, 1979.

462. LIPSZYC, M. *Manual de auriculoterapia.* Kier, Buenos Aires, 1989.

463. LITTLE, G.; BAKER, J.L. Results of closed compression capsulotomy for treatment of contracted breast implant capsules. *Plast. Rec. Surg.*, 65:30, 1980.

464. LOCKWOOD, T.E. Transverse flank – thig-buttock lift with superficial fascial suspension. *Plast. Reconstr. Surg.*, 6:1019, 1991.

465. LOEB, R. *Cirurgia estética das pálpebras.* Raul Loeb, São Paulo, 1988.

466. LOHMAN, T.G. *Skinfolds and body density and their relation to body fatness: a review.* Human Biology, 53:181-225, 1981.

467. LOVEMAN, A.B.; GORDON, A.M.; FLIEGELMAN, H.T. Marfan´s Syndrome: some cutaneous aspects. *Arch. Derm.*, 87:428-35, 1963.

468. LOWE, N. J. *et al.* New retinoids for dermatologic diseases uses and toxicity. *Dermatol. Clinics*, 6:539-52, 1988.

469. LOWITZ, B.B. Streaking with bleomycin. *N. Eng. J. Med.*, 292:1300-1, 1975.

470. LUKASKI, H.C. Methods for the assesment of human body composition: traditional and new. *Am. J. Clin. Nut.*, 46:537-56, 1987.
471. LUNGREN, C.; MUREN, A.; ZEDERFELDTB. Effect cold-vasoconstriction on wound healing in the rabbit. *Acta Chir. Scand.*, 118:14, 1959.
472. LYONS, R.F.; ABERGEL, R.P.; WHITE, R.A.; DWYER, R.; CASTEL, J.C.; UITTO, J. Biostimulation of wound healing in vivo by helium neon laser. *Annals Plast. Surg.*, 18:47-52, 1987.
473. MABBE, T.M. The mecanism of increased gallstone formation in obese human subjects. *Surgery*, 79:460, 1976.
474. MacDOUGALL, J.D.; ELDER, G.C.B.; SALE, D.G.; MOROZ, J.R.; SUTTON, J.R. Effects of strength training and immobilization on human muscle fibers. *Eur. J. Appl. Physiol.*, 43:25-34, 1980.
475. MACKNONNON, L.T.; HOOPER, S.L. *et al.* Hormonal, imunological, and hematological responses to intensified training in elite swimmers. *Med. And Sci. in sports and Exercise*, 29:1637-45, 1997.
476. MAMEDE, M.V. Reabilitação de mastectomizadas: um novo enfoque assistencial. Tese de Livre Docência – Escola de Enfermagem da Universidade de São Paulo, Ribeirão Preto, , 140 p., 1991.
477. MANNHEIMER, J.S.; LAMPE, G.N. Clinical transcutaneous electrical nerve stimulation. FA Davis, Filadélfia, 1984.
478. MANORF, M.M. *et al.* Effect of carbohydrate and vitamin B6 on fuel substrates during exercise in women. *Med Sci. Sports Exerc.*, 20:233, 1988.
479. MANSKE, P.R.; LESKER, B.S. Histologic evidence of intrinsic flexor tendon repair in various experimental animals: an in vitro study. *Clin. Orthop. Rel. Res.*, 182:297-304, 1984.
480. MARCER, M.; MUSATTI, G.; BASSET, C.A.L. Results of pulsed electromagnetic fields (PEMFS) in ununited fractures after external skeletal fixation. *Clin. Orthop.*, 190:260-5, 1984.
481. MARCHI-LIPSKI, DUVIAU, F. *Possibilité de la kinésithérapie dans les cicatrices. Encycl. Méd. Chir.*, Kinésithérapie-Médicine Physique-Réadaptation, 26-275-A-10, 6p., 1998.
482. MARIN, L.I.; CASTRO, C.E.S. Estimulação elétrica nervosa transcutânea no controle da dor pós laporotomia: estudo preliminar. *Rev. Bras. Anest.*, 36:207-14, 1986.
483. MARINO, M.I. *Celulite e alterações posturais.* Tema Livre apresentado no VII Congr. Bras. de Fisioterapia, Belo Horizonte, M.G., 1985.
484. MARKOWSKI, J. Lymphoedema incidence of mastectomy therapy. *Arch. Phys. Med. Rehabil.*, 62:449-52, 1981.
485. MARQUES, A.F.; BRENDA, E.; SALDIVA, P.H.; ANDREWS, J.M. Análise crítica do comportamento das inclusões. A resposta inflamatória e reparacional. *Rev. Soc. Bras. Cir. Plást.*, 6:1-2, 1991.
486. MARTI, U.; BURWEN, S.J.; JONES, AL. Biological effects of epidermal growth factor with emphasis on gastrointestinal tract and liver: as update. *Hepatology*, 9:126-13, 1989.
487. MARTIN, A.D.; DRINKWATER, D.T. Variability in the measure of body fat: assumptions or techniques? *Sports Medicine*, 11: 277-88, 1991.
488. MARTIN, J.P.; FABBRI, P.; LE COZ, J. Le lipodystrophies. In: LE COZ, J.; FABBRI, P.; LOPES-BARRI, A.; MARTÍN, J.P.; MULTEDO, J.P.; PETIT, P. *Mésothérapie et médicine esthétique.* Solal, Marseille, pp.46-103, 1994.
489. MARTINS, P.D.E. *Periareolar mammaplasty with transposition of flaps. A personal approach.* Plastic Surgery, Abstracts Excerpta Médica, Amsterdam, vol.3, 1992.
490. MARTY, M. Skin enhancers. *Cosmetic & Troiletries*, 4:30-4, 1994.
491. MARVIN, J.; HEIMBACH, D. Burn depth: a review. *World J. Surg.*, 16:10-5, 1992.
492. MASON, T.; RUGBY, B.J. Thermal transition in collagen. *Biochemica et Biophysica Acta*, 79(PN1254):448-50, 1963.
493. MASUZAKI, H.; OGAWAY, I.N. Human obese gene expression: adipocyte-specific expression and regional differences in the adipose tissue. *Diabetes*, 45:855-8, 1995.
494. MAXWELL, L. Therapeutic ultrasound and tumor metastasis. *Physiotherapy*, 81(5):272-5, 1995.
495. MAYER, J. Some aspects of the problem of regulation of food intoke and obesity. Part 1. *New Engl. J. Med.*, 274:610-5, 1966.
496. McARDLE, W.D.; KATCH, I.F.; KATCH, V.L. *Fisiologia do exercício – Energia, nutrição e desempenho humano.* Guanabara Koogan, Rio de Janeiro, 3ª ed., 1992.
497. McARDLE, W.D.; KATCH, F.I.; KATCH, V.L. Exercise physiology: energy, nutrition and human performance. Lea & Febiger, Filadélfia, 2ª ed., 1986.

498. McCARTHY, J.G. *Plastic surgery.* WB Saunders C.O., Filadélfia, vol.VI, 1990.
499. McCAULEY, R.L.; CHOPRRA, V.; LI, Y.Y.; HERNDON, D.N.; ROBSON, M.C. Altered cytokine production in black patients with keloids. *J. Clin. Imunol.*, 12:300-8, 1992.
500. McDANIEL, D.H.; ASH, K.; ZUKOWOSKI, M. Treatment of stretch marks with the 585 nm flashlamp pumped pulsed dye laser. *Dermatol. Surg.*, 22:332-7, 1996.
501. McDONALD, W.D.; GUTHRIE, J.D. Cryotherapy in the postoperative setting. *J. Foot Surg.*, 24:438-41, 1985.
502. McGROUTHER, D.A. Hypertrophic or keloid scars? *Eye*, 8:200-3, 1994.
503. McHOUGHLIN, E.; CRAWFORD, J.D. *Burns. Ped. Clin. North Am.*, 32:61-74, 1985.
504. McLEAN, D.A. The use of cold and superficial heat in the treatment of soft tissue injuries. *Br. J. Sports Med.*, 23:53-4, 1989.
505. McMASTER, W.C. A literary review on ice therapy in injuries. *Am. J. Sports Med.*, 5:124-6, 1977.
506. MEIR, P.B.; SAGI, A.; YAKAS, Y.B. Suicides attempts by self – immolation – our experience. *Burns*, 16:254-6, 1990.
507. MENDES, F.; FIGUEIREDO, J.C.A.; PEREIRA, W.B.; MÉLEGA, J.M. Reconstrução mamária: uma revisão e classificação de técnicas. In: TOURNIEX, A.A.B.; CURI, M.M., *Atualização em cirurgia plástica – SBCP*, Robe Editorial, , São Paulo, pp.341-351, 1996.
508. MERLEN, J.F. La cellulite, entila clinique et mecanisme pathogenique. *Concours Med.*, 80:2311, 1958.
509. MERLEN, J.F. Microcircolazione cutanea sanguigna interstiziale e linfatica. *La Med. Est.*, 7:87, 1983.
510. MERLEN, J.F.; CURRI, S.B. *Rapporti vasculo-tesstale. Rome 1982 Cellulite Symposium.* La Cellulite/Salus, 37, 1983.
511. MERTZ, P.M.; DAVIS, S.C.; CAZZANIGA, A.L.; CHENG, K.; REICH, J.D.; EAGLSTEIN, V.M. Electrical stimulation: acceleration of soft tissue repair by varying the polarity. *Wounds*, 5:153-9, 1993.
512. MESTER, E.; MESTER, A.; TOTH, J. Effetto biostimulante del raggi laser. *Min. Riflessoter. Laserter.*, 1:29-34, 1984.
513. MESTER, E.; MESTER, A.F.; MESTER A. Les effets bio-stimulants du laser. *Lyon Chir.*, 80:457-9, 1984.
514. MESTER, E.; MESTER, A.F.; MESTER, A. The biomedical effects of laser application. *Lasers Surg. Med.*, 5:31-9, 1985.
515. MESTER, E.; SPIRY, T.; SZENDE, B. Effect of laser rays on wound healing. *Am. J. Surg.*, 122:532-5, 1971.
516. METTLIN, C. Breast cancer. *Cancer*, 69:1904-10, 1992.
517. MEYER, R.; KASSELRING, V.K. Reduction mammaplasty with an L shaped suture line. *Plast. Rec. Surg.*, 55:139, 1975.
518. MEYER, K. The biological significance of hyaluronic acid and hyaluronidase. *Physiological Reviews*, 27:335, 1947.
519. MEYER, M.; McGROUTHER, D.A. A study relating wound tension to scar using Langer´s technique. *Br. J. Plast. Surg.*, 44:291-4, 1991.
520. MICHELI, I.J. Thromboembolic complications of cast immobilization for injuries of the lower extremities. *Clin. Orthop.*, 108:191-5, 1975.
521. MICHLOVITZ, L.Z. *Thermal agents in rehabilitation - Contemporary perspectives in rehabilitation.* Davies Company, Filadélfia, vol.I, 1986.
522. MILESIS, C.A. *et al.* Effects of different durations of physical training on cardiorespiratory function, body composition and serum lipids. *Res. Q.*, 47:716, 1976.
523. MILLARD, D.R.; YVAN, R.; DEVINE, J. A challenge to the undefeated nasolabial folds. *Plast. Reconst. Surg.* 1:37-46, 1987.
524. MILLER, A. The epidemiology of breast cancer. *N. Engl. J. Med.*, 313:1240, 1981.
525. MILLS, E.M. The effect of low intensity aerobic exercise on muscle strencht, flexibility, and balance among sedentary elderly persons. *Nurs. Rev.*, 43:207-11, 1994.
526. MILLS, J.R. *et al.* Tretinoin treatment of steroid acne. *Arch. Dermatol.*, 108:381, 1973.
527. MLYNARYK, P.; GILLIES, R. R.; PATTEE, C. Cortisol prodution rate in obesity. *Presented at Forty-Third Annual Meeting of Endocrine Society*, New York, 22 de junho, 1961.

528. MOCK, V.; BURKE, M.B. *et al.* A nursing rehabilitation program for women with breast cancer receiving adjuvant chemotherapy. *Oncol. Nurs. Forum*, 21:899-908, 1994.
529. MOIIN, A.; HASHIMOTO, K. Linear focal elastosis in a young black man: a new presentation. *J. Am. Acad. Dermatol.*, 30:874-7, 1994.
530. MOLE, B. Le silion naso-labio-jugal; analyse et propositions technique de correction. *Ann. Chir. Plast. Esthet.*, 35:191-200, 1990.
531. MOLE, P.; OSCAI, L.; HOLLOSZY, J. Adaptation of muscle to exercise. Increase in levels of palmityl CoA synthetase, sarnitine palmityltransferase, and palmityl CoA dehydrogenase, and in the capacity to oxidise fatty acid. *Clin. Inv.*, 50:2323, 1971.
532. MONTELLANO, L. Calf augmentation. *Annals of Plast. Surg.*, 275, 1991.
533. MONTELLANO, L. Prótese nos membros inferiores. Anestesia loco-regional. In: AVELAR, J.M., *Cirurgia estética.* Ed. Hipócrates, pp.407-11, 1993.
534. MONTPETIT, R.; LAVOIE, J.M.; CAZORLA, G. Energy expenditure during front crawl swimming: a comparison between males and females. In: UNGERECHTS, B.E.; WILKE, K.; REISCHLE, K. (eds.), *Swimming science.* Human Kinetics, Champaign, vol.III, pp.229-36, 1988.
535. MONZIGO, D.W.; SMITH, A.A.; McMANUS W.F. *et al.* Chemical burns. *J. Trauma*, 28:642-7, 1988.
536. MORETTI, G.; REBORA, A.; GUARRERA, M. Striae distensae: how and why they are formed. In: MORETTI, G.; REBORA, A. (ed.), Brocades, Milan, pp.9-21, 1976.
537. MORTIMER, P.S. Investigation and management of lymphoedema. *Vasc. Med. Rev.*, 1:1-20, 1990.
538. MOSS, C.; ELLIS, R.; MURRAY, W.; PARR, W. Infrared radiation, nonionising radiation protection. *WHO Regional Publications*, European Series, 2ª ed., 25, 1989.
539. MOTULSKY, H.J.; INSEL, P.A. Adrenergic receptors in man: direct identification, physiologic regulation and clinical alterations. *New Eng. Med.*, 308:18-29, 1982.
540. MOUSTAFA, M.F.; ABDEL-FATTAH, M.A.; ABDEL-FATTAH, D.C. Presunptive evidence of the effects of pregnancy estrogens on keloid growth. *Plast. Reconstr. Surg.*, 56:450-3, 1975.
541. MUKAINO, Y. *et al.* Comparison between auricular cardia points and lung point in acumpucture treatment of obesity. *J. Jap. Soc. Acup.*, 33:279-84, 1984.
542. MULLER, E.A. Influence of training and inactivity on muscle strength. *Arch. Phys. Med. Rehabil.*, 51:449-62, 1970.
543. MULLER, G.; NURNBERGER, F. Anatomische grundlagen der sogenannten "zellulite". *Arch Derm. Forschg.*, 244:171, 1972.
544. MYR, Y.; MYR, L. Reduction mammaplasty. *Plast. Rec. Surg.*. 41:352, 1968.
545. NADEL, E.R.; HOLMER, I.; BERGH, U. *et al.* Energy exchanges of swimming man. *J. Appl. Physiol.*, 36:465-71, 1974.
546. NASH, W.A. *Strength of materials.* McGraw-Hill Book Co., New York, 1972.
547. NELSON, R.A. What athletes should eat. Unmixing folly and facts. *Phys Sportsmed.*, 3:67, 1975.
548. NEUBER, G. Asepsis und kuntiche bluteere. *Verhandl d Deutsch Gesellsch F. Chir.*, 22:159, 1910.
549. NIGAN, P.K. Striae cutis distensae. *Int. J. Dermatol.*, 28:426-8, 1989.
550. NISHIKIMI, M.; FUKUYAMA, R. Cloning and chromosomal mapping of the human nonfunctional gene for L-ascorbic acid biosyntesis missing in man. *J. Biol. Chem.*, 269:1385-8, 1994.
551. NOBLE, J.G.; HENDERSON, G.; CRAMP, A.F.; WALSH, D.M.; LOWE, A.S. The effect of interferential therapy upon cutaneous blood flow in humans. *Clin. Physio.*, 20(1):2-7, 2000.
552. OAKES, B.W. Acute soft tissue injuries: nature and management. *Austr. Family Physician*, 13:3-16, 1981.
553. OIKARINEN, A.; OIKARINEN, J.; UITTO, J. Demonstration of cellular retinoic acid binding protein in cultured human skin fibroblasts. *Br. J. Dermatol.*, 113: 529-35, 1985.
554. OKUNO, E.; CALDAS, I.L. e CHOW, C. Física para ciências biológicas e biomédicas. Ed. Harbra, São Paulo, 1986.
555. OLEFSKY, J.; REAVEN, G.M.; FARQUHAR, J.W. Effects of weight reduction on obesity. Studies of lipid and carbohydrates metabolism in normal and hyperlipoproteinemic subjects. *J. Clin. Invest.*, 53:64, 1974.
556. OLIVARI N. The latissimus flap. *Br. Jr. Plast. Surg.*, 29:126, 1976.

557. OLIVEIRA, M.R.M.; SAGGIORO, I.B.; CÂNDIDO, D.A.R.; MARANHÃO, R.C. Emagrecimento e composição xorporal: estudo comparativo entre bioimpedância elétrica e medidas de dobras cutâneas. *Revista em Saúde*, (3):91-8, 2000.
558. OLSON, M.; O'CONNOR, M.; SCHWARTZ, M.L. Surgical wound infections A5– year prospective study of 20, 193 wounds at the Minneapolis VA Medical Center. *Ann. Surg.*, 199:253-9, 1984.
559. OLSZEWER, E.; OLSZEWER, M. Envelhecer rejuvenescendo. Fatos e controvérsias. Ed. Camargo Soares, São Paulo, 1989.
560. ORCEL, P.; BEAUDREUIL. *Osteoporosis por corticoterapia. Encycl. Med. Chir. Appareil Locomoteur*, 14-025-C-10, 4p., 2000.
561. OSCAI, L. *et al.* Effects of exercise and of food restrition on adipose tissue cellularity. *J. Lipid. Res.*, 13:588-92, 1972.
562. OSCAI, L. *et al.* Exercise of food restriction – effect on adipose tissue cellularity. *Am. J. Physiol.*, 277:901, 1974.
563. OSCAI, L.B. The role of exercise in weight control. *Exerc. Sport Sci. Rev.*, 1:103-23, 1973.
564. OTHA, H.; UITO, J. Procolagen gene expression by scleroderma fibroblasts in culture. *Arch. Biochem.*, 30:404-11, 1987.
565. PALMER, J.; MADISON, K.C.; STONE, M.S. Asymptomatic linear bands across the back. *Arch. Dermatol.*, 131:1069-74, 1995.
566. PAPPAS, C.J.; O'DONNEL, T.F. Long-term results of compression treatment for lymphedema. *Vasc. Surg.*, 16:555-64, 1992.
567. PARKES, F.W. Idiopathie striae atrophicae of puberty in a girl. In: *Its "rare diseases and some debatable subjects"*, Staples Press, London, 2ª ed., pp.69-71, 1947.
568. PARKES, F.W. The causation of not ue to stretching of the skin. *Brit. M.*, 1:255, 1928.
569. PARKIN, D.M.; MUIR, C.G. *World Health Organization.* 62:163-82, 1984.
570. PARTURIER, G. Cellulite. *Diagnose Traitement*, 2:183, 1943.
571. PASCALE, L.R. *et al.* Correlations between thickness of skin folds and body density in 88 soldiers. *Hum. Biol.*, 28:165, 1956.
572. PAVIOT, J. Les cellulites, leurs rapports avec les troubles hépatodigestifs, leurs terrains. *J. Méd. Lyon*, 7, 1926.
573. PAVIOT, J.; LAGÈSE, P. Considérations cliniques genérales surles cellulalgies nodulaires e infiltrées. *J. Méd. Lyon*, 10, 1929.
574. PAVLOV, K.N. *et al.* Exercise as an adjunct to weight loss and maintenance in moderately obese subjects. *Am. J. Clin. Nutr.*, 49:1115, 1989.
575. PEACHEY, R.D.; CONNOR, B.L. Topical retinoic acid in the treatment of acne vulgaris. *Brit. J. Dermatol.*, 85:462, 1971.
576. PEDACE, F.J.; STOUGHTON, R. Topical retinoic acid in acne vulgaris. *Br. J. Derm.*, 84:465, 1971.
577. PEER, L.A. The neglected "fre fat graft", its behavior and clinical use. *Am. J. Surg.*, 92:40, 1956.
578. PENDERGAST, D.R. Cardiovascular, respiratory, and metabolic responses to upper body exercise. *Med. Sci. Sports Exerc.*, 21:121, 1989.
579. PEREIRA, A.C. Uso e perspectivas do ácido retinóico no envelhecimento cutâneo. *Anais Bras. de Dermatol.*, 66:20-3, 1991.
580. PERSONELI, E.T. Restauração do tegumento cutâneo com uso do all trans retinoic acid – Nova forma de tratamento. *Rev. Bras. Med.*, 50:8, 1993.
581. PERYASSU, D.; COUTO, F. Emprego do ácido retinóico em acne. *Folha Médica, Brasil*, 67:117-8, 1973.
582. PETIT, J.Y. Technichs of partial breast reconstruction. *Annales the Chir. Plast. Et Esthet.*, 34:103-8, 1989.
583. PETROFF, P.A.; PRUITT, B.A. Pulmonary disease in the burn patient. In: ARTZ, C.P. *et al. Burns: a team approach.* W.B. Saunders, Filadélfia, 1979.
584. PHILIP, C.L. *et al.* Effects os ascorbic acid on proliferation and collagen syntesis in relation to the donor age of human dermal fibroblasts. *J. Invest. Dermatol.*, 103:228-32, 1994.
585. PIERAGGI, M.T.; JULIAN, M.; DELMAS.; BOUISSOU, H. Striae: morphological aspects of connective tissue. *Virchows Arch. Pathol. Anat.*, 396:279-89, 1982.
586. PINELL, S.R. Vitamina C tópica. *Rev. Cosm. & Med. Est.*, 4:31-6, 1995.

587. PINOTTI, J.A. *Urgência em ginecologia.* Ed. Atheneu, São Paulo, 1 ed., 1994.

588. PINTO, E.B.S.; ERAZO P.J.; MUNIZ A.C. Superficial liposuction body contouring. *Clinics in Plast. Surg.*, 23:4, 1996.

589. PINTO, E.B.S. *Lipoaspiração superficial.* Revinter, Rio de Janeiro, 1999.

590. PINTO, E.B.S.; ERAZO, P.J.; MUNIZ, A.C. *Operative techinique in plastic and reconstructive surgery.* WB Saunders Company, 3:2, 1996.

591. PINTO, R.; SAENGER, F.; GOVANTES, P. *Celulittis: paniculopatia edemato– fibro-esclerótica.* Escuela Espanõla de Medicina Estética, Barcelona, 167p., 1995.

592. PISTOR, M. Exposé sommaire des propriétés nouvelles de la procaine locale em pathologie humaine. *La presse Médicale*, 44:999-1000, 1958.

593. PISTOR, M. La mésotherapie en 1985.Une conception thérapeutic em voie déxpansion. *Vie Med.*, supl19:4-5, 1985.

594. PISTOR, M. Principales indications de la mésotherapie en 1986. *Gaz. Med.*, 93:43-8, 1986.

595. PITANGUY, I. Abdominal lipectomy: An aproach to it through an análisis of 300 consecutive cases. *Plast. Reconstr. Surg.*, 40:384, 1967.

596. PITANGUY, I. Correction of lipodistrophy of the lateral thoracic aspect and inner side of the arm and elbow dermosennescence. *Clin. Plast. Surg.*, 2:477-83, 1975.

597. PITANGUY, I. Mamaplastias: estudo de 245 casos consecutivos e apresentação de técnica pessoal. *Rev. Bras. Cir.*, 42:201, 1961.

598. PITANGUY, I.; BRENTANO, J.; RAMALHO, M.C.; PORTO, M.J. Implante de silicone com gel revestimento de poliuretano. *Rev. Bras. Cir.*, 80:119-30, 1990

599. PITANGUY, I.; CALDEIRA, A.M.; FERREIRA, C.A.A.; CARAVOLO, M.P. Implante de colágeno na correção de deformidades cutâneas. Avaliação preliminar. *Rev. Bras. Cir.*, 73:124, 1983.

600. PITMAN, G.H. *Liposuction and aestetic surgery.* Quality Medic Publishing, St. Louis, Missouri, 1993.

601. PLANAS, J.; MIGLIANO, E.; WAGENFUHR, J.; CASTILLO, S. External ultrasonic treatment of capsular contratures in breast implants. *Aesth. Plast. Surg.*, 21:395-7, 1997.

602. PLEWIG, G. *et al.* Lokalbehandlung normaler und pathologisher menschlicher haut mit vitamin A – säure. *Arch. Klin. Exp. Derm.*, 239:390, 1971.

603. POIDEVIN, L.O.S.; SYDNEY, M.B. Striae gravidarum. Their relation to adrenal cortical hyperfunction. *The Lancet*, 2:436, 1959.

604. POLASKI, G.R.; TENNISON, A.C. Estimation of the amount of burned surface area. *JAMA*, 103:34, 1948.

605. POLLOCK, M.L. *et al.* Frequency of training as a determinant for improvement in cardiovascular function and body composition of middle-aged men. *Arch. Phys. Med. Rehabil.*, 56:141, 1975.

606. POLLOCK, M.L.; JACKSON, A. Body composition: measurement and changes resulting from physical training. In: BURKE, E.J. *Toward and understanding of human performance.* Mouvement Publications, New York, 1977.

607. POLLOCK, M.L.; WILMORE, J.H. *Exercícios na saúde e na doença.* Medsi, Rio de Janeiro, 2ª ed., 1993.

608. POND, J.B. *et al.* A microscopic viewing ultrasonic irradiation chanber. *Phys. Med. Biol.*, 18:521, 1971.

609. PONTES, R. Plástica abdominal – importância de sua associação à correção das hérnias incisionais. *Rev. Bras. Cir. Plast.*, 52(2):85-92, 1965.

610. POSPISILOVÁ, J. Effect of ultrasound on cofiagen syntesis and deposition in experimental granuloma tissue: possibilities of clinical uses of ultrasound in healing disorders. *Acta Chirurgiae Plasticae*, 18(4):176-183, 1976.

611. POTTS, R.O. Physical characterizacion of stratum corneum: the relationship of mechanical and barrier proprieties to lipid and protein structure. In: HADGRAFT, J., GUY, R.H., *Trandermal drug delivery: developmental issues and research initiatives.* Marcel Dekker, New York, pp.23-57, 1989.

612. POWERS, S.K.; HOWLEY, E.T. Fisiologia do exercício – Teoria e aplicação ao condicionamento e desempenho. Ed. Manole, São Paulo, 3ª ed., 2000.

613. PRESTA, E. Body composition in adolecents: estimation by total body electrical conductivity. *J. Appl. Phys.*, 63:937-41, 1987.

614. PROCOKOP, D.J.; KIVIRIKO, K.I.; TUDERMAN, L.; GUZMAN, N.A The biosyntesis of collagen and its disorders. *N. Engl. J. Med.*, 301:77, 1979.
615. PRUITT, B.A Pathology of the burn wound healing symposium. *19ª annual Meeting. Am. Burn Association*, Washington, D.C., 29 de abril, 1987.
616. PRUITT, B.A.Jr.; GOODWIN, C.W.; PRUITT S.K. Queimaduras. In: SABISTON, D.C.JR.; DUKE, J.B., *Tratado de cirurgia: as bases biológicas da prática cirúrgica moderna.* Guanabara Koogan, Rio de Janeiro, pp.168-98, 1993.
617. PRUITT, B.A. The diagnosis and treatment of infection in the burn patient. *Burns*, 11:79-91, 1984.
618. QUIROGA, M.; GUILLOT, C.F. *Cosmética dermatológica práctica.* Ed. El Ateneo, Buenos Aires, 1987.
619. RAMAKRISHNAN, K.; THOMAS, K.P.; SUNDAVARAJAN, P. Study of 1000 patients with keloids in South India. *Plast. Reconst. Surg.*, 53:276-80, 1974.
620. RAVIERE, B. Six annees de pratique d ionisation de mucopolyssaccharidases. *G.M. de France*, tomo 77, (29), 1970.
621. REBELLO, C. Plástica do abdome. *A Folha Méd.*, 56(30):415-29, 1968.
622. REGNAULT P. Reduction mammaplasty by the B tecnique. *Plast. Rec. Surg.*, 53:19, 1974.
623. REICHEL, H.S. *Método Kabat: facilitação neuromuscular proprioceptiva.* Ed. Premier, Colômbia, 1998.
624. REICHMANN, H.; HOPPELER, H.; MATHIEU-COSTELLO, O.; VON BERGEN, F.; PETTE, D. Biochemical and ultrastructural changes of skeletal muscle mitochondria after chronia electrical stimulation in rabbits. *Pftugers Arcg.*, 404:1-9, 1985.
625. REID, D.C. *et al.* The influence of ultrasound and high frequency radiowaves on the rate of resorption of experimental hematomas. In: TAYLOR, K.W. (ed.), *Training: scientific basis and application.* Charles C. Thomas, Springfield, vol.II, 1972.
626. REID, D.C. Possible conraindications and precautions associated with ultrasound therapy. In: MORTIMER, A.J., *Procedings of the international symposium on therapeutic ultrasound.* Canadian Physiot. Assoc., Winipeg, p.274, 1981.
627. REID, D.C. Seleting the dosage of ultrasound. *Med. Eletronics Data*, 6:52, 1975.
628. REID, D.C. *Therapeutic ultrasound. MCh thesis.* University of Liverpool, 1980.
629. REID, T.M.; LOEB, L.A. Tandem double CC – TT mutations are produced by reactive oxygen species. *Proc. Natl. Acad. Sci USA*, 90:3904-7, 1993.
630. REINOSO, Y.D. *et al.* Envelhecimento cutâneo extrínseco. Tratamento com tretinoína. *An. Bras. de Dermatol.*, 68:3-6, 1993.
631. REYGAGNE, P. *et al.* Gommes à mycobacterium chelonae: complication de la mésotherapie chez une patiente infectée pa le VIH-1. *Rev. Eur. Dermatol.*, MST 3:324-6, 1991.
632. RIBEIRO, R.C.; SANTOS, O.L.R. Considerações acerca da cicatrização e da biologia do reparo tecidual. *F. Med.*, 115:79-83, 1997.
633. RIBIÈRE, J. *Place de la massokinéithérapie dnas la chirurgie esthétique et réparatice. Encycl. Méd. Chir.*, Kinésithérapie-Médicine physique-Réadaptation, 26-280-A-10, 8p., 2000.
634. RICHARD, R.; STALEY, M.; MILLER, S., WARDEN, G. To splint or not splint. Past philosophy and present practice, part II. *J. Burn Care Rehabil.*, 18:64-71, 1997.
635. RICHARD, A.F.; CLARK, M.D.; DENVER, C.O. Cutaneous tissue repair: basic biologic considerations. *Am. Acad. Dermatol.*, 13:701-24, 1985.
636. RICOUX, R. *Notions actualles sur la cellulite et san traitement.* Thesis, Paris, 1936.
637. RIDINGS, P.; BUCKNALL, T.E. Modern trends in breast cancer therapy: towards less lymphoedema?. *Europ. J. Surg. Oncol.*, 24:21-2, 1998.
638. RIVIERE, J.E. Biological factors in absorption and permeation. In: ZATZ, J.L., *Skin permeation: fundamentals and application.* Allured Publishing Corporation, Wheaton, pp.113-25, 1993.
639. ROBBINS, C.K. *Patologia estrutural e funcional.* Guanabara Koogan, Rio de Janeiro, 5ª ed., 1996.
640. ROBINSON, K.R. The responses of cells to electrical fields: a review. *J. Cell Biol.*, 101:2023-7, 1985.
641. ROBLES, J.M.; TAGLIAPIETRA, J.C.; GRANDI, A.M. Gluteoplastia de aumento. Implante submuscular. *Cir. Plast. Iberolatinoamer.*, 10:4, 1984.
642. ROCKWELL, W.B.; COHEN, I.K.; EHRLICH, H.P. Keloids and hipertrophic scars: a comprehensive rewiew. *Plastic Reconstructutive Surg.*, 84:827-37, 1989.

643. RODRIGUES, M.L.V.; MARCONDES, F.K.; SPADARI-BRATFISCH, R.C. Relationship among sensitivity to adrenaline, plasma corticosterone level and estrous cycle in rats. *Can. J. Physiol. Pharmac.*, 73:602-7, 1995.
644. ROMITI, N. O valor terapêutico do ácido retinóico no controle da acne – análise retrospectiva. *A Folha Médica*, 69:287-91, 1974.
645. ROSEMBERG, D.B.; NELSON, M. Rehabilitation concerns in electrical burn patients: a review of the literature. *J. Trauma*, 28:808-12, 1988.
646. ROSEMBERG, M.; CURTIS, L.; BOURKE, D.L. Transcutaneous electrical nerve stimulation for the relief of postoperative pain. 5:129-33, 1978.
647. ROSEN, D.A.; ROEN, K.R. Midazolam para sedação em unidade de terapia intensiva pediátrica. *Intensive Care Med.*, 17:15-9, 1991.
648. ROUQUEYROL, M.Z. *Epidemiologia e saúde.* Medsi, Rio de Janeiro, 4ª ed., 1993.
649. RUGGERI, A.; BENAZZO, F. *Collagen – proteoglycan interaction: ultrastructure of the connective tissue matrix.* Martins Nijaolf, Boston, 1984.
650. RUSSO, A.C. *Tratamento de queimaduras.* Ed. Sarvier, São Paulo, 2ª ed., 249p., 1976.
651. SAHAL Jr., W.; CLÉBER, H. Cutaneous scars: part I. *Int. J. Dermatol.*, 33:681-91, 1994.
652. SALIBA, V.L.; JOHNSON, G.S.; WARDLAW, C. Proprioceptive neuromuscular facilitation. In: BASMAJIAN, J.V.; NYBERG, R., *Rational manual therapies.* Williams & Wilkins, Baltimore, 1993.
653. SALVO, R.M. Controlling the appearance of celulite. *Cosmet. Dermatol.*, 110:50-9, 1995.
654. SANDERB, L.B. *et al.* Elastin struture, biosyntesis and relation to disease states. *N. Engl. J. Med.*, 304:566-79, 1981.
655. SAPEGA. A.A.; QUDENFELD, T.C.; MOYER, R.A.; BUTLER, R.A Biological factors in range-of-motion exercise. *Physician Sportsmed*, 9:57-65, 1981.
656. SASAKI, T.; LAMARI, N.M. Reabilitação funcional precoce pós-mastectomia. *HB Científica*, 4:121-7, 1997.
657. SAYRE, R.M.; KILLIAS, N.; LEY, R.D.; BAGER, A.H. Changing the risk spectrum of injury and the performance of sunscreen products throughout the day. *Photodermatol. Photimmunol. Photomed.*, 10:148-53, 1994.
658. SCHNITZLER, L.; PAUMARD, M. *Stries dorso lombaires des sujects jeunes a type de vergetures. Encycl. Med. Chir.*, Dermatologie, 12640 A, 4-1973.
659. SCHORAH, C.J. *Vitamin C: ascorbic acid.* Applied Science Publishers, Londres, pp.23-48, 1981.
660. SCHROTH, L.V.C. Die dreidimensionale skoliosebehandlung nach Schroth. *Dutsche Krank.*, 11:751-6, 1987.
661. SCHWARZ, W.; HUBER, E.G. First results of sport-medical examinations in children. Norm-values an and influence of overweight on physical efficiency. *Pediatr. Patol.*, 2:106-11, 1977.
662. SEGAL, K.R. Estimation of extracellular and total body water by multiple-frequency bioelectrical-impedance measurement. *Am. J. Clin. Nutr.*, 54:26-9, 1991.
663. SEGAL, K.R.; PI-SUNYER, F.X. Exercise and obesity. *Clín. Méd. Am. Nort.*, 1:217-37, 1989.
664. SEGERS, A.M.; ABULAFIA, J.; KRINER, J.; CORTONDO, O. Celulitis: estudio histopatológico e histoquímico de 100 casos. *Méd. Cut. ILA*, 12:167-172, 1984.
665. SELYE, H. A. *The stress of life.* McGraw-Hill Books Inc., New York, 324 p., 1956.
666. SELYE, H.A. A syndrome produced by diverse noccious agents. *Nature*, 138:32, 1936.
667. SELYE, H.A. The general adaptive syndrome and diseases of adaptation. *J. Clin. End.*, 6:117-230, 1946.
668. SEPULVEDA, A. Assimetria mamária: tratamento cirúrgico. *Rev. Bras. Cir.*, 71:11, 1981.
669. SERFASS, W.C. Nutrition for the athlete. *Contemp. Nutr.*, 2, 1977.
670. SERSON, N.D.; MARTINS, L.C. Cirurgia plástica abdominal – abordagem geométrica. *Ars. Curandi*, 2:116-20, 1970.
671. SHANGOLD, M.M. Do women's sports lead to menstrual problems? *Contemp. Obst. Gynecol.*, 17:52, 1981.
672. SCHEIKE, O. Male breast cancer, factors influencing prognosis. *Br. J. Cancer*, 30:261-6, 1974.
673. SHELLEY, W.; COHEN, W. Striae migrans. *Arch. Dermatol.*, 90:193; 1964.
674. SHEPHARD, R.J. *Physiology and bioschemistry of exercises.* Praeger, New York, 1982.
675. SHERMAN, S. Wich treatment to recomend: hot or cold. *Am. Pharm.*, 20:46-9, 1980.

676. SHEU, H.M.; YU, H.S.; CHANG, C.H. Mast cell degranulation and elastolysis in the early stage of striae distensae. *J. Cutan. Pathol.*, 18:418-6, 1991.

677. SHIGENAGA, Y.; NAKATANI, J. Distribution of trigeminothalamic projection cells in the caudal medula of the cat. In: MATTHEW, B.; HILL, R.G. (eds.), *Anatomical, physiological and pharmacological aspects of trigeminal pain.* Elsevier Biomedical, Amsterdã, pp.163-74, 1982.

678. SHINDO, Y.\; WITT, E.; HAN, D.; PACKER, L. Dose-response effects of acute ultraviolet irradiation on antioxidants and molecular markers of oxidation in murine epidermis. *J. Invest. Dermatol.*, 102:470-5, 1994a.

679. SHINDO, Y.; WITT, E.; HAN, D.; PACKER, L. Enzymic and non enzymic antioxidants in epidermis and dermis of human skin. *J. Invest. Dermatol.*, 102:122-4, 1994b.

680. SHIRAISHI, T. *et al.* Effects of auricular stimulation on feeding-related. *Brain Res. Bull.*, 36:141-8, 1995.

681. SHUSTER, S. The cause of striae distensae. *Acta. Derma. Venerol. Suppl. Stockho.*, 59:161-9, 1979.

682. SILVA, E.B. M.; TAKEMURA, L.; SCHWARTZ, S. M. *Análise do tratamento de regeneração de estrias com o uso do gerador de corrente contínua filtrada constante STRIAT® em mulheres entre 15 e 60 anos.* Trabalho de conclusão do Curso de Fisioterapia da Universidade Tuiuti do Paraná, Curitiba, 1999.

683. SILVERSTEIN, P.; LACK, B. Prevenção de incêndios nos EUA. Os incêndios residenciais ainda estão ardendo? *Clin. Cir. Am. Norte*, 1:1-16, 1987.

684. SIMKIM, B.; ARCE, R. Steroid excretion in obese patients with colored abdominal striae. *New Engl. J. Med.*, 266:1031, 1962.

685. SIMKIN, B.; ARCE, R. Steroid excretion in obese patients with colored abdominal striae. *N. Engl. J. Med.*, 266:1031, 1962.

686. SISSON, W.R. Colorad striae in adolescent children. *J. Ped.*, 45:520, 1954.s

687. SIRI, W.E. Body composition from fluid spaces and density. In: BROZEK, J.; HANSCHEL, A. (ed.), *Techniques for measuring body composition.* National Academy of Sciences, Washington, pp.223-4, 1961.

688. SLYE, H. *The stress of life.* McGraw-Hill Books Inc., New York, 324p., 1956.

689. SMITH, J.R.C.; BORIS, M. WINDORF, S.; TASINSKI, B. Treatment for lymphoedema of the arm – the Casley-Smith method. *J. Am. Cancer Soc.*, 10:2843-60, 1998.

690. SMITH, J.G.; DAVIDSON, E.A.; HILL, R.L. Composition of normal and pathologic cutaneous elastin. *Nature*, 197:1108, 1963.

691. SMITH, U. *et al.* Regional differences and effect of eight redution of human fat cell metabolism. *Europ. J. Clin. Invest.*, 9327, 1979.

692. SMITH, U. Regional differences in adipocyte metabolism and possible consequences in vivo. *Recent Advances in Obesity Research*, 4:33, 1983.

693. SMITH, W.P. Cellulite treatments: snake oils or skin science. *Cosm. & Troil.*, 110:61-70, 1995.

694. SNYDER-MACKLER, L.; GARRETT, M.; ROBERTS, M. A comparison of torque-generating capabilities of three different electrical stimulating currents. *J. Orthop. Sports Phys Ther.*, 8: 297-301, 1989.

695. SORAIRES, F. Experiência clínica com microtransplante injetável. *Rev. Cosm. & Méd. Est.*, 4:41-7, 1996.

696. SOTOBERG, G.L. Skeletal muscle function. In: CURRIER, D.P.; NELSON, R.M. (eds.), *Dynamics of biologic tissues.* FA Davis, Filadélfia, 1992.

697. SOUZA, A.M. Mamoplastia redutora com incisão periareolar superior. *Rev. Bras. de Obst. e Ginecol.*, Ars. Curandi, 1970.

698. SOUZA, A.Z.; SALVATORE, C.A. *Mastologia prática.* Ed. Roca, São Paulo, 1979.

699. SPRAGUE, R.G. *et al.* Observations on physiological effects of cortisone and ACTH in man. *Arch. Int. Med.*, 85:199, 1950.

700. STEFANOVIC, V.; DJUKANOVIC, A.; VELASEVIC, K.; ZIVANOVIC, D. Effects of ultrasound in enzymes. *Experientia*, 14:486-7, 1960.

701. STEFANOVIC, V.; KOSTIC, I.L.; BRESJANAC, M.; ZIVANOVIC, D. Ultrasound and enzimes. *Bull. Soc. Chim. Belgrade*, 24:175-8, 1959.

702. STEFANOVSKA, A.; VODOVNIK, L. Change in muscle force following electrical stimulation. *Scand. J. Rehab. Med.*, 17:141-6, 1985.

703. STILLWELL, G.K. Therapeutic heat and cold. In: KRUSEN, F.H., *Handbook of physical medicine and rehabilitation*, WB Saunders, Filadélfia, 2ª ed., 1971.
704. STORDY, B. J. *et al.* Weight gain, thermic effect of glucose and resting metabolic rate during recovery from nervous anorexia. *Am. J. Clin. Nutr.*, 30:138, 1977.
705. SUMMER W.; PATRICK M. K. *Ultrasonic therapy.* Elsevier Press, London, 1964.
706. SUSLICK, K. S. Homogeneous sonochemistry. *Ultrasound*, 123-63, 1989.
707. SUSSMANN, D.J. *Acupuntura. Teoria e prática.* Kier, Buenos Aires, 5ª ed., 1981.
708. SWENSON, J.M. *et al.* Antimicrobiol susceptibility of five subgroups of mycobacterium fortuitum and mycobacterium chelonae. *Antimicrob Agents Chemother*, 28(6):807-11, 1985.
709. TADDEI, J.A.A. Epidemiologia da obesidade na infância. *Pediatria Moderna*, 2:111-15, 1993.
710. TAN, E.M.; PELTONEN, J. Endotelial cell growth factor and heparin regulate collagen gene expresión in keloid fibroblasts. *J. Biochem.*, 27:863-9, 1991.
711. TAN, E.M.; ROUDA, S.; GREENBAUN S.S.; MOORE, J.H.Jr.; FOX J.W.; SOLLBERG, S. Acidic and basic fibroblast growth factors down-regulate collagen gene expression in keloid fibroblasts. *Am. J. Pathol.*, 142:463-70, 1993.
712. TANAKA, N. *O que é spiral taping – básico.* Spiral Taping do Brasil, 69p., 1998.
713. TANNENBAUM, M. Iodine iontophoresis in reduction of scar tissue. *Phys. Ther.*, 60:792, 1980.
714. TARNOWER, H.; BAKER, S.S. *A dieta médica de Scardale.* Record, Rio de Janeiro, 1978.
715. TIRREL, M.; MIDDLEMAN, S. Shear deformation effects in enzyme catalysis. *Biophys. J.*, 23:121-8, 1978.
716. TOBIN, M.B.; PSYCH, M.R.C.; LACEY, H.J.; MEYER, L.; MORTIMER, M.D. The psychological morbidity of breast cancer-related arm swelling. *Cancer*, 72:3248-52, 1993.
717. TOKUNAGA, K. A novel techinique for the determination of body fat by computed tomography. *Int. J. Obes.*, 7:437, 1983.
718. TOURAINE, R.; BARUCH, J. Cicatrização e cicatrizes. *Folha Méd.*, 82:665, 1981.
719. TRELLES, M.A. Laser para la salud y la estetica. Biblioteca Nueva Estetica, Barcelona, 2ª ed., 1983.
720. TREVES. N.; NELSON, P. Etiological factors of lymphoedema. *Cancer*, 10:444-59, 1957.
721. TREVISAN, C.A. Avaliação do desempenho da membrana biológica na utilização de produtos cosméticos. *Aerosol e Cosméticos*, 46:14-23, 1986.
722. TREVISAN, C.A. Dinâmica da permeabilidade cutânea. *Aerosol e Cosméticos*, 38:16-21, 1985.
723. TROISER, E.; MENETRIER, P. Histologie des vergetures. *Ann. Gynecol.*, 31:206, 1889.
724. TRUEB, R.M.; FELLAS, A.S. Linear focal elastosis (elastotic striae). *Hautarzt*, 46:346-8, 1995.
725. TSUJI, T. Hyperpigmentation in striae distensae after bleomycin treatment. *J. Amer. Acad. Derm.*, 28:503-6, 1993.
726. TSUJI, T.; SAWABE, M. Elastic fibers in striae distensae. *J. Cutan. Pathol.*, 15:215-22, 1988.
727. TSUJI, T.; YORIFUJI, T.; HAYASKI, Y.; HAMADA, T. Light and scanning electron microscopic studies on wrinkles in aged person's skin. *Brit. J. Dermatol.*, 114:329-35, 1986.
728. TUREK, S.L. Ortopedia – princípios e sua aplicação. Ed. Manole, São Paulo, vol.1, 1991.
729. UAUY, R. *et al.* Obesidad infantil de causa nutricional. *Rev. Chil. Nutr.*, 12:7-14, 1984.
730. UDALL, J. G. *et al.* Interaction of maternal and neonatal obesity. *Pediatrics*, 62:17, 1978.
731. ULRICH, W. *A celulite é curavel.* Ed. Tecnoprint, Rio de Janeiro, 118pp., 1982.
732. VAN der MEULIN, J.H.C. Present state of knowledge on processes of healing in collagen strutures. *Int. J. of Sports Med.*, 3(supl.1):4-8, 1982.
733. VAN ITALLE, J.B.; CAMPBELL, R. Multidisciplinary approach to the problem of obesity. *J. Am. Diet. Ass.*, 61:385-9, 1972.
734. VAN SCOTH, E.J.; YU, R.J. Control of keratinization with alpha hidroxi acids and related compounds: topical treatment of ichthyotic disorders. *Arch. Dermatol.*, 110:586-90, 1974.
735. VAN SCOTH, E.J.; YU, R.J. *Substances that modify the stratum corneum by modulation its formation frost.* The C.V. Mosby CO., St. Louis, pp.70-4, 1982.
736. VAN SCOTT, E. *et al.* Alpha hidroxi acids: procedures for use in clinical pratice. *Cutis*, 43:222-8, 1989.
737. VANDERBURGH, H.H. Mechanical forces and their second messengers in stimulitting cell growth in vitro. *Am. J. Physiol.*, 31:350-5, 1992.

738. VELLA, J.L.C. *La terapia laser en medicine estetica. Jornadas latino-americanas*. Laser en Medicina, publicado pelo C.D. Laser, Colômbia, 1978.
739. VERONESI, U. *et al*. Comparison of halsted mastectomy with quadrantectomy, axillary dissection and radiotherapy in darly breast cancer: long rerm results. *Eur. J. Cancer Clin. Oncol.*, 22(9):1085-9, 1986.
740. VIALA, A.; CANO, J.P.; DURAND, A.; PAULIN, R.; ROUX, F.; PLACID, M.; PINHAS, H.; LEFOURNIER, C. Etude chez l´animal du passage transcutané dês príncipes actifs de l´extrait tittré de centella asiática marqués au tritium après application sous forme de "tulle grãs" et "d´onguent". *Thérapie*, 32:573-83, 1977.
741. VIEIRA, R.; KOGUT, J. Reconstrução mamária tardia. In: RIBEIRO, L., *Cirurgia plástica da mama*. Medsi, Rio de Janeiro, pp.87-111, 1989.
742. VIGOURT, B. *Kinesitherapie et cellulite. Encycl. Med. Chir.*, Kinesitherapie, Paris, 26585 A, 4.7.04.
743. VILLANO, J.B. Mamoplastia de aumento com o emprego de minipróteses. *Rev. Paul. Med.*, 109(3):119-22, 1991.
744. VOGELFANG, D. *Linfologia básica*. Ed. Ícone, 1995.
745. VOSS, D.E.; IONTA, M.K.; MYERS, B.J. *Facilitação neuromuscular proprioceptiva*. Ed. Panamericana, 3ª ed., 1987.
746. WACHTEL, T.L. Epidemiology, classification, initial care, and administrative considerations for critically burne patients. *Critical Care Clinics*, 1:3-26, 1985.
747. WADDEN, T.A. Body fat deposition in adult obese women II. Changes in fat distribuition accompanying weight reduction. *Am. J. Clin. Nut.*, 47:229, 1988.
748. WALLACE Jr, R.J. The clinical presentation, diagnosis and therapy of cutaneous and pulmonary infections due to the rapidly growing mycobactéria, mycobacterium foruitum and m. chelonae. *Clin. Chest. Med.*, 10(3)419-29, 1989.
749. WALLACE Jr, R.J. *et al*. Diagnosis and treatment disease caused by no tuberculous mycobacteria. *Am. Rev. Respir Dis.*, 142:940-53, 1990.
750. WARD, R.S. Pressure therapy for the control of hypertrophic scar formation after burn injury. A history and review. *J. Burn Care Rehabil.*, 12:257-22, 1991.
751. WARDEN, G.D. Burn shock resuscitation. *W. J. Surg.*, 16:16-23, 1992.
752. WARREN, C.G.; LEHHMANN, J.F.; KOBLANSKI, J.N. Heat and stretch procedures: an evaluation using rat tendon. *Archives of Physical Medicine and Rehabilitation*, 57(3):122-6, 1976.
753. WEILL, J.; BERNFELD, J. Le probleme des vergetures. *Semaine Hop. Paris*, 27:1011, 1951.
754. WEISS *et al*. Efeito da tretinoina tópica no envelhecimento foto-induzido. *J. Acad. Dermatol.*, 169-75, 1988.
755. WENCZAK, B.A.; LYNCH, J.B.; NANNEY, L.B. Epidermal growth factor receptor distribuition in burn wounds. Implications for growth factor-mediated repair. *J. Clin. Invest.*, 90:2392-401, 1992.
756. WESTER, R.C.; NOONAN, P.K.; MAIBACH, H.I. Frequency of application on percutaneous absortion of hydrocortisone. *Arch Dermatol.*, 113:620-2, 1977.
757. WHITE, D.J.; SCHNUR, P.L. Striae distensae after augmentation mamoplasty. *Ann. Plast. Surg.*, 34:16-22, 1995.
758. WHITE, G.M. Linear focal elastosis: a degenerative or regenerative process of striae distensae. *J. Am. Acad. Derm.*, 27,468, 1992.
759. WIENER, K. Skin manifestations of internal disorders (dermadromes). Mosby, St. Louis, 1947.
760. WIERRANI, F.; KOSAK, W.; SCRAMM, W.; GRUNBERGER, W. Attempt of preventive treatment of striae gravidum using preventive massage ointment administration. *Wien-Klinwochenschr*, 104:42-4, 1992.
761. WIESLANDER, J.B. Congenital breast deformity is a serious handicap. An important indication for breast reconstruction with silicone implants. *Lakartidningen*, 96:1703-5, 1708-10, 1999.
762. WILKERSON, G.B. Management of the acute inflamatory response folowing joint trauma. *Sports Med. Update*, 7:12-5,28, 1992.
763. WILKINS, L.; CRIGLER, J.F.; SILVERMAN, S.H.; GARDNER, L.I.; MIGEON, C.J. Further studies on the treatment of congenital adrenal hyperplasia with cortisone. The effects of cortisone on sexual and somatic development, with an hypothesis concerning the mmechanism of feminization. *J. Clin. Endocr.*, 12:277, 1952.

764. WILLIAMS, J.C.P.; SPERRYN, G. *Sports medicine.* Williams & Wilkins, Baltimore, 2ª ed., 1976.

765. WILLIANS, R. S. *Textbook of endocrinology.* W. B. Saunders Company, 5ª ed., 1974.

766. WILMORE, D.W. Metabolic changes in burns. In: ARTZ, C.P.; MONCRIEF, J.A.; PRUITT, B.A., W. B. Saunders Company, pp.120-5, 1979.

767. WINICK, L.; ROBBINS, G.F. Physical and psycologic readjustment after mastectomy. *Cancer,* 39:478-86, 1977.

768. WIRTH, A.; HOLM, G.; NILSSON, B.; SMITH, U.; BJORNTORP, P. Insulin kinetics and insulin binding to adipocytes in physically trained and food-restricted rats. *Am. J. Physiol.,* 238:E108-115, 1980.

769. WOLCOTT, L.E.; WEELER, P.C.; HARDWICKE, H. Skin ulcers by electrotherapy: prelimary clinical results. *South. Med. J.,* 62:795-801, 1969.

770. WOODS, M.; TOBIN, M.; MORTIMER, P.S. The psycholsocial morbidity of breast cancer patients with lymphoedema. *Cancer Nurs.,* 18:467-71, 1995.

771. WOOLF, C.J. Generation of acute pain. Central mechanisms. *Bristish Medical Bulletin,* 47:523, 1991.

772. WRIGHT, E.T.; HAASE, K.H. Keloids and ultrasound. *Arch. Phys, Med, Rehabil.,* 52:280-1, 1971.

773. WRIGHT, S. Physiological aspects of rheumatism. *Proc. Soc. Med.,* 32:651-62, 1939.

774. WYNDER, E.L. The epidemiology of breast cancer in 785 United States Caucasian wommen. *Cancer,* 41:2341, 1978.

775. YANNUS, I.V.; BURKE, J.F. Design of an principles. *J. Biomed. Mater Res.,* 14:65, 1980.

776. YOUNG, S.R.; DYSON, M. Macrofage responsiveness to therapeutic ultrasound. *Ultr. In Med. and Biol.,* 16:809-16, 1990.

777. YOUNG, S.R., DYSON, M. The effect of therapeutic ultrasound on the healing of fuul-thickness excised skin lesions. *Ultrasonics,* 28:175-80, 1990

778. YOUNG, S.R. *The effect of therapeutic ultrasound on the biological mechanisms involved in dermal repair.* PhD thesis, University of London. 412p., 1988.

779. ZATZ, J.L. Modification of skin permeation by solvents and surfactants. In: ZATZ, J.L., *Skin permeation: fundamentals and application.* Allured Publishing Corporation, pp.127-62, 1993.

780. ZELIKOVSKI, A.; HADDAD, M.; REISS, R. The "limpha-press" intermittent sequential pneumatic device for the treatment of lymphoedema: five years of clinical experience. *J. Cardio-Vasc. Surg.,* 27:288-90, 1986.

781. ZESCH, A.; SCHAEFER, H.; STUTTGEN, G. The quantitative distribuition of percutaneously applied caffeine in the human skin. *Arch. Dermatol. Res.,* 266:277-83, 1979.

782. ZITELLI, J. Wound healing for the clinician. *Adv. Dermatol.,* 2:243-67, 1989.

783. ZOCCHI, M.L. Ultrassonic assisted lipoplasty. Technical refinements and clinical evaluations. *Clin. Plast. Surg.,* 10:575, 1996.

784. ZUTI, W.B.; GOLDING, L.A. Comparing diet and exercise as weight reduction tools. *Physician Sportsmed,* 4:49-53, 1976.

Glossário de Termos Técnicos

Abdominoplastia – Cirurgia plástica do abdome.
Absorção – Processo pelo qual um meio coleta energia.
Ácido – Substância que se dissocia em íons hidrogênio e ânions, quando em solução aquosa.
Acido lático – Resíduo celular, produzido pelo metabolismo incompleto dos carboidratos.
Acomodação – Diminuição do potencial de ação de um nervo, ao longo do tempo, sob exposição de um estímulo constante.
Acrocianose – Cianose das extremidades, devida a uma perturbação vasomotora.
Actina – Proteína estrutural do músculo que atua com a miosina, permitindo a contração muscular.
Actinoterapia – Uso da radiação ultravioleta para fins terapêuticos.
Adenosina difosfato (ADP) – Molécula que se combina com o fosfato inorgânico para formar a ATP.
Adenosina trifosfato (ATP) – Composto altamente energético, importante fonte de energia para o metabolismo intracelular.
Aderência – Adesão anormal das fibras de colágeno às estruturas vizinhas durante a imobilização, após trauma ou cirurgia, que restringe a elasticidade normal das estruturas envolvidas.
Aeróbio – Que requer a presença de oxigênio.
Agenesia – Ausência congênita de um órgão ou parte de um órgão.
Água desgaseificada – Água que apresenta pouco gás dissolvido.
Agudo – O período inicial após a lesão, quando a resposta inflamatória local está exacerbada.
Aloenxerto – Substituição ou aumento de uma estrutura biológica por uma sintética.
Alongamento – Manobra terapêutica elaborada para alongar tecidos encurtados e assim aumentar a amplitude de movimento.
Alongamento estático – Alongamento no qual o músculo é alongado e mantido nessa posição por alguns segundos.
Alongamento excessivo – Alongamento além da amplitude de movimento normal de uma articulação e tecidos moles vizinhos.
Alongamento passivo – Um tipo de exercício de mobilidade no qual é aplicado um alongamento manual, mecânico ou de posicionamento nos tecidos moles, em que a força é aplicada em oposição à direção do encurtamento.
Alterações tróficas – Alterações tissulares resultantes da redução do crescimento e da nutrição; podem ser: pigmentação anormal, alterações na cor da pele, perda de cabelos, pele ressecada, unhas espessas, deficiência por estase ou ulceração.
Aminoácido – Composto orgânico que contém nitrogênio, carbono, hidrogênio e oxigênio. Unidade básica da proteína.

Amperagem – Velocidade de fluxo de uma corrente elétrica. Um ampère equivale à velocidade de fluxo de um coulomb por segundo.

Amplificador – Um dispositivo usado no processamento de um sinal elétrico, convertendo-o a uma saída de voltagem que pode ser visualizada.

Amplificador diferencial – Caracterizada por dois terminais de entrada; cada um deles é referencial ao "terra". O sinal de entrada diferencial virtualmente elimina o efeito do ruído elétrico no sistema de registro.

Amplitude – O intervalo máximo de uma onda, a partir da linha basal.

Amplitude de movimento – Percurso de um segmento que se movimenta em um plano; é medida em graus.

Anabolismo – Fase construtiva do metabolismo que requer energia, na qual as substâncias mais simples são sintetizadas em substâncias mais complexas.

Anaeróbio – Não necessita da presença do oxigênio.

Analgesia – Completa perda da sensibilidade à dor.

Analgésico – Medicação ou modalidade usada na redução da dor.

Anastomose – Pertencente à comunicação natural entre dois vasos.

Anestesia – Perda ou diminuição de sensação.

Angström (Å) – Distância equivalente a 10^{-10} m, ou um bilionésimo de um metro.

Ânodo – Terminal positivo de uma fonte de corrente elétrica. É caracterizado pela baixa concentração de elétrons.

Anquilose – Imobilidade ou fixação de uma articulação.

Antibiograma – Determinação *in vitro* da resistência ou sensibilidade de uma bactéria a um ou vários antibióticos.

Antibiótico – Substância que inibe o crescimento de microrganismos ou que os mata.

Anticorpo – Proteína criada em resposta a um antígeno.

Antígeno – Qualquer substância que induza à formação de anticorpos que irão reagir especificamente com um antígeno.

Aplasia – Incapacidade de um órgão ou tecido de desenvolver-se normalmente.

Área de radiação efetiva (ERA) – Área do transdutor ultra-sônico responsável pela emissão de energia.

Aréola – Área circular, pigmentada, ao redor do mamilo.

Artefato – Sinal gerado por uma fonte, diferente do que está sob observação.

Artefato de estímulo – Potencial registrado por ocasião da aplicação do estímulo.

Artefato de movimento – Sinal elétrico resultante do movimento dos eletrodos de registro, ou de seus cabos.

Artéria – Grande vaso que transporta sangue do coração para a periferia.

Arteríola – Menor ramo arterial do sistema vascular, que se comunica com a rede capilar.

Artralgia – Dor em uma articulação.

Artroplastia – Reconstrução ou substituição cirúrgica de uma articulação.

Assimétrico – Não é simetrico.

Atenuação – Diminuição da intensidade de uma onda resultante da absorção, reflexão e refração de energia.

Aterosclerose – Condição patológica na qual substâncias gordurosas se acumulam no interior da luz das artérias, promovendo restrição ao fluxo sangüíneo.

Aterramento – Conexão elétrica que fornece uma via para que o vazamento de corrente retorne com segurança para o solo.

Atividades da vida diária (AVDs) – Habilidades fundamentais que são necessárias para um certo estilo de vida.

Atrofia – Perda ou diminuição no tamanho das células, tecidos, órgãos e partes do corpo.

Auto-alongamento – Manobras realizadas pelo próprio paciente, utilizando-se de outra parte do corpo para aplicar a força de alongamento.

Axônio – Fibra nervosa que conduz o impulso nervoso do corpo celular do neurônio.

Axonotmese – Dano ao tecido nervoso sem rompimento físico do nervo.

Bactéria – Organismo microscópico.

Bactericida – Agente antibacteriano que mata as bactérias.

Bacteriostático – Agente antibacteriano que inibe o crescimento de bactérias.
Base – Substância que aceita íons hidrogênio, capaz de se combinar com um ácido para formar um sal.
Betaoxidação – Degradação dos ácidos graxos livres para formar acetil-CoA.
Bilateral – Em ambos os lados.
Biofeedback – Método de aumentar a percepção de eventos fisiológicos ou de movimento, pela ampliação e exibição destas informações.
Bloqueio com fenol – Injeção de fenol nos pontos motores de nervos mistos, para o bloqueio da transmissão.
Branqueamento – Presença de mancha branca observada na pele, ao ser aplicada pressão contra a escara. Esta é uma indicação da presença de leitos capilares viáveis; a área branqueada tornar-se-á rosada, se o leito capilar estiver perfundido.
Bulimia nervosa – Distúrbio alimentar caracterizado pela ingestão alimentar e regurgitação forçada.
Cabos – Condutores isolados que transmitem corrente elétrica aos eletrodos.
Cacifo – Persistência de uma depressão côncava após a pressão do dedo sobre a pele.
Calor específico – Razão da capacidade térmica de uma substância em relação à da água, que possui capacidade térmica igual a 1.
Caloria – Quantidade de energia necessária para elevar em 1°C a temperatura de 1 grama de água.
Campo distante – Intervalo do feixe ultra-sônico distante da fonte emissora, no qual as características do feixe não são uniformes. Também conhecido como área de Franhoufer.
Campo eletromagnético – Linhas de força criadas por pólos positivo e negativo.
Campo eletrostático – Campo criado por energia estática.
Campo próximo – Intervalo do feixe ultra-sônico próximo da fonte emissora, no qual as características do feixe são uniformes. Também conhecido como área de Fresnel.
Canal de saída (elétrico) – Circuito elétrico composto por dois pólos que operam independentemente de outros circuitos.
Câncer – Tumor celular invasivo, maligno, que tem a capacidade de se espalhar pelo organismo.
Capacidade térmica – Número de unidades de calor necessárias para elevar em 1°C uma unidade de massa.
Capacitância – Capacidade de armazenar uma carga. Esta capacidade é dependente da freqüência. O símbolo para capacitância é C e ela é expressa em farads (F).
Capilar – Vaso sanguíneo microscópico que conecta as arteríolas às vênulas. Porção do sistema vascular em que ocorre a troca gasosa entre o sangue e os tecidos.
Captação máxima de oxigênio (VO_2máx) – Maior taxa de captação de oxigênio pelo organismo, mensurada durante um exercício dinâmico intenso, geralmente em bicicleta ergométrica ou esteira. Depende da potência máxima e da diferença arteriovenosa de oxigênio máxima.
Carboidratos – Compostos orgânicos formados de carbono, hidrogênio e oxigênio, com hidrogênio e oxigênio presentes na taxa de 2:1.
Carcinogênico – Agente causador de câncer; cancerígeno.
Carcinoma – Ver câncer.
Carga do pulso – Número de coulombs contidos em um pulso elétrico.
Catabolismo – Processo no qual as células vivas fracionam as substâncias mais complexas em substâncias mais simples; metabolismo destrutivo.
Catalisador – Substância que acelera uma reação química.
Cátodo – Pólo negativo de uma fonte de corrente elétrica. Possui elevada concentração de elétrons.
Cavitação – Termo utilizado para descrever a formação de cavidades ou bolhas em um meio líquido, contendo quantidades variáveis de gás ou vapor.
Cavitação estável – Expansão e contração suave de bolhas formadas durante a aplicação de ultra-som.
Cavitação instável – Expansão e contração violenta de bolhas durante aplicação de ultra-som em intensidade muito elevada. Pode promover lesão tecidual.
Célula – Unidade biológica básica dos organismos vivos.
Célula satélite – Célula em forma de fuso e que ajuda a reparar o músculo esquelético.
Célula T – Célula nervosa que transmite as informações sensoriais ao sistema nervoso central.
Células endoteliais – Células achatadas que revestem o coração e os vasos sanguíneos e linfáticos.
Células estáveis – Células com pequena capacidade de divisão.

Células lábeis – Células com grande capacidade de divisão.
Células permanentes – Células que não apresentam capacidade de divisão.
Celulite – Ver fibro edema gelóide.
Cerâmica piezoelétrica – Cerâmica sintética capaz de gerar cargas elétricas positivas e negativas quando comprimida ou expandida (efeito direto) ou de deformar-se quando estimulada eletricamente (efeito inverso).
Cianose – Alteração cromática ligeiramente cinza-azulada da pele ou das mucosas, causada pela queda no conteúdo de oxigênio.
Ciclo de Krebs – Via metabólica mitocondrial na qual a energia é transferida dos carboidratos, gorduras e aminoácidos à NAD (nicotinamida adenina dinucleotídeo) para a produção subseqüente de ATP na cadeia de transporte de elétrons.
Cinestesia – Sensação e percepção dos movimentos ativos e passivos.
Circuito aberto – Via incompleta que não permite que os elétrons fluam para uma fonte elétrica ou em direção oposta a ela.
Circuito em paralelo – Circuito elétrico no qual os elétrons têm mais de uma via para seguir.
Circuito em série – Circuito no qual a corrente apresenta apenas uma via para fluir.
Circuito fechado – Via completa que permite que os elétrons fluam em direção a uma fonte elétrica ou em direção oposta a ela.
Cirurgia plástica em Z (Z-plastia) – Procedimento usado para alongar cirurgicamente uma retração de tecido mole, permitindo maior amplitude de movimentos.
Cisterna do quilo – Início do ducto torácico, localizado entre os pilares do diafragma, no nível da última vértebra torácica.
Coagulação – Gel ou massa semi-sólida, resultante da conversão do fibrinogênio em fibrina, englobando eritrócitos e outros elementos no plasma; grumo.
Co-contração – Contração simultânea de músculos agonistas e antagonistas, necessária à estabilização e sustentação do corpo.
Colagenase – Enzima que promove a decomposição do colágeno.
Colágeno – Substância albuminóide das fibras brancas do tecido conjuntivo, das cartilagens e dos ossos. Transforma-se em gelatina pela fervura.
Colimado – Que possui um feixe de raios paralelos ou ondas que formam uma coluna de energia.
Coma – Um estado de inconsciência em que o paciente não pode ser despertado por estímulos externos.
Compressão (mecânica) – Força externa aplicada ao corpo.
Compressão circunferencial – Compressão aplicada de forma a fornecer pressão uniforme ao redor da circunferência de um segmento corpóreo.
Compressão focal – Pressão direta aplicada ao tecido mole circundado por estruturas proeminentes.
Compressão seqüencial – Compressão de uma extremidade, caracterizada por um fluxo distal para proximal.
Condicionamento físico – Termo genérico que descreve níveis saudáveis da função cardiovascular, força e flexibilidade. O condicionamento é específico às atividades realizadas.
Condroitina – Substância nitrogenada complexa que, sob a forma do ácido condroitin-sulfúrico, ocorre associada às proteínas, sendo um constituinte da cartilagem.
Condução antidrômica – Propagação de um potencial de ação numa direção oposta à direção normal para aquela fibra.
Condução nervosa – Transmissão de impulsos neurais.
Condução ortodrômica – Propagação de um potencial de ação na mesma direção que a condução fisiológica; ou seja, a condução nervosa motora que avança afastando-se da medula espinhal, e a condução nervosa sensitiva que segue no sentido medular.
Condução térmica – Transferência do calor entre dois objetos que estão em contato, com liberação de energia do mais aquecido.
Condutor (elétrico) – Material com capacidade de transmitir eletricidade. Os condutores possuem muitos elétrons livres e fornecem resistência relativamente baixa ao seu fluxo.
Confiabilidade – O nível de consistência de um instrumento medidor, ou de um método para testes.
Congênito – Existente ao nascimento.
Consciência – Estado de percepção.
Contração concêntrica – Um encurtamento geral do músculo à medida que ele se contrai.

Contração excêntrica – Aumento do comprimento muscular durante contração para controlar o movimento realizado por uma força externa. O trabalho é negativo.
Contração isolada – Contração única das fibras musculares esqueléticas.
Contração isométrica – Não há alteração significativa do comprimento muscular à medida que ele gera tensão e contrai.
Contração isotônica – Há alteração significativa do comprimento muscular à medida que ele gera tensão e contrai.
Contração tetânica – Contrações sucessivas rápidas que se fundem, observadas macroscopicamente como uniformes e contínuas.
Contra-indicado – Desaconselhável.
Contra-irritante – Estímulo que promove irritação dos nervos sensoriais superficiais, a ponto de reduzir a transmissão da dor proveniente dos nervos subjacentes.
Contralateral – Pertencente ao lado oposto do corpo.
Contratura – Condição resultante da perda da capacidade de alongamento de um tecido.
Convecção – Transmissão do calor de um objeto a outro pela circulação de um fluido; em geral, água ou ar.
Convergência – Tomar a direção de ou aproximar-se de um ponto comum, a partir de diferentes direções. Sinapse de vários neurônios aferentes primários com um neurônio de segunda ordem.
Corrente alternada – Fluxo ininterrupto de elétrons marcado por uma mudança da direção e na magnitude do movimento.
Corrente bifásica – Corrente em pulsos, composta de duas fases. O fluxo bidirecional de elétrons é marcado por períodos discretos de fluxo sem corrente.
Corrente contínua – Fluxo de elétrons ininterrupto e unidirecional.
Corrente galvânica – Corrente contínua de baixa voltagem.
Corrente monofásica – Corrente elétrica com apenas uma fase para cada pulso. Apresenta fluxo unidirecional de elétrons que é interrompido por períodos discretos sem fluxo de corrente.
Córtex adrenal – Porção externa da glândula adrenal. Sintetiza e secreta hormônios corticosteróides, como o cortisol, a aldosterona e os androgênios.
Cortisol – Glicocorticóide secretado pelo córtex da adrenal sob estimulação da ACTH.
Cortisona – Glicosteróide adrenocortical produzido comercialmente mediante síntese; é empregada nas infecções agudas, nos estados alérgicos e nas doenças do colágeno.
Coulomb – Quantidade de carga produzida por $6{,}25 \times 10^{18}$ elétrons (carga negativa) ou prótons (carga positiva).
Criocinética – Técnica de tratamento que envolve movimento do segmento lesado, simultaneamente ao resfriamento.
Crioterapia – Técnica terapêutica que envolve o resfriamento dos tecidos.
Cristal piezoelétrico – Ver cerâmica piezoelétrica.
Crônico – Contínuo por um longo período; no caso de lesão, ultrapassa o ciclo primário de hemorragia e inflamação.
Curva de intensidade-duração – Plotagem gráfica da relação entre a intensidade e duração do estímulo.
Debridamento – Remoção de tecidos necrosados das lesões abertas.
Debridamento cirúrgico – Uso de tesouras e pinças estéreis para a remoção do tecido necrosado.
Déficit de oxigênio – Refere-se ao atraso na captação de oxigênio no começo do exercício muscular.
Deformação – Alteração na forma de um material sujeito a uma carga, ou seja, pode causar alongamento ou encurtamento da estrutura.
Degeneração muscular – Redução do tamanho e força de um músculo, decorrente da atrofia.
Dendrito – Conexão sináptica de um nervo, partindo de seu corpo.
Dermatite por estase – Perturbação inflamatória da pele; associada ao acúmulo do sangue venoso.
Dermátomos – Áreas cutâneas correspondentes aos segmentos espinhais que propiciam sua inervação.
Derme – Camada de crescimento e de funções vitais da pele; contém o leito vascular, vasos sangüíneos, linfáticos, glândulas sudoríparas, folículos pilosos, terminações nervosas e células epidérmicas.
Dermoabrasão – Desgate da pele produzido por meio de artefatos (microcristais, lixas etc.).
Descamação – A perda das camadas externas da epiderme.
Descondicionamento – Mudança que ocorre nas funções cardiovasculares, neuromusculares e metabólicas, que resulta de repouso prolongado no leito ou inatividade.

Deslizamento – Massagem com toques longos e profundos.

Desnaturar – Modificar por meios físicos ou químicos a estrutura de uma substância orgânica, especialmente de uma proteína, a fim de alterar certas propriedades desta substância, como a solubilidade.

Desnervação – Ausência do suprimento nervoso.

Despolimerização – Cisão através de diversos meios, de um polímero de elevado peso molecular para unidades simples, com a mesma composição.

Diagnóstico – Determinação sobre a natureza e o objeto de uma lesão ou doença.

Diatermia – Classificação de modalidade terapêutica que utiliza energia elétrica de alta freqüência para aquecer tecidos subcutâneos.

Dinamômetro – Dispositivo utilizado para mensurar a produção de força.

Dinamômetro isocinético – Equipamento que controla a velocidade do segmento corporal, mantendo-o numa taxa constante, ao mesmo tempo que oferece uma resistência ajustada ao longo da amplitude de movimento.

Dipolo – Par de cargas iguais e opostas, separadas por uma certa distância.

Discriminação entre dois pontos – Capacidade de reconhecimento de duas pontas rombas, aplicadas simultaneamente à pele.

Dispositivo intrauterino (DIU) – Espiral de plástico ou metal posicionada no útero, com objetivo contraceptivo.

Distensão – Estiramento ou rompimento dos tecidos moles.

Divergência – Aumento da área de abrangência de um raio ou de uma onda.

Dobra cutânea – Vinco natural ou produzido por pinçamento da pele.

Doença de Raynaud – Vasoespasmo funcional das pequenas artérias, principalmente das mãos, causado por uma anormalidade no sistema nervoso simpático. Os dedos dos pés e das mãos são os primeiros a serem afetados.

Doença vascular periférica (DVP) – Termo geral empregado na descrição de qualquer desordem que afete o fluxo sanguíneo arterial ou venoso dos membros.

Dor – Sensação em que uma pessoa experimenta desconforto, angústia ou sofrimento, em decorrência da estimulação dos nervos sensitivos.

Dor aguda – Dor que pode ser transmitida por fibras A-delta mielinizadas e centralmente através do sistema ântero-lateral (trato neospinotalâmico).

Dor crônica – Sinais de dor transmitidos por fibras C desmielinizadas de condução lenta, e centralmente através do sistema ântero-lateral (trato paleospinotalâmico).

Dor epicrítica – Sensação dolorosa latejante. Também conhecida como dor secundária.

Dor irradiada – Dor com origem na raiz de um nervo espinhal e que afeta o dermátomo correspondente.

Dor muscular de início tardio – Dor muscular residual secundária à lesão nas células musculares e que aparece 24 horas após atividade muscular intensa.

Dor perióstea – Dor de localização profunda, decorrente da lesão periostal.

Dor protopática – Sensação de ferroada sentida imediatamente após o trauma. Também conhecida como dor primária.

Duração da fase – Tempo necessário para que uma única fase complete seu ciclo.

Duração do pulso – Ciclo completo que envolve a fase e o intervalo intrafase.

Duto torácico – Ponto central de coleta do sistema linfático. O conteúdo do duto torácico corre dentro da veia subclávia, por onde volta para o sistema sangüíneo.

Ectoderma – A mais externa das três camadas germinativas primitivas do embrião.

Edema – Acúmulo excessivo de fluido nos tecidos.

Efeito galvânico – Migração de íons como resultado da aplicação de uma corrente galvânica.

Eferente – Que conduz impulsos provenientes de uma estrutura central.

Eficácia – Capacidade de uma modalidade ou regime de tratamento de produzir os efeitos desejados.

Elasticidade – A habilidade do tecido mole para retornar até seu tamanho original após a força de alongamento ter sido liberada.

Eletrodo – Um dispositivo capaz de registrar potenciais elétricos ou de conduzir a eletricidade para propiciar um estímulo.

Eletrodo ativo – Eletrodo de superfície menor utilizado para estimular os tecidos biológicos.

Eletrodo de referência – Eletrodo conectado a uma fonte comum, usado para a redução do efeito do ruído elétrico num sistema de registro – um ponto de referência arbitrário de potencial zero.
Eletrodo de registro – Eletrodo de agulha ou de superfície, usado para o registro da atividade elétrica do nervo e/ou do músculo.
Eletrodo passivo – Eletrodo de superfície maior utilizado para fechar o circuito. Também chamado de eletrodo dispersivo.
Eletrolifting –Nivelamento de depressões cutâneas por meio de corrente elétrica.
Eletromiografia (EMG) – Registro e estudo da atividade elétrica do músculo.
Eletromiograma – Registro gráfico de cargas elétricas associadas com a contração de um músculo.
Elétron – Partícula atômica com carga negativa.
Eletrosmótico – Que pertence ao movimento de íons, decorrente de cargas elétricas.
Êmbolo – Trombo ou coágulo que foi deslocado e transportado na circulação sangüínea de um vaso mais largo para um menor, resultando em oclusão do vaso.
Encefalina – Substância liberada pelo organismo que reduz a percepção da dor, ligando-se aos sítios de receptores de dor.
Endógeno – Produzido ou causado por fatores dentro de uma célula ou organismo.
Endomorfia – Categoria de somatotipo classificada pela quantidade de gordura.
Endorfina – Neuropeptídeo endógeno secretado pelo sistema nervoso central, e que bloqueia a atividade evocada por fibras A-delta e C.
Energia cinética – Energia que um objeto possui em virtude de sua movimentação.
Energia radiante – Ganho ou perda de calor por radiação.
Envelhecimento – Processo fisiológico que se inicia aos 30 anos, como conseqüência do desgaste natural do organismo com a passagem dos anos.
Enxerto autólogo – O material para o enxerto foi retirado do próprio paciente.
Enxerto de pele de espessura integral – Enxerto contendo toda a espessura da derme do sítio doador.
Enxerto de pele laminar (EPL) – Enxerto contendo apenas camadas superficiais da derme do sítio doador.
Enxerto em malha – Processo através do qual a pele tomada do sítio doador é passada por um dispositivo que lhe fará furos; isto permite o estiramento do enxerto, aumentando em três vezes a sua área.
Enzimas – Proteínas que reduzem a energia de ativação e, conseqüentemente, catalisam reações químicas. Regulam a velocidade da maioria das vias metabólicas.
Epiderme – Camada superficial da pele, cobre a superfície do corpo e reveste as cavidades, ductos e vasos.
Ergômetro – Dispositivo utilizado para medir os efeitos fisiológicos decorrentes do exercício.
Eritema – Rubor da pele.
Escara – Tecido necrosado, morto.
Escarotomia – Incisão mediolateral da escara, usada para o alívio da pressão numa extremidade.
Esclerodermia – Doença crônica de etiologia desconhecida, resultando numa esclerose, ou endurecimento, da pele e de outros órgãos internos.
Escleroproteína – Qualquer de uma classe de proteínas simples, dotada de funções estruturais ou protetoras como colágeno e ceratina, insolúveis nos solventes aquosos.
Esclerose – Endurecimento, especialmente de alguma parte, pela proliferação exagerada de tecido fibroso, aplica-se particularmente ao endurecimento do sistema nervoso por atrofia ou degeneração dos elementos nervosos e hiperplasia do tecido intersticial, abrange também um espessamento das túnicas arteriais, produzida por proliferação de tecido conjuntivo fibroso e deposição de lipídios e sais de cálcio.
Espalhamento – Ver divergência.
Espasmo – Contração muscular involuntária e convulsiva; quando forte e doloroso, é denominado cãibra.
Espasticidade – Elevação no tônus ou contrações de músculo, provocando movimentos rígidos e descontrolados; resultado de uma lesão em neurônio motor superior.
Espectro acústico – Energia transmitida por meio de ondas mecânicas.
Estados da matéria – A matéria física pode assumir três formas – sólida, líquida e gasosa.
Estase – Parada do fluxo sangüíneo ou de outros líquidos orgânicos.
Estimulação bipolar – Estimulação elétrica que utiliza eletrodos com as mesmas áreas de superfície, acarretando densidades de corrente iguais sob os mesmos.

Estimulação monopolar – Aplicação de estimulação elétrica na qual a densidade de corrente sob o eletrodo ativo é maior do que no passivo.

Estimulação no nível motor – Estimulação elétrica aplicada em uma intensidade de saída que produz uma contração muscular visível, sem ativação das fibras dolorosas.

Estimulação no nível nocivo – Aplicação de estimulação elétrica que produz dor.

Estimulação no nível sensorial – Estimulação elétrica aplicada em uma intensidade na qual os nervos sensoriais são estimulados.

Estimulação quadripolar – Estimulação elétrica aplicada com dois canais.

Estímulo – Excitação ou irritação que promovam respostas nos tecidos vivos.

Estímulo nociceptivo – Impulso que origina sensação de dor.

Estrato córneo – A parte mais externa da epiderme, composta de células mortas.

Estresse – Conjunto de respostas que interrompe a homeostase normal de um sistema.

Estria – Atrofia adquirida da pele.

Estrógenos – Hormônios sexuais femininos, produzidos sobretudo nos ovários e no córtex adrenal.

Evaporação – Mudança do estado líquido para o gasoso.

Exercício aeróbio – Exercício submáximo, rítmico, repetitivo, em grandes grupos musculares, durante o qual há necessidade do oxigênio.

Exercício anaeróbio – Exercício que ocorre sem a presença de oxigênio inspirado.

Exercício de flexibilidade – Termo geral usado para descrever exercícios realizados por uma pessoa para alongar passivamente ou ativamente tecidos moles sem a assistência de um terapeuta.

Exercício isocinético – Uma forma de exercício ativo-resistido, na qual a velocidade do movimento do membro é controlada por um aparelho limitador pré-ajustado.

Exercício resistido – Qualquer exercício no qual uma carga produz uma força externa contrária à força interna gerada por um músculo enquanto ele se contrai.

Exsudato – Material com elevado teor de proteína e células que, na inflamação, passa para os tecidos ou espaços adjacentes, através das paredes vasculares.

Exteroceptores – Receptores sensoriais que propiciam informações provenientes do ambiente exterior.

Extracelular – Que fica fora da membrana celular.

Extravasamento – Escape ou saída de sangue ou linfa de um vaso para o tecido.

Facilitação – Intensificação da resposta.

Fadiga geral – Diminuição das respostas durante a atividade física prolongada, tal como andar ou correr.

Fadiga local – Uma resposta diminuída do músculo que pode ser devida a uma diminuição nas reservas energéticas, oxigênio insuficiente, e um acúmulo de ácido lático; influências protetoras do sistema nervoso central, ou uma diminuição na condução de impulsos na junção mioneural.

Fagocitose – Ingestão e digestão de uma bactéria e de partículas pelos fagócitos.

Farad – Medida da capacidade de armazenamento dos capacitores. Um farad armazena uma carga de 1 coulomb quando é aplicado 1 V.

Fáscia – Tecido fibroso situado entre os músculos e que constitui as bainhas musculares ou então reveste outras estruturas profundas, como nervos e vasos sangüíneos.

Fase – A porção de uma onda entre o seu início na linha basal e o retorno a esta linha.

Fatores de crescimento – Substâncias que estimulam a produção de tipos específicos de células.

Fibra de contração lenta (CL) – Fibra muscular com tempo de reação lento e alta capacidade aeróbia, adequada para atividade muscular tônica. Também conhecida como fibra do tipo I.

Fibra de contração rápida (CR) – Fibra muscular com um tempo de reação rápido, e alta capacidade anaeróbia, adequada para atividade muscular fásica. Também conhecida como fibra do tipo II.

Fibras A-alfa – Fibras calibrosas de condução rápida que transmitem impulsos que induzem respostas táteis e proprioceptivas, não à dor, com tamanho de 13 a 20 mm de diâmetro e velocidade de 70 a 120 m/s.

Fibras A-beta – Fibras de contração rápida que tranmitem impulsos que induzem respostas táteis e proprioceptivas, mas não à dor. Apresntam tamanho de 6 a 13mm de diâmetro e velocidade de 40 a 70 m/s.

Fibras A-delta – Fibras nervosas que transmitem informação dolorosa, em geral interpretada como dor em queimação ou agulhada.

Fibras C – Fibras nervosas que transmitem informação dolorosa, em geral interpretada como latejante ou contínua.

Fibras intermediárias – Fibras musculares que produzem grande força com uma contração de velocidade moderada.
Fibrina – Proteína filamentosa formada pela ação da trombina sobre o fibrinogênio.
Fibrinogênio – Proteína presente no plasma sangüíneo, essencial para a coagulação do sangue.
Fibrinólise – Decomposição patológica da fibrina.
Fibro edema gelóide – Alterações da pele e tecido subcutâneo, sem infiltrado inflamatório.
Fibromialgia – Inflamação crônica de um músculo ou tecido conjuntivo.
Fibrose – Formação anormal de tecido fibroso.
Fístula – Conexão anormal entre duas áreas.
Flacidez – Estado de ausência ou redução do tônus muscular.
Flebite – Inflamação de uma veia.
Flictena – Elevação circunscrita da epiderme, que contém líquido seroso ou hemorrágico.
Floculação – Coagulação ou coalescência de micropartículas coloidais em patículas maiores, as quais precipitam.
Fonoforese – Sistema que utiliza a energia ultra-sônica visando aumentar a penetração de drogas por via tópica.
Força de radiação – Força que pode deslocar, distorcer, e/ou reorientar partículas intercelulares, ou mesmo células com relação às suas configurações normais.
Força muscular – Tração máxima de um músculo ou grupo muscular.
Fosforilação oxidativa – Processo mitocondrial no qual o fosfato inorgânico (Pi) é aclopado ao ADP enquanto a energia é transferida ao longo da cadeia de transporte de elétrons na qual o oxigênio é o aceptor final de elétrons.
Fóton – Unidade de energia luminosa com massa igual a zero, sem carga elétrica e período de vida indefinido.
Frequência – Número de ciclos completos de uma forma de onda repetitiva durante 1 segundo; medida em Hertz (Hz).
Frequência baixa (corrente elétrica) – Corrente elétrica com frequência menor que 1.000 Hz.
Freqüência de exercícios – O número de vezes que o exercício é realizado no dia ou dentro de uma semana.
Frequência média (corrente elétrica) – Corrente elétrica com frequência de 1.000 a 10.000 Hz.
Fuso neuromuscular – Receptor de distensão muscular orientado em paralelo às fibras musculares esqueléticas..
Gamaglobulina – Proteína sangüínea que atua no combate às infecções.
Gânglio – Grupo de corpos celulares de neurônios.
Glicemia – Taxa de glicose no sangue.
Glicocorticóides – Qualquer uma das substâncias de um grupo de hormônios produzidos pelo córtex da adrenal que influenciam no metabolismo dos carboidratos, das gorduras e das proteínas.
Glicogênio – Forma de armazenamento dos carboidratos, encontrada predominantemente nos músculos e fígado.
Glicoproteína – Qualquer membro de um grupo de proteínas conjugadas que, por decomposição, fornece uma proteína e um carboidrato ou um derivado deste último.
Gram-positiva – Bactéria que consegue reter intracelularmente o complexo colorido de iodo-cristal violeta.
Gram-negativa – Bactéria que não consegue reter intracelularmente o complexo colorido de iodo-cristal violeta.
Granuloma – Massa endurecida de tecido fibroso.
Hemartrose – Presença de sangue em uma articulação.
Hematoma – Massa de sangue confinada a uma área restrita, resultante do extravasamento de sangue no subcutâneo.
Hemorragia – Sangramento das veias, artérias ou capilares.
Hemorragia puntiforme – Diminutas pintas ou pontos de hemorragias.
Heparina – Mediador inflamatório produzido pelos mastócitos no fígado. Inibe o processo de coagulação, impedindo a transformação da protrombina em trombina.
Herniação – Protrusão de um órgão ou parte de órgão através de uma parede circunjacente, ou de uma cavidade.
Hertz (Hz) – Unidade de freqüência, representando ciclos por segundo.

Heteroenxerto – Ver Xenoenxerto.

Hialuronidase – Enzima presente em bactérias patogênicas e venenos de serpentes, capaz de catalizar a despolimerização e a hidrólise do ácido hialurônico em barreiras polissacarídicas protetoras, promovendo a penetração em células e tecidos de um agente em contato com elas; é um fator de difusão. A hialuronidase é utilizada para facilitar a difusão e a absorção de vários medicamentos.

Hidrocortisona – Droga antiinflamatória muito semelhante ao cortisol.

Hidrófilo – Substância habitualmente em estado coloidal, capaz de combinar-se ou ligar-se à água.

Hidrostática – Referente à pressão de líquidos no equilíbrio ou à pressão que eles exercem.

Hiperemia – Alteração da coloração da pele, que fica avermelhada devido ao aumento do fluxo sangüíneo, e branca quando pressionada.

Hiperplasia – Aumento no número de fibras ou células de um tecido.

Hipertermia – Aumento da temperatura corporal acima da normal.

Hipertonia – Aumento de tônus ou tensão muscular.

Hipertrofia – Aumento do tamanho de uma célula ou órgão.

Hipoderme – Tecido conjuntivo subcutâneo.

Hipófise – Glândula localizada na base do hipotálamo que possui uma porção anterior produtora e secretadora de vários hormônios que regulam outras glândulas endócrinas e uma porção posterior que secreta hormônios produzidos pelo hipotálamo.

Hipomobilidade – Limitação anômala da movimentação normal.

Hipotálamo – Centro de termorregulação do organismo.

Hipotermia – Redução da temperatura central.

Hipotonia – Redução no tônus ou tensão muscular.

Hipóxia – Falta de suprimento adequado de oxigênio.

Homeostase – Estado de equilíbrio do organismo e de seus sistemas, os quais promovem um ambiente interno estável.

Homoenxerto – Substituição ou aumento de uma estrutura biológica por uma outra tomada da mesma espécie; usualmente pele de cadáver.

Hormônio – Substância química sintetizada e liberada por uma glândula endócrina, responsável pelos efeitos reguladores específicos em outros órgãos.

Ilhas epiteliais – Áreas na lesão por queimadura, que são tecidos viáveis, das quais novo crescimento celular irá se originar.

Impedância – Resistência ao fluxo de uma corrente alternada resultante da indutância e da capacitância.

In vitro – Num tubo de teste, num vidro ou num meio artificial.

In vivo – No organismo vivo.

Índice de queimaduras – Um instrumento de avaliação usado na estimativa da extensão da área de superfície corporal queimada, bem como da profundidade da queimadura.

Infecção – Estado patológico produzido pela invasão de um organismo contaminante.

Inflamação – Resposta fisiológica do organismo a uma lesão tecidual.

Infravermelho distante – Parte do espectro luminoso localizado entre 1.500 e 12.500 nm.

Infravermelho próximo – A variação da luz infravermelha mais próxima da luz visível, com comprimentos de onda variando entre 770 e 1.500 nm no espectro eletromagnético. Também conhecido como infravermelho luminoso.

Inibição – Supressão da resposta.

Inibição recíproca – Quando os músculos extensores (agonistas) estão contraídos, ocorre um reflexo de inibição dos motoneurônios aos músculos flexores (antagonistas) e vice-versa.

Insulina – Hormônio liberado pelas células beta das ilhotas de Langerhans em reposta às concentrações elevadas de glicose e de aminoácidos. Aumenta a captação tecidual de ambos.

Intensidade acústica – É determinada pela amplitude das partículas que conduzem as ondas. Quanto maiores as oscilações, maiores serão as intensidades sonoras.

Interface acústica – Superfície de dois materiais de diferentes densidades.

Interferência construtiva – Duas ondas que, perfeitamente sincronizadas, combinam-se para produzir uma onda única de amplitude maior.

Interferência contínua – Duas ondas ligeiramente fora de fase que interagem produzindo uma onda única, cuja amplitude e/ou freqüência variam.

Interferência destrutiva – Duas ondas exatamente fora de fase que interagem, cancelando-se respectivamente.
Interneurônio – Neurônio que conecta outros dois.
Interstício – Entre os tecidos.
Intracelular – Dentro da membrana de uma célula.
Involução – Contração progressiva do útero após o nascimento, com a volta do órgão ao tamanho próximo à pré-gestão.
Íon – Átomo simples ou grupo de átomos que contêm uma carga livre diferente de zero, positiva ou negativa em decorrência de um excesso de prótons ou elétrons.
Iontoforese – Introdução de íons no corpo pelo uso de uma corrente elétrica contínua.
Isquemia – Deficiência local e temporária de fornecimento de sangue, provocada pela obstrução da circulação para uma determinada parte do corpo.
Joule – Unidade básica de trabalho do Sistema Internacional de Unidades. Joules = Coulombs x Volts.
Laceração – Ferida ou dilaceramento irregular de tecido.
Laminectomia – Remoção cirúrgica da lâmina vertebral.
Largura do pulso – Ver Duração do pulso.
Lei de Coulomb – Lei segundo a qual cargas opostas se atraem e cargas iguais se repelem.
Lei de Grotthus-Draper – Lei estabelecendo que há uma relação inversa entre a quantidade de penetração e de absorção.
Lei de Ohm – Descrição da relação entre a voltagem, amperagem (corrente) e resistência, expressa em ohms. Intensidade = Voltagem / Resistência.
Lei do co-seno – À medida que um ângulo se desvia em 90°, a energia efetiva fica reduzida no múltiplo do co-seno do ângulo. Energia efetiva = Energia x co-seno do ângulo.
Lei do quadrado inverso – Lei segundo a qual a intensidade da energia que atinge os tecidos é proporcional ao quadrado da distância entre a fonte da energia e os tecidos. Energia recebida = Energia da fonte / Distância da fonte ao quadrado.
Lesão do neurônio motor inferior – Lesão da raiz nervosa e/ou nervo periférico.
Lesão do neurônio motor superior – Lesão do córtex cerebral e/ou da medula espinhal.
Lesão por hipóxia secundária – Morte celular resultante da falta de oxigênio.
Limiar de dor – Limiar de estímulo nocivo necessário para alertar a pessoa contra uma possível lesão ao tecido.
Linfa – Fluido aquoso derivado do líquido intersticial, que circula nos vasos linfáticos.
Linfedema – Acúmulo excessivo de fluido extravascular e extraxcelular nos espaços teciduais.
Linfonodo – Massa de tecido linfóide. Órgão pequeno, arredondado ou em forma de feijão, que está distribuído ao longo dos vasos linfáticos.
Lipólise – Degradação dos triglicerídeos do tecido adiposo em ácidos graxos livres e glicerol.
Lordose – Curvatura anterior da coluna cervical e lombar.
Luz infravermelha – Energia eletromagnética que possui comprimento de onda entre 770 e 12.500 nm. A luz infravermelha é invisível à visão humana.
Luz ultravioleta – Energia do espectro eletromagnético, que tem comprimento de onda entre 180 e 390 nm. A luz ultravioleta é invisível para a visão humana.
Luz visível – Energia eletromagnética com comprimento de onda entre 390 e 760 nm.
Macrófago – Célula que tem a capacidade de englobar partículas; um fagócito.
Mamaplastia – Cirurgia plástica da mama.
Mastectomia – Remoção ou excisão de uma mama ou glândula mamária.
Mastócito – Célula do tecido conjuntivo que libera histamina e outras substâncias químicas em resposta à lesão.
Mediadores – Substâncias químicas que agem por meios indiretos.
Medição volumétrica – Determinação do tamanho de um segmento corporal pela medição da quantidade de água que ele desloca.
Meio – Material utilizado para promover a transferência de energia. Objeto ou substância que permite a transmissão de energia através dele.
Melanina – Pigmento escuro responsável pela cor da pele.
Membrana basal – Material extracelular que separa a base de células epiteliais do tecido conjuntivo.

Membrana celular – Envelope lipídico de dupla camada. Denominado sarceloma nas células musculares.

Meridianos – Na acupuntura, são as linhas principais por onde a energia do corpo flui.

Mesomorfia – Componente de um somatotipo que caracteriza a forma muscular ou a massa corporal magra do corpo humano.

Metabolismo – O total das reações físicas e químicas que ocorrem em um organismo.

Metabólito – Produto derivado do metabolismo.

Metástase – Disseminação de uma doença de um local ou órgão para outro não diretamente conectado a ela.

Mialgia – Dor muscular.

Miastenia – Ausência ou perda de força, fraqueza muscular.

Microfluxo acústico – Fluxo unidirecional de fluidos dentro dos tecidos, promovido pela aplicação de ultra-som terapêutico.

Mielina – Camada de gordura ao redor dos nervos.

Mielinizado – Tem uma cobetura externa (mielina), que serve como isolante para os nervos.

Mineralocorticóides – Hormônios esteróides do córtex supra-renal que regulam o metabolismo mineral e o balanço hídrico do organismo.

Miofibroblastos – Fibroblastos com propriedades contráteis.

Miosina – Proteína contrátil do filamento espesso de uma miofibrila que contém ponte cruzada que pode ligar a actina a ATP para provocar o desenvolvimento da tensão.

Miosite – Doença inflamatória da musculatura estriada.

Miosite ossificante – Ossificação ou deposição óssea na fáscia muscular, causando dor e edema.

Miótomo – Parte do somito embrionário que se diferencia em musculatura esquelética.

Modulação – Regulação, ajuste.

Motoneurônios – Neurônios eferentes que conduzem os potenciais de ação do sistema nervoso central até os músculos.

Mucopolissacarídeo – Polissacarídeo que contém um açúcar amínico, bem como unidades de ácido urônico.

Músculo liso – Tecido contrátil associado aos órgãos ocos do corpo. O músculo liso não está sob controle voluntário.

Nanômetro – A bilionésima parte de um metro (10^{-9}).

Necrose – Morte celular.

Neoplasia – Tecido anormal, como um tumor, que cresce às custas de tecido sadio.

Nervo motor – Nervo que leva impulsos para os músculos.

Neuromodulação – Modulação da atividade do sistema nervoso, para a redução ou eliminação da transmissão da dor.

Neurônio aferente – Neurônio sensorial que transmite informação em direção ao sistema nervoso central.

Neurônio eferente – Conduz impulsos do sistema nervoso central ao órgão efetor.

Nociceptores – Receptores que captam impulsos dolorosos.

Nódulos – 1. Pequeno nodo. 2. Caroço ou protuberância 3. Órgão pequeno e pouco arredondado.

Obesidade – Condição na qual a pessoa apresenta peso excessivo.

Ohm – Unidade de resistência elétrica necessária para desenvolver 0,24 calorias de calor quando 1 A de corrente é aplicado durante 1 segundo.

Oncótica – 1. Referente a oncose. 2. Referente a qualquer estrutura que aumente o volume ou a pressão.

Onda estacionária – Onda com uma só freqüência, formada pela sobreposição de duas ondas de freqüência e velocidade iguais, que percorrem direções opostas. A energia de uma onda estacionária não pode ser transmitida de uma área para outra e se concentra em uma área confinada.

Onda M – Um potencial de ação composto, evocado a partir de um músculo por um único estímulo elétrico ao seu nervo motor.

Onda sonora – Perturbação mecânica em um gás, líquido ou sólido.

Opiáceos endógenos – Substâncias inibidoras da dor, produzidas no cérebro, como as endorfinas e encefalinas.

Órgão tendinoso de Golgi – Receptor de tensão localizado em série no tendão do músculo esquelético.

Osciloscópio – Dispositivo para exibição dos sinais elétricos numa tela.

Osteoblasto – Célula associada à produção de osso.
Osteoclasto – Célula que absorve e remove ossos indesejáveis.
Osteogênese – Cicatrização de locais de fratura por meio da formação de calo ósseo, seguida da deposição de colágeno e sais minerais ósseos.
Osteoporose – Quadro de porosidade decorrente da perda de cálcio, que resulta em enfraquecimento dos ossos. Pode ser perturbação primária, ou estará associada a outras doenças, a terapias medicamentosas (esteróides), ou ao desuso; pode ser aumentada ou minimizada com o exercício.
Oxidação – Perda de elétrons de uma molécula; processo de combinação de substâncias com o oxigênio.
Parênquima – Parte essencial ou especializada de um órgão que se distingue do tecido conectivo de sustentação.
Parestesia – Sensação anormal, com amortecimento, pruridos ou formigamento, sem causa aparente.
Penetração – Profundidade na qual ocorre absorção de energia.
Período refratário absoluto – O período após a despolarização de um nervo, durante o qual não pode ocorrer outra despolarização. Este período é empregado para repolarização da membrana.
Pesagem hidrostática – Método de estimativa do volume corporal pela perda do volume de água. O resultado é utilizado para calcular a densidade corporal e, a partir dela, a gordura corporal.
pH – Concentração de íons hidrogênio. Medida relativa do nível ácido ou básico de uma substância ou solução. O valor de 7 é neutro, valores superiores a 7 são básicos e os inferiores são ácidos.
Piezoeletricidade – Ver efeito piezoelétrico.
Placas epifisárias – Placas de crescimento ósseo, constituídas de tecido cartilaginoso.
Placebo – Substância sem valor de cura objetiva, administrada a um paciente para satisfazer uma necessidade de tratamento, ou usada como um tratamento controle em um estudo experimental.
Pletismografia de impedância – Determinação do fluxo sangüíneo baseado na resistência elétrica da área.
Polimerização – Reação pela qual se forma uma molécula complexa de peso molecular relativamente elevado por meio da união de moléculas mais simples, que podem ou não ser semelhantes; a reação pode ou não envolver a eliminação de um subproduto.
Polimorfonuclear – Tipo de célula sangüínea da série branca; granulócito.
Ponto isoelétrico – Local onde pontos elétricos positivos e negativos são iguais. A linha basal elétrica é zero.
Ponto motor – Área sobre a pele utilizada para estimular nervos motores.
Ponto-gatilho – Área localizada de espasmo dentro de um músculo.
Pontos de acupuntura – Pontos na pele que, em teoria, controlam funções sistêmicas. Estes pontos alinham-se ao longo de 12 canais principais, 8 canais secundários, e uma rede de subcanais.
Pontos principais – Pontos que, de acordo com a teoria da acupuntura, conectam áreas da pele com canais de energia mais profundos. A estimulação de pontos principais provoca alterações sistêmicas.
Potência (elétrica) – Ver Watt.
Potência aeróbia máxima (VO_2máx) – O volume máximo de oxigênio consumido por unidade de tempo.
Potencial de ação – Evento elétrico do tipo tudo ou nada no neurônio ou na célula muscular em que a polaridade da membrana celular é rapidamente revertida e, em seguida, restabelecida.
Potenciômetro – Instrumento usado para alterar a magnitude dos parâmetros elétricos.
Precursor – Substância que é formada antes de se transformar em seu estado ou substância final.
Prega cutânea – Ver dobra cutânea.
Prescrição de exercício – Programa individualizado de exercício envolvendo duração, freqüência, intensidade e modalidade de exercício.
Pressão de filtração capilar – Pressão que movimenta o conteúdo de um capilar para fora dos tecidos.
Pressão diastólica – A menor pressão sangüínea das artérias.
Pressão hidrostática – A pressão do sangue dentro dos capilares.
Pressão hidrostática do tecido – Pressão que faz os fluidos se moverem dos tecidos para dentro dos capilares.
Princípio de Arndt-Schultz – Para que a energia possa gerar uma resposta fisiológica satisfatória ela deve ser absorvida em nível adequado.
Profundidade máxima – Profundidade onde se obtém 10% da intensidade ultra-sônica incidente no tecido. É considerado o limite terapêutico para a utilização do ultra-som.

Profundidade média – Profundidade onde se obtém metade da intensidade ultra-sônica incidente no tecido.

Propagação – Transmissão através de um meio.

Propriedades condutoras – Capacidade do tecido em transferir o estímulo.

Propriocepção – Sensação e percepção da posição e movimentos do corpo.

Proprioceptores – Receptores sensoriais responsáveis pelas sensações profundas; encontrados nos músculos, tendões, ligamentos, articulações e fáscias.

Prótese – Substituição de uma parte natural do corpo por uma artificial.

Próton – Partícula atômica com carga positiva.

Protrombina – Substância química encontrada no sangue e que reage com uma enzima, formando a trombina.

Psicogênico – Dor de origem mental e não física.

Puberdade – Período no qual os órgãos reprodutores tornam-se ativos funcionalmente.

Queimadura abrasiva (ou por atrito) – Abrasão profunda provocada pela fricção entre a pele e superfícies artificiais.

Queimadura de primeiro grau – Lesão térmica superficial, ou pela ação solar, envolvendo apenas a camada epidérmica.

Queimadura de segundo grau – Lesão térmica com formação de bolhas, lesão da epiderme e uma parte da camada dérmica. Também denominada queimadura superficial de espessura parcial, ou queimadura profunda de espessura parcial, dependendo da intensidade dos danos à derme.

Queimadura de terceiro grau – Lesão térmica com danos completos à camada dérmica. Também denominada queimadura de espessura integral.

Quelóide – Massa nodular, firme, móvel, de tecido denso, cicatricial, colagenoso, irregularmente distribuída nos tecidos dérmico e subcutâneo. Comum na população afro-americana e asiática; a cicatrização com quelóide tende a ocorrer após trauma ou cirurgia.

Queratina – Qualquer membro de um grupo de albuminóides ou escleroproteínas característicos de tecidos córneos ou calosos, pêlos, unhas, penas, insolúvel em solventes protéticos e contendo alto teor de enxofre.

Questionário McGill de Dor – Uma das muitas escalas de classificação de dor, um método que utiliza quadros, escalas e palavras para descrever a localização, tipo e magnitude da dor.

Quilo – Fluido leitoso constituído de glóbulos de gordura na linfa, formado no intestino delgado durante digestão.

Quimiotaxia – Movimento de protoplasma vivo em direção a um estímulo químico ou afastando-se dele.

Quininas – Grupo de polipeptídeos que dilatam as arteríolas, funcionam como fones quimiotáticos e produzem dor. Estão principalmente envolvidos no processo inflamatório nos estágios iniciais da resposta vascular.

Radiação – Transferência de energia eletromagnética que não exige a presença de um meio.

Radiação eletromagnética – Energia encontrada no espectro eletromagnético, capaz de alcançar velocidade próxima da luz e exibir ambas as propriedades – elétricas e magnéticas.

Radical livre – Molécula altamente reativa, com número excedente de elétrons não-pareados.

Raio-X – Onda eletromagnética de 0,05 a 100 Å de comprimento, capaz de penetrar a maior parte da matéria sólida.

Rampa do pulso – Elevação ou queda gradual da amplitude de uma seqüência de pulsos.

Razão de não-uniformidade do feixe – A relação entre a maior intensidade de um feixe de ultra-som e a saída registrada no painel.

Receptores de Pacini – Receptores localizados profundamente na pele e que transmitem informação relativa a pressão e vibração.

Receptores quimiossensíveis – Nervos que são excitados pela presença de certas substâncias químicas.

Redução – Ganho de elétrons por uma molécula.

Reflexão – Retorno da onda após incidir sobre um anteparo.

Refração – Desvio da onda quando passa através de um objeto.

Regeneração – Restauração de tecidos lesados com células da mesma origem e função.

Regra dos nove – Método de estimativa da quantidade de área da superfície corporal total que foi queimada. Ele divide o corpo em segmentos que são aproximadamente 9% do total.

Reobase – Quantidade mínima de intensidade sob o pólo negativo necessária para despolarizar, quando uma corrente elétrica é aplicada aos tecidos excitáveis.

Reostato – Mecanismo para a regulação da resistência num circuito elétrico; controla a quantidade de corrente elétrica que ingressa num circuito; resistência variável.

Resistência da pele – A oposição à condução elétrica. Oferecida pelas células da pele e por outras substâncias sobre a pele, usualmente necessitando de alguma forma de preparação da pele anterior à aplicação de eletrodos de superfície.

Resistor – Material com poucos elétrons e resistente ao fluxo de eletriddade. Dentro do corpo, os tecidos com baixo conteúdo de água são considerados resistores.

Resposta inflamatória aguda – Primeiro estágio de resposta à lesão, na tentativa de isolar e localizar o trauma.

Resposta inflamatória crônica – Estágio de resposta à lesão durante o qual o corpo tenta restaurar a orientação e a função dos tecidos lesados. Também chamada de fase de remodelamento.

Resposta inflamatória subaguda – Estágio de resposta à lesão durante o qual o corpo se prepara para reconstruir os tecidos lesados. Também chamada de fase proliferativa.

Ressonante – Que vibra.

Retificação – Um processo através do qual a porção negativa de uma onda é invertida e superposta à porção positiva de modo que o sinal é observado apenas acima da linha basal.

Retomo linfático – Processo de retorno, semelhante ao da rede venosa, mas especializado na remoção de fluidos intersticiais.

Rubor – Avermelhamento da pele; um sinal primário de inflamação.

Ruga – Prega ou dobra da pele.

Sal – Composto que, quando dissolvido em água, dissocia-se em cátions que não o hidrogênio, e ânions que não a hidroxila.

Salicilatos – Família de compostos que inclui a aspirina.

Sedação – Resultado da moderação da ação das terminações nervosas.

Sedativo – Agente que provoca sedação.

Sensação – A apreciação dos estímulos através dos órgãos especiais dos sentidos.

Sensibilização – Processo de se tornar sensível a uma determinada substância.

Serotonina – Substânda que promove vasodilatação local e aumento da permeabilidade dos capilares.

Silastic – Componente epidérmico da pele artificial; eventualmente removido, uma vez que a camada dérmica da pele artificial "pegou".

Simpatectomia – Excisão de uma parte do sistema nervoso simpático.

Sinais cardinais da inflamação – Calor, rubor, edema, dor e perda de função na área; utilizados como medida na determinação da extensão e estágio do processo de resposta à lesão.

Sinal de Godet – Ver cacifo.

Sinapse elétrica – Ligação entre dois nervos caracterizada por uma junção intervalar. O impulso nervoso é transferido diretamente para o nervo seguinte.

Sinapse excitatória – A liberação de neurotransmissores tende a ativar o nervo pós-sináptico.

Sinapse inibitória – A liberação de neurotransmissores aumenta o potencial de repouso do nervo, diminuindo a probabilidade de o impulso nervoso ser propagado.

Sinapse química – Ligação entre dois nervos caracterizada por uma fenda sináptica.

Síndrome da adaptação geral – Teoria segundo a qual o corpo apresenta um mecanismo comum para se adaptar ao estresse. Os três estágios desta resposta são alarme, resistência e exaustão.

Síndrome de Cushing – Patologia causada pela secreção excessiva de hormônio do córtex da glândula supra-renal.

Sinóvia – Revestimento tissular das articulações sinoviais, bainhas tendíneas e bolsas. Nas articulações, produz um fluido para lubrificação.

Sinovite – Inflamação da sinóvia.

Sistema da fosfocreatinina – Composto energético importante no metabolismo muscular.

Sistema linfático – Conjunto de vasos e linfonodos que transportam e filtram a linfa, intimamente relacionado, anatômica e funcionalmente, com os sistemas circulatórios sangüíneo e imunológico.

Sistêmico – Problema que afeta o corpo como um todo.

Sítio doador – Sítio do qual é tomado um enxerto.

Som – Onda sonora longitudinal.

Somação – Adição de todos os estímulos de um músculo que levam a um aumento da tensão em comparação a um estímulo simples.

Somático – Que pertence ao corpo.

Somatotipo – Método de classificação do tipo (forma) de corpo utilizado para caracterizar o grau com que a conformação do indivíduo é linear (ectomórfica), muscular (mesomórfica) e arredondada (endomórfica).

Steady state – Período de tempo durante o qual uma função fisiológica permanece em um valor constante.

Subagudo – Ver resposta inflamatória subaguda.

Subcutâneo – Sob a pele.

Subjetivo – Sintomas relatados pelo paciente e que não são exteriorizados, como a dor. Crenças e atitudes pessoais podem alterar os sintomas subjetivos.

Substância basal – Material que ocupa os espaços intercelulares no tecido conjuntivo, cartilagem ou osso (também conhecida como matriz).

Substância P – Neurotransmissor provavelmente responsável pela transmissão de impulsos dolorosoa.

Tecido – Grupo de células similares e fibras, formando uma estrutura distinta.

Tecido conjuntivo – Tecido que sustenta e une outros tipos de tecidos.

Tecido de granulação – Tecido delicado composto por fibroblastos, fibras colágenas e capilares, formado durante a fase de revascularização do processo de cura de ferimentos.

Tecido epitelial – Tecido que forma a parte externa da pele e recobre as cavidades do corpo. Apresenta elevado potencial de regeneração.

Tecido muscular – Tecido composto de músculo liso (encontrado nos órgãos internos), cardíaco ou esquelético; tem a capacidade encurtamento ativo e alongamento passivo.

Tecido não-contrátil – Tecido inerte incapaz de realizar a contração.

Tecido nervoso – Tecido com capacidade de conduzir impulsos eletroquímicos.

TENS breve/intensa – Forma de estimulação por TENS que emprega pulsos de alta freqüência (acima de 100 Hz), com moderada largura e intensidade de pulso.

TENS *burts* – Estimulação por TENS, que utiliza uma combinação de TENS de alta freqüência com *burts* em baixa frequência.

TENS de alta frequência – Forma de estimulação por TENS que se utiliza pulsos de alta freqüência (75 a 200 Hz), pequenas larguras de pulso (20 a 120 ms), baixa intensidade e nível sensorial. Também conhecido como TENS convencional.

TENS de baixa freqüência – Estimulação elétrica nervosa transcutânea empregando pulsos de baixa freqüência (1 a 25 Hz), de duração longa (150 a 200 ms), aplicada com intensidade no nível motor. Também chamado de TENS acupuntura.

TENS de nível nóxio – Estimulação elétrica breve e intensa (acima do limiar de dor) que ativa a liberação de opiáceos endógenos.

TENS VIF – Estimulação por TENS com variação automática da intensidade e freqüência do pulso.

Termistor – Dispositivo medidor de temperatura, projetado para a determinação por contato da temperatura da pele.

Termogênese – Geração de calor como resultado de reações metabólicas.

Termólise – Decomposição química provocada pelo calor.

Termoterapia – Aplicação de calor terapêutico em tecidos vivos.

Tetania – Contração total de um músculo, alcançada por meio do recrutamento e contração de todas as unidades motoras.

Tiroxina – Hormônio secretado pela tireoide que contem quatro atomos de iodo (T4). Estimula a taxa metabólica e facilita as ações de outros hormônios.

Tixotrópica – Fenômeno que apresenta certos líquidos cuja viscosidade diminui quando são agitados mecanicamente.

Tônus muscular – Resistência dos músculos ao alongamento ou estiramento passivo.

Transcutâneo – Transmitido através da pele, sem disrupção da barreira cutânea.

Transdérmico – Introdução de um medicamento em tecidos subcutâneos através da pele íntegra.

Transdutor – Aparelho que converte uma forma de energia em outra.

Triiodotironina – Hormônio secretado pela tireóide que contém três átomos de iodo (T3). Estimula a taxa metabólica e facilita a ação de outros hormônios.
Trombo – Coágulo que está fixado na parede do vaso sangüíneo.
Tromboangiíte obliterante – Reação inflamatória e vasoespasmo subseqüentes das artérias como resultado da exposição à nicotina.
Tromboflebite – Oclusão inflamatória de uma veia profunda ou superficial com um trombo.
Trombose – A formação de um coágulo em um vaso sangüíneo.
Úlcera de decúbito – São áreas localizadas de necrose celular que derivam seus vários nomes do fator causal percebido.
Úlcera de estase venosa – Necrose isquêmica e ulceração de tecidos, especialmente daqueles que ficam sobre as proeminências ósseas. Também denominada úlcera de decúbito ou escara.
Úlcera dérmica – Ruptura na continuidade da pele que cicatriza lentamente ou que não cicatriza.
Ultra-som – Som cuja freqüência está acima de 20 mil ciclos por segundo.
Ultravioleta distante – Parte do espectro luminoso localizado entre 180 e 290 nm.
Ultravioleta próximo – A variação da luz que tem comprimentos de onda entre 290 e 390 nm do espectro eletromagnético.
Ungüento – Preparação semi-sólida usada para efeito protetor e emoliente ou como veículo para aplicação dérmica de medicamentos.
Unidade motora – A unidade anatômica de uma célula do corno anterior, seu axônio, as junções neuromusculares e todas as fibras musculares inervadas por aquele axônio.
Vacuoterapia – Tratamento por meio de pressão negativa imposta ao tecido.
Valor de meia camada – Ver profundidade média.
Vasoconstrição – Redução do diâmetro de um vaso sangüíneo devida à contração de musculatura lisa nas paredes dos vasos, resultando em uma diminuição do fluxo sangüíneo.
Vasodilatação – Aumento do diâmetro do vaso sangüíneo, com conseqüente aumento do fluxo.
Vasodilatação induzida pelo frio – Teoria não-fundamentada que sugere que a aplicação de frio resulta em um aumento líquido do diâmetro dos vasos sangüíneos.
Vasorrelaxamento – Aumento do diâmetro do vaso sangüíneo a partir do estado de constrição, não ultrapassando o diâmetro normal.
Veia – Vaso sangüíneo que recebe sangue das vênulas e o transporta até o coração.
Velocidade de condução – A velocidade de propagação de um potencial de ação ao longo de um nervo ou fibra nervosa.
Vênula – Pequeno vaso sangüíneo que leva o sangue capilar às veias.
Viscosidade – Resistência de um fluido ao fluxo.
Vitaminas – Compostos orgânicos requeridos pelo organismo em quantidades diminutas para a manutenção fisiológica e o crescimento.
Volt – A diferença de potencial entre dois pontos.
Voltagem – Medida do potencial de fluxo dos elétrons.
Watt – Unidade de potência elétrica. Para uma corrente elétrica – Watt = Voltagem X Amperagem.
Xenoenxerto – Enxerto de um tecido proveniente de outra espécie animal. Conhecido também como heteroenxerto.
Zero absoluto – Teoricamente, é a menor temperatura possível. corresponde a -273 °C, ou -460 °F. Neste ponto, cessa qualquer movimento atômico e molecular.

Índice Remissivo